心血管病学前沿

——基础与临床

主编　陈敏生　刘世明　罗健东
编委（按姓氏笔画顺序排列）
马依彤　区文超　王景峰　刘金来　何兆初
余振球　张　弋　张冬成　张根水　张海宁
张　斌　李万根　李悦山　陈次滨　陈荣昌
罗　义　罗建方　郑则广　董吁钢　董　颀
熊龙根　谭理连

廣東省出版集團
广东科技出版社
·广　州·

图书在版编目（CIP）数据

心血管病学前沿：基础与临床/陈敏生，刘世明，罗健东主编．—广州：广东科技出版社，2009.8
ISBN 978-7-5359-4834-2

Ⅰ．心…　Ⅱ．①陈…②刘…③罗…　Ⅲ．心脏血管疾病—诊疗—研究　Ⅳ．R54

中国版本图书馆CIP数据核字（2008）第173271号

责任编辑：郭飞
装帧设计：陈维德
责任校对：罗美玲　杨峻松　陈杰锋　陈静
责任技编：任建强
出版发行：广东科技出版社
（广州市环市东路水荫路11号　邮码：510075）
E-mail：gdkjzbb@21cn.com
http：//www.gdstp.com.cn
经　　销：广东新华发行集团股份有限公司
排　　版：广东科电有限公司
印　　刷：广州伟龙印刷制版有限公司
（广州市沙太路银利工业大厦1栋　邮码：510507）
规　　格：787 mm×1 092 mm　1/16　印张50.5　字数1 180千
版　　次：2009年8月第1版
2009年8月第1次印刷
印　　数：2 000册
定　　价：198.00元

本 书 承

广 东 省 科 学 技 术 厅 资 助 出 版
广东省优秀科技专著出版基金会推荐

广东省优秀科技专著出版基金会

广东省优秀科技专著出版基金会

编 委 名 单

陈敏生	教授	广州医学院第二附属医院
刘世明	教授	广州医学院第二附属医院
罗健东	教授	广州医学院
王景峰	教授	中山大学附属第二医院
陈次滨	主任医师	广州医学院第三附属医院
陈荣昌	教授	广州医学院第一附属医院，广州呼吸疾病研究所
董吁钢	教授	中山大学附属第一医院
何兆初	教授	广州医学院第一附属医院
李万根	主任医师	广州医学院第二附属医院
李悦山	教授	广州医学院
刘金来	主任医师	中山大学附属第三医院
罗建方	教授	广东省人民医院，广东省心血管病研究所
罗义	主任医师	广州市第一人民医院
马依彤	教授	新疆医科大学第一临床医学院心血管病专科医院
谭理连	教授	广州医学院第二附属医院
熊龙根	主任医师	广州医学院第二附属医院
余振球	主任医师	首都医科大学附属安贞医院
张冬成	副主任医师	广州医学院第二附属医院
郑则广	副教授	广州医学院第一附属医院，广州呼吸疾病研究所
张斌	主任医师	广东省人民医院，广东省心血管病研究所
区文超	副主任医师	广州医学院第二附属医院
张根水	副教授	广州医学院
张海宁	副教授	广州医学院
董颀	副教授	广州医学院

序

心血管疾病是医学科学研究中最为活跃的领域。随着基础医学研究的不断深入，在分子、基因水平上逐渐阐明了一些心血管疾病的病因、发病机制，从而可在预防、诊断、治疗等方面采取相应的、针对性的措施，使其效果相应地得到了提高；同时，随着科学技术发展以及多学科的协作，各种高新科学技术得以应用到心血管领域中，诊断技术日新月异，心血管疾病的诊断水平不断提高；材料科学方面的进步也为心血管疾病的诊断与治疗提供了有力的保障；基因重组技术成功地应用于制药领域，也显著提高了心血管疾病的治疗效果。然而，尽管心血管疾病的诊治方面近年来取得了很大进展与突破，但心血管疾病仍在世界范围内流行，是人类死亡的首要原因，给人类带来了巨大的经济与社会负担。

在长期的临床实践中我们深深体会到，新的诊断和治疗模式的建立是基础医学和临床医学紧密联系、相互促进的结果。由于许多心血管疾病的发病机制尚未明了，故缺乏有针对性的预防和治疗，要真正提高心血管疾病的诊治水平，必须对其基础知识有更深入的研究和了解。广州医学院陈敏生教授、刘世明教授、罗健东教授组织部分从事心血管基础研究和临床一线工作的中青年学者，编写了《心血管病学前沿——基础与临床》一书，汇萃了当前心脏病学基础和临床研究的新进展、新成就。书中的基础部分注重了具有应用前景的研究热点，可为深入了解心血管疾病打下基础；临床部分强调循证医学原则，促进临床实践走向规范。

该书在心血管疾病基础研究和临床应用相结合方面作了有益的尝试，对开阔思路，充分应用心血管研究最新成果，从而提高临床心血管疾病的诊断和治疗水平有较大的应用价值。对从事心血管疾病基础研究和临床实践的同道们有较大的参考价值，是一本内容比较丰富、紧跟时代脉搏的工具书。

我深信，该书的问世将成为从事心血管疾病研究同道们的良师益友。

感谢年青的作者们的辛勤劳动。

中华医学会会长
中国工程院院士
钟南山

2009年3月

前言

随着医学的进步、社会经济的发展，人类疾病发生了流行病学转变——心血管疾病在世界范围内流行，并已成为人类死亡的首要原因。近年来，在心血管疾病的诊治方面取得了很大进展与突破，但面对心血管疾病流行的严峻挑战，尚有诸多问题亟待解决。要真正掌握心血管疾病的诊断、治疗和预防措施，必须对心血管疾病的基础知识有更深入的了解，因此，本书分基础和临床两大部分，重点阐述心血管常见病和多发病的基础与临床研究前沿，希望把基础理论知识和临床问题融合起来，为读者架起从基础研究到临床实践之间的桥梁。本书作者为从事基础研究和临床一线工作的国内外中青年学者，各章节均是在参考国内外近年文献的基础上结合作者的专业及研究方向撰写而成。力求内容精练、重点突出、资料新颖、概念清楚，能反映当前心血管病学基础和临床研究的新进展、新成就及新的诊治指南，争取做到普及与提高兼顾。

本书不是一本面面俱到的教科书，其主要特点是突出进展，围绕临床常见心血管疾病诊治前沿及心血管病学发展的重要话题展开，介绍本学科发展的新动向、新思路、新成果和新技术；强调循证医学原则，注重实用性，促进临床实践走向科学、走向规范；注重具有应用前景的基础研究进展。

本书主要读者对象为各级医院的心血管内科医师、医学高等院校心血管专业研究生，对内科医师、研究生及高年级本科生也有一定的参考价值。

希望本书可启迪中青年心血管工作者的思维、开阔思路、正确掌握和充分应用心血管研究最新成果，加强心血管基础研究与临床的结合，从而对提高心血管疾病的诊断、治疗、预防水平有所帮助，这将是本书全体编者最大的欣慰。由于心血管病学的基础与临床研究进展迅速，加之编者水平所限，纰漏之处在所难免，恳请各位同仁及读者不吝赐教。

本书的出版得到了广东省科学技术厅、广东省优秀科技专著出版基金的大力资助，并得到了广东科技出版社的领导和编辑的鼎力支持，在此一并表示衷心的感谢！

陈敏生

2009年1月

目　录

第一章
心血管疾病基础与临床研究

Chapter 1　Cardiovascular diseases：Basic Research and Clinical Practice

概　言

随着医学的进步、社会经济的发展，人类疾病发生了流行病学转变——心血管疾病在世界范围内流行，心血管疾病已成为人类死亡的首要原因，并带来了巨大的经济与社会负担。近年来，在心血管疾病的分子遗传学、炎症机制、心脏重构、心血管干细胞的研究以及药物、介入治疗等方面都取得了很大的进展与突破。但面临心血管疾病流行的严峻挑战，尚有诸多问题亟待解决，进一步加强心血管疾病的基础与临床研究迫在眉睫，以期洞悉心血管疾病的发病机制、研发有效的药物与干预措施。对心血管疾病进行有效的预防与干预，是控制心血管疾病的流行、提高患者生活质量、降低心血管疾病死亡率的有效措施。

历史上危害人类生命和健康的流行病都是传染病（感染性疾病），但随着医学的进步、生活方式的改变，非传染病特别是心血管病已成为人类死亡的首要原因，并于20世纪60年代末达到了高峰，被称为“流行病学转变”。此转变不仅存在于不同疾病之间，而且亦存在于同类疾病的不同病种之间，目前世界各地已经历和正在经历的心血管病流行模式。在美国，2001年因心血管疾病致死者占所有死亡人数的35.8%（心脏疾病29%，脑血管疾病6.8%），远超过恶性肿瘤致死的比例（22.9%），在黑人中的比例更高（男性黑人为30.8%，女性为36.5%）。2000～2020年，发达国家心血管疾病的年死亡人数预计从500万增至600万；而在发展中国家该数字将从1 000万剧增至1 900万。

2004年公布的我国成人营养与健康调查资料显示，我国成人高血压和血脂异常的患病率均为18.8%，即高血压与血脂异常患者均达1.6亿，其他因素肥胖者6 000万，超重者2亿，糖尿病患者2 000万；吸烟情况仍然严重，加上人口老龄化的加快，这些因素导致以脑卒中和心肌梗死为主要表现的具有致残、致死严重后果的心血管疾病的发病率急剧上升，并逐渐呈年轻化趋势。

心血管疾病在世界范围内的流行趋势带来了巨大的经济与社会负担。近20年来，随着科学技术的进步，在心血管疾病的研究以及药物、介入治疗等方面取得了很大进展。但如心血管疾病的发病机制、危险因素的有效控制、支架植入后迟发性血栓以及干细胞治疗等诸多问题亟待解决。面临心血管疾病流行的严峻挑战，进一步加强心血管疾病的基础与临床研究迫在眉睫，以期望控制心血管疾病的流行、提高患者生活质量、降低心血管疾病的死亡率。本书秉承更新理念、转换模式、防治结合之宗旨，对心血管疾病近年来在基础与临床研究方面的进展进行了总结，以期对心血管疾病的研究与防治提供一定的参考。

第一节　心血管疾病的分子遗传学

随着克隆技术、DNA测序、聚合酶链反应（polymerase chain reaction, PCR）、微卫星全基因组扫描等技术的进展以及限制性内切酶的发现，在心血管疾病的分子遗传学研究取得了重大进展。最早发现肥厚型心肌病与基因突变有关，并将家族性肥厚型心肌病的致病基因定位于14q1（β-肌动蛋白重链基因）。此后，发现与肥厚型心肌病有关的有10个基因的200种突变。近年来，不断发现基因突变与其他心血管疾病的发生有关（表1-1），如扩张型心肌病、致心律失常性右心室发育不良、长Q-T间期综合征、Brugada综合征以及先天性心脏病等。虽然很多心血管疾病相关基因的功能目前尚不明了，但心血管疾病的分子遗传学的研究有助于相应疾病的早期、准确的诊断，并使心血管疾病的基因治疗成为可能，这必将为心血管疾病的防治产生深远的影响。

表1-1　与心血管疾病有关的基因

疾　　病	遗传方式	基因定位	基因产物
心律失常			
Brugada综合征	显性	3p21-24	钠通道SCN5A
长Q-T间期综合征	显性	3p21-24	钠通道SCN5A
		4q25-27	未知
		7q35-36	钾通道HERG
		11p15.5	钾通道KVLQT1
家族性心房颤动		11p15.5	KCNQ1
		21q22.1	KCNE2
心肌病			
扩张型心肌病	显性	1q3	肌钙蛋白T
		2q31	Titin
		14q12	心脏β-肌球蛋白
		15q2	α-原肌球蛋白
		15q14	心脏肌动蛋白
肥厚型心肌病	显性	1q3	肌钙蛋白T
		2q31	Titin
		3p	调节性轻链
		11p13-q13	肌球蛋白结合蛋白-C
		12q2	必需性轻链
		14q12	心脏β-肌球蛋白
		15q2	α-原肌球蛋白
		15q14	心脏肌动蛋白
		19q13	肌钙蛋白I
致心律失常性右心室发育不良	显性	1q42	Ryanodine 受体
		2q32	未知
		3p23	未知
		10p14	未知
		14q23-24	未知
先天性心脏病			
房间隔缺损+房室传导阻滞	显性	5q35	NKX2.5
Holt-Oram 综合征（房间隔、室间隔缺损）	显性	12q2	TBX5
血管疾病			
Ehlers-Danlos综合征	显性	2q14-q21	Ⅲ型胶原
家族性主动脉瘤	显性	2q14-q21	Ⅲ型胶原
		11p23-24	未知
		5q12-14	未知
Marfan综合征	显性	15q21	原纤维蛋白
代谢性疾病			
家族性高胆固醇血症	显性	19p13.2	低密度脂蛋白胆固醇受体
家族性低载脂蛋白血症	显性	11q23	载脂蛋白A-1

第二节　炎症与心血管疾病

近年来，尽管对心血管疾病的预防和治疗取得了重大的进展，但是对许多心血管疾病的病因及发病机制却至今尚未完全阐明。国外学者提出慢性系统性炎症在许多心血管疾病的发生、发展过程中起着重要的作用。研究发现血管紧张素Ⅱ（angiotensin Ⅱ，Ang Ⅱ）可刺激反应性氧化物的产生，同时可通过其1型受体激活经典的炎症机制。心血管疾病与系统性炎症标志物如C反应蛋白（C-reactive protein，CRP）升高相关，研究还发现炎症介质的异常与几种经典的心血管危险因素相关，如高血压、血脂异常、肥胖、胰岛素抵抗以及内皮功能紊乱和凝血激活。体重指数（body mass index，BMI）增加与循环CRP、白细胞介素-6（interleukin-6，IL-6）、纤溶酶原激活物抑制物-1（plasminogen activator inhibitor-1，PAI-1）、P-选择素、血管细胞黏附分子-1（vascular cell adhesion molecule-1，VCAM-1）、纤维蛋白原、血管紧张素原、血清淀粉样蛋白A3（serum amyloid A3，SAA3）、α1-酸性糖蛋白等炎症性蛋白水平升高相关，而减轻体重可使循环IL-6、CRP、PAI-1、肿瘤坏死因子-α（tumor necrosis factor-α，TNF-α）、可溶性肿瘤坏死因子受体、P-选择素、细胞间黏附分子-1（intercellular adhesion molecule-1，ICAM-1）、VCAM-1以及IL-18水平下降，因此，肥胖促进了系统性炎症反应。心血管疾病患者或有心血管危险因素者不仅存在系统性炎症，系统性炎症也促进心血管疾病的发生、发展。患有系统性炎症疾病的患者早发心血管疾病的危险性显著增加，如类风湿性关节炎或系统性红斑狼疮患者动脉硬化的进程加速；支原体感染增加颈动脉硬化的发生，而抗支原体治疗可延缓颈动脉斑块所引起的狭窄。随着对血管生物学等基础与临床研究的深入，发现系统性炎症不仅是动脉粥样硬化局部炎症反应的结果，而且系统性炎症参与了动脉粥样硬化的发生、复合斑块的进展以及斑块的破裂等过程，炎症反应与凝血、纤溶系统也存在着广泛的交互作用，炎症反应在高血压、心力衰竭、心肌病以及缺血-再灌注损伤等病理过程中亦有显著的作用。

炎症与心血管疾病间存在着复杂的网络联系，在心血管疾病过程中有诸多炎症因子的参与，包括趋化因子、黏附分子、细胞因子、转化生长因子和急性期炎症反应蛋白等。随着炎症因子的不断发现，是否有一种炎症因子作为心血管疾病的标志物呢？研究发现高敏CRP（high-sensitivity C-reactive protein，hs-CRP）是冠心病的独立危险因素，不仅对筛查冠心病的高危人群有帮助，对于稳定型心绞痛和急性冠状动脉综合征等心血管事件的患者，hs-CRP还与病变严重程度和预后直接相关。2003年CDC/AHA发表的“炎症标志物与心血管病”的报告中，hs-CRP被推荐为目前最适宜用于临床的炎症标志物，并根据hs-CRP水平对患者的相对危险性进行分层：低危（hs-CRP＜1.0 mg/L）；中危（hs-CRP：1.0～3.0 mg/L）；高危（hs-CRP＞3.0 mg/L），高危患者的相对危险性较低危者增加约2倍。高危患者可能需要改变生活方式或强化药物治疗。阿司匹林、氯吡格雷、阿西单抗、他汀类等治疗急性冠状动脉综合征的药物在降低心血管危险的同时可有效降低hs-CRP水平。

临床研究发现某些药物至少在一定程度上可通过抗炎效应来发挥其心血管保护作用。他汀类药物可降低高危患者的CRP，在心肌梗死后应用他汀类药物可加快CRP以及SAA3水平的下降，其作用机制有两方面：①改善致动脉硬化脂蛋白的促炎效应；②直接调节细胞内炎症信号转导。由于AngⅡ有促炎作用，因此，血管紧张素转换酶抑制剂（angiotensin converting enzymes inhibitors，ACEI）与血管紧张素Ⅱ受体阻滞剂（angiotensin Ⅱ receptor blockers，ARB）可显著降低CRP、IL-6、基质金属蛋白酶-9（matrix metalloproteinase-9，MMP-9）。过氧化物酶体增殖物受体γ（peroxisome proliferator-activated receptor γ，PPAR-γ）激动剂罗格列酮可降低肥胖的糖尿病患者循环CRP、IL-6、MMP-9活性以及白细胞计数，而且与改善胰岛素敏感性无关，在冠心病患者，格列酮药物可降低患者循环E-选择素、血管性血友病因子、CRP、纤维蛋白原、TNF-α以及PAI-1水平，抑制血管内膜进一步增厚，在高血压或非糖尿病代谢综合征患者，格列酮类药物也降低其CRP、纤维蛋白原、TNF-α以及PAI-1水平。格列酮类药物的抗炎作用主要与其激活脂肪细胞和巨噬细胞PPARγ有关，其还可以通过核因子-κB等转录因子直接调节炎症反应。贝特类药物也有类似PPARγ激动剂的抗炎作用。

IL-1在炎症及动脉硬化过程中有重要作用（图1-1），IL-1受体拮抗剂（IL-1 receptor antagonist，IL-1ra）是IL-1的内源性的抑制物。对重组人IL-1ra（anakinra）进行临床研究发现，anakinra可明显改善无冠心病的类风湿性关节炎患者的冠状动脉血流、主动脉功能、左心室功能以及内皮功能，血管功能和心功能的改善与炎症标志物的改变有显著的相关性。Anakinra对于非ST段抬高性心肌梗死的作用的临床研究正在进行中。

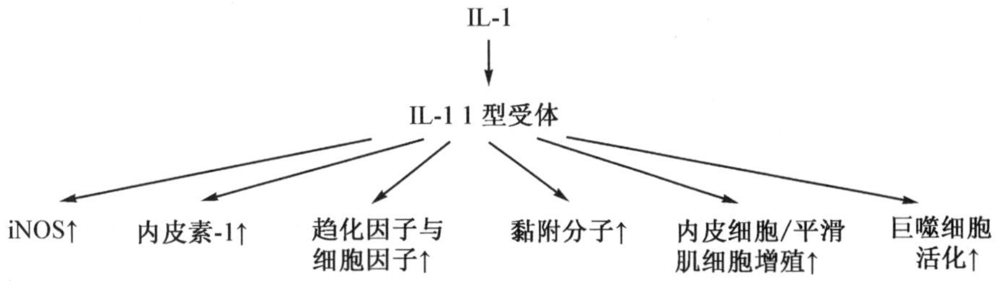

图1-1 IL-1在动脉硬化形成过程中的作用

第三节 心脏重构的分子机制

心脏重构参与多种心脏疾病的病理生理过程，心力衰竭是心脏重构发展的最终结局。衰竭的心脏在病理生理学上有2种表现：心腔扩大伴心肌收缩力下降以及室壁增厚但心肌收缩力下降不显著。这2种不同心肌病变过程涉及分子机制及信号传导通路较广泛，但有部分重叠。一般来说，机械刺激或配体分子结合细胞表面的受体，激活应激反应蛋白激酶、磷酸酶，如蛋白激酶A（protein kinase A，PKA）、PKC、PKD、有丝分裂原激活蛋白激酶（mitogen-activated protein kinases，MAPKs）、钙调素依赖性激酶Ⅱ（calmodulin-dependent kinase Ⅱ，CAMKII）以及钙调素依赖钙调节神经磷酸酶（calcineurin，CaN），这些激酶、磷酸酶可进一步激活转录因子，促进一系列基因的表达，引起细胞结构、大小、形态以及心脏分子调节等方面的改变，导致心脏重构。CaN可使活化T细胞转录因子（nuclear factor of activated T cells，NFAT）脱磷酸化并向核内转位，从而激活一系列促进心肌细胞肥大的基因转录。CAMKII δ 亚单位亦可促进心肌细胞肥大，在心力衰竭进展以及心律失常的发生中也可发挥一定的作用。研究发现，在神经肽Y（neuropeptide Y）诱导的心肌细胞肥大过程中，不仅存在胞浆和核内Ca^{2+}信号的改变，而且Ca^{2+}/CaM-CaN-NFAT3信号通路与Ca^{2+}/CaM-CAMKII信号通路均发挥重要的作用。

早年曾致力于心脏重构共同的信号通路的研究，但由于信号通路过于复杂而未获成功，但在研究过程中发现了一些信号通路中共同的重要节点，如糖原合成酶激酶3β（glycogen synthase kinase 3β，GSK3β）、组蛋白脱羧酶（histone deacetylases，HDACs）等。GSK3β通常呈活化状态，可抑制心肌细胞肥大，但在Akt或PKA的作用下，磷酸化的GSK3β则失去活性。GSK3β对心功能的影响目前尚有争议。HDACs可促进染色质凝聚，从而使转录因子不能进入DNA。Ⅱ类HDACs（包括HDAC4、HDAC5、HDAC7A、HDAC9）对病理性心肌细胞肥大有负性调节作用，并呈Ca^{2+}依赖性；但Ⅰ类HDACs HDAC2则可使Inpp5f再表达，后者可通过3-OH磷脂酰肌醇激酶［phosphatidylinositol 3-OH-kinase，PI（3）K-Akt］信号通路使GSK3β失活而促进心肌细胞肥大。由此可见，抑制HDAC2或阻止Ⅱ类HDACs 磷酸化可抑制心肌细胞肥大。

最近，发现了一类小RNA（microRNAs，miRNAs），其对基因的转录和翻译过程中有负性调节作用，如miR-21、miR-133、miR-208对心肌细胞肥大起着关键的调节作用，其中，miR-133具有抗心肌细胞肥大作用，而miR-208可促进心肌细胞肥大。另外，miR-1可降低connexin43和钾通道蛋白，可促进梗死边缘区域心律失常的发生。这些miRNAs可能成为新的治疗靶点。

活性氧簇（reactive oxygen species，ROS）是抑制心脏功能和适应不良性重构的重要因子。ROS的来源包括NADPH氧化酶系统（可被AngⅡ等激活）、黄嘌呤氧化酶、单胺类氧化酶、线粒体电子泄漏以及一氧化氮合酶3（nitric-oxide synthase 3，NOS3）。由于ROS产生的部位与刺激因素有关，而ROS的效应也似乎有赖于其产生的部位，因此，有针对性地抑制ROS产生的机制可能较泛地使用抗氧化剂更为有效。

在心脏重构过程中，始终存在着2种信号通路，即促进细胞存活的信号通路与促进细胞死亡（细胞凋亡与坏死）的信号通路，当后者处于主导地位时，心肌细胞数量将逐渐减少，并最终导致心力衰竭的发生。心肌细胞凋亡可为多种信号通路所启动，包括ROS、AngⅡ、交感激活或细胞因子，虽然心肌细胞凋亡率较低，但在心功能由代偿发展到失代偿的过程中有着重要的作用。心肌细胞坏死在心力衰竭发生中有类似的作用，近来认为心肌细胞坏死与心肌细胞内Ca^{2+}离子浓度升高导致的线粒体损伤有关，研究显示Ca^{2+}经L型Ca^{2+}通道内流增加，可激活cyclophilin D而触发线粒体通透性转换孔开放，致使心肌细胞坏死。还有另外一种导致心肌细胞丢失的途径是自我吞噬，后者与心肌细胞能量不足有关。促进心肌细胞存活的信号通路主要包括Janus激酶（Janus kinase，JAK）-信号转导与转录激活因子（signal transducer and activator of transcription，STAT）信号通路、PI（3）K-Akt

信号通路。如果能对心肌细胞存活或（和）心肌细胞丢失的信号通路进行有效的干预，心脏重构可能将得到控制（图1-2）。

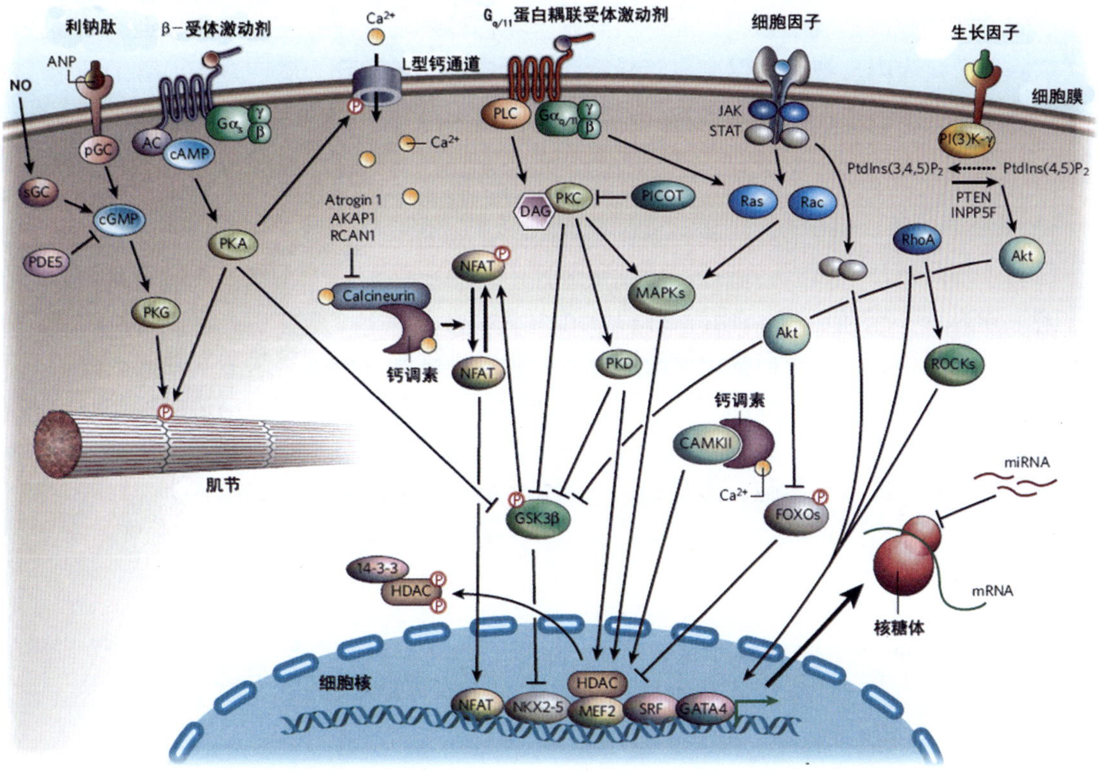

图1-2　心脏重构过程中的信号转导通路（摘自Mudd JO，Kass DA. Nature. 2008，451：919-928.）

AC：腺苷酸环化酶；AKAP1：PKA锚定蛋白1；ANP：心房利钠肽；cAMP：环磷酸腺苷；CAMKII：钙调素依赖性激酶Ⅱ；DAG：二酯酰甘油；FOXO，叉头框蛋白O；GSK3β：糖原合成酶激酶3β；HDAC：组蛋白脱羧酶；INPP5F，多磷酸肌醇-5-磷酸酶F；InsP3，1，4，5-三磷酸肌醇；JAK，Janus激酶；MAPK：有丝分裂原激活蛋白激酶；MEF2：心肌细胞增强因子2；mRNA：信使RNA；miRNA：小RNA；NFAT：活化T细胞转录因子；NKX2-5：NK2 transcription factor related，locus 5；NO：一氧化氮；pGC：粒状尿苷酸环化酶；PICOT：PKC-interacting cousin of thioredoxin；PI（3）K-γ：3-OH磷脂酰肌醇激酶γ；PKA：cAMP依赖性蛋白激酶；PKC：蛋白激酶C；PDE5：磷酸二酯酶5；PKD：蛋白激酶D；PKG：cGMP依赖性蛋白激酶；PLC：磷脂酶C；PtdIns（4，5）P2：4，5-二磷酸磷脂酰肌醇；PTEN：phosphatase and tensing homologue；RCAN1，钙调磷酸酶调节因子1；ROCK：Rho-associated，coiled-coil-containing protein kinase；sGC：可溶性尿苷酸环化酶；SRF：血清反应因子；STAT：信号转导与转录激活因子

第四节　心脏疾病的细胞治疗

既然心肌细胞丢失在心脏疾病进展过程中有重要作用，心力衰竭、急性心肌梗死等心

脏疾病的细胞治疗应运而生。传统的观点认为心肌细胞是终末分化细胞，人出生后不久心肌细胞即不能再进入细胞周期。近年来，这一观点受到了挑战。目前认为心肌细胞在一定病理条件或刺激时可以增殖、再生，以补充丢失的心肌细胞，如胚胎干细胞、来源于骨髓的间充质细胞或造血干细胞、成熟肌细胞等在体外均可定向分化为心肌样细胞，而内皮祖细胞可分化为内皮细胞，促进血管新生。新近的研究还发现心脏内存在心脏干细胞。心脏干细胞本身能增殖，并能分化为心肌细胞、内皮细胞和血管平滑肌细胞等。

目前，用于细胞治疗的干细胞主要来源于骨髓，如骨髓单个核细胞、骨髓间充质细胞以及骨髓源性的内皮祖细胞，细胞治疗的主要手段有干细胞移植与干细胞动员。动物实验显示干细胞治疗取得了较好的效果，虽然临床试验的结果不尽一致，但荟萃分析结果显示骨髓干细胞移植可提高缺血性心脏病患者左心室射血分数、缩小梗死面积、减少左心室收缩末期容积，而且安全性良好。在慢性心力衰竭患者，干细胞移植亦可改善心功能。但这些研究结果尚有待大规模临床试验的证实。骨髓干细胞移植改善患者心功能的机制目前尚不明确，可能与以下几方面有关：①促进血管新生，改善梗死区及周边区域心肌的血供；②旁分泌作用，减少心肌细胞凋亡与纤维化，从而抑制心脏重塑；③骨髓干细胞可能横向分化为有功能的心肌细胞；④骨髓干细胞移植后的炎症反应也能在改善心功能的过程中发挥一定的作用。

第五节　心血管循证医学

循证医学（evidence-based medicine）是一门遵循科学证据的医学，其核心是医疗决策（如医师的处方、防治指南或医疗政策的制定等）应在当前最佳临床研究依据的基础上形成。meta分析是一种对多个具有相同研究目的且相互独立的研究结果进行系统的、综合定量分析的研究方法。meta分析是一种对已有的资料进行最佳利用的方法。meta分析主要用于临床随机对照研究结果的综合分析，可提供科学、可靠的循证医学证据。临床研究结果特别是大样本随机对照试验的结果是处理病人更为可靠的证据。临床实践中应将个人的临床专业知识与当前可获得的循证医学证据有机结合起来，并对具体情况进行综合分析，力争做到临床决策科学化，提高诊治效率。当然，在临床试验或meta分析所提供的循证医学证据面前，应对临床试验纳入的患者情况、具体的诊治方法、终点事件及其判断标准等设计、研究方案进行仔细分析，特别是在不同临床试验或meta分析的结果不一致甚至矛盾时，更应对其进行仔细地考究。近年来，在心血管循证医学领域中不断出现一些研究热点，而其原因在于临床试验或meta分析间的结果、或临床试验结果与预期结果不一致，甚至完全相反。

一、药物洗脱支架的安全性

美国食品和药品管理局（Food and Drug Administration，FDA）自从药物洗脱支架

（drug-eluting stents，DES）在美国批准上市（Cypher2003年，Taxus2004年）以来就一直在监测其使用情况。DES的安全性最近受到质疑。BASKET-LATE（Basel Stent Kosten Effektivitäts Trial—Late Thrombotic Events）结果显示，在支架植入7～18个月后，非致死性心肌梗死、心血管原因导致的死亡、支架内血栓形成在DES组高于金属裸支架组。一项关于DES重要临床试验的meta分析则显示西罗莫司支架增加死亡或Q波心肌梗死，但紫杉醇支架则无此不良反应。而另一项纳入17个随机对照试验的meta分析结果却未发现DES与金属裸支架在长期死亡率方面存在差异。得出不同结果可能是支架内血栓的定义以及患者和冠状动脉损伤特征存在差异。不同临床试验对支架内血栓定义的差异性使得在进行meta分析时难以合并结果，另外，多数临床试验多在靶血管再血管化后进行统计，而植入金属裸支架后更多患者需要再次介入治疗，从而发生偏倚。因此，ARC（Academic Research Consortium）对支架内血栓形成的标准进行了统一，在此基础上进行的一项meta分析结果显示，与金属裸支架比较，DES并不增加死亡率与明确的支架内血栓形成；西罗莫司支架发生心肌梗死的危险性更低，并减少靶血管再血管化次数，紫杉醇支架增加明确的迟发性血栓形成的发生。有研究发现检测氯吡格雷反应性可以预测支架内血栓形成。由此看来，DES的长期安全性目前尚不明确，需要在解决一系列临床问题的基础上进行更为深入的研究。

二、急性心肌梗死的易化经皮冠状动脉介入治疗

易化经皮冠状动脉介入治疗（percutaneous coronary intervention，PCI）是在计划行PCI前先给予溶栓药物和（或）血小板糖蛋白（glycoprotein，GP）Ⅱb/Ⅲa受体拮抗剂治疗，目的在于采用药物治疗提高PCI前冠状动脉开通率，并为急性ST段抬高型心肌梗死（ST-segment elevation myocardial infarction，STEMI）患者从接诊到进行PCI的间隔提供桥梁，但近年临床研究结果对急性心肌梗死（AMI）易化PCI基本持否定结论。一项对17项易化PCI与直接PCI对比的随机临床试验的meta分析结果显示，尽管易化PCI组的初始心肌梗死溶栓试验（TIMI）3级血流比例高于直接PCI组，但近期结果（最长达42天）却显示易化PCI组的死亡、非致死性心肌梗死（MI）、紧急血管重建和主要出血发生率均显著高于直接PCI组。WEST研究的结果可能为易化PCI的优化实施提供一些新的思路。WEST研究的结果表明STEMI患者早期接受药物治疗的效果不劣于直接PCI，对不能早期送达PCI中心的STEMI患者，WEST研究的结论可为其治疗决策提供依据。同样有趣的是，尽管该研究中TNK易化PCI的时间较直接PCI平均延迟4 h，但其疗效及安全性却不劣于直接PCI。将WEST研究与ASSENT-4研究进行对比，发现WEST研究中患者接受替奈普酶（tenecteplase，TNK-tPA）治疗的时间更早，平均提前23 min，而接受易化PCI的时间则较ASSENT-4平均晚了近3 h，从WEST研究可以推测，更早接受溶栓可能提高易化PCI的疗效，而延长溶栓与PCI的时间间隔则可能减少严重出血事件，此两点可为今后优化实施易化PCI提供参考。

三、延迟经皮冠状动脉介入治疗与药物治疗

自1977年PCI开始应用于临床至今已有近30年历史，虽然人们一直坚信为病情稳定的冠心病患者实施PCI治疗可以使患者获益，但至今尚无确凿的循证医学证据。而另一方

面，近年来在冠心病的药物治疗方面却取得了许多进展，大量随机临床试验有力论证了他汀类药物、抗血小板药物、ACEI以及β-受体阻滞剂是冠心病治疗中的基石。COURAGE（Clinical Outcome Utilizing Percutaneous Coronary Revascularization and Aggressive Guideline-driven drug evaluation）研究即是在此背景下启动的，本研究假设对于稳定的冠心病患者在理想的药物治疗基础上，实施PCI可以进一步改善患者预后。试验共入选2 287例病情严重但稳定的冠心病患者，均有心绞痛症状和心肌缺血的客观证据，冠状动脉造影显示在冠状动脉近端至少70%狭窄。全部患者均依据指南接受理想的药物治疗，包括他汀类药物、抗血小板治疗（阿司匹林81～325 mg/d，若不能耐受阿司匹林则应用氯吡格雷75 mg/d，PCI治疗组为阿司匹林和氯吡格雷联用）、ACEI或ARB和β-受体阻滞剂。所有患者应用强化降脂治疗使低密度脂蛋白胆固醇（low density lipoprotein-cholesterol，LDL-C）达到60～85 mg/dl。抗缺血药物治疗包括长效的美托洛尔、氨氯地平和硝酸酯类药物。在此基础上，患者被随机接受（n=1 149）或不接受PCI（n=1 138）治疗。随访2.5～7.0年，随访的中位数时间为4.6年。其主要终点为非致命性心肌梗死和死亡的复合终点；次要终点包括死亡、心肌梗死、卒中的复合终点、因不稳定心绞痛再住院（生物标志物阴性）等。结果显示，两组患者的主要终点没有差别，次要终点也没有差别。在随访中两组患者的心绞痛均显著缓解。加用PCI的主要获益是心绞痛症状缓解。PCI组患者在接受PCI治疗后早期心绞痛的缓解较明显，而到第5年时两组心绞痛缓解率无显著性差异。联合用PCI的患者组在活动受限的评分、生活质量西雅图问卷和心绞痛频发的程度上明显优于单用药物患者。单独药物治疗组中有1/3交叉至需用PCI，但值得强调的是2/3的患者完全不需要PCI。而药物加PCI的患者中有21.1%需再次血管重建，包括冠状动脉旁路移植术。因此，对于病情稳定的冠心病患者，遵循指南原则，实现理想的循证用药，加上指导患者改变生活方式（戒烟、运动）是最重要的基本治疗。即使需要血管重建，也仅适用于充分使用理想循证药物，仍不能充分控制心绞痛症状的患者。

四、罗格列酮的安全性

罗格列酮是一种过氧化物酶体增殖激活受体γ（PPAR-γ）激动剂，可通过激活PPAR-γ而调节基因的表达，增加外周组织对胰岛素的敏感性，从而降低血糖和糖化血红蛋白水平。由于65%的死亡的糖尿病患者的死因为心血管疾病，因此，能否降低心血管事件对于评价抗糖尿病治疗手段尤为重要。有meta分析结果显示罗格列酮显著增加心肌梗死危险性［优势比（OR）为1.43，95%心脏指数（CI）为1.03～1.98，P=0.03］，也增加因心血管原因所致死亡的危险性（OR为1.64，95%CI为0.98～2.74，P=0.06）。虽然该研究有一定的局限性，如多数试验随访时间较短（24～32周）、不是对患者的原始数据进行分析、无法了解心血管事件发生的时间性。但此后罗格列酮的安全性问题得到广泛关注，成为心血管领域的热点。为此，美国食品与药品管理局（FDA）对42个随机的临床实验进行了meta分析，结果显示罗格列酮增加所有的缺血事件（OR为1.4，95%CI为1.1～1.8，P=0.02），严重缺血事件也有所增加（OR为1.4，95%CI为1.0～2.1，P=0.06），但心肌梗死心血管死亡或中风的复合终点事件无明显增加（OR为1.2，95%CI为0.7～1.8，P=0.40）。研究人员也对RECORD（Rosiglitazone Evaluated for Cardiac Outcomes and Regulation of Glycemia in Diabetes）试验进行了中期分析，结果显示罗格列酮虽然增加心力衰竭的发生率，但并不增加心肌梗死以及心血管原因或所有原因所致的死亡。另外2项队列研究亦未发现罗格列酮增加心血管事件。虽然RECORD试验的证据强度高于meta分析，但也存在明显的局限性，如试验本身并不是对罗格列酮的不良反应进行研究，也仅仅为中期分析（平均随访3.75年），而且失访率较预期为高，心血管事件的发生率也较低，这些因素可能对检验效能产生影响。因此，关于罗格列酮的安全性问题暂无定论，有待于进一步的临床研究。

上述问题的争论源于循证医学的证据，这些问题的解决也必将有赖于更为确切的循证医学证据，当然，需要解决一些基础研究问题：①加强疾病病理机制研究，如糖尿病、糖尿病血管并发症以及血栓性疾病的发生机制；②加强药理作用的研究，如PPAR-γ激动剂，PPAR-γ可与多种转录因子作用，影响多种基因的转录，但目前可能仅有少部分为人所知。在临床研究中转变观点，对于疾病干预措施如药物的评价不能仅以生化指标等作为研究终点，而应该将临床终点事件等作为研究终点，遵循循证医学的证据，如PPAR-γ激动剂虽能降低糖化血红蛋白水平，但对心血管事件的终点事件的作用并不十分明确；与此同时，需要建立评价药物等疾病干预措施的社会效益-风险比的有效手段与方法。

第六节　新药与新型支架的研究

一、胆固醇酯转移蛋白抑制剂

Torcetrapib是胆固醇酯转移蛋白（cholesterol ester transfer protein，CETP）抑制剂的代表药物，国际上进行的多中心随机对照临床试验主要包括ILLUMINATE（Investigation of Lipid Level Management to Understand Its Impact in Atherosclerotic Events）、RADIANCE Ⅰ（Rating Atherosclerotic Disease Change by Imaging with a New CETP Inhibitor）和ILLUS-TRATE（Investigation of Lipid Level Management Using Coronary Ultrasound to Assess Reduction of Atherosclerosis by CETP Inhibition and HDL Elevation）研究。

ILLUMINATE研究纳入1.5万例冠心病高危患者，随机分为阿托伐他汀组与阿托伐他汀+torcetrapib组，中期分析结果表明，torcetrapib组死亡人数较阿托伐他汀组多，研究提前终止。

RADIANCE Ⅰ研究纳入850例家族性杂合子高胆固醇血症患者和758例混合性高脂血症患者，随机给予 torcetrapib +阿托伐他汀或阿托伐他汀单药治疗，通过高分辨率超声检测颈动脉内膜中层厚度变化。结果显示，阿托伐他汀+ torcetrapib治疗24个月后，并未显示出延缓颈动脉粥样硬化斑块进展的作用，甚至一些指标显示加速了动脉粥样硬化进程。

ILLUSTRATE研究纳入1 188例冠脉狭窄程度为20%～50%的患者，分别接受阿托伐他汀10 ~ 80 mg/d 治疗4 ~ 10周，低密度脂蛋白胆固醇（LDL-C）达到（100 ± 15）mg/dl后，将患者随机分入torcetrapib 60 mg/d+阿托伐他汀组或阿托伐他汀单药组，通过血管内超声测量冠状动脉斑块体积的变化。随访24个月，两组冠状动脉斑块的体积变化无显著差异（+0.12% vs +0.19%，P=0.72）。由于联合治疗组死亡率显著高于阿托伐他汀单药组（P=0.007），且心肌梗死、心绞痛、血管重建术和心衰的发病危险均高于阿托伐他汀单药组，试验提前终止。

Anacetrapib是另一个CETP抑制剂，研究显示anacetrapib具有剂量依赖性的调脂作用。高密度脂蛋白胆固醇（HDL-C）最高升幅为129%，LDL-C最高降幅为38%。

二、肾素抑制剂

目前血管紧张素转化酶抑制剂（ACEI）、血管紧张素Ⅱ受体阻滞剂（ARB）已广泛用于心衰治疗并取得明显疗效，但ACEI或ARB在抑制肾素-血管紧张素系统的同时可引起肾素及一些下游产物的代偿性增高，稀释了其治疗作用，若在标准治疗的同时加用肾素抑制剂有可能使心衰病人更多获益。

ALOFT（Aliskiren Observation of Heart Failure Treatment Study）试验共入选302例心衰患者，在使用ACEI或ARB及β-受体阻滞剂的基础上，治疗组加用肾素抑制剂aliskiren 150 mg/d，对照组加用安慰剂，随访12周。结果显aliskiren组患者血浆脑钠肽（brain natriuriritic peptide，BNP）、N端脑钠肽前体（N-terminal pro brain natriuretic peptide. NT-ProBNP）、醛固酮水平较对照组显著降低，但两组间左心室射血分数（left ventricular ejection fraction，LVEF）变化无显著差异。aliskiren组患者耐受性良好。

研究还发现aliskiren与ARB联合使用可明显降低血压，同时能控制难治性患者的血压。

三、抗血小板新药

TRITON-TIMI（Trial to Assess Improvement in Therapeutic Outcomes by Optimizing Platelet Inhibition with Prasugrel-Thrombolysis in Myocardial Infarction）38试验在接受PCI的患者比较了Prasugrel和氯吡格雷的疗效与安全性。主要终点为心血管死亡，非致命性心肌梗死和非致命性脑卒中。试验纳入了13 608例计划行PCI的急性冠状动脉综合征患者，随机分别接受氯吡格雷（负荷剂量300 mg，之后每日5 mg，用药6 ~ 15个月）或Prasugrel（负荷剂量60 mg，之后每日10 mg，用药时间与氯吡格雷组相同）。主要终点在Prasugrel组为9.9%，氯吡格雷组为12.1%，相对危险减少19%（$P<0.001$）。总死亡率两组间无显著差异。最值得关注的是支架血栓发生率，氯吡格雷组为Prasugrel组的2倍。2个亚组未从Prasugrel获益：①先前有过脑卒中或短阵脑缺血发作（TIA）的患者具有严重出血和更差的预后；②75岁以上老年人或体重60 kg以下的患者出血危险增加。Prasugrel组严重出血包括致命性出血多于氯吡格雷。

四、血管紧张素Ⅱ疫苗

疫苗CYT006-AngQb作用于血管紧张素Ⅱ。在72例轻至中度高血压（收缩压140～179 mmHg和舒张压90～109 mmHg）的Ⅱa期试验中，注射2个剂量疫苗（100 mg和300 mg）与安慰剂对比。随访12个月后确认了疫苗的安全性和可耐受性。大多数不良事件为一过性，程度很轻，与局部注射部位的反应相关。抗血管紧张素Ⅱ抗体反应强烈并且较大剂量疫苗的反应更强（*P*=0.001）。较大剂量疫苗的降压效果也更显著。300 mg组在14周时日间收缩压和舒张压比基线水平分别下降5.6 mmHg和2.8 mmHg（*P*值分别为0.007和0.034）。与安慰剂组相比，血压也有显著下降。该研究特别令人感兴趣的发现是疫苗对凌晨血压高峰的控制良好。早晨5～8点，300 mg组的收缩压很稳定，从130 mmHg增至大约140 mmHg，而安慰剂组从140 mmHg升至160 mmHg。由于某些临床使用的降血压药物半衰期过短，难以控制凌晨血压高峰，新的疫苗治疗方法在这方面可能具有优势。患者的依从性良好为疫苗治疗的另一优势。尽管临床上有多类多种有效降血压药物，但仅有1/4左右患者的血压控制达标。疫苗注射每4个月1次（根据疫苗的半衰期），可导致更好的患者依从性，而提高血压的控制率。

五、新型支架

由于药物洗脱支架（DES）可能增加支架内血栓形成，其安全性受到质疑，因此，新一代支架的研发得以加强。

1. 依维莫司洗脱支架：SPIRIT FIRST随访3年及SPIRIT Ⅱ型和Ⅲ型荟萃分析结果显示TAXUS紫杉醇洗脱支架和XIENCE V依维莫司洗脱支架置入1年后，支架内血栓和主要心脏不良事件（major adverse cardiac event，MACE）无显著增加，验证了2种支架的安全性和有效性。

2. 生物可吸收依维莫司洗脱支架：该支架由可生物降解的聚乳酸及依维莫司药物涂层构成，支架置入后可被完全吸收。ABSORB研究对30例病人1年期的观察表明，没有支架内血栓病例发生，12个月时MACE发生率仅3.4%，6个月时MACE发生率为3.3%。

3. 内皮祖细胞捕获支架：87例冠心病患者在至少2周他汀类药物治疗以动员体内内皮祖细胞的基础上，接受了这种支架置入。6个月的随访结果显示无患者死亡，99.3%治疗血管达到心肌梗死溶栓试验（TIMI）血流3级。

4. 可吸收聚合物或无聚合物载体药物支架：第一代药物洗脱支架的聚合物载体长期存在可能会影响到DES治疗后的远期临床转归。ISAR-TEST-3试验比较了含生物可降解聚合物DES、无聚合物DES以及西罗莫司洗脱支架降低冠心病患者血管再狭窄的疗效。1年随访结果显示3种支架的安全性相似，但可降解聚合物支架的晚期管腔丢失有减少趋势，而无聚合物支架则明显增加。

5. 17-β雌二醇戊酸酯联合西罗莫司洗脱支架：ISAR-PEACE研究显示晚期管腔丢失、再狭窄率及MACE发生率与单纯西罗莫司支架无显著差异。

第七节　心血管疾病的预防

随着心血管病流行模式的出现，心血管疾病给全球带来了严峻的挑战，在发展中国家，心血管病所带来的社会、经济负担更大，心血管病所致死亡的增长更为快速。随着我国经济的发展、人民生活水平的不断提高、饮食结构的改变以及人口的迅速老龄化，心血管病的发病率和死亡率呈上升趋势，是全球上升较快的国家，我国心血管病和脑卒中的总发病率和死亡率已超过许多发达国家。心血管病已成为我国一个重要的公共卫生问题，如果没有有效的干预措施与预防策略，在不久的将来，心血管病在我国可能出现更大的流行。因此，心血管病的预防势在必行。

一、心血管病预防策略

心血管病预防策略的科学基础是心血管病流行病学研究得出的证据以及由此而引出的观念更新。近年来，心血管病流行病学对预防心脏病学的作用日益显示出来，它使医学界能观察到心血管病的整个发展过程，加深了对疾病发病机制的了解，而且提供了预防的方法。

心血管病的预防有全人群策略（population-wide strategies）和高危策略（strategies targeted at high risk individuals）。由于心血管死亡的危险随血压或胆固醇等水平的升高而增加，所以要想降低整个人群的心血管死亡，就要使整个人群的血压、胆固醇水平降低，而不仅仅是降低确诊患者的水平。全人群策略不会很快降低心血管病的发病率和死亡率，高危策略则不然，针对高危患者进行积极有效的防治，对降低死亡率有积极作用。因此，在心血管病的预防中全人群策略与高危策略应相结合。

二、心血管病危险因素及其干预

心血管疾病的发病因素除了其本身的器质性病变外，各种危险因素在心血管病的发生、发展过程中也起到了非常重要的作用，或者说正是这些危险因素加快了心血管病的发展。心血管病的危险因素包括年龄、肥胖、体力活动少、吸烟、高血压、糖尿病、血脂异常等，部分危险因素与体质相关，无法控制，而有些危险因素是可以人为控制的。

临床研究发现戒烟、适量运动、控制体重、健康饮食习惯可有效预防心血管病，积极控制血压、血糖、血脂亦有益于心血管病的预防。但并不是所有的危险因素干预措施都有效，有些干预措施甚至可能是有害的。随机、安慰剂对照试验显示激素替代治疗（hormone replacement therapy，HRT）对于冠心病的一级预防以及二级预防均无益处，相反还会增加静脉血栓栓塞和乳腺癌的发生；补充维生素E、补充叶酸或与B族维生素合用也不能减少心血管事件的发生。研制疫苗以预防心血管病也已涌现，如胆固醇酯转移蛋白（CETP）疫苗CETi，临床研究显示CETi可升高HDL-C，HDL-C的升高与CETP抗体滴度相关。另外，流感疫苗也用于心血管疾病的预防。

研究发现心血管病的危险因素很少单个存在，而是与其他危险因素并存，即心血管病危险因素的聚集性，其原因是某些生物学因素有着内在的代谢联系，如胰岛素抵抗综合征；也有某些环境因素同时作用于2种或几种危险因素，如饮食；危险因素的聚集性与遗传因素有关。多种危险因素的聚集会大大增加心血管病发病的危险性。为了评估个体心血管病的危险性，制定了风险评估系统，如Framingham积分、WHO/ISH风险预测图。不同危险程度的个体，不仅起始干预的要求与干预结果有所差别，而且还要同时考虑其他危险因素的水平。危险因素不仅影响心血管病的发生，同样也影响疾病的进展与恶化，因此，强调长期干预的结果。

心血管病的预防为一系列过程，从原始预防到一级预防、二级预防、三级预防，整个过程都要贯穿预防为主的精神。要将预防思想落到实处，要加大宣传与健康教育，在医疗机构、医务工作者和公众不同层面推行教育计划，使大规模临床试验和流行病学的结果以及指南得以最大限度地应用于临床和预防工作中去，防止和改变不健康的生活方式和行为，合理预防与治疗。

尽管心血管病在基础与临床方面进行了大量的研究，使得对其病理生理与分子机制取得了实质性的进展，并成功地研发出诸多药物等干预措施，如降低致动脉硬化脂蛋白、阻断肾素–血管紧张素–醛固酮系统与交感神经系统、抗血小板激活等。然而，心血管病仍然是致死的首要原因。传统的心血管危险因素的评估与控制在预防方面发挥着重要作用，但许多患者可能仅有一个甚至没有传统的危险因素，因此，应加强细胞生物学、整体动物、人类遗传学、分子生物学等方面的研究，以洞悉疾病机制、发现新的心血管病标志物。随着分子生物学、基因与基因组学、转录组学、蛋白组学以及代谢组学等方面技术的发展及其日臻成熟，特别是基因芯片、磁共振、液质联用技术的应用，可进行高通量筛选，使得越来越多的新的心血管标志物的发现成为可能。从心血管病复杂的发病机制与信号通路中寻找到共同的通路或节点，必将有助于新的标志物的发现以及新一代药物或干预措施的研发，这必将逐渐解决心血管领域中的诸多问题，最终减少心血管病的发生、提高生活质量、降低心血管病死亡率。

（陈敏生　罗承锋）

参考文献

1. WATKINS LO. 2004. Epidemiology and burden of cardiovascular disease. Clin Cardid，27：2–6.

2. Runge M S，Patterson C. 2005. Principles of molecular cardiology. Humana Press. New Jersey，3–8.

3. Berg A H，Scherer P E. 2005. Adipose tissue，inflammation and cardiovascular disease. Circ Res，96：939–949.

4. Pearson T A，Mensa G A，Alexander R W，et al. 2003. Markers of inflammation and cardiovascular disease：application to clinical and public health practice：a statement for healthcare professionals from the Centers for Disease Control and Prevention and the American Heart Association. Circulation，107，499–511.

5. Biasucci L M. 2004. CDC/AHA workshop on markers of inflammation and cardiovascular disease：application to clinical and public health practice：clinical use of inflammatory markers in patients with cardiovascular diseases：a background paper. Circulation，110，e560–567.

6. Ikonomidis I, Lekakis J P, Nikolaou M, et al. 2008. Inhibition of interleukin-1 by anakinra improves vascular and left ventricular function in patients with rheumatoid arthritis. Circulation, 117: 2662-2669.
7. Mudd JO, Kass D A. 2008. Tackling heart failure in the twenty-first century. Nature, 451: 919-928.
8. Segers V F M, Lee R T. 2008. Stem-cell therapy for cardiac disease. Nature, 451: 937-942.
9. Abdel-Latif A, Bolli R, Tleyjeh I M, et al. 2007. Adult bone marrow-derived cells for cardiac repair. Arch Intern Med, 167: 989-997.
10. Maisel W H. 2007. Unanswered Questions — Drug-Eluting Stentsand the Risk of Late Thrombosis. N Engl J Med, 356: 981-984.
11. Stettler C, Wandel S, Allemann S, et al. 2007. Outcomes associated with drug-eluting and bare-metal stents: a collaborative network meta-analysis. Lancet, 370: 937-948.
12. Keeley E C, Boura J A, Grines C L. 2006. Comparison of primary andfacilitated percutaneous coronary interventions for ST-elevation myocardial infarction: quantitative review of randomised trials. Lancet, 367: 579-588.
13. Armstrong P W, WEST Steering Committee. 2006. A comparison of pharmacologic therapy with/without timely coronary intervention vs. primary percutaneous intervention early after ST elevation myocardial infarction: the WEST (Which Early ST elevation myocardial infarction Therapy) study. Eur Heart J, 27: 1530-1538.
14. Nissen S E, Wolski K. 2007. Effect of rosiglitazone on the risk of myocardial infarction and death from cardiovascular causes. N Engl J Med, 356: 2457-2471.
15. Home P D, Pocock S J, Beck-Nielsen H, et al. 2007. Rosiglitazone evaluated for cardiovascular outcomes — an interim analysis. N Engl J Med, 357: 28-38.
16. Rosen C J. 2007. The Rosiglitazone story — lessons from an FDA advisory committee meeting. N Engl J Med, 357: 844-846.
17. Barter P J, Caulfield M, Eriksson M, et al. 2007. for the ILLUMINATE Investigators. Effects of torcetrapib in patients at high risk for coronary events. N Engl J Med, 22、357: 2109-2122.
18. Kastelein J J, van Leuven S I, Burgess L, et al. 2007. for the RADIANCE 1 Investigators. Effect of torcetrapib on carotid atherosclerosis in familial hypercholesterolemia. N Engl J Med, 356: 1620 ~ 1630
19. Nissen S E, Tardif J C, Nicholls S J, et al. 2007. for the ILLUSTRATE Investigators. Effect of torcetrapib on the progression of coronary atherosclerosis. N Engl J Med, 356: 1304-1316.
20. Krishna R, Anderson M S, Bergman A J, et al. 2007. Effect of the cholesteryl ester transfer protein inhibitor, anacetrapib, on lipoproteins in patients with dyslipidaemia and on 24-h ambulatory blood pressure in healthy individuals: two double-blind, randomised placebo-controlled phase I studies. Lancet, 370: 1907-1914.
21. Wiviott S D, Braunwald E, McCabe C H, et al. 2007. for the TRITON-TIMI 38 Investigators. Prasugrel versus clopidogrel in patients with acute coronary syndromes. N Engl J Med, 357: 2001-2015.
22. Tissot A C, Maurer P, Nussberger J, et al. 2008. Effect of immunization against angiotensin Ⅱ with CYT006-AngQb on ambulatory blood pressure: a double-blind, randomized, placebo-controlled phase Ⅱa study. Lancet, 371: 821-827.
23. Ryan U S, Rittershaus C W. 2006. Vaccines for the prevention of cardiovascular disease. Vasc Pharmacol, 45: 253-257.

第二章
心力衰竭的发病机制

Chapter 2　Pathogenesis of Heart Failure

概　言

心力衰竭是指在多种致病因素作用下，心脏泵功能发生异常变化，导致心输出量绝对减少或相对不足，以致不能满足机体组织细胞代谢需要，患者有明显的临床症状和体征的病理过程。心力衰竭不是一个独立的疾病，是各种病因致心脏病的严重阶段，是心血管疾病常见的并发症，也是心血管疾病常见的死亡原因。其发病率高，5年存活率与恶性肿瘤相似。

心脏有很大的储备力，当心肌受损或心脏负荷过重时，并不能立即引起心输出量减少，机体可通过各种代偿活动使心血管系统的功能维持于相对正常状态。若病因继续作用，则经过相当时间，在一定条件下代偿状态可以向失代偿状态转化而出现心力衰竭。各种原因导致心肌负荷过度或心肌丧失时，循环功能的立即短暂调节有赖于神经激素系统的血流动力效应；而长期调节则依靠心肌机械负荷诱发的与神经激素系统介导的心肌重构与心室重塑。心脏重塑初期是对血流动力学改变的适应性代偿机制。但随后造成的心肌结构和功能的改变均影响患者的预后，并通过直接影响心肌兴奋–收缩耦联的各个环节促进心衰的发生、发展。

慢性心力衰竭是逐渐发展的过程，各种病因引起的心肌重构与心室重塑是心衰发展的决定性机制。多种因素如机械刺激、去甲肾上腺素、血管紧张素Ⅱ、内皮素、醛固酮、炎症性细胞因子和氧化应激等均可引起心肌重塑。其中神经内分泌–细胞因子系统的激活对心肌重塑起关键的促发作用。该系统主要通过经典的神经内分泌信号传导通路、细胞因子信号传导通路、细胞生长与凋亡过程、细胞外基质改变、氧化应激信号传导途径等参与心肌重塑过程促进心功能恶化，导致心力衰竭。

心力衰竭（心衰）（heart failure）是由于心脏器质性或功能性损害导致心室充盈和射血不能满足机体组织代谢需要而引起的一组临床上极为常见的心血管综合征，是各种心脏病的终末阶段。多种疾病如冠心病引起的心肌功能不全、高血压、心律失常、瓣膜异常、甲状腺功能亢进都可引起心力衰竭。各种原因引起的心肌损伤及心脏结构变化和功能的降低也均可出现心衰。其主要临床特点为呼吸困难、乏力、液体潴留、射血分数降低、运动耐量的减退。其临床表现反映了一种基本的异常：心肌收缩力减弱，心输出量不能满足身体的需要。不同程度的心衰，即便是最轻的一种也是严重的健康问题，必须予以治疗。

心力衰竭可分急性心力衰竭和慢性心力衰竭。急性心力衰竭最常见的是急性左心衰竭所引起的急性肺水肿；慢性心力衰竭的临床表现与同侧心室或心房受累有密切关系。左心衰竭的临床特点主要是由于左心房和（或）左心室衰竭引起肺淤血、肺水肿；而右心衰竭的临床特点是由于右心房和（或）右心室衰竭引起体循环静脉淤血和水钠潴留。在发生左心衰竭后，右心也常相继发生功能损害，最终导致全心衰竭。出现右心衰竭时，左心衰竭症状可有所减轻。

慢性心力衰竭是逐渐发生的结构和功能异常，或急性心力衰竭逐渐演变所致。心室重塑是其特征，临床表现可从无症状到需辅助循环支持的终末期心衰。欧洲心脏病学会（ESC）心力衰竭工作组推荐的心衰的定义限定其至少应满足：①静息或运动时有心衰的症状；②静息时有心功能异常的客观指标；③如对诊断存有疑问的病例，还应具备对心衰治疗的反应。特别是应充分认识到治疗可通过减轻病人的症状而混淆心衰的诊断。因此，现代循证医学的概念认为，应特别注意心衰、心功能异常、治疗后的无症状心衰和短暂的心衰之间的区别和联系。否则，一个不恰当的诊断常使病人接受不适当的治疗，甚至危及生命。

第一节　心力衰竭的流行病学研究

心力衰竭是一个严重的全球性公众健康和临床问题，有着很高的病残率和死亡率。近年来，由于人口的老龄化，发达国家和发展中国家的心力衰竭发病率呈上升趋势。据世界卫生组织统计，慢性心力衰竭在人群中的发病率为1.5%～5.6%。65岁以上达到6.4%，其发病率为每增加10岁就增加1倍。据统计美国的心衰患者有500万人，占人口总数的1.5%～2.0%。1999年的新发病例数为55万人，死亡约29万人。欧洲9亿人口中有100万的心衰患者，占人口总数的0.4%～2.0%，约一半的患者在4年内死亡。据我国50家医院住院病例调查，心力衰竭住院率只占同期心血管病的20%，但死亡率却占40%。近年的慢性心力衰竭的中国流行病学调查还显示，目前35～74岁的成年人中约有400万心衰患者，女性患病率高于男性。中国作为世界上实际老年人最多的国家，也是人口老化速度最快的国家之一，且随着冠心病和高血压依然上升的趋势，可以预计我国心衰的发病仍会进一步升高。

心衰不仅严重影响患者的生活质量，预后也很差，病死率极高与肿瘤相仿，约有50%的患者在5年内死亡。Framingham研究表明男性的生存期为1.7年，女性为3.2年。男女1年生存率分别为57%和64%，但5年后分别降至25%和38%，并且病死率随年龄的增加而增加，与英格兰的报道相似。最近的研究显示心衰的预后有所改善，Macintyre等研究了英格兰1986年至1995年间的心衰患者，发现男性30天的病死率下降了26%，女性下降了17%，长期的病死率分别降低了18%和15%。Framingham研究显示男性30天、1年和5年的病死率分别从1950年至1969年的12%、30%和70%降至1990年至1999年的11%、28%和59%。女性病死率分别从18%、28%和57%降至10%、24%和45%，总的生存率每10年改善了12%。这些改善虽然与心衰治疗方法改进相一致，但仍不能确定是否与危险因素控制或治疗改进有关，有待于进一步研究证实。

第二节 心力衰竭时机体的代偿反应

心脏有很大的储备力，在心肌受损或心脏负荷过重时，并不能立即引起心输出量减少，因为机体内存在着各种防止心输出量减少的代偿功能。代偿反应是机体在心力衰竭发生时防止心输出量进一步减少的必要措施，且代偿反应的强度与心力衰竭是否发生、发生速度以及严重程度密切相关。通过代偿反应，心输出量能满足机体代谢需要而暂时不出现心力衰竭的症状和体征。如心输出量尚可满足机体的代谢需要，患者未出现心力衰竭的表现，此为完全代偿（complete compensation）；若心输出量仅能满足机体在静息状态下的代谢需要，患者有轻度心力衰竭表现，称为不完全代偿（incomplete compensation）；严重时，心输出量甚至不能满足机体在静息状态下的代谢需要，患者有明显心力衰竭的症状和体征，此为失代偿（decompensation）。一般来说，急性心力衰竭的代偿过程不明显，而慢性心力衰竭的代偿过程有时可长达数月甚至数年以上。

心力衰竭时机体的代偿活动，可分为心脏的代偿和心脏以外的代偿。

一、心脏本身的代偿

（一）心率加快

这是一种见效迅速的代偿。由于心输出量=每搏输出量×心率，所以在一定的范围内，在每搏输出量（stroke volume）不变的情况下，心率（heart rate）的增快可提高心输出量，并可通过提高舒张压，促进冠状动脉的血液灌流。但这种代偿方式有限，且不经济。当心率过快时（成年人每分钟>180次），因心肌耗氧量增加、舒张期缩短及心脏充盈不足，心输出量反而减少。临床上可用心率加快的程度作为判定心力衰竭严重程度的一项指标。心率加快主要是由交感神经兴奋和儿茶酚胺分泌增加引起的。其机制为：①心衰时心输出量减少，动脉血压降低，对压力感受器刺激减弱，引起心率增快；②由于心输出量减少，使右心房和腔静脉压力升高，刺激压力或容量感受器反射性地使儿茶酚胺分泌增加，通过心肌细胞膜β受体和（或）α受体，使心率加快，心肌收缩性增强；③缺氧刺激主动脉体和颈动脉体化学感受器，使呼吸中枢兴奋，呼吸加深加快，反射性地引起心率加快。

（二）心泵功能的自身调节

1．通过心泵功能的自身调节-Starling机制（异长调节）使搏出量增加：根据Frank-Starling定律，心肌收缩力和心搏出量在一定范围内随心肌纤维粗、细肌丝相互重叠状态而定。当肌节<2.2 μm时，随着肌节长度的增加，心肌收缩力逐渐增强，达到2.2 μm时，粗、细肌丝处于最佳重叠状态，有效横桥数目最多，收缩力最大，这个肌节长度为最适长度。正常情况下，心室舒张末期压力约为0～1.33 kPa（0～10 mmHg），此时肌节长度为1.7～2.1 μm之间。当心室舒张末压力达到1.6～2.0 kPa（12～15 mmHg），肌节长度增加到2.0～2.2 μm，此时心肌收缩力较大，搏出量增多。这种由心肌纤维初长度改变所引起的心输出量变化的自身调节称为异长调节。此种由容量加大并伴有心肌收缩力增强的心脏扩张也称为紧张源性扩张。当心室舒张期末压力>2.4 kPa（18 mmHg）时，肌节长度超过最适长度，心肌收缩力反而下降，心搏出量减少。

2．通过心肌收缩力增强（等长调节）使搏出量增加：心肌收缩力是指心脏不依赖于前、后负荷而改变其力学活动的一种内在特性。心肌收缩力受兴奋-收缩耦联过程中各个环节的影响。当心肌收缩力下降，心搏出量减少时，交感神经兴奋，从而使血中儿茶酚胺浓度增加，通过激活β-肾上腺素受体，增加胞浆中cAMP浓度，激活蛋白激酶A（protein kinase，PKA），使肌膜钙通道蛋白磷酸化，导致心肌兴奋后胞浆Ca^{2+}浓度升高速率及幅度增加而发挥正性变力作用。PKA作用还有：①受磷蛋白（phospholamban，PLB）磷酸化，使它对肌浆网钙泵的抑制作用减弱，肌浆网摄取Ca^{2+}能力增强；②肌钙蛋白抑制亚单位（TnI）磷酸化，导致肌钙蛋白钙结合亚单位（TnC）与Ca^{2+}亲和力降低，使Ca^{2+}可以迅速从与肌钙蛋白结合的状态下解离出来，有利于心室的充盈。

（三）心肌重构和心室重塑

心泵功能受损、心肌能量代谢障碍和收缩、舒张功能的改变是心力衰竭的主要病理生理机制，在此过程中心肌组织发生的适应性、增生性变化，即为心肌重构（myocardial remodeling）。心肌重构的结果为心肌肥厚，继之基质胶原蛋白沉着、纤维化、心脏扩大，最终导致心室重塑及不可逆性心功能损害，出现心衰。

1．心肌重构：实验证实，心肌重构主要发生以下几个方面的变化：

（1）心肌肥大（myocardial hypertrophy）：是指心肌对各种原因导致的血流动力学超负荷作出的适应性反应。从细胞分子生物学角度来看，心肌肥大涉及基因表达的特异性变化和细胞表型的变化。一定程度的心肌肥大具有代偿意义，过度的心肌肥大是失代偿的表现。

1）心肌肥大类型：心肌细胞在出生后不再分裂，当负荷增加时只能使心肌细胞肥大。根据心室舒张末期容量及心室厚度的变化，可以将心肌肥大分为2种类型：离心性肥大（eccentric hypertrophy）和向心性肥大（concentric hypertrophy）。①离心性肥大是指心脏重量增加，心室腔扩大，室壁稍厚，而室壁厚度与室腔直径的比值等于或小于正常，多由心脏长期容量负荷过度，使心室舒张末容量增加，室壁应力增加，肌节呈串联性增生所致。②向心性肥大是指心脏重量增加，室壁增厚，心腔容积稍大或正常，而室壁厚度与室腔直径之比大于正常，多由心脏长期压力负荷过度，使收缩期室壁应力增加，肌节呈并联性增生所致。

2）代偿意义：在心肌肥大的早期，由于心肌细胞肥厚性生长和非心肌细胞增生性生长多呈比例均质性变化，显示心脏适应性肥大，具有代偿意义；在心肌肥大晚期，两者出现不呈比例非均质性生长，显示心脏非适应性肥大或病理性肥大，心脏由代偿转为失代偿，以至心力衰竭。

3）心脏代偿的主要表现：①心脏泵血功能加强：由于心肌总量增加，心肌的总收缩力加强，心脏的泵血功能加强；②心肌的耗氧量降低：依据Laplace定律，S=pr/2h（s=室壁应力、p=压力、r=心室半径、h=室壁厚度），心肌肥大，室壁厚度增加，可降低室壁张力而减少心肌的耗氧量；③由于α-MHC向β-MHC转化，能量利用率提高。

（2）细胞表型的改变：表型（phenotype）改变即由于所合成蛋白质种类的变化所导致的心肌细胞“质”的改变，主要是通过心肌蛋白质同工型家族转换实现的。例如：在肥厚性心肌刺激因子所引起的心肌肥大中，通常只在胚胎期表达的基因如β-肌球蛋白重链（β-MHC）重新表达并合成胚胎期蛋白质；而另一些基因如α-肌球蛋白重链（α-MHC）表达受到限制，从而发生同工型转换而使细胞表型发生改变。除上述同工型转换属于正常基因表达外，心肌在分子水平上的改建，还可能与基因过度表达、缺失、突变等因素有关。

（3）心肌间质网络重建：在循环和局部的肾素-血管紧张素-醛固酮系统（renin-angiotensin-aldosterone system，RAAS）、去甲肾上腺素、细胞因子、机械牵张等作用下，使非心肌细胞增殖，尤其是成纤维细胞：①改建早期，Ⅲ型胶原常明显增多，这对心力衰竭尤其是心肌肥大早期的代偿具有重要意义。②改建后期，常以Ⅰ型胶原为主，由于它的伸展性和回缩性较小，所以，它的增多使心肌间质纤维化、心肌僵硬，从而使心肌的顺应性和舒缩协调性下降，导致心脏舒缩功能异常。因此，心肌间质的重构（间质成分和结构异常）在心力衰竭的发生发展过程中起着重要作用。

2. 心室重塑：是心肌重构宏观上的表现，它除包括心肌肥厚和重构的变化外，还包括心室壁厚度、成分，心腔容积、形状，心肌硬度以及心肌内冠状动脉结构的变化。持续心室重塑使肥厚心肌重构所致的生化反应与功能异常，以及心肌硬度的增高，心腔顺应性的改变，心室舒缩功能进行性减退。此外，冠状动脉储备降低还使心肌重构所致能量供需失衡的矛盾加剧，心肌细胞数量减少，使残存的心肌所承受的负荷更重，如此形成的恶性循环，促使心力衰竭的发生和发展。

二、神经-内分泌系统的代偿性激活

近年大量的研究显示在心力衰竭的发生和发展过程中，始终有神经激素系统激活的因素参与。起初神经激素系统激活可能短期维持循环与重要器官灌注，长期活性增高则促使心肌重构和心室重塑持续进行，最终导致心力衰竭发生。此时，神经激素系统激活使心室前、后负荷增高的作用，进一步加重血流动力紊乱。

1. 交感神经-肾上腺系统激活：心搏量下降或低血压通过动脉压力感受器引起的减压反射激活交感神经-肾上腺系统，交感神经输出冲动增强，肾上腺儿茶酚胺分泌增多，产生下列改变：①心率增快；②心肌β受体兴奋，激活cAMP酶，使细胞内cAMP水平增高，心肌收缩性增强；③全身血管收缩。静脉收缩使回心血量增多，通过Frank-Starling机制增加心搏量，选择性小动脉收缩则起维持血压并保证重要脏器血供的作用；④肾交感神经活性增高所致肾灌注压下降，刺激肾素释放，激活肾素-血管紧张素系统；⑤兴奋α_1受体和β受体，促心肌生长。血浆去甲肾上腺素（norepinephrine，NE）水平增高程度可反映交感神经-肾上腺素系统的激活程度。无症状左心室收缩功能障碍阶段血浆NE水平已明显增高，随心力衰竭的发展逐渐进一步增高，至有症状心力衰竭阶段更显著增高。血浆NE增高显著的患者预后大多较差。有效的治疗可使明显增高的血浆NE水平降低。

2．肾素-血管紧张素-醛固酮系统激活：心搏量下降或低血压使肾小球入球小动脉压力下降，交感神经活性增高，可刺激球旁细胞合成的肾素释放、水解肝合成的血管紧张素原产生血管紧张素Ⅰ（AngⅠ），后者经主要存在于肺微血管内皮细胞表面的血管紧张素转换酶（ACE）转化为血管紧张素Ⅱ（AngⅡ）。AngⅡ与其受体结合产生下列生理效应：①强有力地收缩血管；②对心肌产生正性肌力作用；③促心肌细胞与心肌成纤维细胞以及血管平滑肌细胞生长；④促交感神经末梢释放去甲肾上腺素；⑤促醛固酮和血管加压素分泌；⑥促肾上腺产生去氧皮质酮；⑦促缓激肽降解；⑧抑制肾素分泌。醛固酮调控肾远曲小管钾-氢和钾-钠离子交换，潴钠排钾，同时使水潴留。此外，还促心肌胶原纤维增生。血浆肾素活性、血浆AngⅡ和醛固酮水平可反映肾素-血管紧张素-醛固酮系统的激活程度。无症状左心室收缩功能障碍患者血浆肾素活性可不增高或轻度增高，随心力衰竭的发展而逐步增高，至有症状心力衰竭阶段则显著增高。有效治疗可使明显增高的血浆肾素活性降低。

3．血管加压素增加：心搏量下降或低血压严重影响组织灌注时，血管加压素分泌增多。血管加压素的抗利尿和外周血管收缩作用导致水钠潴留和心室后负荷增高。无症状左心室收缩功能障碍患者血浆血管加压素水平可不增高或轻度增高。有症状心力衰竭患者血浆血管加压素水平的增高与否有较明显的个体差异。

4．心钠素增加：心钠素又称心房利钠因子（atrial natriuetic factor，ANF），主要由心房肌合成和分泌，心房压力增高或心房肌牵拉是诱发心钠素释放的主要机制。近年又发现了心室利钠因子（又称脑利钠肽）。心钠素强有力的扩血管和利尿排钠作用可调整机体对收缩血管和水钠潴留激素的反应。无症状左心室功能障碍阶段，心钠素起主导作用以对抗交感-肾上腺系统激活所致血管收缩和血管内容量增多。但心室功能持续恶化时，血浆心钠素水平虽进一步增高，其代偿作用最终被前述3种神经激素的收缩血管、水钠潴留作用所抵消而无法体现出来。

5．局部组织内激素系统的变化：近年研究证实心脏、血管、肾等组织能独立于全身内分泌系统，在局部产生和分泌作用于自身或邻近细胞的激素，即所谓组织自分泌和旁分泌系统。心肌（包括心肌细胞、间质细胞和微血管细胞）内能产生作用于局部心肌微血管和心肌的收缩血管、正性肌力和促生长的激素（如AngⅡ、内皮素），同时也产生与之具对抗作用的扩张微血管、负性肌力和抑制生长的激素（如内皮源性舒张因子、心钠素、前列腺素E_2和前列腺素I_2），它们相互保持调控的平衡。心肌超负荷或心肌丧失时，心肌内自分泌和旁分泌系统激活，收缩血管、正性肌力和促生长的激素占优势。有证据表明在循环的神经内分泌系统激活趋向恢复正常或低水平激活阶段，心肌内自分泌和旁分泌系统持续激活，介导心肌重构和心室重塑持续进行，并维持一个较长阶段。

近年还发现人心肌内存在心肌促胰酶（human myocardial chymase），衰竭心肌内该酶较正常增多。心肌内AngI向AngⅡ转化大部分通过该酶，仅小部分通过ACE的作用。ACEI不能抑制该酶的作用。

三、心脏以外的代偿

1. 血容量增加：心力衰竭时，机体一方面动员心脏本身的代偿机制，另一方面启动肾代偿活动以增加血容量。

（1）降低肾小球滤过率：心力衰竭时心输出量减少，动脉压下降，直接引起肾血液灌注减少；且动脉压下降可引起交感-肾上腺髓质兴奋，去甲肾上腺素释放增多，肾动脉收缩，进一步引起肾血流量减少，导致肾小球滤过率降低。同时，交感神经兴奋，肾血流量减少促使肾素-血管紧张素-醛固酮系统激活，血管紧张素Ⅱ可引起肾动脉强烈收缩，使肾小球滤过率降低。肾缺血还可导致前列腺素E_2（PGE_2）的合成、释放减少，肾血流的减少更为明显，肾小球滤过率进一步降低。因此，肾对水、钠的排出明显减少，从而使机体血容量增加。

（2）增加肾小管对水钠的重吸收：心力衰竭时，促进肾小管重吸收水、钠的因素有：①肾内血流重分布，使大量血液从肾皮质单位转入近髓单位，水钠重吸收增加，②促进水钠重吸收的激素增多。心力衰竭时由于肾素-血管紧张素-醛固酮系统激活，醛固酮合成增多，且在心衰合并肝功能损害时，肝脏对醛固酮的灭活减少，体内醛固酮增多，促进远曲小管和集合管对水分的重吸收。③抑制水钠重吸收的激素减少。心力衰竭时心房肽合成、分泌减少，使肾脏排钠利尿作用降低，引起水钠潴留。血容量增加，在一定程度上可增加回心血量，提高心输出量。但血容量过度增加又可增加心脏前、后负荷，且心肌耗氧量增加，从而加速心力衰竭的发生。

2. 血液重新分布：心力衰竭时，因交感神经兴奋，儿茶酚胺释放增多，使心、脑以外的血管收缩，血液重分布，从而保证重要脏器的血液供应。但周围器官的长期供血不足可导致脏器的功能紊乱，同时，外周血管长期收缩，阻力增加可使心脏后负荷增大。因此，这种代偿机制对慢性心力衰竭的代偿作用有限。

3. 其他方面的改变：心力衰竭时由于心输出量减少，组织供血不足，使组织细胞内线粒体的数量增多、呼吸酶活性增强，从而使组织利用氧的能力增强。缺氧还可刺激肾合成促红细胞生成素，骨髓造血功能加强，血液红细胞数和血红蛋白量增多，增强携氧能力。但红细胞过多，可引起血液黏度增大，血流阻力增加，又增加了心脏负担。

综上所述，当各种原因导致心肌负荷过度或心肌丧失时，循环功能的立即短暂调节有赖于神经激素系统的血流动力效应；而长期调节则依靠心肌机械负荷诱发的与神经激素系统介导的心肌重构与心室重塑。若机体通过上述调节尚能维持静息和运动时心排血量正常，或静息时正常而运动时略不足，是为适应良好（adaptation），心泵功能代偿，但心脏储备已减少。若经上述调节仍出现左心室舒缩功能障碍，是为适应不良（maladaptation）。如仅有左心室舒缩功能障碍的客观证据而自觉症状不明显，即称为无症状左心室功能障碍或无症状心力衰竭。左心室功能障碍发展到心排血量不足以维持全身代谢需要，且出现由于心排血量低下和左心室充盈压增高，肺循环和体循环淤血以及水钠潴留等心力衰竭表现时，称为有症状心力衰竭。有症状心力衰竭阶段，神经激素系统激活使外周血管阻力增高，后负荷增加，收缩期室壁应力增高；也使容量血管收缩，水钠潴留，前负荷与舒张期室壁应力因而增高，而心排血量进一步下降。这样形成的恶性循环使心力衰竭持续进行性恶化。

第三节　心力衰竭的分子机制

一个世纪以来，心衰理论经历了心肾学说、血流动力学学说、神经激素学说到现代的心室重塑学说的转变。目前已逐步明确，心肌重塑是充血性心力衰竭（CHF）发生、发展的分子细胞学基础。

自20世纪90年代以后，随着免疫组化及分子生物学技术的运用，Green-berg指出心衰的决定性机制是心肌重构与心室重塑。心肌重构是心室微观变化，这些变化包括：①病理性心肌细胞肥大伴胚胎型基因和蛋白质再表达；②心肌细胞的凋亡与坏死；③细胞外基质过度沉积或降解增加引起的心肌细胞外间质质量和组成的变化。宏观上的心脏重塑是由于发生在心肌细胞和间质细胞的基因、分子和细胞水平的变化导致心脏结构、功能和表型逐渐变化的一个复杂过程，表现为心肌肥厚、间质纤维化，心腔容积扩大、心脏变形（如左心室从椭圆形变为球形）和心脏收缩和舒张功能降低或衰竭。研究表明，心脏重塑初期是对血流动力学改变的适应性代偿机制。然而，随后造成的心肌结构和功能的改变均影响患者的预后，并通过直接影响心肌兴奋-收缩耦联的各个环节促进心衰的发生、发展。

已有的研究显示，引起心肌重塑的主要因素有两类即血流动力学和神经内分泌-细胞因子系统，包括机械刺激、去甲肾上腺素（NE）、血管紧张素Ⅱ（AngⅡ）、内皮素、醛固酮、炎症性细胞因子和氧化应激等。研究表明神经内分泌-细胞因子系统的激活对心肌重塑起关键的促发作用，并且该系统的长期、慢性激活可以促进心肌重塑并造成心功能恶化。近年来的研究表明神经内分泌-细胞因子系统引起心肌重塑主要是通过信号传导途径和细胞凋亡过程参与的。

一、经典的信号传导通路

（一）血管紧张素Ⅱ系统及其信号传导通路

肾素血管紧张素系统（RAS）是体内重要的调节系统，在CHF病人的发生发展和靶器官损害上，循环RAS有着极其重要的作用，而局部RAS可能对靶器官的影响更为重要。血管紧张素Ⅱ（AngⅡ）是RAS的重要效应分子，研究表明，在心衰发展过程中，AngⅡ起着细胞生长因子样的作用，是刺激心肌重塑的主要因素之一。AngⅡ通过其受体1（AT_1）和受体2（AT_2）介导信号的传导。AngⅡ与AT_1受体结合后可活化多条信号通路：

1．通过磷脂酶C（PLC）使三磷酸肌醇（IP3）活化，激活蛋白激酶C和MAP激酶产生心肌重塑的分子信号。AngⅡ增加心肌细胞和成纤维细胞的DNA合成是造成心肌肥厚和纤维化的主要原因，Gq蛋白（Gq）上调可以加强这一病理改变。研究显示，心肌梗死模型中，疤痕区、临界区及存活区心肌均有Gq表达的增加。

2．AngⅡ作用于AT_1受体激活核因子κB（NF-κB）通路，通过对细胞因子、化学因子和黏附因子的影响，介入心室重塑的3个基本环节，心肌细胞的肥厚、心肌间质的纤维化和炎症反应。AngⅡ可增加冠状动脉的通透性，生长因子由此弥散至心肌。

3．AngⅡ通过细胞毒作用介导心肌细胞的坏死和凋亡。CHF病人临床资料显示，CHF患者AgⅡ量明显增高，AngⅡ与心脏扩大参数、心肌肥厚参数呈正相关，而与心功能参数呈显著负相关，这些都说明AngⅡ在心肌肥厚、心腔扩大、心肌收缩力下降等CHF的病理过程中起重要作用。此外，研究发现，心功能障碍时，AT_1表达选择性下调，AT_2表达无改变。受体的表达下调对局部浓度增高的激素刺激起了“缓冲”作用，但下调的选择性是否导致AT_2介导的效应得以加强，则需进一步的实验证实，尤其是AT_2已被证实介导对细胞生长的抑制和细胞凋亡的诱导，引起细胞结构和功能破坏。

研究表明，在肾素血管紧张素系统通路中，醛固酮也是引起心脏重塑的重要因子，最初认识血循环中醛固酮来自肾上腺，现在已证明心脏和血管都存在醛固酮及其受体，以及11β-羟类固醇脱氢酶，后者是醛固酮选择性结合的必需条件。心肌梗死或心力衰竭病人醛固酮均增加，在心肌基质胶原生成和纤维化方面，醛固酮起着主要作用。同时醛固酮影响血管壁的顺应性和内皮功能，可引起心肌缺血。心力衰竭时，纤维化的前胶原标志物PⅢNP明显增加，PⅢNP的增加与左心室肥厚程度呈线性相关，醛固酮受体拮抗剂能够降低心衰病人PⅢNP，逆转心脏重塑。醛固酮还能够增加交感神经活性和心脏的电解质紊乱，诱发心律失常和细胞死亡。

（二）生长因子及其信号传导通路

经典的多肽类生长因子可分为5个家族：EGFs、FGFs、IGFs、PDGFs和TGFs。除EGFs外，其余四类生长因子均可引起心肌细胞肥大。多数生长因子受体是跨膜的受体酪氨酸激酶，经过Ras→Raf→MEK→ERK途径活化转录因子，调节核内基因的表达。转化生长因子β（TGFβ）受体是一种丝/苏氨酸激酶，被活化的受体磷酸化与Smad蛋白形成复合物迁移入核，与脱氧核糖核酸（DNA）结合蛋白连接活化基因转录。

（三）儿茶酚胺及其信号传导通路

交感神经的激活在心脏重塑过程中具有重要作用，心衰时，交感神经系统的活性增加1 000倍以上，大量儿茶酚胺刺激心肌细胞上β_1、β_2和α_1受体，通过不同但又相互关联的亚细胞道路触发磷酸化瀑布。以前的观点认为儿茶酚胺是通过α_1肾上腺素受体刺激产生心肌肥厚，最新的研究表明，α_1和β肾上腺素受体均参与介导儿茶酚胺刺激产生的心肌肥厚。β受体激活作用于腺苷酸环化酶增加cAMP依赖蛋白激酶A（PKA）；α_1受体激活通过磷脂酶C（PLC），三磷酸肌醇（IP_3）环路使蛋白激酶C（PKC）增多，二者均刺激促分裂原活化蛋白激酶（MAP）的生成和原癌基因的表达，最终引起转录因子的产生和基因表达的改变，导致心肌重塑。研究表明，过度磷酸化加上后天性心肌重塑，可以使兰尼定受体2（ryanodine receptor，RYR）（RyR2）钙释放通道对低浓度钙的敏感度增大，在舒张期内RyR2的关闭不严密而泄漏，导致舒张期胞内钙增大。①使RyR2钙释放功能过敏；②使$SERCA_{2a}$钙摄取功能低下。二者均使肌质网（sarcoplasmic reticulum，SR）中钙贮量下降，构成心衰的重要靶点。

（四）内皮素与心肌重塑

自1988年首次发现内皮素（endothelin，ET）以来，内皮素系统在全身各重要脏器病变中所起的作用已受到了广泛的关注。对于心血管系统而言，ET不仅是迄今为止最强的缩血管物质，而且对心肌有正性变时和变力的作用。此外，其长期效应尚包括诱导心肌和血管平滑肌肥大、胚胎型基因系统的重表达、间质纤维化及心肌细胞的损伤等。

心肌细胞膜上存在ETA和ETB 2种内皮素受体（以前者为主），同时心肌细胞还可合成并分泌少量ET。在长期压力超负荷或体液因素如肿瘤坏死因子等刺激下，心肌的ET受体表达和ET分泌量增加，以后者更为显著。这种表达上调在分子水平很可能是通过ET的自诱导方式实现的。另外，研究表明，心衰患者的肺脏、血管内皮细胞及巨噬细胞也是ET-1合成的重要部位。充血性心力衰竭（CHF）患者肺前ET-1mRNA明显高于对照组。肺与血浆的ET-1浓度（失代偿期）分别是代偿期及对照组的4.2倍及6.9倍。缺氧和肾上腺素、血栓素、转移因子-β（TGF-β），白细胞介素-1（IL-1）的血浆浓度变化及血管壁的剪切力增加诸因素也均能使内皮细胞的内皮素基因表达增加。近年的研究还表明，心衰时由于与ET-1代谢密切相关的ETB受体在肺脏、肾脏中的浓度下调，从而使ET-1的灭活减少。所以心衰时ET-1升高可能与2种因素有关，即ET-1的合成增加和（或）灭活减少。已研究证实，浓度过高的ET-1有致心律失常及心肌毒性作用。ET-1还是一种重要的有丝分裂原，通过①激活有丝分裂原激活蛋白激酶（MAPK），促进ras、fos、jun等癌基因的表达；②促进cdc-2/cdk-2基因的表达，使心肌细胞DNA合成增加，可诱导心肌细胞的肥大与增殖。Kakinuma Y等报道，心衰终末期线粒体功能障碍，心肌细胞的能量代谢由对脂肪酸的β-氧化转为糖酵解，此时ET-1浓度也升高，在这2种因素作用下，心肌出现凋亡。此外，在各种原因所致心衰中，由于冠状动脉对ET-1的反应性增高，引起冠状动脉收缩及内膜增殖，心肌供血减少，营养下降，发生纤维化。ET-1本身也可使心肌间质胶原聚集，顺应性下降。以上ET-1对心衰心肌的重塑作用，使心脏收缩、舒张功能下降，泵血功能减退，进一步加重各种脏器缺血，造成多脏器损害。

二、细胞因子信号传导通路

近年来，有学者提出了心力衰竭发病的“细胞因子假说”，认为细胞因子异常表达引发的炎症反应，与持续激活的神经内分泌共同作用，促进了心衰的发生发展。

临床研究资料显示慢性心力衰竭病人体内炎症标记物包括前炎症细胞因子肿瘤坏死因子α（Tumor necrosis factor-α，TNF-α）、白细胞介素-6（Interleukin-6，IL-6）、白细胞介素-1β（IL-1β）、白细胞介素-18（IL-18）和C-反应蛋白（C-reactive protein，CRP）等在心衰早期即在外周血中及心肌局部大量活化，并随心功能不全的加重而逐渐增高。进一步研究显示，血管壁的机械牵张，缺血、缺氧、感染等引起的应激反应，心肌缺血–再灌注过程中产生的大量自由基等刺激可诱导机体的免疫系统产生这些炎性细胞因子，它们在体内的短期聚集有助于及时恢复机体内环境的相对稳定，但大量致炎性细胞因子在体内的持续升高能够促进炎性细胞的聚集，并激活这些炎性细胞和血管内皮细胞使之表达黏附分子和释放炎性介质，引发并加重炎症反应。研究表明心衰中持续升高的炎性因子可作用于心衰过程的多个环节促进心衰的发生发展。

1. 直接或间接影响心肌收缩力：动物实验研究发现TNF–α、IL–6、IL–2、IL–1β均能直接影响心肌收缩力。IL–1β能快速抑制成年鼠心室肌细胞的电压依从性钙内流。TNF–α、IL–6一方面可通过改变肌浆网的功能迅速降低胞浆Ca^{2+}水平而直接抑制心肌收缩；另一方面也可通过一氧化氮（NO）依赖的途径促进诱导型一氧化氮合成酶增加，使心肌环磷酸鸟苷（cGMP）水平升高，降低肌丝对钙的敏感性而间接抑制心肌收缩。

2. 通过改变心肌细胞的数量和大小、心肌纤维的排列方式及心肌细胞外基质组成影响心肌重构过程：研究显示，TNF–α可激活NF–κB及应激激活的蛋白激酶（stress–activated protein kinase，SAPK）、c–Jun N端激酶（c–Jun N–terminal kinase，JNK）促进心肌细胞生长，引起心肌肥厚。IL–6可以通过增强刺激gp130，诱导gp130形成同源二聚体，激活JAK，磷酸化gp130从而激活多个信号转导通路促进心肌肥大。此外研究表明，TNF–α还可通过激活基质金属蛋白酶（MMPs）和抑制基质金属蛋白酶抑制剂（TIMPs）的表达参与细胞外基质重塑。导致胶原纤维网络破坏，引起心肌细胞滑行，室壁变薄和心室扩大，心室重塑，心功能下降。

3. 诱导心肌细胞凋亡：心肌细胞数量减少，可使心肌收缩力下降，导致CHF的发生，并使存活的心肌细胞负荷加重，而使CHF进行性恶化。多项研究表明细胞因子，尤其是TNF–α、IL–6、内皮素等可诱导细胞凋亡而影响心功能。

三、细胞生长与凋亡

（一）细胞凋亡

心肌细胞凋亡不仅可能与心肌重塑有关，也是心肌细胞缺失的重要机制，很可能是使心衰从“代偿”向“失代偿”转折的关键因素。细胞凋亡是一种受基因调控的主动性细胞死亡，一般说来，只有处于生长周期的细胞才会发生凋亡。近几年的研究表明，属终极分化细胞的心肌细胞在某些病理状态下（如高血压、心肌肥厚、心力衰竭、心肌梗死）也会发生凋亡。研究认为，细胞凋亡可能因缺氧、氧化负荷、机械负荷、各种细胞因子及神经内分泌因子而诱发。信号可通过多种途径传递，涉及凋亡相关基因表达的改变。

1. 循环和心肌局部AngⅡ作为肾素–血管紧张素系统（RAS系统）的效应分子，近年也发现参与心肌细胞凋亡，有文献报道，AngⅡ可以引起SD大鼠、自发性高血压大鼠（SHR）及人类心衰的心肌发生凋亡，而且还可能是心肌代偿性肥大发展为心衰的机制之一。

2. 一氧化氮（NO）作为调节心血管系统的主要细胞信使分子，参与了许多病理生理过程的调节，在NO的合成过程中，NO合酶（NOS）是NO合成的限速酶；NO除具有血管扩张效应、抗血小板聚集合黏附、抗平滑肌细胞增殖、信号传递等作用外，还有炎症介质、细胞毒性的作用；在体和离体研究发现：低浓度NO能增加心肌收缩力，iNOS异常表达增加大量NO释放，过度NO释放可损害线粒体能量代谢，破坏DNA结构，抑制细胞增殖，促进心肌细胞凋亡。

3. Caspase酶触发的凋亡途径参与心血管系统疾病中（如动脉粥样硬化、慢性心衰、心肌炎、中风）存在的细胞凋亡。Caspase酶是一个类似白细胞介素-1β转换酶（ICE）的半胱氨酸蛋白酶家族的总称，含有10个以上成员，Caspase-3、9可被受体（如Fas）产生信号或线粒体联系的细胞色素C所激活，再通过激活脱氧核糖核酸酶（CAD）引起DNA降解、裂解层粘连蛋白及细胞骨架蛋白等效应促使细胞凋亡。研究显示Caspase-1既参与细胞因子IL-1β和IL-18的活化，又参与心衰过程中存在的细胞凋亡。

4. 近期证实除Caspase激活诱导凋亡外，具有分裂素活性的蛋白激酶（MARK）家族、细胞外信号调节蛋白激酶（EPK）、c-jun NH-末端蛋白激酶（JNK）等均能诱导细胞凋亡。细胞凋亡与某些凋亡相关基因的调节与表达有关，凋亡刺激基因Fas是调控凋亡信号途径的重要基因，最近的研究证明，Fas/FasL系统参与多种心血管疾病的发生和发展，Fas/FasL系统可能也参与CHF的病理生理过程。此外，研究发现，在CHF的细胞凋亡中，Bcl-2基因家族及P53基因亦起着重要的调控作用。

（二）细胞生长

传统的观点认为，心肌细胞是终末分化细胞，不进入细胞周期。最近的研究结果证实，生理和病理条件下，通过高分辨率共聚焦显微镜观察，以5-溴尿嘧啶作为细胞增殖的标志，同时以收缩蛋白质的抗体作为心肌细胞的特异性标记，已经鉴别出正在分裂增殖的心肌细胞。有15%～20%的心肌细胞保留有复制分裂的能力，因此即使成年心脏也是年轻与衰老心肌细胞混合体，只是年轻与衰老细胞的比例随着年龄的改变而变化。动物实验中发现心肌梗死后，心肌细胞立即上调表达细胞周期素E、A和B，与之相关的激酶活性也明显上升。最有力的证明心肌细胞能够分裂的证据是在功能失代偿的衰老大鼠心脏中发现端粒缩短和端粒酶活性降低。病人心肌梗死后，梗死远侧心肌细胞能够分裂增殖。有丝分裂的心肌细胞富含肌纤维并且占细胞浆组成的绝大部分。这些特征提示成熟心肌细胞能够重新进入细胞周期并且分裂，但是心肌细胞的复制潜能有多大还不清楚。

四、细胞外基质

慢性充血性心力衰竭时左心室心肌胶原基质存在着结构和成分的改变。它是左心室重塑的一个重要表现，也是引起CHF左心室扩大及心肌重构的主要因素之一。研究表明，基质金属蛋白酶（matrix metalloproteinases，MMPs）在心衰左心室重构中起重要作用。MMPs是一组能特异地降解细胞外基质（extracellular matrix，ECM）成分的锌（Zn^{2+}）依赖酶家族。在心肌组织重构中起重要作用MMPs主要分为胶原酶、明胶酶、基质溶解素及膜型MMPs（MTMMPs）。明胶酶包括明胶酶A（MMP2）和B（MMP9），2种明胶酶均具有降解间质蛋白的能力。左心室心肌细胞可能是心肌组织中MMPs的一个重要来源，可以表达、合成及释放MMPs。TIMPs是调节体内MMP活性的重要物质，正常情况下，TIMPs与MMPs呈1∶1的结合，阻止MMPs进入胶原基挥作用，目前在心肌组织中主要发现4种

TIMPs。完整的心肌胶原基质可维持心肌细胞及心肌纤维的排列、限制心肌细胞过度拉长。并且对维持左心室的几何形状有明显的支持作用，减弱泵功能受损。心肌基质的改变可造成心肌收缩和有效的射血之间失去协调性。研究显示，左心室泵功能下降早期伴随的左心室扩大、室壁变薄及心肌细胞拉长，其中一个重要的因素就是心肌胶原纤维的丧失。众多资料表明，心衰时基质金属蛋白酶被诱导激活，MMPs表达增加，TIMP1表达降低，从而水解细胞外基质结构蛋白，心脏胶原降解加速，改变细胞间的连接和黏附。导致左心室扩大，左心室几何形状改变、泵功能衰竭，左心室失去功能的进展常常伴随着左心室结构和心肌结构的改变即左心室重塑。通过药物或遗传学改变基质金属蛋白酶的表达能够改变左心室心肌重塑和左心室失功能的进程。因此，调整心衰时心肌细胞MMPs的表达及活性，成为心衰治疗的一个有意义的手段。

五、氧化应激

近年的研究表明，氧化应激在心肌重塑中亦起重要作用。心衰患者循环血中MDA增加，并与病情严重程度成正比，与LVEF及运动耐量成反比。实验研究表明，培养心肌细胞暴露于氧自由基时可引起心肌细胞凋亡、肥大、胚胎基因再表达、成纤维细胞增生。

总之，对心衰分子机制的认识可以归结如下：①机制错综复杂，参与因素众多，作用因素之间的相互拮抗和相互调节时常并存。此外，某种特定改变很难简单界定为“有利”或“有害”。②早期的代偿改变，长期来看往往是“饮鸩止渴”的行为。③在基因水平，普遍存在基因表达的胚胎化改变。成人心肌细胞不能分裂，蛋白合成速度慢。心脏在超负荷状态下，很多新合成的蛋白转为胎儿型同功蛋白，这样一方面加速蛋白合成的速度，另一方面却使心肌细胞更易于衰竭。④心室重构过程是心脏由代偿阶段进入失代偿阶段的一个典型体现，是向心衰发展的关键所在。

（张海宁）

参考文献

1. Hunt S A，Abraham W T，Chin M H，et al．2005．ACC/AHA 2005 Guideline Update for the diagnosis and Management of Chronic Heart Failure in the Adult．Circulation，112（12）：154-235．
2. Mudd J O，Kass D A．2008．Tackling heart failure in the twenty-first century．Nature，451（7181）：919-928．
3. 张玉英，范维琥．2004．心力衰竭的流行病学及诊治现状．中国循环杂志，19（1）：74-76
4. Kudoh S，Komuro I，Mizuno T，et al．1997．Angiotensin Ⅱ stimulates cJun NH terminal kinasein cultured cardiac myocytes of neonatal rats．Circ Res，80：139-146．
5. Long C S．1996．Autocrine and paracrine regulation of myocardial cell growth in vitro：the TGFbeta paradigm．Trends Cardiovasc Med，6：217-226．
6. Molkentin J D，Lu J R，Antos C L，et al．1998．A calcineurin dependent transcriptional pathway for cardiac hypertrophy．Cell，93：215-228．
7. Oriji G K．2000．Angiotensin Ⅱ stimulates hypertrophic growth of cultured neonatal rat ventricular myocytes：roles of PKC and PGFalpha．Prostaglandins Leukot Essent Fatty Acids，62（4）：233-237．

8. Izumi Y, Kim S, Zhang Y, et al. 2000. Important role of Angiotensin Ⅱ mediated C Jun NH (2) terminal kinase activation in cardiac hypertrophy in hypertensive rats [J]. Hypertension, 36 (4): 511-516.

9. Purcell N H, Tang G, Yu C, et al. 2001. Activation of NFkappa B is required for hypertrophic growth of primary rat neonatal ventricular cardiomyocytes [J]. Proc Natl Acad Sci USA, 98 (12): 6668-6673.

10. 张天泰. 2002. 内皮素系统在慢性心力衰竭中作用的研究进展. 国外医学药学分册, 29 (4): 213-217.

11. Feldman A M, Li Y Y, McTiernan C F. 2001. Matrix metalloproteinases in pathophysiology and treatment of heart failure [J]. Lancet, 357: 654-655.

12. Bolton AE. 2005. Biologic effects and basic science of a novel immune-modulation therapy. Am J Cardial, 95 (11): 24-29: 38-40.

13. Genth-Zotz S, von Haehling S, Blankenberg S. 2004. Immunactivation in chronic heart failure. Inflammatory mediators Z Kardiol, 93 (4): 24-30.

14. Matteo Cesari M D, Brenda W. J. H, Penninx, et al. 2006. Inflammatory markers and onset of cardiovascular events resulted from the health ABC study. Circulation, 11: 2317-2322.

15. Nian M, Lee P, Khaper N, et al. 2004. Inflammatory cytokines and postmyocardial infarction remodeling. Circ Res, 94 (12): 1543-1553.

16. Kan H, Finkel M S. 2003. Inflammatory mediators and reversible myocardial dysfunction. J Cell Physiol, 195 (1): 1-11.

17. Peter M K, Seigol. 2000. Apoptosis and heart failure: acritical review of the literature. Circ Res, 86: 1107-1113.

18. Nishikawa N, Yamanoto K, et al. 2003. Differential activation of matrix metallo-protemases in heart failure with and without ventricular dilatation. Cardiovasc Res, 57 (3): 766-774.

19. Pauschinger M, Chandrasekharan K, Schultheiss H P. 2004. Myocardial remodeling in viral heart disease: possible interactions between inflammatory mediators and MMP-TIMP system. Heart Fail Rev, 9 (1): 21-31.

20. Stocker R, Keaney J F Jr. 2004. Role of oxidative modifications in atherosclerosis. Physiol Rev, 84 (4): 1381-1478.

第三章
高血压发病机制

Chapter 3 Pathogenesis of Hypertension

概　言

动脉血压是指动脉血管内血液对管壁的压强，主要受心排血量、总外周阻力影响。动脉血压调节包括神经与体液调节。在高血压发病中主要机制包括：交感神经系统活性增高、肾素-血管紧张素-醛固酮系统激活、激肽释放酶-激肽系统活性增高、胰岛素抵抗、内皮依赖性舒张作用减弱、一氧化氮产生不足或生物活性下降、血管重塑以及血管平滑肌离子通道的异常。

第一节　动脉血压

动脉血压（arterial blood pressure）是指动脉血管内血液对管壁的压强。循环系统内足够的血液充盈和心脏射血是形成动脉血压的2个基本因素，而形成动脉血压的另一个因素是外周阻力。循环系统的外周阻力（peripheral resistance）主要是指小动脉和微动脉对血流的阻力。假如不存在外周阻力，心室每次射血时进入动脉系统的血量将会等于流出动脉系统的血量（指从动脉系统流入毛细血管和静脉的血量），即心室收缩释放的能量可全部成为血流的动能，因而不会再增高对动脉血管壁的侧压。对整个循环系统来说，主动脉平均血压的高低与总的外周阻力的大小成正比。

动脉管壁的顺应性（compliance）也能影响动脉血压。血管的顺应性是指血管内压力每改变1 mmHg时血管容积的变化值，即$C=\Delta V/\Delta P$，式中C为血管顺应性，ΔV和ΔP分别表示血管容积和压力的变化值。一般情况下，左心室每次射血可将60～80 ml血液射入主动脉。由于小动脉和微动脉处有较高的阻力，而主动脉和大动脉有较高的顺应性，因此左心室每次收缩所射出的血量，在心缩期内大约只有1/3进入毛细血管和静脉，其余约2/3被暂时贮存在动脉系统，主要是主动脉和大动脉内；因动脉系统内血量增多而使动脉血压升高的数值，取决于动脉的顺应性。顺应性愈高，则增加一定血量引起的血压增值就愈小。在心室舒张时，半月瓣关闭，射血停止，被扩张的弹性贮器血管管壁可发生弹性回缩，将在心缩期多容纳的那部分血液继续向前推进，同时也使主动脉血压在心舒期仍能维持在较高的水平。老年人的大动脉管壁硬化，顺应性减小，弹性贮器的功能受损，因此每个心动周期中动脉血压的波动幅度明显增大。

心室收缩时，主动脉压急剧升高，在收缩期的中期达到最高值，这个血压值称为收缩压（systolic pressure）。心室舒张时，主动脉压下降，在心舒末期动脉血压的最低值称为舒张压（diastolic pressure）。收缩压和舒张压的差值称为脉搏压，简称脉压（pulse pressure）。一个心动周期中每一瞬间动脉血压的平均值，称为平均动脉压（mean arterial pressure）。

一般所说的动脉血压是指主动脉压。因为在大动脉中血压降落很小，故通常将在上臂测得的肱动脉血压代表主动脉压。我国健康青年人在安静状态时的收缩压为100～120 mmHg（13.3～16.0 kPa），舒张压为60～80 mmHg（8.0～10.6 kPa），脉搏压为30～40 mmHg（4.0～5.3 kPa）。

动脉血压除存在个体差异外，还有性别和年龄的差异。一般说来，女性在更年期前动脉血压比同龄男性的低，更年期后动脉血压升高。男性和女性的动脉血压都随年龄的增长而逐渐升高，收缩压的升高比舒张压的升高更为显著。新生儿的收缩压仅40 mmHg左右。出生后第一个月内，收缩压很快升高，到第一个月末约可达到80 mmHg。以后，收缩压继续升高，到12岁时约为105 mmHg。在青春期，收缩压又较快地上升，17岁的男性青年，收缩压可达120 mmHg。青春期以后，收缩压随年龄增长而缓慢升高，至60岁时，收缩压约140 mmHg。

第二节 影响动脉血压形成的因素

就整个体循环而言，动脉血压=心排血量×总外周阻力，因此，凡是可能影响上2个参数的因素均可影响血压。

心排血量等于每搏排血量与心率的乘积；每搏排血量（stroke volume）是指一侧心室收缩时射出的血量。每搏排血量增加，主动脉血量增多，对血管壁的侧压力加大，故收缩压升高。收缩压升高引起血流加速，因此心室舒张末期留在主动脉内的血液与每搏排血量增加之前相比，有增加但增加不多，故舒张压升高不明显。而当每搏排血量减少时，主要表现为收缩压的降低。所以每搏排血量的改变主要影响收缩压。当心率（heart rate）在一定范围内变化时主要影响舒张压。心率加快，心排血量增加，主动脉内血量增多，收缩压升高，但因为心率增快，心动周期缩短，且心舒期缩短更明显，血液流向外周的时间也缩短，所以最终留在主动脉内的血量增多，舒张压升高。另一方面，收缩压增高的同时也促进了血流速度，使得收缩期较多的血液流向外周，对血管壁的压力相对减弱，故收缩压增高的幅度不如舒张压明显，脉压变小。反之，当心率减慢时，动脉血压下降。但舒张压下降较收缩压更明显，故脉压变大。但是，如果心率过快（超过180次/分），使心舒期过度缩短，以至心室充盈不足，心排血量减少，动脉血压下降。相反地，心率过慢（<40次/分），心舒期延长，可此时心室充盈已达极限，即使增加充盈的时间也不能增加每搏排血量，故心排血量减少，动脉血压下降。

任何原因引起外周阻力增加，都会使心室舒张末期留在主动脉的血流量明显增加，故舒张压升高。而心缩期的血压本来就较心舒期高，故血流速度较快，收缩期有较多的血液流向外周，所以收缩压升高幅度不如舒张压显著，脉压变小。反之，外周阻力减小，舒张压降低的幅度较收缩压更明显，脉压变大。由此可见，外周阻力的改变主要影响舒张压的高低。

另外，其他一些因素，如血液黏滞度、循环系统平均充盈压、主动脉、大动脉的弹性贮器作用等等都会影响血压。如老年人因为动脉硬化，管壁内弹性纤维减少，缓冲作用减弱，以致收缩压升得过高，舒张压降得过低，脉压增大。

第三节 动脉血压调节

在一定的范围内，各种因素所造成的内环境稳态的破坏都可以通过人体自身的调节系统重建平衡。这种调节机制通常涉及神经系统和体液成分，并且可能有其他各种已知或未知的机制，人体动脉血压的调节也是一个非常复杂、精密的过程，动脉血压的调节主要靠神经、体液调节，这种调节使得人体动脉血压保持相对的稳定，而许多抗高血压药物作用的靶点也往往是在这些调节通路上。

一、神经调节

血压的神经调节方式包括自主神经系统调节、血管运动中枢调节、心血管反射等，其特点为调节出现快，消失也快，通常只需几秒钟就开始发挥作用，5～10 s即可升至正常血压的2倍，反之，当突然抑制心血管神经的兴奋性，血压在10～40 s即可降至正常的一半。因此，神经调节是目前发现所有调节血压机制中最迅速的。

（一）自主神经系统

在人体中，除了毛细血管、毛细血管前括约肌和后微动脉外，各血管壁都含有平滑肌纤维，受自主神经支配。目前的研究认为支配血管的神经是交感缩血管神经纤维和舒血管神经纤维，其中又以交感缩血管纤维为主。交感缩血管纤维（sympathetic vasoconstrictor fiber）节后神经元均为肾上腺素能，其纤维末梢释放的神经递质为去甲肾上腺素（norepinephrine，NE）。NE主要作用于血管平滑肌的α、β肾上腺素受体，同时还作用于心肌细胞膜上的β_1肾上腺素受体。NE与α受体结合使血管收缩，与β受体结合使血管扩张，而作用于心脏的β_1肾上腺素受体可引起心率增加，心肌收缩力增强，心排出量增加，故血压上升。此外交感节后神经元内还含有神经肽Y（neuropeptide Y，NPY）等神经肽类物质，多数肽类物质与NE共存，且常与NE共同释放，已证实NPY比NE具有更强的缩血管作用。NPY对血管平滑肌的作用主要概括为以下几个方面：①直接收缩血管的作用，该作用不被α、β受体阻滞剂所阻断；②能抑制某些介质的血管舒张作用，并呈一定的剂量依赖性；③能够促进血管平滑肌的增殖，增加外周阻力。

体内大部分器官的血管只接受单一的交感缩血管纤维支配，但尚有少数器官（如骨骼肌、消化道、外生殖器等）的血管同时接受交感或副交感神经舒血管纤维的支配，舒血管纤维对血压调节作用不大。

（二）血管运动中枢

延髓及脑桥下1/3部分的网状物质在血管活动中起着至关重要的作用，因此又称为血管运动中枢（vasomotor center）。该中枢将副交感神经发出的冲动由迷走神经传入心脏，同时将交感神经发出的冲动经脊神经和外周交感神经传至几乎所有的动脉和静脉。目前认为血管运动中枢包括：血管收缩区、血管舒张区、感受区。①血管收缩区（vasoconstrictor area）位于双侧延髓上部的前外侧区，该区的神经元能分泌肾上腺素，并将下行纤维投射到脊髓的各个层面，兴奋交感缩血管节前神经元，从而引起血压升高、心率加快。②血管舒张区（vasodilator area）位于双侧延髓下半部的前外侧区，该区的神经元将纤维上行投射到前面提到的血管收缩区，通过抑制血管收缩区的活性而发挥降压作用。③感受区（sensory area）位于双侧延髓后外侧区的孤束核（tractus solitarius）和脑桥下部，该区的神经元接受循环系统血压变化的感觉神经信号（主要通过迷走神经和舌咽神经），并可传出相应的信号以调节血管收缩区和血管舒张区的活动，此即心血管功能的反射调节，经典的一个例子就是压力感受器反射（baroreceptor reflex）。

（三）心血管反射

1. 压力感受器反射：压力感受器（baroreceptor）主要位于颈部、胸部的大动脉管壁中，它的适宜刺激是对动脉管壁的机械牵张。在这些压力感受中，最重要也是目前研究最透彻的就是位于颈动脉窦（carotid sinus）和主动脉弓（aortic arch）血管外膜下的压力感受器。当动脉血压因某种原因升高时，管壁受牵张刺激的程度加重，压力感受器发放的冲动便增多，并经相应的传入神经传入延髓。颈动脉窦位于颈动脉分叉处稍上方的颈内动脉血管壁中，该处的压力感受器发放的冲动经窦神经再由舌咽神经进入延髓的孤束核；主动脉弓压力感受器发放的冲动则由迷走神经进入延髓孤束核。压力感受器反射的传出神经为心迷走神经、心交感神经和交感缩血管神经，效应器为心脏和血管。由于压力感受器系统既可以对抗血压升高又可以对抗血压下降，因此又被称为血压缓冲系统（pressure buffer system），参与该系统组成的神经被称为缓冲神经（buffer nerves），其主要作用是维持血压稳定。压力感受器还具有重调定（resetting）的特点。所谓重调定，就是指当血压长期缓慢升高的情况下，压力感受器的感受阈值可以上调，并在新的血压水平上起调节作用。正常血压时的感受阈值，称之为压力感受器反射对动脉血压的调定点（set point）。高血压病人的调定点比正常人要高，即高血压病人的压力感受器要在较高血压的水平上发挥作用，使动脉血压维持在较高水平。

2. 化学感受器反射（chemoreceptor reflex）：与压力感受器反射的通路基本一致，只是感受器不同，化学感受器（chemoreceptor）是由一些化学敏感细胞组成，约2 mm大小，对缺氧、CO_2浓度升高以及H^+浓度升高敏感。化学感受器主要位于颈动脉体（carotid body）处，除此之外，相当多的一部分在主动脉体（aortic body）处，还有少数位于胸、腹部的动脉处。当动脉血压下降至某一水平时引起流经该处的血流量减少，造成氧分压下降，同时因为缓慢的血流不足以带走代谢产物如CO_2、H^+，造成CO_2、H^+蓄积，浓度增高，刺激化学感受器，使其发放的冲动经上述神经传入延髓，在兴奋呼吸中枢引起呼吸加快、过度通气的同时，兴奋血管运动中枢。其最终结果是心率加快，外周阻力增加，血压上升。但是化学感受器在正常血压的情况下并不发挥作用，只有在血压降至80 mmHg以下才起作用，它的作用是防止血压出现大幅度的下降。

3. 心肺感受器反射：在心房、肺动脉壁处分布着一些牵张感受器，称心肺感受器（cardiopulmonary receptor），类似于颈动脉窦、主动脉弓等压力感受器，但因为其处于循环系统压力较低的部位，故又被称为低压感受器（low pressure receptors）。低压感受器在维持血压稳定、减少血压波动幅度上起着很重要的作用。低压感受器的传入纤维经迷走神经进入中枢。正常情况下，心房的牵张反射主要由血容量增加引起，因此又称容量反射（volume reflex）。当循环血量增多时，回心血量增多，心房受牵张刺激增加，刺激低压感受器发放冲动增多，反射性地引起肾入球小动脉强烈扩张，肾小球毛细血管压上升，滤过压升高，增加肾小管液体的滤过，使尿液生成增多；同时将一些神经递质传入下丘脑，减少抗利尿激素的释放，从而减少肾小管对水的重吸收，综合以上两点，最终使血容量恢复至正常，保证动脉血压的稳定。

4. 中枢缺血反应：当脑血流量明显减少以至脑部营养缺乏时，血管运动中枢可对缺血直接起作用，引起交感缩血管神经兴奋性显著增高，外周血管强烈收缩，血压迅速升高，此即中枢缺血反应（central nervous system ischemic response）。其机制目前认为与中枢缺血引起脑内细胞代谢产物堆积，如CO_2、乳酸等其他酸性代谢产物刺激血管运动中枢所致。中枢缺血反应主要在某些应激情况下起调节作用。

二、体液调节

动脉血压的体液调节主要是指血液和组织液中一些化学物质，通过作用于：心脏、血管，直接或间接地调节血压。这些物质中，有些通过血液输送，到达心脏及全身各处的血管发挥作用，有些则是在组织中形成，只对局部的血管起作用。

（一）肾素–血管紧张素–醛固酮系统

在肾小球入球小动脉管壁上，有一个由血管平滑肌细胞组成的器官，称肾小球旁器（juxta–glomerul arapparatus），其中的血管平滑肌细胞称球旁细胞（juxta–glomerular cell），该细胞可以合成肾素（renin）。当肾血流灌注减少引起入球小动脉内压力降低时，肾小球旁器可以察觉这一变化，从而使球旁细胞分泌肾素增多。肾素是一种蛋白水解酶，在血中可存在0.5～1 h。它本身无活性，但当它进入血液循环后，可水解血管紧张素原（angiotensinogen）（12肽，由肝脏合成和释放），并产生一个10肽，即血管紧张素Ⅰ（angiotensin Ⅰ，Ang Ⅰ）。Ang Ⅰ缩血管作用较弱，当它流经肺循环时，肺血管表面的血管紧张素转换酶（angiotensin converting enzyme，ACE）将其水解成一个8肽，即血管紧张素Ⅱ（angiotensin Ⅱ，Ang Ⅱ），Ang Ⅱ具有强烈的缩血管效用，并能刺激肾上腺皮质球状带释放醛固酮（aldosterone），它通过与靶器官（如肾）上的受体相结合而发挥生理作用。Ang Ⅱ在氨基肽酶（aminopeptidase）或中性内肽酶（neutral peptidase，NEP）的作用下脱去一个氨基酸形成一个7肽，即血管紧张素Ⅲ（angiotensin Ⅲ，Ang Ⅲ），Ang Ⅲ再次脱去一个氨基酸生成六肽的血管紧张素Ⅳ（Ang Ⅳ）。另外，Ang Ⅰ和Ang Ⅱ可在脯氨酰肽链内切酶（prolyl endopeptidase，PEP）和脯氨酰羧肽酶（prolyl carboxypeptidase，PCP）作用下形成Ang1～7，继而在氨基肽酶和NEP作用下生成Ang Ⅳ。Ang Ⅲ缩血管作用较弱，但能强烈刺激肾上腺皮质球状带合成和释放醛固酮。此外，Ang Ⅰ也可在ACE_2的作用下水解成一个9肽的Ang（1～9），再经ACE作用脱去2个氨基酸生成Ang（1～7）。以上这一整套系统即肾素–血管紧张素–醛固酮系统（renin–angiotensin–aldosterone system，RAAS）。

（二）抗利尿激素

抗利尿激素（antidiuretic hormone，ADH）即血管加压素，在人体因其第8位氨基酸为精氨酸，所以又称精氨酸加压素（arginine vasopressin，AVP）。它是由下丘脑视上核（supraoptic nucleus）和室旁核（paraventricular nucleus）合成，运输至垂体，并由垂体后叶释放入血。ADH主要通过提高肾远曲小管和集合管对水的通透性，促进水的重吸收，使尿液浓缩、尿量减少，即抗利尿效应。ADH的调节与血浆晶体渗透压和循环血量有关。血浆晶体渗透压是生理情况下调节ADH释放的重要因素。高盐饮食、剧烈运动等均可导致体内NaCl浓度增高，从而使渗透压增高。近些年来，随着对高血压发病机制的不断深入研究，已逐步认识到盐摄入过多与高血压发病有密切关系：①刺激下丘脑饮水中枢产生渴感，增加饮水量；②使下丘脑视上核和室旁核释放ADH增加，发挥抗利尿效应，从而增加血容量。许多流行病学研究，如INTERSALT研究、DASH研究等亦提供了临床证明。生理浓度的ADH主要起抗利尿作用。但有在失水、失血等情况下，ADH释放明显增多、超过正常量，ADH还会使血管平滑肌收缩，进一步维持动脉血压。

（三）肾上腺素和去甲肾上腺素

血液中的肾上腺素（epinephrine）和去甲肾上腺素大部分由肾上腺髓质释放，只有少量去甲肾上腺素由交感神经末梢释放，而无论肾上腺素还是去甲肾上腺素，均属于儿茶酚胺（catecholamine）。肾上腺素对心血管的作用取决于心脏、血管平滑肌上α、β受体分布的情况。在心脏，肾上腺素主要作用于β_1受体，引起心率增快，心肌收缩力增强，心排血量增加，故血压上升。在皮肤、胃肠道、肾脏等以α受体占优势的器官，肾上腺素能与之结合并使血管收缩；而像骨骼肌、肝脏等以β受体占优势的器官，肾上腺素则使该器官的血管舒张，但大剂量的肾上腺素也能作用于这些血管上的α受体，引起血管收缩。因此，生理浓度的肾上腺素主要是调节全身器官的血流分布。去甲肾上腺素主要作用于血管平滑肌上α受体，使外周血管强烈收缩，引起血压急剧升高，在心脏，主要也与β受体结合。

（四）血管内皮生成的血管活性物质

血管内皮细胞可以合成和释放多种血管活性物质，引起血管平滑肌收缩、舒张，其中较重要的有内皮素、一氧化氮、前列腺素等。

1．内皮素（endothelin，ET）：是由21个氨基酸残基构成的生物活性多肽，ET家族包括ET-1、ET-2、ET-3这3个异构体、若干有活性的肽酶以及2个G-蛋白耦联受体：ET_A和ET_B。ET_A被激活后能引起心肌细胞增殖，血管、支气管收缩，而ET_B的激活则引起相反作用，如间接舒张血管，抑制心肌细胞增殖，同时还具有利尿作用。3个ET异构体中，以ET-1的血管活性最强，在动物实验中，给动物注射ET-1可产生强烈的缩血管效应，持续小剂量静脉滴注则血压持续升高，表明ET-1与ET_A的亲和力较ET_B的亲和力大，而用ET特异性拮抗剂后，血压降至正常。目前认为，ET-1对血管的作用可能是先短暂降压，后持久升压，当ET-1与血管内皮细胞接触后，先作用于ET_B受体，引起短暂的血管舒张，随后即作用于血管平滑肌细胞膜上的ET_A受体，通过磷脂酶C，使二磷脂酰肌醇水解为三磷酸肌醇和二酰甘油，进而促使肌质网释放Ca^{2+}，大量Ca^{2+}内流，从而导致血管平滑肌强烈收缩。ET还具有促进AngⅡ释放的作用，而AngⅡ浓度升高又能刺激血管内皮细胞合成并释放更多的ET，呈正反馈调节，使缩血管效应更强。

2．一氧化氮（nitricoxide，NO）：是较主要的舒血管物质之一。体内的L精氨酸在一氧化氮合酶（NO synthase，NOS）的作用下经过一系列复杂的过程，最终生成NO。大量的实验和临床研究都已证实NO具有扩血管作用。一般认为，NO从血管内皮细胞释放后，凭借其亲脂性，扩散至邻近的血管平滑肌，并与鸟苷酸环化酶上的血红素基团结合，激活鸟苷酸环化酶，产生大量的cGMP，引起舒血管效应。正常动物注射NOS抑制剂后，可使血压上升。NO还具有维持血管内皮细胞完整性的作用，在高血压的发生过程中，血管内皮的结构与功能最先被破坏，而NO能抑制氧自由基产生，防止白细胞、血小板与血管内皮细胞黏附、聚集，抑制血管增生，起保护作用。

3．利钠肽（natriuretlc peptide，NP）：是一组参与机体水盐代谢、体液平衡、维持内环境稳定的多肽类物质，包括心房利钠肽（atrial natriuretic peptide，ANP）、脑利钠肽（brain natriuretic peptide，BNP）和C型利钠肽（C–type natriuretie peptide，CNP）。ANP又称心钠素（cardionatrin）、心房肽（atriopeptide），是由心房肌细胞合成和释放的多肽激素，右心房分泌多于左心房，BNP主要由心室肌产生，CNP由血管内皮产生。关于ANP的作用机制包括以下几点：①ANP可作用于肾髓质集合管上皮细胞的受体，产生cGMP，通过cGMP依赖的蛋白激酶PKG的作用，抑制Na^+的重吸收，同时cGMP亦能抑制ANP对水的重吸收；除此之外，高浓度的ANP还具有增加肾小球滤过率的作用，从而使肾排水、排钠增多，尿量增加。②ANP能抑制肾素、醛固酮和抗利尿激素的分泌，降低血浆肾素活性，使AngⅡ生成减少，改变肾血流动力学，从而减少水、钠重吸收。③ANP与血管中相应的受体结合后，刺激血管平滑细胞生成cGMP，cGMP浓度升高会减少Ca^{2+}内流、抑制Ca^{2+}释放，使细胞内Ca^{2+}浓度降低，血管平滑肌舒张，从而引起外周阻力降低，且这种扩血管作用不依赖于血管内皮的舒张作用。同时，ANP还可使每搏排血量减少，心率减慢，心排血量减少。④ANP可抑制血管平滑肌细胞增殖，减少外周阻力，亦可抑制血管内皮细胞等其他多种细胞的增殖。综合以上几方面，ANP在利尿的同时维持机体水、电解质平衡，减少循环血量，使血压下降。

4．前列腺素（prostaglandin，PG）：是一组由花生四烯酸经氧化后生成的二十碳不饱和脂肪酸，包括多种前列腺素与血栓素A_2（TXA_2）等，广泛存在于动物和人体内，对各个器官均有作用。调节血压的机制有以下几点：①主要通过影响肾血流动力学而调节血压：PG能调节肾小球滤过率和肾血流量，PGI_2与PGE_2能使血管平滑肌舒张，起扩张血管的作用，而PGF_2和TXA_2具有缩血管作用。②影响肾素的释放调控血压：PGI_2与PGE_2可促进肾素分泌，PGE_2还可扩张肾血管，而TXA_2可抑制肾素释放。③调节水盐代谢：PGI_2可促进水、钠排泄而减少血容量，降低血压。

5．激肽（kinin）：是一类具有舒血管活性的多肽类物质。它是由体内血浆、腺体中的激肽释放酶（kallikrein）释放到周围组织，激活激肽原（kininogen），产生一个10肽的血管舒张素（kallidin），血管舒张素再脱去一个氨基酸，变成缓激肽（bradykinin）。血管舒张素和缓激肽是最常见的激肽，具有强烈的舒血管效应。激肽可通过血管内皮细胞释放NO使血管平滑肌舒张，外周阻力降低，血压下降。

6．组胺（histamine）：是由组氨酸经脱羧产生，具有强烈的舒血管作用，并能使毛细血管和微静脉壁的通透性增加，血浆漏入组织，使局部组织水肿。

总的说来，人体血压的调节主要是依赖神经调节和体液调节这2种机制得以实现，正常情况下，人体通过这2种机制以及其他一些因素的参与得以维持血压的相对稳定。但应该看出，这些调节通路并不是孤立的，相互之间存在着复杂的联系，所以对于血压调节机制的深入研究，将有助于明确高血压的形成机制以及开发新的治疗靶点。

第四节　交感神经系统在高血压发病中的作用

高血压的特征为总外周阻力持续增高导致血压的异常升高，并伴随着心脏与血管的结构性变化。神经调节是血压调节的一个重要方面，因此在研究高血压总外周阻力增高的机制时，人们很自然地要去了解交感神经在其中的作用。经过多年研究，可以认为至少在部分高血压患者中，交感神经活动的增强是高血压的始动因素。在高血压的初期，交感神经活动的增强会引起：①心排血量增加；②阻力血管收缩增强；③血管（包括体血管、脑血管、肾血管等）肥厚，管腔变小，总外周阻力升高，其结果是血压上升。此后，血压的升高便可能逐渐摆脱对交感神经系统的依赖而发展下去，这主要是下列因素作用的结果：第一，结构性强化作用（structural reinforcement）。长时间的高血压灌注可导致血管平滑肌细胞增生与肥大，使得管壁变厚，管腔狭窄，总外周阻力进一步增高，这是一个正反馈过程。另一方面交感神经系统促进血管平滑肌的生长。交感神经的营养作用不依赖于血流动力学作用，是由α肾上腺素能受体介导的，其结果是增加了血管阻力和对血管收缩刺激的反应导致高血压。第二，肾脏的作用。首先交感神经活动的增强使得肾动脉收缩，血压的增高本身可以造成肾动脉肥厚，管腔狭窄。上述变化的结果是肾血流减少，需要更高的血压才能维持肾脏的血流。其次，交感活动的增强使血压升高对肾素释放的抑制减弱，肾素释放增多，肾素-血管紧张素-醛固酮系统活性增强，也可使盐负荷-肾功能曲线发生右移。右移的曲线使肾脏在更高的血压水平上维持水、盐摄入与排出的平衡。这类似于动脉压力感受器的重调（resetting）。第三，其他因素。如后负荷的增加和交感神经的营养作用使得心肌变得肥厚，动脉压力感受器的重调也与血压的升高有关。

因此，原发性高血压（可能是一部分）在发病初期是神经源性的，随后便渐渐依靠非神经因素来自我维持了。事实也正是如此，因为研究发现，幼年的自发性高血压大鼠（即spontaneously hypertensive rat，SHR）与高血压初期病人，其体内交感神经活性往往增高。

是什么因素使得交感神经活性增高并最终导致高血压呢?目前研究较多的因素有4个，即脑血供、盐摄入量、应激与肥胖。

1．脑血供：一定时间内血液流经脑部血管后，血中CO_2增加量与O_2减少量的比值称为脑部的呼吸商（respiratory quotient，RQ）。正常情况下脑细胞主要以葡萄糖作为能源物质，故此时RQ为1或接近于1。当脑部供氧不足时，脑细胞也会转用一部分其他物质（如脂肪）供能，此时RQ值会降低。因此RQ值的变化可以从一定程度上反映脑部供氧的情况。临床上发现高血压患者脑部RQ降低。从正常值0.99降为0.90～0.93，提示高血压时脑部供血存在某种程度的障碍。这种障碍看来与椎动脉及基底动脉（特别是椎动脉）发生粥样硬化有关。此时管腔狭窄，血流受限。上述动脉的狭窄与高血压的发生不论在程度上，还是时间进程上均较为吻合。与此相反，脑内微动脉的狭窄则不明显。研究表明，脑动脉的粥样硬化受遗传因素与环境因素（包括饮食、生活习惯等）的影响，并且会因血压的升高而加重，这便进一步减少脑血供，从而形成恶性循环。

2．高盐摄入所致的高血压与中枢神经系统的关系：盐摄入量是影响动脉血压的重要因素之一。正常个体中，由于有一整套机制来调节肾脏的水盐排出，使得机体盐摄入量可以在很大范围内变动而不影响动脉血压。但高盐摄入以后盐敏感动物和人会出现高血压。

3．应激与肥胖：肥胖常伴有交感神经系统激活和高血压。根据进食过多肥胖动物模型Landsberg对肥胖相关高血压交感神经激活的机制提出：进食过多导致肥胖，刺激交感神经兴奋，启动产热作用以稳定体重。这本来是一种适应性反应，却由于支配肾和血管的交感激活引起血压升高。肥胖交感神经激活的原因主要有高胰岛素血症、阻塞性睡眠呼吸暂停低通气综合征和血浆瘦素浓度升高。肥胖相关高血压交感神经的激活可能还与压力感受反射等其他神经机制、肾素-血管紧张素-醛固酮系统、生活方式如精神应激有关。

第五节　肾素-血管紧张素系统在原发性高血压发病中的作用

肾素-血管紧张素-醛固酮系统（RAAS）在维持体液平衡和调节血压中起重要作用。当灌注压或NaCl负荷降低时，刺激肾脏释放肾素。肾素催化血浆中底物转变为血管紧张素Ⅰ，在转换酶的作用下转变为活性物质血管紧张素Ⅱ。通过刺激肾上腺皮质释放醛固酮，引起水、Na^+潴留从而升高动脉血压。当血压及流经肾小管Na^+恢复正常时，肾素分泌停止。在维持体液平衡和调节血压方面，RAAS起着主要和长期的作用。

血管收缩是原发性高血压发病的主要影响因素。血管收缩引起外周阻力增加，这里指的血管收缩一般是小动脉的收缩，有时可伴有继发性组织结构变化。许多证据显示存在与肾功能异常有关的2种不同类型的血管收缩。一种是肾脏分泌过多的肾素，导致血管紧张素Ⅱ增加、小动脉收缩、外周血管阻力升高。这一类型的血管收缩称为肾素型血管收缩。另一种是与Na^+-血容量有关的血管收缩。这种类型的特点是肾素水平低，表明肾脏不能排泄足够的Na^+，引起Na^+潴留，导致血容量扩张，进而引起动脉收缩、外周阻力增加。在这2种情况下，肾脏起着关键作用，但所起作用有所不同。

在正常人体实验中，持续滴注血管紧张素Ⅱ长达11天，引起受试者血管紧张素-醛固酮诱发的Na^+潴留，导致血压升高。随后维持这种高血压，而对维持高血压的血管紧张素需要量大大降低。经过较长一段时间，即使停止血管紧张素的维持量，血压仍持续在一高水平，这是Na^+潴留的结果。由此可见，RAAS对Na^+潴留和血压具有双重反馈调节，这一系统的异常与高血压发病有密切关系。用相同时间滴注去甲肾上腺素则不能得到持续的高血压，因为人及动物对去甲肾上腺素有快速耐受现象。RAAS对血压的长期控制作用已经得到证实，注入少量血管紧张素Ⅱ引发持续性高血压。给自愿受试者滴注血管紧张素Ⅱ（11天），从第1天到第5天内，尿中Na^+排泄停止，这是因为醛固酮分泌增加所致，此后，尿中Na^+排泄出现并建立起新的Na^+平衡，当停止血管紧张素Ⅱ滴注时，肾脏大量排泄Na^+和水。值得注意的是，当高血压发生后，血管紧张素Ⅱ的注射量仅为开始时的1/5就可维持高血压，因为醛固酮使Na^+、水潴留以及血管紧张素Ⅱ本身对远曲小管Na^+重吸收的直接作用，使得维持血压的血管紧张素Ⅱ需要量越来越少。这些发现表明Na^+–血容量积聚减少了对肾素型缩血管作用的依赖。最初它以肾素型缩血管作用为主，随后被Na^+–血容量作用机制所取代。在病理性高血压中，系统的损伤会干扰这些反馈作用，例如，肾脏产生过多的肾素（如反馈调节受破坏），这时高血压状态就会由肾素型缩血管机制维持。但当肾素产生过低时，由Na^+–血容量型缩血管机制来维持高血压。免疫因素也是激活AT_1受体的途径之一，瑞典学者发现恶性高血压患者中存在AT_1受体自身抗体，抗体与受体结合，产生不随时间而脱敏感的受体激动剂样活性。在子痫前期患者循环中发现抗AT_1受体激动剂的自身抗体，其针对性抗原主要为AT_1受体胞外第2环肽抗原决定簇，这一抗体可引起AT_1受体激动，具有激动剂样活性，且不同于一般神经内分泌因子，其活性不随时间而失敏感，因而推测其具有相当的致病效应，可能是独立于血管紧张素Ⅱ的另一条刺激AT_1受体通路，在高血压的发病可能具有重要意义。进一步研究发现该抗体存在于难治性高血压患者循环中，其阳性率在难治性高血压患者中可达42.5%，抗AT_1受体抗体可持久激动血管AT_1受体，起到类似AT_1受体激动剂的作用，在难治性高血压的发病中具有重要作用。

恶性高血压和单侧肾动脉狭窄所致高血压常有显著的高肾素活性，其血压升高与血管紧张素Ⅱ导致的小血管收缩和外周阻力升高有关，ACEI和血管紧张素Ⅱ受体阻滞剂（ARB）效果明显。醛固酮增多症患者由于有显著的Na^+–血容量扩增，肾素水平受到抑制，呈现为低肾素活性，这类高血压病人对利尿剂反应迅速并有良效，应用利尿剂或低盐饮食可降低病人的血压，并恢复到正常水平。肾实质性高血压常有肾素水平增高和（或）容量扩增2种机制参与，慢性肾功能不全患者Na^+–血容量扩增可能更占主要地位。双侧肾动脉狭窄常伴有严重的高血压，其形成除血管紧张素的作用外，晚期更多的是通过Na^+–血容量扩增来维持血压的升高的，因此其肾素水平不见得升高。

人类原发性高血压的形成也与RAAS的这两类血压升高的机制密切相关，但多数原发性高血压患者肾素水平正常（按RAAS的反馈调节理论，高血压患者RAAS应受抑制，高血压患者肾素水平正常也可认为是不正常的“正常”，说明RAAS参与高血压的发病），约30%肾素水平低于正常，称为低肾素性原发性高血压，部分患者高于正常值，称为高肾素性原发性高血压。低肾素患者可能有更严重的Na^+–血容量扩增。人类原发性高血压患者肾素水平的高低与个体遗传因素（如是否盐敏感）、复杂的RAAS调节、其他影响因素等有关。

RAAS激活可能参与高血压的形成与发展，高血压时，也可能对RAAS具有一定的负反馈作用。但在复杂的机体调节网络，高血压时RAAS的水平受很多因素的复杂调控。其实，尽管早期研究表明恶性高血压患者肾素和醛固酮水平升高，但在大多数原发性高血压患者，肾素和醛固酮分泌仍在血压正常反应的范围内。

早期关于高血压肾素活性的报道显示，有25%～33%的患者肾素活性低于正常人，因此称为低肾素性高血压。低肾素性原发性高血压患者发病年龄倾向于比正常或高肾素性原发性高血压年龄大，这也部分反映了随着年龄增大，肾素分泌下降。许多研究发现黑人中低肾素性高血压发病率较高。至于为什么会出现低肾素，有学者解释肾素降低是因为升高的血压的抑制作用，也有学者认为是循环中过多的盐皮质激素导致的容量扩张对肾素的抑制作用。但低肾素性高血压患者是否存在容量扩增尚不是太清楚。还有一个解释肾素水平降低的有趣发现是，低肾素性高血压患者肾上腺对血管紧张素的敏感性增高。低肾素性高血压可能具有遗传性，存在某些基因的异常。

正常和高肾素性原发性高血压存在相对高的肾素水平，这可能是血压升高的机制之一，因为血压升高本应抑制RAAS的激活。这种看起来不太正常的肾素分泌现象的解释是由于交感神经系统活性增高刺激分泌或负反馈机制异常的影响。对后一种推测，几项研究发现可在33%～40%正常肾素和高肾素性原发性高血压患者观察到血容量下降和限钠时醛固酮分泌减少，由此推测在一些高血压患者中，钠摄入对肾上腺的影响和对血管紧张素Ⅱ的血管反应存在异常。

正常和高肾素性原发性高血压患者对饮食摄入钠改变及输注血管紧张素Ⅱ有2种不同的反应方式：大部分表现为类似正常人的反应；另一部分表现则没有出现正常的限钠后肾上腺对血管紧张素Ⅱ敏感性的增加，也没有表现出高盐饮食时正常的肾血流量增加及肾血管对血管紧张素Ⅱ的敏感性下降，因为其缺乏钠摄入量对血管紧张素Ⅱ反应性的调节作用，这一亚群被称为非调节性高血压。非调节性高血压在钠减少时或钠增多时的发病有双重机制。当钠减少时，醛固酮分泌减少引起肾素和血管紧张素Ⅱ产生增多以完成肾素-血管紧张素-醛固酮系统的容量反馈，导致血压升高；当钠摄人增多时，肾血流量减少使钠处理异常，从而引起钠介导性高血压。因此，这些高血压的发生机制取决于机体钠摄入量。非调节性高血压具有遗传性，且常表现为代谢综合征，包括腹型肥胖、高脂血症和高胰岛素血症等。

第六节　激肽释放酶-激肽系统与高血压

激肽释放酶-激肽系统（KKS）在原发性高血压的发病中有重要的作用。缓激肽主要是通过舒张血管、降低外周血管阻力和调节肾脏钠排泄能力来降低血压。直接向肾动脉中注射缓激肽（BK）会使肾脏PG释放增加，这时可以观察到伴随肾血流量增加，同时，尿量和尿钠的含量也会增加。早在20世纪90年代以前，Margolius等人就发现无论是高血压大鼠还是高血压患者尿液中的激肽释放酶都处于较低的水平，而产生这种现象的原因可能是高血压患者体内激肽含量减少所致。从现有的研究可以推测高血压患者体内钠的含量一般都偏高，而KKS作用就是排出体内多余的钠，当肾脏KKS物质生成减少钠积累增加时，高血压就会发生和持续进展。在过度表达肾脏组织型激肽释放酶的转基因大鼠身上可以观察到持续性的低血压，但如果加入抑肽酶-组织型激肽释放酶抑制剂，则可以使血压恢复到正常水平。另外抑肽酶还可以抑制血管紧张素转换酶抑制剂对自发性高血压大鼠的降压作用。

现在学者们倾向认为血管的舒缩状态是由各个组织器官内部的KKS调控的，因为血浆中的激肽存在时间太过短暂。还有研究表明，高血压大鼠服用血管紧张素转化酶（ACE）制剂降压后即停药，一周后血浆中的ACE水平就迅速回升，但是动物靶器官中ACE的活性仍处于抑制状态，血压维持在低水平。这就支持了局部KKS在整体血压调控中的重要作用的观点。

第七节 胰岛素抵抗与高血压发病机制的关系

尽管许多报道认为胰岛素抵抗是一种病理生理状态，它可能是高血压发病机制之一，但胰岛素抵抗通过何种途径影响血压仍不完全清楚。选择性地对胰岛素血管作用的抵抗与高血压发病有关。

胰岛素抵抗时，内皮细胞依赖的舒张血管作用受损，内皮细胞产生多种血管活性物质，包括内皮源性超极化因子（EDHF）、NO和前列腺素等，这些物质弥散到血管平滑肌细胞或通过内皮细胞与血管平滑肌细胞之间的缝隙连接来使动脉舒张。当发生胰岛素抵抗时，胰岛素通过PI3K信号传导途径刺激上述因子合成增加的能力减弱，另一方面，胰岛素的细胞外信号调节激酶（ERK）依赖的信号途径激活，引起交感神经系统、肾上腺素能受体、肾素血管紧张素系统激活，ET_1合成增加，这些因素可能共同引起了血压升高。

胰岛素抵抗时，血管平滑肌细胞（VSMC）的钾离子通道受损，血管平滑肌细胞介导动脉对各种生理刺激产生反应的钾离子通道主要有4种，即ATP敏感的钾离子通道（K_{ATP}）、钙离子激活的钾离子通道（BK_{Ca}）、内向整流钾离子通道（K_{ir}）和电压敏感的钾离子通道（K_v）。激活VSMC的钾离子通道，使细胞膜超极化，能够促进血管舒张，或减弱血管对缩血管物质的缩血管反应。K_{ATP}、BK_{Ca}和K_{ir}组织与血管周围神经末梢释放的血管活性物质作用的主要钾离子通道，而细胞外钾离子浓度增加时激活K_{ir}。胰岛素抵抗时，在不同部位血管的平滑肌细胞有上述4种钾离子通道的功能受损，导致了血管平滑肌的收缩。

胰岛素抵抗时，交感神经系统功能失衡，β肾上腺素能-cAMP激活可以使血管舒张，而α肾上腺素能受体激活使血管收缩，胰岛素抵抗时，激活α肾上腺素能受体，使血管收缩，血压升高。

激活肾素-血管紧张素-醛固酮系统（rennin angiotensin aldosterone system，RAAS）是机体调节血压、血容量、水和电解质平衡的重要调节系统，RAAS异常是原发性和继发性高血压发生的重要病因。正常情况下，胰岛素能拮抗RAAS的主要效应物血管紧张素Ⅱ（AngⅡ）的收缩血管作用。AngⅡ通过激活小G蛋白RhoA，激活Rho激酶（ROK），抑制肌球蛋白磷酸酶（MBP）磷酸化，使钙离子-肌球蛋白轻链（Ca^{2+}-MLC）敏感性增加，血管平滑肌细胞收缩。而胰岛素本身及胰岛素刺激内皮细胞产生的NO使MBP激活，MLC磷酸化，Ca^{2+}-MLC敏感性下降，血管平滑肌细胞舒张。胰岛素抵抗时，胰岛素自身的作用减弱。胰岛素刺激内皮细胞合成NO减少，不能抑制AngⅡ的收缩血管平滑肌作用，血管收缩，血压升高。动物实验证实，胰岛素抵抗的高血压鼠模型中可见AngⅡ有关的ROK激活和Ca^{2+}-MLC敏感性增加。

钠潴留在胰岛素抵抗的高血压中也起了一定的作用，尤其是与肾脏交感活性增加以及RAS系统活性增高同时存在时，胰岛素对盐的敏感性和肾小管钠的重吸收有调节作用，在正常情况下，胰岛素抑制近曲小管对钠的重吸收，促进远曲小管对钠的重吸收，肾小球滤过率增加。在胰岛素抵抗时，近曲小管对钠的重吸收增加，肾小球滤过率下降，水钠潴留，引起血压升高。有学者作了一些推测：超重肥胖者产生高血压的机制，由于肥胖者腹部脂肪增加，在脂肪水解酶作用下使游离脂肪酸释放增加，同时由于末梢胰岛素抵抗使胰岛素分泌增加，两者协同作用产生高胰岛素血症，随之激活了交感神经，钠潴留和血管肥厚，共同作用结果引起高血压。

交感神经系统兴奋性加强使儿茶酚胺增加，同时拮抗胰岛素的作用，引起胰岛素抵抗，并产生血管狭窄、心排血量和钠吸收增加，所有因素都促使血压升高。高胰岛素血症可使电解质代谢发生障碍，通过Na^+–H^+交换、Ca^{2+}–Na^+交换和Na^+、K^+–ATP酶激活，使细胞内钠增加和机体的钠潴留。另一方面，高胰岛素血症能降低细胞膜Ca^{2+}–ATP酶活性，通过细胞膜电压依赖性钙通道，使钙内流引起细胞内钙浓度增加，血管紧张度增加，血管阻力增大引起高血压。

血糖正常的高胰岛素血症，可以增加血管紧张素Ⅱ刺激的醛固酮产生及使血压对血管紧张素Ⅱ的反应增强，通过胰岛素促使交感神经系统兴奋而引起高血压。

饮食特别是精制饮食，糖、脂肪含量高、天然抗氧化剂和纤维含量少的膳食类型可使炎性和抗炎性细胞因子间失衡，参与炎症过程，促使血管内皮胰岛素抵抗和胰岛素功能障碍以及交感神经系统活性加强，导致靶器官的损伤，引起动脉粥样硬化和高血压。因此，不健康饮食可能引起促炎症环境继而引发代谢疾病和心血管病的危险，应予以重视。

第八节　高血压时血管内皮与血管内皮释放因子的变化

高血压时血管内皮细胞与平滑肌细胞会出现形态学改变。内皮细胞的数目与容量、大小、形态以及细胞器的数目和结构均有改变，血管内皮细胞也是高血压与动脉粥样硬化的一个靶器官。高血压时血管内皮的结构与功能发生改变。其中包括内皮源性舒张因子（EDRFs）合成减少、内皮细胞收缩因子（EDCF）释放增多和血管平滑肌对这些因子的反应性改变。致使EDRFs与EDCF失去正常时的平衡。这些变化在高血压及其靶器官损害和相关疾病的发病机制中起着重要的作用。

一、内皮依赖性舒张的变化

慢性高血压大鼠的多数血管（包括阻力血管），由乙酰胆碱（Ach）及其他EDRFs激动剂引起的内皮依赖性舒张减弱。自发性高血压大鼠主动脉及肠系膜阻力血管的内皮依赖性舒张减弱。高血压患者前臂循环的ACh舒血管反应也减弱。研究还指出，异常的内皮依赖性反应也出现在发生高血压之前的肾小球前血管。内皮依赖性舒张减弱出现在高血压之前并随着年龄的增长而发展。并且，ACh引起的内皮依赖性舒张减弱与收缩压的水平有直接相关。

许多心血管病危险因素患者（包括糖尿病、高血压和高胆固醇症等）均伴有血管内皮功能不良。高血压时血管内皮所受的剪切力增加，可激活内皮甚至损伤内皮。

二、一氧化氮与高血压

一氧化氮（Nitric Oxide，NO）是血管内皮释放的最重要舒张血管因子，NO与高血压的关系的研究引起学者的高度重视，特别是NO在原发性高血压发生、发展中的作用和NO在高血压治疗中应用的问题进行广泛而深入的研究。

血管内皮细胞在调节血管张力和自身增殖中发挥着重要的作用。它通过释放NO松弛血管平滑肌细胞和抑制血管平滑肌细胞、血管内皮细胞增殖，释放内皮素收缩血管和促进血管平滑肌细胞、血管内皮细胞增殖。研究表明，NO产生障碍可能引起高血压。自发性高血压大鼠对乙酰胆碱的内皮依赖性舒张反应比正常对照大鼠减弱，血管内皮细胞释放NO减少。高血压大鼠NO系统是否改变及改变的方向与高血压的发生时间长短有一定关系，高血压早期NO合成增加可能是对血压升高的一种代偿反应，以延缓高血压的发展；后期NO合成的下降可能是由于对高血压逐渐适应或是持久明显的高血压造成了血管内皮细胞损伤。

原发性高血压患者肱动脉对乙酰胆碱的反应减弱而对硝普钠的反应正常，表明血管内皮细胞合成或释放不足。给健康人静脉注射L-NMMA，引起体循环阻力增大，血压升高，且具有剂量依赖性。L-NMMA引起的血流量下降在高血压患者明显减弱。上述研究均提示，NO产生不足可致血压增高，高血压患者存在NO生成缺陷。在继发性高血压如肾血管性高血压和原发性醛固酮增多症也发现类似的血管舒张损害。高血压对内皮释放NO受损的机制目前尚不清楚。遗传学分析并不支持高血压患者血管内皮细胞中NOS基因与正常人体不同。高血压患者血浆NO浓度较正常对照组明显地降低；高血压患者血浆NO浓度Ⅰ期最高，Ⅱ期居中，Ⅲ期最低，各期之间比较有非常显著差异。重度高血压患者血浆NO浓度明显地低于轻度、中度患者；中度高血压患者血浆NO浓度明显低于轻度；高血压患者并发心力衰竭组血浆NO浓度明显低于无心力衰竭组。由此可见，NO参与高血压病的发生和发展，并与病情有关。检测血浆NO浓度可作为判断高血压患者病情程度的指标。血管内皮细胞产生NO障碍与高血压的关系究竟有什么关系目前还不清楚。轻微的动脉粥样硬化即对乙酰胆碱呈低反应，提示NO功能障碍为原发。其原因可能与L-精氨酸代谢障碍、NO弥散受阻、NO半衰期缩短、NOS基因表达受抑及NOS蛋白的稳定性下降等有关。

三、内皮依赖性收缩的变化

高血压时，血管的内皮依赖性收缩增强。由牵张、ACh及血小板衍生物刺激内皮细胞生成的环氧合酶依赖性的收缩因子的释放增强。在DOCA-盐高血压大鼠的主动脉，由牵张诱发的内皮依赖性收缩也是增强的。

血浆中ET水平在血压正常者中与血压呈正相关。大多数血管疾患及充血性心力衰竭、肾功能不全的患者血液循环中ET水平是增高的，其原因至少部分与患者是否有高血压有关。而正常人血浆内皮素水平仅（0.5 ± 0.2）pg/ml。原发性高血压患者血浆ET水平可较正常增加2～4倍。心肌梗死、休克、脑卒中患者，血浆内皮素水平较正常人升高4～10倍；但高血压、冠心病和心功能不全稳定期的患者，血浆内皮素水平仅轻度升高。自发性高血压大鼠肾、门静脉和肠系膜血管对ET的反应均增强。自发性高血压大鼠血管平滑肌细胞上的内皮素受体数与WKY大鼠比较也明显降低。此外，可能存在着一种内皮素依赖性高血压亚型。但是，血管对ET-1的反应性也有许多矛盾的结果，高血压时可以正常，也可增强或减弱。值得提出的是，内皮素能促进血管平滑肌细胞c-fos和c-myc原癌基因表达，增加DNA合成，促使平滑肌细胞肥大。体内内皮素水平增高与血管腔狭窄、外周阻力增高有关。

血管内皮细胞对于血管张力与血压的变动有着不容忽视的关系。正常生理条件下，血管内皮细胞释放的收缩和舒张活性物质相互作用，处于动态平衡，舒张因子占有优势。可以抑制血管过度收缩及血小板的激活，从而对循环系统起到了保护作用。但衰老及一些疾病时（如高血压、血脂异常及动脉粥样硬化，这些保护机制减弱，内皮生成的收缩因子（EDCF）起了主要的作用，尤其是环氧合酶依赖性EDCF的生成增多；有报道上述疾病发病前检测EDRF，发现EDRF已较正常减少。此时由于内皮细胞形态与功能的变化可能导致EDCF失去了正常时的平衡，从而内皮依赖性舒张减弱，内皮依赖性收缩增强。另外，血管对收缩因子的反应性也增强，导致周围血管的阻力升高，这在高血压的发病中可能起着重要作用。

第九节　高血压时血管平滑肌的变化

高血压时平滑肌细胞会出现形态学改变，血管平滑肌细胞则普遍呈现肥大并出现血管重塑。原发性高血压平滑肌细胞膜存在着遗传缺陷。这些变化可能是构成高血压时血管痉挛、血管张力增高的结构基础之一。

一、血管重塑

血管的舒缩状态、管腔中的血液分布及血液在血管中的流动速率随着机体代谢需要的不同会随时发生变化。血流动力学虽有变化，但在一定范围内，血管壁的结构和功能是相对稳定的。高血压时血管壁对血流动力学及体液和局部内分泌因素改变产生一种较长期适应性反应，血管的结构与功能也发生相应的变化。这一现象被称为血管重塑（vascular remodeling）。这重塑的主要特征是血管平滑肌细胞的重新排列（rearrangement），血管平滑肌细胞并没有明显的增生（hyperplasia）和肥大（hypertrophy）。血管平滑肌细胞在体积和数量上均无明显变化，因此血管中层的横截面积基本不变。但血管平滑肌围绕管腔更加紧密地排列，且血管中层平滑肌细胞分层增多。因此，血管外径变小，血管内腔必变窄。高血压时随着血流动力学的改变，以及刺激血管平滑肌增生肥大的活性物（如Ang Ⅱ，ET等）增多，血管中层的平滑肌细胞间纤维和非纤维性基质不同成分的沉积，形成既是血管外径变小，血管内腔也变狭窄。这种以平滑肌细胞的增生和肥大为主要特征的重塑，称为血管的肥厚性重塑（vascular hypertrophic remodeling），也称为广义的血管重塑。非肥厚性重塑并不是完全没有增生效应发生。实际上这2种形式的重塑常常以不同的比例和程度在同一小动脉上共存。血管重塑被认为可能是高血压后的一个结果。但是，从力学角度看，血管腔的狭窄必使血管阻力增高，血管结构的改变也会造成体液的局部的内分泌失调，使某些加压物质增多面升高血压。血管重塑后微循环的微小血管变稀薄（arteriolar rarefaction），出现血管功能性关闭。高血压动物的血管重塑使血管管腔变窄，微小动脉口径变小以至于红细胞不能通过。解剖显微镜观察时看不到这些微小血管。一旦给予适量血管扩张剂，这些微小血管仍可扩张，到可通过红细胞时又可观察到。微血管稀薄可能是高血压时许多组织器官的血液灌流量下降的重要因素之一。它的另一个不良后果是毛细血管密度减少，使氧由毛细血管向组织扩散的距离增大，致局部代谢旺盛的组织对缺氧的敏感性增强，形成组织器官结构的退行性变，引起功能障碍。血管内皮产生的肝素样蛋白聚糖物质和一氧化氮（NO）在血管重塑中的作用值得注意。内皮肝素样蛋白聚糖物质对血管平滑肌增殖具有抑制效应，其中发挥主要作用的是蛋白聚糖（proteoglycan）家族，这家族中的葡萄糖胺聚糖很可能是抑制血管平滑肌增殖的活性成分。肝素样蛋白聚糖也是血管平滑肌周围间质的重要成分，常与许多生长因子结合而影响平滑肌局部生长和消蚀的平衡。因此，蛋白聚糖家族在高血压血管重塑中可能起的作用不容忽视。细胞内cGMP增高可有效抑制血管平滑肌细胞增殖，血管内皮产生的NO介导舒血管效应的同时胞内cGMP也增高。前面曾提到由L-精氨酸生成NO需要辅助因子四氧生物蝶呤（BH_4），如果没有BH_4，NO生成显著减少，将会影响血管平滑肌的增殖。针对肝素蛋白聚糖、NO和BH_4机制，设计与血管内皮相关的新的治疗血管平滑肌增殖的新方案，将有望对抗高血压血管重塑的病理性后果。

二、血管平滑肌离子通道活动异常

细胞膜离子通道活动正常是血管平滑肌兴奋舒缩过程起始的关键，也是维持细胞的兴奋性与膜的稳定性的保证。其中，钙通道与钾通道的作用至为重要。血管平滑肌收缩起始于细胞膜兴奋导致的胞内游离Ca^{2+}浓度的升高，引起胞内Ca^{2+}升高的途径有多种：细胞膜除极使胞膜的电压依赖性钙通道开放，胞外Ca^{2+}内流增高胞内游离Ca^{2+}浓度，才能使胞内钙池（如肌质网、内质网等）膜的钙释放通道开放，内钙释出使胞内游离Ca^{2+}浓度进一步升高引起平滑肌收缩。据研究，经由电压依赖性钙通道进入胞内的Ca^{2+}占增高的胞内游离钙离子的10%～20%，其余借钙池膜的钙释放通道开放进入胞浆的钙离子则约占80%～90%；胞膜与钙池膜钙泵功能降低，未能将胞浆内游离Ca^{2+}移至细胞外或肌质网等钙池内；Na^+-Ca^{2+}交换机制下降使Ca^{2+}滞留在胞浆内。可见，上述机制中钙通道与钙释放通道的重要性。而电压依赖性钙通道的开放所致钙内流增加则是胞内Ca^{2+}浓度升高的主要途径。高血压时血管平滑肌离子通道活动异常主要表现为电压依赖性钙通道活动异常、钙激活钾通道（BKCa）功能减弱以及钙转运与利用异常。钙转运与利用异常机制与钙-钙调素（Ca-CaM）活性增高、细胞膜或肌质网膜钙泵（Ca^{2+}-ATPase）活性或数量的降低、钠-钙交换机制的功能降低有关。

（张根水 罗健东）

参考文献

1. 姚泰. 2003. 生理学. 第6版，北京：人民卫生出版社，103-105.
2. Guyton A C, Hall J E. 2006. Nervous regulation of the circulation, and rapid control of arterial pressure. In: Guyton AC, Hall JE, eds. Textbook of Medical Physiology. 11 th ed. Philadelphia: W B. Saunders Company, 204-215.
3. 朱大年，唐朝枢. 2005. 心血管活动的调节. 见：姚泰. 生理学. 北京：人民卫生出版社，192-212.
4. Brunner F, Bras-Sliva, Cedeira A S, et al. 2006. Cardiovascular endothelins: essential regulation of cardiovascular homeostasis. Phrmacol Ther, 111（2）: 508-531.
5. Yao B, Harris R C, Zhang M Z. 2005. Interactions between 11 beta-hydroxysteroid dehydrogenase and COX-2 in kidney. Am J Physiol Regul Integr Comp Physiol, 288（6）: 1767-1773.
6. Osborn J W. 2005. A neural set point for the long-term control of arterial pressure: beyond the arterial baroreceptor reflex. Am J Physiol Regul Integr Comp Physiol, 288（4）: 846-855.
7. Dickinson C J. 1991. Neurogenic hypertension. A synthesis and review. London-Chapman and Hall Medical, 93-94.
8. Huang B S. 2006. The central role of the brain in salt-sensitive hypertension. Current Opinion in Cardiology, 21: 295-304.
9. He F J. 2005. Plasma sodium ignored and underestimated. Hypertension, 45: 98-102.
10. Murrey Esler. 2006. Mechanisms of sympathetic activation in obesity related hypertension. Hypertension, 48: 787-796.
11. Montanoro M S. 2005. Structural and functional evidence supporting a role for leptine in central neural pathways influencing blood pressure in rat. Exp Physiol, 90（5）: 689-696.
12. Philips M I, Schmidt-Ott K M. 1999. The discovery of rennin l00 years ago. News Physiol Sci, 14: 271-274.
13. Ng KKF, Vane J R. 1967. Convertion of angiotensin Ⅰ to angiotensin Ⅱ. Nature, 216: 762.
14. Fu M L, Herlitz H, Walluk G, et al. 1994. Functional autoimmune epitope On alpha l-adrenergic receptors in patients with malignant hypertension. Lancet, 344: 1660-1663.
15. Wang B, Liao Y H, Zhou Z, et al. 2005. Arterial structure changes in rats immunized by ATl-receptor peptide. Heart Vessels, 20: 153-158.
16. DzauV J, Siwek L G, Rosen S, et al. 1987. Sequential renal hemodynamics in experimental benign and malignant hypenension. Hypertension, 10: 212.
17. Dluhy R G. 1994. G1ucocorticoid-remedable aldosteronism. Endocrinol Metab Clin North Am, 23: 385.
18. Shoback D M, Williams G H, Moore T J, et al. 1983. Defect in sodium-modulated tissue responsiveness to angiotensin Ⅱ in essential hypertenstion. J Clin lnvest, 72: 115.
19. Williams G H, Hollenberg N K. 1985. Are non-modulating patients with essential hypertension a distinct sungroup? Implications for therapy. Am J Med, 79: 3.
20. Sharma J N, Uma K K, Noor A R. 1996. Blood pressure regulation by the kallikrein-kinin system. Gen Pharmacol, 27: 55-63.

21. McGiff J C, Itskovitz H D, Terrango N A. 1975. The action of bradykinin and eledoicin in the canine isolated kidney: relationship to prostaglandins. Clin Sci Mol Med, 49: 125-131.

22. Margolius H S, Geller R, deJong W, et al. 1972. Altered urinary kallikrein excretion in rats with hypertension. Circ Res, 30: 358-362.

23. Sharma J N, Amrah S S, Noor A R. 1995. Suppression of hypotensive responses of captopril and enalapril by kallikrein inhibitors aprolthin in spontaneously hypertensive rats. Pharmacology, 50: 363-369.

24. Chao J, Chao L. 1998. Kallikrein gene therapy in therapy in hypertension, cardiovascular and renal diseases. Gen Ther Mol Biol, 1: 301-308.

25. Zhao C, Wang P, Xiao X, et al. 2003. Gene therapy with human tissue kallikrein reduces hypertension and hyperinsulinemia in fructose induced hypertensive rats. Hypertension, 42: 1026-1033.

26. Potenza M A, Marascuiulo F L, Chieppa D M, et al. 2005. Insulin resistance in spontaneously hypertensive rats in associated with endothelium dysfunction characterized by imbalance between NO and ET-1 production. Am J Physiol Heart Circ Physiol, 289: 813-822.

27. Busija D W, Miller A W, Katakam P, et al. 2004. Mechanisms of vascular dysfunction in insulin resistance. Curr Opin Investing Drug, 5: 929-935.

28. Frontoni S, Bracaglia D, Gigli F. 2005. Relationship between autonomic dysfunction, insulin resistance and hypertension, in diabetes. Nurtition Metabolism & Cardiovascular Disease, 15: 441-449.

29. Sowers J R. 2004. Insulin resistance and hypertension. Am J Physiol Heart Circ Physiol, 286: H1579-H1602.

30. Groop P H, Forsblom C, Thomas M C. 2005. Mechanisms of disease: pathway-selective insulin resistance and microvascular complications Of diabetes. Nat Clin Pract Endocrinol Metab, 1: 100-110.

31. Kaplan N M. 1997. Systemic hypertension: mechanism and diagnosis. In: Braunwald E ed. A texbook of cardiovascular medicine. Philadephia: W B. Sauders Company, (chap. 26) 820-829.

32. LandsbergL. 1992. Hyperinsulinemia: possible role in obesity-induced hypertension. Hypertension, 19 (suppl 1): 11-16.

33. Morris A D, Donnelly R. 1996. Angiotensin Ⅱ: An insulin-Sensitizing vasoactive hormone? J Clin Endoc Metab, 81: 1303-1308.

34. Trovati M, Anfossi G. 1998. Insulin, insulin resistance and platelet function: Similarities with insulin effects On cultured vascular smooth muscle cells. Diabetologia, 41: 609-622.

35. Förstermann U, Münzel T. 2006. Endothelial nitric oxide synthase in vascular disease: from marvel to menace. Circulation, Apr 4, 113 (13): 1708-1714.

36. Rubanyi G M, Essandoh L K, Otto R, et al. 1991. Endothelins. FASEBJ, 5: 2713.

37. Cockeroft J R. 2005. Exploring vascular benefits of endothelium-derived nitric oxide. Am J Hypertens, 18: 177-183.

38. Lowenstein C J, Solomon H S. 1992. Nitric Oxide: A Novel biologic messenger. Cell, 70: 705-713.

39. Arnal J F, Battle T, Menard J, et al. 1993. The vasodilatory effect of endogenous nitricoxide is a major counter regulatory mechanism in the spontaneously hypertensive rat. J Hypertens, 11: 945-953.

40. Dubey R K, Boegehold M A, Gillespie D G, et a1. 1996. Increased nitric oxide activity in early renvascular hypertension. Am J Physiol, 270: 118-126.

41. Ursell P C，Mayes M. 1995. Anatomic distribution of nitric oxide synthase in the heart. Int J cardiol，50：217–224.

42. 李宏伟，赵连友，李雪. 1998. 高血压患者血浆一氧化氮的浓度变化及其与发病的关系. 心功能杂志，10：86–88.

43. Cachofeiro V，Sakakibara T，Nasjlrtti A Kinins. 1992. Nitric oxide and the hypertensive effect of captopril and ramoprilat in hypertension. Hypertension，19：138–146.

44. Fortes ZB，Nigro D，Scivoletto R，et al. 1990. Indirect evidence for an endothelium–derived contracting factor released in arterioles of deoxycorticosterone acetate salt hypertensive rats. J Hypertens. Nov，8（11）：1043–1048.

45. Grassi G. 2006. Sympathetic overdrive and cardiovascular risk in the metabolic syndrome. Hypertens Res. Nov，29（11）：839–847.

46. 叶刚，陈孟勤. 2001. 血管重塑与高血压. 见：刘力生. 高血压. 北京：人民卫生出版社，248–265.

47. Hemmmcyer K，Rush N J. 1989. Cclcium channel alterations in genetic hypertension. Hypertension，14：453–456.

48. 王国勇，屈金诃，鲍光宏，等. 1993. 高血压大鼠阻力血管平滑肌钙激活钾通特性. 生理通讯，12卷（增刊2），16–18.

第四章
动脉粥样硬化的发病机制

Chapter 4　Pathogenesis of Atherosclerosis

概　言

动脉粥样硬化是一组动脉硬化的血管病中常见的最重要的一种，其特点是受累动脉病变从内膜开始。一般先有脂质和复合糖类积聚、出血及血栓形成，纤维组织增生及钙质沉着，并有动脉中层的逐渐蜕变和钙化，病变常累及弹性及大中等肌性动脉，一旦发展到足以阻塞动脉腔，则该动脉所供应的组织或器官将缺血或坏死。由于在动脉内膜积聚的脂质外观呈黄色粥样，因此称为动脉粥样硬化。

动脉粥样硬化发病的主要危险因素是血脂异常、高血压、糖尿病、吸烟，年龄、饮食、遗传和环境因素等也起到重要作用。多种危险因素造成动脉内皮细胞的反复损伤、功能紊乱是动脉粥样硬化发生的始动环节，在此基础上血小板黏附聚集，单核细胞浸润、吞噬大量脂质转化为泡沫细胞，中膜平滑肌细胞向内膜迁移、增殖和间质增生，是机体对内皮损伤反应形成粥样斑块的核心。粥样斑块进行性发展，使动脉管腔不断狭窄，动脉壁肌层、弹力层受到破坏而弹性及抗张能力降低，使受累组织、器官经隐匿期、缺血期、坏死期最终进入萎缩纤维化期，导致组织器官发生以缺血为基础的多种并发症。

因动脉壁发生炎性应答反应引起的进行性增生病变，导致以动脉血管壁增厚变硬失去弹性，同时管腔缩小的一类血管病变，称为动脉硬化。动脉硬化这类血管病中最常见、最重要的即是动脉粥样硬化（atherosclerosis，AS）。AS的病理特点是受累的病变从内膜开始，先后有多种病变合并存在。AS的主要病变是在动脉内膜有大量胆固醇、胆固醇酯及磷脂等脂质沉积，同时伴有平滑肌细胞和纤维组织增生，逐渐在动脉壁局部形成斑块，斑块内组织变性、坏死崩解与沉积的脂质结合，形成外观似粥样的物质，称为动脉粥样硬化。AS斑块病灶形成并不断发展，导致动脉壁增厚、弹性降低、管腔狭窄，使局部组织器官缺血；甚而在局部形成血栓使组织缺血坏死；或引起管壁破裂造成出血，从而导致生命重要器官功能障碍，严重时威胁到患者生命。

AS是一种慢性进行性疾病，其病程一般在儿童时就开始，到中、老年才表现出临床症状。AS的病理变化主要累及主动脉和中型弹力型动脉，以冠状动脉和脑动脉最为多见，肢体动脉、肾动脉和肠系膜动脉次之，且病变多为数个器官动脉同时受累。

冠心病即冠状动脉粥样硬化性心脏病，是20世纪中叶以来发达国家主要的死亡原因，约占死亡总数的50%，因此对AS发病机制的研究受到重视，虽然尚未完全弄清，但这方面的研究报道很多，且部分研究成果已应用于临床防治冠心病，并取得了一定成果，如对血脂与动脉粥样硬化发病相关理论的应用使近10多年来冠心病的发病率和死亡率确有下降。本章将概括地叙述目前对动脉粥样硬化发生发展过程及其发病机制的认识。

第一节　动脉粥样斑块的发生发展过程

动脉粥样硬化（AS）病程进展一般都较缓慢，虽已证实青少年时体内已存在AS病灶，而明显病变多见于中年以后，AS引起的临床症状则多出现在老年。

AS斑块的发生发展过程大致如下：由于血浆脂质水平较高或（和）动脉内皮发生了某种变化，血浆脂质进入动脉内膜并沉积在内膜下间隙。此时血流中的单核细胞（monocyte）易与内皮细胞发生黏附，并通过内皮细胞间隙跨过内皮进入内皮下，其功能也发生了变化，能摄取内皮下沉积的脂质而转化成巨噬细胞（macrophage），后者又通过其细胞膜上的清道夫受体（scavenger receptor）摄入大量脂质而形成泡沫细胞（foam cell）。此时AS斑块已开始形成，表现为初起的脂质条纹（fatty streaks），这种脂质条纹已是光镜和肉眼可见的，内含大量泡沫细胞，但还是可逆的。此阶段也可见到胶样隆起（gelatinous elevation），是脂质条纹的进一步发展，也可见到附壁微血栓（microthrombi）。

进一步的发展是血管平滑肌细胞（smooth muscle cell，SMC）受到沉积的脂质的影响，以及斑块局部产生的细胞因子和生长因子的影响开始增殖，并向内膜方向迁移，同时SMC本身也能摄入脂质而转化成泡沫细胞。SMC的增殖使动脉壁变厚并可发生纤维化，AS斑块便趋于成熟。成熟的斑块含有大量脂质、泡沫细胞、淋巴细胞、增殖的平滑肌细胞，以及基质成分（matrix，包括胶原、弹力蛋白、糖蛋白及蛋白聚糖等）。一般的斑块上有内皮覆盖，斑块较大时表面可出现裂隙或溃疡，可继发血栓形成，而造成该血管支配部位的缺血、梗塞。若血栓形成发生在冠状动脉内则致心肌梗死。

一般可将AS发展过程分为4期。①隐匿期：从早期的病理变化出现到粥样病灶形成，但尚无器官或组织受累的临床表现。其经过时程长短不等，往往在健康检查时被发现。②缺血期：因粥样斑块或附壁血栓形成使器官明显缺血，出现相应功能障碍的症状或体征。③坏死期：因病变血管内血栓形成或粥样病灶使管腔闭塞，引起组织器官缺血性坏死，出现相应的症状。④纤维化期：长期缺血或坏死导致组织器官萎缩纤维化。不少患者可不经过坏死期即进入纤维化期，而在纤维化期的患者也可重新出现缺血期的表现。

第二节　动脉粥样硬化的危险因素

人类对动脉粥样硬化（AS）的认识可追踪到16世纪，对其病因仍尚未完全明确。目前认为AS是一种多种因素通过不同环节综合作用所致，其中任一因素的出现都只起到提高AS发病率的作用，称这些因素为AS发生的危险因素（risk factor）或易患因素如血脂异常、高血压、吸烟、糖尿病及遗传因素等。

在AS斑块的发生中血浆脂质水平增高是一个重要的发病因素，脂蛋白的分析和进一步实验说明低密度脂蛋白（low density lipoprotein，LDL）是促进AS斑块发生的主要血脂成分，氧化LDL更具有致动脉粥样硬化的性质。但脂质如何进入动脉内皮而在内皮下间隙沉积，却是长期以来尚未解决的问题。近年来对于内皮本身的功能变化以及单核细胞、巨噬细胞在脂质向内皮下沉着中的作用有了新的发现。免疫和分子生物学的研究发现单核细胞迁移过程中存在黏附分子（adhesion molecule）及趋化因子（chemotactic protein）的作用，部分地说明了脂质在内皮下的沉积与这些因子有关。此外在脂质沉积的同时，血管平滑肌细胞（SMC）受到激活，发生表型的改变并增殖，一方面SMC也摄入脂质而成为泡沫细胞，另一方面SMC自身又产生生长因子等促进自身的增殖，使斑块逐渐增大并发生纤维化和硬化。

一、血脂异常

（一）血浆脂蛋白的组成和分类

血浆脂蛋白（lipoprotein）是一种微胶粒结构，其内核由非极性胆固醇酯和甘油三酯组成，外表被覆单分子层载脂蛋白和游离胆固醇、磷脂组成的极性脂质表面，各类脂蛋白中上述物质组成比例和含量都不相同。根据脂蛋白颗粒的密度和电泳迁移特性，通常将其分为乳糜微粒、极低密度脂蛋白（very low density lipoprotein，VLDL）、低密度脂蛋白（1ow density lipoprotein，LDL，即β脂蛋白）和高密度脂蛋白（high density lipoprotein，HDL，即α脂蛋白）。血浆脂蛋白的主要功能为运输脂质，将由食物消化吸收的和体内合成的胆固醇、甘油三酯转运到利用脂质和贮存脂质的部位。

脂质代谢异常是由于环境因素与遗传因素引起脂蛋白颗粒合成、转运及分解代谢异常。异常脂血症主要包括高胆固醇血症、高甘油三酯血症、高低密度脂蛋白血症、高脂蛋白血症和低高密度脂蛋白血症，其中前两项被认为与AS的发生关系最为密切。

（二）低密度脂蛋白（LDL）在AS斑块发生中的作用

20世纪50年代以来的研究已经肯定AS斑块的发生与血浆脂质超过正常水平，尤其是高胆固醇血症有关。血浆LDL中所含胆固醇量约占血浆总胆固醇60%，血浆LDL增高对AS发病的临床意义与血浆总胆固醇相同，且其与冠状动脉粥样硬化发生的危险性更为密切。临床常将血浆LDL含量的改变，作为冠心病二级预防和疗效判断的主要参考指标。近年对AS斑块成分的分析表明，斑块中80%的脂质是由单核/巨噬细胞摄取，并存在于其进一步转化成的泡沫细胞中。其余的20%存在于摄取脂质的平滑肌细胞、内皮细胞、增生的平滑肌细胞及细胞外基质中。对泡沫细胞中胆固醇的分析得知，主要是以胆固醇酯的形式存在，并主要来源于血浆脂蛋白中的LDL。正常生理情况下，LDL通过与LDL受体结合可以相对自由地出入动脉内膜，何时会沉积在内膜下呢?最近的研究说明，当血浆LDL水平升高时，动脉内膜受高LDL或还有其他因素的作用，可产生氧自由基及其他代谢产物，而使进入内皮的LDL发生氧化，成为氧化型LDL（oxydized LDL，ox-LDL），ox-LDL抑制其本身与受体结合，抑制巨噬细胞移动，因而不能像正常LDL那样移出内膜或被巨噬细胞所清除，结果便大量沉积在内膜下。沉积的ox-LDL可以改变内皮细胞表面分子，导致内皮通透性增加和内皮功能损伤，使LDL向动脉内膜下的迁移进一步增加。此外，ox-LDL还促使内皮细胞产生白细胞介素-6（IL-6）、肿瘤坏死因子-α（TNF-α），并促进血管细胞表面黏附分子-1（VCAM-1）的大量产生，而使血流中的单核细胞与内皮细胞黏附并大量进入内皮下，摄取脂质并转化成巨噬细胞，后者进一步摄入脂质而转化为泡沫细胞，粥样斑块进一步发展增大。

（三）甘油三酯在AS斑块发生中的作用

现已明确高甘油三酯血症也是AS发生，尤其是冠心病的主要独立危险因素，特别是在低LDL时更加如此。甘油三酯脂蛋白残体可被巨噬细胞大量摄取，促进泡沫细胞形成；甘油三酯水平增高可影响LDL颗粒大小、密度及组成成分，有利于小低密度脂蛋白颗粒生成；甘油三酯可降低纤溶活性，有利于附壁血栓形成；高甘油三酯还与胰岛素抵抗和高胰岛素血症密切相关。

（四）乳糜微粒（CM）和极低密度脂蛋白（VLDL）在AS斑块发生中的作用

乳糜微粒颗粒大，不能通过内皮，因而对AS斑块发生的直接作用较小。VLDL则可进入动脉内膜，且其结构与LDL相似，也是参与AS斑块发生发展的一个因素。

（五）高密度脂蛋白（HDL）在AS斑块发生中的作用

血浆HDL是一种小而致密的球形脂蛋白，其中脂质和脂蛋白各占50%。HDL中的脂质主要是磷脂、胆固醇、甘油三酯，蛋白质则主要是ApoA-Ⅰ、A-Ⅱ。HDL主要在肝脏和小肠合成，在血浆的半衰期为3～5天。其降解也主要在肝脏。

成熟HDL能将肝外组织细胞包括动脉壁内的胆固醇转运到肝脏、肾上腺皮质和性腺等组织被处理和利用，HDL还具有抑制LDL氧化和促进损伤内皮细胞修复等作用，因而血浆HDL是拮抗AS发生的保护性因素。主要因肝、肠等组织器官合成减少所致的低HDL血症，是冠心病发生的又一独立危险因素。大量流行病学资料说明，血浆HDL水平与动脉粥样硬化的发生呈负相关。动物实验也证实，血浆HDL含量与AS的发生呈现着负相关。临床上治疗高脂血症的药物都可明显增加HDL-胆固醇水平，如尼古丁酸和他汀类药物等均不同程度地增加HDL-胆固醇。实验和临床研究也发现，当血浆LDL-胆固醇水平降低，HDL-胆固醇水平升高时，胆固醇可从AS斑块中被清除。给家兔静脉注射HDL样颗粒可以加速已形成的AS斑块的消退。HDL有抗AS发生发展的作用已得到肯定。

二、高血压

高血压是致AS发生的另一主要危险因素，高血压患者冠心病患病率是血压正常人群的3～4倍，其引起心脑血管并发症的发生率更高。正常肺动脉压较低不发生AS，但当肺动脉高压后就可发生肺动脉粥样硬化。

血压升高使血流剪切力对血管内皮细胞的刺激和损伤增大，同时促进血脂向血管壁的渗入。其次与高血压发生有关的缩血管类活性物质如血管紧张素Ⅱ（Angiotensin Ⅱ，Ang Ⅱ）、内皮素-1（endothelin-1，ET-1）等表达上调，可能在导致动脉壁代谢改变及损伤中也发挥调控作用。

三、吸烟

吸烟可使AS的发病率和死亡率增高2～6倍，若在吸烟同时还伴有其他危险因素（如高脂血症、高血压），则引起AS发生的危险性远大于数个危险因素单独之和。吸烟时随烟雾进入体内的尼古丁、一氧化碳等多种有害物质，可促进血浆纤维蛋白原含量增加和血小板黏附、聚集，导致凝血功能紊乱；促进血浆LDL轻度升高和HDL降低；可导致血管内皮细胞受损，有利于血脂渗入；刺激交感神经引起血压升高、心律加快及心律失常等变化。吸烟不仅能促进AS的发生、发展，还能加速AS病灶部位血栓形成，从而促进AS恶性事件的发生。

近年流行病学研究证实戒烟能显著降低AS发病率，戒烟1年后冠心病的危险性降低5%，10年后其冠心病死亡率已与不吸烟者相近。

四、糖尿病

糖尿病患者AS的发生率高出非糖尿病患者2～4倍，且病情较重，发病年龄提早。AS性疾病常成为糖尿病患者的直接死亡原因。糖尿病患者多伴有高脂血症、高血压、肾病、胰岛素抵抗、凝血和纤溶系统功能紊乱等AS危险因素存在；高血糖可糖化修饰LDL，促进泡沫细胞形成；2型糖尿病者高胰岛素血症，胰岛素可直接或通过胰岛素样生长因子（insulin-1ike growth factor，IGF）刺激血管平滑肌细胞增生，促进AS发生、发展。糖尿病患者单独很好地控制血糖有助于血脂紊乱的改善，但并不能使其完全恢复正常，必须同时纠正高血脂。

五、其他因素

1. 年龄和性别：年龄对AS的发病仍是一项很强的危险因素。成年男性冠心病的发病率随年龄增大而迅速增高，同一危险因素在促进AS发生、发展中的作用，对中老年人的危险性明显高于青年人。同时，AS的其他危险因素，如高血压、高血脂或糖尿病，其发生率和病情也随年龄而增加。

青年女性冠心病的发病率低于男性，女性绝经后冠心病发生率开始增加，到50岁以后，两性发病率接近。女性绝经前冠心病发生率低于男性，可能与雌激素以及HDL水平高于男性有关。

2. 肥胖和饮食：冠心病的发生率随着体重指数（body mass index，BMI）增加而增高，躯干和腹部脂肪过剩的中心性肥胖较单纯的体重增加对冠心病的危险性更大。中心性肥胖者常常伴有高脂血症、高血压和高胰岛素血症等现象。长期大量摄入含高饱和脂肪酸食物，易引起肥胖和高脂血症。

3. 遗传因素：AS为遗传易感性疾病。AS的许多危险因素，如高脂血症、高血压、糖尿病、肥胖等都与遗传有关。另外，与AS发生有关的动脉壁的一些代谢和反应性异常，如冠状动脉内膜增厚、动脉收缩反应性增强、动脉壁能量代谢障碍等，也都受遗传因素影响。

第三节　动脉粥样硬化的发生机制

近百年来随着对动脉粥样硬化（AS）研究的不断深入，先后形成了脂质浸润、血栓形成、平滑肌细胞克隆、损伤反应和慢性炎症等几个有代表性的学说。这些学说各从AS发生过程中的不同病理变化入手阐述其机制，其实各学说之间有着密不可分的联系。近年多数学者将后两学说结合，认为引起AS的各种主要危险因素造成动脉内皮损伤，AS病变主要是内皮细胞损伤引起的慢性炎性纤维增生反应的结果。

一、血管内皮细胞损伤引起的炎性、纤维增生性反应

致AS的多种危险因素使动脉内膜损伤，引起的血小板黏附聚集、血管平滑肌细胞和单核细胞的迁移、增生等变化都是机体对内皮细胞损伤的反应。若内皮细胞短暂损伤，可通过再生恢复其完整性，内膜稍有增厚；若持续反复的内皮细胞损伤，引起持续的损伤性反应，形成典型的粥样病灶。

在AS病灶局部有大量与炎症反应相关的单核吞噬细胞、T淋巴细胞聚集，同时有IL-1、TNF-α等细胞因子的高表达，AS发病过程与其他慢性炎性纤维增生性疾病有许多

相同之处。多种与遗传和生活环境有关的损伤因素，导致血管内皮细胞反复损伤，引起局部炎症纤维增生性反应，伴有脂质在内膜浸润沉积和平滑肌细胞增殖。内皮细胞损伤部位的炎症纤维增生性反应是防御保护反应，但反应持久过度则形成进行性发展的粥样斑块病灶，使管腔狭窄、血管壁抗张性能降低，对局部组织器官造成以缺血为主的多种损害。血管内皮细胞、单核细胞、平滑肌细胞和血小板的受损、迁移、激活及表型改变，在AS病灶形成及其发展中起着关键性作用。

二、血管内皮细胞损伤在动脉粥样硬化斑块形成中的作用

血管内皮细胞（vascular endothelial cell，VEC）形成血管光滑的衬里。VEC具有调节血浆与血管壁之间的物质和液体交换、表达抗凝及促凝物质、合成并释放多种血管活性物质、阻止血细胞黏附、分泌多种细胞因子、修饰血浆物质如氧化血浆脂蛋白等多种功能。

1. 血管内皮细胞受损：高LDL血症时VEC中ox-LDL大量生成，成为造成VEC损伤的重要因素。另外大量单核细胞和淋巴细胞在VEC损伤处黏附、活化，释放多种细胞因子，也是造成VEC损伤的重要因素。过强的血流剪切力是造成VEC损伤的另一因素，特别是在血管分叉部位的内皮细胞，更易受到血流剪切力的损伤。

2. 血管内皮受损后功能紊乱：VEC受损除可表现为损伤剥脱外，主要表现为功能紊乱。VEC受损最早的变化是其通透性增高，大量脂蛋白经内皮细胞进入动脉内膜，促进内膜脂质沉积。同时内皮细胞氧化修饰脂蛋白生成的ox-LDL又作用于内皮细胞，不仅加重其损伤，并诱导其表达黏附分子及多种细胞因子。

内皮细胞受到多种损伤因素的刺激时激活细胞黏附分子的表达，如细胞间黏附分子（ICAM-1）、血管细胞黏附分子-1（VCAM-1）、血小板-内皮细胞黏附分子（PECAM）等。黏附分子属黏附性糖蛋白，分布在内皮细胞表面，以配体-受体反应方式与单核细胞、血小板、白细胞等结合，使血细胞黏附在内皮细胞表面。在此过程中血细胞受多因素刺激被激活，表达分泌多种细胞因子，又作用于内皮细胞（EC）及内皮下的组织成分，促进粥样斑块的发生、发展。

内皮细胞含有对切应力反应的元件，受血流冲击时通过这些元件介导，激活内皮细胞合成血管活性物质。当内皮细胞持续受高切应力刺激时，缩血管类活性物质生成显著增多。缩血管类活性物质同时具有促生长效应，促进局部平滑肌细胞（SMC）增殖和间质细胞增生、纤维化。

3. 内皮损伤部位脂质、单核细胞侵入和结构改建：正常VEC保持单层生长，具有较强的修复能力，损伤部位边缘的VEC能参与再生修复反应。若同一部位的VEC反复连续受到损伤，使其修复潜能耗尽；并且同一部位的反复损伤导致新生的VEC排列紊乱，变为层叠排列。这样，损伤部位持续暴露，形成局部长期存在的VEC损伤位点。VEC损伤位点持续存在有利于脂质、单核细胞的侵入，有利于血细胞的黏附和局部血栓形成，从而成为AS局部斑块病灶形成的基础。

VEC受到刺激时，尤其是持续刺激作用下，可激活多种调控细胞生长的细胞因子的表达，如血小板衍生生长因子（PDGF）、成纤维细胞生长因子（FGF）、转化生长因子β-（TGF-β）和胰岛素样生长因子-1（IGF-1）等刺激VEC受损部位的平滑肌和单核细胞的

生长。另外，VEC能合成分泌多种间质蛋白，当VEC持续受到刺激，其合成分泌间质蛋白能力增强，引起VEC损伤灶部位间质纤维化。若斑块病灶表面VEC受损可使间质蛋白生成障碍，促使稳定斑块向不稳定斑块转化。

三、血管平滑肌细胞在动脉粥样硬化斑块形成中的作用

血管平滑肌细胞（vascular smooth muscle cell，VSMC）位于血管壁中膜。随着年龄的增长，动脉内膜逐渐增厚并出现少量平滑肌细胞。在AS斑块病灶内膜中出现大量平滑肌细胞，主要出现在纤维斑块中，并具有很强的增殖能力。平滑肌细胞能吞噬大量脂质形成泡沫细胞，并能合成大量基质蛋白，促进纤维斑块的形成和发展。

VEC、斑块灶中激活的巨噬细胞及表型改变的平滑肌细胞都可释放多种促生长因子，如PDGF、FGF、IGF-1、TGF等，这些促生长因子不仅刺激中膜平滑肌细胞向内膜移行并增殖，同时诱导平滑肌细胞从正常的收缩表型（contractile phenotype）转化为合成表型（synthetic phenotype）。合成表型的平滑肌细胞中收缩蛋白相对减少，而粗面内质网和高尔基体发达，增殖能力与合成多种促生长因子能力增强，并能合成大量整合素，促进平滑肌细胞向内膜移行。平滑肌细胞向内膜移行、增殖、吞噬大量脂质转化为泡沫细胞，同时分泌大量基质蛋白和促生长因子。病灶纤维帽部位的平滑肌细胞在多种损伤因素刺激下激活细胞凋亡，若纤维帽部位的平滑肌细胞凋亡增多，使基质成分合成减少，会使粥样斑块纤维帽变薄易破裂而转化为不稳定斑块。

四、单核巨噬细胞在动脉粥样硬化斑块形成中的作用

在各种类型的AS病灶中，都有较多的单核巨噬细胞和淋巴细胞，因而现多数学者认为AS应属于慢性炎症反应。动脉内皮细胞损伤灶部位由内皮细胞、黏附的血细胞释放的黏附分子可诱导血液单核细胞侵入动脉内膜。巨噬细胞不仅是一种吞噬细胞，同时是一种抗原递呈细胞。巨噬细胞通过膜表面的清道夫受体，大量摄取ox-LDL，使胞内脂质聚积转化为泡沫细胞；巨噬细胞源泡沫细胞崩解后释出脂质与细胞碎屑构成病灶的“粥样”成分；巨噬细胞又可通过胞内的脂氧化酶和生成的一氧化氮（NO），氧化修饰LDL；被吞噬的ox-LDL和内膜中的其他组织降解成分，又刺激巨噬细胞表达多种细胞因子，而促进单核细胞、平滑肌细胞和VEC增殖，促进单核细胞和平滑肌细胞向内皮细胞损伤灶内膜下迁移；巨噬细胞释放基质金属蛋白酶（matrix metalloproteinase）和组织蛋白酶，降解斑块灶中纤维基质，导致纤维帽降解受损，以至破裂。

目前认为，巨噬细胞是AS斑块灶中细胞迁移和增殖的主要调节者。侵入内膜的单核细胞释放出的一些细胞因子，如IL-2，可激活淋巴细胞并刺激淋巴细胞增殖。单核巨噬细胞与T淋巴细胞间的交互作用，在促进斑块病灶扩大发展中发挥调控效应。

五、血小板在动脉粥样硬化斑块形成中的作用

血浆的高胆固醇可使血小板膜脂质成分改变及脂质过氧化物含量增加，使膜流动性降

低，易于黏附、聚集在受损的VEC表面或暴露出的内皮细胞下胶原肽链上。

随着血小板的黏附、聚集，血小板被激活，释放出自由基、血栓素A_2（TXA_2）、ADP、5-HT和PDGF等多种活性物质，PDGF是重要的细胞增殖调控因子。这些生物活性分子使VEC损伤不断加重；进一步促进血小板及单核细胞在VEC损伤部位的黏附、聚集；促进平滑肌细胞由中膜向内膜迁移、荷脂、表型转变；激活凝血，促进血栓形成等多种变化。特别是血小板在粥样斑块表面聚集激活凝血使血栓形成，常成为导致病变血管血流阻断，引起心脑急性并发症的直接原因。

研究发现AS患者血浆及粥样斑块病灶部位血管壁中，以TXA_2为代表的缩血管类活性物质含量增高，而以前列腺素I_2（PGI_2）为代表的舒血管类活性物质含量减少。LDL氧化生成的ox-LDL具有很强的抑制EC中PGI_2合成酶的作用，而TXA_2合成酶对ox-LDL有较强耐受性。高LDL血症、吸烟都被认为是导致PGI_2/TXA_2比值降低的主要因素。

多种危险因素造成VEC反复损伤、功能紊乱是AS发生的始动环节，在此基础上血小板黏附聚集，单核细胞移入内膜吞噬大量脂质转化为泡沫细胞。泡沫细胞、T淋巴细胞和浸入的脂质，构成了早期的脂质条纹斑块。随着内皮细胞（EC）、巨噬细胞、血小板和淋巴细胞的激活，释放出多种生物活性分子，调控SMC移入斑块并发生表型转变而活化、增殖，同时伴有EC增殖、间质增生，在脂质和坏死物质所构成的斑块外被覆一层纤维帽，形成纤维脂质斑块。EC损伤较重部位因大量血小板黏附、聚集和内皮下基底胶原暴露可激活凝血，形成血栓。粥样斑块进行性发展，使动脉管腔不断狭窄，动脉壁肌层、弹力层受到破坏而弹性及抗张能力降低，终将导致组织器官发生以缺血为基础的多种并发症。

（张海宁）

参考文献

1. Kriszbacher I，Koppan M，Bodis J. 2005. Inflammation，atherosclerosis，and coronary artery disease. N Engl J Med，353：429-430.
2. World Health Organization. 2006. World health statistics annual. Geneva：World Health Organization.
3. Daniel G，Hackam M D，Sonia S. 2003. Emerging risk factors for atherosclerotic vascular disease. JAMA，290：932-939.
4. Virmani R，Burke A P，Farb A，et al. 2006. Pathology of the vulnerableplaque. J Am Coll Cardial，47（8Suppl）：13-18.
5. Konnel W B. 2005. Overview of hemostatic factors involved in atheroscle-rotic cardoivascular disease. Lipids，40：1215-1220.
6. Yazici M，Demircan S，Durna K，et al. 2005. Lipo-protein（a）levels in patients with unstable angina andtheir relationship with atherothrombosis and myocar-dial damage. Int J Clin Pract，59：150-155.
7. Sotiriou S N，Orlova V V，Al-fakhri N，et al. 2006. Lipoprotein（a）in atherosclerotic plaques re-cruits inflammatory cells through interaction withMac-1 integrin. FASEB J，20：559-561.
8. Ooni K，Ala-Korpel M. 2000. Modified LDL-trigger of atherosclerosis and inflammation in the arterial intima. J Inter Med，247：359-370.
9. Libby P，Aikawa M，Sch nbeck U. 2000. Cholesterol and atherosclerosis. Biochim Biophys Acta，1529：299-309.

10. 唐海滨，贾豫黔，胡曼云，等. 2005. 老年高血压患者颈动脉粥样硬化病变及相关因素. 高血压杂志，12：25–29.

11. Raffaele M，Katherene E，Riccardo G，et al. 1999. Angiotensin induces inflammatory activation of smooth muscle cell. Arterioscler Thromb Vas Biol，19：1623–629.

12. Bonora E，Muggeo M. 2001. Postprandial blood glucose as a riskfactor for cardiovas–cular diseaseintype Ⅱ diabetes：the epidemiological evidence. Diabetologia，44：2107–2114.

13. Hak A E，Stehouwer D A，Bots M L，et al. 1999. Association of C–reactive protein with obesity，insulin resistance，and subclinical atherosclerosis in healthy middle–aged women. Arterioscler Thromb Vase Biol，19：986–991.

14. Poston R N，Haskand D O，Coucher J R，et al. 1992. Expression of intercellular adhesion molecule–1 in atherosclerotic plaques. Am J Pathol，140：665–673.

15. Sata M. 2003. Circulating vascular progenitor cells contribute to vascular repair，remodeling，and lesion formation. Trends Cardiovasc Med，13：249–253.

16. Johnsen S H，Fosse E，Joakimsen O，et al. 2005. Monocyte count is a predictor of novel plaque formation：a 7–year fol–low–up study of 2610 persons without carotid plaque at baseline the Tromso Study. Stroke，36：715–719.

17. Vorchheimer D A，Becher R. 2006. Platelets in atherothrombosis. Mayo Clin Proc，81：59–68.

18. Burleigh M E，Babaev V R，Oates J A，et al. 2002. Cyclooxygenase–2 promotes early atherosclerotic lesion formation in LDL receptor–deficient mice. Circulation，105：1816–1823.

第五章
冠心病的病理生理

Chapter 5　Pathophysiology of Coronary Artery Diseases

概　言

由于心脏作功和代谢水平高，心肌的耗氧量大，在生理情况下，通过冠脉循环心肌对氧的摄取已达最大限度，使冠脉的供氧和心肌的耗氧处于动态平衡。当心肌收缩力增强，心率加快，心室壁张力增高，使心肌耗氧量增加，此时，只能通过提高冠脉血流量来增加供氧。当心肌需氧量增加时，冠脉血流量可在短时间内增加4～5倍。影响冠脉血流量的最常见病变是冠状动脉粥样硬化，冠脉随着粥样硬化斑块的形成和发展，其弹性下降或管腔缩小，当心肌需氧量增加时，其舒张调节受限，因而冠脉血流不能相应增加；另外冠脉由于粥样斑块的存在，其反应性发生改变，在一些刺激因素作用下可以产生收缩，甚至痉挛，而使冠脉血流更加减少，导致心绞痛的发生。冠脉内膜受损，容易引起血小板聚集，释放促凝物质和血栓素（TXA_2）等，导致冠状动脉痉挛，易于形成血栓，引起心肌严重缺血，而导致心肌梗死。

第一节 概 述

冠心病是冠状动脉粥样硬化性心脏病（coronary atherosclerotic heart disease）的简称，其中也包括冠状动脉（简称冠脉）痉挛引起的心肌缺血，又称为缺血性心脏病（ischemic heart disease）。它的基本病变是由动脉粥样硬化造成冠状动脉管腔狭窄，使冠状动脉供血不足和心肌缺血，并引起心脏病变。因冠状动脉管腔狭窄的程度、分布部位、发展的速度以及病变的伴随病损等的不同，引起的心肌缺血性损伤类型、进程等方面表现不同。如缺血严重、进程急剧，可造成急性心肌梗死等急性损伤；进程缓慢的心肌缺血，则造成心肌纤维化等慢性损害。临床表现的类型有原发性心脏骤停、心绞痛、心肌梗死、缺血性心脏病中的心力衰竭、心律失常等。在我国随着人口平均寿命的延长，急性传染病的有效控制以及社会经济生活逐步改善，冠心病的发病率日趋上升，已占我国人口死亡原因中的第二位。

一、冠脉循环的生理特点

为满足心肌细胞的高代谢和心肌收缩功能的需要，心肌通过氧化代谢不断地得到能量补充，因此心肌是严格的需氧组织，其耗氧量比其他组织要大，在生理情况下，心肌对氧的摄取已达最大限度，静息心肌的耗氧量可达7～9 ml/（min·100 g）心肌，居全身之冠。

1. 冠脉循环的血流具有时相性：由于心肌收缩力的变化及冠状动脉的解剖特点，在心脏节律性收缩和舒张过程中，左心室冠状动脉血流具有明显的时相变化，即心室收缩时，由于室壁张力增高，冠脉血管收缩使冠脉血流暂停或显著减少，而心室舒张时，室壁张力降低，导致冠脉血管舒张使冠脉血流量明显增多，大约是收缩期冠状动脉血流量的2倍。但右心室的冠状动脉血流时相性变化不明显，收缩期和舒张期血流差别不大，其原因是由于右心室壁薄，心肌收缩力弱的缘故。

2. 冠脉血流量大：静息状态下成人冠脉流量约为60～80 ml/（min·100 g）心肌，应激或剧烈运动情况下，心率加快的同时，小冠状动脉发生扩张，冠状动脉阻力下降，冠脉循环血流量可增至正常的5～6倍，使每百克心肌每分钟血流量高达300～400 ml，显示出冠状动脉有很大的血流储备量。

3. 冠脉循环的血流急、行程短：冠脉循环的血液从主动脉根部起，经过全部冠脉血管到达右心房只需几秒钟。

4. 冠脉循环血压较高：根据解剖特点冠状动脉直接开口于主动脉根部，因此主动脉压可直接传到冠状动脉内，又由于冠脉血管路径短，因此在较细的冠脉血管分支内，其血压仍能处于较高水平。

5. 冠脉循环的动-静脉氧差较大：心肌在静息时的耗氧量为27 ml/min，占全身总耗氧量的12%，安静时心肌血流量占心输出量的5%，因而从血中摄取的氧比较多，100 ml冠状动脉血与冠状窦血间的氧差为5～15 ml，为全身之首。

6．冠脉的侧支循环丰富：一方面分布在心肌上的毛细血管密度大，另一方面，同侧冠状动脉分支间的吻合，左、右冠状动脉间的吻合及冠状动脉与心脏邻近器官的动脉吻合，正常时侧支循环没有功能，只有当心肌缺氧时才发挥功能。对于冠心病患者而言，至少要有一支主要冠状动脉的狭窄超过75%时才有侧支的发展。随着狭窄程度的增加及受累冠状动脉主干数量的增加，侧支的发展也越明显，这对改善心肌的供血起了一定的支援作用。犬的心外膜侧支血管网较为丰富，猪心则不明显，羊心没有侧支循环。人的心脏侧支血管分布和数量则变异不定，当发生血管阻塞时，可有广泛的侧支循环形成。

7．心肌能量代谢的适应性强：心肌可利用多种能源物质氧化供能，这就保证了心肌可从多条途径获取能量以维持心脏的功能。脂肪酸、葡萄糖和乳酸是心肌的主要供能物质，供能百分比最高的是脂肪酸占67%，葡萄糖和乳酸分别是17%和16%。

二、心肌需氧与冠脉供氧之间失平衡

正常情况时，冠脉的供氧和心肌的耗氧处于一种动态平衡之中，随着心肌的耗氧量增加，冠脉血流量相应增加来满足心肌对氧的需要。有些情况下，当心肌需氧量增加时，如情绪激动或体力负荷增加使心率加快，心肌收缩力增强，使心脏的负荷增加，而冠状动脉由于病变而供血不能相应增加时，就会导致心肌供血不足而出现心绞痛，若休息或安静下来时，由于心肌耗氧量降低，供氧与耗氧又处于一种平衡状态，心绞痛的症状便得以缓解。

1．影响心肌耗氧的因素主要有心肌收缩力、心率和心室壁张力。心肌收缩力增强，心率加快，心室壁张力增高，心肌耗氧量增加。其中心室壁张力的影响因素可以用Laplace定律表示为$T=Pr/2h$，T为室壁张力，P为心室内压力，r为心室内腔半径，h为室壁厚度。由此可看出，室壁张力与心室内压力和心室内腔半径成正比，与室壁厚度成反比。此外还有一些次要影响因素如心肌活性，心肌基础代谢率，心脏后负荷及运动、激动等其他因素。

2．影响心肌供氧的因素：

（1）冠脉血流量：这是心肌供氧的主要途径，对于维持心脏正常的功能活动起着十分重要的作用。

（2）左心室舒张末期压力：左心室舒张末期压力增加，心内膜血管阻力加大，从而使冠脉血流量减少，影响心肌的灌注。

（3）心动周期的时间：如果心动周期长，舒张期相对较长，冠状动脉受压时间相应缩短，使心肌灌流量增加，可增加心肌供氧。

（4）冠脉灌注压：即有效灌注压。它是指主动脉与右心房的压力差，是直接对心肌进行灌注的压力。有效灌注压（P）与冠脉血流量（coronary blood flow，CBF）之间呈一定的关系，当P在60～150 mmHg之间时，CBF保持相对稳定，当$P>150$ mmHg或$P<60$ mmHg时．CBF随P升降而增减。

（5）侧支循环：正常时冠脉的侧支循环一般没有功能，只有当心肌缺血缺氧时才发挥功能，改善心肌的缺氧状态。

（6）神经因素：冠脉血管主要受交感神经及一些神经肽如神经肽Y（NPY）和降钙素基因相关肽（CGRP）的影响。

当心肌耗氧量增加时，由于心肌对动脉血氧的摄取在正常情况下已达最大值，因此不能通过提高摄氧率来增加供氧，只能通过提高冠脉血流量来增加供氧，并且冠脉血流量的变化潜力很大，安静时人左心室冠脉血流量为60～80 ml/（100 g・min），当心肌需氧量增加时，冠脉血流量可在短时间内增加4～5倍，所以冠脉血流量的调节对于保证心肌供氧具有十分重要的意义。而影响冠脉血流量的最常见病变是冠状动脉粥样硬化，它引起心肌供氧不足的机制主要是由于冠状动脉粥样硬化时，其弹性下降或管腔缩小，当心肌需氧量增加时，其舒张调节受限，因而冠脉血流不能相应增加；另外冠状动脉由于粥样斑块的存在，其反应性发生改变，在一些刺激因素作用下可以产生收缩，甚至痉挛，而使冠脉血流更加减少；同时，冠状动脉粥样硬化时内膜受损，容易引起血小板聚集，并释放大量血栓素（TXA_2），可导致冠状动脉痉挛（coronary artery spasm，CAS），引起心肌严重缺血。

三、冠状动脉疾病对冠脉循环的影响

1. 冠状动脉粥样硬化：

（1）冠状动脉粥样硬化时，由于内皮受损，使冠脉血管对腺苷和凝血酶的舒张作用减弱，而对5-羟色胺（5-HT）和活化的血小板的缩血管作用的反应大大增加。乙酰胆碱（Ach）是内皮依赖的血管舒张剂，此时Ach对冠状动脉粥样硬化患者的冠状动脉内皮依赖舒张作用消失，代之以收缩冠状动脉。同时血管壁损伤严重时，血管内皮细胞往往脱失，因此局部由内皮合成的内皮源性松弛因子（EDRF）和前列环素I_2（PGI_2）含量明显减少。

（2）冠状动脉粥样硬化时，由于内皮受损，暴露出内膜下胶原使血小板易于激活、聚集，形成血栓并释放大量TXA_2和5-HT等缩血管物质，另外，斑块形成的狭窄处由于血流速度减慢，造成血流层次紊乱，也有利于血小板黏附。在血小板活化的基础上形成血小板-纤维蛋白性血栓，使粥样硬化的冠脉血管更加狭窄而导致血流减少甚至完全停止。同时血浆脂质过氧化物（LPO）水平升高，PGI_2合成酶对LPO十分敏感，而TXA_2合成酶则对LPO有很大的耐受力，造成血浆和动脉壁局部PGI_2/TXA_2比值降低，致使冠状动脉进一步收缩，冠脉血流量减少。

（3）冠状动脉粥样硬化时，血浆纤维蛋白原（FN）水平升高，FN可增加血管的通透性，促进血管基质产生趋化因子，引起炎症细胞的浸润，可破坏内皮细胞的单层结构和完整性，加重了内皮损伤对冠脉循环的影响。同时由于FN水平升高、血小板聚集及血小板释放前凝血物质，血液处于高凝状态，导致冠脉血流减慢，血液黏滞性增加，易于形成血栓而诱发心肌梗死。

（4）儿茶酚胺活性增加，肾上腺素刺激及局部氢离子降低或钾离子增高，都可以引起冠脉收缩，使原本粥样硬化的冠状动脉进一步狭窄甚至痉挛。心肌缺血缺氧，引起心绞痛。

（5）冠脉粥样硬化引起血管阻塞时，心内膜的血供较心外膜明显减少，因此心内膜下的梗死较心外膜下者多见，且梗死的范围也较大，主要是由于心内膜下层不论是收缩期或舒张期均受左心室内压的影响，比心外膜下层的压力大，而且心内膜层主要在舒张期得到血液供应，因此当冠状动脉由于狭窄而引起舒张期血流量减少时，可引起心内膜血流比心外膜下降更明显。

（6）冠状动脉管腔随着狭窄的逐步发展，其周围血管的灌注压下降。当灌注压在70～150 mmHg之间时，由于冠脉循环有自身调节功能，所以轻度狭窄时，其狭窄部位的周围血管阻力下降以保持一定的冠脉血流量，但是若冠状动脉粥样硬化进一步发展造成管腔高度狭窄时，则这种代偿能力达到极限，使冠脉血流量不能有进一步的增加反而减少。

因此，冠状动脉粥样硬化时，由于血管内皮功能低下或丧失，可导致血管痉挛，管腔狭窄，冠脉血流量减少，从而易于诱发心肌梗死，缺血缺氧及心肌梗死又可加重血管内皮损伤，冠脉血流量进一步减少，形成恶性循环。

2．冠状动脉痉挛：冠脉血管在正常生理情况下受到机体神经、体液和代谢等因素的调节，对于维持心脏正常舒缩状态十分重要。如果影响冠脉血管的调节因素发生紊乱，则引起冠状动脉的张力增高甚至痉挛，造成心肌的缺血缺氧，严重者可引发心肌梗死甚至猝死。冠状动脉痉挛好发于心外膜大的冠状动脉的某一节段，其血管腔经常没有明显的粥样硬化等阻塞性病变，冠状动脉痉挛不仅引起变异型心绞痛（variant angina pectoris，VAP），它对不稳定心绞痛、急性心肌梗死甚至劳力性心绞痛的发病都起着重要作用。

冠状动脉痉挛的发生机制：

（1）自主神经功能异常：冠脉血管受交感神经和副交感神经所支配，心脏的大冠状动脉有丰富的肾上腺素能受体，其血管壁上以α受体为主，因此交感肾上腺素能神经兴奋，刺激α受体，使其发生收缩。迷走神经兴奋，释放乙酰胆碱，作用于M受体，促使去甲肾上腺素释放，它作用于血管的α受体，也可引起冠脉收缩，所以自主神经功能紊乱时的冠脉痉挛是肾上腺素能和胆碱能神经纤维共同作用的结果。

（2）冠脉血管张力的生理变异：Hirofumi等提出，冠状动脉痉挛的原因是其血管张力发生了生理性变异，表现为半夜到清晨血管张力增高，白天活动后血管张力反而下降。他们对已确诊的127名变异型心绞痛病人在不同时间内进行蹬车试验，受试者5天前停服除硝酸甘油以外的一切药物，实验前2 h停服硝酸甘油，实验前一天病人开始卧床休息，直到第二天早晨8时，用轮椅将病人送到实验室，在心电图监护下进行蹬车试验，车速为每小时2 km，3 min后，所有受试者均出现心绞痛，心电图示S–T段升高，冠脉造影显示至少一支大冠状动脉痉挛。同日下午经同一病人以同一车速进行蹬车试验，绝大多数病人心电图正常，冠脉造影正常，也未诱发心绞痛，即使加大运动量，也无异常表现，而劳力型心绞痛病人运动试验无此变异，出现这种变异的机制尚不清楚。

（3）TXA_2/PGI_2平衡失调：PGI_2和TXA_2两者在体内处于动态平衡，维持和调节血管的正常活动。有人认为，在人冠状动脉PGI_2的扩血管功能占主导地位，PGI_2减少引起PGI_2/TXA_2下降可能是发生冠状动脉痉挛的主要原因。还有人观察到变异型心绞痛的冠脉痉挛发作时，可有一过性冠状静脉血中TXB_2增加，同时血中血小板增加，而且血中6–酮–$PGF_{1\alpha}$减少，血中TXB_2/6–酮–$PGF_{1\alpha}$比值约为正常的4倍，说明机体内血小板和血管壁花生四烯酸环氧化酶代谢中TXA_2占优势，血液中TXA_2/PGI_2平衡破坏，使血管痉挛。

（4）血管内皮损伤：正常生理情况下，冠状血管内皮可产生EDRF和PGI_2等舒张血管物质，使血管保持一定的舒张状态。冠状动脉内皮细胞功能不全或内皮细胞损伤脱失，局部EDRF和PGI_2等减少，导致冠状动脉发生痉挛。冠状动脉局部还有许多血管活性物质，如乙酰胆碱、组胺和5-HT等，这些物质在正常生理情况下可刺激血管内皮释放EDRF或PGI_2间接舒张冠状动脉；但这些物质又可直接收缩血管平滑肌细胞，有内皮细胞功能不全或内皮脱失时，可能成为冠状动脉痉挛的刺激因子。

（5）离子失平衡：Ca^{2+}作为收缩一耦联因子，与冠状动脉平滑肌的收缩有很大关系。而Mg^{2+}可以和Ca^{2+}竞争性地结合Ca^{2+}通道，抑制细胞外钙内流，同时还可调节肌浆网（SR）、质膜（SL）钙泵。因此当Mg^{2+}减少时，钙内流增加，引起平滑肌收缩增强，冠状动脉发生痉挛。另外，镁可抑制血小板的激活和聚集，当Mg^{2+}减少时，血小板释放TXA_2增多，可引起冠脉血管强烈收缩甚至痉挛。H^+的作用是通过抑制平滑肌细胞上的钙泵，使细胞外钙内流减少，从而使血管平滑肌舒张。酸中毒时，H^+进入细胞内，直接与Ca^{2+}争夺转运系统，Ca^{2+}内流下降，而碱中毒时，由于Ca^{2+}细胞数量增多，从而使血管张力增高，诱发冠状动脉痉挛。

第二节　心绞痛的病因及发病机制

心绞痛是由于心肌供氧和需氧不平衡所致缺氧的结果，以发作性胸痛或胸部不适为主要临床表现的暂时性心肌缺血。症状发作通常持续数分钟，休息或使用硝酸甘油后症状可迅速缓解。心绞痛的病因很多，如冠状动脉粥样硬化、重度主动脉瓣狭窄或关闭不全、冠状动脉炎、肥厚型心肌病、甲状腺功能亢进、原发性高血压引起的心肌肥厚等，可因冠脉供血减少或（和）心肌耗氧量增加而引起心绞痛发作。

一、心绞痛的病因

引起心肌缺血及心绞痛的病因有多种多样，但冠状动脉本身病变，特别是冠状动脉粥样硬化是最重要的病因，约占心绞痛患者的90%。从冠脉流量角度分析，心绞痛的原因可分为冠脉流量绝对不足和相对不足两类。此外多数心绞痛的发生存在诱发因素。

（一）冠脉流量绝对不足

在各种病因作用下冠状动脉血流量下降，使心肌血液灌流减少而发生心肌缺血，导致心绞痛的发生。这类心肌缺血最常见的原因是冠状动脉的阻塞和痉挛。

1．冠状动脉阻塞：冠状动脉粥样硬化是引起冠脉阻塞最常见的原因。冠状动脉内膜在粥样硬化病变的侵蚀下管壁凸出，粗糙不平，管腔逐步变窄，血流受阻。当病损冠脉狭窄达管腔的50%时，一旦机体负荷增加即可引起心肌缺血，发生心绞痛。当狭窄达75%时，在静息状态也可发生心肌缺血。在动脉粥样硬化病变中，除了粥样硬化斑块直接阻塞冠脉外，还可诱发血栓形成而阻塞血管。由于冠脉内膜受粥样硬化病变的侵蚀变得粗糙不平，同时病损的内膜不能产生足量的抗血小板凝集的物质如PGI_2，因此血小板在粥样硬化病变处聚积并激活凝血过程，致血栓形成，阻塞冠脉。除了动脉粥样硬化之外，风湿性及细菌性心内膜炎脱落的附壁血栓引起的冠状动脉栓塞，梅毒性主动脉炎、原发性主动脉炎引起的冠状动脉口狭窄，以及冠状动脉夹层动脉瘤等，也可成为冠脉阻塞的原因。

2．冠状动脉痉挛：强烈的冠脉痉挛可导致冠脉闭塞、血流减少，甚至中断引起心肌缺血。冠脉痉挛多数发生在有粥样硬化病变的血管，但也可以发生在结构正常的冠脉。冠脉痉挛的发生与下列因素有关：

（1）冠脉痉挛通常因剧烈运动、吸烟、强烈精神刺激、过量饮酒等诱因而被激发。

（2）自主神经功能紊乱、交感神经异常兴奋使冠脉过度收缩而发生痉挛。

（3）冠脉内皮功能紊乱。

引起冠状动脉收缩和痉挛的原因是多方面的，除20世纪70年代人们提出的神经、体液学说和80年代流行的血小板前列腺素学说外，目前更强调内皮功能在调节冠状动脉舒缩方面的作用。在内皮功能正常情况下，内皮细胞可产生3种舒血管物质即一氧化氮（NO）、内皮源性超极化因子（endothelium-derived hyperpolarizing factor，EDHF）和PGI_2，前2种物质被称为内皮源性松弛因子（endothelium-derived relaxing factor，EDRF）。EDRF和PGI_2分别通过活化cGMP和cAMP依赖性机制使血管发生松弛反应。

现已知以下途径可诱发EDRF和PGI_2生成增加：①血小板聚集释放的和血液中存在的一些血管活性物质，如ADP、5-HT、凝血酶、乙酰胆碱、缓激肽、去甲肾上腺素以及血管紧张素Ⅱ和加压素等可通过与内皮细胞表面上相应的特异性受体相结合而刺激内皮细胞产生EDRF，血小板聚集释放的TXA_2、ADP和5-HT等亦可通过激活PGI_2合成酶使PGI_2生成增加。②血管切应力的增加，一方面直接刺激内皮细胞生成EDRF，另一方面可通过激活血小板，间接使EDRF和PGI_2生成增加。当内皮功能受损时，内皮细胞生成EDRF和PGI_2的能力显著降低，使得上述的血管活性物质的缩血管作用得不到对抗，从而导致病变部位的冠状动脉发生收缩或痉挛。近些年来，乙酰胆碱使正常冠状动脉发生扩张和使有动脉粥样硬化的血管发生收缩的矛盾反应已在人体上得到充分的验证，进一步说明内皮功能的完整是防止冠状动脉痉挛的最重要的条件。

此外，在注射大剂量垂体后叶素用于产后止血或治疗咯血，或服用可溶性钡盐时也可发生冠脉痉挛，引起心肌缺血。

（二）冠脉流量相对不足

当心肌耗氧量增加或冠状动脉血氧含量减少时，心肌也可发生缺氧，但此时冠脉的流量并不减少，有时甚至还有所增加，但仍不能满足心肌对氧的需求，因而心肌供血处于不足的状态。

心肌张力增加、收缩性增强、心率加快是心肌耗氧量增加的主要因素。高血压病或主动脉狭窄时由于左室射血阻抗增大，后负荷增加，室壁张力加大，使心肌耗氧量上升。例如，当主动脉压在80 ~ 120 mmHg（10.7 ~ 16.0 kPa）时，血压每上升50%，耗氧量即增加50%；超过150 mmHg（20 kPa）时，耗氧量增加更为显著。在甲状腺功能亢进或应激反应时，由于交感-肾上腺髓质系统兴奋，儿茶酚胺分泌增多，心率加快，收缩力增强，也可使心肌耗氧增加。在上述病理情况下，尽管冠脉流量可能正常，甚至还可能增加，但仍满足不了心肌对氧的需求，因而造成心肌功能性缺氧。在某些病理情况下，冠脉流量没有显著减少，但由于冠状动脉血氧含量减少，导致供给心肌的氧减少，也可引起心肌缺氧。例如，严重贫血时血红蛋白减少，血液氧含量减少；高山病时，环境氧浓度下降，氧摄入减少；一氧化碳中毒时，血红蛋白变性失去运氧功能等，均可使冠状动脉血氧含量下降，心肌供氧减少。

（三）心绞痛发作的诱因

心绞痛最常见的诱发因素是体力劳动、运动、脑力劳动和情绪激动。如走急路、上楼梯或上坡时出现的胸痛是最典型的劳力型心绞痛。这种疼痛发生于劳力当时，而不是劳力之后，并且常在停止劳力后很快消失。情绪激动如过度兴奋、愤怒或焦虑不安时，常伴有交感神经的兴奋和血浆儿茶酚胺的分泌增加，与体力劳动时一样能使心率增快、血压升高。然而一些研究发现，情绪激动所诱发的心绞痛阈值常低于运动和体力劳动时的心绞痛阈值，故推测可能同时有交感神经介导的血管收缩因素参与。在日常生活中饱餐是诱发心绞痛的另一常见因素。大量吸烟可降低心绞痛患者的运动耐量，故大量吸烟后活动也容易诱发心绞痛。

某些患者在步行中出现心绞痛，但继续行走心绞痛反而缓解，被称为走过心绞痛，由于此现象特别易于发生在清晨开始活动时，也有人称其为清晨第1次心绞痛或首次用力心绞痛，关于这种痛的发生机制有两种可能，其一可能与血管痉挛和收缩因素有关；其二代谢产物扩张侧支循环血管使缺血区血流增多，多见于有严重冠状动脉固定性狭窄伴有良好的侧支循环的患者。

心绞痛也可发生于安静平卧状态，如患者从夜间睡眠中惊醒并被迫坐起以取得缓解，这种由平卧诱发的心绞痛为卧位型心绞痛。由于此类患者均有严重多支冠状动脉阻塞性病变，又多伴有心肌肥厚和左心室舒张功能异常，所以平卧后回心血流量的增加所导致的室壁张力、心肌收缩力及其心肌耗氧量的增加是卧位型心绞痛的主要诱因。

二、心绞痛的基本类型

（一）稳定型心绞痛

稳定型心绞痛（stable angina pectoris）是在冠状动脉狭窄的基础上，由于机体负荷增加，心肌耗氧量加大引起心肌急性、短暂性缺血缺氧的临床综合征，其特点为阵发性前胸压榨性疼痛，主要位于胸骨后部，可放射到心前区和左上肢尺侧，常发生在劳力负荷增加时，通常持续数分钟，休息或服用硝酸甘油制剂后可缓解。

（二）不稳定型心绞痛

不稳定型心绞痛（unstable angina pectoris）发作和心肌耗氧量增加无关，胸痛的部位、性质与稳定型心绞痛相似，但持续时间较长，程度较重，不易为硝酸甘油所缓解，病理基础与稳定型心绞痛亦有差别，不稳定型心绞痛主要是在冠状动脉内不稳定粥样斑块基础上出现继发性改变，如斑块内出血、斑块纤维帽破裂、斑块表面有血小板聚集或冠状动脉痉挛，导致局部心肌血流量明显下降，发生心绞痛。虽然不稳定型心绞痛也可因劳力负荷诱发，但中止负荷心绞痛并不能缓解；其与非ST段抬高型心肌梗死鉴别主要依靠血清心肌坏死标记物的测定，通常不稳定型心绞痛血清心肌坏死标记物不增高，而非ST段抬高型心肌梗死是增高的。

三、心绞痛的发病机制

无论何型心绞痛其发病机制的关键是心肌氧供与氧需之间平衡被破坏，出现供需矛盾。通常改变冠脉口径是机体调节冠脉流量最有效的方式，冠脉平均半径增达1倍，冠脉血流量增加16倍。但是，粥样硬化病变以及继发性病理改变使冠脉管腔变窄，顺应性下降，调节冠脉血流的能力下降，以致冠状循环不能给心肌提供与生命活动相适应的血流量，心肌陷入缺血缺氧状态，心绞痛发作。心肌缺氧时可刺激正常冠状动脉内皮细胞产生大量PGI_2，PGI_2有强烈扩血管作用，可增加冠脉流量，这是机体对心肌缺血的一种保护性代偿反应。但是当动脉内皮受粥样硬化病变侵袭时，PGI_2的合成减少，冠脉的这种代偿反应被削弱，再加上血小板聚积时释放TXA_2增多，引起冠脉痉挛，这将使因粥样硬化已经变小的冠脉管腔变得更为狭窄，通过病损冠脉的血流量进一步下降，心肌缺血加重。心绞痛发作时缺血心肌由于酸中毒、能量不足等因素的影响，细胞内K^+大量外流，极化程度比周围正常心肌要低．因而在缺血心肌与正常之间形成“损伤电流”，表现为心电图上的ST段偏移。在缺血心肌细胞大量K^+外流的同时，大量Na^+进入细胞，细胞内K^+浓度下降，因此O相除极时快速Na^+内流部分或全部阻滞，除极变慢，心肌兴奋性、自律性、传导性异常，在临床上表现为各种快速的心律失常或传导阻滞。

心绞痛发作时由于能量不足，酸中毒等使心肌收缩和舒张功能均受影响，心输出量下降。左心室排空不完全引起左心室舒张末期压力上升，肺循环受阻。上述病理生理机制可解释临床上出现的心慌、头晕、气急等症状。

心绞痛发作时由于心肌缺氧，心肌内代谢产物堆积，其中一部分物质如H^+、K^+、缓激肽、ADP等可刺激心肌内自主神经末梢，产生的冲动通过第1～5胸交感神经节传至相应的脊髓节段，经过神经元转换，进入一定的传入性感觉通路再传至大脑而产生痛觉。

心绞痛发作时，除了胸骨后压榨性疼痛外，还可放射至上臂、颈部、肩部等部位。一般认为这可能是由于交感神经感觉细胞与某部位的体神经在脊髓某一平面很接近，因而导致内脏疼痛牵涉到体表。

第三节　急性心肌梗死的发病机制

急性心肌梗死（acute myocardial infarction，AMI）是在冠状动脉粥样硬化病变的基础上，某些诱因导致粥样斑块破裂、出血和血栓形成，冠状动脉急剧闭塞或冠状动脉痉挛的发生，进行性狭窄和血栓形成，使相应部位的心肌发生急性缺血而导致心肌细胞坏死，最终使心脏收缩和舒张功能降低。

心绞痛和心肌梗死均由心肌缺血引起，但两者在缺血的严重程度上和持续的时间上存在明显差异。一般认为心肌在停止血液供应20～30 min后即可发生不可逆损伤，缺血中心区大部分细胞死亡。心肌细胞在急性缺血时发生一系列的代谢、功能和形态改变，首先因氧分压降低，心肌细胞改有氧代谢为无氧酵解，糖原消耗，细胞内酸性物质堆积，随着高能化合物的储存和合成减少，心脏收缩能力明显减弱，最终导致心肌细胞的结构破坏而成为不可逆损伤。

心肌梗死最常见的原因是冠状动脉粥样硬化斑块的形成，但绝非只有冠状动脉粥样硬化才能引起心肌梗死。冠状动脉痉挛、斑块破裂及（或）出血、冠状动脉炎、冠状动脉血栓形成、冠状动脉夹层动脉瘤等也参与了AMI的发病。

一、冠状动脉粥样硬化斑块的机械阻塞

在冠状动脉粥样硬化病变发展中，由于脂质的不断沉积，动脉中层平滑肌细胞向内膜移行、增殖，以及大量结缔组织的增生、变性、钙化使病损冠脉的管腔逐渐狭窄，直至完全闭塞，血流中断。AMI发病的轻、重、缓、急及梗死范围与粥样斑块堵塞发生的快慢、部位和侧支循环状态等有密切关系，冠状动脉粥样硬化病变所累及的冠状动脉部位及造成管腔狭窄程度不同，其AMI的临床表现有所不同。

二、冠状动脉粥样硬化斑块破裂致血栓形成

AMI常发生在粥样硬化斑块病变的冠状动脉支配区域，动脉粥样硬化的病变处常存在脂质核心，脂质核心内部组成的成分有胆固醇结晶、富含脂质的泡沫细胞和其细胞碎片等。外部被平滑肌细胞、胶原纤维和巨噬细胞组成的薄层纤维帽所覆盖，当纤维帽损伤致斑块破溃和血栓形成，完全闭塞或次全闭塞冠状动脉即可发生AMI。

三、血管活性物质、血小板活化和凝血因子的作用

血小板在动脉粥样硬化和冠状动脉血栓形成过程中起着重要作用。冠状动脉痉挛可致冠状动脉内膜损伤、斑块破裂和内膜下胶原纤维暴露，促进血管舒张物质（PGI_2、内皮细胞舒张因子）减少，收缩物质（TXA_2、内皮素）增加，进而促进冠状动脉痉挛，血小板迅速黏附、聚集，形成血小板聚集体，并释放血小板颗粒成分形成血栓。血小板激活后，其表面膜糖蛋白Ia和Ib，对血小板的始动接触起重要作用。血小板GPⅡb/Ⅲa受体激活并暴露后，成为纤维蛋白和von Willebrand因子（vWF）等的结合部位，导致血小板间的连接并形成血小板聚集体。血小板激活后释放的产物TXA_2、5-HT以及血小板来源生长因子等可进一步促进血小板聚集，同时也可引起冠状动脉痉挛，从而导致血栓不断进展，闭塞冠状动脉而发生心肌梗死。

四、冠脉痉挛

冠脉痉挛可以引起AMI，这已为临床和实验研究所证实。冠脉痉挛可以发生在正常的或已有病变的血管，但有病变的血管更易发生。正常的冠状动脉内皮细胞具有合成、释放扩血管活性物质的作用，例如PGI_2、内皮细胞源性松弛因子（EDRF），前者是花生四烯酸经环氧酶作用的产物，后者的作用形式是NO。动脉粥样硬化损伤了血管内皮细胞，上述扩血管物质生成减少，使冠脉失去了内皮依赖性舒张功能，病损血管对各种缩血管刺激因素很敏感，加上血小板聚积、释放各种缩血管物质（TXA_2、5-HT等），使病损冠脉发生痉挛性收缩。强烈持久的冠脉痉挛可引起血流中断，导致心肌梗死。一般来说，如果心肌缺血持续时间在20 min以内，其所造成的损伤尚属可逆，当超过30 min后，心肌即发生不可逆性损伤。在电镜下心肌不可逆损伤可表现为：线粒体肿胀，有不定型致密颗粒，肌纤维松弛呈波浪状．局部可有灶状肌纤维脱失或断裂，肌膜缺损，染色质高度凝集成团。心肌梗死多属缺血性梗死，病灶外形不规则。肉眼观察梗死区呈灰黄或灰红色，干燥而无光泽，质软，边缘不整齐，周围可有出血带。一般认为肉眼能确认出梗死的最早时间是梗死后12～18 h，而用酶学方法可在梗死后4～6 h内做出诊断，心肌肌凝蛋白轻链血浆浓度的放射免疫测定可将心肌梗死确诊时间提前到梗死后3 h。

五、炎症在急性心肌梗死中的作用

中性粒细胞在AMI的炎症反应和愈合过程中起重要作用，急性期直接参与或促进心肌细胞的损伤，中性粒细胞体积大、僵硬，在正常毛细血管内流动时即易产生附壁现象，这一现象在冠状动脉灌注压下降时更为明显。心肌缺血初始数小时内，中性粒细胞在缺血心肌区域积聚逐渐增多，可导致心肌毛细血管的机械性闭塞而加重心肌缺血，并通过产生多种氧化产物和蛋白溶解酶直接造成心肌损伤。白细胞和炎症反应可能是继发于急性冠状动脉缺血的现象，作为启动因素尚缺乏有力依据。

六、冠脉侧支循环在急性心肌梗死中的作用

冠状动脉的侧支循环很丰富，有同侧冠状动脉分支间的吻合，左、右冠状动脉间的吻合及冠状动脉与心脏邻近器官的动脉吻合。正常时侧支循环一般没有功能，只有当心肌缺氧时才发挥功能。对于冠心病患者而言，至少要有一支主要冠状动脉的狭窄超过75%时才有侧支循环的发展。随着狭窄程度的增加及受累冠状动脉主干数量的增加，侧支的发展也越明显，这对改善心肌的供血起了一定的支援作用。犬的心外膜侧支血管网较为丰富，猪心则不明显，羊心没有侧支循环。人的心脏侧支血管分布和数量则变异不定，当发生冠状血管阻塞时，可有广泛的侧支循环形成。

冠脉侧支循环发展的形式有：①扩张：缺氧（血）时由于腺苷等代谢产物堆积，使原有的侧支扩张或开放，从而由无功能到有功能。②增粗：缺氧（血）刺激血管壁细胞分裂、增殖，从而使血管口径增大。③血管新生：血管壁高度增生以致生成新的侧支血管。

现已提出诱导血管新生可作为冠脉和外周动脉粥样硬化引起的心肌和肢体缺血的一个治疗策略。在心肌梗死、慢性心肌缺血和后肢缺血等的实验研究中，应用促血管新生疗法已取得较为理想的结果。

AMI发生后对心功能产生不利影响，决定AMI后心功能的最主要因素是梗死面积。一般来说，梗死面积越大，后果越严重，例如梗死面积达左心室面积8%时，左心室顺应性下降；超过10%时，射血分数降低；＞23%时出现心力衰竭；＞40%时发生心源性休克。此外，梗死部位对心功能也有影响，例如，前壁的心肌梗死尤其伴有室间隔受累者比下壁心肌梗死更易发生左室心功能不全或心源性休克。AMI最主要的并发症是心力衰竭、心源性休克和心律失常。AMI并发心源性休克的发生率为15%～20%，病死率高达80%～90%，并发心力衰竭者为20%～40%。

第四节　非动脉粥样硬化性冠心病

非动脉粥样硬化性冠心病的病因包括先天性冠状动脉畸形和后天性冠状动脉疾病。本节主要讨论后天性冠状动脉疾病所致的冠心病，其中冠状动脉栓塞、遗传性代谢异常和冠状动脉炎是非动脉粥样硬化性冠心病的重要病因。

随着冠状动脉导管检查和介入治疗的广泛应用，冠状动脉夹层、栓塞和冠状动脉瘤发现明显增加。尽管这些非动脉粥样硬化疾患远较动脉粥样硬化少见，但在年轻患者的发病应引起注意。由于这些非动脉粥样硬化患者的临床症状与动脉粥样硬化患者十分相似，因此临床识别困难。当青少年或年轻人出现胸痛时常常被忽视。临床上，如果年轻人出现冠心病的症状，年龄＜30岁，没有冠心病的危险因素，伴有其他相关性疾病，最终诊断为非动脉粥样硬化性冠心病的情况时有报道。提高对这些病因的认识，有助于正确的临床诊断和治疗。

一、冠脉循环的机械性损害

（一）冠状动脉栓塞

冠状动脉栓子的来源以心脏瓣膜脱落下来的混合性血栓或化脓性血栓或从心腔脱落的附壁血栓最为常见。血栓栓塞的血管不一定为有动脉粥样硬化病变的冠状动脉。小的栓子一般阻塞一根冠状动脉小分支的远端（以前降支最常见），引起小灶心肌梗死，临床上可以无明显症状。较大的冠状动脉栓塞则出现明确的心肌梗死。此外，很多物质可以成为栓子，包括肿瘤、心肌或骨骼肌以及心脏外科所用的材料等，也可来自心外栓子。近年来，一些新的介入技术，如冠状动脉旋切术、旋磨术、支架植入术和激光成形术，发生冠脉栓塞屡有报道。

（二）冠状动脉夹层

血液进入冠状动脉壁内，伴有或不伴有内膜撕裂，使内膜凸入血管腔内，引起管腔狭窄甚至闭塞，导致心肌缺血、心绞痛发作，严重者出现心肌梗死和猝死。冠状动脉夹层可以由主动脉根部夹层延伸累及冠状动脉为继发性夹层，也可以仅局限于冠状动脉本身为原发性夹层。原发性夹层也可以为自发性。

诊断性冠状动脉造影、冠状动脉成形术、心脏外科手术可以引起医源性夹层，胸部外伤均可以引起创伤性夹层。进行经皮球囊冠状动脉成形术（PTCA）的患者中，30%有夹层的造影证据，受累的血管扩张，存在血肿，甚至发生破裂。

二、冠状动脉炎症性疾病

冠状动脉的动脉炎可以由邻近器官或累及心脏的组织感染直接扩散引起，如主动脉瓣心内膜炎或心包结核引起的心肌脓肿。也可以由血源性传播通过冠状动脉管腔或基底膜引起冠状动脉炎；这种病例的感染过程中，冠状动脉的内膜层受损。

1．系统性红斑狼疮：为全身多系统损伤的自身免疫性疾病，多见于20～40岁女性。常见的心血管病变有心包炎、心肌炎和心内膜炎，并发冠状动脉病变时，可发生心绞痛或急性心肌梗死。系统性红斑狼疮患者发生冠心病与血管炎，免疫复合物介导的内皮损伤，抗磷脂抗体引起冠状动脉血栓形成以及动脉粥样硬化加速有关。

2．结节性多动脉炎：为全身性坏死性血管炎，多见于30～60岁男性，主要累及中、小动脉，如冠状动脉、肾、胃肠道、皮肤、肌肉、外周神经组织的血管等，有时可累及微动脉和微静脉，不侵犯主动脉和肺动脉。血管中层和外膜节段性和坏死性炎症为本病特征性改变。有报道66例结节性多动脉炎，其中41例（62%）合并心肌梗死，冠状动脉损害与身体其他部位的坏死性血管损害相似。

3．类风湿性关节炎：为周围对称性的多关节慢性炎症性疾病，病因未明，可能与感染后引起的自身免疫反应有关，多见于20～60岁女性。常见的心血管病变有心包炎、心肌炎、心瓣膜炎、心脏冲动形成或传导障碍、冠状动脉炎等。冠状动脉炎和心瓣膜损害所致的血流动力学改变可导致心肌缺血、心绞痛的发生。

4．进行性系统性硬化症：是以皮肤（硬皮病）和关节结构及肾、肌肉、肺、胃肠道、心脏等脏器的弥漫性纤维化、退行性改变以及血管异常为主要特征的全身性结缔组织病，发病年龄多为20～50岁，女性多见，发病率大约为男性的4倍，儿童比较少见。各脏器组织内小动脉的炎症性硬化性病变导致血管内膜增生，管腔狭窄及闭塞，造成器官组织供血不足和纤维化。心肌内小冠状动脉的狭窄、闭塞和挛缩，可引起心肌缺血、心肌梗死、心肌纤维化、心脏传导系统异常和充血性心力衰竭。

5．多发性大动脉炎：为主动脉及其分支的慢性、进行性、非特异性肉芽肿性炎症和纤维化改变，多见于年轻女性。病变多累及动脉全层，呈多发性，管腔可有不同程度狭窄、闭塞或狭窄后扩张和局限性动脉瘤，常合并有血栓形成。可发生心绞痛或心肌梗死，多发生于大动脉炎的活动期或进展期，应用糖皮质激素和适当加用某些免疫抑制剂有助于改善症状和停止病情进展。

三、感染

1．梅毒性心血管病：梅毒是累及冠状动脉最常见的感染性疾病。晚期梅毒累及升主动脉中层平滑肌纤维和弹力纤维发生坏死和纤维瘢痕病变，引起单纯性主动脉炎、主动脉动脉瘤（偶可发生升主动脉夹层）、主动脉瓣关闭不全和冠状动脉口狭窄或闭塞，后二者常同时存在，是梅毒性心血管病发生心绞痛的常见原因。

2．其他感染：结核、麻风、沙门杆菌的感染可侵犯冠状动脉，导致冠状动脉炎，引起心绞痛、心肌缺血，但临床上很少见。

四、内膜增生或纤维化

纤维增生可引起严重的冠状动脉狭窄，导致心肌缺血和梗死。肾动脉的肌肉纤维增生，服用经甲丙基甲基麦角酰胺，心脏外科手术或介入治疗中冠状动脉插管损伤以及主动脉瓣换瓣术后均可以发生冠状动脉纤维增生。冠状动脉内膜纤维性增生会引起明显的冠状动脉狭窄，甚至完全闭塞。

五、吸毒

服用可卡因最重要的心血管并发症为心肌缺血和心肌梗死，心肌病和心肌炎，心律失常以及心内膜炎。由于大部分人症状轻微，不需住院，但是，严重者服用可卡因可以引起冠状动脉血栓形成和痉挛而导致心肌缺血和心肌梗死。可卡因阻断了神经节突触前儿茶酚胺的重摄取和增加儿茶酚胺的释放，儿茶酚胺激活 α 和 β 受体，使心率增快，心脏自律性和收缩性增强，血管痉挛。

（李悦山）

参考文献

1．陈在嘉，高润霖．2003．冠心病．北京：人民卫生出版社，33–73．

2．江一清，刘朝中，朱国英．2001．现代冠心病学．北京：人民军医出版社，25–120．

3．王庭槐．2004．生理学．北京：高等教育出版社，113–127．

4．车少敏．2002．不稳定性冠脉粥样斑块内炎症反应的病理生理学机制．心血管病学进展，23：154–159．

5．Gersh B J，et al．1996．Acute myocardial infarction．Second Ed．New York：Chapman 4 Hall international Thomson publishing，51–67．

6．陈纪林，等．1997．不稳定性心绞痛患者凝血和纤溶活性的动态变化．中华内科杂志，36：263–266．

7．陈纪林，等．1993．心肌缺血的叠加在心绞痛中的作用．中国循环杂志，8：77–79．

8．Kinlay S，Ganz P．1997．Role of endothelial dysfunction in coronary artery diease and implications for therapy．Am J Cardial，80：I11–I16．

9．俞梦越，吴维力．2002．内皮功能不全与冠心病．心血管病学进展，23：193–197．

10. 高润霖，等. 1999. 我国冠心病研究主要成就. 中华心血管病杂志，27：325-331.
11. 陈纪林，等. 1983. 心脏作功和心绞痛发作间的关系. 中华内科杂志，10：618-621.
12. 彭章平，朱建华. 2000. 现代缺血性心脏病. 北京：人民军医出版社，25-26.
13. 江一清，刘朝中. 1999. 冠状动脉痉挛与斑块破裂、急性冠脉综合征的机理及防治. 心血管病学进展，20：29-34.
14. Yasue H A，Kugiyama k. 1997. Coronary spasm；clinical features and pathogenesis. Intern med，36：760-767.
15. Lip G y，Ray K K，Shiu M F. 1998. Coronary spasm in acute myocardial infection. Heart，80：197-202.
16. 中华心血管病杂志编辑委员会. 1999. 中华医学会第5次全国心血管病学术会议纪要. 中华心血管病杂志，27：166-171.
17. 毛节明，张萍. 2000. 冠心病发病中相关危险因素的评估. 中国循环杂志，15：1-5.
18. 许俊堂，胡大一. 2001. 对急性冠状动脉综合征分型的看法. 中华心血管病杂志，29：566-569.
19. Glasser S P，Selwyn A P，Ganz P，et al. 1996. Atherosclerosis：Risk factors and the vascular endothelium. Am heart J，131：379-384.
20. Loscalzo J，Keaney J F Jr，Vita J A，et al. 1998. Impaired platelet production of nitric oxide predicts presence of acute coronary syndromes. Circulation，98：1481-1486.

第六章
糖尿病与心血管疾病

Chapter 6　Diabetes and Cardiovascular diseases

概　言

糖尿病和心血管疾病是当今流行病学、临床医学和基础医学研究的最热门课题之一。糖尿病是心血管疾病的高危症。因此本章节主要是介绍近年来在内分泌学和心脏病学领域中关于糖尿病与心血管疾病关系的基础研究进展，特别是对糖尿病并发高血压、动脉粥样硬化和心力衰竭这些常见并发症的流行病学、发病机制和部分新型药物治疗机制进行系统阐述，以支持和推进临床医学的发展。

第一节　概　　述

一、糖尿病的流行病学

根据国际糖尿病联盟报告，糖尿病的发病率呈逐年增高的趋势，空腹血糖受损和糖耐量减低的发生率随年龄而增加。最近，Fox等报告Framingham心脏病研究中20世纪70年代至90年代糖尿病发生率的变化，发现在这30年间美国2型糖尿病的发生率增高了2倍，尤其是体重指数>30 kg/m^{2}时。2005年全球糖尿病患者人数已经达到3亿。美国、中国和印度是世界上糖尿病发生率最高的国家。在美国大约有1 600万人患有糖尿病，2 600万人有代谢综合征伴胰岛素抵抗。糖尿病发生率与年龄成正比，75岁以上人群中，20%为已知糖尿病，20%为无症状糖尿病，40%空腹血糖受损和（或）糖耐量减低，20%血糖正常。据不完全统计，在中国大约有4 000万人患有糖尿病，特别是在大城市，糖尿病发生率更高，糖代谢异常者更多。例如，在上海约10%人群患有临床糖尿病或血糖水平异常。据推测，至2025年成人糖尿病发病率将增加35%，糖尿病人数将增加122%。其中，90%为2型糖尿病，仅10%为1型糖尿病。

二、糖尿病性心血管疾病的流行病学

在过去的20多年中，在美国年龄校正的心血管疾病死亡率有了一定的下降，但糖尿病引起的死亡率却显著增高（尤其是最近的10年）。由于糖尿病患者的主要死亡原因是心血管疾病，因此提示糖尿病患者的心血管疾病死亡率仍明显高于非糖尿病者。

糖尿病是冠心病的等危症。流行病学研究发现，糖尿病但不伴以往心肌梗死史患者的心血管疾病死亡率（15.4%）与无糖尿病但有以往心肌梗死史患者的心血管疾病死亡率（15.9%）相似。同样，7年随访期中糖尿病但不伴以往心肌梗死史患者的致死性或非致死性心肌梗死发生率（20.2%）与无糖尿病但伴有以往心肌梗死史患者（18.8%）无显著差异。Stamier等发现，单纯存在糖尿病一种危险因素的患者，其年龄校正的心血管疾病死亡率高于存在其他3种危险因素的患者。尽管糖尿病间接增加这些患者的心血管疾病死亡的危险性，且独立于其他同时存在的危险因素，但新诊断为糖尿病患者的心血管疾病发病率也明显增加，甚至高达25%。由25个欧洲国家的110个中心参加的糖尿病心脏研究显示，在2 107例急性冠状动脉综合征患者中，22%为新诊断的糖尿病，36%为糖耐量减低。整个糖尿病人群的心血管疾病发病率高达50%，心血管疾病死亡率占总死亡率的65%。糖尿病患者的快速增长给心血管疾病的防治工作增加了沉重的负担。

三、糖尿病性心血管疾病

（一）缺血性心脏病

糖尿病最常见的死亡原因是缺血性心脏病。在国家健康访问调查（NHIS）中，糖尿病患者缺血性心脏病的发病率与年龄密切相关，18～40岁的患者发病率为3%，45～64岁的患者则为14%，65岁以上患者高达20%。在2型糖尿病患者中，心脏病发生率与患病率存在种族差异。例如，白人糖尿病患者心血管病为14%，土著美洲人则高达50%～80%。

有资料显示，在糖尿病患者群中，女性心血管危险性较男性高。国家健康与营养调查研究Ⅰ（NHANESⅠ）显示，男性和无糖尿病的女性9年间心脏病的死亡率均下降，但患糖尿病女性增加23%。而且，患糖尿病的非洲裔美国女性心脏病的发病率较白人女性高。

（二）充血性心力衰竭

在美国，以左心室收缩功能障碍为特征的充血性心力衰竭（chronil congestive heart failure，CHF）最常见的原因是缺血性心脏病。糖尿病是除冠心病之外CHF和CHF死亡率的独立预测因素。即使在糖尿病前期仅有糖耐量异常时就可并发CHF，提示糖代谢状态对心功能有明显影响。

糖尿病患者心肌梗死后CHF的发生率明显高于非糖尿病患者，而与梗死面积大小无关。这个结果在梗死面积限度的多中心调查（MILIS）研究中得到证实。同样，在全面应用链激酶和组织型纤溶酶原激活剂以开放阻塞性冠状动脉（GUSTO）研究中，糖尿病患者ST段抬高心肌梗死（STEMI）后CHF的发生率是非糖尿病患者的2倍。已证实，糖尿病患者所有急性冠状动脉综合征后CHF的危险性均增加。

（三）周围血管疾病

糖尿病的一个重要并发症是周围动脉疾病，常表现为下肢溃疡和（或）坏疽，最终可导致截肢。糖尿病引起的周围血管病可以使死亡率增加70%～80%，在1983～1990年，住院糖尿病患者的6%伴有下肢溃疡，美国糖尿病协会（ADA）的资料确认男性糖尿病时间＞10年、血糖控制不佳、心血管病、视网膜病或肾病的存在均为下肢溃疡的危险因素，美国的人群研究显示，10%～17%糖尿病患者有下肢溃疡，男性、使用胰岛素和糖尿病病程长者发病率较高。

在美国45%的糖尿病患者由于严重的周围循环障碍而截肢，糖尿病患者截肢率是非糖尿病患者的15倍以上，这些患者每年的截肢率为0.6%。糖尿病伴外周血管病变的患者临床预后较差，特别当需要截肢时。这些糖尿病患者截肢后3年死亡率为20%～50%，5年死亡率高达39%～68%。糖尿病周围血管病的病理生理与常规周围动脉粥样硬化不同，糖尿病患者更易引起远端动脉循环障碍，而非糖尿病患者更容易引起近端血管的循环障碍。

（四）高血压

糖尿病患者中高达70%伴有高血压病，35%～45%伴有心血管病和肾病。在NHANES

Ⅱ研究中，大约71%的糖尿病患者有高血压（血压≥140/90 mmHg）。无论有无糖尿病，年龄越大，高血压的危险性越高，同时存在种族和性别差异。对765名需要胰岛素治疗的糖尿病患者进行的社区研究发现，男性高血压的发病率为女性的2倍。高龄、男性、糖尿病病程、血糖控制状况（糖化血红蛋白的百分比）、蛋白尿是高血压的独立预测因素。国家健康与营养调查研究Ⅱ（NHANESⅡ）和西班牙健康与营养调查研究（HHANES）未发表的数据显示，高血压的发病率在黑人女性最高，而在墨西哥裔的美国人最低。

（五）脂代谢紊乱

糖尿病合并脂质代谢紊乱更是冠心病的高危因素，包括低密度脂蛋白（LDL），高密度脂蛋白（HDL），小而致密的LDL增加，载脂蛋白A-Ⅳ增加，甘油三酯升高，升高的程度与糖耐量异常的程度呈正相关。有研究表明，女性糖尿病患者胆固醇水平较男性高。NHANESⅡ研究显示LDL胆固醇水平白人女性最高；美国土著女性最低。这个结论在诸多研究中均得到证实。

2型糖尿病患者发生脂质代谢异常可能与胰岛素活性不足有关，导致脂肪酸从脂肪组织释放增加游离脂肪酸进入肝脏，使肝合成VLDL增加，这些脂质异常以正常或LDL胆固醇轻度升高，HDL胆固醇降低，甘油三酯升高和小而致密的LDL升高为特征，从而使糖尿病患者心血管病的危险性显著增加。

（六）冠心病

冠心病是糖尿病患者最常见的死亡原因。NHIS研究发现，糖尿病患者的冠心病发生率与年龄相关，18～44岁时为3%，45～60岁时为14%，65岁以上为20%。女性患心血管疾病较男性增高。NHANES资料显示，女性糖尿病死亡率增高。糖尿病冠心病患者的5年死亡率超过非糖尿病患者2倍以上。急性冠状动脉综合征时，糖尿病患者的临床预后较非糖尿病者为差。大量证据表明，糖尿病使急性ST段抬高或非ST段抬高心肌梗死患者的危险性增大。Framingham研究指出，糖尿病患者的心肌梗死急性期和恢复期死亡率、再梗死率和心力衰竭发生率明显增加。

糖尿病患者冠心病发生率增加的原因主要与其一系列代谢紊乱有关。高血糖、脂代谢异常、胰岛素抵抗与高血压使动脉粥样硬化进程加速。高血糖通过阻断一氧化氮（NO）产生改变内皮细胞功能和导致氧化应激增加。胰岛素抵抗的存在也使脂肪组织释放游离脂肪酸，引起氧化应激增加和NO产生减少的一系列反应。糖尿病增加内皮缩血管肽产生，导致血管收缩。同时糖尿病对血管壁产生许多其他作用，包括胶原合成减少，基质金属蛋白酶产生增加。血糖增高激活蛋白激酶C（PKC）和增加氧化物的产生。糖尿病也增加血小板激活，降低血小板活化抑制物。糖尿病时，血小板糖蛋白（GP）Ⅱb/Ⅲa受体上调，引起血小板聚集。糖尿病患者纤溶活性降低。脂质代谢异常出低密度脂蛋白胆固醇增高外，还包括三酰甘油增高和高密度脂蛋白胆固醇降低。糖尿病时，较常合并存在高血压和肾功能异常。多种代谢异常的存在，导致动脉粥样硬化的迅速发展，并增加斑块的不稳定性，引起心脏事件。

四、糖尿病性心血管疾病影响因素

（一）高血糖症

高血糖症在微血管病变和大血管病变的发展中均起重要作用。糖尿病控制及并发症试验（DCCT）研究结果表明，高血糖症是1型糖尿病微血管并发症（如视网膜病变和肾脏病变）发生的主要因素。DCCT及一些小规模的研究均表明，严格的血糖控制可以减少心血管疾病的发生。然而，高血糖症对于大血管并发症发生发展的确切影响，特别是高血糖症对于2型糖尿病大血管并发症的作用，仍不清楚甚至存在争议。有一些理论可以用来解释在糖尿病血管病变中高血糖症是如何直接诱导信号通路的激活。例如，糖尿病肾病的基本机制之一，即涉及高血糖症诱导的转化生长因子β（TGF-β）和细胞外基质相关分子（如纤维结合蛋白）的产生。高糖环境下培养的肾小球系膜细胞，其产生TGF-β和细胞外基质成分的速度较在正常血管环境下培养的相同细胞明显增快。此外，高血糖症增加蛋白激酶C（PKC）的激活物-二酰甘油的合成。高糖血症通过持续性激活一个或多个PKC亚型，诱导系膜细胞产生TGF-β及细胞外基质分子。此外，高血糖症还可以刺激山梨醇通路和细胞丝裂原激活的促分裂原蛋白激酶通路（MAPK）等信号转导途径，激活类似的系膜细胞。最近，有研究证明，血管平滑肌暴露在高糖环境中可以激活JAK/STAT途径。尤其在高糖环境中，血管平滑肌细胞可以诱导JAK2酪氨酸磷酸化、JAK2与血管紧张素Ⅱ AT_1受体复合物的形成。高血糖症诱导的JAK2酪氨酸磷酸化过程是与信号转导子和转录激活子1（STAT1）和STAT3的酪氨酸磷酸化和（或）丝氨酸磷酸化伴发，且随着血管平滑肌细胞的增生而增加。JAK2的激活对于血管紧张素Ⅱ诱导的MAPK激活、血小板衍生生长因子（PDGF）诱导的MAPK激活以及血管平滑肌细胞的生长都是必需的。另一组研究最近也提示，NRK-49F细胞中高级糖基化终末产物（AGE）诱导产生细胞外基质分子时也需要JAK2和STAT蛋白的激活。因此，高血糖症是JAK2和STAT蛋白的激活在促进细胞增生和细胞外基质分子合成的过程中发挥了重要作用。

（二）高级糖基化终末产物

细胞内外均可发生非酶糖基氧化反应，而且可因多种原因（如醛糖水平增高）引起的氧化应激而加速。大分子的这种非酶糖基氧化反应的最终结果导致AGE的生成。通过交联形成，AGE经修饰后可以改变相应组织或细胞的性质。

由于AGE在糖尿病并发症中长期存在，以及AGE和细胞成分的密切关系（如在血管壁、肾脏和视网膜），推断AGE在细胞表面的识别位点可能对介导其作用至关重要。AGE受体（RAGE）是细胞表面分子免疫球蛋白超家族的成员之一。RAGE与不同配体相互作用的后果是启动了细胞的信号转导机制。从JAK/STAT通路到激活P21Ras和MAPK家族，RAGE可以调节不同的细胞功能。尽管RAGE下游的多条信号通路已被识别，但究竟是哪个近端信号蛋白结合在RAGE细胞溶质末端得以初始启动信号转导呢？至今尚未检测到这个蛋白。应该注意到，对RAGE介导的细胞活化而言，RAGE所拥有的高度解离的、短的

（43个氨基酸）细胞溶质末端非常重要。如果将RAGE的细胞溶质末端截除（称为末端缺失的RAGE）并经细胞表达后发现，与野生型RAGE类似，末端缺失的RAGE也可以直接嵌入细胞膜，也可以结合配体。但是，末端缺失的RAGE与配体结合后却不能使细胞性质发生改变，换言之，即失去了RAGE介导的细胞活化功能。因此，对于配体而言，RAGE是起重要信号转导受体作用，而不仅仅是将AGE和其他物质结合到细胞表面的一个结合位点。

（三）胰岛素抵抗

胰岛素抵抗作为心血管–代谢异常的一部分，习惯上被称为“胰岛素抵抗综合征”或“代谢综合征”。根据个体遗传背景的不同，随着胰岛素抵抗的发展，可以导致2型糖尿病，并加速动脉粥样硬化、高血压或多囊卵巢综合征等疾病进程。目前，胰岛素抵抗在临床上被定义为个体对于一定量外源性或内源性的胰岛素不能如正常人群一样增加糖的摄取和利用。如前所述，胰岛素与其细胞膜胰岛素受体结合后，经过一系列蛋白–蛋白的相互作用和信号转导级联传递信号而发挥作用。研究显示，在2型糖尿病中，这些信号转导通路是减少的。已有一些机制被提及与胰岛素抵抗和胰岛素抵抗综合征有关。这些机制包括：①一个或多个胰岛素激活级联蛋白的基因异常。②胎儿营养不良。③肥胖症的增多。

胰岛素具有多重功能，而且还是一种血管活性激素。例如，胰岛素可以引起内皮一氧化氮依赖的血管舒张反应，其作用是生理性的而且是呈剂量依赖性的。有研究表明，胰岛素的代谢作用和血管作用密切相关。胰岛素抵抗状态定义为外周组织中胰岛素介导的血糖摄取减少，也可以表现为胰岛素介导的血管舒张功能和内皮介导的血管舒张功能的受损。此外，在胰岛素抵抗状态下，可出现游离脂肪酸浓度增高并引起内皮功能障碍伴胰岛素介导的血管舒张功能受损。这些现象表明，胰岛素对外周组织的作用及胰岛素对内皮系统的作用是相互联系的。而且，最近的数据提示，外周组织和内皮系统中的胰岛素信号通路机制是共享的。因此，健康的内皮功能和一氧化氮的保护作用对于预防动脉粥样硬化性血管疾病是至关重要的。

（四）细胞因子

糖尿病常常伴有许多细胞因子和生长因子的合成增多和作用增强，这可能是高糖诱导的结果，包括PKC激活、血管活性激素（如内皮缩血管肽和AngⅡ）上调、缺氧、氧化应激及可能的糖基氧化应激。某些细胞因子在许多糖尿病诱导的血管损伤中发挥着特殊的作用。例如，转化生长因子（transforming growth factor，TGF-β）在介导肾脏细胞外基质的聚集中起重要作用。血管内皮细胞生长因子（VEGF）具有很强的血管生成作用，与视网膜新生血管再生有关。然而，细胞因子在其他靶点介导的微血管和大血管损伤的作用机制还有待更进一步的研究。

（五）血管活性多肽

1．血管紧张素Ⅱ：糖尿病患者中，发病率和死亡率最高的是心血管疾病和肾脏疾病。糖尿病患者心血管组织和肾脏组织发生适应不良性生长，其发病机制与血管紧张素

Ⅱ有关。应用血管紧张素转化酶抑制药和AT_1阻断药抑制血管紧张素Ⅱ诱导的血管平滑肌细胞增加，发生可在糖尿病患者及糖尿病动物模型中降低心血管疾病的发生率。高血糖症可以通过血管紧张素Ⅱ，诱导产生一些心血管反应（如生长、收缩、Ca^{2+}的信号转导，AT_1受体的密度等）。AT_1受体与促细胞分裂的信号转导级联（JAK/STAT，P21Ras/Raf-1/MAPK，PLC-γ1）有关。更为重要的是，通过分子学、生物化学和药理学途径抑制血管紧张素Ⅱ介导的事件后，发现血管平滑肌细胞的增生是可以预防的。

血管紧张素Ⅱ的作用由2种细胞表面受体介导，分别为AT_1和AT_2。血管紧张素Ⅱ对血管平滑肌细胞的大多数生理学反应是通过AT_1受体亚型发挥作用的。AT_1受体受血管紧张素Ⅱ激活后导致G蛋白介导的信号传导，包括在磷脂酶C（phospholipase C），PLC依赖的PKC激活和细胞内钙池中钙离子的释放。此外，AT_1受体还能与生长因子和细胞因子一起，激活一些信号通路，并诱导早期生长反应基因的表达。血管紧张素Ⅱ通过信号转导级联诱导的早期生长反应基因，如c-fos和c-jun原癌基因，通常不需要新蛋白的合成，而是经由已存在的转录因子的翻译后修饰来调节。因此，血管紧张素Ⅱ诱导的这些早期生长反应基因的表达是由细胞内信号转导途径直接调节的。有3条细胞内信号通路与原癌基因的激活有关。包括：JAK/STAT，P21Ras/Raf-1/MAPK和PLC-γ1级联。许多研究都关注AT_1受体的信号转导途径，激动剂刺激的短暂信号分布，可以从秒（如PLC-γ1的激活和肌醇磷酸酶的产生）、分（如MAPK的激活），或小时（JAK/STAT途径）而不同。AT_1受体如何能区分不同信号转导途径的确切机制仍不清楚，推测和一系列复杂的步骤有关，包括以时间依赖方式选择性摄取、激活、灭活每一个信号系统。

2．内皮素endotheline ET_A：有一种理论认为，与糖尿病有关的内皮激活可以增加血管内皮缩血管肽的产生，并通过加强血管收缩、增加肾小球通透性、肾小球系膜细胞增生和细胞外基质的产生导致肾小球的损伤。有研究发现，在糖尿病和链脲霉素所致糖尿病大鼠中，血浆内皮缩血管肽水平和内皮缩血管肽mRNA表达均明显升高。而且，糖尿病患者血浆内皮缩血管肽水平的升高与微血管并发症的发病危险性增加相关，提示内皮缩血管肽和糖尿病相关的微血管病变可能存在一定联系。另外，血糖是内皮细胞释放内皮缩血管肽的有效刺激因子，局部释放的内皮缩血管肽可能对糖尿病动脉粥样硬化发挥作用。内皮素受体拮抗剂BQ-123应用于链脲霉素（streptozocin，STZ）所致糖尿病小鼠的研究也支持内皮缩血管肽在糖尿病中的作用。BQ-123可以减少细胞外基质的产生并预防糖尿病小鼠的肾脏疾病。已经证实，内皮缩血管肽可以在血管平滑肌细胞中干预胰岛素信号通路。尽管许多研究均说明了内皮缩血管肽在糖尿病肾病和动脉粥样硬化中的作用，但还需要更细致的工作以揭示其中的内在联系。

另外还有氧化应激、炎症、蛋白激酶C、内皮功能损伤、血小板功能障碍等都参与了糖尿病导致的心血管疾病的病理生理过程。以下将详述这些影响因素在几类常见的糖尿病性心血管疾病中的作用。

第二节 糖尿病与高血压

一、流行病学调查

糖尿病与高血压均为心血管病的重要危险因素。但危险性更大的是糖尿病同时合并高血压，有人将其比喻为“火上浇油”。而更令人担忧的是糖尿病合并高血压的患病率较高，并在逐年上升。由于种族、背景人群、诊断方法、所采用的标准等不同，各文献报道有关糖尿病合并高血压发病的资料有所不同，但总体来看，糖尿病患者较非糖尿病人群易发生高血压。国外资料报道，糖尿病患者中高血压的患病率为40%～60%；国内报道的为38%～55%；世界卫生组织公布的数据为20%～62%。一般糖尿病患者发生高血压约为非糖尿病患者的2倍。随着年龄的增长，糖尿病合并高血压的患病率增加。一项欧洲研究报道，按照目前的高血压防治指南的诊断标准（血压≥140/90 mmHg），70%的糖尿病或70岁以上的糖尿病患者有90%合并高血压。同样，高血压患者中糖尿病的患病率较正常血压人群高，一般高2.5倍。国外一项调查发现中年和老年高血压患者中糖尿病的发生率分别是22.4%和32%。

由于大多数研究采用的定义高血压的血压水平不同，因此要准确评价糖尿病患者高血压发生率就非常困难。过去，大多数研究采用世界卫生健康组织（Word Health Organization）WHO高血压的旧定义，即血压≥160/95 mmHg，报道的1型糖尿病高血压发生率＜25%，2型糖尿病约50%。若采用目前的高血压定义，即血压≥140/90 mmHg，则不可能准确地推断出在上述研究中高血压发生率，但非常明确实际发生率应高于采用上述旧定义的发生率。

最近，英格兰进行了一项全国范围内的流行病学调查。按照地理学位置、种族和社会状况的分布特点，入选了具有代表性的人群。在1991年和1994年期间，入选了30 639例患者，其中970例糖尿病患者。该研究结果与既往研究相似，收缩压≥160 mmHg，舒张压≥95 mmHg或正进行降压治疗定义为高血压，高血压发生率为51%。若采用更为严格的高血压定义，即血压≥140/90 mmHg，则3/4糖尿病患者收缩压≥140 mmHg，舒张压≥90 mmHg或正在接受降压治疗。调整年龄后，糖尿病患者高血压发生率是非糖尿病患者的2倍（比数比OR=2.0；$P<0.000\,1$）。调整了肥胖（体重指数）后，糖尿病患者发生高血压的风险仍增加2倍。高血压也增加2型糖尿病风险。一项大规模前瞻性队列研究入选了12 550例成年高血压患者，随访6年。其中，1 474例高血压患者未治疗，与血压正常的对照组相比，这些患者发生2型糖尿病风险增加2.5倍。

在糖尿病人群中，高血压发生率比年龄匹配的非糖尿病人群高1.5倍到3倍。1型和2型糖尿病患者出现高血压的时间和表现不同。在1型糖尿病患者中，常于糖尿病数年后发生高血压，常反映糖尿病肾病的进展。1型糖尿病患者最终有30%发生高血压。在2型糖尿病患者中，在诊断糖尿病同时甚至在发生糖尿病之前即可出现高血压。由于在流行病学研究中1型和2型糖尿病患者入选的比例、肥胖发生率、性别和种族显著不同，因此要准确确定高血压发生率非常困难。

与非糖尿病患者相比，2型糖尿病患者年龄偏大，而且肥胖明显。在西方国家中，随着年龄和肥胖比例的增加，高血压发生率也随之升高。人群血压水平升高也反映人群正逐渐老化或发生肥胖。调整年龄和体重后，糖尿病人群的高血压发生率仍然升高1.5倍。20%～60%的2型糖尿病患者发生高血压，发生率取决于年龄、种族和肥胖程度。在一些种族中，糖尿病肾病可能是2型糖尿病发生高血压的原发决定性因素。这一发现在印第安比马人得到证实。在一些人群中，高血压、糖耐量异常或2型糖尿病、高脂血症、向心性肥胖和胰岛素抵抗发生率显著升高。目前，正研究糖尿病和高血压之间的相关性。大量流行病学证据显示，糖尿病高血压患者发生心血管疾病、肾功能不全和糖尿病肾病风险明显增加。糖尿病肾病和动脉性高血压之间的关系仍然不清楚。

上述研究证实，在糖尿病患者中，特别是在2型糖尿病患者中，高血压非常常见。

二、发病机制

（一）遗传因素

遗传因素研究已证实，胰岛素抵抗和2型糖尿病均为多基因遗传疾病，高血压在糖尿病人群中高发的现象表明高血压与2型糖尿病、胰岛素抵抗可能有着某些共同的遗传基础。目前有一些研究对与2型糖尿病合并高血压发病可能有关的遗传缺陷进行了探讨。这些研究所涉及的遗传位点包括：

1. 血管紧张素转换酶（angiotensin convertingenzyme，ACE）基因：研究证实ACE基因I/D多态性与糖尿病肾病相关，肾素-血管紧张素系统遗传缺陷。有研究认为血管紧张素原（AGT）基因M235T位点多态性与糖尿病合并高血压发生有关。

2. 胰岛素受体基因：胰岛素受体基因已证实与胰岛素抵抗明显相关。从胰岛素抵抗常与高血压存在家族集聚性事实可推测胰岛素受体变异可能与高血压发生有关。对高加索人群的研究表明在胰岛素受体第9内含子的一个插入，缺失多态位点与原发性高血压显著相关。调查显示外显子3的多态性与高血压有较弱的相关性，微卫星DNA技术证实内含子2与高血压无关。胰岛素受体基因多态性谱还与高血压家庭史的2型糖尿病患者肾脏病变有相关性。

3. β_3-肾上腺素能受体基因：β_3-肾上腺素能受体通过增加脂解和能量分解对能量平衡起着调节作用，其异常与胰岛素抵抗综合征可能有关。一些研究发现其基因Trp64Arg多态性与肥胖和2型糖尿病相关。

4. 其他基因位点：如糖原合成酶（GSY）基因、葡萄糖转运蛋白4（GLU-T4）基因以及脂蛋白脂酶（LPL）基因等，但未在其他研究中得到证实。

（二）高血糖

高血压患者有糖代谢异常，有资料表明血糖水平与血压呈正相关，且独立于年龄和体重，甚至独立于胰岛素水平等因素，但这种关系在不同研究中并非一致。糖尿病患者中显而易见的事实是血糖升高，如果它是高血压的主要危险因素的话，其机制可归纳如下：

1. 高血糖促进糖在近曲小管的重吸收，而伴随钠的重吸收，增加体内钠的容量（约增加10%），细胞外液容量增加致高血压。

2. 高血糖使血浆渗透压升高，从而使血容量增加。

3. 血糖与电解质相似，能引起血液中晶体渗透压升高，从而使血容量增加，导致外周血管阻力增加。

4. 高血糖非酶不可逆糖基化产物形成，并形成一种阿氏产物（amadori product），阿氏产物转变成不可逆的糖基化终末产物（AGE），后者于巨噬细胞中特有的AGE受体结合，最后引起细胞外基质增生和平滑肌细胞增殖，导致血管收缩增强并加重糖尿病的血管动脉粥样硬化。

5. 高血糖症在内皮功能受损中发挥着重要的作用，其机制可能是通过增加氧化应激引起。氧化应激部分是蛋白激酶C依赖的。氧化应激可增加超氧阴离子的生成，超氧阴离子与NO结合后可灭活NO，而且反应活性较高的过氧化硝酸盐自由基生成增加。糖代谢异常可抑制NO合成。还原型烟酰胺腺嘌呤二核苷酸磷酸还原型辅酶Ⅱ（NADPH）是内皮源性NO合成酶的关键辅助因子。在高血糖症时，磷酸戊糖途径生成的NADPH减少，从而导致NO合成减少。研究表明，在糖尿病患者中，L-精氨酸（NO合成酶的底物）转运至内皮细胞的数量减少。脂质紊乱，特别是氧化型LDL胆固醇的产生和循环中游离脂肪酸水平升高，可加重内皮功能受损，并可导致NO合成或利用异常。糖尿病患者内皮功能异常对血压调节和血管血流动力学具有重要影响。在正常情况下，NO可拮抗血管收缩，因此在基础血管扩张张力降低时即可增加血管对血管收缩剂的敏感性。很早以前就发现糖尿病患者存在上述现象，这可能与高血压的发生有关。另外，NO在调节动脉僵硬度和脉搏波特征性反折方面也发挥着重要作用。因此，内皮功能受损将导致血管老化，即脉压增大和中心动脉收缩压升高。这种现象是糖尿病所特有的。

尽管对糖代谢异常的复杂性及其在大血管并发症中发挥的作用下明确的结论当前尚有困难，现在的研究已经证实，高糖血症、尤其是餐后血糖升高与大血管病变具有相关性。许多机制可以解释这些导致心血管病变发展的相关性，包括山梨醇途径激活、氧化应激、反应性AGE及AGE前体生成。这些变化造成内皮功能紊乱、核心蛋白变性（例如结构蛋白的糖化）及炎性细胞因子前体的生成，提示高糖血症对大血管病变有重要的作用，但确切机制还需要深入研究。

（三）胰岛素抵抗

胰岛素抵抗是糖尿病病人发生高血压的最基本的病理生理基础。一方面胰岛素是一种血管舒张物质，并能刺激内皮释放一氧化氮。当胰岛素抵抗时，胰岛素的作用减弱，使血管阻力增加，促使糖尿病患者血压升高。同时胰岛素也是一种生长因子，可促进蛋白质合成代谢及增强丝裂原活性，促进血管平滑肌细胞的增殖、迁移，促进动脉内膜的增厚。胰岛素作用的信号转导主要有：磷脂酰肌醇-3激酶（phosphatidylinositol，PI-3K）途径和丝裂原激活蛋白激酶（MAPK）途径。前者主要与胰岛素的代谢效应有关，后者主要与基因转录调控有关。胰岛素调节靶组织利用葡萄糖是经过PI-3K途径；而胰岛素依赖性的扩血管作用是通过启动胰岛素受体底-1（insulin receptor speaes，IRS-1）/磷脂酰肌醇脂激酶（PI_3-K）/Akt途径，从而引起内皮型一氧化氮合酶的启动，产生一氧化氮。当PI-3K途径缺陷时，可以导致胰岛素依赖的葡萄糖利用及血管舒张功能受损，而MAPK途径参与细胞生长及内皮细胞、血管平滑肌细胞、单核细胞的迁移、促炎及促血栓形成作用。当胰岛素抵抗和代谢综合征时伴随的一些缺陷依赖于PI-3K途径的异常，而MAPK途径是正常的，因此，继续具有促生长作用。另一方面，胰岛素抵抗具有兴奋交感神经的作用。第一点表现在胰岛素抵抗时，中枢交感活性增加；同时，还可以通过促酪氨酸羟化酶的磷酸化，使去甲肾上腺素及肾上腺素合成加速。第二点表现在胰岛素抵抗时，还可增加小动脉平滑肌对去甲肾上腺素、肾上腺素的敏感性。最终导致小动脉张力增加及促进肾脏对钠的重吸收，导致钠水潴留。

（四）糖尿病钙代谢异常

糖尿病患者血糖升高，尿糖排量增加，应运而生的尿钙流失剧增，从而导致体钙的流失，糖尿病患者钙代谢异常与其高血压的关系愈显得密切相关。

1．细胞外钙与高血压的发病机制：已有报道血压升高则血浆钙离子浓度降低，且许多研究观察到钙有膜稳定性能，由此推论，血钙在高血压发病机制中的作用是因为其不足以维持血管平滑肌细胞膜的稳定性。已知钙有连接细胞、稳定细胞膜并抑制细胞收缩功能，当钙连接于细胞膜的量很少时，则细胞膜对各种刺激更加敏感，因此提出高血压血管平滑肌的细胞膜稳定性低于正常，且维持一定性需要更高浓度的细胞外钙。

2．细胞内钙与高血压的发病机制：高血压患者血小板内钙的测定，提示在高血压患者中的细胞内钙离子浓度升高。已知血压升高是因心排血量的增加或体循环血管阻力不适当比例的增加而引起，绝大部分可能取决于钙跨心肌膜和血管细胞膜转运的速度和程度。细胞内钙离子浓度的增加，一方面启动所说蛋白系统，增加心肌的收缩力，引起心肌收缩增强，动脉收缩痉挛和静脉回流增加；另一方面钙作为细胞内的第二信使，参与去甲肾上腺素、醛固酮及肾素的释放，通过体液调节使外周血管阻力增加，其结果均使血压升高，因此，大多数学者认为高血压是通过离子钙的升高这一途径而发生。细胞内钙浓度的增加除受通道通透性影响外，还受膜Ca^{2+}-ATP酶活性调节，该泵能泵出细胞内多余的钙。高血压患者膜Ca^{2+}-ATP酶活性降低，胰岛素能增加血管平滑肌细胞内钙内流，会使血管平滑肌对扩张血管的因子反应性降低，致血管阻力升高，高血压的结果进一步促使Ca^{2+}-ATP酶活性降低。在糖尿病患者中，既然存在着高胰岛素血症，那么细胞内Ca^{2+}-ATP酶活性势必下降，致细胞内钙增多，促使高血压发生。

（五）糖尿病肾病

糖尿病肾病是指糖尿病特有的肾小球硬化症，是最常见的糖尿病继发性高血压的原因。1型糖尿病时，高血压大都与糖尿病肾病发生和发展相平行。一般1型糖尿病发病1～3年，即有8%的患者出现微量蛋白尿，至20～30年，累积糖尿病肾病发生率为40%～50%，平均5年左右出现临床蛋白尿。一旦到了临床蛋白尿期，大约10年左右，可发展为终末期肾病，1型糖尿病最主要的死亡原因即是糖尿病肾病。对于2型糖尿病患者，大约20%糖尿病患者会发展成糖尿病肾病。糖尿病肾病是2型糖尿病继发性高血压的常见原因之一。但一般进入微量蛋白尿期（Ⅲ期）的糖尿病肾病才出现高血压，尽管高血压是糖尿病肾病的主要临床表现之一，但在高血压发生之前就已经发生糖尿病肾病，所以不能靠高血压来筛选有无糖尿病肾病。糖尿病肾病引起高血压的主要机制是钠水潴留、血容量增加；肾素-血管紧张素系统（RAS）被启动。但对RAS的启动，由于糖尿病肾病当肾功能明显受损时，循环RAS表现为受抑制状态，但局部RAS可能仍然起重要作用。

（六）动脉结构和功能的改变

糖尿病时最易导致动脉血管的病理改变主要与高血糖、高级糖基化终末产物、脂代谢异常、胰岛素抵抗、高胰岛素血症、炎症、氧化应激等相关。主要的病理改变包括内皮功能异常、血管重塑、动脉粥样硬化等。

内皮功能异常所致的血压升高。糖尿病时，高血糖增加氧自由基形成，使清除功能下降促使一氧化氮失活增加；胰岛素抵抗的存在促进交感活性增加，直接或间接引起RAS启动，促进一氧化氮利用减少；交感活性增加促使缩血管物质（如内皮缩血管肽）合成增加，而舒张血管物质（如一氧化氮、前列环素）减少，同时血管对缩血管物质的反应性增加。有研究表明，糖尿病时内皮依赖性血管扩张功能明显减退，一些反映血管内皮功能的生物学标志物，如纤溶酶原激活剂抑制物（PAI-1）、vWF、内皮缩血管肽-1、血管细胞黏附分子（vascular cell adhesion molecule，VCAM-1）等血清中水平增高。这些都可以引起糖尿病性高血压的发生。

动脉僵硬度增加所致的血压升高。糖尿病时，胰岛素抵抗通过交感兴奋、直接或间接激活RAS、自由基产生增多等，使内皮功能损害，促进血管重塑，从而使动脉中层增厚、血管内膜-中层厚度增加、壁/腔比值增大，周围血管纤维化，最终导致血管张力及动脉僵硬度增加，弹性及顺应性下降，血压升高；糖尿病时的脂代谢异常进一步加重动脉粥样硬化；另外年龄及糖尿病病程的延长，都使得上述病理改变愈加明显。

（七）自主神经功能异常

糖尿病伴自主神经功能异常合并高血压，表现为易发生直立性低血压，常伴发血压的昼夜节律消失。糖尿病自主神经功能异常，迷走神经活性降低，交感神经过亢，使得血压升高。而当立位及应激反应时，交感神经介导的一些血管运动反射功能异常，不能代偿性增加儿茶酚胺的释放及动脉压力感受器传入或（和）传出神经异常，使血压自身调节功能失衡。

三、药物治疗

糖尿病患者在非药物治疗的基础上，应积极进行降压药物治疗，在药物选择上，除考虑降压药的疗效外，还应考虑有无靶器官保护作用；能否降低大血管并发症事件及微血管并发症，从而降低其病死率；药物对糖代谢控制或低血糖症状有无影响等。降压药物的种类及其选择：临床上常用的降压药有六类，即利尿剂、β-受体阻滞剂（BB）、钙离子通道阻滞剂（calcium channel blocker，CCB）、血管紧张素转换酶抑制剂（angiotensin-converting enzyme inhibitor，ACEI）、血管紧张素Ⅱ1型受体拮抗剂（angiotenc，in receptor bloker，ARB）和α受体阻滞剂。

（一）利尿剂

临床观察表明利尿剂可降低心血管患病率和病死率，因此常用于非糖尿病的高血压患者的一线治疗。由于以往用于降压治疗的利尿药剂量较大，长期使用可引起血糖、血脂、血尿酸升高、血钾降低，并可引起男性性功能障碍等。因此，对于应用利尿剂治疗糖尿病合并高血压问题上存在争论。在老年收缩期高血压研究（SystolicHypertension in the Elderly Program，简称SHEP）中，4 736例老年高血压患者中，有583例伴有糖尿病，用利尿剂氯噻酮（12.5 ~ 25 mg/d）治疗，4年后与安慰剂比较，所有心血管事件下降34%，脑卒中下降22%，心肌梗死下降54%，全因死亡下降26%，与非糖尿病组比较，糖尿病组受益更大。2002年降压、调脂治疗预防心脏病发作试验（Antihypertensive and Lipid-Lowering treatment to prevent Heart Attack Trim，简称ALLHAT）报告对糖尿病合并高血压的治疗，小剂量氯噻酮（12.5 ~ 25 mg/d）与赖诺普利（ACEI）及氨氯地平（长效CCB）比较，心血管病死亡及总死亡率相似，但防止脑卒中的发生略优于赖诺普利（相对危险下降7%），防止心力衰竭方面明显优于氨氯地平（相对危险下降22%），但在非糖尿病组，氯噻酮治疗发生新发糖尿病的危险性比赖诺普利高43%。吲哒帕胺（Indapamide）为非噻嗪类利尿剂，有钙离子拮抗作用，对糖、脂代谢无不利影响，但有可能升高血尿酸，并可降低血钾，应予以注意。JNC-7认为利尿剂是最常用的联合降压药。总的来说，利尿剂降压效果显著，价格便宜。中国高血压防治指南推荐在ACEI及CCB不能获得满意疗效时，可加用低剂量利尿剂（即双氢氯噻嗪12.5 ~ 25 mg/d或氯噻嗪15 mg/d）。

（二）β-受体阻滞剂

β-受体阻滞剂（BB）成为非糖尿病高血压治疗的一线药物，能显著降低总人群及糖尿病患者心肌梗死后的病死率，但BB对代谢有不良作用，包括影响胰岛素分泌及敏感性（加重胰岛素抵抗）和升高血甘油三酯（TG），后者主要是由于β-受体阻断后，受体活性增强，对脂蛋白酶抑制增强，降低了极低密度脂蛋白（VLDL）中TG的部分转移，引起TG升高及高密度脂蛋白（HDL）降低。糖尿病患者治疗过程中发生低血糖时，同时应用BB可掩盖具有信号作用的交感神经兴奋症状，并延迟低血糖的恢复。此外，BB无肾脏保护作用。UKPDS的一个队列研究表明，在治疗糖尿病合并高血压患者时比较阿替洛尔与卡托普利治疗结果，在糖尿病终点、心肌梗死、脑卒中及总死亡率均无统计学差异。目前大多认为对糖尿病合并高血压，尤其有冠心病者，可小剂量地选择性用BB。中国高血压防治指南推荐在心肌梗死时应用BB，一般情况下慎用。2003年欧洲高血压治疗指南把糖耐量受损（IGT）作为BB的相对禁忌证。此外，也不宜用于心动过缓患者。

（三）钙离子通道阻滞剂

钙离子通道阻滞剂（CCB）通过阻止钙离子进入血管平滑肌和心肌细胞，松弛血管平滑肌，降低心肌收缩力而发挥降压作用。可分为两类：①二氢吡啶类（DHP）包括硝苯地平、尼群地平等。②非二氢吡啶（NDHP）包括维拉帕米和地尔硫䓬。DHP

类CCB有短效和长效两类，短效者有硝苯地平和尼群地平，其发挥作用快，降压幅度大，维持时间短，并有激活交感神经活性作用，使心率加快，副作用较明显，尤以短效硝苯地平为突出，故已少用，尤其不宜用于心力衰竭或心肌梗死。临床上主要应用硝苯吡啶缓释剂或控释剂（例如拜新同）。长效的DHP类CCB有氨氯地平和非洛地平，是治疗高血压的主要CCB类药，其降压效果确切，对糖脂代谢无不良影响。在高血压最佳治疗研究（Hypertension Optimal Treatment，简称HOT）有1 501例糖尿病合并高血压的患者，非洛地平治疗可显著降低心血管事件（51%）及心血管病死率（60%），心肌梗死和脑卒中也呈下降趋势。在肾脏方面，不同CCB的作用不同，长效DHP可延缓肾小球滤过率的下降。日本2型糖尿病高血压研究（J-MIND）比较硝苯地平缓释片和依那普利（ACEI制剂）治疗，对糖尿病合并高血压患者尿白蛋白排泄率、正常白蛋白尿向微量白蛋白尿转化率以及微量白蛋白尿向临床白蛋白尿转化率，两组无明显差异，说明硝苯地平缓释片也有保护肾脏的作用，可延缓糖尿病肾病的进展。NDHP类CCB主要用于治疗心律失常。总之，长效CCB或缓释片降压作用平稳、持久，有靶器官保护作用，对糖、脂代谢无不良作用，可能有抗动脉粥样硬化作用，病人服药依从性也较好。

（四）血管紧张素转换酶抑制剂和血管紧张素Ⅱ 1型受体拮抗剂

糖尿病合并高血压时的抗高血压药物的选择，根据美国JNC-7及中国高血压防治指南（2005年修订版），血管紧张素转换酶抑制剂（ACEI）或血管紧张素Ⅱ 1型受体拮抗剂（ARB），当联合用药时，其中一种作为基础用药。这一推荐主要依据一些循证医学结果，有研究证明，ACEI或ARB能够增强胰岛素敏感性，对糖脂代谢影响优于其他任何一类降压药物（CAPPP、ALLHAT、VALUE等）；同时，对DN具有降低蛋白尿，延缓肾功能的发展，具有降压以外的肾脏保护作用（IRMA2、IDNT、RENAAL）。现在也有研究显示，ACEI与ARB的联合应用在降低蛋白尿方面具有优势。

在糖尿病合并高血压时，尤其当合并糖尿病肾病时，ACEI或ARB作为首选药，具有降压外的肾脏保护作用的可能机制：①糖尿病时常伴有体钠交换异常，使容量负荷增加。②糖尿病合并高血压时激活RAS，尤其当伴有糖尿病肾病时。③糖尿病肾病形成最主要因素是肾小球内的“三高”，即高滤过、高压、高灌注。ACEI或ARB可通过较强的扩张出球小动脉及降低体循环动脉压而改善“三高”。这些可能是ACEI或ARB类抗高血压药独特的作用。④其他：保护内皮功能等。

糖尿病患者何时开始应用降压药物治疗。对于一般高血压患者，根据血压水平即危险因素的多少来决定药物治疗的时机。有流行病数据显示，即使血压在正常或正常高值时，如收缩压在120～139 mmHg范围，心血管病的危险性就随着血压的升高而升高。而对于糖尿病患者，本身即已是高危人群，称为缺血性心脏病的“等危症”，因此，有学者认为超过130/85 mmHg以上，即可考虑进行抗高血压的药物（ACEI或ARB）治疗，以降低心血管病发生的危险性。

（五）α-受体阻滞剂

α-受体阻滞剂包括哌唑嗪、特拉唑嗪、多沙唑嗪等。该类药对糖、脂代谢无突出不利影响，但容易产生耐药，降压效果不理想，以及可引起体位性低血压等原因，其应用受到限制。在ALLHAT中，由于多沙唑嗪治疗组新发生心力衰竭的病例明显增多而终止了该药的试验。

（六）过氧化物酶体增殖物激活受体（PPAR-γ）部分激动剂替米沙坦

PPAR-γ部分激动剂替米沙坦作为血管紧张素Ⅱ受体拮抗剂给临床治疗和安全性的考察提供了有利依据。替米沙坦与PPAR-γ完全激动剂相比，能够减少更多副作用。而且，PPAR-γ完全激动剂噻唑烷二酮类药物作用后表现的液体潴留效应部分与这些药物的血管舒张作用和肾素-血管紧张素-醛固酮系统（RAAS）反射效应有关。替米沙坦通过阻止血管紧张素Ⅱ受体而影响RAAS从而达到减少盐水潴留。

替米沙坦激动PPAR-γ不仅对代谢综合征和糖尿病预防起到潜在的治疗作用，它也对保护机体免于遭受动脉粥样硬化和心血管疾病起到了促进作用。例如，PPAR-γ激动剂匹格列酮日前报道增加于已有的2型糖尿病诊疗方案中能减少死亡、心肌梗死和中风的危险性。许多动脉粥样硬化疾病的病理过程都涉及PPAR-γ或（和）血管紧张素Ⅱ受体。因此能同时激动PPAR-γ并拮抗血管紧张素Ⅱ受体的药物如替米沙坦对预防动脉粥样硬化和心血管疾病会特别有效。而且，PPAR-γ激动后能够减少血管紧张素Ⅱ受体的表达和修饰血管紧张素Ⅱ在细胞内信号通路中的作用。这些效应会更加提高替米沙坦的血管紧张素Ⅱ受体拮抗作用（图6-17）。

对同时激动PPAR-γ并拮抗血管紧张素Ⅱ受体能够减少高危病人的动脉粥样硬化的危险性的证明还需要更多的研究结果支持。长期单独应用替米沙坦以及联合应用替米沙坦与雷米普利多中心终点试验（ONTARGET）正在对替米沙坦和雷米普利作用于25 260名心血管疾病高危性病人进行研究，而在不能耐受血管紧张素转换酶抑制剂的心血管患者中随机评价替米沙坦试验（TRANSCEND）也正在对替米沙坦和安慰剂作用于无法耐受ACE抑制剂的高危病人进行研究。这2个试验都将研究替米沙坦作用于一系列心血管疾病和代谢疾病的效应，包括新发展的2型糖尿病。

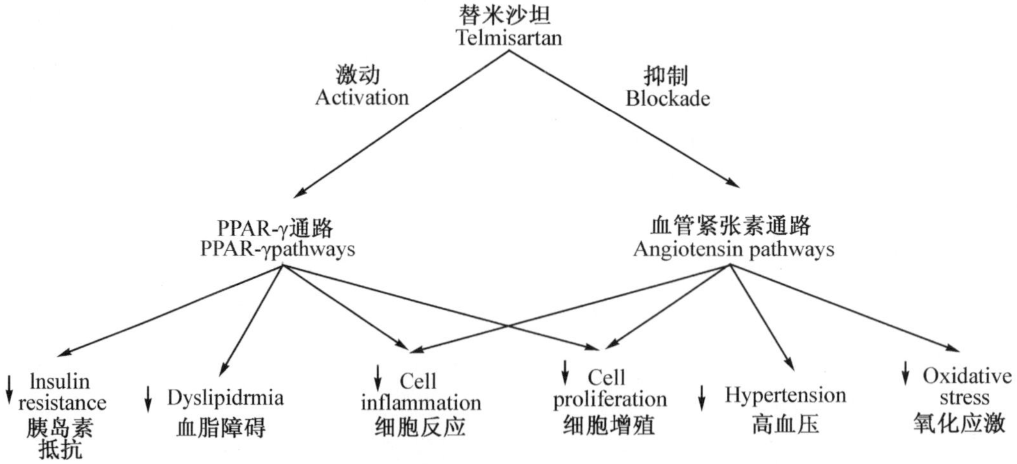

图6-1 替米沙坦作用于血管紧张素Ⅱ受体和PPAR-γ后可能产生的效应

第三节　糖尿病与动脉粥样硬化

一、流行病学研究

对于糖尿病的致死和致残而言，糖尿病性心血管疾病，特别是冠状动脉粥样硬化性疾病是最主要的原因。最近，美国糖尿病协会及美国心脏病协会等一致认为糖尿病是动脉粥样硬化性大血管并发症的主要危险因素。大量临床流行病学资料表明，无论1型或2型糖尿病患者合并冠心病，远较同年龄、同性别的非糖尿病对照组高。糖尿病患者易出现大血管粥样硬化和梗死，且预后较差，不同的临床流行病学研究几乎都得出相似结论。在美国，住院糖尿病患者中有77%病例合并有不同程度的心血管病变，25%合并脑血管或周围血管病。糖尿病死亡病例中动脉粥样硬化约占80%，糖尿病并发症住院病人中有心血管疾病占75%。在男性，糖尿病合并冠心病、中风、周围血管疾病的发生率约为非糖尿病病人群的2.5倍，而在女性则高达3.5～4.5倍。在2型糖尿病初诊时，约有50%有冠心病。国内普查966例糖尿病病人，冠心病患病率为9.32%，糖尿病高血压病患率为37.37%，糖耐量减低组为29.88%。

一项为期7年的临床研究证实了糖尿病患者心肌梗死发生率（20.2%）比有陈旧性心肌梗死的非糖尿病患者心肌梗死再发率（18.8%）还高。对合并心肌梗死的2型糖尿病患者预后进行分析，发现糖尿病患者心肌梗死后易发生左心功能衰竭、猝死和反复发作的心肌梗死，其死亡率较非糖尿病患者明显升高。Framingham研究发现：糖尿病与非糖尿病患者相比，任何心血管事件的相关风险男性为2.31，女性为2.47；心肌梗死的相关风险男性为2.16，女性为4.37；冠心病死亡相关风险男性为2.38，女性为3.60；心绞痛的相关风险男性为1.23，女性为1.59。Framingham心脏研究30年随访结果发现：调整年龄后每年总心血管病危险率（35～64岁）男性为3.8%，女性为3%；冠心病危险率男性为2%，女性为1.9%；心力衰竭的危险率男性为1.1%，女性为1%。11 000例心肌梗死病人随访1年，非糖尿病对糖尿病患者病死率男性为3.8%、4.9%，女性为2.6%、4.2%。我国北京大学附属第一医院的临床资料也显示，52.5%的死亡糖尿病患者直接死因是心血管疾病。

最近报道，10年随访发现，糖尿病和原先的急性心肌梗死病史对男性所有死亡原因和心脏病死亡的影响，与无糖尿病和心肌梗死的男性相比，致命的心血管病死亡相对危险（RR）对仅有糖尿病者为3.84；对仅有过心肌梗死者为7.88%；对糖尿病和心肌梗死者都有过为13.41。糖尿病病程是心血管疾病死亡的独立危险因素，病程越长，危险越大。为进一步了解糖尿病患者冠状动脉病变情况，人群中尸检病理分析，用冠状动脉整体评分和高级别狭窄两个指标，发现糖尿病中冠状动脉粥样硬化流行，无临床冠心病的糖尿病人几乎3/4病例有高级别粥样硬化，过半数有多支血管病变，无糖尿病者，女性较男性冠心病少见，但患糖尿病后这个优势丧失。在无临床冠心病的糖尿病患者，冠心病整体负担和高级别冠状动脉粥样硬化出现几率类似于那些有临床冠心病的非糖尿病患者。

二、发病机制

（一）高血糖与糖基化终末产物

高血糖症，甚至是血糖未达到糖尿病的诊断标准时，都对动脉粥样硬化并发症的发展起着至关重要的作用。从NHANESⅡ数据显示可知，血糖的不断升高会造成多因素致死率的节节升高。数据提示高血糖就像血脂紊乱一样，需要被视为一个心血管疾病的连续危险因子。而高血糖引起心血管疾病最为常见且最为重要的机制是通过糖基化终末产物（AGEs）来发挥作用。

1．AGEs在糖尿病中的形成概况：AGEs是指蛋白质、脂质或核酸等大分子在没有酶参与的条件下自发地与葡萄糖或其他还原单糖反应所生成的稳定的共价加成物。该反应过程称为非酶糖基化反应（也叫做Maillard反应）。AGEs的形成是一缓慢过程，首先是游离氨基与糖分子中的醛基反应形成shiff碱，然后发生重排产生可逆的早期糖基化产物—amadori产物（如糖化血红蛋白），后者再发生复杂的分子重排，最后形成不可逆的AGEs。

循环AGEs水平依赖以下3个因素的平衡：内源性合成、体内代谢、外源性摄入。其中内源性合成又决定于高血糖的程度、糖化底物的周转率和组织微环境的氧化性质。体内代谢包括组织降解与肾脏排泄。在组织水平，巨噬细胞及其他细胞系统通过受体中介和非受体中介的方式摄取、降解AGEs。AGEs的排泄则有赖于正常的肾功能。但即使是肾功能正常的糖尿病患者，也表现出明显的AGEs排泄减少，这可能继发于肾小管对AGEs多肽的重吸收增强。外源性AGEs主要来自于西式热加工食物，AGEs含量非常高。正是由于糖尿病患者AGEs内源性合成增加、分解代谢减少、外源性摄取增加，导致其体内AGEs水平上升。除了2型糖尿病（DM）外，在炎症、肾衰竭及老龄化的情况下，AGEs水平也上升。

2．AGEs加速动脉粥样硬化（AS）的作用机制：低密度脂蛋白一般包括两种途径，第一个途径为非受体依赖途径，主要指蛋白质和脂蛋白的糖基化。这一途径可以通过干扰分子合成、改变酶活性、减少降解和干扰受体识别来影响蛋白质的生理功能，从而促进AS。这个领域被研究得最多的是低密度脂蛋白（LDL），糖基化过程发生在LDL的ApoB和脂质部分。LDL糖基化随着血糖水平的增高而增加，糖尿病患者中AGE-ApoB水平比正常人升高4倍。糖基化的LDL难以被特异性LDL受体识别进而清除，却可优先被巨噬细胞上的非特异性（清道夫）受体识别，而后者被认为能加速细胞内胆固醇酯的堆积和AS的形成。糖基化的另一效应是增加LDL对氧化修饰的敏感性，伴随AGE-LDL形成而发生的氧化同血糖浓度直接有关系。氧化型低密度脂蛋白（oxLDL）对内皮细胞及其他细胞有毒性作用，也能被巨噬细胞吞噬，使后者转变为泡沫细胞。另外一个非受体依赖途径为形成胶原交联，AGE形成可以抑制基膜Ⅵ型胶原分子在正常网样结构中的旁侧联系，引起Ⅰ型胶原分子间空隙增大，除此之外，胶原上AGEs的形成共价捕获可溶性血浆蛋白如低密度脂蛋白、IgG、IgM，引发糖尿病血管闭塞。还有其他非受体依赖途径如内皮下基质的糖基化而抑制一氧化氮（NO）从而引发内皮功能异常等。另外一个途径为受体依赖途径，由于AGE检出量远比体外同样条件孵育时检出的AGE量少得多，人们推测在体内一定存在某种机制去除那些堆积有AGE的蛋白质，AGE受体（RAGE）便是清除AGE修饰蛋白质及衰老大分子物质的主要承担者。动物实验已证实了RAGE的病理作用。ApoE基因缺陷型DM小鼠与无DM的ApoE基因缺陷型小鼠相比，前者AS病变范围达后者的5.3倍，而且病变形成更为迅速且存在更多的复杂病变。两者RAGE的表达及血管壁的AGEs均增加，而后者的RAGE表达和AGEs沉积少于DM组，但高于野生型小鼠。给予这些小鼠可溶性RAGE（sRAGE）能绑定AGEs并干扰其结合和激活RAGE，从而使DM小鼠的病变停滞在脂质条纹阶段，其复杂病变明显少于未治疗组。在前人的基础上，Bucciarelli等进一步证实了RAGE不但参与AS的形成，而且加速它的发展，而sRAGE治疗显著减少病变范围及复杂性，同时降低反映炎症的巨噬细胞和平滑肌细胞的活性。由此证实AGE-RAGE的相互作用存在于糖尿病AS的病理过程中。

AGE受体可以表达在所有与AS相关的细胞上，包括巨噬细胞、内皮细胞、平滑肌细胞、成纤维细胞等。以下分别介绍几种在动脉粥样硬化（AS）中起重要推动作用的细胞。

（1）AGEs对单核细胞的作用。体内和体外实验均证实，AGEs对单核细胞具有选择性趋化作用。体内实验可见AGEs引起单核细胞穿过正常的内皮层到达AGEs注射点。体外实验发现，在完整的内皮细胞层或平滑肌细胞层一侧孵育AGEs后可引起另侧单核细胞跨膜转移明显增加，这种AGEs引起的单核细胞在内皮下游走和沉积，可能与动脉粥样硬化的早期变化有关。单核细胞被激活后产生一系列细胞因子，如血小板源性生长因子（PDGF）、胰岛素样生长因子（IGF）、白细胞介素-1（IL-1）及肿瘤坏死因子（TNF）等。另外，还刺激粒细胞集落刺激因子（GM-CSF）释放，以旁分泌或自分泌方式刺激粒细胞生长，从而将AGEs对单核巨噬细胞的作用放大。

（2）晚期AGEs与血管内皮细胞的作用。正常血管内皮仅少量表达RAGE抗原及mRNA，而在糖尿病或其他原因引起的闭塞性血管病变中RAGE抗原及mRNA的表达明显增强。RAGE介导了内皮细胞对AGE的清除，同时也沟通了AGEs从血管到内皮下层的联系，间接促进了AGEs与细胞外基质成分发生交联，引起基底膜增厚，通透性异常。内皮细胞上RAGE与AGEs结合后，产生氧化应激，包括产生硫代巴比妥酸反应性物质（TBARS）和激活NF-κB。这些过程可被抗RAGE-IgG或抗氧化剂阻断，内皮细胞产生氧化应激后可诱导白细胞介素-6 mRNA的表达增加。白细胞介素-6是一种与纤维蛋白原合成有关的细胞因子。内皮细胞在处理AGEs过程中，一方面增加组织因子促凝活性，另一方面抑制抗凝血栓调理素活性，引起内皮细胞单层通透性增加。这种通透性改变可被事先应用可溶性RAGE阻断。观察发现，糖尿病兔体内血管细胞黏附分子-1表达增加。血管细胞黏附分子-1可以增强单核细胞对内皮细胞的黏附，使单核细胞靶向性地黏附在血管壁，促进动脉粥样硬化的发展。同时还发现，糖尿病患者体内的可溶性血管细胞黏附分子-1较正常人群高，可作为糖尿病患者血管受损的标志物。此外，AGEs与内皮细胞受体结合后还可以诱导血管收缩多肽，即内皮素-1的生成。

（3）晚期AGES对其他细胞受体的作用。成纤维细胞、平滑肌细胞上的RAGE主要介导靶细胞的增殖效应，其中成纤维细胞的效应由表皮生长因子（EGF）介导，平滑肌细胞至少能产生3种促细胞分裂因子，其中血小板衍生生长因子、纤维细胞生长因子和肝素结合表皮生长因子样生长因子是大血管病变中最重要的生长因子。系膜细胞上的AGE受体可诱导许多基质成分产生，如Ⅳ型胶原、昆布氨酸和硫酸肝素糖化蛋白，这些是构成基底膜的主要成分。糖尿病时，系膜细胞上的RAGE介导，与肾小球系膜中巨噬细胞上RAGE相互作用，释放一些生长因子，主要有血小板衍生生长因子和转移生长因子-β（TGF-β）。TGF-β是一种多功能的细胞因子，它能刺激细胞外基质合成，抑制细胞外基质的蛋白裂解活性，增加胶原及层粘连蛋白mRNA水平，使平滑肌细胞转移到内层发生增殖。另外，RAGE可作为细胞黏附分子介导红细胞对内皮细胞的黏附，表面有AGE形成的红细胞能被内皮细胞上的RAGE识别而结合，引起内皮细胞氧化损伤，这种反应同样能被抗RAGE抗体阻断。

（二）脂代谢异常

1．糖尿病性血脂异常的定义：糖尿病的血脂异常既包括脂蛋白数量和性质的异常又包括脂蛋白代谢的紊乱。通常表现为：高甘油三酯血症，接近正常的低密度脂蛋白-胆固醇水平，低高密度脂蛋白-胆固醇、小而密的低密度脂蛋白和高密度脂蛋白、餐后脂血症和过多的残粒堆积。上述脂质异常都有致动脉硬化的作用，共同构成一组相关的危险因素。

2．糖尿病血脂异常发生的机制：为了更容易理解糖尿病发生血脂异常的机制，本文从糖尿病伴发的血脂异常类型分析。

（1）高甘油三酯血症：高甘油三酯血症是2型糖尿病中最常见的血脂异常。血糖升高的程度和对高脂血症的遗传易感性都可能是决定血中甘油三酯水平的因素。血糖轻度升高者，在肥胖和胰岛素抵抗的情况下，游离脂肪酸流入肝脏增多，这种游离的非酯化的脂肪酸在2型糖尿病患者中不能转化为酮体，而是作为一种原料使VLDL、TG、胆固醇在肝脏合成增加；血糖中至重度升高的未治疗的糖尿病患者，胰岛素抵抗和胰岛素（相对或绝对）缺乏共存时，脂蛋白脂酶（LPL）活性可显著下降（LPL的合成和分泌需依赖胰岛素的作用存在），LPL是TG的水解酶，其活性下降使VLDL粒子清除障碍，同时VLDL的过剩使LPL结合位点饱和可进一步导致乳糜微粒聚集和餐后脂蛋白的清除减慢。因此，只要糖尿病存在胰岛素的作用不足，LPL的活性必然下降，血中TG的水平就会升高，升高的水平取决于胰岛素抵抗和胰岛素缺乏的程度。LPL活性下降在未治疗的糖尿病的高TG血症形成中占重要地位。此外，糖尿病患者的VLDL和IDL的成分也有异常。上述粒子中TG和非酯化胆固醇的浓度可增加。近年来大量流行病学调查研究表明TG是AS的独立危险因素，表现在：高TG可以促进sLDL的生成增加、促进脂蛋白的氧化修饰、使HDL水平下降、促进FFA水平增加、促进凝血形成。

（2）低密度脂蛋白（LDL）：LDL是胆固醇的主要载体，是胆固醇转运和进入细胞的主要形式。LDL的受体是一种糖蛋白，可介导细胞摄取LDL及促进LDL的降解，正常代谢时LDL经受体通路清除。糖尿病状态时，无论是非酶糖化作用还是氧化应激增强，都使LDL本身的结构发生改变，其受体不易识别LDL粒子，造成LDL受体通路清除受阻，血中LDL的摄取和清除减漫，同时LDL非受体清除增加。LDL非受体清除增加使吞噬细胞吞噬了较多含胆固醇的LDL粒子，成为泡沫细胞沉积在动脉内皮下，形成动脉硬化的早期结构。另外，与非糖尿病患者比较，糖尿病患者的LDL的浓度可能不高，但其成分和性质的异常，还表现为LDL粒子相对含TG较多而含胆固醇较少，易合成小而密的LDL（sLDL），小而密的较大而疏的LDL更具致动脉硬化的危险。2型糖尿病患者中肝脂酶（HL）活性明显增高，可使富含TG的LDL脂解，形成小而密的LDL增多，同时该研究还发现血浆TG、胆固醇脂转移蛋白（CETP）和HL的改变可分别解释小而密的LDL水平变异的10%、5%、3%。LDL中致动脉硬化作用最强的是小而密的LDL，有研究显示其水平升高与发生心肌梗死的危险性是大而轻的LDL的3.18倍。Austin等按凝胶扫描测定LDL颗粒直径（PPD）将LDL分为2种类型：A型PPD≥25.5 nm，B型PPD<25.5 nm。其形成不同LDL亚类的生化机制尚不十分清楚，而B型LDL颗粒（即sLDL）与AS性疾病发生密切相关，其导致AS机制有以下几方面：①LDL颗粒的滤过率与其大小呈负相关，因此较小的颗粒容易透过内皮间隙，在动脉壁的内皮下集聚较高的浓度；②来自血脂正常者的致密LDL亚类对LDL（b，e）受体的亲和力较中等密度LDL亚类低，因此从血浆中清除的时间延迟，暴露于自由基的时间延长，经结构修饰而最终被细胞途径代谢的可能性增加，并且有较多的机会进入动脉壁；③LDL颗粒同糖蛋白结合力的差异导致小而致密的LDL（sLDL）对内膜糖蛋白的结合力强，与AS关系密切；④sLDL易于氧化；⑤sLDL成分中抗氧化剂含量下降。

（3）高密度脂蛋白（HDL）：低的HDL和载脂蛋白AⅠ（Apo AⅠ）水平是2型糖尿病中脂代谢紊乱的另一个典型特征。HDL的主要作用是在Apo AⅠ和卵磷脂-胆固醇酰基转移酶（LCAT）等的作用下将胆固醇从肝外组织转运到肝进行代谢（即胆固醇的逆向转运）。2型糖尿病时HDL粒子中TG含量的增加和HDL粒子的非酶糖化亦可能影响胆固醇的逆向转运，而非酯化的胆固醇向HDL转运的异常使HDL上的Apo AⅠ和Apo AⅡ分解加速，HDL降低。2型糖尿病中Apo AⅠ分解速率增加是HDL水平下降的主要原因。大量的流行病学研究发现HDL-C的浓度是冠心病的独立危险因子，在美国男性CHD中低的HDL-C是最常观察到的血脂紊乱。HDL作用主要在于胆固醇的逆转运，另外有许多的生物学实验表明，HDL具有阻止单核细胞趋化和白细胞黏附于血管内膜，内皮细胞功能障碍，阻止LDL氧化，补体激活，血小板和X因子活化，并加强前列环素的作用，但同时也促进内皮细胞和平滑肌细胞的增殖。糖尿病合并冠心病患者最常见的血脂紊乱是高的TG和低的HDL，而不是所有血脂和LDL-ch水平升高，高TG低HDL是通过在CETP作用下促进HDL与VLDL的胆固醇交换来实现的，而HDL功能性的缺陷，可能也起一定作用，同时糖尿病患者HDL不能像非糖尿病患者HDL那样阻止LDL的氧化。另外，Nofer认为抗炎、抗氧化、抗聚集、抗凝和致纤溶活化是因为HDL的各种成分即载脂蛋白、载脂蛋白酶，甚至特殊的磷脂来实现的，提示抗AS治疗时HDL功能上的改变也许比HDL-C水平的改变更重要。总的来说，AS是糖尿病患者致死致残的主要原因，2型糖尿病血脂紊乱与AS关系密切，从目前研究来看主要是通过影响血管内皮细胞功能，血管平滑肌功能及凝血功能来促进AS形成的。

（4）糖尿病中脂蛋白的修饰：糖尿病中脂蛋白的修饰主要有非酶糖基化和氧化2种形式。

1）脂蛋白的糖化：糖尿病中脂蛋白的糖化相对较非糖尿病者明显，如糖尿病中ApoB有2%～5%糖化，而非糖尿病者糖化率仅为1%。脂蛋白和磷脂上的氨基都可以被修饰，糖尿病患者血浆中可见到糖基化终末产物（AGEs）。糖基化的程度与血糖水平相关。糖化的LDL与ApoB/E受体的作用有缺陷，使LDL在血浆的清除延迟。糖化的LDL在血浆存留时间延长，增加其被氧化修饰的可能，糖化的HDL将胆固醇转运出细胞的能力下降。已证实，高血糖可导致gLDL增加，1981年，Sthercher首次指出，在体内或体外血糖的增加可致ApoB的糖化物增加2倍。Kim等发现糖尿病患者血清中果糖基赖氨酸水平增高。Lyons等发现糖尿病病人LDL糖化的程度与长、中期的血糖糖化血红蛋白（HBAlc）等控制指标有关。已有研究发现，AGEs存在于LDL的ApoB和部分脂质上。gLDL致AS机制：①AGEs修饰物严重损害了LDL受体中介的清除机制，并导致糖尿病LDL水平升高；②巨噬细胞（存在gLDL受体表达），受体中介的gLDL聚积速率明显高于非糖化LDL的聚积速率；③与非糖化的LDL相比，gLDL能够明显提高人巨噬细胞胆固醇酯的合成；④gLDL还能促进人体主动脉内膜胆固醇酯的聚集，而LDL无此作用，故gLDL较LDL有更强的致AS作用；⑤Mskia亦发现gLDL较自然LDL可以显著促进平滑肌细胞增殖。

2）脂蛋白的氧化：糖尿病状态下，氧化应激增强且抗氧化保护作用下降。脂蛋白的氧化可以引起下列生化改变：①出现脂质过氧化产物；②胆固醇、磷脂含量下降；③脂蛋白的断裂；④脂蛋白体积和密度的下降；⑤脂质过氧化的醛基产物和脂蛋白上的赖氨酸基团的加成产物形成使负电荷增加。以上改变均与脂蛋白的致动脉硬化过程密切相关。糖氧化低密度脂蛋白（goLDL）就是其中一个典型例子，其导致AS的可能机制：①goLDL与LDL竞争LDL受体结合位点，升高LDL，促AS加速；②goLDL可外渗和长期滞留在血管壁中，研究表明，血管内皮下蓄积的goLDL分解代谢减少，允许它进一步氧化修饰，这样，LDL的修饰增加了血管内巨噬细胞对它的吞噬，导致了泡沫细胞的形成；③趋化作用：促进了循环中白细胞黏附到血管内皮上以及单核细胞进入内皮细胞层；④抑制AS病灶中巨噬细胞游走以及返回血液循环；⑤细胞毒作用：使内皮细胞功能状态发生改变，使内皮细胞通透性增加甚至导致内皮细胞脱落。

（三）高胰岛素血症、胰岛素抵抗

目前，胰岛素抵抗被定义为与正常人群相比，个体利用一定量内源或外源胰岛素来增加葡萄糖摄取和利用能力的不足。而胰岛素抵抗是“代谢综合征”，亦称“胰岛素抵抗综合征”的一个重要组成部分。发生胰岛素抵抗的患者将根据其遗传背景的不同而导致一系列不同的改变，包括2型糖尿病、加速的动脉粥样硬化、高血压或多囊卵巢综合征。胰岛素活性的产生是通过其与细胞膜表面相应受体的结合，在通过一系列的蛋白-蛋白相互作用和级联反应来进行信号的跨膜传递。而研究显示，这些信号通路在2型糖尿病时显著减弱。一些机制能解释胰岛素抵抗和胰岛素抵抗综合征的病因，其中包括胰岛素信号通路中一个或多个蛋白质基因异常，胎儿期营养不良和内脏脂肪的增加。

现已明确，胰岛素除了其已知的众多作用外，还是一个重要的血管活性激素。例如，胰岛素具有内皮一氧化氮依赖的血管扩张作用，而这一作用是生理性的，并且是剂量依赖性的。同样，研究还证明，胰岛素的代谢与血管活性是紧密相连的。事实上，胰岛素抵抗状态不仅仅表现为外周组织胰岛素介导的葡萄糖摄取的减少，同样也表现为胰岛素介导的内皮依赖和非依赖的血管扩张的异常。另外，在胰岛素抵抗状态下，游离脂肪酸浓度增加，它在高胰岛素血症基础上，进一步加重血管内皮功能的损伤。可以想象，胰岛素活性在外周组织和血管内皮之间可能存在一定的联系。最近，已有研究证实，胰岛素作用在外周组织和内皮之间可能具有相同的信号通路。因此，一氧化氮和健康内皮功能在避免血管粥样硬化的发生上具有关键性的保护作用。

有大量证据可以证明胰岛素抵抗、内皮功能紊乱和动脉粥样硬化之间的相关性。内皮功能紊乱是胰岛素抵抗的早期标志之一，在出现明显的加速动脉粥样硬化的临床标识之前就出现。然而，胰岛素抵抗或是代偿性的高胰岛素血症对是否促进了2型糖尿病人的动脉粥样硬化仍然是需要继续研究的主题。

（四）炎症反应

慢性轻度炎症在2型糖尿病发病机制中有着重要作用。一些证据显示，高敏感C反应蛋白（hsCRP）和白细胞介素-6（IL-6）与动脉粥样硬化和内皮细胞炎症过程有关，并且可能预示着将来糖尿病的发生。校正了血脂水平、生活方式和血糖控制的影响，高浓度的CRP是糖尿病心血管并发症的独立危险因素。另外，hsCRP浓度与糖化血红蛋白（HbA1c）水平呈正相关，而后者是糖尿病患者血糖控制情况的重要指标。并且，脂肪细胞产生的前炎症因子如：TNF-α和IL-6已证实在2型糖尿病患者体内显著升高。已有研究证实糖尿病及其并发症的发生与环氧化酶2介导的炎症反应过程有关。而由于炎症刺激物的存在，内皮细胞才能因某些可溶性的黏附分子（如ICAM-1、VCAM-1和E选择蛋白）的产生和表达增加而激活。前瞻性的研究已经显示，糖尿病患者血清ICAM-1和E选择蛋白的浓度升高是将来发生心脑血管疾病的重要危险因素。

CD40配体是一种三聚体，它属于TNF家族的跨膜蛋白，与其受体一起参与导致动脉粥样硬化和血栓形成的炎症反应过程。CD40和CD40配体可存在于人血管粥样斑块中。在对糖尿病患者心血管多项危险因素的干预治疗后，尤其是伴有明显心血管并发症的患者体内，高水平的CD40配体明显得到下降。以下简述糖尿病中常见的几种炎症因子导致动脉粥样硬化的机制。

1. 白细胞介素-1（IL-1）是单核巨噬细胞（MM）、内皮细胞（EC）、血管平滑肌细胞（VSMC）分泌的一种多肽，是炎症反应中最重要的细胞因子。①IL-1能诱导ELAM-1、ICAM-1、ET-1，促进AS发展。②IL-1作用于VSMC受体，激活核转录因子（NF-κB），诱导内膜、中膜及斑块的VSMC发生增殖反应。③IL-1能够通过协调其他因子调控使VSMC合成胶原增加，引发VSMC的增殖。④IL-1β能诱导VSMC表达单核细胞趋化蛋白-1（MCP-1），从而促进了泡沫细胞的形成。⑤IL-1还可使MMP-9蛋白表达和分泌增加，导致基底膜基质的分解，引起VSMC移行、增殖和管腔狭窄，同时斑块稳定性降低。⑥IL-1与血脂间相互促进，体内血管壁组织接受和刺激产生IL-1的能力均增强，这在AS发生发展中可能具有重要意义。

2. IL-6是由EC、MM、T淋巴细胞（TLC）、脂肪细胞等产生的作用于血管系统的细胞因子，其正常分泌状态是对炎症时细胞因子损伤的一个应激保护反应，也是对升糖激素升高的一个生理平衡反应。但IL-6的过度分泌对机体是有害的：①它可诱导B淋巴细胞（BLC）分化或分泌型抗原的产生，诱导细胞毒性TLC的分化，诱导TLC产生IL-2及表达IL-2受体，诱导巨核细胞成熟、MM的分化。②它还可以刺激血液中急性反应蛋白如：C-反应蛋白（CRP）、热休克蛋白72（HSP72）等的浓度升高，并作用于VEC，诱导其表达黏附因子和促凝血因子，黏附炎症细胞。因而，IL-6促进了血管内免疫和炎性反应，加速了糖尿病患者AS的发生、发展。

3. TNF-α是一种具多种功能的细胞因子，通过直接和间接途径损伤EC，加速了脂质穿透血管内膜，并在管壁内沉积而形成AS的脂纹和斑块。TNF-α抑制EC合成血栓调节蛋白（TM），使凝血酶不能与TM有效结合；并抑制了有抗凝血作用的蛋白激酶C（PKC）的激活；且通过与EC表面相应受体结合，启动特异的蛋白质合成机制，使纤维蛋白酶原激活物抑制剂1（PAI-1）增加，从而破坏了凝血-纤溶平衡，促进了血栓的形成。它还可以作用于VSMC可诱导VSMC胞膜上MHC分子的表达，刺激VSMC产生诱导型一氧化氮合成酶（iNOS），从而使α-肌动蛋白合成减少，使VSMC收缩减弱，内膜增厚，促进AS形成。

4. CRP可由IL-1、IL-6、TNF-α，尤其是IL-6刺激肝脏细胞产生，后者不仅是血清中重要的炎性标志物，其本身也参与了AS的发生、发展。它的作用主要有对血管内皮细胞（VEC）的诱导和趋化作用；使内皮祖细胞（EPCs）分化受损；免疫调节作用；促凝血作用等。

（五）氧化应激

1. 糖尿病导致的氧化应激：

（1）非酶催化来源：①线粒体呼吸链：有实验证实高血糖在线粒体水平所产生的超氧阴离子是2型糖尿病（DM）患者体内氧化应激恶性循环的始作俑者，超氧阴离子是由于高糖引起糖酵解增强导致丙酮酸盐堆积，从而在线粒体复合物的水平产生的。②葡萄糖的自氧化：可产生·OH基团。③晚期糖基化终末产物（AGEs）的形成：这一过程的许多步骤都能产生活性氧（ROS）。④山梨醇途径活性增强：高血糖状态下糖代谢增强，通过山梨醇途径产生超氧阴离子。

（2）酶催化来源：包括有内皮细胞和血管平滑肌细胞的NAD（P）H氧化酶、黄嘌呤氧化酶、环氧合酶以及解聚的内皮型一氧化氮合成酶（eNOS）。在糖尿病患者中，这些酶的活性大于非糖尿病患者。高血糖、AGEs、游离脂肪酸（FFA）和氧化的低密度胆固醇（oxLDL）都能增加内皮细胞的NAD（P）H氧化酶活性；DM患者eNOS解聚增加，这是由于：①体内BH_4是减少的，一方面是由于它的降解增加，由氧化应激所产生的超氧阴离子能与NO反应形成过（氧化）亚硝酸盐，后者氧化BH_4成为二氢叶酸（BH_2）；另一方面BH_4合成也减少。②高血糖引起线粒体超氧产物增多及己糖胺途径活性增强，由此导致的乙酰葡萄糖胺对eNOS 1 177位丝氨酸的修饰可引起eNOS失活。③同时，在高血糖情况下eNOS的抑制剂不对称二甲基精氨酸堆积增多亦可引起eNOS失活。临床研究表明：①将平滑肌细胞和内皮细胞分别放在高糖（4 g/L）和低糖（1 g/L）环境中培养，发现前者自由基的产生明显高于后者。②应用PMA（一种蛋白激酶C的激活剂）能明显增强自由基的产生，而由此产生的自由基能被NAD（P）H氧化酶所抑制，由此推测ROS的产生来自于蛋白激酶C（PKC）依赖的NAD（P）H氧化酶活性。③Guzik等对人体标本（隐静脉及内乳动脉）的研究发现，DM患者的血管不但产生更多的超氧化物，而且NAD（P）H亚基表达也增加，给予一氧化氮合成酶（nitric oxidesynthase，NOS）抑制剂能增加超氧化物产生，而给予四氢叶酸（BH_4）则能减少超氧化物。因此认为NAD（P）H氧化酶和解聚的eNOS参与血管超氧化物产生和内皮功能紊乱。④DM患者的抗氧化能力：高血糖不但引起ROS产生增多，而且有证据表明高血糖能引起抗氧化能力削弱。DM患者体内谷胱甘肽及维生素E水平下降，与非DM相比，维生素C水平下降40%～50%。

2. 氧化应激致AS作用：

（1）内皮功能紊乱：应用抗氧化剂后DM患者的内皮功能改善，说明氧化应激在DM内皮功能紊乱中扮演了重要角色。这个病理作用主要通过2个途径实现，即NAD（P）H氧化酶活性增加及解聚的eNOS增多。

（2）血管平滑肌细胞（VSMC）增殖和迁移：大量研究显示将VSMC暴露于高血糖会导致氧化应激及紧随其后的细胞增殖。而NO浓度减少也显示对VSMC增殖的刺激作用。尽管DM患者VSMC的增殖和迁移增加，但来自他们的AS病变却显示VSMC减少，由此推测VSMC死亡在斑块的不稳定及破裂中可能起潜在的作用。对人类主动脉细胞的研究揭示高血糖是通过过氧化氢引起细胞死亡的。而且有研究指出经由ROS引起的VSMC凋亡在DM患者中可能是增加的。

（3）血小板活化：有越来越多的体外实验证明血管源性和血小板源性的ROS具有促血栓形成效应。人体的试验也提供了有关ROS与血小板功能之间关系的证据。对不稳定心绞痛患者血小板的研究显示黄嘌呤氧化酶活性增强，而超氧化物歧化酶（SOD）、过氧化氢酶、过氧化物酶、谷胱甘肽还原酶活性下降。因此推断，氧化能力与抗氧化能力的失衡可能在血小板活化中起重要作用。但是由于人体内ROS化学性质的复杂多变及相关酶的数量众多，有关ROS对血小板活化的作用及不同的ROS对血小板功能的影响都需要进一步研究。

（4）oxLDL的产生（见“脂代谢异常”）。

（六）蛋白激酶C

蛋白激酶C（PKC）属于丝氨酸/苏氨酸蛋白激酶家族，是细胞中信号转导的重要递质。PKC通过激活蛋白激酶级联反应，使转录因子磷酸化，或者使抑制蛋白磷酸化，释放有活性的转录因子，从而调节基因表达。现已发现的PKC家族包括12种异型体，各种亚型的分布不同，其功能也不尽相同。

1．高血糖所致的PKC激活：DM状态下，除脑部和周围神经外，体内许多组织的PKC水平均增加。二酰基甘油（DAG）是体内最主要的内源性PKC激活剂。高血糖状态下，增加的DAG主要来源于自软脂酸和油酸的合成方式以及磷脂酰胆碱的分解。除此之外，AGEs、ROS（通过增加DAG的方式）也能激活PKC。Beckman等通过对健康成年人前臂血流量的测定，证实PKCβ抑制剂LY333531能够逆转急性高血糖诱导的内皮衍生的血管扩张反应（EDVD）的降低。可见，PKC过度激活在DM血管并发症发展过程中具有重要作用。

2．PKC致AS作用：虽然PKC和动脉粥样硬化的直接联系还需通过进一步的功能获得性或缺失性研究来建立，但潜在的证据已经提示激活PKC的某些亚型可能会加速AS的多种组成部分的形成。

（1）PKC对内皮及血管舒缩功能的影响：NO对维持内皮功能具有重要作用，而eNOS钙结合区域的苏氨酸495的去磷酸化对于NO的产生有重要作用，PKC能使该部位磷酸化，由此使eNOS产生超氧阴离子，这可能是PKC参与内皮功能紊乱的机制之一。内皮素-1（ET-1）主要由内皮细胞产生，是所知最强的血管收缩因子之一，与AS的发生发展有关。Park等研究证实油酸能增加人主动脉内皮细胞ET-1表达的这项作用能被PKC或NF-κB的抑制剂所阻断，提示ET-1的表达可通过PKC依赖的方式上调。另一项研究对ApoE基因缺陷型小鼠进行了为期30周的ETA受体阻滞剂治疗，结果显示，干预没有改变血压和血脂，但是减少了ET-1的表达，增加了NO依赖的血管舒张，并减轻了AS病变。因此，ET-1通过PKC依赖的方式参与AS。

（2）PKC与单核细胞黏附：单核细胞黏附至内皮细胞是AS早期的关键步骤，由单核细胞表达的整合素（如淋巴细胞功能相关抗原LFA-1）与内皮细胞表达的黏附分子（如血管细胞黏附分子VCAM，细胞间黏附分子ICAM）所介导。这一过程经由PKC途径。Kouroedow等的研究表明高血糖能引起内皮细胞NF-κB活性增加及VCAM表达，这一过程能被选择性PKCβ抑制剂所阻断。血栓素引起的VCAM-1表达由PKCδ和PKCζ介导，而TNF-α引起的ICAM-1表达则由PKCζ介导。Mine等发现oxLDL能经由PKC途径活化LFA-1，并引起LFA-1介导的单核细胞黏附及转移至粥样硬化斑块。由此可见，PKC途径在早期AS病变的形成过程中起了至关重要的作用。

三、药物治疗

（一）斑块消退

尽管对糖尿病的治疗取得了较大的进步，但是糖尿病仍然是一个复杂又充满挑战的慢性治疗过程。有许多的治疗方式用于糖尿病动脉粥样硬化，从生活方式干预、血糖控制到多种药物治疗方式。疾病控制中心近来总结了通过生活方式的干预来治疗糖尿病。3个大型的随机试验肯定的表明通过饮食和体力活动适度减轻体重能够减少3～4年内2型糖尿病在高危人群中的发病率到40%～60%。而且，药物干预如用二甲双胍（850 mg/d）减少31%的糖尿病的发病率。另外，根据HOPE研究显示，用雷米普利减少新诊断的糖尿病疾病的发生率达34%。

对于糖尿病人，用控制血压和使用阿司匹林和ACE抑制剂来降低心血管事件发生率。而且，减少脂质的治疗方案现在也成为了治疗糖尿病的基石，通过降低22%的脂质基础水平可以降低心血管事件的发生率。

除了上述这些已经确定的治疗方法外，有2个新的治疗方案正在同时患有糖尿病和动脉粥样硬化患者身上积极接受实验性和临床性的研究，它们分别是高密度脂蛋白（HDL）治疗方案和过氧化物酶体增殖物激活受体（PPARs）治疗方案。

1．HDL：HDL负责将游离胆固醇转移出血液，HDL的低血浆水平与心血管疾病的危险性的增加相关。HDL的低水平经常出现在胰岛素抵抗患者中如代谢综合征、糖尿病。Badimon等细致地阐述，在兔实验动物模型中HDL的抗动脉粥样硬化的特性，降低脂纹数量，诱导疾病好转。近来，Rong等评价了HDL在动脉粥样硬化实验中的作用。将高胆固醇血症ApoE缺乏的小鼠的胸主动脉段转移至不表达人ApoAⅠ转基因（血清HDL胆固醇水平约为26 mg/dl）或表达人ApoAⅠ转基因（血清HDL胆固醇水平约为64 mg/dl）的高胆固醇血症ApoE缺乏小鼠中。高血清HDL的小鼠表现出斑块成分的改变，巨噬细胞减少80%以上、平滑肌细胞增加300%以上。这些显著的变化可以解释发生在CAD病人接受5周的重组ApoA-I复合物治疗后血管内超声出现斑块消退的可喜结果。高分辨率磁共振影像技术为理解斑块消退提供技术支持。Corti等证明给予12个月的降脂治疗后出现颈动脉和主动脉斑块面积的减少而脉管流通量没有改变。接下来的12个月治疗后出现进一步的斑块面积的减少和轻微的但是显著的脉管流通量的增加。Nissen等也做了同样类型的斑块消退试验，使用全身性血管内超声对CAD病人进行测定，表明降脂治疗在斑块稳定中起重要作用。

2．PPARs：是类固醇激素核受体，执行配体介导的转录因子作用，主要与特定目的基因的表达从而调节多种细胞功能有关。PPARs也作为动脉粥样血栓形成的相关核调节因子，是PPARs中的一种，它主要与脂肪形成和脂类代谢相关，而且在内皮细胞、平滑肌细胞、淋巴细胞和巨噬细胞中高水平表达。PPARγ激活剂可能会降低斑块炎症、抑制黏附分子和细胞因子的表达，减少MMP的生成。

有证据表明PPARγ激活物能够通过减少纤溶酶原激活物抑制物-1和纤维蛋白原浓度来改善纤溶从而减少血栓的形成。另外，PPARγ激活物可能降低内皮素-1（有效的血管收缩剂和重要的动脉粥样刺激物）的生成。关键是，PPARγ激活物可能降低斑块脂质含量，机制为通过提高胆固醇的逆行转运，通过上调负责清道夫受体B级Ⅰ型人类似物、三磷酸腺苷结合储片夹传输体-1和ApoAⅠ，因此而易化游离胆固醇从斑块转运到肝脏。运用高分辨率磁共振技术，可以在一个新型的选择性PPARγ激活物作用的动脉粥样硬化的兔模型中观察到斑块消退和斑块稳定的特征。瘦素和PPARγ激活物的联合使用比起单独使用效果更好，可以在动脉粥样硬化损伤处减低吞噬细胞的含量、降低MMP的活性并增加平滑肌细胞和胶原含量。考虑到PPARγ激动剂在糖尿病中的应用广泛性，可以对这一药物在糖尿病后续出现的动脉粥样硬化中的拮抗作用寄予极大希望。

（二）抑制或清除糖基化终产物药物

糖尿病并发症控制研究（DCCT）已显示：高血糖的持续存在与糖尿病慢性血管、神经并发症密切相关，有效地降低血糖是一行之有效的办法。在糖尿病大鼠模型上已证实严格的血糖控制有助于减少胶原上集聚的糖氧化终产物。此外，寻找或开发阻断蛋白糖化产物形成及转化为AGE的药物极为重要。

AGE通过血管内皮细胞上的特异受体损害其屏障功能，诱导细胞内氧化负荷及核转录因子表达，失活内皮来源的舒张因子，这些效应能被抗AGE受体的抗体，维生素E和抗氧化剂普罗布考（probucol）阻断。抗氧化剂维生素C、维生素E无论在体内活体外实验中，最近发现不仅可阻断蛋白质的糖基化，且具有“清道夫”作用，清除蛋白质糖基化所产生的自由基。

20世纪80年代初筛选出来的氨基胍（aminoguanidine，AG）则代表了一类能阻止AGE形成的新型药物，虽其不能阻止早期糖基化产物的形成，但能阻止其重排形成AGE，有效降低AGE的危害。AGE-血红蛋白作为体内长期（60 d）血糖控制水平指标优于HbA1c。体外实验证实，AG可抑制可溶性血浆蛋白与胶原的交联，胶原自身的交联以及抑制由交联所致多阴离子蛋白聚糖与胶原纤维蛋白和基膜的结合，动物实验有防止糖尿病肾小球基膜增厚的作用。AG除具有阻止AGE形成的作用外，尚能捕获醛基或过氧化脂质。AG防止动脉粥样硬化发生，一方面通过阻止AGE形成，另一方面也可能有效地干扰了低密度脂蛋白的氧化修饰。AG还能预防中性粒细胞的功能异常。

最近，有学者针对AGE在结缔组织与基质成分形成交链（crosslinks），设计出一种AGE蛋白质交联阻断剂（N-phenacylthiayolium bromide，PTB），能够将AGE-BSA-胶原复合物中牛血清蛋白（BSA）释放出来，并且能清除体内已形成的AGE蛋白质交链。虽然目前还不能肯定清除了组织中的AGE就能逆转其病理过程，但至少为寻找有临床应用前景的治疗药物提供了线索。

近年发现，resveratrol（3，4，5–三羟基二苯乙酰）能抑制AGE介导的平滑肌细胞增殖。一种抗衰老的多肽肌肽，具有抗氧化和自由基清除作用，能与蛋白质的羰基反应形成复合产物。吡多胺能防治赖氨酸残基修饰，抑制脂氧化反应，防治AGE的形成。AGE交链阻断剂ALT–711在年老的狗中能明显改善心肌僵硬度并改善左心室功能。二甲双胍不仅是降血糖药物，而且还能抑制AGE的形成。Amadorins是一种糖基化反应后期的抑制剂，动物实验结果很有希望。传统中医药成分，特别是在临床上对糖尿病有一定疗效的中药，可能蕴藏着抗糖基化的作用。某些黄酮类中药如水飞蓟宾、槲皮素和葛根素等中草药也能抑制糖化反应的作用。西药中尚有阿司匹林、二甲双胍等也有一定抑制糖化反应的作用。

（三）钙通道拮抗剂

随年龄增长，钙离子可越来越多沉积在动脉壁造成组织钙化和细胞损害，至80～90岁主动脉中含钙量达高峰，约为新生儿的100倍。糖尿病未控制，儿茶酚胺活性增强，缺钾缺镁时可引起心血管组织钙离子过多，为导致心脏坏死的基础病理过程。在STZ大鼠心肌中钙通道数目增加，细胞内钙含量也升高，影响正常心肌功能。钙通道拮抗剂常规治疗可阻止过多钙进入心血管组织。建议用中等剂量的第二代长效钙通道拮抗剂。在动物实验中大剂量钙通道拮抗剂可能有一时性的胰岛素的分泌抑制，短效钙通道拮抗剂可能引起交感神经活性的反跳。

（四）抗血栓形成和抗炎药物

炎症因子在血管病变和冠心病发生发展中的作用以及在糖耐受量正常向糖耐受量减低，DM转化中的预测作用已被重视。炎性因子中也包括促进凝血的因子，如细胞间黏附分子–1（ICAM–1）、血管细胞间黏附分子–1（VCAM–1）、凝血因子Ⅷ、纤溶酶原激活物抑制物–1（PAI–1）等。阿司匹林的抗炎及抗血小板凝集作用已得到公认。阿司匹林对心肌梗死和其他缺血性心血管疾病二级预防的效果已得到反复证实。在高血压最适治疗随机试验中，对高血压患者降压治疗的不同达标组，随机用阿司匹林75 mg/d和安慰剂平均治疗3.8年。结果表明用阿司匹林后，致死性或非致死性心肌梗死下降36%，其中糖尿病患者获益更多，1 000名患者每年可预防2.5次心肌梗死的发生，高于非糖尿病患者（1 000名患者每年1.5次心肌梗死），说明在血压控制良好条件下，阿司匹林是有效的、安全的。

（五）贝特类降脂药

贝特类降脂药（Fibrates）主要是通过激活核转录因子PPAR–α来起作用的。PPAR–α主要在代谢脂肪酸的组织中表达，如肝、肾、心脏和肌肉组织中。表达后，脂蛋白脂肪酶的活性增加，载脂蛋白（Apo）C–Ⅲ合成减少，从而导致循环中甘油三酯脂蛋白的消除增加；肝脂肪酸氧化反应增加，导致富含甘油三酯的VLDL产生减少。Fibrates可以减少甘油三酯和LDL–C，提高HDL–C，尽管这些效应的强度取决于病人状态和HDL–C和甘油三酯的基础水平。Fibrates的脂质修饰能力在基础低HDL–C和高甘油三酯、2型糖尿病中常出现的脂质异常状态下能够发挥更大的作用。从Athyros研究数据显示，给予120名男性和女性2型糖尿病患者每天200mg非诺贝特后，出现了41%甘油三酯的降低和16%的HDL-C增加。然而，Fibrates的脂质修饰效力在研究中未发挥所期望的水平，原因可能是只有38%的病人有低HDL-C、高甘油三酯的特性，而且安慰剂组也大量使用抑制素注射剂。可能是这两方面原因造成了如此结果。

Fibrates也能够促进小LDL颗粒向更大而且漂浮力更好的颗粒转变。这些大颗粒对氧化相对不敏感，而且与LDL受体有更大的亲和力。有一项包含32名2型糖尿病患者的研究表明，给予非诺贝特（200 mg/d）12个月后，小而密的LDL颗粒减少50%以上，成为了以大颗粒为主的LDL形态组成形式，其中大颗粒LDL-Ⅰ和Ⅱ分别增加64%和53%。而糖尿病动脉粥样硬化干预预防（DAIS）研究也同样显示了运用非诺贝特治疗后LDL体积增加的效果。由此可见，HDL-C水平的增加和LDL及富含甘油三酯的脂蛋白的颗粒特性的改变被认为可以减少斑块炎症，从而稳定粥样斑块。

除了Fibrate对脂质特性的作用外，它还表现出对动脉壁的多效性，表现在对炎症和血栓形成的影响上。PPAR-α通过抑制转录因子核因子NF-κB的表达来发挥抗炎症活性。因此，Fibrates能够削弱或是拮抗前炎症刺激物如IL-6和急性期炎症蛋白如纤维蛋白素原和C-反应蛋白的表达。Fibrates还能够抑制内皮细胞中TNF-α诱导的VCAM-1的表达，从而减少单核细胞对内皮细胞的黏附（这在动脉粥样硬化损伤的启动中发挥重要的作用）。除此之外，Fibrates在凝血和纤溶系统中也发挥着重要作用，它可以减低纤维蛋白原水平达20%以上，并可在高胆固醇血症对象中增加纤溶和降低血小板聚集。假使致动脉粥样硬化的血脂障碍通常以前血栓形成状态为特征，以上所述的效应将会更加有益于并确定相关于动脉粥样硬化的血栓栓子综合征。

第四节 糖尿病与心力衰竭

一、流行病学

一些研究建立了糖尿病和心力衰竭（HF）危险性之间的强有力并相对独立的联系。从Framingham的早期数据显示，排除共同存在的冠状动脉疾病或高血压后、糖尿病和心力衰竭间存在着相关性。根据Framingham数据显示，在仅患有糖尿病的人群中，有12%女性和6%男性患有HF。相似的是，在心血管健康研究（CHS）中，5 888名老年患者在平均5.5年的研究中发现糖尿病对心力衰竭的发病率具有显著的独立危险性。这种危险性在患有基础（CAD）和未患有的病人之间比较具有相似性。由糖尿病导致的心力衰竭发生率远远大于由肾功能不全、左心室肥大或左心室收缩障碍导致的心力衰竭发生率。来自Kaiser Permanente数据库的大量研究更加强化了Framingham和CHS的研究结果，研究显示，患有糖尿病的病人发生心力衰竭的基础患病率和随后的发生率为未患有糖尿病患者的2倍以上。值得注意的是，心力衰竭的患病率在糖尿病患者中超过了11.11%。

这种糖尿病与心力衰竭发病率之间的强化而独立的联系同样可以表现在临床试验人群中。在抗高血压和降脂预防心肌梗死试验（ALLHAT）中，研究选择患有高血压并伴有一个以上的其他心血管危险因素的年龄在55岁以上的患者为研究对象，Davis和他的同事发现患有糖尿病的患者在调整了其他危险因素后具有将近2倍的心力衰竭住院危险性或是死亡。心力衰竭与糖尿病之间的联系独立于CAD的存在，这种联系紧密性与CAD和心力衰竭之间的联系紧密性相似，并远大于左心室肥大和心力衰竭之间的联系紧密性。

并不奇怪的是，由于糖尿病与心力衰竭之间的强有力联系。尽管选择偏差可能会限制临床试验中具有多种并发症的病患的比例，心力衰竭治疗的随机对照试验通常含有足够的糖尿病样本来保证强大的亚群分析。然而，建立在非选择性社区上的心力衰竭样本可能提供更加准确的糖尿病患病率估计。

在对明尼苏达州1979年到2000年的研究显示，心力衰竭患者产生糖尿病的发病率为24%。在一项医疗保险受益人因诊断为心力衰竭而住院的代表性的样本中，Havranek和同事们发现糖尿病患病率超过38%。

除了心力衰竭能够很大程度上促进糖尿病的发病外，糖尿病本身也是心力衰竭发病的一个危险因素。在左心室障碍研究（SOLVD）试验人群的回顾性研究中，Das和同事们发现在患有无症状缺血性心肌病的病患中，糖尿病是产生心力衰竭症状（危险比率为1.56）、心力衰竭住院治疗（危险比率为2.16）或是死亡或症状的综合发展（危险比率为1.50）的一个危险因素。这种关系在非缺血性心肌病中不曾观察到。

最后，还有一些研究，包括临床试验和社区样本，都证明糖尿病是独立于其他预测因子如并发症和功能状态的促进心力衰竭死亡率的重要预测因素。这些研究集中代表了广泛的病人，包括由于心力衰竭而住院的病人和非卧床病人；纳临床试验的病人；有和未患有左心室收缩功能障碍（LVSD）的病人。一些研究表明糖尿病与心力衰竭之间的联系可能基于病人性别或心力衰竭原因而改变。特别是一些研究者发现糖尿病对女性或是缺血性心肌病的影响更大。但最近来自于Olmsted国家明尼苏达州的一项基于人口研究的报道指出糖尿病是一个对于没有冠心病临床表现的心力衰竭病人的更为重要的死亡预测因子。不管怎样，糖尿病都被看成心力衰竭病人死亡的重要独立预测因子。

总之，糖尿病和心力衰竭是共同存在的。糖尿病是促进心力衰竭发展的重要危险因素，并独立于冠心病、高血压和其他潜在促成心力衰竭的综合因素而存在。而且，糖尿病与心力衰竭恶化具有极大的相关性。

二、发病机制

（一）自主神经病变

动物研究显示，糖尿病心肌病动物的生化和分子学异常与心脏负荷加重引起的HF患者相似。高血糖症激活的信号传导途径与机械牵张或心室室壁张力增加激活的相同，如蛋白激酶C（PKC）和有丝分裂原激活的蛋白激酶（MAPK）。无论何种因素所致，心脏功能降低最终将代偿性激活神经内分泌系统，包括肾素–血管紧张素–醛固酮系统（RAAS）和交感神经系统（SNS），从而避免发生系统性低血压。

SNS激活在糖尿病心力衰竭的发生和进展中发挥着重要作用。导致心脏和血管损伤继之激活神经激素系统的因素有高血压、高脂血症、代谢综合征、糖尿病、动脉粥样硬化、急性心肌梗死和心力衰竭。上述系统和其他自分泌和旁分泌系统的激活可以加速心肌细胞凋亡和坏死，因此心肌细胞进行性减少，最终进一步加重心功能不全。RAAS和SNS激活可引起心肌细胞肥大，从而使心腔大小和形状发生代偿性变化，即"负性重构"。尽管上述过程可引起心肌重量增加，但心肌细胞和非细胞成分、心脏几何形状和心肌能量的变化可进一步降低心功能，甚至进一步激活神经内分泌系统。因此，糖尿病心肌病引起HF的进展过程具有如下特点：早期为适应性变化、最终代偿失调、导致心室功能进行性降低，这与其他病因引起的HF相似。

高血压、糖尿病、胰岛素抵抗、动脉粥样硬化和心肌梗死可引起心脏和血管损伤而激活RAAS，从而增强血管紧张素Ⅱ的表达。血管紧张素Ⅱ既可作为激素发挥作用，又可通过旁分泌/自分泌等方式局部发挥效应。血管紧张素Ⅱ激活可作用于心脏、血管和肾脏产生多种不良反应。血管紧张素Ⅱ水平升高可导致心肌泵功能障碍、血管痉挛、左心室重构、心律失常、凝血–纤溶系统失衡、氧化应激增加和致炎作用。血管紧张素Ⅱ还可以促进血管平滑肌细胞有丝分裂和肥厚，从而导致血管壁增厚。血管紧张素Ⅱ对肾脏也具有多向性效应，在维持肾小球滤过率和钠平衡中也发挥着重要的作用，可增加出球小动脉阻力，增强近端肾小管对钠的重吸收，刺激肾皮质释放醛固酮，促进炎症反应。醛固酮可诱导心脏和血管纤维化，导致左心室重构、血管炎症反应，还可降低血管顺应性、激活交感神经，使压力感受器功能失调，并引起钠潴留。

糖尿病、心血管事件和心力衰竭也可激活交感神经系统。交感神经系统过度激活可导致心血管（CV）的不良效应。心脏损伤可激活交感神经系统。交感神经系统激活后可作用于心脏、血管和肾脏产生许多负性效应。交感神经系统激活作用于心脏，可促进心脏进一步损伤、心肌肥厚和负性重构，并增加致命性心律失常的风险。交感神经系统激活还可引起动脉和静脉血管收缩，增加心脏前负荷和后负荷。

儿茶酚胺也有致动脉粥样硬化效应，在动脉粥样硬化发生和发展中发挥作用。交感神经系统激活的肾脏效应包括血管收缩、水钠潴留和增加肾素释放，而肾素也可增强RAAS活性。交感神经系统激活也可增强血小板激活，从而导致致凝状态。所有以上作用均可促进心血管疾病的发展。

在细胞水平上，RAAS和SNS激活可导致β–肾上腺受体信号传导缺陷和诱导胚胎型基因表达。β–肾上腺受体信号传导的一个重要代谢效应是增强肉毒碱脂酰转移酶1（CPT–1）的活性。CPT–1是一种线粒体酶，其可将长链乙酰辅酶A（CoA）转运至线粒体内，并促进心肌利用脂肪酸，而非葡萄糖。心肌利用非酯化脂肪酸（FFAs）增加导致氧化磷酸化失耦联，并抑制膜表面的ATP酶活性，还可增加心肌氧耗、引起心肌缺血、心功能受损和心律失常。β–受体阻滞药抑制CPT–1可能是其发挥心脏保护作用的机制之一。

（二）代谢障碍

糖尿病本身就是以代谢异常为特征的，而这一特征也是心力衰竭的可能机制，包括高血糖、血脂紊乱、胰岛素抵抗等。

在一项包括了将近50 000名患者的人群研究中显示，血糖控制与心力衰竭（HF）的发生率之间存在着清晰明显的关系，糖化血红蛋白（HbA1c）每增加1% HF的发生危险性增加8%。在CHS的一项调查研究中显示，糖尿病患者的血糖持续增加是HF发生事件强有力的预测因子。空腹血糖每增加60 mg/dl，HF的危险性在患有冠心病的病人中增加41%，在不患有冠心病的病人中增加27%。在英国糖尿病前瞻性研究（UKPDS）的一项流行病学调查中发现，经过校正之后的HF发生率逐步从HbA1c＜6%时的2.3%攀升到HbA1c＞10%时的11.9%。高血糖本身就是心肌功能异常的原因之一。高血糖以及与之相联系而增长的高级糖化终末产物能够导致活性氧的产生，而这种活性氧在细胞功能异常和程序化细胞死亡中具有很重要的作用。为了确证这一联系，动物实验表明氨基胍能够逆转糖尿病中的心肌僵硬的增加，作用机制就在于它能够抑制胶原蛋白的高级糖化终末产物的生成。高血糖也与微血管内皮功能损伤相联系，它可以导致心肌张力增加；能量动力学改变从而使心肌利用效率较低的脂肪酸氧化；前炎症反应。此外，高血糖本身还能激活蛋白激酶C（PKC），亦可使心脏醛固酮增加，加速心肌纤维化形成，最终发展为心力衰竭。

糖尿病也能够增加循环游离脂肪酸水平，它可能在心肌功能异常中起重要作用。通过诱导过氧化物酶体增殖物激活受体α（PPAR-α），过量的游离脂肪酸可能导致心肌脂质积累。心肌脂质的过度积累可能导致脂质毒性，这种毒性由神经酰胺或包括细胞内蛋白过度表达在内的其他机制造成的。

最后，胰岛素抵抗本身也可能促进HF的发生。这种联系从本质上来说是双向的。胰岛素抵抗的患者，甚至在发展成为糖尿病之前，就经常处于高血压、肥胖、内皮功能异常、前炎症状态。这些因素中的任何一个都能够导致心室功能异常。而且，高胰岛素血症（一种降低胰岛素反应性的状态）与交感神经系统激活相关。增加的交感活性反过来又会促进心肌功能异常，并进一步加剧原有的HF。值得注意的是，尽管HF患者一般处于非激活状态，但是它会减少骨骼肌的有效循环，并导致交感神经系统的激活。这两者之一都会恶化胰岛素敏感性。因此，胰岛素抵抗和HF之间的关系是非常复杂的。

与多种机制导致的结果相似，糖尿病不依赖与其他形成HF的危险因素而导致心肌结构和功能的异常。在病理学标本中，糖尿病性心肌病以心肌肥大、间质纤维化和小血管疾病为特征。这些改变显现出重要的功能结果。在对患有糖尿病的年轻患者的心肌功能的研究中发现，尽管血压控制情况为好，但仍然出现心肌舒张异常的超声心动图证据。这种与高血压或冠心病所导致的心脏结构和功能上的不同，更加证明了糖尿病代谢异常所导致的心脏功能上的有害效应，并为HF的发展提供了充分前提。

（三）基因表达异常

β-肾上腺受体信号传导异常引起的另一个变化是引起基因表达异常，即胚胎型基因表达。上述变化可加重HF。心房利钠肽通常仅心房肌分泌，但在β-肾上腺受体信号传导异常时心室也可再次分泌，此与婴儿期相似。肌球蛋白重链（MHC）的快速型α和缓慢型β异构体比例也趋向于婴儿期样变化，即β-MHC比例增高、α-MHC比例降低。在正常情况下，出生后骨骼肌细胞α肌动蛋白基因停止表达，但在β-肾上腺受体信号传导异常时可再次表达。由于上述基因再次表达，因此该基因编码的一种与心脏变力有关的关键蛋白下调，即肌浆网Ca^{2+}-ATP酶。上述基因表达异常可引起心室舒张和收缩功能降低，这是心脏通过降低能量消耗而保护心肌的一种适应性机制。β-受体阻滞剂通过阻止、甚至逆转心室重构而改善心肌收缩功能，并呈时间依赖性。在有高血压或缺血性心脏病的糖尿病患者中，预防性应用β-阻滞药可预防心室重构。

（四）心脏损伤三联征

心脏损伤三联征包括高血压、心肌缺血和糖尿病心肌病。上述因素既可以独立也可以协同发挥作用导致心肌细胞和组织生化、生理学和解剖学变化，从而引起心功能不全。动物实验和临床试验支持在糖尿病患者HF发生过程中，上述因素发挥了不同程度的作用。

糖尿病患者HF发生率高和预后差部分与糖尿病心肌病有关。糖尿病心肌病具有如下特点：心肌细胞肥大和心肌纤维化。由于循环中儿茶酚胺水平持续升高，因此糖尿病心肌病与心脏机械功能降低、电生理异常、亚细胞器官缺陷和受体下调有关。实验诱导的糖尿病模型可引起心肌细胞钙转运和收缩蛋白的变化，从而导致亚临床收缩和舒张功能不全。糖尿病心肌病可增加心肌胶原含量，从而进一步加重舒张功能不全。

高血压也是糖尿病常见的合并症之一，也可进一步加重心肌收缩蛋白的损伤，并增加心肌纤维化，从而产生心肌肥厚，最终导致临床收缩和舒张功能不全，这可加重糖尿病或糖尿病与高血压引起的心功能不全，从而导致严重的心功能不全，甚至导致终末期HF。糖尿病、高血压和心肌缺血引起的最终结果是形成纤维化、心肌顺应性降低，早期表现舒张功能不全，晚期则出现收缩功能不全。另外，二尖瓣乳头肌纤维化可导致二尖瓣关闭不全，从而加重心脏的机械负荷。

糖尿病患者发生的严重心功能不全常是糖尿病心肌病、高血压和心肌缺血共同所致，但以上任何一种因素均可发挥主导作用。糖尿病严重HF患者在治疗前应评价是否存在冠状动脉疾病。若糖尿病HF患者没有严重的冠状动脉阻塞，则可能是糖尿病心肌病所致，通常可排除微血管病变的影响，这是由于在心房快速起搏期间合成的乳酸没有增加。在胰岛素抵抗或糖尿病患者中，内皮功能受损仍可引起血管反复收缩，继之导致再灌注损伤和心功能不全。在糖尿病患者中，缺血诱发的血管再生缺陷也可能发挥一定的作用。

三、药物治疗

糖尿病心力衰竭的处理主要包括3个方面：①针对高血糖的处理；②针对并存危险因子（高血压、血脂异常等）的处理；③针对心力衰竭的处理。严格控制血糖、血压及异常的血脂对糖尿病心力衰竭的治疗十分重要，其他处理措施和非糖尿病患者心力衰竭相同。已证实控制血糖、血压，降低低密度脂蛋白胆固醇（LDL-C），抗血小板治疗能显著降低糖尿病心力衰竭患者的病死率。

（一）抗高血糖药物

磺脲类、氯茴苯酸类、双胍类、（葡萄）糖苷酶、噻唑烷二酮类、肠降血糖素、胰岛素等均是常用的降糖药。但本章主要结合心力衰竭（HF）来对各种降糖药进行分析评价。

1. 磺脲类和氯茴苯酸类降糖药是通过阻断胰岛β细胞上ATP敏感的钾通道来起作用的。而在缺血条件下，心肌细胞上的相似的通道被开启，通过一种自我保护的方式使能量需求降低。理论上来讲，通过药物使心肌钾通道关闭可能会干扰心肌缺血状态，加剧心肌损伤，这已为动物试验所证实。这也许可以解释在过去一个试验中所显示的硫脲类增加心血管死亡率的现象。然而，UKPDS对2型糖尿病的抗高血糖治疗这一项研究显示，没有出现硫脲类对心血管死亡率的影响。这就反映了这类药物与心肌细胞之间并没有其与胰岛β细胞之间密切关系。而且，硫脲类具有一些抗心律失常的性质。

2. 目前还没有证据显示肠降血糖素（GLP-1类似物）有益于有HF的糖尿病患者。但是值得注意的是，在心脏中发现GLP-1受体，研究表明此药在左心室功能改善，特别是在缺血后状态中起作用。

3. α-糖苷酶抑制剂是一种非系统性药物，非常安全。这些药物对降低餐后血糖具有特别的效果，而餐后血糖是比空腹血糖具有更大的致心血管疾病危险性。在预防非胰岛依赖性糖尿病的研究（STOP-NIDDM）研究中，对糖耐量受损的病人给予此药与给予安慰剂相比，心肌梗死（MI）下降了91%。虽然，没有对糖尿病患者进行过这方面的充分研究，但是对于患HF的病人需要中等效力的降低血糖时，特别是在缺血性心脏疾病中，这类药物应该是理想之选。

4. 许多同时患有糖尿病和HF的患者选择应用胰岛素来治疗。在中等剂量时，胰岛素除了降低血糖外，其对心血管的作用也是有利的。但是值得注意的是，高剂量胰岛素会增加肾尿潴留并能潜在性恶化严重心室损伤中的液体平衡。许多研究也证明了这一点。经过多变量调整，用胰岛素治疗的糖尿病被认为是心血管疾病死亡的独立预测因子。然而，由于胰岛素通常用于口服降糖药无效的情况，这种治疗方案一般适用于同时患有更严重疾病的处于代谢恶化的病人中。因此，研究数据一般不将起因-效应关系考虑在内，而只是简单地将需要胰岛素的病人作为高危人群来定位。由此说明这个领域需要更进一步的研究。

5. 二甲双胍在心血管疾病治疗中作用显著。这种药物因此被认为特别适用于HF和2型糖尿病患者使用，特别是那些具有显著代谢综合征的病人。然而，双胍类药物也与乳酸酸中毒密切相关，特别是当肾脏功能不全导致双胍类消除降低时更易发生。早在1995年二甲双胍首次在美国使用时，FDA就收到了关于其导致乳酸酸中毒的许多不良反应报告。其中许多都出现在HF中。这就使的二甲双胍成为了HF疾病的禁忌。在一些包括门诊病人和住院病人的临床研究中发现，≥20%～30%的接受二甲双胍治疗的患者有明显的禁忌，许多都是肾功能异常。但是没有一项报告显示乳酸酸中毒，这就为HF中的二甲双胍的使用与否画上问号。最近一项研究显示，在与未使用二甲双胍的病人相比，患有HF的糖尿病使用者的死亡率降低。研究者更是表明在今后的研究中，磺脲类和二甲双胍联合治疗使具有更长病史、并具有潜在性的更为严重的血管并发症的病人获益更能说明二甲双胍在HF中的正面效应。因此，二甲双胍在HF治疗中的作用需要重新审核。令人遗憾的是，尚没有前瞻性的试验正式评估二甲双胍在这类病人中的作用。当二甲双胍用于这种状况时，需要医疗人员对其剂量和肾脏功能进行仔细评估。

6．噻唑烷二酮（thiazolidinedione，TZDs）在治疗过程中也显示出潜在的心血管治疗优势，包括减少动脉粥样硬化而表现出的在HF治疗中的潜在应用价值、改善内皮功能、血管舒张效应而产生的血压的中等减少、减少炎症反应中的系统性炎症标志物。多数临床研究可以证明这一点。但是尽管有上述可观的研究证明，TZDs作用于HF时仍然受到大量关注，这是因为TZDs广泛与液体潴留相关联。

TZDs引起液体潴留的机制包括肾脏钠处理的改变、血管通透性的增加、钙通道阻滞所产生的血管舒张效应导致的肾素-血管紧张素系统的激活。在一项154名心肌状态正常的糖尿病患者的研究中显示，给予曲格列酮和给予格列本脲的病人比较，前者显示出较小但是统计学上有意义的心肌指数和中风的增加，并有全身血管阻力的降低。在药物上市后监测中发现，有报道应用TZDs治疗后出现新发生的HF。在类似这样的一个调查中包括了超过33 000名给予口服抗糖尿病药物的病人，最终结果显示在给予40个月的TZDs与给予非TZDs药物治疗后，校正后的HF发生率分别为8.2%、5.3%。类似的报道还有很多。尽管这些对TZDs带来治疗负面影响的报道非常引人注目，但是由于这些研究受到内在干扰因素的影响（尽管校正了部分），所以结论受到限制。如TZDs一般都属于添加治疗，因此主要用于患有糖尿病后期状态的患者，而这些患者也许已经处于一个HF的高度危险期，而且由于各个调研的HF诊断标准没有统一，这就不难想象有些病人仅仅经历了液体潴留而并未出现实际的心室功能异常。在这点上，Tang等的报道就很值得关注，这项回顾性研究的糖尿病患者都是从具有HF临床表现的病人中挑选出来的，研究表明，TZDs虽然会导致液体潴留，但主要集中在外周，甚至是在一些具有显著心室功能异常的患者中也是一样，而这种外周性的水肿一般不足以导致HF的不良后果。两种不同的观点交集，使得专业人士不得不引起足够重视。美国糖尿病协会（ADA）和美国心脏协会（AHA）给出了TZDs在治疗HF时的理性建议，即在纽约心脏协会分级的Ⅰ、Ⅱ级中，TZDs是可以使用的，使用时要注意以小剂量开始，逐步增加剂量到最适的血糖控制，使用时密切观察过度体重增加、水肿或其他心衰症状；在Ⅲ、Ⅳ级时一般不建议使用TZDs。

理性的治疗方案：由于没有针对同时患有糖尿病和HF的人群进行过治疗危险与收效的充分的随机性试验研究，所以很难拟出一个以证据为基础的抗高血糖治疗方略。这样的病人必须被像对待其他病种病人一样，给予冒险治疗，直到能够获得更相关的信息。重中之重的治疗方案应该首先从生活方式的改变开始，包括饮食、可承受的锻炼、体重的最优化。对于这类病人显然是个极大的挑战，因为他们的活动承受力已经被显著削弱了。当需要给予药物治疗时，促胰岛分泌剂、二肽基肽酶（DPP-IV）抑制剂、α-糖苷酶抑制剂都成为了首要选择。Exenatide这种肠降血糖素类似物也可以使用，虽然一般都是用于给予了硫脲类和二甲双胍后再用其作为补充治疗的。需要用联合用药来弥补各单独用药的不足。对于患有中度HF的病人，可以使用二甲双胍或TZDs，特别是对于有胰岛素抵抗和代谢综合征患者。尽管基础研究支持胰岛素增敏剂特别是二甲双胍对HF具有潜在的治疗效果，但是这些药物仍然要避免使用于有进展性症状者。需要给予此类药物时，必须在治疗的同时对病人进行监测。最后要提出的是尽管胰岛素用于HF出现安全性问题，但是其仍然是许多病患的必需用药。

（二）并存危险因素的处理

1．控制高血压：20世纪80年代后期开展了糖尿病降压治疗与并发症关系的研究，证实了严格控制血压可明显减轻、延缓心力衰竭的发生发展。美国糖尿病协会（ADA）2002年制定的糖尿病血压控制目标是：血压应维持在130/80 mmHg以下，如果糖尿病患者尿蛋白在1 g/d以上，血压更应控制在较低的水平–125/75 mmHg。利尿剂、β–受体阻滞剂血管紧张素转化酶抑制剂（ACEI）、钙通道阻滞剂（CCB）、血管紧张素受体拮抗剂（ARB）均能减少糖尿病患者心血管事件的发生，但α–受体阻滞剂不能显著减少糖尿病患者心力衰竭的发生。

2．控制血脂异常：资料显示，约70%的2型糖尿病患者有明显的血脂异常，这是2型糖尿病患者心血管事件发生率增加的一个重要原因。目前ADA推荐的糖尿病患者血脂控制的目标为：LDL–C（低密度脂蛋白胆固醇）＜2.6 mmol/L（100 mg/dl）；HDL–C（高密度脂蛋白胆固醇）：男性＞1.15 mmol/L（45 mg/dl），女性＞1.4 mmol/L（55 mg/dl）；甘油三酯（TG）＜1.7 mmol/L（150 mg/dl）。在临床治疗中，应首先考虑使LDL–C降低至2.6 mmol/L以下。他汀类药物可作为首选，贝特类降低TG效果优于他汀类，并可升高HDL–C浓度，烟酸类药物由于升高血糖作用明显，在应用该类药物进行调脂治疗时，要给予中等剂量，并密切监测血糖。

（三）心力衰竭的处理

到目前为止，还没有专门针对糖尿病心力衰竭的大规模、多中心的临床实验，但有些关于心力衰竭的临床实验入选了约1/4的糖尿病患者进行亚组分析，仍能得到一些关于糖尿病心力衰竭药物治疗的启示。

1．影响神经激素的药物：

（1）血管紧张素转换酶抑制剂（ACEI）：北斯堪地纳维亚依那普利生存率协作研究等3项临床试验证实，用ACE抑制剂使CHF病人存活率有所改善，因此，ACEI目前被公认为是治疗慢性心力衰竭的基石。群多普利治疗心脏功能评估研究（TRACE）实验评价了群多普利对糖尿病患者心肌梗死后心力衰竭发生率的影响。受试患者服用群多普利，开始1 mg/d，逐渐加至4 mg/d。随访4年，发现糖尿病病人服用群多普利后，发展为CHF的危险性下降62%，心血管死亡率下降44%。最近，心脏后果预防评估研究（HOPE）试验研究了雷米普利防止高危患者糖尿病进展的有效性。高危患者每天口服雷米普利10 mg，随访4～5年，发现雷米普利能显著降低高危患者糖尿病的发生率。糖尿病患者年龄在55岁以上，合并存在其他的心血管病的危险因子（如冠心病史、血脂异常、微量蛋白尿、吸烟等），只要没有ACEI的禁忌症，均应给予ACEI，以减少糖尿病心血管事件的发生。值得注意的是，尽管ACEI对糖尿病心力衰竭患者十分有益，但ACEI有导致低血糖的可能，最好在使用ACEI早期能监测血糖浓度。

（2）血管紧张素受体抑制剂（ARB）：是抑制肾素–血管紧张素系统的另外一种治疗方案。临床试验在对其与ACE抑制剂进行比较来证明2种之间的同等效力甚至是前者超越后者的研究时产生了相冲突的结果。一些患者不能耐受ACE抑制剂引起咳嗽的不良反应，而许多临床研究证明ARB比ACE抑制剂更能让病人耐受，且对HF病人具有很好的疗效。常规使用ARB不宜用于治疗HF。而且ARB在治疗具有中度高血钾的糖尿病病人，特别是对有Ⅳ型肾小管性酸中毒病人时更加要注意。

（3）β-受体阻滞剂：既往认为，β-受体阻滞剂治疗高血压时会增加发展为2型糖尿病的危险性，使得临床医师在β-受体阻滞剂治疗糖尿病时存在这样或那样的忧虑。但最近研究表明，β-受体阻滞剂对心血管系统的益处远远超出其导致2型糖尿病的潜在危险。β-受体阻滞剂可改善胰岛素抵抗、降低心脏猝死、降低血浆肾素醛固酮水平，在糖尿病心力衰竭治疗中有重要价值。β-受体阻滞剂由于能降低血压、减慢心率、抗炎症反应，增加心肌葡萄糖利用、减轻脂肪酸对心肌的损害，使得其比其他任何药物能更有效地减少糖尿病患者心脏事件的发生。多个临床试验的亚组分析证明了β-受体阻滞剂对糖尿病合并心功能Ⅱ～Ⅲ级的CHF的疗效和安全性。不同亚组的β-受体阻滞剂有不同的药理作用。第一、第二代β-受体阻滞剂（如心得安、美托洛尔）由于能使得外周血管收缩、增加胰岛素抵抗、降低高密度脂蛋白，一般不推荐使用于糖尿病患者，而第三代β-受体阻滞剂（卡维地洛）能全面阻滞β_1、β_2、α_1受体，不仅能扩张外周血管、减轻血浆葡萄糖和甘油三酯水平、增加高密度脂蛋白含量，还有抗氧化、能降低糖化血红蛋白（HbA1c），改善胰岛素敏感性等作用，对糖尿病患者有显著的额外益处。

（4）醛固酮拮抗剂：两项试验研究了在对患有HF病人的标准诊疗方案中添加醛固酮拮抗剂的疗效。第一个是螺内酯随机评估研究（RALES）试验，它证明了对同时患有LVSD和严重的全身性HF症状的患者给予ACE抑制剂、利尿剂、地高辛的基础上再给予醛固酮拮抗剂后的效果，实验组比对照组具有更好的降低住院危险性和症状缓解情况。另外一项试验为依普利酮急性心脏梗死后心力衰竭有效性和生存率研究（EPHESUS）试验，对患有LVSD和HF的患者单独给予醛固酮拮抗剂和安慰剂后，实验组与对照组相比显著降低死亡率，并减小心血管死亡的危险性和改善住院状况或是急性心源性猝死状况。

依据上述试验研究结果，临床诊疗指针建议：即便是在已经使用了ACE抑制剂和β-受体阻断剂后未出现任何不良反应的基础上，并且保证肾功能和血清钾正常，可以对左室功能障碍（LVSD）和其他更为严重症状的患者使用醛固酮拮抗剂。对于控制血清钾这一点对同时患有糖尿病的病人来说至关重要。因为这些病人一般都有相对较高的肾功能不足，其中一些还可能具有Ⅳ型肾小管性酸中毒，这样就会加重高血钾危险性，特别是在给予了ACE抑制剂的基础上。因此，醛固酮拮抗剂不能用于估计肌酐清除率＜30 ml/（min・1.72 m^2）或是钾水平＞5.0 mmol/L或是保钾利尿剂联合使用。而且在使用醛固酮拮抗剂时要密切监测高血钾状况。然而，最近研究表明给予醛固酮拮抗剂不能遵循这样的给药方案，这样会导致不良后果的发生。

对于同时患有HF的糖尿病病人的针对HF的治疗方案：由于糖尿病病人的HF病情容易恶化，提出一个循证医学的治疗方案来降低发病率和死亡率极为重要。患有HF和LVSD的病人，无论如何都需要使用针对HF的神经激素激活特性而起作用的药物。所以，在没有出现使用禁忌的情况下，患有糖尿病和LVSD的病人都需要使用ACE抑制剂和β-受体阻断剂。患有持久严重的HF症状的患者在给予上述药物治疗后，也需要使用醛固酮拮抗剂和严密监测高血钾。不能耐受ACE抑制剂的咳嗽和（或）过敏症的患者需要用ARB

来进行治疗。总之，药物种类与剂量的使用都需要以临床试验中所获得的疗效好坏来确定。

2．利尿剂：尽管利尿剂能明显减轻心力衰竭的症状，但到目前为止，利尿剂能否改善糖尿病心力衰竭的预后还未明确，甚至出现互相矛盾的报道。Warram等（1991年）发现糖尿病患者接受利尿剂治疗会增加其死亡率，Curb等（1996年）认为合并高血压的糖尿病采用低剂量的利尿药剂治疗能明显防止心血管事件的发生。我国高血压防治指南建议：糖尿病合并高血压患者宜首选ACEI或CCB，必要时可加用小剂量的利尿剂。引哒帕胺（indapamide）对脂糖代谢的影响为中性，能减轻糖尿病高血压患者微球蛋白尿。目前，引哒帕胺不仅是高血压的一线治疗药物，而且也适用于糖尿病、肾功能不全等高危人群。地高辛是唯一不增加心力衰竭患者死亡率的洋地黄类药物。

3．正性肌力药物：正性肌力药物治疗CHF仍有争议。这些药物可增强心肌收缩力、增加衰竭心脏的心排血量，但对长期生存率的影响较小。DIG研究显示，地高辛可降低因心力衰竭加重而引起的住院率，但不影响死亡率。在DIG研究中，糖尿病患者占28%，亚组分析显示，糖尿病患者与非糖尿病患者相似。由于其他一些药物可改善糖尿病HF患者的生存率，因此该类药物仅限于那些已经接受目前最佳药物治疗的患者。单纯舒张功能不全引起的HF不应使用正性肌力药物。

四、总结

在因糖尿病并发症住院的患者中，与心血管疾病有关的患者占80%。由于糖尿病心肌病、高血压和缺血性心脏病的影响，糖尿病患者HF发生率增高，而且发生HF后死亡率和病死率增加，临床预后较差。糖尿病人群往往没有意识到糖尿病与心血管疾病（CVD）之间存在相关性，也没有意识到早期HF往往是没有症状的，因而HF风险进一步增大。因此，临床医师必须充分认识到这种风险，并早期检查以早期识别和治疗。控制血糖可改善糖尿病HF患者的心肌代谢和心功能。目前，尚未明确糖尿病HF患者的最佳血糖控制水平，需随机临床试验证实。糖尿病患者应用神经内分泌抑制剂可改善心功能、降低死亡率，其效果至少与无糖尿病的HF患者相似。所有心室功能不全或HF患者均应使用ACE抑制剂。如果不能耐受ACE抑制剂，可换用ARB。尽管β-受体阻滞药对葡萄糖耐量有不良影响，还可掩盖低血糖现象，但已证实该类药物可改善糖尿病HF患者的预后，因此只要没有禁忌证也可以应用。不同β-受体阻滞药对代谢的影响也不同，因此临床医师在选择时应注意。治疗时应合用神经激素阻滞药ACE抑制剂、醛固酮受体拮抗剂和β-受体阻滞剂。应用这些药物治疗糖尿病患者是治疗史上的重大进展。这些能挽救生命的治疗方法，只要没有禁忌证并可耐受，就应尽力用于所有糖尿病HF患者。糖尿病HF患者有多支血管病变时，首选冠状动脉旁路移植术（CABG）。总之，采取更为积极有效的预防措施可使糖尿病患者获益，尤其是为了降低高危人群的心血管死亡率和病死率应该采取更为积极的预防措施。

（肖　青　罗健东）

参考文献

1. Fox C S, Pencina M J, Meigs J B, et al. 2006. Trends in the incidence of type 2 diabetes mellitus from the 1970s to the 1990s. the Framingham heart study. Circulation, 113: 2914–2918.
2. Morrow D A, Antman E M, Murphy S A, et al. 2004. The risk score profile: anovel approach to characterizing the risk of populations enrolled in clinical studied. Eur Heart J, 25: 1139–1145.
3. Sobel B E, Frye R, Detre K. 2003. Burgeoning dilemmas in the management of diabetes and cardiovascular disease: rationale for the Bypass Angioplasty Revascularization Investigation 2 Diabetes (BARI2D) trial. Circulation, 107: 636–642.
4. Asbun J, Villarreal F J. 2006. The pathogenesis of myocardial fibrosis in the setting of diabetic cardiomyopathy. J Am Coll Cardiol, 47: 693–700.
5. Marso S P, Hiatt W R. 2006. peripheral arterial disease in patients with diabetes. J Am Coll Cardiol, 47: 921–929.
6. Glaser R, Selzer F, Faxon D P, et al. 2005. Clinical progression of incidental, asymptomatic lesions discovered during culprit vessel cornary intervention. Circulation, 111: 143–149.
7. Scheen A J, Warzee F. 2004. Diabetes is still a risk factor for restenosis after drug–eluting stent in cornary artries. Diabetes Care, 27: 1840–1841.
8. Vetrovec G W. 2005. Optimizing percutaneous cornary intervention outcomes. The next steps. Circulation, 111: 125–126.
9. Bierhaus A, Humpert P M, Morcos M, et al. 2005. Understanding RAGE, the receptor for advanced glycation end products. J Mol Med, 83: 876–886.
10. Goldin A, Beckman J A, Schmidt A M, et al. 2006. Advanced glycation end products: sparking the development of diabetic vascular injury. Circulation, 114: 597–605.
11. Horiuchi M, Mogi M, Iwai M. 2006. Signaling cross talk angiotensin Ⅱ receptor subtypes and insulin. Endocr J, 53: 1–5.
12. Meerarani P, Badimon J J, Zias E, et al. 2006. Metabolic syndrome and diabetic artherothrombosis: implications in vascular complications. Curr Mol Med, 6: 501–514.
13. Nakashima H, Suzuki H, Ohtsu H, et al. 2006. Angiotensin Ⅱ regulates vascular and endothelial dysfunction: recent topics of Angiotensin Ⅱ type–1 receptor signaling in the vasculature. Curr Vasc Pharmacol, 4: 67–78.
14. 张建，华琪. 2003. 代谢综合征. 北京：人民卫生出版社，406.
15. Paul Valensi, Hubert Dibire, Quinda C. 2005. Hypertension endothelial function, and stiffness in diabetes. Diabetes and Cardiovascular Disease. Edited by Giuseppe MC Rosano, 23–29.
16. 许曼音. 2003. 糖尿病学. 上海：上海科学技术出版社，156.
17. Moor T J. 2004. DASH diet. Curt Opin Endocrinol Diabetes, 11: 158–163.
18. Zanchi A, Chiolero A, Maillard M, et al. 2004. Effects of the peroxisomal proliferator–activated receptor–gamma agonist pioglitazone on renal and hormonal responses to salt in healthy men. J Clin Endocrinol Metab, 89: 1140–1145.
19. PROactive Study Investigators. 2005. Results of the PROspective PioglitAzone Clinical Trial in MicroV–

ascular Events. Presented at: 41st Annual Meeting of the European Association for the Study of Diabetes; September 12, Athens, Greece.

20. The ONTARGET/TRANSCEND Investigators. 2004. Rationale, design, and baseline Characteristics of 2 large, simple, randomized trials evaluating telmisartan, ramipril, and their combination in high-risk patients: the Ongoing Telmisartan Alone and in Combination with Ramipril Global Endpoint Trial/Telmisartan Randomized Assessment Study in ACE Intolerant Subjects with Cardiovascular Disease (ONTARGET/TRANSCEND) trials. Am Heart J, 148: 52-61.
21. Kurtz T W, Pravenec M. 2004. Antidiabetic mechanisms of ACE inhibitors and AII receptor antagonists: beyond the renin-angiotensin system. J Hypertens, 22: 2253-2261.
22. Kramer D, Raji A, Plutzky J. 2003. Prediabetes mellitus and its links to atherosclerosis. Curr Diab Rep, 3: 11-18.
23. Sasso F C, Carbonara O, Nasti R, et al. 2004. Glucosemetabolism and coronary heart disease in patients-with normal glucose tolerance. JAMA, 291 (15): 1857-1863.
24. Marso S P, Stern D M. 2004. Diabetes and Cardiovascular Disease. Philadelphia: Lippincott Williams& Wilkins.
25. Varughese G I, Tomson J, Lip G Y. 2005. Type 2 diabetes mellitus: a cardiovascular perspectiv. Int J Clin Pract, 59: 798-816.
26. Nigro J, Osman N, Dart A M, et al. 2006. Insulin resistance and atherosclerosis. Endocrine Rev, 27: 242-259.
27. Kim J, Montagnani M, Koh K K, et al. 2006. Reciprocal relationships between insulin resistance and endothelial dysfunction. Molecular and pathophysiological mechanisms. Circulation, 113: 1888-1904.
28. Natarajan R, Nadler J L. 2004. Lipid inflammatory mediators in diabetic vascular disease. Arterioscler Thromb Vasc Biol, 24: 1542~1548.
29. Verma S, Kuliszewski M A, Li SH, et a1. 2004. C-reactive protein attenuates endothelial progenitor cell survival, differentiation, and function: further evidence of a mechanistic link between CRP and cardiovascular disease. Circulation, 109 (17): 2058-2067.
30. Devaraj S, Xu DY, Jialal I. 2003. C-reactive protein increases plasminogen activator inhibitor-l expression an d activity in human aortic endothelial cells: implications for the metabolic syndrome and atherothrombosis. Circulation, 107 (3): 398-404.
31. Stephens J W, Gable D R, Hurel S J, et al. 2006. Increased plasma mark2 ers of oxidative stress are associated with coronary heart disease in maleswith diabetes mellitus and with 102year risk in a prospective samp le ofmales. Clin Chem, 52 (3): 446-452.
32. Kawashima S, Yokoyama M. 2004. Dysfunction of endothelial nitric oxide synthase and atherosclerosis [J]. A rterioscler Throm b Vasc Biol, 24 (6): 998-1005.
33. Jay D, Hitomi H, Griending K K. 2006. Oxidative stress and diabetic cardi2 ovascular comp lications. Free Radic Biol Med, 40 (2): 183-192.
34. Kouroedov A, Eto M, Joch H, et al. 2004. Selective inhibition of protein kinase Cbeta2 prevents acute effects ofhigh glucose on vascular cell adhesion molecule21 exp ression in human endothelial cells [J]. Circu2 lation, 110 (1): 91-96.

35. Williamson DF, Vinicor F, Bowman BA. 2004. Primary prevention of type 2 diabetes mellitus by lifestyle intervention: implications for health policy. Ann Intern Med, 14951–14957.

36. Narayan K M, Benjamin E, Gregg E W, et al. 2004. Diabetes translation research: where are we and where do we want to be?Ann Intern Med, 140: 958–963.

37. Collins R, Armitage J, Parish S, et al. 2003. MRC/BHF Heart Protection Study of cholesterol–lowering with simvastatin in 5 963 people with diabetes: a randomised placebo–controlled trial. Lancet, 361: 2005–2016.

38. Nissen S E, Tsunoda T, Tuzcu E M, et al. 2003. Effect of recombinant ApoA–I Milano on coronary athero–sclerosis in patients with acute coronary syndromes: a randomized controlled trial. JAMA, 290: 2292–2300.

39. Nissen S E, Tuzcu E M, Schoenhagen P, et al. 2004. Effect of intensive compared with moderate lipid–lowering therapy on progression of coronary atherosclerosis: a randomized controlled trial. JAMA, 291: 1071–1080.

40. Mandard S, Muller M, Kersten S. 2004. Peroxisome proliferator–activated receptor alpha target genes. Cell Mol Life Sci, 61: 393–416.

41. Plutzky J. 2003. Medicine. PPARs as therapeutic targets: reverse cardiology?Science, 302, 406–407.

42. Marx N, Froehlich J, Siam L, et al. 2003. Antidiabetic PPAR gammaactivator rosiglitazone reduces MMP–9 serum levels in type 2 diabetic patients with coronary artery disease. Arterioscler Thromb Vasc Biol, 23: 283–288.

43. Corti R, Osende JI, Fallon J T, et al. 2004. The selective peroxisomal proliferators–activated receptor–gamma agonist has an additive effect on plaque regression in combination with simvastatin in experimental atherosclerosis: in vivo study by high–resolution magnetic resonanceimaging. J Am Coll Cardiol, 43: 464–473.

44. Chapman M J. 2003. Fibrates in 2003: therapeutic action in atherogenic dyslipidaemia and future perspec–tives. Atherosclerosis, 171: 1–13.

45. Fazio S, Linton M F. 2004. The role of fibrates in managing hyperlipidemia: mechanisms of action and clinical efficacy. Curr Atherosclerosis Rep, 6: 148–157.

46. Birjmohun R S, Hutten B A, Kastelein JJP, et al. 2005. Efficacy and safety of high–density lipoprotein cholesterol–increasing compounds. A metanalysis of randomized controlled trials. J Am Coll Cardiol, 45: 185–197.

47. Keech A, Simes R J, Barter P, et al. 2005. Effect of long–term fenofibrate therapy on cardiovascular events in 9 795 people with type 2 diabetes mellitus (the FIELD study): randomised controlled trial. Lancet, 366: 1849–1861.

48. Vakkilainen J, Steiner G, Ansquer J C, et al. 2003. Relationships between lowdensity lipoprotein particle size, plasma lipoproteins, and progression of coronary artery disease: the Diabetes Atherosclerosis Study (DAIS). Circulation, 107: 1733–1737.

49. Davis B R, Piller L B, Cutler J A, et al. 2006. Role of diuretics in the prevention of heart failure: the Antihypertensive and Lipid–Lowering Treatment to Prevent Heart Attack Trial. Circulation, 113: 2201–2210.

50. Roger V L, Weston S A, Redfield M M, et al. 2004. Trends in heart failure incidence and survival in a

community-based population. JAMA, 292: 344-350.

51. Das S R, Drazner M H, Yancy C W, et al. 2004. Effects of diabetes mellitus and ischemic heart disease on the progression from asymptomatic left ventricular dysfunction to symptomatic heart failure: a retrospective analysis from the Studies of Left Ventricular Dysfunction (SOLVD) prevention trial. Am Heart J, 148: 883-888.

52. Gustafsson I, Brendorp B, Seibaek M, et al. 2004. Influence of diabetes and diabetes-gender interaction on the risk of death in patients hospitalized with congestive heart failure. J Am Coll Cardiol, 43: 771-777.

53. Kamalesh M, Subramanian U, Sawada S, et al. 2006. Decreased survival in diabetic patients with heart failure due to systolic dysfunction. Eur J Heart Fail, 8: 404-408.

54. Pocock S J, Wang D, Pfeffer M A, et al. 2006. Predictors of mortality and morbidity in patients with chronic heart failure. Eur Heart J, 27: 65-75.

55. Burger A J, Tsao L, Aronson D. 2005. Prognostic impact of diabetes mellitus in patients with acute decompensated heart failure. Am J Cardiol, 95: 1117-1119.

56. From A M, Leibson C L, Bursi F, et al. 2006. Diabetes in heart failure: prevalence and impact on outcome in the population. Am J Med, 119: 591-599.

57. Barzilay J I, Kronmal R A, et al. 2004. The association of fasting glucose levels with congestive heart failure in diabetic adults-65 years: the Cardiovascular Health Study. J Am Coll Cardiol, 43: 2236-2241.

58. Giles T D, Sander G E. 2004. Diabetes mellitus and heart failure: basicmechanisms, clinical features, and therapeutic considerations. Cardiol Clin, 22: 553 ~ 568.

59. Ingelsson E, Sundstrom J, Arnlov J, et al. 2005. Insulin resistance and risk of congestive heart failure. JAMA, 294: 334-412.

60. Meier J J, Gallwitz B, Schmidt W E, et al. 2004. Is impairment of ischaemic preconditioning by sulfonylurea drugs clinically important Heart, 90: 9-12.

61. Quast U, Stephan D, Bieger S, et al. 2004. The impact of ATP-sensitive K-channel subtype selectivity of insulin secretagogues for the coronary vasculature and the myocardium. Diabetes, 53 (suppl): 156-164.

62. Nikolaidis L A, Doverspike A, Hentosz T, et al. 2005. Glucagon-like peptide-1 limits myocardial stunning following brief coronary occlusion and reperfusion in conscious canines. J Pharmacol Exp Ther, 312: 303-308.

63. Bose A K, Mocanu M M, Carr R D, et al. 2005. Glucagon like peptide-1 is protective against myocardial ischemia/reperfusion injury when given either as a preconditioning mimetic or at reperfusion in an isolated rat heart model. Cardiovasc Drugs Ther, 19: 9-11.

64. Chaudhuri A, Janicke D, Wilson M F, et al. 2004. Anti-inflammatory and profibrinolytic effect of insulin in acute ST-segment-elevation myocardial infarction. Circulation, 109: 849-854.

65. Lautamaki R, Airaksinen K E, Seppanen M, et al. 2006. Insulin improves myocardial blood flow in patients with type 2 diabetes and coronary artery disease. Diabetes, 55: 511-556.

66. Von Lewinski D, Bruns S, Walther S, et al. 2005. Insulin causes [Ca^{2-}] i-dependent and [Ca^{2-}] i-independent positive inotropic effects in failing human myocardium. Circulation, 111: 2588-2295.

67. Nichols G A, Koro C E, Gullion C M, et al. 2005. The incidence of congestive heart failure associated with antidiabetic therapies. Diabetes Metab Res Rev, 21: 51-57.

68. Smooke S, Horwich T B, Fonarow G C. 2005. Insulin-treated diabetes is associated with a marked increase in mortality in patients with advanced heart failure. Am HeartJ, 149: 168-74.

69. Eurich D T, Majumdar S R, McAlister F A, et al. 2005. Improved clinical outcomes associated with metformin in patients with diabetes and heart failure. Diabetes Care, 28: 2345-2351.

70. Masoudi F A, Inzucchi S E, Wang Y, et al. 2005. Thiazolidinediones, metformin, and outcomes in older patients with diabetes and heart failure: an observational study. Circulation, 111: 583-590.

71. Misbin R I. 2004. The phantom of lactic acidosis due to metformin in patients with diabetes. Diabetes Care, 27: 1791-1793.

72. Inzucchi S E. 2005. Metformin and heart failure: innocent until proven guilty. Diabetes Care, 28: 2585-2587.

73. Staels B, Fruchart J C. 2005. Therapeutic roles of peroxisome proliferatoractivated receptor agonists.Diabetes, 54: 2460-2470.

74. Campia U, Matuskey L A, Panza J A. Peroxisome proliferator-activated receptor-gamma activation with pioglitazone improves endothelium-dependent dilation in nondiabetic patients with major cardiovascular risk factors. Circulation, 2006, 113: 867-875.

75. Sarafidis P A, Lasaridis A N. 2006. Actions of peroxisome proliferator-activated receptors-gammaagonists explaining a possible blood pressure lowering effect. Am J Hypertens, 19: 646-653.

76. Tang W H. 2006. Do thiazolidinediones cause heart failure? A critical review. Cleve Clin J Med, 73: 390-397.

77. Thiemermann C. 2004. Ligands of the peroxisome proliferator-activated receptor-gamma and heart failure. Br J Pharmacol, 142: 1049-1051.

78. Dormandy J A, Charbonnel B, Eckland D J, et al. 2005. Secondary prevention of macrovascular events in patients with type 2 diabetes in the PROactive Study (PROspective pioglitAzone Clinical Trial In macroVascular Events): a randomised controlled trial. Lancet, 366: 1279-1289.

79. GlaxoSmithKline Pharmaceuticals. 2004. Avandia® (rosiglitazone maleate) tablets: prescribing information. [M] http: //us. gsk. com/products/assets/us avandia. pdf. Accessed January, 2.

80. Takeda Pharmaceuticals. 2004. Actos® (pioglitazone hydrochloride) tablets. [M] http: //www. actos. com/pi. pdf. Accessed January, 2.

81. Guan Y, Hao C, Cha D R, et al. 2005. Thiazolidinediones expand body fluid volume through PPAR-gamma stimulation of ENaC-mediated renal salt absorption. Nat Med, 11: 861-866.

82. Shah M, Kolandaivelu A, Fearon W F. 2004. Pioglitazone-induced heart failure despite normal left ventricular function. Am J Med, 117: 973-974.

83. Hartung D M, Touchette D R, Bultemeier N C, et al. 2005. Risk of hospitalization for heart failure associated with thiazolidinedione therapy: a medicaid claims-basedcase-control study. Pharmacotherapy, 25: 1329-1336.

84. Karter A J, Ahmed A T, Liu J, et al. 2005. Pioglitazone initiation and subsequent hospitalization for congestive heart failure. Diabet Med, 22: 986-993.

85. Inzucchi S E, Masoudi F A, Wang Y, et al. 2005. Insulin-sensitizing antihyperglycemic drugs and mortality after acutemyocardial infarction: insights from the National Heart Care Project. Diabetes Care, 28:

1680–1689.

86. Heart Failure Society of America. 2006. Executive summary: HFSA. 2006. Comprehensive Heart Failure Practice Guideline. J Card Fail, 12: 10–38.

87. Morimoto T, Gandhi T K, Fiskio J M, et al. 2004. Development and validation of a clinical prediction rule for angiotensin–convertingenzyme inhibitor–induced cough. J Gen Intern Med, 19: 684–691.

88. Masoudi F A, Gross C P, Wang Y, et al. 2005. Adoption of spironolactone therapy for older patients with heart failure and left ventricular systolic dysfunction in the US: 1998–2001. Circulation, 112: 39–47.

89. Juurlink D N, Mamdani M M, Lee D S, et al. 2004. Rates of hyperkalemia after publication of the Randomized Aldactone Evaluation Study. N Engl J Med, 351: 543–551.

第七章
肥胖与心血管疾病
Chapter 7　Obesity and Cardiovascular Diseases

概　言

肥胖患者的数量正以飞快的速度在世界范围内增长，肥胖与心血管疾病特别是高血压病、动脉粥样硬化及胰岛素抵抗之间的关系密切，近年来的研究不断揭示肥胖在导致及加重心血管疾病中的作用越来越重要。肥胖致心血管疾病的机制十分复杂，目前研究发现涉及交感神经活性增高、压力反射障碍、下丘脑-垂体轴紊乱、高瘦素血症和低脂联素血症、肾素血管紧张素系统激活等多个环节，本章主要介绍近年来国内外对肥胖与心血管疾病之间关系的研究进展。

肥胖症已成为一个全球性的公共卫生问题。WHO 2002年工作报告中提出了造成人类疾病负担的全球和地区两级的十大风险，并且将肥胖列为造成人类疾病负担的全球一级十大风险因素之一。单是在美国和加拿大每年就有22万人死于肥胖症，西欧20个国家则约有32万人死于此症。随着近年来肥胖症发生率的增加和研究的深入进展，人们发现肥胖症不仅是危害健康的一种慢性疾病，它还与多种危害较大的慢性病的发病和死亡密切相关，可使脂肪肝、高血压、高脂血症、动脉粥样硬化性心脑血管疾病、中风、睡眠呼吸暂停综合征、糖尿病、胆结石等多种慢性非传染性疾病的发病率增加。糖尿病发病率出现惊人的增长极可能与当前肥胖者迅速增多有密切关系。肥胖症还与某些类型的癌症有关。由于上述与肥胖症密切相关的慢性疾病的发病率和死亡率急剧上升，使人群健康水平下降，医药费用增多而导致经济负担加重。在世界范围内归因于肥胖的所有花费占国家医疗支出的2%～7%，其中美国最高，达7%。我国近期开展的肥胖经济负担研究表明，2003年由肥胖和超重所造成的高血压、糖尿病、冠心病、脑卒中等4种疾病的直接经济负担高达211.1亿元人民币，相当于四病合计直接疾病负担的25.5%，占2003年国家卫生总费用的3.2%，占2003年国家医疗总费用的3.7%。因此，对肥胖症的研究已成为一个紧迫而必要的全球性的公共卫生课题，引起世界范围的关注，成为新世纪的五大研究热点之一。

第一节 概 述

目前大量研究表明，肥胖与心血管疾病（cardiovascular disease，CVD）事件发生有密切联系。Framingham心脏研究发现不论性别，随着体重上升CVD发病率稳定上升，经过多因素分析控制了其他危险因素后，肥胖仍是导致CVD事件升高的一个独立危险因素。长期前瞻性研究表明，肥胖可能是冠心病的独立危险因素。肥胖的程度和冠心病的危险性相关，即使只有中度的超重，冠心病的危险性也会增加。而体重降低则往往伴血压的降低和血脂水平的改善。对亚洲人而言，即使是较低的体重指数也呈相似的发病危险。英国Betteridge教授和美国Sowers博士在《肥胖与心血管疾病》一文中，通过对大量流行病学研究结果的分析，论述了肥胖可增加心血管病的危险。肥胖和其他心血管病危险因素（包括高血压、高血脂和糖尿病）之间有明确的流行病学联系，这大大增加了肥胖人群的心血管疾病发病的危险性（表7-1）。

肥胖与CVD的关系不仅与肥胖程度有关，还与体内脂肪分布有关。横断面研究揭示，即使在调整了体重指数（BMI）后，内脏脂肪分布高者CVD事件发生率高，通过干预，如饮食控制、增加锻炼等降低体重，可以明显降低血压，改善血脂情况。

表7-1　肥胖者发生疾病的危险性

高度增加	中度增加	轻度增加
2型糖尿病	冠心病	癌症（子宫内膜癌、大肠癌、乳腺癌）
胆囊疾病	高血压	性激素分泌异常
血脂异常	骨关节炎	多囊卵巢综合征
代谢综合征	高尿酸血症和痛风	不育
呼吸困难	脂肪肝	增加麻醉危险性
睡眠呼吸暂停		腰背痛
		母亲肥胖引起胎儿缺陷

一、肥胖症及其诊断方法

肥胖症是指由于遗传和环境等因素共同作用，导致机体能量代谢失衡，热量摄入大于消耗，过剩的能量以脂肪的形式储存下来，导致体重增加，从而危害机体健康的一种疾病。除体态异常外还出现一系列临床表现，如怕热多汗、动作迟缓、肌肉无力、易倦、劳动效率降低以及精神和心理的异常。

1．理想体重与肥胖度：

成人理想体重（kg）=［身高（cm）-105］×0.9（男）或×0.85（女）；

$$肥胖度（\%）=\frac{（实际体重-理想体重）}{理想体重}\times 100\%$$

根据世界卫生组织规定，理想体重应在标准体重的±10%以内；肥胖度<-10%为消瘦；>10%～20%为超重；≥20%为肥胖。理想体重与肥胖度估算简单，但是因其精确度低、不能衡量局部体脂等因素，目前已较少使用。

2．体重指数（body mass index，BMI）：又译为体质指数，是近年来国际流行的标准体重测量方法，是WHO推荐的国际统一使用的肥胖分类分级参数标准。BMI可以消除不同身高对体重指数的影响，便于人群或个体间比较，较常用于估计成人的低体重和超重。在流行病学调查及临床上，已有大量证据表明用BMI较单用体重更能反映体脂的蓄积情况。BMI的计算公式为BMI=个体的体重（kg）/身高（m^2）（单位为kg/m^2）。

世界卫生组织（WHO，1998）肥胖顾问委员会对肥胖进行了分类（表7-2）。但这个标准不适合身材较小的亚洲人，因为按照上述标准亚太地区的肥胖率较低；事实上亚洲人在BMI较低时，肥胖相关疾病的发生率即可增高。

2000年WHO西太平洋地区官员、国际肥胖研究协会（IASO）和国际肥胖工作组（IOTF）共同制定了“对亚太地区肥胖及防治的重新定义”，提出该地区肥胖与超重的诊断标准（表7-3）。亚太地区所采用的切点分别为23和25，较WHO的标准为低。

表7-2　WHO根据BMI对体重的分类（1998年，WHO）

分类	BMI（kg/m^2）	相关疾病发病率的危险度
体重过低	＜18.5	低（但其他疾病的危险性增加）
正常范围	18.5～24.9	平均范围内
超重	≥25	
肥胖前期	25～29.9	增加
一级肥胖	30～34.9	中等严重
二级肥胖	35～39.9	严重
三级肥胖	≥40	极度严重

表7-3　亚洲成人根据BMI对体重的分类（2000年）

分类	BMI（kg/m^2）	相关疾病发病率的危险度
体重过低	＜18.5	低（但其他疾病的危险性增加）
正常范围	18.5～22.9	平均水平
超重	≥23	
肥胖前期	23～24.9	增加
一级肥胖	25～29.9	中度增加
二级肥胖	≥30	重度增加

2002年4月中国肥胖问题工作组对我国21个省、市、地区人群体重指数（BMI）、腰围、血压、血糖、血脂等24万人的相关数据进行汇总分析，根据调查分析结果2003年4月卫生部疾病控制司公布《中国成人超重和肥胖症预防控制指南（试用）》，以BMI≥24 kg/m^2为中国成年人超重的界限，BMI≥28 kg/m^2为肥胖的界限。

3．腰围和腰臀比：腰围（Waist Circumference，WC）是指腰部周径的长度。腰臀比（Waist-to-Hip Ratio，WHR）是指腰围（cm）/臀围（cm）。目前公认腰围是衡量脂肪在腹部蓄积（即中心性肥胖）程度的最简单、实用的指标。脂肪在身体内的分布，尤其是腹部脂肪堆积的程度，与肥胖相关性疾病有更强的关联。在BMI并不太高者，腹部脂肪增加（腰围大于临界值）似乎是独立的危险性预测因素。同时使用腰围和体重指数可以更好地估计与多种相关慢性疾病的关系。

WHO建议欧洲人群腹型肥胖的标准为：男腰围≥94 cm，WHR＞0.90；女腰围≥80 cm，WHR＞0.85。美国NCEP-ATPⅢ将男腰围≥102 cm，女腰围≥88 cm确定为美国人群的腹型肥胖标准。亚太地区则建议亚洲腹型肥胖的标准（表7-4）：男腰围≥90 cm，女腰围≥80 cm。《中国成人超重和肥胖症预防控制指南（试用）》建议男腰围≥85 cm，女腰围≥80 cm为腹部脂肪蓄积的界限（表7-5）。

表7-4　亚洲成人不同体重指数和腰围水平的相关疾病危险性

分　类	BMI（kg/m²）	相关疾病危险性		
		腰围（cm）：	男<90 女<80	男≥90 女≥80
体重过低*	<18.5	低（其他疾病危险性增加）		平均水平
体重正常	18.5～22.9	平均水平		增加
超重	≥23.0			
肥胖前期	23.0～24.9	增加		中度增加
一级肥胖	25.0～29.9	中度增加		严重增加
二级肥胖	≥30.0	严重增加		非常严重增加

*体重过低可能预示有其他健康问题

表7-5　中国成人超重和肥胖的体重指数和腰围界限值与相关疾病*危险的关系

分　类	BMI（kg/m²）	腰围（cm）		
		男：<85 女：<80	男：85～95 女：80～90	男：≥95 女：≥90
体重过低**	<18.5	…	…	…
体重正常	18.5～23.9	…	增加	高
超重	24.0～27.9	增加	高	极高
肥胖	≥28	高	极高	极高

*相关疾病指高血压，糖尿病，血脂异常和危险因素聚集

**体重过低可能预示有其他健康问题

4．皮褶厚度法：通过测量皮褶厚度法（skinfol-thickness measurement）来估计皮下脂肪厚度，是直接测量局部体脂的一种方法。成人皮下脂肪约占全身脂肪的1/3，在新生儿则占70%～80%。随着肥胖度增加，皮脂厚度与总体脂关系呈曲线关系，所以按公式可推算皮下脂肪厚度和总体脂量。

常用的测量部位有左肩胛下、肱二头肌、肱三头肌、腹部、腰部等。美国成年男女肱三头肌中部皮褶厚度分别超过19 mm和30 mm，或肩胛下部皮褶厚度分别超过22 mm和27 mm，则提示肥胖。

5．双能X线吸收法（DEXA法）：原理是两束能量不同的微弱X线穿过人体，通过X线的衰减判断非脂肪组织、脂肪组织、骨矿物质的含量。该法安全、方便、精确度高，缺点是价格昂贵，不能区别躯干的内脏脂肪与皮下脂肪。

6．超声波法：用超声仪可在剑突与脐连线中点测量内脏脂肪的蓄积状态。测定肝脏前缘腹膜上的脂肪厚度与皮下至腹白线之间的皮下脂肪厚度（P/S）之比，称为腹壁脂肪指数（adbominal wall index，AFI），男性≥1.0、女性≥0.7为内脏脂肪蓄积。该法与CT法测得的V/S比相关性较好，优点是无创、价廉、简便、可靠，可测量内脏脂肪。

7．断层摄像法（CT、MRI）：是在腹部行皮下脂肪和内脏脂肪蓄积状态的CT和MRI

断层摄像，分别测算内脏脂肪和皮下脂肪的断层面积，计算两者之比（V/S），用来评价内脏脂肪型肥胖和皮下脂肪型肥胖。V/S＞0.4为内脏脂肪型肥胖，＜0.4为皮下脂肪型肥胖。该法是评价内脏脂肪状态的金标准，但存在X线辐射问题。MRI法不存在X线辐射问题，但2种方法价格昂贵，限制了临床常规应用。日本肥胖学会建议无论男女以脐水平的腹部为CT测量部位，内脏脂肪面积＞100 cm^2定为内脏型肥胖；而在欧美以第3、第4腰椎水平的腹部为CT测量部位，内脏脂肪面积＜130 cm^2为低危险。

二、肥胖的分类

（一）根据脂肪细胞大小和数目不同分类

1．脂肪细胞大小及测定方法：前一日晚餐后禁食，次晨空腹用针抽吸三头肌、腹部脐旁和臀部外上象限的脂肪，经处理，算出此三部位之脂肪细胞平均大小。在正常人每个脂肪细胞含0.5～0.6 μg脂肪。总体脂可用放射性核素方法测定，总体脂除以脂肪细胞平均大小，即为脂肪细胞数。正常中年人，脂肪细胞数为3.1×10^{10}，极度肥胖者可达（10～12）$\times10^{10}$。

2．分类：增殖型肥胖是指脂肪细胞数目增加，而形状和体积均正常，儿童时期的肥胖多属于此类，此类肥胖即使在减肥之后也只见脂肪细胞体积缩小，而数目不易减少，因而常常发展为成人肥胖，并且治疗困难。肥大型肥胖表现为脂肪细胞的体积增大而数目正常，成年人多属于此类。增殖肥大型肥胖则表现为脂肪细胞数目增加，体积也增大，此型多见于重度肥胖（表7–6）。

表7–6　正常人与肥胖者脂肪细胞学变化比较

	细胞平均长度（μm）	细胞含脂量（μg）	全身脂肪细胞总数（/L）
正常人	67～68	0.6	（26.8±1.8）$\times10^9$
肥胖	127～134	0.91～1.36	（77.0±13.5）$\times10^9$

（二）根据肥胖病因和发病机制分类

1．单纯性肥胖：因饮食过度和运动量不足所致，无明显内分泌、代谢病病因，约95%以上肥胖病属于此类。根据发病年龄及脂肪组织病理特点又可分为两型：体质性肥胖病和获得性肥胖病。

（1）体质性肥胖病：该类肥胖病人多由幼年起病，是由于脂肪细胞增生所致。在胎儿期第30周至出生后1岁半，脂肪细胞有一极为活跃的增殖期，称敏感期，若此期如营养过度，就可导致脂肪细胞增多，造成肥胖。该型肥胖的特点是：①有肥胖家族史；②自幼肥胖，一般从出生后半岁左右起由于营养过度而肥胖直至成年；③呈全身性分布，脂肪细胞呈增生肥大；④限制饮食及加强运动疗效差，对胰岛素较不敏感。

（2）获得性肥胖病：又称营养性肥胖，此型肥胖多于成年后起病，由脂肪细胞肥大所致。多由于20～25岁以后营养摄入过多或体力活动过少，摄取热量超过机体各种新陈代谢活动过程所需要引起。该型肥胖的特点：①20～25岁后起病；②以四肢肥胖为主，脂肪细胞单纯肥大而无增生；③饮食控制和运动的疗效较好，胰岛素的敏感性经治疗可恢复正常；④体质性肥胖也可再发生获得性肥胖而成为混合型。

2．继发性肥胖：继发性肥胖又称为症状性肥胖，发生率约占肥胖者的5%，是由于内分泌失调或其他疾病造成。具体病因可有：下丘脑–垂体疾病、肿瘤、创伤、胰岛素病、甲状腺功能减退症、肾上腺皮质功能亢进症、性腺功能减退症等等。由于这类肥胖有明确的原发病，治疗原发病后即可根治肥胖，治疗方法和预后均与单纯性肥胖不同。

（三）根据肥胖者的体型分类

1．向心性肥胖：又称为腹型肥胖，以脂肪细胞在腹部聚集更为突出，腰围和臀围的比例明显增大为特征。一般认为腰围的尺寸必须小于臀围的15%，否则就是一个危险的信号。由于腹部脂肪比臀部脂肪在代谢上更为活跃，它更能增加血脂水平，更容易形成低密度脂蛋白胆固醇，因此更容易引发冠心病和卒中等疾病。该类型肥胖多见于男性。

2．外周性肥胖：又称为梨形肥胖，肥胖以下身为主，以脂肪细胞在臀部、大腿积聚更为突出为特征，多见于女性。

3．均匀性肥胖：此型肥胖表现为脂肪细胞比较均匀地分布于全身，多见于婴幼儿（表7–7）。

表7–7 根据肥胖者的体型分类

	向心型肥胖	周围型肥胖
型别	腹型肥胖、内脏型肥胖	四肢型肥胖、皮下型肥胖
性别	以男性为多	以女性为多
脂肪分布	腹部为主	外周、臀股部为主
W/H*	男≥0.95	男＜0.95
	女≥0.85	女＜0.85
V/S**	＞0.4	≤0.4

*W/H（WHR，腰围/臀围）：腰围自肋骨下缘和髂嵴连线中点测量，臀围自股骨粗隆测量

**V/S（内脏脂肪面积/皮下脂肪面积）：用CT扫描，估量身体各部的脂肪分布，检查可明确区分V和S

三、肥胖及肥胖相关心血管疾病的流行病学调查

（一）肥胖的流行病学

肥胖（BMI≥30 kg/m^2）患病率在欧美等国家一般在20%左右。按照美国第三次全国营养与健康调查（NHANES Ⅲ，1988～1994年），估计成人（20～74岁）超重和肥胖人数达到9 700万。经过年龄调整的资料，BMI值在25～29.9 kg/m^{2}的男、女人群中分别占39.4%、24.7%；BMI≥30 kg/m^{2}者分别占19.8%、24.9%。1999年的调查，其超重率为34%，肥胖率为27%。

根据1992年我国全国营养调查材料，20～60岁成年人BMI≥25 kg/m^{2}者占该人群的

14.4%（城市24.6%，农村10.4%）；BMI≥30 kg/m^{2}者占1.5%（城市2.9%，农村1.0%）。国际生命科学学会中国办事处中国肥胖问题工作组数据汇总分析协作组对20世纪90年代的20～70岁24万人的调查资料分析，BMI在25～29.9 kg/m^{2}者为22.4%，BMI≥30 kg/m^{2}者占3.01%。2002年中国居民营养与健康状况调查中可用于超重、肥胖分析的总人数为209 849人，男性101 377人（48.3%），女性108 472人（51.7%）。我国居民超重率为17.6%、肥胖率为5.6%，两者之和为23.2%，已接近总人口的1/4。

近年来，随着生活方式现代化、膳食结构改变和体力活动的减少，发达国家和发展中国家，超重和肥胖人群均在迅速增加。在过去的10多年间，大多数欧洲国家肥胖症患病率增长10%～40%，英国增长达2倍；美国的调查研究显示，1990至2000年的10年间，美国的肥胖人口比例由23%增加至31%，年龄校正后成年人体重超重的比例由54%上升至64%。

1992～2002年的10年间，我国居民的超重率和肥胖率分别上升了38.6%和80.6%，其中18岁以上成年人分别上升了40.7%和97.2%，估计超重和肥胖患病人数增加了1亿人，其中超重和肥胖的人数分别增加了7 000多万和3 000多万。农村居民男女性的超重和肥胖增长幅度均高于城市居民。

2002年，中国营养与健康状况调查显示，我国已有超重和肥胖者共2.8亿人，其中超重者为2.15亿人，肥胖者为6 844万人。我国人群超重和肥胖患病率的总体规律是北方高于南方；大城市高于中小城市；中小城市高于农村；经济发达地区高于不发达地区。

（二）肥胖与心血管疾病流行病学

肥胖已成为21世纪心血管疾病的罪魁祸首，20世纪90年代以来，心血管疾病已成为发展中国家的主要死亡原因，肥胖既是心血管疾病的独立危险因素，又是引起高血压病、糖尿病、血脂异常等其他疾病的主要原因。由于肥胖者血液脂肪增加导致血管弹性减弱，血液黏稠度增加和动脉粥样硬化，易致心脑血管疾病。对肥胖与大血管病的一项大系列的尸检病理报告显示，随着BMI的增加，大血管的动脉粥样硬化的程度逐渐加重。随着腹内脂肪量增加，动脉顺应性随之下降；体重减轻得越多，血管顺应性也改善的越明显。

有关肥胖与心血管疾病的大量研究证明，肥胖是导致心血管疾病的主要危险因素。顾东风等人利用1991年第三次全国高血压抽样调查中成年人（18岁及以上）881 498人的资料研究显示，随体重指数（BMI）升高，高血压、心肌梗死和脑卒中的患病呈增加趋势。多因素Logistic回归模型分析显示，调整年龄、吸烟和饮酒量后，以BMI＜25 kg/m^{2}为基线组，BMI≥25 kg/m^{2}至＜28 kg/m^{2}组人群高血压、心肌梗死和脑卒中的患病危险分别是基线组的2.8，3.1和2.6倍，同时患2种以上疾病的危险性是基线组的2.9～4.9倍；BMI≥28 kg/m^{2}组人群高血压、心肌梗死和脑卒中的患病危险分别是基线组的4.8、4.0和2.9倍，同时患2种以上疾病的危险性是基线组的3.4～8.9倍，且BMI对心肌梗死和高血压的作用强度大于对脑卒中的作用强度。

赵连成、武阳丰等将1992～1994年和1998年在我国不同地区中年人群中进行的2次心血管病危险因素调查资料合并共30 561人，比较不同BMI和腰围分组的研究对象，其他心血管病危险因素聚集率和聚集的相对危险，其中危险因素聚集定义为同一研究对象具有高血压、高血清总胆固醇、低高密度脂蛋白胆固醇或空腹血糖异常之中的任意2项或2项以上者，结果发现随着BMI和（或）腰围的增加，人群其他心血管病危险因素的聚集率呈明显上升趋势，按BMI分层各组中，男女两性腰围与其他心血管病危险因素的聚集率均呈明显的线性上升趋势，同样在不同的腰围分组中，BMI均与其他心血管病危险因素的聚集率呈明显的线性趋势。男性和女性年龄调整心血管病危险因素聚集率在BMI<24 kg/m^2、腰围（男/女）<85/80 cm组分别为11.1%和10.4%；BMI<24 kg/m^2、腰围（男/女）85 ~ 95.9/80 ~ 89.9 cm组分别为24.2%和16.9%；BMI24.0 ~ 27.9 kg/m^2、腰围（男/女）<85/80 cm组分别为24.0%和17.0%；BMI24 ~ 27.9 kg/m^2、腰围（男/女）85 ~ 95.9/80 ~ 89.9 cm组分别为34.3%和24.0%；BMI24.0 ~ 27.9 kg/m^2、腰围（男/女）≥95/90 cm组分别为40.8%和29.6%，BMI≥28 kg/m^2、腰围（男/女）85 ~ 95.9/80 ~ 89.9 cm组分别为44.2%和29.9%，BMI≥28 kg/m^2、腰围（男/女）≥95/90 cm组分别为54.7%和35.4%。

美国"护士健康研究"中对10万多名护士随访了14年，结果发现与BMI<21 kg/m^2相比，发生冠心病的危险在BMI 23 ~ 24.9 kg/m^2增加了50%，在BMI>25 kg/m^2更是成倍地加剧。研究表明，肥胖合并高血压病患者患冠心病的危险为正常人的12倍，脑卒中的危险为正常人的7倍。Keys等观察了皮褶厚度与冠心病5年发病率的关系，对象包括2 442名美国铁路工人，2 439名北欧男性和6 519名南欧男性，入选时年龄40 ~ 59岁。诊断标准为"Hard"，指冠心病所致死亡和肯定的心肌梗死；"Other"为经典心绞痛或经临床心电图证实为冠心病；"Any"包括上述2种类型。结果发现，当采用"Any"诊断标准时，相对超重增加冠心病的危险性。

有学者研究黑人肥胖与心血管疾病的关系，分析了2个年龄层的人，包括青年人和中年人，以其肩胛下和肱三头肌皮褶厚度之和作为肥胖指数。结果发现在18 ~ 30岁男性中皮褶厚度之和随年龄增加而增加，且45 ~ 55岁者此值高且相对稳定。皮褶厚度之和与致动脉粥样硬化的血脂水平、收缩压、血糖、尤其胰岛素水平及糖尿病的发生呈正相关。有证据表明，黑人肥胖是增加心血管疾病的危险因子，与白人相似，黑人肥胖者患高血压、糖尿病和血脂异常较非肥胖者更常见，45 ~ 65岁黑人心血管疾病发生与肥胖有关，腹部肥胖增加心血管疾病发生的危险性可能更大。

芬兰的一项前瞻性随访研究显示腹型肥胖与男性急性冠状动脉事件有关，腹型肥胖越明显，冠状动脉事件越多，如腰臀比（WHR）>0.98，冠心病危险性增加3倍；腰围（WC）>95.5 cm，冠心病危险增加2倍，BMI>28.7 k/m^2，冠心病危险增加2 ~ 6倍。

Framingham研究强调，肥胖（以相对体重为指标）作为心绞痛和猝死的危险因素，而非心肌梗死的危险因素。该研究对3 983名15 ~ 64岁的北美男性进行26年的追踪观察结果表明，在对年龄和血压进行校正后，对年轻男性进行的长期随访中，体重是发生缺血性心脏病的肯定"危险因素"。Framingham研究还对2 252名男性和2 818名女性进行了26年的随访观察，发现冠心病发病率随体重的增加而增加，且在年轻人中危险性更大。<50岁的男性，最胖组冠心病的危险性约为最瘦组的2倍；相同年龄女性肥胖者冠心病危险性增加2.4倍。而巴黎的一项前瞻性研究（PPS）对7 079例无冠心病的43 ~ 52岁男性随访23年的研究结果显示，腰围处于第五分位者发生心肌梗死的危险为处于第一分位者的2 ~ 6倍。

Zamboni等在一项研究中评价了身体脂肪分布与冠状动脉疾病严重程度的关系。研究对象为33例经冠状动脉造影证实有冠心病和10例冠状动脉造影正常的男性，采用CT评估他们的身体脂肪分布。冠状动脉疾病患者的内脏脂肪组织面积和内脏和（或）皮下脂肪组织面积比值明显高于对照组，且其载脂蛋白B（Apo-B）和甘油三酯也明显高于冠状动脉造影正常者。相关分析表明，冠状动脉病变严重程度与Apo-B、内脏脂肪总面积和（或）皮下脂肪组织面积比值呈正相关。

肥胖对心脏有直接影响，研究发现无论是高血压还是正常血压的肥胖者，其左心房内径、左心室收缩末期和舒张末期内径、室间隔和左心室后壁厚度、左心室肌重量均比血压水平类似的肥胖者大，并且与体重在统计学上有显著的相关。左心室肥大发病率也显著高于非肥胖者，有研究指出严重肥胖者约有50%存在左心室肥大，高血压遗传流行病学网络研究显示随着BMI增加左心室肥厚检出率显著增加，并且左心室肥厚的发生随肥胖和糖脂代谢危险因素的增多而增加，这在正常和高血压人群中均呈相同趋势。这些研究都提示肥胖本身可以引起心脏结构和功能的改变。大多数肥胖者机体耗氧量、心输出量、心室充盈量均增加，而心室充盈量和心输出量加重心脏的负担，并且引起心脏的离心性肥大。左心室肥厚是心功能不全的代偿阶段，当心功能失代偿时即出现心衰。Framingham心脏研究对5 881人平均随访14年，结果显示BMI每增加1 kg/m^2，心衰的危险性增加5%～7%，肥胖程度越重，心衰危险性就越高，体重与充血性心力衰竭有直接的关系。

肥胖常导致心房增大和左心室舒张功能不全，二者均为心房颤动的危险因素。Framingham的一项社区研究对75 282例人群随访14年显示，BMI每增加1 kg/m^2，心房颤动发生率增加4%，肥胖者心房颤动危险性较对照组增加1.5倍。肥胖还可导致心源性猝死，肥胖者常有Q-T间期延长和Q-T间期分布离散，这些变化往往是室性心律失常和心电不稳定所致心源性猝死的电生理基础，研究表明Q-T间期及离散度与BMI高度相关，PPSI研究显示随着腰围和BMI增加，猝死的危险性将增加。

肥胖可导致多种形式的血管损害，最常见者为高血压，研究表明无论性别和年龄，随着BMI增加高血压的罹患率也随之增加，且高血压的发生与腹内脂肪面积增加有关，当BMI＞25 kg/m^{2}时，如果同时合并高血压和糖脂代谢异常等3个以上的危险因素，发生严重心血管疾病事件的危险性最大。最近欧洲的一项大系列长期随访的综合研究表明肥胖可使发生冠心病的危险增加1.6倍，使心衰危险增加2倍，脑卒中危险增加1.4倍，心房颤动危险增加1.75倍。但目前的一些研究又显示肥胖程度与心血管事件的预后也有一些矛盾现象，如心衰和心肌梗死的死亡率与BMI呈负相关，BMI过低者预后较差，其具体机制还有待进一步探讨。

四、肥胖并发心血管疾病的机制

肥胖致心血管疾病的机制十分复杂，体内过多的脂肪可导致：①交感神经活性增高；②压力反射障碍；③下丘脑-垂体轴紊乱；④高瘦素血症和低脂联素血症；⑤肾素血管紧张素系统激活；⑥脂肪组织压迫肾脏等。上述因素可导致心输出量增加、心肌肥厚和心肌功能损害，血管内皮功能受损和动脉的顺应性改变等。

在肥胖介导的心血管损害中有2个病理生理过程起重要作用：①胰岛素抵抗（insulin resistance，IR）：腹型肥胖易导致内脏脂肪分解，产生的游离脂肪酸易在肝脏和肌肉酯化，形成脂质异位沉积，产生胰岛素抵抗；Reaven报道非糖尿病人群中IR越重，心血管疾病发病率越高，其他许多研究也显示IR与高血压、冠心病、糖脂代谢紊乱有关联。因此，IR被认为是上述疾病的共同病理生理基础，但目前也有不少研究证实肥胖也可不伴有IR，IR与心血管疾病之间的因果关系并不明确。②脂肪病变：脂肪除贮脂作用外，也是一个重要的内分泌器官，能分泌瘦素、脂联素、抵抗素等多种脂肪因子，TNF-α、IL-6、CRP等多种炎症因子和血管紧张素Ⅱ（AngⅡ）、NO、ET-1、PAI-1等多种血管活性物质，这些因子通过旁分泌或自分泌作用于心血管系统，参与肥胖相关心血管疾病的发生、发展。

（一）瘦素与肥胖相关心血管疾病

1. 瘦素的生物学作用：瘦素（leptin）是由肥胖基因（ob gene）编码的分泌型蛋白质，主要由白色脂肪组织产生。1994年Zhang等利用定位克隆技术首次成功克隆了小鼠的肥胖基因（ob基因）及人类的同源序列，ob基因编码产物是一种由167个氨基酸组成的蛋白质，在分泌入血过程中去除其中由21个氨基酸组成的N-端信号肽，形成瘦素。成熟的瘦素含146个氨基酸，分子量为16 kD，具有强亲水性，以单体形式存在于血浆中。人和小鼠的瘦素氨基酸序列有84%的同源性，与大鼠有83%的同源性。瘦素分泌有明显的昼夜节律性，午夜和清晨最高，中午至下午时段最低，并且呈脉冲性释放。

瘦素主要通过与瘦素受体（ob-R）结合发挥其生物学作用。瘦素受体在体内广泛分布，Tartaglia等发现瘦素受体不仅存在于小鼠脉络神经丛内，还存在于下丘脑、大脑、肾脏、心脏、肝脏、肺、脂肪组织及胰岛细胞表面等，其中下丘脑腹内侧部、侧部及弓状核是瘦素作用的主要部位。ob-Rs属于I类细胞因子受体家族，目前的研究发现哺乳动物有a、b、c、d、e、f 6种ob-Rs，ob-Rb受体具有瘦素受体所有的功能区，是执行瘦素功能的主要受体，ob-Ra受体主要起到在不同的组织间转运瘦素的功能，ob-Re受体则可能具有结合游离瘦素而缓冲其血液循环浓度的作用。

瘦素与其受体结合后可以激活Janus激酶（JAK）、信号转导子和转录激活子（STAT）、丝裂原活化蛋白激酶（MAPK）、磷酸肌醇-3-激酶等通路，其中JAK-STAT途径被认为是瘦素受体信号转导的主要途径。ob-R本身无酪氨酸激酶活性，但与JAK酪氨酸激酶耦联，当瘦素与ob-Rs结合后可使受体形成二聚体，与受体耦联的JAK分子相互靠近，分子间相互磷酸化，活化JAK激酶，使受体胞内域的某些酪氨酸（Tyr）残基磷酸化，通过受体TyrP与特定的STAT分子的SH2域相互作用，与受体结合的STAT分子的Tyr被磷酸化，2个磷酸化的STAT分子可通过TyrP和SH2域形成二聚体，此二聚体转位到核内与靶基因上游的反向重复序列结合，启动特定基因表达，转录并翻译特定蛋白，从而发挥瘦素作用。

瘦素具有广泛的生物学效应，通过作用于下丘脑受体，影响神经肽Y等多种神经内分泌激素的分泌，引起食欲降低和机体能量消耗增加；还可作用于中枢神经系统，增加交感神经活性导致外周去甲肾上腺素的释放增加，后者激动脂肪细胞膜上的β-肾上腺素能受体，使脂肪细胞内解耦联蛋白的表达增加，促进脂肪组织分解，产热增加，增加能量消耗，从而体重减轻；同时，作为一种代谢激素，它还影响一系列机体代谢过程，如胰岛素的释放，葡萄糖的产生、转运、代谢，脂肪的分解合成等。

2. 瘦素与肥胖：瘦素的主要生理作用是抑制食欲，增加能量消耗，作用于中枢和外周的受体调节机体脂肪组织的沉积。根据其生理学作用推断，瘦素缺乏或其受体缺陷可能导致肥胖。有研究发现，肥胖基因突变的小鼠如先天性肥胖小鼠品系C57 BL/6Job/ob小鼠，其ob基因第105位点的密码子发生突变，由CGA→TGA（TGA为翻译终止信号），结果导致翻译终止信号过早引入，所编码的蛋白失去一段氨基酸，产生截短型瘦素，这种类型的瘦素失去了原有的功能，结果由于正常的瘦素水平下降引起导致小鼠摄食增加及能量消耗减少，导致肥胖及糖尿病等。

然而对人类的研究发现，仅有极少数严重的儿童肥胖与瘦素缺乏有关，大多数肥胖人群血浆瘦素水平显著增高，且瘦素的昼夜波动较小。大量研究发现肥胖者体内瘦素水平明显地比体重正常者高，即瘦素与BMI体重、尤其是体脂成高度正相关。有研究显示，肥胖患者血循环中瘦素浓度为正常人的2倍，是消瘦者的3倍以上，肥胖而瘦素缺乏者仅占5%。这些研究提示肥胖人群中存在着高瘦素血症，即瘦素抵抗。目前的证据显示，肥胖患者存在的瘦素抵抗有选择性，也就是肥胖患者体内瘦素的抑制食欲，增加能量消耗等中枢代谢调节作用被破坏，而其外周效应如交感神经兴奋作用仍然存在。

瘦素抵抗的机制目前仍不是很清楚，考虑可能有以下几种原因：①介导瘦素通过血脑屏障进入大脑发挥作用的转运系统存在缺陷；②血循环中存在瘦素的抗体或拮抗因子；③血清中存在某种瘦素的结合成分，与瘦素可逆性结合后可减弱其生理作用；④瘦素信号转导通路缺陷；⑤瘦素受体的下游缺陷即受体后缺陷；⑥瘦素分泌昼夜节律变化的减弱或波动衰减；⑦“节俭基因型（thrifty genotype）”理论：这一理论认为瘦素抵抗可能是长期进化的结果。

3. 瘦素与心血管系统疾病：大量的研究结果显示瘦素是联系肥胖与其相关心血管疾病的一个重要物质。高瘦素血症与肥胖人群高血压和慢性心力衰竭（HF）的发生有关，血浆瘦素浓度高低与心血管疾病包括心肌肥厚和冠心病呈明显正相关；细胞实验结果表明瘦素诱导血管内皮细胞氧化应激，促进血管平滑肌细胞增生和迁移；动物实验结果表明瘦素增加交感神经活性和升高血压，高瘦素血症与肥胖相关血管内皮和心肌功能障碍有关。缺乏瘦素功能基因的肥胖小鼠（ob/ob小鼠）并不产生动脉粥样硬化病变。这些结果表明瘦素对心血管系统有直接和间接的作用。

（1）瘦素的血管效应：

1）促进高血压的发展：静脉注射和脑室内给予瘦素都会引起大鼠动脉血压升高，心率加快。肾上腺素系统的阻断剂可以抑制瘦素的升压作用。高瘦素血症除了增加交感神经活性，仍然有其他机制参与肥胖相关高血压的发展。瘦素能增加内皮细胞氧活性物质（reactive oxygen species，ROS）的生成，刺激前炎症细胞因子如TNF-α、IL-6等的分泌，这些炎症因子都能促进高血压和动脉粥样硬化的发展。

瘦素虽然能够通过增加交感神经活性刺激血液流动，但还存在着直接的舒血管效应。体内、体外实验均显示瘦素能够诱导一氧化氮（NO）的产生。给予麻醉的大鼠不同浓度瘦素，可出现浓度依赖性的NO代谢产物浓度增加，抑制NO合成可增加动脉压。体外实验显示，瘦素可以引起动脉环内皮依赖性的舒张作用。瘦素通过活化内皮细胞中不依赖PI-3K的AKT-内皮型NO合酶（eNOS）磷酸化通路增加NO产生，该作用能够被一种不依赖Ca^{2+}酪氨酸激酶抑制剂-erbstatin A阻断。但是，在觉醒的大鼠并没有发现瘦素具有舒张血管的作用，NO合酶（NOS）抑制剂N^{G}-硝基-左旋精氨酸甲酯不能引起升压效应。足以活化交感神经的瘦素剂量并不会改变肠系膜动脉、主动脉下段和肾动脉的动脉压力或血流。

阻断NO合成虽然能增加心率，增强肾血管和肾小球的反应，但并不会促进瘦素的升压效应，这些都提示由瘦素刺激的NO产生对血压的影响是微不足道的。另外，瘦素还能增加内皮素-1（ET-1）的产生，ET-1主要由内皮细胞、巨噬细胞、成纤维细胞和心肌细胞产生，有显著的缩血管效应，它也可以对抗NO的舒血管作用。

2）促进动脉粥样硬化的发展：瘦素的致动脉粥样硬化效应主要是其作用于多种细胞的综合结果。瘦素诱导内皮细胞产生氧化应激，增加单核细胞趋化蛋白-1、ET-1的产生，增强细胞增殖能力；在血管平滑肌细胞，瘦素促进细胞迁移，增殖和细胞肥大；同时，瘦素促进血管壁细胞钙化，通过增加血小板聚集加速血栓形成。

高瘦素血症与2型糖尿病患者出现冠状动脉粥样硬化有关。有动脉粥样硬化倾向的载脂蛋白E-缺失（$ApoE^{-/-}$）小鼠，给予瘦素治疗虽然有利于调节代谢，但会进一步加速动脉粥样硬化发展和血栓形成。该研究显示提高肥胖者体内的瘦素浓度会加重动脉粥样硬化的损害。

瘦素抵抗也可致动脉粥样硬化。ob-Rb受体缺失的$ApoE^{-/-}$小鼠（$ApoE^{-/-}$db/db）自发出现主动脉粥样硬化损害的风险是有完整ob-Rb受体$ApoE^{-/-}$小鼠的5倍。与$ApoE^{-/-}$小鼠不同，$ApoE^{-/-}$db/db小鼠表现为肥胖和胰岛素抵抗。以上的研究结果显示，高于生理水平的外源性瘦素诱发的瘦素抵抗是有害的；不同于$ApoE^{-/-}$小鼠，$ApoE^{-/-}$db/db小鼠出现的动脉粥样硬化损害与脂质形成改变有关。

（2）瘦素降低心肌收缩力：

1）诱导NO产生的可能机制：与在内皮细胞上的作用相似，快速给予体外培养的大鼠心室心肌细胞一定剂量瘦素可以增加细胞内NO活性，细胞内Ca^{2+}的瞬变幅度降低，NO产生增多，引起心肌收缩力降低。这些效应可以由NO抑制剂N^{G}-硝基-左旋精氨酸甲酯和JAK2或p38MAPK抑制剂AG-390、SB203580阻断。

瘦素信号通路引起NO产生的中间步骤及介导瘦素发挥作用的特异性NOS配体尚未完全阐明。有研究发现，瘦素经JAK2/STAT3、PI3K/Akt途径上调大鼠血管平滑肌细胞（VS-MCs）内诱导型NO合酶（iNOS）从而提高NO生物活性，通过增加NO产生抑制血管紧张素Ⅱ（AngⅡ）诱导的缩血管作用。

充分研究心脏中介导瘦素发挥作用的NOS亚型更有助于阐明瘦素与心肌收缩力、心肌肥大效应的关系。有研究显示不同心室部位心肌细胞的NOS亚型空间构型不同，造成NO信号通路对心肌收缩力的作用是相互独立的，有的甚至是互为矛盾的。心肌过度表达eNOS可抑制心室肥厚，保护心肌梗死后的心脏功能，其可能的机制是减弱β-肾上腺素能刺激的代偿性心肌肥大。也有研究显示，神经元型NOS（nNOS）和eNOS都独立地参与心肌肥厚的发展，nNOS和eNOS会引起两者都缺乏的小鼠出现明显的与年龄相关的向心性肥厚。研究心肌细胞内瘦素与β-肾上腺素能的共同信号通路能够更加深入了解肥胖者发生心肌功能障碍的机制。

虽然瘦素诱导的NO产生可以直接抑制心肌收缩力，但瘦素的全身作用诸如增加交感神经活性等则间接地刺激心肌收缩力。目前认为，正如体内实验中，瘦素刺激内皮细胞产生的NO仅对血压造成微弱影响，在生理条件下NO对心肌收缩力的抑制作用也较微弱；但在肥胖状态下，瘦素诱导产生的NO对心肌收缩的抑制作用得以明显表现。

2）瘦素缺失导致对β-肾上腺素能刺激的反应降低：将10周龄的ob/ob小鼠心肌细胞

分离，分别给予β肾上腺素能受体激动剂异丙肾上腺素或福斯高林和二丁酰-cAMP提高受体水平后发现，肌小节收缩长度减弱、Ca^{2+}瞬变降低、肌浆网内储存的Ca^{2+}减少。给ob/ob小鼠补足瘦素可以逆转上述异常状况，但对心脏结构（室壁厚度和心肌细胞大小）不会出现明显影响。ob/ob小鼠体内Gas（52 kDa）减少，肌浆网内Ca^{2+}-ATP酶增加，磷酸化的受磷蛋白减少。此外蛋白激酶A活性也降低至基线水平，补足瘦素后蛋白激酶A的水平升高，与野生型小鼠接近。在H9c2心肌细胞系，给予瘦素作用30 min，可以增加基础水平和儿茶酚胺刺激的腺苷酸环化酶活性，但瘦素作用18 h细胞则出现腺苷酸环化酶活性降低，对异丙肾上腺素和去甲肾上腺素的反应性也降低。该现象可能与瘦素活化不同的Gas有关。瘦素的短时间作用增加腺苷酸环化酶、Gas（52 kDa）、Gai和磷酸化的ERK1/2的表达，但持续作用18 h以上则使上述物质的表达降低，Gas（45 kDa）的表达却持续升高。同时研究结果也显示，随瘦素作用时间延长，细胞内ob-Rs的表达随之降低，这就提示细胞出现瘦素抵抗。根据以上的研究结果，瘦素缺乏或瘦素抵抗会降低机体对β-肾上腺素能刺激的反应，但值得注意的是给予适量的瘦素能提高收缩力的反应。

3）氧活性物质（ROS）产生的机制：肥胖者线粒体ROS产生增加。黄嘌呤氧化还原酶和还原型辅酶Ⅱ（NADPH）氧化酶是心脏过氧化物（O_2^-）的主要来源。O_2^-与其他分子复合物相互作用可以产生大量ROS。在ob/ob小鼠的心脏，心肌收缩功能受损的同时常伴有氧化应激、脂质过氧化、蛋白羰基形成、心肌重链同工酶的重新分布、SERCA2a的氧化修饰等。nNOS抑制黄嘌呤氧化还原酶的活性。观察2～6个月的ob/ob小鼠发现，其体内的nNOS表达减少，使黄嘌呤氧化还原酶产物O_2^-增多，导致ROS与氮活性物质之间失衡，这种亚硝基-氧化还原反应失衡是引起小鼠的心肌功能障碍的原因之一。研究还发现ob/ob小鼠心脏内NADPH氧化酶的活性也增高。给予该型小鼠NADPH氧化酶抑制剂apocynin，可以逆转心肌收缩功能障碍，但不能逆转的SERCA2a氧化修饰。最近的一项研究提出，瘦素诱导的心肌收缩障碍，ET-1是NADPH氧化酶的上游区。目前发现ET-1至少有ET_A和ET_B 2个受体，两者都能调节心肌的收缩力，ET_A还能参与心肌肥大的发生发展过程。瘦素孵育新生大鼠心肌细胞，能诱导细胞内超氧阴离子增多，上调NADPH亚单位p67phox和p47phox表达，ET_A和ET_B受体拮抗剂和apocynin可以减弱瘦素的上述作用，这一结果提示由瘦素诱导的心肌收缩功能障碍，ET-1受体可能位于NADPH氧化酶上游，调节NADPH氧化酶发挥作用。

4）影响心肌收缩力的其他机制：肥胖是一种以体内神经酰胺水平明显升高为特征的脂毒性疾病。目前认为，神经酰胺的从头合成通路是调节肥胖患者胰腺β细胞和心肌细胞脂质凋亡的关键通路。尽管单独给予神经酰胺不会对心肌细胞的机械收缩和细胞内Ca^{2+}瞬变有明显影响，但其却能提高心肌细胞对瘦素的敏感性。最近研究证实，由瘦素诱导的成年大鼠左心室心肌细胞收缩能力降低，神经酰胺能增强瘦素的抑制心肌收缩作用。过去的一些研究发现，肥胖者血浆瘦素水平仅在纳摩尔级别，但在体外实验中常需要高浓度的瘦素（＞10 nmol/L）方能导致心肌收缩功能障碍，这两者之间似乎互为矛盾。神经酰胺能够增强瘦素对心肌收缩力的抑制作用这一发现解释了这个矛盾，并进一步阐明肥胖者高瘦素血症与心肌功能障碍之间的关系。

肥胖者体内脂肪组织增多促进多种致炎因子的分泌，如TNF-α、IL-6和AngⅡ等。TNF-α和瘦素都能够抑制成年大鼠心室肌细胞的收缩能力，由于N^G-甲基左旋精氨酸能消除两者的抑制作用，提示TNF-α和瘦素存在着依赖于NO的共同机制，二者都是通过该机制发挥作用。

但是，有趣的是，高血压似乎能够削弱瘦素对心肌收缩力的抑制。对由血压正常大鼠分离的心肌细胞，瘦素能降低其细胞收缩和Ca^{2+}瞬变幅度、提高NOS活性；但对体外培养的自发性高血压大鼠（SHR）的心室肌细胞，瘦素的上述作用明显减弱。此外，用JAK或p38抑制剂孵育SHR大鼠心肌细胞则进一步加重瘦素对心肌收缩的抑制作用。上述研究提示JAK/STAT和p38信号转导通路的改变削弱了瘦素引起的心肌收缩功能障碍，这可能是机体的一种代偿机制以防止高血压或高瘦素血症状态下心室功能的进一步损伤。

（3）瘦素与心肌肥厚和心脏重构：临床尸检研究发现，肥胖相关的心肌肥厚者其心脏重量明显增加，但心脏重量/体重的比例降低。心肌细胞的脂肪浸润、代谢产物堆积、过度纤维化、或细胞外基质增多等表现对于肥胖相关心肌肥厚的心室壁厚度增加并未表现出明显的直接作用。对有心肌病变的肥胖病人进行心内膜心肌活检发现，多数病人都有原发性心肌细胞肥大。有左心室肥大的病人也存在有高瘦素血症。目前，瘦素与心肌细胞肥大之间的关系并未完全清楚。足量的瘦素作用于ob/ob小鼠心脏能够抗心肌细胞肥大。给ob/ob小鼠注射4～6周的瘦素可以减轻体重，逆转左心室肥大；而限制热量的摄入虽然能减重，但对心肌细胞的大小和室壁厚度并没有明显影响。恢复至正常水平的瘦素可以通过逆转沉积在心肌的游离脂肪酸的脂毒性发挥抗脂肪变性的作用。但是，另一方面，对原代培养的新生大鼠心肌细胞研究发现，瘦素能够浓度依赖性的诱导细胞肥大。高血压人群血浆瘦素水平与心肌壁厚度增加呈正相关，这可能与瘦素抵抗有关。这些研究结果不尽相同，可能与不同的实验室选用的心肌细胞类型不同有关。总之，瘦素对心肌细胞肥大、细胞凋亡、细胞增殖和细胞外基质重构等的直接作用都会引起肥胖者病理性心肌肥大和心力衰竭。

1）瘦素与心肌细胞肥大：Xu等的研究提出瘦素诱导新生大鼠心肌细胞肥大的机制包括内皮素（ET-1）和ROS的产生。ET-1可以增加细胞的表面积而不引起细胞增殖。该研究中，用选择性ET-1受体拮抗剂ABT-27阻断ET_A受体的作用，能够明显降低瘦素诱导的心肌细胞肥大。目前认为，瘦素与ET-1存在着一条独立的信号通路在心肌细胞肥大和心肌功能障碍的发展过程中发挥着重要作用；与多种细胞因子如TNF-α和血管活性物质如去甲肾上腺素、AngⅡ等通过上调ROS诱导心肌细胞肥大的作用机制相似，瘦素也造成心肌慢性氧化应激和炎症，导致心肌细胞肥大。

瘦素在介导ET-1和AngⅡ诱导的心肌细胞肥大时可能也存在着自分泌作用。分别用瘦素、AngⅡ和ET-1孵育新生大鼠心肌细胞24 h，心肌细胞表面积分别增加7%、36%和35%。与上面提到的Xu等的研究结果不同，Rajapurohitam等研究发现ET_A受体拮抗剂并不能阻断瘦素诱导的心肌细胞肥大；同时，阻断Ang受体也不能抑制瘦素的作用；阻断瘦素则能减弱3种物质引起的心肌肥大反应。AngⅡ和ET-1明显提高心肌细胞培养基中瘦素的浓度；增加细胞ob-Ra和ob-Rb的表达，瘦素受体、瘦素抗体和瘦素三倍突变体则取消AngⅡ和ET-1诱导的受体表达增加。此外，AngⅡ和ET-1增强MAPK和NF-κB的磷酸化，但瘦素阻断剂减弱心肌肥大反应的能力与上述作用无关。Xu等和Rajapurohitam等的研究存在着矛盾，考虑是由于选择的ET-1受体拮抗剂不同（ABT-27和SQ123所致），其中精确的机制尚不清楚。另一项研究指出，给9周龄的小鼠以高脂饮食，其血浆和心肌的ET-1浓度、心肌内的瘦素水平以及ob-R mRNA表达均增高；而同样给予高脂饮食的ob/ob小鼠血浆和心肌的ET-1水平与野生型小鼠相比并未出现明显增高，这一研究进一步证实瘦素能直接介导心肌细胞内ET-1信号通路的活化。降胆固醇药物辛伐他汀能降低由ROS介导的瘦素引起的新生大鼠心肌细胞肥大。

2）瘦素与细胞凋亡：心肌细胞凋亡和坏死是发生心力衰竭的主要原因之一。最近通过TUNEL染色法和测量caspase-3水平发现，瘦素缺乏或瘦素抵抗都增加心肌细胞的凋亡。年老的ob/ob小鼠和db/db小鼠与同龄的野生型小鼠相比，DNA损伤增加。瘦素重建后的ob/ob小鼠细胞凋亡率尽管仍然高于野生型小鼠，但较重建前已经降低。这与之前发现的fa/fa大鼠心肌细胞、胰岛细胞凋亡增加相一致。上述实验结果显示瘦素信号通路是维持正常的细胞死亡所必需的；瘦素能够对抗脂毒性诱导的细胞凋亡从而保护细胞。

另一方面，JAK2介导心肌细胞的凋亡反应。它能显著上调肾素血管紧张素系统，AngⅡ孵育的成年大鼠心肌细胞出现凋亡增加。前面已经提到JAK-STAT途径是瘦素受体信号转导的主要途径，瘦素与其受体结合使受体形成二聚体，并与JAK结合主要是与JAK2结合形成Ob-R/JAK2复合物引起交互磷酸化启动瘦素的信号通路，使瘦素的生物学作用得以发挥。瘦素抑制细胞凋亡与JAK2促进细胞凋亡之间的矛盾需要进一步探讨。瘦素能快速、显著地增加新生大鼠心肌细胞ERK1/2和p38 MAPK的磷酸化，且瘦素诱导的心肌细胞p38活化较ERK1/2可以维持时间更长，这提示肥胖心力衰竭病人长期的病理性心肌重构可能与p38的下游转录因子有关。

3）有丝分裂与增殖：Tajmir等的研究提出，与肥胖病人血浆水平相近的瘦素浓度可以促进HL-1心肌细胞株和儿童心室心肌细胞的增殖。此研究发现，瘦素剂量依赖、时间依赖性的诱导HL-1心肌细胞株增殖；利用Brdu掺入法检测瘦素处理过的HL-1心肌细胞和儿童心室心肌细胞，这些细胞内DNA合成明显增高；瘦素通过活化ERK1/2和PI3K细胞通路介导心肌细胞增殖。虽然ERK1/2抑制剂能显著降低瘦素诱导的HL-1心肌细胞和儿童心室心肌细胞增殖，但却不能抑制瘦素诱导的新生大鼠心肌细胞［^{3}H］-亮氨酸掺入率增加。

其他可能参与瘦素诱导细胞肥大的通路还包括腺苷酸环化酶，过氧化物酶体增生因子活化受体α，和与hsp56、AngⅡ有关的JAK/STAT通路。瘦素信号通路也能活化其他诱导细胞肥大的经典途径，如PI3K和蛋白激酶C等。但是这些途径是否参与瘦素诱导的心肌细胞肥大尚需进一步研究。

4）细胞外基质重构：在儿童的心肌细胞，瘦素可以促进基质金属蛋白酶-2的表达，提高Ⅲ型、Ⅳ型胶原mRNA表达，降低Ⅰ型胶原mRNA，但并不影响总胶原的合成。瘦素选择性调节不同类型的胶原，但仍需要进一步研究证实瘦素对胶原合成的调节作用，以及这些作用对肥胖者心肌重构的影响。

（4）对缺血再灌注损伤的保护作用：及时的再灌注能够挽救急性缺血引起的心肌损伤。有报道提出，在分离的小鼠心脏模型中，再灌注早期给予外源性的瘦素能降低梗塞面积。瘦素的这种对心肌的保护主要是活化再灌注损伤存活激酶通路，如PI3K/Akt和ERK1/2等途径，最终抑制线粒体通透性转换孔开放。注射瘦素的C57BL/6J小鼠心脏梗死面积是未注射瘦素小鼠心肌梗死面积的一半。在一种大鼠模型中，再灌注的瘢痕组织中瘦素和ob-Ra的表达增高，而ob-Rb的表达则下调。抑制PI3K或ERK1/2后，瘦素对心脏的这种保护作用即消失。该研究还发现瘦素促进p38MAPK的磷酸化，虽能增强Akt的磷酸化但结果无统计学意义；同时，还下调AMPK、磷酸化和未磷酸化的STAT3表达。瘦素诱导的ROS、NO合酶产生也可以保护肠道和肾脏对抗缺血再灌注损伤。临床研究也发现，体重指数（BMI）较高的病人急性冠脉综合征的预后较好。

高瘦素血症，中枢性瘦素抵抗和瘦素缺乏都会损伤受体后瘦素信号通路。短期给予瘦素对心肌有利，能抑制脂肪变性，保护心肌对抗缺血再灌注损伤，参与代偿性心肌肥大。但是另一方面，瘦素与肥胖患者增强的ROS信号通路相互作用则会造成脂毒性，对心肌产生不利影响如加速细胞死亡、造成细胞病理性肥大等。肥胖者心肌细胞内瘦素信号通路和瘦素调节的其他信号转导通路的改变是心肌细胞肥大的病理基础，特别是JAK/STAT，MAPK、NO、β-肾上腺素途径的改变与心肌收缩力降低和细胞肥大反应有关。

（5）瘦素与胰岛素抵抗：胰岛素抵抗（IR）的本质是单位胰岛素的生物效应降低，即胰岛素刺激葡萄糖利用的能力降低。IR是糖耐量降低或糖尿病、高胰岛素血症、高血压、肥胖、高脂血症等的共同发病基础，肥胖病人尤其是腹部肥胖病人易出现IR。瘦素缺乏和高瘦素血症均可导致IR。高瘦素血症与IR的因果关系尚不清楚，可以从以下几方面进行推测。

1）IR导致高瘦素血症（即瘦素抵抗）：IR患者长期的高胰岛素血症刺激了ob基因的过度表达，进而使血中瘦素升高，产生高瘦素血症。

2）高瘦素血症导致IR：这为多数学者所认可，进一步的解释是胰岛素对脂代谢的作用是促进脂肪合成和抑制脂肪分解，而瘦素对脂肪的分解作用本身就造成了胰岛素抵抗；瘦素对体内糖代谢的主要器官肝脏、肌肉、脂肪组织等有特异性，导致具有高瘦素血症的肥胖个体胰岛素抵抗；瘦素还可抑制胰岛素在脂肪细胞中的多种代谢作用，包括葡萄糖转运、脂肪分解、糖原合成等，间接地加重胰岛素抵抗。

3）互为因果：生理情况下，胰岛素刺激瘦素分泌，瘦素则可抑制胰岛素分泌，在胰岛素与瘦素之间存在着一个双向的反馈环。一旦这种平衡遭到破坏，胰岛素对瘦素的敏感性降低，则可导致IR，IR可进一步引起高瘦素血症。也有学者认为瘦素不是引起IR的主要原因。

（二）神经肽Y与肥胖相关心血管疾病

1．神经肽Y与肥胖：神经肽Y（neuropeptide，NPY）是由Tatemoto等于1982年首次从猪脑中发现并分离提纯的含36个氨基酸残基的多肽，属于胰多肽家族。NPY广泛分布于中枢神经系统及外周很多器官，在中枢神经系统中高度表达，调节多种生理功能，发挥其生物学效应，其中在物质代谢和神经内分泌调节中起重要的作用。他与肥胖之间也存在密切的联系。迄今为止，它是摄食最强有力的刺激因子，作用于饮食调节的关键环节，具有中心作用，饥饿时，下丘脑弓状核神经元合成NPY增多，传递给视旁核，作用于饱食中枢，刺激进食。

NPY共有6种GPCR（Y_1-Y_6），但同饮食关系最密切的是Y_1和Y_5。有学者将NPY注入Y_1受体缺陷小鼠的脑室后，其摄食活动明显减少，在饥饿状态下，Y_1受体的基因表达增加；将Y_1受体拮抗剂注入大鼠的第三脑室后，由NPY诱导的进食行为明显受到抑制。Campbell等研究发现，运用Y_5受体的反义寡核苷酸能明显减少动物摄食，降低体重。还有研究发现大鼠脑室给予Y_5受体的反义寡聚脱氧核苷酸后，其生物性进食和NPY诱导的2 h短期进食没有任何影响，但NPY诱导的10 h进食行为被明显抑制。Y_5受体也许对摄食活动的维持具有调节作用，但不如Y_1受体那样具有关键性的作用。

NPY在下丘脑的浓度很高，下丘脑内的NPY是调节食欲和体重所必需的。给雄性鼠侧脑室注射NPY会造成雄鼠采食量增加，从而导致一系列的肥大综合征，包括脂肪沉积的增加、胰岛素抵抗症、肾上腺功能亢进和性腺功能减退。腺病毒伴随病毒（AAV）介导的NPY基因反义链的cRNA能够减少约50%NPY的释放，从而导致鼠的日采食量降低约10%和体重下降。对遗传性肥胖鼠（fa/fa鼠cp/cp鼠）的研究显示，其下丘脑NPY mRNA和蛋白质含量均增高。

Kowalski和Andrea等实验发现：与瘦的（+/+and+/fa）Zucker幼鼠相比，肥胖的（fa/fa）Zucker幼鼠的NPY前体mRNA的表达水平在出生第2天开始较高，而且在第9、12、25天，达到显著性差异。Levin等用原位杂交的方法证实有肥胖倾向的SD大鼠较饮食抵抗的SD大鼠弓状核前NPY mRNA高38%，饮食限制和高脂饮食均不能改变已升高的弓状核NPY mRNA水平，说明NPY的调节失控，可导致肥胖。Billington等研究亦证明，脑室内注射NPY后，增加白色脂肪的脂蛋白脂酶的mRNA水平，有利于脂肪堆积而产生肥胖。

由此可见，动物调节食欲、体重以及脂肪的机制是非常复杂的，是多种因素相互作用的结果。在幼鼠断奶时，NPY和南美豚鼠蛋白相关肽（agouti-relatedpeptide，AgRP）能有效地增加能量的吸收和维持糖类的储存，并且刺激食欲和增加体重。在此过程中，当低血糖或摄食富含糖类的食物时NPY的效果更强。在突变鼠中当被饲喂富含蔗糖食物时NPY基因过度表达导致肥胖证明了这一点。另外，NPY增加外周组织对葡萄糖的吸收利用，并与AgRP一起促进脂肪沉积。Akio认为NPY刺激食欲的网络是外周的肥胖信号以及一些抑制食欲的神经肽如褪黑激素、促肾上腺皮质激素释放因子和胰高血糖样肽共同的最终路径，而且这是瘦素发挥对身体脂肪抑制作用的主要通道。实验证明，著名的厌食剂安非他明（Amphetamine）就是通过减少NPY的浓度达到厌食的作用，瘦素抑制食欲的作用独特地在NPY基因剔除鼠中得到增强，这提示NPY可能有对抗瘦素的作用。总之，NPY刺激食物摄入，增加能量消耗，使体重增加而导致肥胖。

2. NPY受体信号转导途径：NPY受体属于G蛋白耦联受体家族，所有NPY受体具有相似的转导信号，包括抑制腺苷酸环化酶活性，抑制促蛋白激酶磷酸化，但NPY对细胞内cAMP的基础水平并无重大影响，表明这些受体是通过抑制异源性三聚体Gi/o蛋白而被耦联。另一方面，NPY也激活L-型钙通道，说明NPY与钙转导途径相关，这2种细胞内途径与NPY的收缩血管特性、促进其他血管收缩剂的特性一致。

与Y_2受体相关的以上2种细胞内转导途径在鼠的背根神经节神经元已作研究，在这些细胞内，通过调节电压依赖式钙通道，NPY明显抑制内流。这些转导途径可能参与激活磷脂酶C（phospholipase C，PLC），因此NPY诱导激活的钙通道以及二酰甘油依赖式蛋白激酶C（protein kinase C，PKC）异构体已在人的纤毛细胞证实。最后，NPYY_2受体通过抑制型G蛋白（Gi）和磷脂酰肌醇激酶-3（phosphatidylinositol 3，PI3）激活酶耦联受体介导的信号转导途径-丝裂素活化蛋白激酶途径（mitogen-activated protein kinase，MAPK）。与NPY其他受体相关的转导途径主要在被转染的细胞发现，Y_4、Y_5、Y_6受体已被证实抑制cAMP积聚，这些受体是否刺激钙通道还不完全清楚。在鼠的心肌细胞，NPY诱导细胞外信号调节激酶（extracellularly regulated kinase，ERK）、c-Jun氨基端激酶（c-Jun N-terminal kinase，JNK）、p38MAPK的快速磷酸化以及激活PKC，与Y_5受体的激活有关。

NPY除了在不同类型的细胞诱导直接反应，其主要的作用是能够增强其他血管活性物质的生物活性。尤其对NE诱导反应的协同作用，这涉及到NPY的分子学作用机制。至少有3种机制说明这种协同作用：①NPY诱导细胞内钙离子释放，这对平滑肌内NPY缩血管反应起重要作用。在血浆NPY浓度低于诱导直接的缩血管反应的浓度时，它所诱导的钙离子释放反应可能减少其他缩血管物质的活性。②细胞内大量的分子受磷酸化水平反馈机制的控制，如cAMP依赖式蛋白激酶A（protein kinase A，PKA）的反馈控制。因此，可期望通过抑制cAMP积聚，NPY能降低PKA活性从而促进其收缩作用。③与Gi蛋白结合的NPY受体可通过改变PLC的活性促进与Gq蛋白有关受体的生物学效应。因此，三磷酸肌醇（inositol triphosphate，IP）的产物以及随后的钙释放诱导都是极其重要的细胞分子机制，如调节收缩或钙调蛋白介导的磷酸化活化作用。

3．NPY与心血管疾病：近年来大量的研究表明NPY在许多系统和器官中起调节作用，尤其在心血管系统的作用已得到证实，NPY在高血压、充血性心力衰竭、冠心病、糖尿病的发生发展过程中有其重要的病理生理学意义。

（1）NPY诱导动脉粥样硬化的形成：动脉粥样硬化是一种多因素的病理过程，而且是引起缺血性疾病的主要原因。遗传因素和环境因素如高血脂、高血压、糖尿病、肥胖、吸烟，都是其形成的危险因素。但是近年来发现，通过血管收缩作用或刺激血小板激活或胰岛素抵抗，交感神经兴奋所产生的NPY可间接促进动脉粥样硬化形成。NPY诱导动脉粥样硬化形成的机制如下：①刺激血管平滑肌增生。在离体实验研究中，NPY通过刺激Y_1、Y_5受体激活鼠和人血管平滑肌细胞，促进细胞分裂。②激活血小板（BPC）。血管内皮损伤后，BPC聚集黏附，NPY随之在损伤处堆积，促进BPC激活。③NPY介导的血管性假性血友病因子（vWF）表达和血栓形成也促进动脉粥样硬化形成。④刺激免疫复合物形成，促进血管阻塞。NPY一方面通过激活新生血管内膜，加快它的形成；另一方面，NPY与血管形成因子一起激活二肽基肽酶IV，促进NPY转化并参与免疫复合物的重构。透明质酸酶免疫染色法已证实了NPY可促进免疫复合物沉积。

（2）NPY对血压的影响：NPY对血压有双向影响作用。NPY的来源部位不同，对血压的影响也不同。内源性NPY浓度上调降低血压，该降压作用与解剖学的发现是一致的：来自于下丘脑和脑干部位神经元的NPY丰富表达，抑制交感神经兴奋传递到参与调节血压的节后交感神经过程，降低节后交感神经元的兴奋性，并减少其他递质的释放，从而降低动脉血压。Michalkiewicz等通过NPY转基因SD大鼠（$Npy^{-/-}$）和非转基因同窝生鼠（Npy）实验证明了内源性NPY是一种有效的递质，它能抑制交感神经兴奋，降低儿茶酚胺的释放，降低基础血压及应激期间的血压。内源性NPY上调除抑制中枢神经元外，还直接抑制周围交感神经突触前膜，降低去甲肾上腺素（NE）的释放，如实验证明NPY抑制肠系膜动脉、股动脉、肝动脉、肾动脉、心房动脉部位的交感神经，降低NE释放，从而降低血压。但是交感神经过度兴奋，血浆中NPY浓度明显升高，长期的高浓度NPY通过以下机制提高血管外周阻力升高血压。其机制有：①高浓度的NPY可直接收缩血管；②NPY可增强其他缩血管物质的收缩作用，使血管减轻对缩血管物质的脱敏性；③NPY促进血管平滑肌增殖；④NPY减弱舒血管物质的作用，并抑制舒血管物质的释放，这在原发性高血压发病机制中占有一定的作用。

外源性NPY具有升高或降低血压的双重作用，这种作用取决于给药的部位。中枢给药，NPY具有显著的降血压、抗焦虑作用；外周静脉给药，血压则升高。尽管NPY具有调节血压的重要因素，但在该实验中不同基因型（Leu7/Pro）人群之间血压并无差异，这可能因为不同的机制拮抗了NPY对血管的张力作用，如周围神经系统拮抗中枢神经系统的调节机制，突触后神经元抵抗突触后神经元的调节机制。这些机制在年轻健康的受试者相互中和，此发现表明血管张力对血浆中NPY与NE的浓度改变产生高敏反应。

（3）NPY促进心肌细胞增生肥大：在安静状态下，健康者血浆NPY浓度较低，但心脏病患者的NPY浓度较高。肾上腺素能系统兴奋是心力衰竭患者预后不良的标志，儿茶酚胺诱导的冠状动脉收缩加剧了心绞痛患者的心肌缺血，因此，NPY被推测为评价心脏病有用的指标，血浆NPY免疫反应性表明急性心肌梗死与慢性心力衰竭病人血浆NPY浓度升高。

交感神经递质NE对心血管系统具有营养作用，通过对平滑肌和心肌细胞生长促进活性，促进心脏血管重构。因为NPY在交感神经末梢与NE共存，研究表明NPY对心肌也具有营养作用，但如果交感神经过度兴奋导致NPY大量分泌，反而促进细胞增生肥大。在血管平滑肌细胞，NPY以浓度依赖式诱导DNA合成并刺激平滑肌细胞增生与激活受体有关。其机制如下：①通过激活百日咳毒素敏感性G蛋白耦联受体PI3激酶刺激蛋白质合成以及心肌细胞肥大。②NPY抑制肾上腺素能受体对NE诱导的心肌肥大反应的减弱作用。③在新生鼠的心肌细胞中，NPY促进去氧肾上腺素（新福林）诱导的PKC和MAPK转导途径的活性。这种效应是通过心肌表面的Y_5受体所介导的。

（三）脂联素与肥胖相关心血管疾病

自1995年脂联素（adiponectin）被发现以来，已有相当多的资料表明脂联素不仅与肥胖、胰岛素抵抗、2型糖尿病有关，也与心血管疾病密切相关。

1．脂联素与肥胖：脂联素最初由4个实验室用不同的方法发现，因此其拥有Adiponectin、GBP28、Acrp30和AdipoQ 4个英文名称。Maeda等通过对人脂肪组织cDNA文库大规模随机测序得到Adi2ponectin cDNA；Nakano等从人血浆中分离得到脂联素，并命名为GBP28；Scherer等和Hu等通过对3T3-L1和3T3-F442A细胞诱导分化前后的差异克隆得到小鼠脂联素cDNAs，并分别命名为Acrp30和AdipoQ。

正常情况下，血浆中脂联素的含量约占总血浆蛋白含量的0.01%，平均血浆浓度为（8.9 ± 5.4）mg/ml，且与年龄无关，并没有昼夜节律的变化，但在人类男性低于女性。人脂联素基因仅在脂肪细胞中表达，在脂肪细胞分化后4天左右，脂联素基因才开始在3T3-F442A和3T3-L1细胞中表达。在脂肪细胞分化过程中，脂联素的mRNA水平升高100倍，6～8天后其水平开始下降。

在肥胖患者和肥胖小鼠模型中，脂联素mRNA的表达量明显低于正常，说明脂肪组织堆积对脂联素基因的表达存在负反馈抑制作用。有研究发现健康者血中富含脂联素，而肥胖者中脂联素浓度却明显低于非肥胖者。血浆脂联素浓度的变化与体重指数（BMI）、腰围、臀围、静息状态下的血糖水平有显著相关性。在多元线性回归模型中，调整BMI和腰围后，脂联素的浓度增加作为一个独立的变量与臀围的降低明显相关。在对接受胃减容术后的肥胖患者的观察中发现，其平均BMI下降21%，而平均脂联素水平却升高46%。虽然脂肪组织是合成脂联素的唯一组织，但随着脂肪组织的减少，脂联素的浓度依然增加，提示脂联素在肥胖患者中的表达可能存在着负反馈抑制。减轻体重可造成脂联素处于一种短暂的脱抑制状态，使其血浆水平增高。但也有一系列研究结果对负反馈学说提出质疑，指出关于脂肪形成基因的表达在小鼠肥胖和糖尿病发生过程中处于被抑制状态。体重水平的改变对脂联素水平的影响仍然存在争议，但可以肯定的是，与正常人群相比，超重和肥胖患者体内的脂联素水平降低，减轻体重可以提高体内保护性脂肪细胞因子脂联素的浓度。

2. 脂联素与心血管疾病：无论是肥胖糖尿病还是代谢综合征患者发生心血管疾病的风险要比正常人高许多，近年研究发现这类患者中多数伴有脂联素水平的降低。脂联素作为脂肪源性激素具有保护心脏和血管的特性，其与心血管疾病的关系日益受到重视。

（1）脂联素与冠心病：在冠心病的发生中基本病理改变是动脉粥样硬化，而动脉粥样硬化也是一种炎症过程，在其早期阶段，内皮细胞被各种炎症刺激物激活导致各种黏附分子的表达，促进循环的单核细胞黏附于受损的内皮细胞并进入内皮下，分化成巨噬细胞，在清道夫受体介导下，巨噬细胞吞噬氧化的低密度脂蛋白（ox-LDL）而成为泡沫细胞。脂联素能抑制黏附分子的表达包括细胞间黏附分子-1（ICAM-1）、血管细胞黏附分子-1（VCAM-1）和选择素-E，并通过抑制核转录因子-κB（NF-κB）磷酸化而抑制TNF-α介导的NF-κB激活，这是脂联素抑制单核细胞对内皮细胞黏附的主要分子机制。同时脂联素可减少TNF-α刺激的黏附分子和白细胞介素-8（IL-8）在内皮细胞的表达，抑制巨噬细胞向泡沫细胞转化，抑制生长因子刺激的平滑肌细胞增殖。Matsuda等证明了脂联素可能减少各种生长因子包括血小板源性生长因子（PDGF）、肝素结合表皮生长因子样生长因子（HB-EGF）、成纤维生长因子（FGF）的作用来抑制血管中层平滑肌细胞的增生和向内膜下迁移。在该实验中，发现脂联素敲除后（KO）的小鼠在动脉受损后内膜增生是野生型（WT）小鼠的2倍，补充内源性脂联素后，其血管损伤的新内膜的形成明显受到抑制，为脂联素的抗动脉粥样硬化的作用提供直接证据。

脂联素浓度降低不仅增加冠心病的风险而且与冠状动脉粥样硬化进展相关，同时血浆脂联素浓度在急性冠状动脉事件时明显降低。Von-Eynatten等对1 174例冠心病患者研究发现，脂联素水平明显降低，在校正了年龄和性别后，脂联素与高密度脂蛋白胆固醇（HDL-C）、甘油三酯（TG）相关而与系统性炎症标志物白细胞介素-6（IL-6）、高敏C反应蛋白（hsCRP）无明显的统计学相关性，因而认为血清脂联素与致粥样硬化的异常血脂相关并且血脂异常是联结脂联素和粥样硬化进展的纽带。Nakamura等研究发现急性冠状动脉综合征（ACS）患者的血浆脂联素浓度明显低于稳定型心绞痛及正常人，表明测定血清脂联素浓度也许可用于评估冠心病的风险性，并且与ACS的病变进展有关。

（2）脂联素与高血压：在高血压的发生中内皮细胞功能紊乱日益受到重视，而脂联素对血管内皮起到保护作用。脂联素通过MAPK信号途径使内皮型一氧化氮合酶（eNOS）磷酸化从而调节内皮细胞一氧化氮（NO）的产生。Matsuzawa等应用抗脂联素抗体通过免疫组化方法发现在家兔未受损伤的血管壁无脂联素存在，但经气囊损伤的血管壁则呈现明显的阳性染色，其机制是脂联素能够结合内皮下胶原如胶原V、Ⅶ和X，当内皮损伤后脂联素进入内皮下并与这些胶原结合，说明脂联素在血管损伤的修复中起一定作用。Adamczak等发现，高血压患者血浆脂联素浓度明显降低，且与收缩压、舒张压及平均动脉压呈负相关，认为脂联素可能在血压调节中发挥一定作用。有实验表明，内皮细胞表达脂联素受体，脂联素增加人主动脉内皮细胞的NO含量，低脂联素水平与内皮细胞依赖性舒张功能受损有关，这可以部分解释低脂联素血症与高血压的联系。有人认为血压正常者不管有无胰岛素抵抗，脂联素水平都与血压呈现负相关性，推测可能与高血压病人交感神经系统活性增加抑制了脂联素的表达、低脂联素水平增加了血管内皮损伤机会及其对肾素血管紧张素系统的激活有关。

（3）脂联素与肥厚型心肌病：病理性的心脏重构与许多肥胖相关性疾病有关，舒张功能异常是胰岛素抵抗早期的临床表现之一。最近研究发现脂联素在病理状态下影响心脏重构。在脂联素基因敲除小鼠（APN-KO）压力负荷过重导致向心性心脏肥大和病死率增加。相反在APN-KO、野生型和糖尿病db/db小鼠腺病毒介导的脂联素表达减轻心脏肥大。脂联素过表达也减轻血管紧张素Ⅱ引起的心脏肥大，表明脂联素可作为病理性心脏生长的抑制剂。这些发现表明在肥胖个体低脂联素水平将会导致肥厚型心肌病的发生。近期研究发现在心肌细胞和心肌组织中脂联素调节细胞间信号传导和细胞生长，在新生大鼠心肌细胞脂联素激活MAPK并抑制细胞外信号调节激酶（ERK）激活和α-肾上腺素能受体刺激的肥大反应。Chan等研究发现MAPK抑制血管紧张素Ⅱ刺激的ERK磷酸化和血管平滑肌细胞增殖，同时MAPK的激活抑制蛋白合成并降低因p70S6激酶磷酸化和增加真核延伸因子-2磷酸化引起的肥大反应。通过脂联素激活的MAPK也增加心肌细胞葡萄糖和脂肪酸摄取，这些代谢结果将影响心脏重构。在APN-KO小鼠压力负荷过重时MAPK磷酸化减弱，而在心脏经受过度压力负荷肥大时MAPK活性增加。表明脂联素-MAPK调节轴对与心肌细胞肥大进展相关的细胞间信号和代谢变化负性调节。

（4）脂联素与心肌缺血再灌注损伤：肥胖相关性疾病对缺血性心脏病发生的严重性和后果有重要影响。近期的一项临床研究表明血浆脂联素水平较高者有较低的心肌梗死危险，独立于C-反应蛋白（CRP）水平和血糖状态，而且脂联素水平在急性心肌梗死后迅速降低。急性心肌梗死后血浆脂联素水平降低与血浆CRP水平呈负相关，提示低脂联素血症与急性心肌缺血所致的炎症反应增加有关。Shibata等研究表明APN-KO小鼠在缺血再灌注后比野生型小鼠产生更大的心肌梗死。这些较大的梗死同APN-KO小鼠的心肌细胞凋亡增加和TNF-α的表达有关。相反，在APN-KO小鼠和野生型小鼠腺病毒介导的脂联素表达则减小梗死范围，减少心肌凋亡和TNF-α产生。同时这项研究表明一次给予重组脂联素蛋白无论是在心肌缺血产生前30 min注射还是缺血期间或者再灌注后15 min，均导致梗死范围的缩小。因此，短期给予脂联素在治疗急性心肌梗死方面有实际的临床应用价值。同野生型小鼠相比在APN-KO小鼠心脏缺血再灌注后MAPK的激活明显减弱。Russell等发现表现为MAPK激酶无义突变的转基因小鼠，在离体缺血再灌注损伤后增加心功能异常和心肌凋亡，说明脂联素通过MAPK信号刺激葡萄糖转运使缺血心脏获益并减少内质网应激，从而起到对心脏的保护作用

（5）脂联素与心力衰竭：肥胖是心力衰竭发生的危险因素，较高体重指数同确定的慢性心力衰竭患者预后改善相关。脂联素也影响慢性心力衰竭的发展，Liao等研究了脂联素与慢性心力衰竭的关系，发现脂联素因敲除小鼠在左心室压力负荷过重的情况下，心脏肥大及肺淤血明显高于野生型小鼠，提示脂联素缺乏将导致心脏重构、心力衰竭加重，可能与脂联素的MAPK信号减弱及糖代谢受损有关。George等对175例患者研究发现充血性心力衰竭患者脂联素浓度明显升高，而伴有糖尿病或缺血性心肌病的患者则明显降低，且与C-反应蛋白负相关，表明脂联素可以预测病死率和患病率。Horio等对30例原发性高血压

患者的临床研究发现，噻唑烷二酮类降糖药吡咯列酮可以提高左心室未发生退化的左心舒张功能，且在未减轻左心室重量的情况下明显改善左心室舒张功能，这与改善胰岛素抵抗相关，同时升高患者血清脂联素浓度，提示可能通过脂联素介导来改善心功能，证实了脂联素在改善心功能方面的作用。

（6）脂联素与胰岛素抵抗：脂联素改善糖代谢和胰岛素抵抗的作用源于它能增加骨骼肌脂肪酸氧化，并抑制肝脏糖异生，使参与骨骼肌脂肪酸摄取、氧化以及能量代谢的分子：如CD36、解耦联蛋白2（UCP-2）以及脂肪酸转运蛋白1（FATP-1）的表达增加，通过磷脂酰肌醇3-激酶/蛋白激酶途径改善骨骼肌中胰岛素信号的传递，促进信号分子（骨骼肌胰岛素受体，胰岛素受体底物-1）的酪氨酸磷酸化，从而增加骨骼肌脂肪酸氧化，降低骨骼肌内甘油三酯含量。脂联素作为脂肪细胞特有的一种因子，大量的动物和人体实验发现低脂联素血浆水平与胰岛素抵抗（IR）密切相关。Arita等使用酶联免疫吸附法（ELISA）测出在肥胖患者体内脂联素的血浆水平明显低于瘦弱型对照者，这些结果表明，低脂联素的血浆水平可能与IR或糖尿病状态有关。Hotta等研究中发现，糖尿病患者体内脂联素血浆水平低于非糖尿病患者，伴随有冠心病患者体内脂联素血浆水平则尤其低，且不管是糖尿病患者还是非糖尿病患者减肥后若体重指数下降10%，则血浆脂联素水平将明显上升，但血浆脂联素水平并无明显的昼夜改变，这表明脂联素不能被精细地调节，需要经受长期代谢改变的调节，与IR及糖尿病的发生是一个长期过程且受多种因素的控制相一致。Hotta等用恒河猴作动物模型来分析2型糖尿病发生过程中血浆脂联素水平的变化时发现，血浆脂联素水平的下降与IR的发展相平行，即IR越严重，血浆脂联素水平越低，血浆脂联素水平与体重、体脂质量和剩余胰岛素呈负相关，而与M-代谢率（胰岛素敏感性的一个指标）呈强正相关，提示低脂联素血症与胰岛素敏感性降低密切相关。

（四）抵抗素与肥胖相关心血管疾病

抵抗素（resistin）是由脂肪组织特异分泌的一种多肽类激素，由2001年宾夕法尼亚大学Steppan等发现的，目前认为其可以作用于胰岛素信号转导途径引起胰岛素抵抗，还可以作用于血管内皮细胞及平滑肌细胞影响细胞功能，提示抵抗素可能参与血管病变。

1．抵抗素与肥胖：抵抗素在体内的分布具有特异性，在不同性别个体、不同功能脂肪组织中的表达各异。小鼠抵抗素mRNA主要在白色脂肪组织中表达，在棕色脂肪组织中的表达极弱，只为可检测出的水平；在脑、肺、肝、肠、心脏和垂体等部位没有表达，但在胃、大肠、小肠、骨骼肌、胰腺等部位均有表达。最近的一些研究发现在内皮细胞、血管平滑肌细胞、外周单核细胞、巨噬细胞中均有不同程度的表达。研究显示抵抗素基因在腹部皮下脂肪和腹腔网膜脂肪的表达均高于大腿及乳房部位的脂肪。腹部皮下脂肪中抵抗素mRNA的表达是下肢皮下脂肪的4倍，这可能与中心性肥胖患者患2型糖尿病的危险性较高有关。

Steppan等发现遗传性和饮食诱导的肥胖小鼠血浆抵抗素水平升高。当给小鼠高脂肪食物4周时随着小鼠体重增加，小鼠也逐渐失去对胰岛素的敏感性，血糖升高且出现肥胖，此前血清中抵抗素浓度就已开始升高。Sagawa等报道严重肥胖的人的脂肪组织抵抗素mRNA水平显著增高。Fujinami等的研究显示2型糖尿病患者的平均抵抗素水平明显高于正常个体，血抵抗素水平与体质指数（BMI）呈正相关。也有报道显示肥胖人群抵抗素水平高于体重正常者，且人体内血清抵抗素水平和BMI及HOMA胰岛素抵抗指数呈正相关。李雅慧等用高脂肪和高能量型的饲料喂养C57/BL/6J小鼠，诱导其产生肥胖伴胰岛素抵抗，与正常小鼠比较，肥胖小鼠白色脂肪抵抗素基因的表达显著增高；王学晶等对健康人、单纯性肥胖、糖尿病和甲状腺功能亢进症患者的血浆抵抗素水平进行了研究，发现抵抗素在正常组、肥胖组、糖尿病组的水平有递增的趋势，并且抵抗素水平与体质指数呈正相关，与胰岛素抵抗程度呈正相关。罗勇等对体质量正常者和超重及肥胖患者研究也发现，与体质量正常者相比，超重及肥胖患者抵抗素水平显著升高。

但另有一些研究则对上述观点提出质疑。有些研究显示肥胖小鼠动物模型的抵抗素水平较正常明显降低。Lee等关于人体抵抗素水平的研究显示，肥胖和非肥胖的女性抵抗素水平没有显著性差异，且抵抗素与肥胖相关指标（BMI、腰围、腰臀比、脂肪含量）、胰岛素抵抗指标（胰岛素水平、HOMA胰岛素抵抗指数）、血脂（TG、HDL-C、LDL-C）、吸烟及运动均无关，不同体重及胰岛素抵抗水平人群之间抵抗素水平无差异，提示抵抗素与胰岛素抵抗及能量代谢无关。还有研究显示胰岛素抵抗大鼠和胰岛素敏感大鼠脂肪组织的抵抗素基因的表达水平相似。有研究表明，人类体重、胰岛素敏感性与抵抗素基因表达无明显相关性，血清抵抗素水平与BMI、TG、HDL-C、LDL-C、血糖血胰岛素无关。我国学者杨静等发现2型糖尿病患者血清抵抗素水平降低而不是升高，且与肥胖关系不明显。另有研究对正常人、单纯肥胖病人、2型糖尿病人、伴肥胖的2型糖尿病人测定其血清抵抗素、胰岛素原、胰升血糖素、空腹血糖、血脂等水平，发现4组人群抵抗素水平差异无统计学意义，抵抗素与胰岛β细胞功能、胰岛素敏感性也无相关性，因而认为抵抗素可能并不是肥胖和2型糖尿病的主要连接点。

2．抵抗素与动脉粥样硬化：动脉粥样硬化是以某些脂类如溶血磷脂、血小板活化因子等作为信号分子，与细胞的受体结合后激活基因表达，生成许多促进炎症的细胞因子，如ICAM-1、VACM-1、单核细胞趋化蛋白-1、TNF-α等，在这些炎症因子与炎症细胞的参与下形成的一种慢性炎症反应。

Patal等研究发现，人的抵抗素在外周血单核细胞中表达，在单核细胞分化获得巨噬细胞表型时，其mRNA水平较分化前增加了4倍，提示抵抗素可能与单核巨噬细胞有关。有学者用内毒素做刺激因子作用于巨噬细胞可引起抵抗素表达的增加，内毒素可激活转录因子核因子-κB，从而导致TNF-α、IL-6等多种炎症因子的产生与释放，而这些炎症因子又可导致抵抗素的表达增加，阻断炎症因子的作用则可减少抵抗素的表达，故推测抵抗素可能是炎症因子的效应分子。Jung等研究发现，在有动脉瘤的动脉中存在抵抗素的浓集和巨噬细胞的浸润，而正常的动脉或静脉则没有此种现象，同时抵抗素mRNA的表达在巨噬细胞中明显高于血管平滑肌细胞和内皮细胞，提示人的抵抗素可能由巨噬细胞分泌，可以直接作用于血管内皮细胞和平滑肌细胞导致动脉粥样硬化。

2005年的一项横断面调查显示，血浆中抵抗素水平与多种炎症标志呈正相关，包括可溶性肿瘤坏死因子-α受体2、IL-6、脂蛋白相关性磷脂酶A_2，并与动脉粥样硬化的定量指数-冠状动脉的钙化有独立相关性。在代谢综合征患者中，抵抗素水平升高对动脉粥样硬化的发生有预测作用。因此，抵抗素或许代表着代谢信号、炎症、动脉粥样硬化三者之间的一种新的联系。

（五）纤溶酶原激活物抑制剂与肥胖相关心血管疾病

纤溶系统由纤溶酶原、纤溶酶原激活物（plasminogen activator PA）和激活物特异性抑制剂（plasminogen activator inhibitor PAI）、纤溶酶及纤溶酶抑制物组成，其主要功能是通过纤溶酶溶解纤维蛋白而将其从循环系统中清除出去。PAI是纤溶系统活性主要的生理调节物，它在体内有多种形式，包括内皮细胞型（PAI-1）、胎盘型（PAI-2）、尿型（PAI-3）和连接蛋白酶-1（protease nexin-1），其中PAI-1在纤溶活性调节中起着重要作用，它主要灭活组织型纤溶酶原激活物（t-PA）。PAI-1和t-PA之间的平衡对维持纤溶系统正常功能十分重要。临床和流行病学研究提示动脉粥样硬化、周围血管病变、高血压、冠心病以及脑梗塞均存在着纤溶活性受损，而血浆纤溶活性的降低常常是由于血浆PAI-1水平升高所致。肥胖作为心血管疾病的独立危险因素，常与其他代谢紊乱如高甘油三酯血症、高胰岛素血症及2型糖尿病并存。一系列证据证明肥胖者多伴有纤维蛋白溶解功能的异常。

1．PAI-1概述：PAI-1是一种分子量约52 000 D的单链糖蛋白，在体内有3种存在形态，即活性态、潜在活性态和底物态。体内PAI-1大多以潜在活性态形式存在，正常人血浆中活性态PAI-1仅占3%～5%。只有活性态的PAI-1对t-PA和尿激酶型纤溶酶原激活物（u-PA）起抑制作用，从而使活性纤溶酶生成减少，导致纤维蛋白降解减少，给血栓形成创造了有利条件。

PAI-1在体内可由多种细胞合成和分泌，包括内皮细胞、脂肪细胞、肝细胞、平滑肌细胞、单核细胞及血小板等。尽管PAI-1普遍存在于体内各组织，但其浓度及相对活性却有很大的差异，在肝脏及脾脏中含量最高，而脑及心脏含量较低。PAI-1水平在血浆中呈现昼夜节律性变化，其活性高峰在早上6时左右，下午和晚上处于最低值，这可能是清晨易发生心肌梗死（MI）的原因。PAI-1还有季节性变化，其活性在冬季最高，在夏季最低，这也与血栓性疾病在冬季发病率高有关。PAI-1在体内代谢途径主要有2条：一方面PAI-1与t-PA结合后丧失活性，另一方面PAI-1被分泌到细胞外自行失活。

2．肥胖与PAI-1的关系：临床研究发现，PAI-1与肥胖特别是向心性肥胖有关。PAI-1在肥胖者中的异常表达与动脉粥样硬化血栓形成直接相关。Sarker等调查发现无论是否存在高甘油三酯血症或糖尿病，在体重指数（BMI）$>25\ kg/m^2$的人群中，PAI-1活性明显升高。在肥胖者中，基础的PAI-1 mRNA水平与BMI、机体脂肪分布（通过腰髋比值评估）呈正相关。曾有学者指出，在肥胖人群中，脂肪细胞的增加及高胰岛素血症是PAI-1升高的主要原因。已有研究证明，PAI-1的分泌量在肥胖者的脂肪细胞中约为非肥胖者的2倍，而且PAI-1 mRNA水平在肥胖者的脂肪细胞中亦高于非肥胖者。而无论是肥胖者还是非肥胖者，腹部网膜脂肪细胞PAI-1的分泌量均为皮下脂肪细胞的2倍。这就可以解释自然人群中肥胖者特别是向心性肥胖的人存在纤溶活性下降的原因。一系列证据证明，PAI-1在肥胖者的脂肪细胞中有过度表达，而内脏脂肪细胞被认为是体内PAI-1的重要来源，并且在调节血浆PAI-1水平中起着重要的作用。有人指出，在人类脂肪组织中，基质细胞可能是合成PAI-1的主要细胞。Morange等对PAI-1基因缺陷型小鼠和野生型小鼠给予高脂肪饮食17周后，观察到基因缺陷型小鼠体重增加的速度明显高于野生型小鼠，而基因缺陷型小鼠却未见野生型小鼠中表现出来的脂肪基质细胞明显增生的现象。因此他认为在肥胖者体内PAI-1的过度表达，可能是参与抑制脂肪组织发展的一种代偿机制。有研究表明，通过限制饮食使体重减轻后，纤溶活性得到改善，甚至可能恢复正常。因此，改善包括肥胖在内的多元代谢异常，对预防和控制动脉血栓性疾病的发展有重要意义。

3．PAI-1与心血管系统疾病：目前的研究均支持肥胖者合并有血浆PAI-1水平的升高，并可能导致机体纤溶活性降低，加重动脉粥样硬化的形成和发展。

（1）PA I-1与冠心病（CHD）：CHD患者纤溶功能多有异常改变。任新明等对CHD患者进行PA I-1、D-二聚体（D-Dimer）检测发现，CHD各型中普遍存在纤溶功能下降，同时发现：急性心肌梗死（AM I）组，不稳定型心绞痛（UA）组PA I-1各为（0.910 ± 0.065）IU/ml、（0.872 ± 0.073）IU/ml；明显高于正常［（0.469 ± 0.099）IU/ml］（$P<0.001$），陈旧性心肌梗死组（OM I）、稳定型心绞痛组（SA）PA I-1值分别为（0.804 ± 0.052）IU/ml、（0.808 ± 0.078）IU/ml，亦明显高于正常（$P<0.05$），而D-二聚体在AM I、UA中值［分别为（0.748 ± 0.205）ng/L、（0.542 ± 0.097）ng/L］明显高于正常组［PA I（0.364 ± 0.082）ng/ L］，SA组、AM I组［值分别为（0.376 ± 0.097）ng/L、（0.387 ± 0.095）ng/L］与正常组无明显差异。表明：冠心病患者普遍存在纤溶功能下降，PA I-1不能区分有无新鲜血栓存在。王旭东等对PA I-1研究中发现急性冠状动脉综合征组的PA I活性［(0.77 ± 0.25）AU/ml］明显高于稳定型CHD组［(0.54 ± 0.21）AU/ml］。有研究发现：稳定的冠心病患者PA I-1活性增强，而t-PA改变不明显。众所周知，PA在促进纤维蛋白溶解，急性心肌梗死溶栓治疗中起重要作用，而其抑制物PAI在纤溶调节系统中同样具有重要的意义。冠心病的病理基础是动脉粥样硬化及血栓形成。急性心肌梗塞患者冠状动脉内的血栓形成率可达90%。AM I与内源性纤溶功能基础有关。虽然Deggen等在包括331名患AM I男性及302名对照组的SM ILE研究后不认为PA I-1本身是AM I的一个致病因素，但Mikkesson等提出高PAI-1血浆水平增加了未来发生AM I的危险性。同时，许多研究已确定性认为升高的血浆PA I-1水平而导致了AM I存活中纤溶功能降低。Hamsten等109例45岁前首次发生AM I生存者进行随访研究，提出血浆PAI-1水平增高是发生再梗死的原因。PAI-1与心绞痛关系的研究颇多。ECAT对3 043例心绞痛患者测量10项纤溶指标，进行为期2年的随访发现冠心病事件的发生率与纤溶酶原、血浆纤溶酶原激活剂（tPA）活性，PA I-1活性有显著性相关。ECAT心绞痛研究组对3 000例实施冠状动脉造影的心绞痛患者研究发现，血浆PAI水平与冠状动脉狭窄有关，但与冠状动脉硬化的广泛程度无关。以上可表明PAI-1与各型冠心病的关系。同时亦有研究认为心脏病患者在紧张和生气情况下，血浆PA水平和PA/PAI-1复合物水平降低，而在精神紧张等状态下，儿茶酚胺类物质的水平升高。

（2）PA I-1与充血性心力衰竭（CHF）：严重CHF患者也有凝血、纤溶、血小板、内皮细胞功能的异常。心衰患者血管内皮细胞结构和功能受损，t-PA和PAI-1合成和释放异常，引起t-PA活性和PA I-1活性变化，影响了纤溶系统的功能。王志坚等29例风湿性心脏病、31例扩张型心肌病患者进行PAI-1检测发现，风湿性心脏病和扩张型心肌病患者t-PA活性明显低于正常对照组，而PA I-1活性显著高于正常对照组。曾有报道，心肌梗死后心衰患者PAI-1活性升高，而t-PA活性下降。这可能是因为心衰时，肾素-血管紧张素-醛固酮系统（RAS）被激活，影响纤溶参数的活性。

（3）PA I-1与动脉粥样硬化（AS）：PAI-1致AS的主要机制是PA I-1促进细胞外基质积聚及血栓形成，调节平滑肌细胞增殖和迁移。PAI-1有助于血栓性疾病发生是通过斑块破裂及细胞外基质沉积。早期AS，PA I–1存在于内膜平滑肌细胞（SMC）和细胞外基质并与玻璃黏蛋白（VN）结合，进展期AS中PAI–1 mRNA在纤维帽内SMC表达明显提高。SMC在AS与正常动脉相比表达高PAI–1及低t–PA。AS斑块处高浓度PAI–1在斑块内可阻止纤溶酶形成及随之的细胞外基质的降解，导致斑块稳定和细胞外基质积聚，有助于形成阻塞性斑块而导致临床事件发生。

（4）PA I–1与血管成形术后再狭窄：目前研究推测，PAI–1很可能也参与了血管成形术后狭窄的发病机制。Ischiwata等发现PTCA术后再狭窄的患者血浆PAI–1的PAI–1显著升高，而纤溶酶/纤溶酶抑制剂复合物（PTC）则明显降低。Sawa H等则进一步研究了球囊损伤动脉壁PA I–1基因的表达，发现球囊损伤动脉导致PA I–1在血管内皮细胞和平滑肌细胞过度表达，PAI–1异常表达所致的细胞表面纤溶活性降低可引起或加重血栓形成。证明血管局部的纤溶动态过程与动脉损伤后平滑肌细胞过度增生的反应是密切相关的。

（5）PAI–1与心房颤动：大量研究表明，心房颤动患者存在高凝状态。刘应才等对30名心房颤动病人与健康对照组比较，发现心房颤动病人PA I–1（900.0 AU/L ± 80.0 AU/L）与对照组（69.0 AU/L ± 5.0 AU/L）二者存在显著性差异（$P<0.01$）。此结果与Roldan等的发现心房颤动时PA I–1水平明显升高的结论一致。

（6）PAI–1与高血压病：高血压是动脉粥样硬化性心脏病的重要危险因子，可致动脉粥样硬化的形成，使冠心病危险因子增加了2～3倍。近年来，高血压患者的凝血和纤溶已受到重视。发现高血压存在着凝血、纤溶失平衡及内皮细胞的损伤。Jansson等报道未经治疗的轻微高血压患者血浆PA I–1活性增高，而t–PA活性降低。Kim报道t–PA和PA I–1血浆水平与收缩压和舒张压的程度相关，随血压的升高，t–PA活性下降，PA I–1活性升高。研究发现，肾素血管紧张素Ⅱ（AngⅡ）能刺激体外培养的主动脉内皮细胞（SMC）PAI–1 mRNA的表达。人体内输入生理量的AngⅡ可快速导致剂量依赖性的PA I–1的增加，引起纤溶功能紊乱，相反，应用肾素血管紧张素拮抗剂（ACEI）和AngⅡ受体拮抗剂，可致体外培养的主动脉内皮细胞t–PA活性增高。

（六）肿瘤坏死因子–α与肥胖相关心血管疾病

1. 肿瘤坏死因子–α（TNF–α）与肥胖的关系：TNF–α是1975年由Carsmall及其同事发现的。主要由激活的单核细胞和巨噬细胞分泌的一种单核细胞因子，具有多种免疫调节效应。可直接作用于T细胞、B细胞等效应细胞，在细胞水平上发挥作用，并且与肥胖症中胰岛素抵抗有直接的关系。它是一种具有多功能的细胞因子，除了能抑制脂蛋白酶活性之外，近年来研究发现与血清胰岛素、血糖代谢及脂代谢密切相关。在人类，对肥胖者、体重指数（$BMI>30\ kg/m^2$）和正常对照组（$BMI<25\ kg/m^2$）的研究发现，腹部脂肪组织及细胞TNF–α mRNA过度表达，是对照组的2.5倍，同时组织和细胞TNF–α蛋白质分泌水平也显著高于对照组。在以后的随访中，减肥后TNF–α mRNA表达水平下降，有非常显著的差异，提示TNF–α mRNA水平与BMI之间呈正相关。近年发现脂肪细胞越肥大，TNF–α生成能力越亢进，TNF–α mRNA表达也越多，其在脂肪代谢过程中有如下作用：促进细胞分解、抑制脂肪合成、抑制前脂肪细胞分化成熟、诱导前脂肪细胞及脂肪细胞消亡。近期研究亦发现，内脏型肥胖者腹内脂肪组织中TNF–α转化酶水平增高，因此体内TNF–α活性增强，从而导致胰岛素抵抗与高胰岛素血症，后者进一步促进脂肪合成，加

重肥胖。而脂肪组织中产生的TNF-α，最近研究其与ob基因产生的瘦素（Leptin）与胰岛素抵抗有关，但二者所产生的机制不一样，有研究发现，在胰岛素敏感的个体中TNF-α或瘦素的水平是高的，提示循环TNF-α及瘦素对肥胖所致的胰岛素抵抗并非是重要的原因。故TNF-α与Leptin、NPY、肥胖之间的确切机制需进一步探究。

2. TNF-α与心血管疾病：

（1）TNF-α与高血压：血浆TNF-α水平上升可引起血管内皮损伤，并对血管内皮细胞的止血与凝血过程有明显的促进作用，而止血与凝血过程的变化是高血压发生的重要因素之一。①血浆中增高的TNF-α抑制血管内皮细胞iNOS mRNA的表达，NO生成减少，减低NO所致的血管舒张作用；②TNF-α可直接损伤内皮细胞，造成内皮功能失调，导致病理性血管组织损伤，使其对血压调节的功能受损；③TNF-α可激活粒细胞和单核细胞合成和分泌如血栓素A_2（TXA_2）、前列腺素E_2（PGE_2）、白三烯（LT）、血小板活化因子（PAF）、ICAM-1、IL-2等血管活性物质，引起血管收缩，血液黏滞度增加，外周阻力增大；④TNF-α促进血小板源生长因子（PDGF）的生成与释放，促使血管平滑肌（VSMC）增殖；⑤TNF-α与VSMC上的TNF-α受体结合，促进c-sis、c-myc和c-fos原癌基因表达，增强细胞的有丝分裂过程及DNA合成，促进VSMC增殖；⑥TNF-α能促进IL-1的分泌及血管内血管紧张素Ⅱ（AngⅡ）的释放，IL-1可促进VSMC增殖，使血管壁增厚，管腔变小，外周阻力升高；AngⅡ则可直接引起血管收缩；⑦TNF-α激活白细胞时产生的氧自由基可直接使平滑肌收缩或间接使内皮依赖性舒张因子失活和减少PGI_2释放，进而影响血管张力，导致血压增高；同时激活的白细胞启动血小板的聚集、黏附功能，导致血管管腔狭窄甚至形成血栓，增加微循环阻力。也有报道原发性高血压患者血浆TNF-α和PDGF水平明显增高，其病理生理意义可能与上述作用有关。

（2）TNF-α与动脉粥样硬化：动脉粥样硬化斑块及病变血管壁和冠心病患者血中TNF-α及其激活的其他细胞因子IL-6、IL-8含量显著增高，提示TNF-α参与了动脉粥样硬化过程。其机制可能与下述因素有关：①损伤效应，TNF-α直接损伤血管内皮细胞，内皮下组织暴露，组织因子生成增多，从而激活系统，促进血栓形成；同时内皮细胞通透性增高，血液胆固醇易穿透内膜在管壁内沉积形成动脉粥样硬化斑块；亦可直接引起损伤局部的多核白细胞聚集和激活释放炎症介质，还可通过诱导ICAM-1、IL-6、IL-8、IL-2、PGE_2等的合成与释放进一步加强这种作用，参与动脉粥样硬化和血栓形成；②TNF-α及其诱导的IL-6和IL-8可引起细胞坏死、血栓和新生血管形成；IL-6可进一步促进内皮细胞损伤、VSMC增殖；IL-8是嗜中性粒细胞的趋化因子，可促进炎症的损伤和修复，促进动脉粥样硬化的形成；③TNF-α促进原癌基因转录，产生PDGF，破坏凝血/抗凝平衡，促进VSMC增殖和血栓形成；④TNF-α可导致脂质代谢紊乱，脂质过氧化增强，诱导脂质斑块浸润入血管内膜形成动脉粥样硬化；⑤TNF-α控制巨噬细胞的胆固醇代谢，使ox-LDL通过巨噬细胞的清道夫受体无反馈地摄取，导致大量的胆固醇沉积形成泡沫细胞，最终细胞中毒死亡，崩解释放出的胆固醇成为动脉粥样硬化斑块的成分；⑥TNF-α可抑制脂溶酶活性及脂蛋白酯酶（LPL）的产生，不利于脂质溶解，而易于沉积于血管壁，促进血栓形成；⑦抑制纤溶作用，TNF-α与血管内皮细胞表面受体结合，使纤溶酶原激活剂抑制物（PAI-1）生成增多，增多的PAI-1与组织纤溶酶原激活剂（t-PA）结合使其失活，从而导致纤溶酶活性低下，血栓易于形成；⑧TNF-α能下调血栓调节素的表达，抑制具有抗凝血作用的蛋白C的激活；TNF-α刺激血管内皮细胞合成并释放IL-1，而IL-1有组织因子样作用，可与TNF-α一起产生协同促凝血作用。

（3）TNF-α与胰岛素抵抗：脂肪细胞和骨骼肌细胞中TNF-α过度表达，脂肪组织中TNFR2表达水平及TNF-α mRNA表达与体重指数（BMI）、高胰岛素水平之间呈很强的相关性，可作为间接评价胰岛素抵抗的指标。脂源性TNF-α对胰岛素抵抗有重要作用，可导致全身性胰岛素抵抗，其致胰岛素抵抗机制可能为：①抑制胰岛素信号转导，一方面抑制胰岛素受体酪氨酸自身磷酸化，降低胰岛素受体β亚单位酪氨酸蛋白激酶活性，阻碍胰岛素信号传导；另一方面，抑制胰岛素受体底物1（IRS-1）和2（IRS-2）酪氨酸磷酸化，促进其丝氨酸磷酸化，降低IRS活性，同时降低与IRS-1相关的磷脂酰肌醇-3激酶（phosphatidyl inositol-3 kinase，PI-3K）活性，损害胰岛素的信号转导通路。②抑制葡萄糖的转运和摄取，通过基因转录，抑制葡萄糖转运蛋白4（GLUT4）表达、蛋白合成及向细胞表面转位，从而抑制胰岛素刺激的葡萄糖转运，抑制脂肪组织、肌肉组织对胰岛素诱导的葡萄糖的摄取。③与细胞表面相应的受体结合后，可降低胰岛素受体的数目和对胰岛素的亲和力。④加速脂肪分解，升高脂肪细胞的血浆纤维蛋白溶解酶原激活因子-1的浓度，导致游离脂肪酸（FFA）水平增加。⑤间接引起胰岛素抵抗，可升高糖皮质激素、肾上腺激素及胰升糖激素水平，减少PPARγ的产生，从而间接导致胰岛素抵抗。⑥对胰腺的作用，通过激活胰岛内巨噬细胞释放IL-1，iNOS在β细胞内表达增加，NO生成增多，过量的NO可抑制胰岛β细胞代谢，进而抑制胰岛发挥作用。⑦与其他激素的协同效应，通过激活多种生长因子、细胞黏附因子等因子协同作用，从而加重胰岛素抵抗。但最近Li等报道TNF-α有可能作为抵抗素的有效负调控因子（降低抵抗素的表达和合成）和肾上腺髓质素（adrenomedulin，ADM）的正调控因子而具有一定的抗胰岛素抵抗作用。

五、肥胖对心脏结构和功能的影响

（一）超重和肥胖引起心脏改变

1. 引起心脏改变的机制：肥胖者无论血压正常还是增高，心输出量、搏出量及左心室搏出功能均显著高于血压水平类似的非肥胖者，反映了前负荷增高和心脏的高动力循环状态。Licata等用放射核素心血管造影也证实，与非肥胖者相比，肥胖者左心室收缩期及舒张期容积、总血容量、总血浆容量均显著增加。在容量负荷增加导致左心腔扩大的同时，为适应室壁压力的增加而出现室壁代偿性肥厚。由于肥胖者体表面积增大，虽然心输出量和每搏搏出量增加，但心搏指数（CI）低于正常或者接近正常。研究认为肥胖者心脏肥大可能还涉及交感神经机制和肾素-血管紧张素系统，肥胖者减肥之后，左心室重量、左心室收缩期和舒张期内径显著下降。肥胖引起或加重心脏结构的改变，除血流动力学负荷增加因素外，神经激素激活、纤溶系统和脂肪细胞活素分泌异常也有关，其因果关系有待阐明。最近，Zhou等在肥胖症动物模型中证实了心肌脂肪变性和脂肪细胞凋亡，据此提出了肥胖症对心肌有直接影响的可能性。

2. 引起心脏解剖结构改变：研究证实，心脏解剖结构与肥胖指标之间有着显著性相关关系，肥胖者与非肥胖者差异显著。Lauer等发现，在无冠心病624名男性及1 209名女性中，肥胖者左心室重量、室壁厚度及左心室舒张期末内径均显著大于非肥胖者，尸解证实，20%～55%的肥胖者左心室内径增大。Messerli等用心脏超声证明，无论是高血压或正常血压的肥胖者，左心房内径、左心室收缩末期和舒张末期内径、室间隔和左心室后壁厚度、左心室肌重量、主动脉根部内径均比血压类似的非肥胖者大，且与体重指数有显著性相关关系。以左心室后壁厚度＞11 mm为标准的左心室肥大出现率也显著高于非肥胖者，超重50%者有50%左心室肥大。在严重超重的病态性肥胖者，心脏改变更突出，一组62例超过理想体重2倍以上无潜在冠心病及高血压的肥胖者中，39%左心室内径增大，32%右心室内径增大，40%左心房内径增大，56%室壁厚度增加。Kuch等报道，肥胖患者与体重正常者相比，左心室心肌重量指数（LVMI）增加31%～36%，若高血压和肥胖合并存在，则LVMI增加更显著。肥胖可引起心脏重量和形态结构的广泛改变，并与肥胖的严重程度相关，轻度肥胖者，心脏构形发生变化者为59%，LVMI增加为29%，而重度肥胖者心脏构形改变为100%，LVMI增加为82%。Friberg等采用心脏磁共振（CMR）也发现肥胖青少年左心室重量增加同体质指数（BMI）和收缩期血压相关。肥胖者心脏改变的特点是，左心室壁增厚，心腔扩大，室壁厚度与左心室内径平行增长，左心室内径/后壁厚度比值无明显变化，属于左心室非向心性肥大。高血压患者心脏的主要改变是左心室向心性肥厚，因而心腔容量减少，舒张功能异常，二者心脏结构改变的特点不同。由此可见，体重因素对左心室结构改变的影响十分显著。

（二）超重和肥胖对心功能的影响

1．对收缩功能的影响：肥胖者心输出量、搏出量及左心室搏出功能增加和高动力循环状态可引起心脏收缩功能的改变。在对无临床心脏病证据严重超重的病态性肥胖者研究发现，以超声心动图左室射血分数（LVEF）为指标的左心室收缩功能减退，减重后可见显著回升。Ramharmdany等一组34例肥胖者，左心室静息射血分数虽然在正常范围之内，但运动时放射核素心室造影LVEF不能上升，或异常下降更为明显，提示肥胖者存在亚临床左心室收缩功能不全，此种异常于体重减轻后回复正常，静息LVEF也明显上升。肥胖早期左心室收缩功能变化不甚明显，早期引起舒张功能的减退和左心室肥厚，进而发展为收缩功能减退，但出现LVEF降低的时间早于心室扩大。多因素分析也显示，与左心室功能不全显著相关的变量中，肥胖及左心室重量增加是重要的影响因素。Pascual等研究显示，轻度肥胖和中度肥胖患者LVEF、左心室短轴缩短率（LVPS）和平均环周缩短速度（mVCF）显著增加，左心室增大，但是相应的室壁厚度不变，肥胖组中没有患者达到收缩功能异常的标准，重度肥胖者收缩功能参数都有不同程度的异常，这表明左心收缩功能在肥胖后期受到了影响。在肥胖患者中，LVEF和心肌纤维缩短速度等明显增加，而且在轻度和中度肥胖组中表现明显。多普勒超声心动图上测定左心室射血前期（PEP）、左室射血期（LVET）和其比值（PEP/LVET），是判定左心室收缩功能的可靠指标，不受心肌节段性运动障碍的影响。

Wong等采用新的超声心动技术包括组织多普勒成像、心肌应变成像、背向散射积分来检测左心室功能。结果显示，体质指数（BMI）与左心室重量和室壁厚度相关。与对照组相比，重度肥胖组左心室收缩和舒张功能下降，反射性增强，但LVEF仍保持正常。另外，重度肥胖组和对照组的心脏局部或整体张力、收缩期和舒张早期流速差异显著。在超重组和中度肥胖组中，左心室收缩和舒张功能和基础室间隔张力也类似，但有幅度较小的下降。在超重者和肥胖者中，对年龄、平均动脉压、左心室重量和胰岛素水平进行校正后，多元逐步回归分析结果显示，BMI与平均左心室张力独立相关，也与收缩期早期流速独立相关。目前认为，肥胖是亚临床型左心室功能障碍的一个独立危险因素，超重、无明显心脏疾病者存在亚临床状态的左室结构与功能改变。

2. 对舒张功能的影响：肥胖者左心室功能的变化首先影响左心室的舒张功能，舒张功能减退比收缩功能减退出现得早，异常率高。若同时并发左心室重量的增加和心脏收缩功能的降低，表明已经伴有心肌微血管病变及心脏功能损害的加重。肥胖并高血压患者，左心室充盈障碍最常见，不论动脉血压水平如何，肥胖所致的左心室负荷增加，可引起左心室增大和左心室充盈障碍。

多普勒超声心动图测定左心室等容舒张期和二尖瓣舒张早期血流频谱的变化，可以评价舒张期左室心肌的主动松弛功能。研究表明，早期舒张功能异常多表现为左心室充盈降低，这种改变在二尖瓣血流频谱上表现为代表快速充盈期血流速度的舒张早期快速充盈峰速度（E峰）降低、舒张晚期充盈峰速度（房缩期A峰）代偿性增高，使A/E值增大。此外，反映左心室松弛性降低的指标等容舒张时间（IVRT）也相应延长。房缩期A峰速度增加作为左心室舒张功能受损的定性指标是敏感的，作为定量指标是不敏感的。随病情进展，E速度和舒张早期速度（DC）降低。肥胖者左心室舒张功能明显受损，与BMI有显著相关性。A/E与DC呈负相关。当A/E＞1或DC＜3.9 m/s^{2}时，应考虑左心室舒张功能受损，当A/E＞1或DC＜3.9 m/s^{2}时，左心室舒张功能肯定受损。研究发现，肥胖者左心室舒张期充盈峰速及其标化值所反映的左心室舒张功能显著降低，并与BMI和左心室重量有显著负相关关系，认为超重对左心室舒张功能的损害作用甚于轻度血压升高以及年龄增长的影响。Pascual等对48例肥胖女性和25名正常体重女性研究显示，肥胖患者二尖瓣压力降半时间和左心房直径增加而斜率下降，其他舒张功能指标无变化；肥胖组中17例为轻度肥胖、20例为中度肥胖、11例为重度肥胖，在肥胖亚组之间未发现差异。单纯性肥胖患者存在亚临床性左心室舒张功能异常，轻度肥胖组2例异常，中度肥胖组7例异常，重度肥胖组5例异常，总计14例有舒张功能紊乱，肥胖者左心舒张功能减退，并且和BMI直接相关。

3. 肥胖时限对心功能的影响：肥胖时限长者，左心室内径、室壁厚度、左心室半径/室壁厚度比值、搏出量、搏出量指数及心输出量显著大于肥胖时限较短者，这可能反映了肥胖所致容量负荷过度的长期持续影响。在肥胖程度和类型相同的情况下，肥胖时限较长者，LVEF显著低于肥胖时限较短者，二者间呈负相关关系，肥胖者左心室充盈障碍，显示左心室搏出量及舒张期内径随肥胖时限而剧增，肥胖者与非肥胖者差异显著。有关心血管系统解剖测值及功能指标与反映肥胖程度的指标间的线性相关关系表明，肥胖程度越大，心血管系统的变化越甚，且随体重而消长。

六、肥胖的治疗

（一）减肥治疗对心血管系统的影响

1. 减轻体重：可以减少或避免许多与肥胖有关的冠心病危险因子。心脏专科医生理解减轻体重的临床意义，为肥胖患者提供正确的控制体重的策略至为重要。目前通过负能量平衡减肥的治疗方法有：饮食控制、物理运动、药物治疗及手术。所有这些治疗方法，很重要的一点是：行为上的改变，严格控制饮食，坚持运动。

2．通过外科手术减轻体重：可以相应地降低氧耗量及心输出量。降低的程度与体重减少程度相关。心搏出量与血容量、心脏容量相应下降。动脉压下降，但外周血管阻力改变不多。左心室搏出量减小，肺动脉楔压有所下降，但是与正常体重个体相比，肺动脉楔压相对于心输出量来说仍较高。在一定心搏出量情况下，右心压仍比正常体重者高，左心室舒张末期压相对较高，活动时的左心室功能不全依旧比较突出。

3．减轻体重对心血管系统的益处：①血压下降；②心搏出量减少；③心输出量减少；④左心室质量下降；⑤肺动脉楔压下降；⑥左心室收缩功能改善；⑦左心室舒张功能改善；⑧静息时氧耗量减少；⑨体循环压力下降；⑩左右心充盈压下降；⑪体循环动脉压下降；⑫静息心率减少；⑬心率变异性（HRV）增加。

即使体重减轻导致左心室质量下降，但只有14%～25%可以用躯体质量减少来解释。更重要的原因可能在于血压下降及神经内分泌因素。交感神经系统机制在左心室肥厚的发展过程中起一定作用，肥胖者减轻体重后，能减轻交感神经兴奋程度，减少血浆及尿中去甲肾上腺素的分泌。肾素血管紧张素系统也在左心室肥厚的病理过程中起一定作用，体重的减轻，能减少血浆肾素活性及醛固酮水平。正常血压非糖尿病的肥胖患者，胰岛素抵抗是左心室质量增加的一个独立因素。高血压的肥胖患者，减肥后高胰岛素血症的改善与减轻左心室质量可能有关。体重下降后血管紧张素转化酶活性的下降可能也比较重要。

（二）肥胖的治疗

1．合理安排饮食：大多数超重和肥胖的个体，或需要预防体重进一步增加的个体，都需要调整其膳食以达到减少热量摄入的目的。合理膳食包括改变膳食的结构和食量。应避免吃油腻食物和吃过多零食，少食油炸食品，少吃盐；尽量减少吃点心和加餐，控制食欲，七分饱即可。进食应有规律，不暴饮暴食，不要一餐过饱，也不要漏餐。

2．加强体力活动和锻炼：增加体力活动与适当控制膳食总能量和减少饱和脂肪酸摄入量相结合，促进能量负平衡，这是世界公认的减重良方，即使在用药物减肥情况下，二者仍是不可缺少的主要措施。提倡采用有氧活动或运动，有氧运动多为动力型的，并有大肌肉群参与的运动，例如：走路、骑车、爬山、打球、慢跑、游泳等。因为中等或低强度运动可持续的时间长，运动中主要靠燃烧体内脂肪提供能量，没有必要进行剧烈运动以减肥。在上述中、低强度活动/运动时，机体的氧消耗量增加，运动后数小时内氧消耗量仍比安静水平时的氧消耗量大，表明运动可以增加能量代谢。不同运动水平增加的能量消耗占总能量消耗的比例有差别，极轻体力劳动可能提高总能量消耗仅3%，而重体力劳动或剧烈运动可达40%。采用增加体力活动与限制饮食相结合的减体重措施，其总体效益优于单独限制饮食。

3．行为疗法：建立节食意识，每餐不过饱；尽量减少暴饮暴食的频度和程度。注意挑选脂肪含量低的食物。细嚼慢咽以延长进食时间，使在进餐尚未完毕以前即对大脑发出饱足信号，有助于减少进食量。另一种方法就是进食时使用较小的餐具，使得中等量的食物看起来也不显得单薄；也可按计划用餐，即在进餐前将一餐的食物按计划分装，自我限制进食量，使每餐达到七分饱；也可使漏餐者不致在下一餐过量进食。餐后加点水果可以满足进食欲望。改变进食行为常常有助于减少进食量而没有未吃饱的感觉。

4．药物治疗：大多数肥胖症病人在认识到肥胖对健康的危害后，在医疗保健人员的指导下控制饮食量、减少脂肪摄入，并增加体力活动，常可使体重显著减轻。但由于种种原因体重仍然不能降低者，或行为疗法效果欠佳者，可考虑用药物辅助减重。如果有的肥胖病人因担心增加体力活动可能加重原有的疾病或使病情出现新的变化，也有必要采用药物辅助减重。

（1）用药物减重的适应证：①食欲旺盛，餐前饥饿难忍，每餐进食量较多；②合并高血糖、高血压、血脂异常和脂肪肝；③合并负重关节疼痛；④肥胖引起呼吸困难或有阻塞性睡眠呼吸暂停综合征；⑤BMI≥24 kg/m^2有上述合并症情况，或BMI≥28不论是否有合并症，经过3～6个月单纯控制饮食和增加活动量处理仍不能减重5%，甚至体重仍有上升趋势者，可考虑用药物辅助治疗。

（2）设定药物减重目标：①比原体重减轻5%～10%，最好能逐步接近理想体重；②减重后维持低体重不再反弹和增加；③使与肥胖相关症状有所缓解，使降压、降糖、降脂药物能更好地发挥作用。

（3）减重药物的选择：肥胖的病因可能因人而异，不同人对药物的反应也可能不同。过去曾有人用中枢性作用药物芬氟拉明（Fenfluramine）和芬特明（Phentermine）等降低食欲，由于芬氟拉明对心脏瓣膜损害的副作用得到证实，有些国家如美国已禁用。目前我国国家药品监督部门尚未对此作出决定，但卫生部已规定在保健食品中禁止加芬氟拉明。目前在我国使用较多的减重药有：

1）中枢性作用减重药：西布曲明：其主要作用为抑制中枢对5-羟色胺和去甲肾上腺素的再摄取，抑制5-羟色胺的再摄取可增加饱腹感。常用剂量为5～10 mg/d，3～6个月可减重10 kg左右，减重效果与剂量相关。应用过程中要特别注意避免其副作用。在一些病人中，西布曲明可引起不同程度的口干、失眠、乏力、便秘、月经紊乱、心率增快和血压升高。老人，尤其对老年高血压病或糖尿病患者应慎用，因为便秘可诱发眼底出血、心肌梗死。患有高血压病、冠心病、充血性心力衰竭、心律不齐或中风患者不能用。血压偏高者应先采取有效降压措施后方可使用，有效减重后有助于降低血压。

2）非中枢性作用减重药：奥利司他：是一种对肠道胰脂肪酶的选择性抑制剂，它不抑制食欲而是阻断进食的脂肪在肠内吸收，摄入的脂肪中约有1/3因不能被吸收而从肠道排出，从而达到减重目的。常用剂量为进餐前一次口服120 mg，3～6个月可减重7～10 kg。其最常见的反应是使大便量和油脂排出量增加。副作用是有时会因肛门排气带出脂便而污染内裤或排便较急。如在治疗中注意减少膳食脂肪，则这些症状可以缓解。而这些症状往往成为给患者需要减少脂肪摄入的“信号”。使用较长时间后，上述这些症状可能减轻。因奥利司他本身仅有3%从肠道吸收，几乎无全身性副作用，也无心血管方面的副作用。老年人使用很安全，老年便秘者服用后尚可缓解便秘。如能在3～6个月服药期间养成良好的饮食习惯，则在减重后的体重反弹较少。由于脂肪吸收减少，是否影响脂溶性维生素吸收的问题值得关注。奥利司他4年临床观察数据显示，血液中脂溶性维生素水平仅有轻微改变，均能维持在正常范围内。但在用此药时适当补充些脂溶性维生素，如维生素A、D、E等更好。

药物治疗仅适用于因肥胖而致疾病危险性增加的患者，而不应该用于美容的目的，对于低危的肥胖者应首选膳食和运动疗法。如果在用药物减重治疗的最初6个月内有效，可以考虑继续使用。但必须记住，药物只是全面治疗计划中的一个部分，只起辅助作用。只有在前述改善饮食结构和增加体力活动的基础上用药物辅助减重才能收到较好效果。药物能辅助肥胖症患者更好地依从其膳食治疗和运动疗法的方案。个别患者在用药的最初试验期内减重效果不明显，有时即使增加剂量也不见效。目前对减重药物治疗的风险/益处的相对关系尚未作出最后评价，为了避免发生不良后果，最好不要自己在药店随意买减重药。服用中枢性减重药者尤应谨慎，治疗一定要在医生的指导下进行，医生可根据患者的肥胖程度和已存在的并发症及各种危险因素程度制定合理的治疗方案，并应对患者加强随访，检查和监测血压、心率和各项相关因素指标的变化。对使用中枢性减肥药者的随访，起初至少每2～4周1次，3个月以后可以改为每月1次。

5. 外科手术治疗：仅适合于那些极度肥胖或有严重肥胖并发症的病人。对体重指数（BMI）>40 kg/m^{2}的极度肥胖病患者，或者因肥胖症引起心肺功能不全等而使用其他减肥治疗方法长期无效的患者，经过慎重选择的病例才可以考虑以外科手术作为辅助治疗的方法，包括胃肠道手术和局部去脂术。胃肠道手术包括小肠旁路术、胃成形术、胃旁路术、胃内气囊放置术等。通过切除部分小肠以减少内源性物质的分泌以减少对摄入食物中的营养物质的吸收；或者通过缝合和充填胃空腔以减少胃容量、增加饱腹感，以预防一次性食物摄入量过多。这些手术后容易出现各种并发症，包括进食后呕吐、手术后伤口感染、吻合口开裂、吻合口瘘、褥疮、肠梗阻、肺栓塞、血栓形成等。由于营养物质主要在小肠吸收，切除小肠必然会引起各种吸收障碍和代谢紊乱。术后的长期并发症包括消化不良、脂肪泻、肝脏疾病、胆石症、水与电解质紊乱、低血钾、低血钙、维生素（维生素A、B、D和叶酸等）缺乏、微量元素（铁、锌）缺乏和泌尿系结石症等。

有些肥胖病患者常常为自己局部脂肪过多而发愁，如在腹部、髂腰部、臀部、下颏和颈部堆积的脂肪，不仅外观不美，而且影响健康和行动。局部去脂术包括脂肪抽吸术和皮下脂肪切除术；目前比较流行的超声吸脂术是用超声波作用于局部脂肪组织使脂肪乳化，再通过负压吸除乳化液。这种方法失血少、比较安全和痛苦少，易被病人接受。但是这种方法的缺点是去脂效率低，只能去除皮下脂肪，因而只适合于肥胖症病人局部的周围脂肪组织；对腹腔内和脏器周围的脂肪组织无能为力，因而往往只是暂时满足病人对外表的美容要求，对肥胖所造成的健康危害却作用较小。吸脂后过一段时间，局部脂肪还容易复原；操作不当时还有引起脂肪栓塞并发症的危险。

无论是胃肠道手术还是局部去脂术，都需在有专业水平的医院中进行，不是任何医院和任何医生都能作这种手术的。对大多数肥胖患者应当反对他们去进行手术治疗，尤其反对没有适应证而盲目进行手术治疗，合理饮食和运动加上规范的药物治疗仍然是最佳的选择和基本原则。

第二节 肥胖与高血压

高血压（hypertension）是以体循环动脉压增高为主要表现的临床综合征，当收缩压≥140 mmHg和（或）舒张压≥90 mmHg即可诊断为高血压。高血压病历史悠久，流行性广，是严重危害人类健康的一种心血管疾病。影响原发性高血压的因素众多，应用模糊数学综合判断法对老年前期人群高血压病发病的5个危险因素——职业、过度吸烟、过度饮酒、每日食盐过多、体重超重的致病作用重要性进行分析，结果表明：职业、身体超重2个因素最重要，分别占55.25%和43.09%，这一结果说明超重是高血压发病的危险因素，是许多原发性高血压病人血压增高的主要原因。

一、肥胖与高血压的相互关系

流行病学调查研究表明，人群平均动脉压与体重、体脂含量及腰围、脂肪细胞重量有显著正相关关系。统计资料显示，体重指数（BMI）＞24 kg/m^{2}者4年内高血压的发病率是BMI≤24 kg/m^{2}者2～3倍；我国10组人群的前瞻性研究表明，在控制其他危险因素（年龄、性别、饮酒、基线血压值、心率、吸烟和地区后），BMI每增加1 kg/m^2，5年内发生高血压的危险增加9%；中国肥胖问题组2001年汇总分析约24万人群的资料显示，BMI≥24 kg/m^{2}高血压患病率是BMI在24 kg/m^{2}以下者的2.5倍，BMI≥28 kg/m^{2}高血压患病率是BMI在24 kg/m^{2}以下者的3.3倍；中美心血管病流行病合作研究提示，基线时BMI相差3 kg/m^2，4年内发生高血压的相对危险，男性增加50%，女性增加57%。

Framingham人群调查资料表明，相对体重、BMI、皮褶厚度、臂围、臀围等肥胖指标与血压呈正相关，体重每增加4.5kg，无论是男性还是女性，收缩压会增加4 mmHg。超过理想体重20%或更多的人，发生高血压病的机会是正常人的10倍；印度的一项对＞55岁210例正常血压和高血压患者的研究表明，对比BMI、体重、腰臀比、体脂含量和C指数等，高血压组均明显高于正常血压组。人口统计表明：体脂增加10%，收缩压和舒张压分别上升约6.01和4.06 mmHg。近期的研究数据提示，超过85%的高血压患者BMI超过25 kg/m^2，Poirier等研究显示，肥胖者的收缩压比非肥胖者的高，而且后者的腰围往往小于前者。

据日本的流行病学调查显示，伴随体重、体重比皮下脂肪厚度或体脂的增加而血压上升，特别是缺少其他影响因素的年轻人，与肥胖的相关是明确的。而我国对儿童和青少年的研究也表明，血压和体重的关系在儿童和青春期就已存在。北京地区对少儿肥胖和血压改变的8年随访观察表明，13岁肥胖少儿高血压发生率为14.3%，为同龄非肥胖少儿的3倍。肥胖与高血压均有家族性，对高血压易感者，肥胖促进血压升高。我国流行病学研究表明：高血压发病的相对危险性（RR）随BMI增加而明显增加。在所观察的35～59岁人群内，年龄越小，RR随BMI上升越快，年龄越大则越慢。在男性55～59岁组，确诊高血压发病RR在不同的BMI组甚至无明显改变。此结果意味着控制体重对35～45岁人群比对55～59岁人群更重要。Mamun等最近对14岁青少年的平均血压与他们在5～14岁的体重是否超重的情况作了比较，发现那些在5岁时超重而在14岁时的BMI正常的青少年的平均动脉压与在2个时期的BMI都正常的青少年的相接近；相反，那些2个时期都超重的，或在5岁时正常而在14岁时超重的青少年的平均动脉压比两个时期都体重正常的人要高。

肥胖与高血压的关系还与脂肪的分布有很大关系。以往的研究多以BMI反应肥胖程度或身体脂肪总量，或者通过测量皮褶厚度法来估计皮下脂肪厚度，近年来为了反映身体脂肪的分布，越来越多的研究以腰围/臀围比值为指标，目前公认腰围是衡量脂肪在腹部蓄积（即中心性肥胖）程度最简单的使用指标。成年人的肥胖主要表现为中心性肥胖、脂肪细胞增大，但其数目并无变化，中心性肥胖高血压患病率最高。NormativeAging的研究结果表明，腹围与舒张压水平相关显著；国内报道的大样本横断面研究也表明，在相同的体重指数水平下，随腰围/臀围比值的增加，血压水平及高血压患病率增加，校正固定年龄、职业、BMI等其他因素的影响后，男性腰围/臀围比值仍与收缩压显著相关，其相关系数为0.089 2（$P<0.01$）；中国肥胖问题组2001年汇总分析资料显示，男性腰围达到或超过85 cm，女性腰围达到或超过80 cm，其高血压患病率是腰围正常者的2.3倍。这些数据与肥胖整体测量指标（体重和BMI）相比，体脂分布是更强的血压决定因子。

二、肥胖并发高血压的机制

当肥胖者同时患有高血压时，发生心血管疾病的危险性增加。Thomas等提出，在不伴随有高血压的情况下，超重和肥胖对心血管疾病的发生的危害性并不明显。肥胖时血管病理生理改变如下：①肥胖削弱了血管对压力变化的反应，损伤了在应激时血管的扩张能力；②不论处于什么样的糖尿病水平，中心性肥胖都降低了外周血管波反射；③肥胖的程度与血管的扩张能力成反向关系；④BMI越高，血管的直径和僵硬度越大。

肥胖时循环血浆容量及循环血液量增加，心搏出量增加，但心率仅有轻微增加。心搏出量的增加，一方面是由于脂肪组织代谢需要量增加所致，另一方面是由于心、肾、肌肉、消化道等非脂肪组织代谢亢进所引起。合并高血压的肥胖患者周围血管阻力轻度增加而致离心性肥大。肥胖病患者发生高血压的机制与肾、交感神经作用及脂肪组织的作用相关。

1．肾的作用：肥胖者肾小球滤过量及肾血浆流量增加，肾小管Na^+重吸收亢进，这是因为：①肥胖时肾素、血管紧张素Ⅱ（AngⅡ）、醛固酮系统亢进，AngⅡ不但抑制胰岛素作用而助长胰岛素抵抗，而且收缩肾小球出球小动脉、增加球内压、促进肾小球硬化；②利钠肽（NP）活性低下，使肾小球排Na^+功能受阻；③肥胖者胰岛素抵抗增加，伴高胰岛素血症，后者激活交感神经系统，促进肾小管Na^+重吸收，细胞内Na^+和Ca^{2+}蓄积，血管平滑肌细胞增殖导致高血压；④腹型肥胖者腹内压可升至35～40 mmHg，肾脏受压，尤其肾髓质内压上升，影响排Na^+功能。

2．交感神经系统的作用：肥胖者血和尿中儿茶酚胺增加，通过^3H标记的肾上腺素研究发现，肥胖者心、肾交感神经均亢进，这使Na^+重吸收增加，心搏出量增加，增加周围血管阻力而致高血压。肥胖患者颈部脂肪沉积，导致咽喉狭窄，多合并阻塞性睡眠呼吸暂停综合征，睡眠时的低氧血症使交感神经系统功能亢进，血中肾上腺素浓度升高，血压上升。Shibao等通过研究发现，交感神经系统过度激活是肥胖相关高血压发生的重要机制。该研究纳入血压正常的体形消瘦和肥胖者10名（血压均≤140/90 mmHg），应用神经节阻滞剂trimethaphan阻断自主神经功能后进行观察，结果显示与体形消瘦者相比，肥胖者总外周阻力显著下降（P=0.002），致使收缩压显著降低17 mmHg（对11 mmHg，P=0.019），静息能量消耗下降较少（P=0.035）。为证实自主神经系统对肥胖相关高血压的影响，该研究进一步纳入更大血压范围的30名个体。结果显示，阻断自主神经功能后，高血压肥胖者收缩压平均下降幅度高于血压正常的肥胖者和消瘦者（28 mmHg对14 mmHg对9 mmHg），去除自主神经的影响后，高血压肥胖者的收缩压仍较高（109 mmHg对103 mmHg对98 mmHg，P=0.004），提示肥胖相关高血压的发病机制可能还有其他因素参与。

3．脂肪组织的作用：脂肪组织是人体内最大的内分泌器官，它所分泌的一些生理活性物质可供参与高血压的形成。

（1）瘦素：目前的研究认为，大多数的肥胖者存在着高瘦素血症。国内黎明等对560名非糖尿病成年男性研究发现空腹瘦素水平与体重指数（BMI）、腰臀比（WHR）、真胰岛素（TI）浓度和稳态模型抵抗指数（HOMA胰岛素抵抗指数）、血压、三酰甘油和胆固醇均显著相关（P<0.01），在调整年龄、BMI、HOMA胰岛素抵抗指数后瘦素仍与收缩压呈正相关（r=0.11，P<0.05），且高血压患者（除外服用降压药者）的瘦素水平也显著高于非高血压患者（P<0.001），提示瘦素与肥胖并发高血压发病相关。Agata等发现平均血压与血浆瘦素浓度显著正相关，认为瘦素在高血压的发生中起着一定的作用。瘦素可通过多种途径参与肥胖并发高血压的发病机制。研究证实瘦素引起血压升高的作用主要通过激活交感神经系统实现，瘦素作用部位在下丘脑腹侧正中核，瘦素通过下丘脑中神经Y、α-黑色素细胞刺激素、促黑色素聚集激素（MCH）、刺鼠相关蛋白的生成发挥作用。另外Uckaya等研究发现血浆瘦素水平与血浆肾素活性显著相关，且二者升高与高血压发生有关。Adamczak等对43名高血压患者及32名正常血压者研究发现血清瘦素水平、血管紧张素水平及平均动脉压之间呈正相关，提示瘦素可能通过影响RAS引起血压升高。Beltowski等研究发现高瘦素血症通过上调Na^+-K^+-ATP酶减少尿钠排出，刺激肾小管对Na^+的重吸收，这种作用部分是由于一氧化氮（NO）的缺乏所介导的与NO缺乏相关的异常肾钠潴留和血管收缩可能在肥胖高血压中起作用。

高瘦素血症除了增加交感神经活性，仍然有其他机制参与肥胖相关高血压的发展。瘦素能增加内皮细胞氧活性物质（ROS）的生成，刺激前炎症细胞因子如TNF-α、IL-6等的分泌，这些炎症因子都能促进高血压和动脉粥样硬化的发展。

（2）脂联素：在高血压的发生中内皮细胞功能紊乱日益受到重视，而脂联素对血管内皮起到保护作用。脂联素通过AMPK信号途径使内皮型一氧化氮合酶（eNOS）磷酸化从而调节内皮细胞一氧化氮（NO）的产生。Matsuzawa等应用抗脂联素抗体通过免疫组织化学方法发现在家兔未受损伤的血管壁无脂联素存在，但经气囊损伤的血管壁则呈现明显的阳性染色，其机制是脂联素能够结合内皮下胶原如胶原V、Ⅷ和X，当内皮损伤后脂联素进入内皮下并与这些胶原结合，说明脂联素在血管损伤的修复中起一定作用。Adamczak等发现，高血压患者血浆脂联素浓度明显降低，且与收缩压、舒张压及平均动脉压呈负相关，认为脂联素可能在血压调节中发挥一定作用。有试验表明，内皮细胞表达脂联素受体，脂联素增加人主动脉内皮细胞的NO含量，低脂联素水平与内皮细胞依赖性舒张功能受损有关，这可以部分解释低脂联素血症与高血压的联系。有人认为血压正常者不管有无胰岛素抵抗，脂联素水平都与血压呈现负相关性，推测可能与高血压病人交感神经系统活性增加抑制了脂联素的表达、低脂联素水平增加了血管内皮损伤机会及其对肾素血管紧张素系统的激活有关。

（3）抵抗素：Verma等研究表明抵抗素可增加内皮细胞和其他细胞因子的作用而影响心血管功能。它可增强ET-1启动子的活性，从而引起ET-1的释放。Gouni-Berthold等研究发现，在德国高加索人中抵抗素的基因多态性和高血压有关，而与2型糖尿病无关。这显示，抵抗素可能是一种潜在的联系肥胖和高血压的新激素，阻断抵抗素的作用可能是治疗肥胖相关性高血压的新方向。

4．胰岛素抵抗（IR）与高血压：目前的研究认为肥胖与胰岛素抵抗有关，肥胖越重，IR越明显。腹型肥胖（中心型肥胖）与IR关系更为密切。肥胖者胰岛素抵抗所致的高胰岛素血症对肾上腺素能系统和肾素-血管紧张素-醛固酮系统有刺激作用。主要通过降低血管平滑肌细胞对胰岛素敏感的Na^+-K^+-ATP酶活性，使血管平滑肌细胞内钠潴留，从而导致细胞膜容易去极化而兴奋性增高，刺激肾脏储留钠盐也有协同作用；同时高胰岛素血症还降低Ca^{2+}-Mg^{2+}-ATP酶活性，引起细胞内Ca^{2+}浓度增加，直接引起血管收缩，与水钠潴留一起共同导致高血压。

高胰岛素血症还同时增强血管对去甲肾上腺素、血管紧张素等升压物质的反应，可诱发或维持高血压。另外，高胰岛素血症还促进小血管壁平滑肌增生，抑制前列腺素I_2（PGI_2）及PGE_2产生，从而加快、加剧高血压的发生。高胰岛素血症使中枢交感神经系统活性增强引起心率加快、心输出量增加，也在肥胖形成高血压的过程中发挥了作用。而且交感神经系统活性过度增高还促使β-肾上腺素能受体反应性下调，减少机体能量消耗，最终不可避免地发生体重增加和肥胖。

三、肥胖并发高血压的治疗

（一）非药物治疗

基于肥胖并发高血压的机制，多数学者认为肥胖并发高血压的患者首先应推荐非药物治疗。在TOHPⅡ研究中发现参与者体重减轻＞4.4 kg，收缩压降低5 mmHg，舒张压降低7 mmHg。在体重减轻与血压下降之间存在线性关系，体重每减轻1 kg（2英镑），收缩压下降1 mmHg，舒张压下降1.4 mmHg，并且发现维持体重3年以上的参与者，血压呈持续下降的趋势，研究结果提示减轻体重对肥胖高血压的治疗非常有益。减轻体重可通过饮食、运动干预实现。

1．饮食：Himeno等研究发现在正常血压和高血压肥胖组，采用运动和低热量低脂饮食干预12周，体重分别减轻4.1 kg和5.8 kg，同时伴有平均血压的降低。另有报道认为膳食钙在血压的控制中起着关键作用，高钙饮食起到保护作用，这种作用通过抑制1，25-（OH）$_2$D来介导。低钙饮食使1，25-（OH）$_2$D增加，从而增加了血管平滑肌细胞内的钙离子浓度，使外周阻力增加，血压升高。同时证实1，25-（OH）$_2$D可刺激脂肪细胞储存三酰甘油，引起肥胖，增加膳食钙的摄入可降低血压同时减轻体重。鉴于上述研究成果，建议肥胖高血压患者多吃水果和蔬菜，包括钾、磷离子的摄入，戒烟限酒，控制糖类和高热量饮食。

2．运动：运动锻炼可通过增加迷走神经张力，消耗体内能量，增加胰岛素敏感性，增加心房肽水平来减轻体重，参与血压调节。

3．心理平衡：保持良好的心态，正确处理压力及应激给身体带来的不良影响，这些对血压控制和改善药物治疗的依从性有重要影响。

（二）降压药物的治疗

理论上减轻体重对于肥胖并发高血压患者确实是非常有效的措施，也是首要的措施，然而，从长期的效果来看，大多数肥胖高血压患者不能很好地减轻和维持体重，血压控制欠佳，因而，降压药物的使用非常必要。肥胖并发高血压患者通常伴有高脂血症、2型糖尿病、左心室肥厚、冠心病和心力衰竭，故选用降压药物治疗时不仅要考虑降压的效果，还应考虑是否对代谢产生影响，因而肥胖高血压患者治疗宜选用血管紧张素转换酶抑制剂（ACE I）、血管紧张素Ⅱ受体拮抗剂（ARB）、钙离子拮抗剂（CCB）和α-受体阻断剂。

1．ACEI和ARB：血管紧张素转换酶（ACE）使调控血压的2个对抗系统保持平衡：即肾素-血管紧张素系统（RAS）和激肽释放酶-激肽系统。RAS系统活性增高会导致水钠潴留和血管张力的增大，致使血压增高。激肽释放酶-激肽系统活性的升高会使缓激肽的合成增多，从而引起血管扩张，并使尿钠排泄增多。

ACEI会打破RAS和激肽释放酶-激肽系统之间的平衡，产生血管扩张和利尿效应，同时还有抗增生和抗肥厚的作用。ACEI不影响血脂、血糖的代谢，血浆尿酸可能降低，同时有实验证实ACEI可促进胰岛素敏感性，因此主要用来治疗轻中度或严重高血压，尤其适用于伴左心室肥厚、左心室功能不全或心力衰竭、糖尿病并有微量蛋白尿、肾脏损害并有蛋白尿的病人。

ARB可阻断血管紧张素Ⅱ作用共同的最后环节。因此，对RAS以外及局部组织中产生的血管紧张素Ⅱ也可同时具有阻断作用。它对缓激肽的代谢无影响。ARB的适应证与ACEI相同，目前主要用于ACEI治疗后发生干咳等不良反应且不能耐受的患者。

2．钙离子拮抗剂：CCB主要通过阻滞细胞外钙离子经电压依赖L型钙通道进入平滑肌内，减弱兴奋收缩耦联，降低阻力血管的收缩反应性。CCB对血脂、血糖代谢无明显影响，亦可用于肥胖高血压的治疗中。

3．α-受体阻断剂：α-受体阻断剂因不良反应较多，目前不主张单独使用，多与其他降压药物合用。

4．利尿剂：对于肥胖并发高血压的患者，利尿剂比ACEI可能在降低舒张压方面差，但有引起血糖升高，血尿酸增高等倾向，血胆固醇，血三酰甘油及低密度脂蛋白的升高，因而应用较少。

（三）减肥药物治疗

对于肥胖高血压患者通过非药物治疗减轻体重欠佳者，可使用减肥药物治疗。目前研

究较多的减肥药物多以控制食欲和抑制脂肪吸收来达到减肥的目的。（参见第一节概述）

（四）降压药物与减肥药物的联合应用

目前的各种高血压指南并未对肥胖高血压患者的治疗提供特殊的建议，为更好地为肥胖高血压患者提供合适的治疗方案，德国学者进行的一项研究观察了服用西布曲明减肥和不同高血压药物联合应用的联系。该研究是一项为期16周的前瞻性双盲随机对照多中心研究，研究对象为171例肥胖高血压患者。在研究的导入期，所有患者分别服用下列3种药物组合的一种，即非洛地平/雷米普利，维拉帕米/群多普利，美托洛尔/氢氯噻嗪，并被随机分入西布曲明治疗组和对照组。结果显示，西布曲明组体重、体重指数、腰围显著下降，但24h血压监测提示舒张压显著升高。美托洛尔/氢氯噻嗪组患者西布曲明治疗带来的体重下降和肥胖改善效应显著差于其他2组，与此同时该组患者糖耐量的改善及高血糖的症状亦无显著改变。研究者最后得出结论，该项研究首次证实在西布曲明减肥治疗过程中服用血管紧张素转化酶抑制剂和钙离子拮抗剂较β-受体阻滞剂和利尿剂更有助于减轻体重和改善代谢状况，该结果有助于推动高危人群的复合制剂的研究。

第三节　肥胖与动脉粥样硬化

一、肥胖与动脉粥样硬化的影响

动脉粥样硬化（atherosclerosis，AS）是一组称为动脉硬化的血管病变中常见且最重要的一种。各种动脉硬化的共同特点是动脉发生了非炎症性、退行性和增生性的改变，导致管壁增厚变硬，失去弹性和管腔缩小。动脉粥样硬化的特点是在上述病变过程中，受累动脉的病变从内膜开始，先后有多种病变合并存在，包括局部有脂质和复合糖类聚集、出血和血栓形成、纤维组织增生和钙质沉着，并有动脉中层的逐渐蜕变和钙化。现代细胞和分子生物学显示动脉粥样硬化病变都具有平滑肌增生，大量胶原纤维、弹性纤维和蛋白多糖等结缔组织基质形成。其病理变化主要累及体循环系统的大型弹力型动脉（如主动脉）和中型肌弹力型动脉（以冠状动脉和脑动脉罹患最多）。

肥胖是心血管疾病的独立危险因素，随着体重指数（BMI）增加特别是内脏脂肪的增多可引起血脂代谢异常、高血压、胰岛素抵抗等，这些都是引起动脉粥样硬化的重要危险因素。此外，体内过多脂肪聚集或腹部脂肪聚集产生的炎症细胞因子、非酯化脂肪酸等也参与了肥胖者动脉粥样硬化的发生。

（一）肥胖并发动脉粥样硬化的病理和病理生理

肥胖可引起一系列激素与代谢紊乱，直接或间接对血脂代谢产生不良影响，进而导致高脂血症、糖尿病、动脉粥样硬化等。肥胖患者大多存在胰岛素抵抗、高胰岛素血症。在胰岛素抵抗状态下脂蛋白酶活性下降，极低密度脂蛋白清除率下降，同时肝脏脂肪酶活性增加，高密度脂蛋白（HDL）分解代谢加强。高胰岛素血症可使甘油三酯合成增加而致极低密度脂蛋白浓度增高及高胆固醇、高甘油三酯血症和血清HDL-C低下。同时，胰岛素作为一种生长因子，能使大动脉血管中层平滑肌细胞变性及增殖，这一改变是动脉粥样硬化形成的关键。总之，肥胖可能对动脉血管产生以下的影响：

1. 使血管缺乏弹力而逐渐脆弱：正常人的血管富有弹性，内壁很柔软，血液流动顺畅。肥胖可使血管缺乏弹性变脆，形成动脉硬化的血管，管壁增厚变硬，内壁出现因胆固醇、血小板附着所造成的粥样硬化斑块，血管内腔变窄，血液循环不顺畅，逐渐堵塞，导致心肌梗死与脑卒中、腹部大动脉瘤破裂出血、手脚的末梢动脉堵塞等。我国学者对儿童期单纯性肥胖症研究发现：肥胖儿童血浆总胆固醇和甘油三酯浓度显著高于健康儿童，而且易发心律不齐、心率失常及心肌缺血，提示儿童期肥胖可促进动脉粥样硬化的发生。同时肥胖儿童ApoE等位基因携带者血TC、LDL-C显著增高，也说明其存在冠状动脉病理改变的基础。其他研究表明肥胖儿童的动脉已经出现不健康的改变，包括血管壁变硬、血管弹性降低和血管内膜功能受损，这些都大大增加了日后发生心脏病、中风等与肥胖有关疾病的风险。据研究，北京市10岁儿童约有10%已有动脉硬化早期病变，动脉上出现脂纹，15～39岁年轻人中1/4已有中、晚期病变。如果不加以控制其致病因素，心血管病发病率肯定增高，甚至会造成青壮年猝死。动脉内膜的脂肪浸润早期程度轻，有可逆性，随年龄增长呈逐渐发展的自然病程，动脉管腔越来越细，弹性越来越差，血压亦随之升高。但肥胖儿童ApoA、HDL-C水平不低，表明肥胖儿童发生冠状动脉粥样硬化（AS）和脑血管疾病的防御因素未受到损伤。由于ApoE基因多态性对BMI与血脂均有很强的相关性，故ApoE基因多态性对动脉粥样硬化的影响可能不仅仅是通过对血脂的影响，还可能通过对其他心血管疾病危险因子（如BMI等）起作用。

2. 血脂升高，脂质沉积在动脉壁内，致使管腔狭窄。

3. 内脏型肥胖会促使血管老化：内脏型肥胖与动脉硬化有密切关联。这型肥胖由于内脏脂肪蓄积，胰岛素抵抗伴随而生，还会合并出现糖耐量异常、高脂血症、高血压等症状，是动脉粥样硬化的重要背景。其中以肥胖所引起的“胰岛素抵抗”最受重视，因为当胰岛素功能逐渐恶化时，胰岛素会代偿性分泌过剩，结果导致高血压，而高血压是形成动脉粥样硬化的直接原因。源于内脏脂肪蓄积的多方面代谢异常，也易于引起动脉粥样硬化及糖尿病状态，被称为“内脏脂肪症候群”，主要出现在中年以后的人群。

4. 肥胖患者凝血-纤溶系统活性存在异常：脂肪细胞可以直接刺激纤溶酶原激活物抑制剂-1（PAI-1）表达升高，肥胖者组织型纤溶酶原激活物的抑制剂水平升高、纤维蛋白原浓度较高，易于发生动、静脉血栓形成。PAI-1促进血栓性疾病发生是通过斑块破裂及细胞外基质沉积。早期AS，PAI-1存在于内膜平滑肌细胞（SMC）和细胞外基质并与玻璃黏蛋白（VN）结合，进展期AS中PAI-1mRNA在纤维帽内SMC表达明显提高。SMC在AS与正常动脉相比表达高PAI-1及低t-PA。AS斑块处高浓度PAI-1在斑块内可阻止纤溶酶形成及随之的细胞外基质的降解，导致斑块稳定和细胞外基质积聚，有助于形成阻塞性斑块而导致临床事件发生。

动脉粥样硬化的后果是易发生冠心病、中风和猝死。Folsom发现：皮褶厚度与致动脉粥样硬化的血脂水平、收缩压、血糖和胰岛素水平及糖尿病的发生呈正相关。肥胖可促进动脉粥样硬化，也因此加速了这些并发症的形成和加剧。

（二）肥胖致动脉粥样硬化的分子机制

脂肪组织是一种活跃的内分泌和旁分泌器官，它能释放多种细胞活素和生物活性介质如瘦素、脂联素、抵抗素、C-反应蛋白（CRP）、肿瘤坏死因子-α（TNF-α）、PAI-1等等。这些物质不但能影响体重的动态平衡，还可以影响炎症、血液凝固、纤维蛋白溶解、胰岛素抵抗、糖尿病、动脉粥样硬化以及某些癌症。目前认为脂肪因子是肥胖与动脉粥样硬化的细胞链接机制，在内皮功能紊乱和动脉粥样硬化中发挥着重要作用。

1. C-反应蛋白（CRP）：肥胖时，CRP分泌明显增高。早在1954年就有学者发现CRP与心血管疾病的发生存在着明显的相关性。大量临床研究证明：CRP不但与冠心病的发病密切相关，而且与预后有关，现在正成为心血管事件发生的一个预测因子。在动脉粥样硬化的动物实验中，采用载脂蛋白E（apoE）缺陷的大鼠模型，揭示了该大鼠与过度表达CRP的转基因大鼠杂交后明显加速动脉粥样硬化的进程。CRP与人单核细胞来源的巨噬细胞孵化明显抑制由脂多糖诱导的IL-10 mRNA表达和细胞内以及分泌型的IL-10蛋白，使IL-10 mRNA表达失去稳定性，将加速粥样斑块的形成。同时增加IL-8、IL-6和TNF-α的分泌。CRP明显降低细胞内cAMP浓度和磷酸化-cAMP反应元件结合蛋白（pCREB）以及腺苷酸环化酶的活性。cAMP激动剂可逆转CRP介导的对IL-10抑制。现已发现，CRP对内皮细胞黏附蛋白质细胞间黏附分子-1（ICAM-1）、血管细胞黏附分子-1（VCAM-1）、E-选择素（E-selectin）、血管紧张素受体具有明显诱导作用，同时激活内皮核因子NF-κB的活性，诱导IL-6、单核细胞趋化蛋白-1（MCP-1）、内皮素-1（ET-1）和组织因子形成，抑制一氧化氮（eNOS），NO合成减少，引起内皮的损伤。CRP还可以通过增加血小板-选择素在血管上皮细胞的表达和促进血小板黏附到血管上皮细胞从而促使动脉血栓的形成。当然，CRP的作用机制还存在很多的说法，有待进一步证实。

2. 瘦素：大多数肥胖者血浆内瘦素水平升高。大量资料表明瘦素在肥胖相关的心血管疾病中发挥重要作用。有数据表明瘦素在脂肪细胞发挥着旁分泌的作用，其在脂肪细胞的表达和分泌能够被IL-6诱导，而被TNF-α抑制；并具有调节其他脂肪因子释放的潜在能力。瘦素与CRP类似，能上调内皮细胞ET-1，促进氧活性物质的堆积，它可以刺激内皮细胞和血管平滑肌细胞的增殖和迁移，刺激主动脉内皮细胞MCP-1的表达。此外，瘦素通过瘦素受体依赖途径增加血小板聚集和血栓形成；通过增加单核细胞集落刺激因子（M-CSF）的释放发挥对巨噬细胞的直接作用；在高糖环境中促进巨噬细胞内胆固醇堆积。瘦素还能激活外周交感神经，瘦素缺乏的小鼠表现为低血压提示其在高血压的发展过程中发挥着重要作用。

3. （TNF-α）：TNF-α在肥胖人群和胰岛素抵抗患者表达显著增加，TNF-α不但启动动脉粥样硬化而且能够促进其病变形成。TNF-α通过诱导主动脉平滑肌细胞和内皮细胞VCAM-1、ICAM-1、MCP-1的表达活化NF-κB，NF-κB能加速动脉粥样硬化形成。TNF-α降低内皮细胞NO生物学活性，损伤内皮依赖性的舒血管作用，促进内皮功能障碍。TNF-α还可能通过去磷酸化蛋白激酶B或Akt推动内皮细胞凋亡，造成内皮细胞损伤。

4. 血清淀粉样蛋白A（Serum amyloid A，SAA）：与CRP相似，是一种急性时相蛋白，与系统炎症有关，参与动脉粥样硬化，并被作为冠状动脉疾病和心血管疾病结局的一种预测因素。SAA水平与2型糖尿病患者胰岛素抵抗、肥胖显著相关。已有研究显示SAA在正常人群中呈低水平表达，但在糖尿病时脂肪组织表达SAA显著上调。急性时相蛋白的增加可能影响脂质代谢，促成糖尿病脂质代谢紊乱。SAA增加HDL与巨噬细胞结合，降低有心脏保护作用的HDL胆固醇的水平。

5．抵抗素：是近几年刚刚发现的一种脂肪特异性激素，能直接诱导胰岛素抵抗。饮食诱导肥胖和遗传性肥胖的啮齿类动物，其循环中抵抗素水平均增高。用特异性抗体中和抵抗素的作用会导致血中葡萄糖水平降低，改善胰岛素敏感性，这些结果都为揭示脂肪量与胰岛素抵抗的关系提供了更加直接的证据。有报道指出，抵抗素在培养的内皮细胞有直接的血管活性作用。抵抗素能诱导ET-1 mRNA的表达，通过促进ET-1释放活化内皮细胞，这提示它参与胰岛素抵抗病人的内皮功能障碍。抵抗素也能显著增加在早期动脉粥样硬化病变形成过程中发挥关键作用的VCAM-1和MCP-1的表达。肿瘤坏死因子受体相关因子（TRAF-3）能抑制CD40配体介导内皮细胞活化，经抵抗素处理的细胞TRAF-3呈低水平表达，这一结果提示高抵抗素水平所出现的严重内皮功能障碍，可能是由于抵抗素促进CD40配体介导的内皮细胞活化。最近也有资料显示抵抗素在平滑肌细胞有促炎症作用。抵抗素能够剂量依赖性地诱导人主动脉平滑肌细胞增殖，提示其与糖尿病人血管再狭窄的高发病率有关。

6．脂联素：脂联素在脂肪细胞高表达，能增加脂肪氧化和胰岛素抵抗。糖皮质激素和TNF-α负向调节人类内脏脂肪组织脂联素的基因表达，而胰岛素和胰岛素样生长因子-1则对其发挥正向表达。在肥胖者中脂联素水平降低，它与胰岛素抵抗和高敏感CRP（hsCRP）呈负相关。与经年龄和体重指数（BMI）校正的对照组相比，有冠状动脉疾病的研究对象脂联素水平降低，该研究提示脂联素与其他脂肪因子不同，它对心脏有保护作用，能对抗动脉粥样硬化。体外实验和Apo-E缺乏的小鼠模型的数据都支持这个结论。肥胖者减重后和经一种噻唑烷二酮类（TZD）胰岛素增敏剂治疗使血浆中的脂联素恢复至正常水平。脂联素通过抑制血管内皮的炎症反应，抑制血管平滑肌增殖，降低VCAM-1 mRNA表达，发挥其抗动脉粥样硬化的作用。脂联素能抑制TNF-α诱导的单核细胞黏附分子表达改变和内皮炎症反应。

7．血管紧张素原：血管紧张素原在脂肪细胞产生和表达，是缩血管物质血管紧张素Ⅱ（AngⅡ）的前体。AngⅡ通过活化NF-κB调节的基因直接刺激血管细胞表达ICAM-1、VCAM-1、MCP-1、M-CSF。AngⅡ也促进氧自由基的形成，从而降低NO生物学活性，损伤血管组织。肥胖者脂肪组织产生的大量血管紧张素原与高血压和血管新生有关，这两者都会引起内皮功能障碍。

大量证据表明脂肪因子对内皮和心血管健康有直接影响，这些实验研究为进一步揭示超重和肥胖病人致心血管疾病的细胞和分子机制奠定了基础。

二、肥胖与冠心病

冠状动脉粥样硬化性心脏病（coronary atherosclerotic disease）指冠状动脉粥样硬化使血管腔阻塞，导致心肌缺血、缺氧而引起的心脏病，它和冠状动脉功能性改变（痉挛）一起，统称为冠状动脉性心脏病（coronary heart disease，CHD），简称冠心病，亦称缺血性心脏病。冠心病是动脉粥样硬化导致器官病变的最常见类型。

（一）肥胖与冠心病的关系

动脉粥样硬化从儿童时代就开始出现，表现在大动脉内膜出现单核细胞来源的泡沫细胞聚积和胆固醇酯的沉积（脂纹）。AS更重要的早期表现是阻力血管和（或）容量血管内皮功能不全，血管壁炎症。在肥胖，胰岛素抵抗情况下，冠状动脉阻力血管内皮功能不全。与年轻人比较，年老者的脂肪组织、体脂分布对内皮功能的影响较小。通过测定颈动脉内膜中膜厚度（AS的标志），可以筛选冠心病的高危人群。尽管这种方法有其局限性，但颈动脉内膜中膜厚度与肥胖、其他冠心病危险因素、心血管事件相关。35岁时的颈动脉内膜中膜厚度与一生中测定的BMI相关，儿童时期的BMI水平只与肥胖成年时颈动脉内膜中膜厚度相关。儿童时期肥胖不良的累积效应可延续到成人。

随着年龄增长，粥样硬化病变越来越复杂。脂质斑块稳定性的差异对急性冠脉综合征的发展至关重要。成年人肥胖与进展性AS病变有关。通过15～34岁死于交通意外、杀人、自杀者尸解研究（PDAY研究），发现右冠状动脉和腹主动脉的脂纹和进展损害程度与肥胖和腹壁脂肪的大小有关。按BMI计算，年青男性肥胖者与右冠状动脉的脂纹和凸起的损害相关。黑人脂纹的严重程度、范围比白人要广泛。男性比女性损害更严重。如果同时考虑BMI≥30 kg/m^{2}男性的BMI和腹脂厚度时，只有腹壁厚度≥17 mm的肥胖患者与右冠状动脉的病变损害存在相关性，说明中心性脂肪分布比整个脂肪质量更重要。在调整了非高密度脂蛋白和高密度脂蛋白胆固醇、高血压、吸烟、糖基化血红蛋白后，肥胖与冠状动脉病变仍相关。实际上，在年青肥胖者中这些协同作用对冠状动脉只能起15%的损害作用。年青男性人群每平方毫米巨噬细胞密度与中心性肥胖存在相关性，年青女性较年青男性冠状动脉病变程度一般推后10～20年。女性绝经期后脂肪中心性积累可能部分解释了10～20年后女性比男性冠心病风险增加。总的来说，PDAY研究数据证实了，在出现临床表现10余年前，青少年和成年肥胖可加速AS的进展。一些超过20年前瞻性研究的随访数据，比如Framingham研究、Manitoba研究、哈佛大学公共卫生护士研究均证实了肥胖是CHD的独立危险因素。已知CHD或者急性心肌梗死后，肥胖患者BMI水平与全因死亡率负相关。男性腹型肥胖是全因死亡率的独立预测因素，女性可能也是这样。在群哚培利心血管研究中（TRACE）表明，腹型肥胖者比非腹型肥胖者死亡率增加23%。多元分析排除高血压和糖尿病因素影响后，结果仍没有改变。意味着肥胖对全因死亡率影响机制是独立于高血压和糖尿病的。

（二）显像技术对肥胖冠心病的评估

使用显像技术对肥胖冠心病评估很重要。由于肥胖本身对心电图（ECG）基线的影响（假阳性下壁心肌梗死，非特异ST-T改变）以及肥胖患者最大运动量能力下降（呼吸困难，体形限制，左心室舒张功能不全），因此在肥胖人群有必要用其他的方法来评估CHD。单光子发射计算机体层摄影，衰减校正技术的发展，衰减假象多因为隔膜和乳房的衰减造成的，经常发生在肥胖患者。因此，评估有肥胖CHD患者多采用核显像。肥胖者因为运动耐量下降所带来的运动试验机械和生理上的限制，可用^{201}铊潘生丁药物负荷试验和^{99m}锝心肌灌注显像代替运动负荷试验评估缺血性心脏病。用^{99m}锝的单光子发射计算机体层摄影特异性可能稍优于^{201}铊心肌灌注显像，部分原因是由于它的高能量（140 vs 70 keV）。如果没有精确的衰减校正和门控技术，2种同位素显像对图像的判读都有问题。在纠正肥胖引起的衰减因素影响后，^{201}铊不必延长，^{99m}锝心肌灌注显像可三头同时断层摄影，对肥胖者来说比较准确。但总的来说，严重肥胖者，非侵入性检查诊断冠心病假阳性率比较高。

经食管超声心动图也可用来诊断严重肥胖患者是否有冠心病。经食管多巴酚丁胺药物负荷超声心动图检查结合了药物负荷试验和优质超声图像的优点，是安全的，可用于替代心血管介入诊断肥胖患者CHD及缺血程度。肥胖患者还会有一些限制因素，如核医学或者导管室的检查床太小，放不下肥胖患者。心导管检查时，股动脉通过可能不很理想，不仅脂肪较多，还有动脉创伤的问题。使用股动脉压闭合术可以减少出血并发症。非常肥胖的患者经桡动脉途径介入检查有很多优点，因为各种并发症的机会非常少。

（三）肥胖冠心病患者与血管成形术治疗

Duke大学心导管实验室分析了1986～1997年9 405名患者，发现肥胖患者介入手术从20%增加到33%。这些肥胖患者特征是比较年青，有较多的并存病，但是冠状动脉大多是单支病变。肥胖患者介入治疗后30天，临床事件相对更多，未调整其他因素后10年存活率也有明显的差异。前瞻性研究证据表明仅随访4年后就发现在男性中腹型肥胖与冠心病的加速进展相关，并且独立于全身肥胖和其他危险因素。当载脂蛋白B＞1.01 g/L和小而致密低密度脂蛋白水平升高时，这种关系更显著。糖耐量异常是决定冠状动脉成形术后长期预后的重要指标，代谢综合征的其他成分对其也有影响。在冠状动脉搭桥术后，胰岛素抵抗综合征的组成成分与非移植血管的AS的进展有关。代谢综合征组成中血糖代谢异常能够促进冠状动脉的粥样硬化的发展和引起急性冠状动脉事件。

心脏外科医生认为肥胖是冠状动脉搭桥术（CABG）中出现不良事件的危险因素之一。肥胖患者非心脏手术也有很高的术后血栓栓塞性疾病的风险，因此必须采用积极的方法去预防深静脉血栓。与一般想法相反，肥胖并不增加CABG的死亡率和术后脑血管意外的风险，但可增加胸壁浅层伤口感染、大隐静脉部位感染、房性心律失常的发病率。令人意外的是，尽管肥胖者肺部呼吸生理学有许多改变，比如呼吸负荷量增加、呼吸肌功能不全、肺功能储备量和补呼气量均下降、外周肺小单位不张，但是CABG术后肺部并发症的发病率与没有肥胖者相似。这些差异部分是由于医生在术后期的治疗态度比较小心，强化肺部处理，强化术后肺活量训练和心脏术后的早期起床活动有关。但是严重肥胖者（BMI＞35 kg/m^2）术后机械通气时间和住院时间较长。一项包括240 000名患者的术后调查研究报道，在麻醉后呼吸方面问题并不多，但是肥胖并发糖尿病、肾功能不全、年龄＞60岁的患者多会出现机械通气后并发症。

（四）心脏康复和运动锻炼对肥胖冠心病患者的影响

已有大量证据表明肥胖是冠心病事件的独立危险因素，通过饮食疗法和运动锻炼使体重减轻可改善血脂紊乱并降低胰岛素抵抗；严重肥胖者减轻体重可降低动脉压并逆转左心室肥厚。美国2006年《冠状动脉粥样硬化性疾病二级预防指南》提出，控制体重的目标为：BMI 18.5～24.9 kg/m^2；男性腰围应<40 in（约93 cm），女性腰围应<35 in（约81 cm）。指南建议：①通过适当平衡体力活动与热量摄取、正规的活动计划来控制和减轻体重，将BMI控制到18.5～24.9 kg/m^2；②如果腰围（髂前上棘水平测量）>35 in（女性）或>40 in（男性），开始启动改变生活方式和考虑按代谢综合征治疗；③减肥治疗的起始目标将基础体重减轻10%。成功后，如果进一步评估显示有必要的话，则进一步减肥。

已证明心脏康复和运动锻炼对冠心病危险因素可产生有利应先包括改善血脂，提高胰岛素敏感性，降低肥胖指标和提高运动能力，并对社会心理功能、行为特征和整体生活质量有有益作用。有研究资料表明，心脏康复和运动锻炼可降低因发生重大冠心病事件而住院的住院费用及其重大事件的发生率、心脏病死率。

Lavie等对116名肥胖（BMI：男≥27.8 kg/m^2，女≥27.3 kg/m^2）和198名非肥胖（平均BMI为24.6 kg/m^2 ± 2.1 kg/m^2）且近期发生心脏事件的患者进行了为期3个月的正式的门诊病人2期心脏康复和监督下的运动锻炼计划。结果发现，心脏康复后，肥胖病人BMI下降；与非肥胖者相比，肥胖病人康复后大多数冠状动脉疾病危险因素（高血压、胰岛素抵抗）有明显改善，但运动能力的改善则在非肥胖病改善更大。在大的心脏事件发生后，让肥胖病人进一步降低体重和运动锻炼可能会使运动能力和血脂值发生更显著改变。虽然肥胖治疗的结果常常令人失望，但有研究表明减肥可显著改善冠心病的相关危险因素，体重减轻与动脉血压、左心室肥厚和胰岛素抵抗的明显改善有相关性。Wood及其同事的研究还表明，运动或限制饮食所致的体重减轻对升高HDL-C及降低甘油三酯水平有显著影响。更重要的是，尽管未证实运动训练和限制饮食可明显降低中度肥胖男性患者的LDL-C水平，但这种治疗可使LDL颗粒从较易致动脉粥样硬化的小的致密颗粒转变为致动脉粥样硬化作用较弱的大颗粒。虽然该研究未评估LDL的异质性，肥胖患者LDL-C和甘油三酯的标化说明LDL致动脉粥样硬化特性的显著改善。

Singh等观察了饮食改变和适度体力活动对480例有冠心病或冠心病危险因素的病人的影响，随访时间为3年。结果发现饮食改变（主要是脂肪摄入量的变化）和适度体力活动可使冠心病患者中心性肥胖减轻，表现为腰/臀围比值显著降低；空腹及餐后血糖、血浆胰岛素水平、血压、血甘油三酯、总胆固醇及LDL-C明显降低，HDL明显升高，心脏事件发生率及病死率也明显降低。

第四节　肥胖与心力衰竭

一、肥胖与心力衰竭的关系

虽然极度肥胖已被确认为心力衰竭（心衰）的危险因素之一，超重和不十分严重的肥胖仍然独立地与心力衰竭危险相关联，通过对其5 881例观察对象14年随访，连续地监察其心血管事件的发生，结果496例（女258例，男238例）发生了心力衰竭，标化已知危险因子后，体质指数（BMI）每升高1 kg/m^2，男子心力衰竭危险性升高5%，妇女7%。与BMI正常的女性比较，超重女性的心力衰竭危险性高50%。肥胖女性的心力衰竭危险性升高1倍；在男性，与BMI正常者比较，超重男性的心力衰竭危险性增加20%，肥胖男性的心力衰竭危险性增加90%（差异有显著性）。在对性别进行分层的分析中，心力衰竭的危险无论是超重的研究对象（增加34%）还是肥胖的研究对象（增加104%）都显著增加，而且，BMI类型每提升一级，心力衰竭危险性增加43%。BMI对心力衰竭危险的影响不因年龄、性别、吸烟、饮酒情况或有无瓣膜疾病或糖尿病而变化。心力衰竭危险随体重的增加而连续增高，高血压和糖尿病的患病率随BMI增加而升高，该项研究揭示虽然在超重男性中的心力衰竭风险比还未达到有统计学意义，但将BMI作为连续变量进行评估的分析以及趋势模型的结果均表明，在男女中均存在随BMI增加的心力衰竭危险连续梯度。在超声心动图评估的一亚组研究中，肥胖既与收缩性心力衰竭又与舒张性心力衰竭相关。

但是，关于慢性收缩性心力衰竭的研究却显示，BMI与死亡率负相关，即出现所谓的“肥胖与心衰的矛盾现象”。Jeptha等对7 767例病情稳定的心力衰竭患者平均随访了37个月，结果发现，患者的总死亡率随着BMI的增长而呈现出近乎直线性的下降趋势，从低体重组的45.0%至肥胖组的28.4%。多变量分析显示，与正常体重组相比，肥胖组和超重组的死亡危险可分别降低19%和12%，而低体重组的死亡危险性却增加21%。心力衰竭患者的死亡率随BMI的增高而下降。Abdulla等汇总丹麦5个登记处21 570例持续住院病人的个人资料，对他们进行10.4年的随访，多变量模型分析全因死亡率，结果发现体重正常（BMI 18.2～24.9 kg/m^2）、超重（BMI 25～29.9 kg/m^2）及肥胖（>30 kg/m^2）与病人心力衰竭的死亡风险增高无关，而低体重（BMI<18.5 kg/m^2）病人心力衰竭的死亡风险显著增高。

Fonarow等人针对BMI是否影响急性失代偿心衰患者的死亡危险进行研究，资料来源于急性失代偿心衰的国家注册研究（ADHERE），2001年10月至2004年12月，美国263家医院的155 073例急性心衰患者入选，其中缺乏身高和（或）体重数据的46 146例（30%）被剔除，有效分析例数为108 927例。入选者的年龄≥18岁，他（她）们的人口统计学信息、病史、基线临床特征、最初评估、治疗措施以及住院过程均录入信息库。根据BMI四分位数进行分组，QI（16.0～23.6 kg/m^2）、QⅡ（23.7～27.7 kg/m^2）、QⅢ（27.8～33.3 kg/m^2）、QIV（33.4～60.0 kg/m^2）。3 214例（3.0%）低体重（BMI<18.5 kg/m^2），33 014例（30.3%）体重正常（BMI 18.5～24.9 kg/m^2），31 168例（28.6%）超重（BMI25.0～29.9 kg/m^2），41 531例（38.1%）肥胖（BMI≥30 kg/m^2）。高BMI四分位数组患者的年龄明显小于低四分位数组，且具有明显低的心房颤动史和较少的心衰史。非裔美国人在高BMI四分位数组中所占的比例较大。高BMI也与高发的糖尿病、高血压和高脂血症相关。高BMI组较少有冠心病史和周围血管病史，左室射血分数（LVEF）≥40%者较多。较高的BMI四分位数组患者在重症监护病房所住时间稍长。低BMI组更易出现心衰的症状和体征（静息时呼吸困难、乏力、肺淤血和肺部啰音）。较高BMI四分位数组的院内死亡率近似线性降低，而BMI为16.0～23.6 kg/m^2（QI）的患者院内死亡率最高。BMI与院内死亡率的这种关系也存在于左心室收缩功能降低（LVEF<40%）或保留左心室收缩功能（LVEF≥40%）的人群以及新发心衰患者中。在校正了年龄、性别、血尿素氮、血压、肌酐、钠、心率、静息时的呼吸困难后，BMI四分位数仍可预测死亡危险。肥胖与急

性/慢性心衰的矛盾现象提示急/慢性心衰这2种疾病状态之间的关系比以前想象的更接近。该研究显示，在入选的住院患者人群中，高BMI与低院内死亡风险相关，其中的机制尚不完全明确，需进一步探讨。此外，也提出一个可能性，即改善BMI＜28 kg/m^2，心衰住院患者的营养/代谢状态可能对降低院内死亡率有潜在的益处；但同时应注意：不能就此减弱肥胖是心血管疾病危险因子的认识而忽视对超重或肥胖患者体重的控制。

二、肥胖并发心力衰竭的病理改变

肥胖时心脏结构及功能改变，最终导致肥胖性心肌病，发生充血性心力衰竭，也可出现猝死，猝死原因多为严重的心律失常。其病理生理顺序为：

1．循环血量和心输出量增加：随着脂肪的堆积和体重的增加机体出现生理性适应反应，循环血容量、血浆容量和心输出量逐渐增多以满足机体的需要。

2．血管阻力降低：肥胖患者全身血管阻力下降并与心输出量增加相适应，以保持血压正常。

3．左心室壁张力增加：肥胖患者由于以上血流动力学的改变，产生体循环和肺循环的充血，以及回心血量增加，导致左心室的扩张，随后出现左心室壁张力增加。

4．左心室肥大：肥胖患者左心室壁张力增加的早期诱发适应性机制出现左心室肥大，以降低左心室壁张力，使之趋于正常。

5．舒张功能不全：随着左心室肥大的发生和发展可逐渐出现左心室舒张迟缓和顺应性降低，导致等容舒张期时间延长和左心室舒张末充盈压升高，当伴有容量负荷过重或运动负荷时更为常见。

6．收缩功能不全：如果左心室肥大与左心室扩张保持同步，左心室壁张力降低，左心室收缩力功能保持正常；在左心室肥大落后于左心室扩张，则左心室壁张力继续或进一步增高，最后出现收缩功能不全。

7．充血性心力衰竭：舒张和（或）收缩功能不全均可导致充血性心力衰竭的发生，在肥胖患者中慢性容量负荷和（或）压力负荷进一步促进充血性心力衰竭的发生。

三、肥胖致心力衰竭的发病机制

充血性心力衰竭是多种心血管疾病的共同结局，由于肥胖是多种心血管疾病的独立危险因素，其通过促进高血压、动脉粥样硬化、高脂血症、胰岛素抵抗等诱发心力衰竭，过度肥胖可促进充血性心力衰竭的进展。

肥胖症患者心力衰竭的发病机制并不十分清楚，主要原因是由于心脏容量和压力负荷过重；此外，心肌脂肪浸润致收缩力减弱可能也是心衰的一个原因，广泛的心肌脂肪浸润可影响心脏的活动和心肌营养，导致心室功能的损害以致心力衰竭。导致肥胖症患者出现典型的充血性症状和体征的病理生理基础是：

1．由于血容量增加，左心室顺应性降低和松弛功能受损，舒张功能减退，但左心室收缩功能保持正常，出现肺循环和体循环淤血的症状体征，这种淤血状态发生于长期的极度肥胖病患者，并可持续数年或更长时间。

2．长期容量负荷过重，伴有或不伴有压力负荷过重，均可导致心室肥大，心室壁厚度与心室腔内径比值下降，使心室壁张力逐渐增加，心脏功能失代偿，可发生左心室收缩功能异常，出现典型的充血性心力衰竭的症状和体征。左心室收缩功能的失代偿往往发生于极度肥胖≥20年的部分患者，肥胖患者一般先有舒张功能异常，在此基础上发生收缩功能异常。

四、肥胖并发心力衰竭的治疗

尽管体重指数（BMI）每增加一个单位，男性充血性心力衰竭增加5%，女性增加7%，但最近的一些研究也显示高BMI的心衰患者相对于BMI“正常”的心衰患者，其死亡率和住院率均低。当前的治疗充血性心力衰竭指南在BMI控制和预后指导方向存在矛盾。美国ACA和AHA成人心力衰竭临床实践指南中并没有直接提到BMI问题，欧洲心脏病学会推荐超重和肥胖的心力衰竭患者控制体重量。

长期高度肥胖患者减肥可使心脏结构和功能异常部分或完全恢复正常，对于尚未有心脏失代偿表现的肥胖患者有特别重要临床意义。减肥可降低肥胖症患者的前负荷，可使心脏结构逐渐恢复，改善心功能。

合理饮食和适量运动是维持正常体重的基本措施。适当控制进食高脂肪食物和高糖类的食物，但食物中的蛋白质不宜<1 g/（kg·d），否则可导致营养不良。更不宜采用禁食，防止禁食引起的低血钾导致尖端扭转型室性心动过速和心室颤动。严格限食还会导致直立性低血压、昏厥等等。随体重下降，高血压、高血容量、高心输出量可逐渐恢复，心室肥厚可通过体重的减轻而逆转。血气分析及心电图改变均可随体重的减轻和肺淤血的改善而逐渐恢复正常。但在减重的同时，应注意“肥胖与心衰的矛盾现象”。

有严重的肺循环淤血可给予利尿剂，心力衰竭应及时给予吸氧和小剂量洋地黄。心房颤动、心房扑动宜用洋地黄控制心室率。可加用ACEI类、血管扩张药、钙通道阻滞药，从小剂量开始，视症状、体征调整用量，长期口服。为防治静脉炎和肺梗死可用小剂量肝素。对低换气综合征者需改善呼吸功能，纠正呼吸性酸中毒。脑水肿昏迷应及时给予脱水药。

（侯 宁 罗健东）

参考文献

1．WHO．2002．The World Health Report．2002．Reducing Risks，Promoting Healthy Life，WHO，Geneva，7．

2．赵文华，翟屹，胡建平，等．2006．中国超重和肥胖造成相关慢性疾病的经济负担研究．中华流行病学杂志，27（7）：555-559．

3．中国肥胖问题工科组数据汇总分析协作组．2002．我国成人体质指数和腰围对相关疾病危险因素异常的预测价值：适宜体质指数和腰围切点的研究．中华流行病学杂志，23（1）：5-10．

4．WHO reassesses appropriate body-mass index for Asian population．2002．The Lancet，360（9328）：235．

5．2002综合报告．中国居民营养与健康情况调查报告之一．2002．北京：人民卫生出版社，49-52．

6．Chang V W，Lauderdale D S．2005．Income disparities in body mass index and obesity in the United States，

1971-2002. Arch Intern Med，165：2122-2128.

7. Hedley A A，Ogden C L，Johnson C L，et al. 2004. Prevalence of overweight and obesity among US children，adolescents，and adults，1999-2002. JAMA，291：2847-2850.

8. Flegal K M，Carroll M D，Ogden C L，et al. 2002. Prevalence and trends in obesity among US adults，1999-2000. JAMA，288：1723-1727.

9. 马冠生，李艳平，武阳丰，等. 2005. 1992至2002年间中国居民超重率和肥胖率的变化. 中华预防医学杂志，39（5）：311-315.

10. Ogden C L，Carroll M D，Curtin L R，et al. 2006. Prevalence of overweight and obesity in the United States，1999-2004. JAMA，295（13）：1549-1555.

11. 武阳丰，马冠生，胡永华，等. 2005. 中国居民的超重和肥胖流行现状. 中国预防医学杂志，39（5）：316-320.

12. McGill HCJr，McMahan C A，Herderick E E，et al. 2002. Obesity accelerates the progression of coronary atherosclerosis in young men. Circulation，105：2712-2718.

13. 顾东风，黄广勇，吴锡桂，等. 2002. 中国人群体重指数及其与心脑血管病的关系. 中华医学杂志，82（15）1018-1021.

14. 赵连成，武阳丰，李莹，等. 2003. 不同体重指数和腰围水平与其他心血管病危险因素聚集的关系. 中华预防医学杂志，37，346-350.

15. Murphy N F，MacIntyre K，Stewart S，et al. 2006. Long-term cardiovascular consequence of obesity：20-year follow-up of more than 15 000 middle-aged men and women（the Renfrew-Paisley study）. Eur Heart J，27：96-106.

16. Empana J P，Ducimetiere P，Charles M A，et al. 2004. Middile-aged men：the Paris prospective study I sagittal abdominal diameter and risk of sudden death in asymptomatic. Circulation，110：2781-2785.

17. Lakka H M，Lakka T A，Tuomilehto J，et al. 2002. Abdominal obesity is associated with increased risk of acute coronary events in men. Eur Heart J，23：706-713.

18. De Simone G，Palmieri V，Bella J N，et al. 2002. Association of left ventricular hypertrophy with metabolic risk factors：the Hyper-GEN study. J Hypertens，20：323-331.

19. Enchaiah S，Evans J C，Levy A. 2002. Obesity and the risk of heart failure. N Engl J Med，347：305-313.

20. Gustafson F，Kragelund C B，Torp-Pedersen C，et al. 2005. Effect of obesity and being overweight on long-term mortality in congestive heart failure：influence of left ventricular systolic function. Eur Heart J，26：58-64.

21. Thomas J，Wang，Helen Parise，et al. 2004. Obesity and the risk of new-onset atrial fibrillation. JAMA，292：2471-2477.

22. Seyfelil E，Duru M，Kuvandik G，et al. 2006. Effect of obesity on pwave dispersion and QT dispersion in women. Int J Obes，30：957-961.

23. Nicoletti I，Gicoira M，Morando G，et al. 2006. Impact of body mass index on short-term outcome after acute myocardial infarction：Dose excess body weight have a paradoxical protective role? Inter J Cardiol，107：395-399.

24. Gustafassonl F，Kragelund C B，Torp-Pedersen C，et al. 2005. Effect of obesity and being overweight on

long-term mortality in congestive heart failure：influence of left ventricular systolic function. Euro Heart J, 26：58-64.

25. Barba G, Russo O, Siani A, et al. 2003. Plasma leptin and blood pressure in men：graded association independent of body mass and fat pattern. Obes Res, 11：160-166.

26. Singhal A, Sadaf Farooqi I, Cole T J, et al. 2002. Influence of leptin on arterial distensility. Circulation, 106：1919-1924.

27. Cooke J P, Oka R K. 2002. Does leptin cause vascular disease?Circulation, 106（15）：1904-1905.

28. Soderberg S, Stegmayr B, Ahlbeck-Glader C, et al. 2003. High leptin levels are associated with stroke. Cerebrovasc Dis, 15：63-69.

29. Goetze S, Bungenstock A, Czupalla C, et al. 2002. Leptin induces endothelial cell migration through Akt, which is inhibited by PPARgamma-ligands. Hypertension, 40（5）：748-754.

30. Carlyle M, Jones O B, Kuo J J, et al. 2002. Chronic cardiovascular and renal actions of leptin：role of adrenergic activity. Hypertension, 39：496-501.

31. Vecchione C, Maffei A, Colella S, et al. 2002. Leptin effect on endothelial nitric oxide is mediated through akt-endothelial nitric oxide synthase phosphorylation pathway. Diabetes, 51：168-173.

32. Quehenberger P, Exner M, Sunder-Plassmann R, et al. 2002. Leptin induces endothelin-1 in endothelial cells in vitro. Circ Res, 90：711-718.

33. Li L, Mamputu J C, Wiernsperger N, et al. 2005. Signaling pathways involved in human vascular smooth muscle cell proliferation and matrix metalloproteinase-2 expression induced by leptin：inhibitory effect of metformin. Diabetes, 54：2227-2234.

34. Reilly M P, Iqbal N, Schutta M, et al. 2004. Plasma leptin levels are associated with coronary atherosclerosis in type 2 diabetes. J Clin Endocrinol Metab, 89：3872-3878.

35. Bodary P F, Gu S, Shen Y, et al. 2005. Recombinant leptin promotes atherosclerosis and thrombosis in apolipoprotein E-deficient mice. Arterioscler Thromb Vasc Biol, 25：119-122.

36. Wu K K, Wu T J, Chin J, et al. 2005. Increased hypercholesterolemia and atherosclerosis in mice lacking both ApoE and leptin receptor. Atherosclerosis, 181：251-259.

37. Wold L E, Relling D P, Duan J, et al. 2002. Abrogated leptininduced cardiac contractile response in ventricular myocytes under spontaneous hypertension：role of Jak/STAT pathway. Hypertension, 39：69-74.

38. Rodriguez A, Fruhbeck G, Gomez-Ambrosi J, et al. 2006. The inhibitory effect of leptin on angiotensin Ⅱ-induced vasoconstriction is blunted in spontaneously hypertensive rats. J Hypertens, 24：1589-1597.

39. Barouch L A, Harrison R W, Skaf M W, et al. 2002. Nitric oxide regulates the heart by spatial confinement of nitric oxide synthase isoforms. Nature, 416：337-339.

40. Bloch K D, Janssens S. 2005. Cardiomyocyte-specific overexpression of nitric oxide synthase 3：impact on left ventricular function and myocardial infarction. Trends Cardiovasc Med, 15：249-253.

41. Barouch L A, Cappola T P, Harrison R W, et al. 2003. Combined loss of neuronal and endothelial nitric oxide synthase causes premature mortality and age-related hypertrophic cardiac remodeling in mice. J Mol Cell Cardiol, 35：637-644.

42. Cappola T P, Cope L, Cernetich A, et al. 2003. Deficiency of different nitric oxide synthase isoforms activates divergent transcriptional programs in cardiac hypertrophy. Physiol Genomics, 14：25-34.

43. Illiano G, Naviglio S, Pagano M, et al. 2002. Leptin affects adenylate cyclase activity in H9c2 cardiac cell line: effects of short-and long-term exposure. Am J Hypertens, 15: 638-643.

44. Li SY, Yang X, Ceylan-Isik A F, et al. 2006. Cardiac contractile dysfunction in Lep/Lep obesity is accompanied by NADPH oxidase activation, oxidative modification of sarco (endo) plasmic reticulum Ca^{2+}-ATPase and myosin heavy chain isozyme switch. Diabetologia, 49: 1434-1446.

45. Khan S A, Lee K, Minhas K M, et al. 2004. Neuronal nitric oxide synthase negatively regulates xanthine oxidoreductase inhibition of cardiac excitation-contraction coupling. Proc Natl Acad Sci U S A., 101: 15944-15948.

46. Kinugawa S, Huang H, Wang Z, et al. 2005. A defect of neuronal nitric oxide synthase increases xanthine oxidasederived superoxide anion and attenuates the control of myocardial oxygen consumption by nitric oxide derived from endothelial nitric oxide synthase. Circ Res, 96: 355-362.

47. Saraiva R M, Minhas K M, Zheng M, et al. 2007. Reduced neuronal nitric oxide synthase expression contributes to cardiac oxidative stress and nitroso-redox imbalance in ob/ob mice. Nitric Oxide, 16: 331-338.

48. Dong F, Zhang X, Ren J. 2006. Leptin regulates cardiomyocyte contractile function through endothelin-1 receptor-NADPH oxidase pathway. Hypertension, 47: 222-229.

49. Ren J, Relling D P. 2006. Leptin-induced suppression of cardiomyocyte contraction is amplified by ceramide. Peptides, 27: 1415-1419.

50. Ren J, Relling D P. 2005. Interaction between tumor necrosis factor-alpha and leptin-induced inhibition of cardiac contractile function in isolated ventricular myocytes. Cytokine, 32: 213-218.

51. Sader S, Nian M, Liu P. 2003. Leptin: a novel link between obesity, diabetes, cardiovascular risk, and ventricular hypertrophy. Circulation, 108: 644-646.

52. Xu F P, Chen M S, Wang Y Z, et al. 2004. Leptin induces hypertrophy via endothelin-1-reactive oxygen species pathway in cultured neonatal rat cardiomyocytes. Circulation, 110: 1269-1275.

53. Adiarto S, Emoto N, Iwasa N, et al. 2007. Obesity-induced upregulation of myocardial endothelin-1 expression is mediated by leptin. Biochem Biophys Res Commun, 353: 623-627.

54. Hu T P, Xu F P, Luo J D, et al. 2006. Simvastatin inhibits leptin-induced hypertrophy in cultured neonatal rat cardiomyocytes. Acta Pharmacol Sin, 27: 419-422.

55. Williams S D, Zhu H, Zhang L, et al. 2006. Adenoviral delivery of human CDC5 promotes G2/M progression and cell division in neonatal ventricular cardiomyocytes. Gene Ther, 13: 837-843.

56. Barouch L A, Gao D, Chen L, 2006. Cardiac myocyte apoptosis is associated with increased DNA damage and decreased survival in murine models of obesity. Circ Res, 98: 119-124.

57. Mascareno E, Beckles D L, Siddiqui M A. 2005. Janus kinase-2 signaling mediates apoptosis in rat cardiomyocytes. Vascul Pharmacol, 43: 327-335.

58. Maroni P, Bendinelli P, Piccoletti R. 2005. Intracellular signal transduction pathways induced by leptin in C2C12 cells. Cell Biol Int, 29: 542-550.

59. Madani S, De Girolamo S, Munoz D M, et al. 2006. Direct effects of leptin on size and extracellular matrix components of human pediatric ventricular myocytes. Cardiovasc Res, 69: 716-725.

60. Hausenloy D J, Tsang A, Yellon D M. 2005. The reperfusion injury salvage kinase pathway: a common target for both ischemic preconditioning and postconditioning. Trends Cardiovasc Med, 15: 69-75.

61. Erkasap S, Erkasap N, Koken T, et al. 2004. Effect of leptin on renal ischemia-reperfusion damage in rats. J Physiol Biochem, 60: 79-84.

62. Kennedy L M, Dickstein K, Anker S D, et al. 2005. The prognostic importance of body mass index after complicated myocardial infarction. J Am Coll Cardiol, 45: 156-158.

63. Nikolsky E, Stone G W, Grines C L, et al. 2006. Impact of body mass index on outcomes after primary angioplasty in acute myocardial infarction. Am Heart J, 151: 168-175.

64. Raju S V, Zheng M, Schuleri K H, et al. 2006. Activation of the cardiac ciliary neurotrophic factor receptor reverses left ventricular hypertrophy in leptin-deficient and leptin-resistant obesity. Proc Natl Acad Sci USA, 103: 4222-4227.

65. Tajmir P, Ceddia R B, Li R K, et al. 2004. Leptin increases cardiomyocyte hyperplasia via extracellular signal-regulated kinaseand phosphatidylinositol 3-kinase-dependent signaling pathways. Endocrinology, 145: 1550-1555.

66. Rajapurohitam V, Gan X T, Kirshenbaum L A, et al. 2003. The obesity-associated peptide leptin induces hypertrophy in neonatal rat ventricular myocytes. Circ Res, 93: 277-279.

67. Rajapurohitam V, Javadov S, Purdham D M, et al. 2006. An autocrine role for leptin in mediating the cardiomyocyte hypertrophic effects of angiotensin Ⅱ and endothelin-1. J Mol Cell Cardiol, 41: 265-274.

68. Smith C C, Mocanu M M, Davidson S M, et al. 2006. Leptin, the obesity-associated hormone, exhibits direct cardioprotective effects. Br J Pharmacol, 149: 5-13.

69. MlinarB, Marc J, JanezA, et al. 2007. Molecularmechanisms of insulin resistance and associated diseases. Clin Chim Acta, 375 (1-2): 20-35.

70. Gardiner J V, Kong W M, Ward H, et al. 2005. AVV mediated expression of anti-sense neuropeptide Y cRNA in the arcuate nucleus of rats results in decreased weight gain and food intake. Biochemical and Bio-physical Research Communications, 327: 1088-1093.

71. Andrea M S, Kowalski T J, Dube M G, et al. 2003. Decreased hypothalamic concentration of neuropeptide Y correlates with onset of hyperphagia in fa/fa rats on postnatal day 12. Physiology & Behavior, 78: 517-520.

72. Leibowitz S F, Sepiashvili K, Akabayashi A, et al. 2005. Function of neuropeptide Y and agouti-related protein at weaning: relation to corticosterone, dietary carbohydrate and body weight. Brain Research, 1036: 180-191.

73. Dong-Yih Kuo. 2005. Involvement of hypothalamic neuropeptide Y in regulating the amphetamine-induced appetite suppression in streptozotocin diabetic rats. Regulatory Peptides, 127: 19-26.

74. Pens J, Kitlinska J, Ji H, et al. 2003. Neuropeptide Y and vascular growth: role of $Y_1$and Y_5 receptors and adrenergic activation. Can J Pharmacol, 81: 77-185.

75. Michalkiewicz M, Knestaut K M, Bytchkova E Y, et al. 2003. Hypotension and reduced catecholamines in neuropeptide Y transgenic rats. J Am Heart A ssoci, 41: 1056-1062.

76. Kallio J, Pesonen U, Jaakkola U, et a1. 2003. Changes in diurnal sympathoadrenal balance and pituitary hormone secretion in subjects with Leu7/Pro polyrnorphism in the prepro-neuropeptide Y. J Clin Endocri Met, 88: 3278-3283.

77. Kopff B, Jegier A. 2005. Adipokines: adiponectin, leptin, resisten and coronary heart disease risk. Pregl Lek, 62 (3): 69-72.

78. Von-Eynatten M, Hamann A, Twardella D, et al. 2006. Relationship of adiponectin with markers of systemic Inflammation, atherogenic dyslipidemia and heart failure in patients with coronary heart disease. Clin Chem, 52 (5): 853-859.

79. Nakamura Y, Shimada K, Fukuda D, et al. 2004. Implications of plasma concentrations of adiponectin in patients with coronary artery disease. Heart, 90 (5): 528-533.

80. Matsuzawa Y, Funahashi T, Kihara S, et al. 2004. Adiponectin and metabolic syndrome. Arterioscler Thromb Vasc Biol, 24 (1): 29-33.

81. Adamczak M, Wiecek A, Funahashi T, et al. 2003. Decreased plasma adiponectin concentration in patients with essential hypertension. Am J Hypertens, 16 (1): 72-75.

82. Tan K C, Xu A, Chow W S, et al. 2004. Hypoadiponectinemia is associated with impaired endothelium-dependent vasodilation. J Cli Endocrinol Metab, 89 (2): 765-769.

83. Liao Y, Takashima S, Maeda N, et al. 2005. Exacerbation of heart failure in adiponectin-deficient mice due to impaired regulation of AMPK and glucose metblism. Cardiovasc Res, 67 (4): 705-713.

84. Shibata R, Ouchi N, Ito M, et al. 2004. Adiponectin-mediated modulation of hypertrophic signals in the heart. Nat Med, 10 (12): 1384-1389.

85. Chan A Y, Soltys C L, Young M E, et al. 2004. Activation of AM P-activated protein kinase inhibits proteinsynthesis associated with hypertrophy in the cardiac myocyte. J Biol Chem, 279 (31): 32771-32779.

86. Pischon T, Girman C J, Hotamisligil G S, et al. 2004. Plasma adiponectin levels and risk of myocardial infarction in men. JAMA, 291 (14): 1730-1737.

87. Shibata R, Sato K, Pimentel D R, et al. 2005. Adiponectin protects against myocardial ischemia-reperfusion injury through AMPK-and COX-2-dependent mechanisms. Nat Med, 11 (10): 1096-1103.

88. Russell R R, Li J, Coven D L, et al. 2004. AMPactivatedprotein kinase mediates ischemic glucose uptake and prevents postischemic cardiac dysfunction, apoptosis, and injury. J Clin Invest, 114 (4): 495-503.

89. George J, Patal S, Wexler D, et al. 2006. Circulating adiponectin concentration in patients with congestive heart failure. Heart, 92 (10): 1420-1424.

90. Horio T, Suzuki M, Suzuki K, et a1. 2005. Pioglitazone improves left ventricular diastolic function in patients with essential hypertension. Am J Hypertens, 18 (7): 9, 19-957.

91. 李雅慧，黎怀星，董诗源，等. 2006. 抵抗素在肥胖小鼠脂肪组织中的表达及其对小鼠肌肉组织葡萄糖摄取率的影响. 第二军医大学学报，27 (12): 1351-1354.

92. 罗勇，李小平，覃数，等. 2007. 超重及肥胖患者血清抵抗素与脂联素水平. 中华高血压杂志，15: 505-506.

93. 梁梅花，李强，张巾超，等. 2007. 抵抗素与肥胖及2型糖尿病的关系. 中国糖尿病杂志，15: 418-420.

94. Fujinami A, Obayashi H, Ohta K, et al. 2004. Enzyme-linked immunosorbent ssay for circulating human resistin: resistin concentrations in normal subjects and patients with type 2 diabetes. Clin Chim Acta, 339: 57-63.

95. 杨静，黎明，吴从愿，等. 2003. 2 型糖尿病患者血清抵抗素水平降低. 中华医学杂志，83: 1471-1474.

96. Lee J H, Chan J L, Yiannakouris N, et al. 2003. Circulating resistin levels are not associated with obesity or insulin resistance in humans and are not regulated by fasting or leptin administration: cross-sectional and interventional studies in normal, insulin-resistant, and diabetic subjects. J Clin Endocrinol Metab, 88: 4848–4856.

97. Pfutzner A, Langenfeld M, Kunt T, et al. 2003. Evaluation of human resistin assays with serum from patients with type 2 diabetes and different degrees of insulin resistance. Clin Lab, 49: 571–576.

98. Silha J, Krsek M, Skrha J, et al. 2003. Plasma resistin, adiponectin and leptin levels in lean and obese subjects: correlations with insulin resistance. Eur J Endocrinol, 149: 331–335.

99. Lehrke M, Reilly M P, Millington S C, et al. 2004. An inflammatory cascade leading to hyperresistinemia in human. PLOS Med, 1: 45.

100. Jung H S, Park K H, Cho Y M, et al. 2006. Resistin is secreted from macrophages in atherumas and promotes atherosclerosis. Cardiovasc Res, 69 (1): 76–85.

101. Reilly M P, Lehrke M, Wolfe M L, et al. 2005. Resistin is an infamatory marker of atherosclerosis in humans. Circulation, 111 (7): 932–939.

102. Fribery P, Allansdotter-Johnsson A, Ambring A, et al. 2004. Increased left ventricular mass in obese adolescents. Eur Heart J, 25 (11): 987–992.

103. Pascual M, Pascual D A, Soria F, et al. 2003. Effects of Mated obesity on systolic and diastolic left ventricular function. Heart, 89: 1152–1156.

104. Wong, Chiew Y, MBBS, et al. 2004. Alterations of Left Ventricular Myocardial Charararacteristics Associated With Obesity. Circulation, 110 (19): 3081–3087.

105. Jeptha P, Curtis M D, Krumholz M D, et al. 2005. The Obesity Paradox Body Mass Index and Outcomes in Patients With Heart Failure. Arch Intern Med, 165: 55–61.

106. Klein S, Burke L E, Bray G A, et al. 2004. American Heart Association Council on Nutrition, Physical Activity, and Metabolism. Clinical implications of obesity with specific focus on cardiovascular disease: a statement for professionals from the American Heart Association Council on Nutrition, Physical Activity, and Metabolism: endorsed by the American College of Cardiology Foundation. Circulation, 110: 2952–2967.

107. Sjostrom L, Lindroos A K, Peltonen M, et al. 2004. Obese Subjects Study Scientific Group. Lifestyle, diabetes, and cardiovascular risk factors 10 years after bariatric surgery. N Engl J Med, 351: 2683–2693.

108. Narkiewicz K. 2006. Obesity and hypertension: the issue is more complex than we thought. Nephrol Dail Transplant, 21: 264–267.

109. Poirier P, Lemieux I, Mauriège P, et al. 2005. Impact of Waist Circumference on the Relationship Between Blood Pressure and Insulin: The Quebec Health Survey. Hypertension, 45: 363–367.

110. Mamun A A, Lawlor D A, O'callghan M J, et al. 2005. Effect of body mass index changes between ages 5 and 14 on blood pressure at age 14: finding from a birth cohort study. Hypertension, 45: 1083–1087.

111. Thomas F, Bean K, Pannier B, et al. 2005. Cardiovascular mortality in overweight subjects: the key role of associated risk factors. Hypertension, 46: 654–659.

112. Ribeiro M M, Silva A G, Santos N S, et al. 2005. Diet and exercise training restore blood pressure and vasodilator responses during physiological maneuvers in obse children. Circulation, 111: 1915–1923.

113. Maple-brown L J, Piers L S, O' rourke M F, et al. 2005. Central obesity is associated with reduced peripheral wave reflection in Indigenous Australians irrespective of diabetes status. J Hypertens, 23: 1403–1407.

114. Whincup P H, Gilg J A, Donald A E, et al. 2005. Arterial Distensibility in Adolescents: The Influence of Adiposity, the Metabolic Syndrome, and Classic Risk Factors. Circulation, 112: 1789–1797.

115. Zebekakis P E, Nawrot T, Thijs L, et al. 2005. Obesity is associated with increased arterial stiffness from adolescence until old age. J Hypertens, 23 (10): 1839–1846.

116. Shibao C, Gamboa A, Diedrich A, et al. 2007. Autonomic contribution to blood pressure and metabolism in obesity. Hypertension, 49: 27–33.

117. 黎明，吴从愿，詹志伟，等. 2003. 血清瘦素水平与原发性高血压的相关性研究. 中华医学杂志, 83: 1058–1061.

118. Beltowski J, Jamroz-Wisniewska A, Borkowska E, et al. 2004. Up-regulation of renal Na^+-K^+-ATPase: the possible novelmechanism of leptin-induced hypertension. Pol J Pharmacol, 56: 213–222.

119. Verma S, Li S H, Wang C H, et al. 2003. Resistin promotes endothelial cell activation: further evidence of adipokine-endothelial interaction. Circulation, 108 (6): 736.

120. Gouni-Berthold I, Grannakidou E, Faust M, et al. 2005. Resistin gene 3' -untranslated region 62G→A polymorphism is associated with hypertension but not diabetes mellitus type 2 in a German population. J Intern Med, 258 (6): 518–526.

121. Scholze J, Grimm E, Herrmann D, et al. 2007. Optimal treatment of obesity-related hypertension: the hypertension-obesity-Sibutramine (HOS) study. Circulation, 115: 1991–1998.

122. Paul A, Ko K W, Li L, et al. 2004. C-reactive protein accelerates the progession of atherosclerosis in apolipoprotein E-deficient mice. Circulation, 109 (5): 647–655.

123. Singh U, Devaraj S, Dasu M R, et al. 2006. C-reactive protein decrease interleukin-10 secretion in activated human monocyte-derived macrophages via inhibition of cyclic AMP production [J]. Arterioscler Thromb Vas Biol, 26 (11): 2469–2475.

124. Yaron G, Brill A, Dashevsky O, et al. 2006. C-reactive protein promotes platelet adhesion to endothelial cells: a potential pathway in atherothrombosis. Br J Haematol, 134 (4): 426–431.

125. Johnson B D, Kip K E, Marroquin O C, et al. 2004. Serum amyloid A as a predictor of coronary artery disease and cardiovascular outcome in women: the National Heart, Lung, and Blood Institute-Sponsored Women' s Ischemia Syndrome Evaluation (WISE). Circulation, 109: 726–732.

126. Leinonen E, Hurt-Camejo E, Wiklund O, et al. 2003. Insulin resistance and adiposity correlate with acutephase reaction and soluble cell adhesion molecules in type 2 diabetes. Atherosclerosis, 166: 387–394.

127. Verma S, Li S H, Wang C H, et al. 2003. Resistin promotes endothelial cell activation: further evidence of adipokine-endothelial interaction. Circulation, 108: 736–740.

128. Calabro P, Samudio I, Willerson J T, et al. 2004. Resistin promotes smooth muscle cell proliferation through activation of extracellular signal-regulated kinase 1/2 and phosphatidylinositol 3-kinase pathways. Circulation, 110: 3335–3340.

129. Higashiura K, Ura N, Ohata J, et al. 2004. Correlations of adiponectin level with insulin resistance and atherosclerosis in Japanese male populations. Clin Endocrinol (Oxf), 61: 753–759.

130. Freedman DS, Dietz W H, Tang R, et al. 2004. The relation of obesity throughout life to carotid intima-media thickness in adulthood: the Bogalusa Heart Study. Int J Obes Relat Metab Disorde, 28: 159–166.

131. Dagenais G R, Yi Q, Mann J F, et al. 2005. Prognostic impact of body weight and abdominal obesity in women and men with cardiovascular disease. Am Heart J, 149: 54–60.

132. Kragelund C, Hassager C, Hildebrandt P, et al. 2005. Impact of obesity on long-term prognosis following acute myocardial infarction. Int J Cardiol, 98: 123–131.

133. Barbeau G R, Arsenault F, Dugas L, et al. 2004. Evaluation of the ulnopalmar arterial arches with pulse oximetry and plethysmography: comparison with the Allen's test in 1010 patients. Am Heart J, 147: 489–493.

134. Ascione R, Angelini G D. 2003. Is obesity still a risk factor for patients undergoing coronary surgery? Ital Heart J, 4: 824–828.

135. Rockx M A, Fox S A, Stitt L W, et al. 2004. Is obesity a predictor of mortality, morbidity and readmission after cardiac surgery? Can J Surg, 47: 34–38.

136. Smith S C, Allen J J, Blair S N, et al. 2006. AHA/ACC Guidelines for Secondary Prevention for Patients With Coronary and Other Atherosclerotic Vascular Disease: 2006 Update: Endorsed by the National Heart, Lung, and Blood Institute. Circulation, 113: 2363–2372.

137. Jeptha P, Curtis M D, Krumholz MD, et al. 2005. The Obesity Paradox Body Mass Index and Outcomes in Patients With Heart Failure. Arch Intern Med, 165: 55–61.

138. Abdulla J, Kober L, Abildstrϕm S Z, et al. 2008. Impact of obesity as a mortality predictor in high-risk patients with myocardial infarction or chronic heart failure: a pooled analysis of five registries. European Heart Journal, Feb 10. 1093/eurheartj/ebn010.

139. Fonarow G C, Srikanthan P, Costanzo M R, et a1. 2007. An obesity paradox in acute heart failure: analysis of body mass index and inhospital mortality for 108927 patients in the acute decompensated heart failure national registry. Am Heart J, 153 (1): 74–81.

第八章 炎症与心血管疾病

Chapter 8 Inflammation and Cardiovascular Diseases

概 言

近年来，尽管对心血管疾病的预防和治疗取得了重大的进展，但其患病率、发病率、病死率都很高，而且每年都在不断增长。因此，心血管疾病越来越受到医学界的重视，无论是基础理论和临床实践的研究、生物化学和分子生物学的探讨、病理生理和病理解剖的阐明，还是治疗药物的开发、介入治疗和外科手术的应用等，都取得了重大的进展，但是对许多心血管疾病的病因及发病机制却至今尚未完全阐明。最近国外有学者提出许多心血管疾病是一种慢性炎症和自身免疫性疾病的观点，认为炎症和免疫是内在和外在危险因素致心血管再塑和发病的中介及中心环节，应用抗炎和免疫调节治疗可以有效地控制心血管疾病的发生和发展。这不仅进一步揭示了心血管疾病的发病本质，而且为今后研究和攻克心血管疾病提出了新的方向和道路。本章重点讲述炎症在动脉粥样硬化、心力衰竭及缺血－再灌注损伤等心血管疾病发生发展中的作用及机制。

第一节 炎症与细胞因子概述

一、炎症

炎症（inflammation）是具有血管系统的活体组织对致炎因素所致的局部损伤而发生的防御性反应。其基本病理变化为：组织的变质、渗出和增生。临床上表现为红、肿、热、痛、功能障碍并有发热、白细胞增多等全身性反应。

炎症局部血管反应是炎症过程中的中心环节。它不仅能局限、消灭致炎因素，并能消除死亡细胞，最终使受损的组织得以修复。所以，炎症是致炎因素对机体的损伤和机体抗损伤2个方面的矛盾斗争过程。任何损伤因子在引起细胞和组织损伤的同时，也刺激生物体产生防御性反应，损伤与抗损伤贯穿炎症反应的全过程。炎症是人类疾病之中的一种最常见的病理过程，可以发生于机体的任何部位和组织，人类的大多数疾病无不与炎症过程有关。炎症也是最重要的保护性反应，没有炎症反应，感染将无从控制，器官和组织的损伤会持续发展，创伤不能愈合。但是在某种情况下，炎症反应对机体也具有不同程度的损害。

炎症是一种十分常见而又重要的基本病理过程。在不同的炎症类型或炎症的不同阶段病变也不同。有的以变质为主，有的以渗出为主，有的则以增生为主。一般来说，炎症过程中的变质属于损伤性反应，而渗出和组织细胞的增生则属于机体抗损伤的防御性反应。三者密切相关，互相影响，在一定条件下可以互相转化。

二、细胞因子

（一）细胞因子概念

细胞因子（cytokine，CK）是指由免疫细胞（淋巴细胞和单核巨噬细胞）和某些其他细胞（内皮细胞、表皮细胞和纤维母细胞）经刺激而合成及分泌的一类生物活性物质。由单核-巨噬细胞所产生的称单核因子（monokine），由淋巴细胞所产生的称淋巴因子（lymphokine）。

（二）细胞因子分类

细胞因子按功能分类：①白细胞介素（interleukin，IL）；②干扰素（interferon，IFN）；③集落刺激因子（colony stimulating factor，CSF）；④肿瘤坏死因子（tumor necrosis factor，TNF）；⑤生长因子（growth factor，GF）；⑥趋化因子（chemokine，CK）。

（三）细胞因子的共同特性

1．细胞因子来源和产生特点：

（1）细胞因子产生具有多源性：①活化的免疫细胞；②基质细胞，血管内皮细胞，上皮细胞等；③某些肿瘤细胞，如骨髓瘤细胞。

（2）细胞因子产生具有多向性：①一种细胞可分泌多种细胞因子；②几种不同的细胞可产生一种或几种相同的细胞因子；③一种细胞因子可以作用于不同的细胞。

细胞因子的分泌为多细胞来源，分泌为短暂分泌，并有自限性。可分泌细胞因子的细胞中并无其前体状态储存，当细胞受到各种刺激时，细胞因子基因转录被激活启动其合成，所合成的细胞因子通常迅速分泌到细胞外。因细胞因子转录的过程十分短暂，编码细胞因子的mRNA不稳定极易降解，故细胞因子的合成、分泌过程十分短暂。

2．细胞因子分泌特点：多种细胞因子以自分泌和（或）旁分泌的形式在局部与靶细胞膜上受体结合而发挥效应。在一定的条件下，某些细胞因子，如IL-1、IL-6、TNF-α等，也可进入血清中，以内分泌的形式作用于远端靶细胞，介导全身性反应。

3．细胞因子作用特点：

（1）多样性：细胞因子除可介导和调节免疫应答、炎症反应外，可作为生长调控因子，调控靶细胞增殖、分化、肥大，并具有调控造血和组织修复等功能。

（2）复杂性：多种细胞可分泌同种细胞因子，而一种细胞能分泌多种细胞因子；一种细胞因子可作用于多种不同类型的靶细胞，而多种CK又可作用于同一种靶细胞；同种细胞因子对不同靶细胞可显示出不同效应，不同的细胞因子可产生某些相同的生物学效应。另外，细胞因子的生物学效应呈现一定的时相性，一种细胞因子所介导的某些不同效应可同时出现，而另一效应则可在不同的时相出现。这提示一种细胞因子可激活数种不同的胞内信息传递过程，或激活的某些胞内信息传递可启动数种基因的转录。

（3）网络性：细胞因子的合成分泌、受体表达及生物学效应等都呈现为多种细胞因子之间的相互调控、相互协调或拮抗，共同组成复杂的细胞因子网络来发挥效应。

（4）双向性：适量的细胞因子表现为生理性的调节作用，而过量的细胞因子引起病理性效应，甚至对靶细胞造成损伤。

（5）高效性：细胞因子通过与靶细胞上特异性受体结合而发挥生物学效应，细胞因子与靶细胞受体具有高亲和力，解离常数为10^{-10}～10^{-12} mol/L，较抗原与抗体的亲和力大100～1 000倍，故通常在pmol/L水平上的细胞因子即能产生明显的生物学效应。

4．细胞因子的表达与功能调节：细胞因子在免疫和炎症过程中产生，其合成、激活和表达生物活性又受到一系列机制的严密调控。CK的合成分别受转录水平、翻译水平、翻译后水平及分泌水平等不同层次的调节；其表达与活化又受神经-内分泌、CK之间（正、负调节）和CK自身（通过自分泌途径）以及外源性和内源性调节因子（各种抗原、某些药物和介质）等诸多因素的调节；CK生物学活性受CK受体表达的数量、构型和亲和力的直接影响，又可通过影响CK受体的表达进而调节自身或其他CK的生物学活性。如IL-2可通过自分泌和旁分泌促进靶细胞表达IL-2的受体（IL-2R）；IL-1和TNF等也可促进IL-2R的表达，而转化生长因子（TGF-β）则降低IL-2R的表达。

5．细胞因子的主要生物学效应：①抗感染和抗肿瘤；②免疫调节作用；③刺激造血细胞增殖分化；④参与和调节炎症反应；⑤其他。

6．细胞因子在炎症反应中的作用：炎症过程可诱生多种CK直接或间接参与急、慢性炎症。其中最主要的是IL-1和TNF（α和β）它们具有多方面的炎症介质作用。IL-1和TNF-α主要由活化的巨噬细胞产生，TNF-β由活化的T淋巴细胞产生。炎症过程中的多种刺激，如内毒素、免疫复合物、其他毒素和物理性损伤都可以引起它们的分泌。在炎症中这些细胞因子发挥的主要作用归纳如下：①促进炎性细胞的渗出与趋化作用：IL-1和TNF-α等通过上调血管内皮细胞和白细胞黏附分子的表达，如促进内皮细胞表达细胞间黏附分子（ICAM-1）和血管细胞黏附分子（VCAM-1），促进嗜中性粒细胞表达CDllb/CDl8，从而增强白细胞与内皮细胞的黏附，促进白细胞的渗出。IL-8等趋化因子可吸引嗜中性粒细胞和单核巨噬细胞等炎性细胞向病灶移动，发挥趋化作用。②激活炎性细胞：IL-1、TNF-α及趋化性细胞因子等可激活单核巨噬细胞和嗜中性粒细胞，增强其吞噬和杀伤功能，并促进蛋白的渗出和其他炎性介质的释放，直接参与炎症过程。此外，IL-1、TNF-α和IL-6还可促进肝细胞合成急性期蛋白，如C-反应蛋白、血清淀粉样A蛋白、a酸性糖蛋白和某些补体成分，增强机体抵御病原微生物的能力。③引起发热和参与组织损伤：IL-1和TNF-α均为内源性致热原，可作用于体温调节中枢引起发热；也可刺激一系列炎症介质（如NO、氧自由基等）的产生，导致组织损伤，改变凝血功能，引发感染性休克等。

第二节　炎症与动脉粥样硬化

动脉粥样硬化（atheroclerosis，AS）发病机制的研究已经经历了一个多世纪，主要围绕4种学说：脂肪浸润学说、血小板聚集和血栓形成学说、平滑肌细胞克隆学说和损伤反应学说。近年来研究者发现，动脉粥样硬化的病理表现具有炎症病理的基本表现形式：变质、渗出和增生。其形成过程中也会出现类似风湿性关节炎、慢性胰腺炎和肝硬化等慢性炎症性疾病的细胞间相互作用。随着炎症细胞和炎症介质的不断检出，动脉粥样硬化不再被认为是单纯的动脉壁脂质堆积的疾病，而是进展性炎症反应，符合炎症表现的普遍规律。因此，Ross教授在其损伤反应学说的基础上，明确提出“动脉粥样硬化是一种炎症性疾病”。炎症与动脉粥样硬化的关系越来越受到人们的关注，现就炎症在动脉粥样硬化发生发展中的作用逐一综述。

一、动脉粥样硬化斑块的形成过程

动脉粥样硬化斑块的发生发展过程大致如下：由于血浆脂质水平较高，或同时有其他危险因子（如高血压、吸烟、遗传因子等）的存在，使动脉内皮发生了某种损伤性变化，使血浆脂质易于通过动脉内膜进入内膜下间隙并沉积。同时血流中的单核细胞易与内皮细胞发生黏附，并通过内皮细胞间隙进入内皮下，其功能也发生了变化，能摄取内皮下的脂质而转化为巨噬细胞，后者又通过其细胞膜上的清道夫受体摄入大量脂质而形成泡沫细胞。此时动脉粥样硬化斑块已开始形成，表现为隆起的脂质条纹，内含大量泡沫细胞，但还是可逆的，若能及时消除危险因子可以使斑块的发展减慢或停止。此阶段也可见到胶样隆起，是脂纹的进一步发展，也可见到附壁微血栓。

进一步的发展是血管平滑肌细胞受到沉积的脂质的影响，以及斑块局部产生的细胞因子和生长因子的影响开始增殖，并向内膜方向迁移，同时血管平滑肌细胞本身也能摄入脂质而转化为泡沫细胞。血管平滑肌细胞的增殖使动脉壁变厚并继发纤维化，如此反复进行，动脉粥样硬化斑块便趋于成熟。成熟的动脉粥样硬化斑块含有大量的脂质、泡沫细胞、淋巴细胞、增殖的平滑肌细胞以及基质成分。斑块表面一般有内皮覆盖，斑块较大时表面可出现裂隙或溃疡，可继发血栓形成，而造成该血管支配部位的缺血梗死。

二、动脉粥样硬化病因及发病机制——炎症与动脉粥样硬化

正常血管壁内膜较薄，无白细胞。血管壁细胞（内皮细胞和中层平滑肌细胞）通常也不表达高水平的与炎症反应有关的细胞因子。只有少量肥大细胞停留于正常外膜。单核细胞-巨噬细胞和T淋巴细胞是动脉粥样硬化病变中最常见的炎症细胞，这代表了一种典型的慢性炎症，有免疫反应成分的参与。炎症细胞浸润确见于从早期脂纹到晚期斑块破裂和血栓形成的动脉粥样硬化各个阶段。动脉粥样硬化各个阶段的炎症反应均由来自单核巨噬细胞和T淋巴细胞等炎症细胞的介导。炎症细胞不但生成细胞因子，还产生大量水解酶，尤其是基质金属蛋白酶刺激基质降解，而且可通过抑制平滑肌细胞功能或生存使基质生成减少，产生组织因子促进血栓形成等途径，将稳定斑块变成不稳定斑块，在促进斑块破裂中起关键作用。总之，炎症反应是动脉粥样硬化发生、进展和斑块破裂血栓形成的共同通道。

（一）炎症细胞

在AS形成发展中，有大量相关的细胞参与并构成AS的炎症免疫反应，主要包括：免疫系统的单核/巨噬细胞和淋巴细胞、内皮细胞、平滑肌细胞等，它们在各种免疫分子的协调下相互作用、相互影响，共同参与了AS的发生、发展。

1. 单核细胞和巨噬细胞：

（1）单核细胞迁入动脉内膜下的机制：研究表明，动脉壁某些部位，如血液分流处、动脉弯曲及分支部位等，由于受到血流较强的剪切力，易发生动脉粥样硬化病变，称为病变好发区，这些区域为动脉粥样硬化形成提供了良好的微环境。最近，Ross 等提出：动脉粥样硬化形成重要的始动环节是内皮细胞损伤，“损伤”的定义不仅包括形态学上可见的变化，而且包括功能及代谢的变化。血脂异常、高血压、病毒感染等危险因子都可造成内皮损伤。内皮损伤常发生于病变好发区，损伤处有单核细胞及低密度脂蛋白（LDL）聚积。实验已证实损伤部位常有黏附分子免疫球蛋白超家族成员细胞间黏附分子（ICAM）、血管细胞黏附分子（VCAM）及P-选择素的过度表达。内皮细胞在特定条件下，如氧化型低密度脂蛋白（ox-LDL）刺激下，可以合成单核细胞趋化因子（MCP）。单核细胞通过其表面分子与内皮细胞上相关受体结合，如细胞间黏附分子-1（ICAM-1）、

整合素类（如LFA-1、Mac-1等）、血管细胞黏附分子-1（VCAM-1）或P-选择素等（主要是前二者），随后在MCP及其他趋化蛋白作用下迁入动脉内壁。LDL可以直接迁入动脉壁，该过程呈LDL依赖性且无需受体介导。

（2）单核细胞源性巨噬泡沫细胞的功能：单核细胞迁入动脉内膜后便分化形成巨噬细胞。巨噬细胞有很强的氧化能力，产生许多物质如脂肪酶、活性氧或自由基等，促使迁入动脉壁的LDL中的脂质被氧化，蛋白被修饰，使其识别LDL受体的功能丧失，转而易被巨噬细胞表面的清道夫受体或其家族中的其他成员识别，这些受体的表达不受细胞内胆固醇水平抑制，使得脂质在巨噬细胞内大量蓄积。巨噬细胞遂转变成富含胆固醇的巨噬源性泡沫细胞，这是脂纹形成的标志。众多的研究显示在动脉粥样硬化病变形成处含有氧化ox-LDL。这种ox-LDL可进一步调节黏附分子基因的表达，而这些局部炎症介质的释放可促进LDL在内膜下的停留及进一步的氧化，而后者又成为黏附分子基因表达增强的一个潜在的刺激因素；此外ox-LDL还可以介导单核巨噬细胞表面或内源性血管细胞受体的增加，这能促进泡沫细胞的形成，并促发信号转换。脂纹中的巨噬细胞除形态学变化外，还有许多功能变化，例如，合成大量载脂蛋白E及细胞因子（如IL-1、IL-6、TNF-α等）。动脉粥样硬化斑块原位杂交分析表明，巨噬细胞内含有编码组织因子、载脂蛋白E、转化生长因子与肿瘤坏死因子等的mRNA。巨噬细胞合成的细胞因子，可以作为炎症及免疫反应的蛋白介质，以自分泌或旁分泌方式参与白细胞、血管内皮细胞及平滑肌细胞之间的信息传递。由病变区巨噬细胞合成的细胞因子介导的细胞间信息传递可能在动脉粥样硬化形成过程中控制着该部位细胞的主要功能。同时，巨噬细胞分泌血小板源性生长因子（PDGF），PDGF可以引起血管平滑肌细胞迁移增殖并促使平滑肌细胞演变为泡沫细胞。巨噬细胞还分泌细胞表面的黏附分子，增加细胞与细胞之间的相互作用。另外，在动脉粥样硬化病变中，巨噬细胞还能够将外源性抗原呈递给T淋巴细胞，在免疫反应中起重要作用。而病变区巨噬细胞的许多功能又是由单核细胞克隆刺激因子（M-CSF）来调节。动脉粥样硬化斑块区单核细胞克隆刺激因子含量要高于正常动脉组织。有实验表明，缺乏单核细胞克隆刺激因子的小鼠，即使饲以致动脉粥样硬化饮食，血中胆固醇水平高于对照组，病变的形成依然减少。因此，似乎是单核细胞克隆刺激因子及由其控制的巨噬细胞的功能显著地影响着动脉粥样硬化病变的发展。

（3）动脉粥样硬化斑块中脂核的形成和细胞死亡的机制：单核细胞聚集并分化为活性巨噬细胞在动脉内壁形成脂纹，脂纹是可恢复的，也可进一步发展为纤维斑块，乃至粥样斑块。脂纹是否发展为粥样斑块是决定动脉粥样硬化临床发病的关键步骤。病变区的ox-LDL有细胞毒性作用，可引起平滑肌细胞、巨噬细胞与内皮细胞损伤，甚至死亡。这样，纤维斑块就发展为成熟的粥样硬化斑块。粥样斑块的深层为脂质池或称脂质核心，一般认为是由泡沫细胞死亡后，其胞浆内的脂质释放出来形成的。巨噬细胞死亡会急剧增加脂质池内脂质的含量。免疫组织化学分析表明，在纤维斑块形成早期就有LDL、脂蛋白α及高密度脂蛋白（HDL）沉积在病变区的细胞外。说明脂质池内的脂质也可能直接来源于血浆脂蛋白的脂质。

Bjkerud等运用脱氧核苷酸末端转移酶介导的缺口末端标记技术对寡核小体进行原位标记，研究表明粥样硬化斑块内的细胞死亡以凋亡为主，也有少量坏死。不管是凋亡还是坏死都可促进脂质池增大。斑块内既有巨噬细胞凋亡，又有平滑肌细胞凋亡，平滑肌细胞大量凋亡可导致纤维帽弱化（因胶原纤维主要由平滑肌细胞合成）。诱发病变区平滑肌细胞凋亡的介质有肿瘤坏死因子-α（TNF-α）、白细胞介素-1β（IL-1β）与干扰素-γ（IFN-γ）。斑块内巨噬细胞可以合成IL-1β与INF-α，促进平滑肌细胞凋亡使其数量减少。巨噬细胞还能将抗原提呈给T淋巴细胞，抗原与相应受体结合后激活T淋巴细胞，使其合成IFN-γ，该淋巴因子协同巨噬细胞源性IL-1β及INF-α诱导邻近的平滑肌细胞凋亡。

（4）巨噬细胞在斑块破裂和血栓形成方面的作用：与稳定性斑块相比，不稳定性斑块在病理组织细胞水平上具有以下特征：较大的脂质池，较薄的纤维帽，局部巨噬细胞、活化的淋巴细胞、肥大细胞及新生的血管增多，而平滑肌细胞因凋亡而减少，内皮细胞功能紊乱。分子特征为炎性标志物增加、基质金属蛋白酶表达、细胞内核因子（NF-κB）活化和热休克蛋白（HSP）表达。炎症细胞集中于斑块的肩部，该部位张力较高，是破裂最常发生的部位。

动脉粥样斑块稳定性主要由纤维帽的厚薄决定。纤维帽的完整性及其对破裂的抵抗力主要靠细胞外基质来维持，最主要的是基质中的胶原纤维，细胞外基质的胶原纤维靠自身合成与降解平衡来维持稳定，胶原纤维过度降解导致减少会增加斑块不稳定性的趋势。细胞外基质的胶原纤维主要由动脉平滑肌细胞合成，由巨噬细胞降解。

研究证明斑块中的巨噬细胞过度表达了大量的基质金属蛋白酶（matrix metalloproteinases，MMPs），这些酶能够降解动脉壁细胞外基质的所有组分。由巨噬细胞分泌的MMPs及其底物如表13-1：

表13-1　巨噬细胞分泌的MMPs及其底物

MMPs	底　　物
MMP-1（间质胶原酶）	Ⅰ、Ⅱ、Ⅲ型胶原
MMP-2（明胶酶A）	Ⅳ、Ⅴ型胶原、弹性蛋白、变性的胶原
MMP-3（stromelysin）	蛋白聚糖、葡胺聚糖
MMP-9（明胶酶B）	Ⅳ、Ⅴ型胶原、弹性蛋白、变性的胶原

研究表明，动脉粥样硬化斑块纤维帽内的胶原主要由基质金属蛋白酶（MMPs）降解，当斑块内MMPs抑制剂的活性足够强时，胶原纤维便不会被降解。但是，斑块内巨噬细胞源性蛋白酶的活性往往要大于其抑制剂（如金属蛋白酶组织抑制剂TIMP）的活性。免疫组织化学分析表明，动脉粥样硬化的某些斑块内有金属蛋白酶-1组织抑制剂（TIMP-1）的表达，但绝大多数富含巨噬细胞及白细胞介素-8（IL-8）的斑块内却无TIMP-1的表达，说明巨噬细胞及IL-8可能会抑制局部TIMP-1的表达，且斑块内合成IL-8的能力较正常动脉壁强，这就使得病变区MMPs与TIMP失去平衡，TIMP含量减少，而有活性的MMPs增多，从而促进动脉粥样硬化斑块破裂。

此外，为什么病变区巨噬细胞能够诱发血栓形成呢？ 正常动脉只有外膜能够表达组织因子，然而，组织因子在粥样斑块病变区却大量表达。Taubman等认为病变区组织因子主要由巨噬细胞合成，随着病变的进展，组织因子的量逐渐增加。而且，斑块破裂后，斑块内的巨噬细胞接触血液循环，可促进血小板黏附，导致血栓形成。巨噬细胞能够使得纤维帽易于破裂，而且斑块破裂后又容易在此部位凝血并形成血栓。因此，巨噬细胞对动脉粥样硬化晚期复合病变，即斑块破裂与血栓形成具有重要的影响。

（5）巨噬细胞在动脉粥样硬化中的有利作用：然而，巨噬细胞也可能在动脉粥样硬化形成中发挥有利作用。斑块中巨噬细胞能产生载脂蛋白E，HDL颗粒可与其结合，在这种情况下，巨噬细胞可以促进动脉粥样硬化中胆固醇酯外向转运，形成一种称为“逆向胆固醇转运”的通路。巨噬细胞通过隔绝修饰的脂蛋白和胆固醇酯，保护斑块中其他细胞如平滑肌细胞和内皮细胞免受脂质成分的损害。由此可见斑块中巨噬细胞的作用还十分复杂，病变处巨噬细胞虽可看作是一同源群体，但却表现出一定的异质性，并不是以全或无的方式激活，可分为许多小的阶段，与活化刺激物及特定的微环境有关。

2．T淋巴细胞：T淋巴细胞广泛存在于动脉粥样硬化斑块处。$CD4^+$细胞是动脉粥样硬化病变中最主要的T淋巴细胞类型。$CD4^+$细胞在局部微环境细胞因子的作用下，可分化为Th1和Th2型淋巴细胞，在其中辅助性T细胞亚型1（Th1）居多，Th1型淋巴细胞在功能上分泌干扰素，Th2型淋巴细胞分泌IL-4和IL-10。

Th1型淋巴细胞可以分泌干扰素（IFN-γ）、IL-2和TNF-α等，激活巨噬细胞并促进炎症的发生。IFN-γ作为重要的免疫激活细胞因子，促进巨噬细胞活化和炎症反应。在动脉粥样硬化的早期，一方面干扰素可通过抑制平滑肌细胞生长、存活及细胞外基质的产生，抑制巨噬细胞清道夫受体的表达并减少其摄取修饰的脂蛋白，从而减慢病变的发展；另一方面能影响内皮细胞和平滑肌细胞表达对白细胞黏附分子，激活巨噬细胞功能，并诱导分泌型磷脂酶A_2的表达，后者可以引起炎症性脂质介质如花生四烯酸和血小板活化因子的产生，促进动脉粥样硬化早期的炎症反应。但在动脉粥样硬化的晚期，干扰素这种抑制平滑肌细胞增殖，阻碍胶原合成，激活巨噬细胞引起胶原蛋白和弹力蛋白降解的作用则削弱了斑块纤维帽的稳定性从而有利于斑块的破裂。与其他细胞因子不同，干扰素能促进巨噬细胞和平滑肌细胞表达高水平的主要组织相容性Ⅱ型抗原（MHCⅡ），诱导免疫反应的发生；此外，干扰素还可通过刺激细胞表面的Fas配体而诱导平滑肌细胞发生凋亡，刺激组织因子、MCP-1和CD40的表达。这些均能削弱斑块的稳定性而促进斑块的破裂。

Th2型淋巴细胞所分泌的IL-4和IL-10在晚期斑块中含量较低。IL-4和IL-10可以抑制炎性反应物如环氧化酶2（LOX-2）和诱生型一氧化氮合酶（iNOS）的产生，因此对动脉粥样硬化有保护作用。

Th1和Th2型细胞因子的平衡状态可影响动脉粥样硬化病变的进展，并引起人类不同个体动脉粥样硬化病变组织学上的不均一性。在动脉粥样硬化病变中，Th1型细胞因子的数量超过Th2型细胞因子，以Th1型反应为主。给予ApoE缺失的小鼠和正常的小鼠Th1分化通路抑制剂（PTX）。结果发现，实验组比空白组的动脉粥样硬化损伤体积减小60%，且仅仅出现脂纹；而空白组的小鼠形成了成熟的纤维脂质动脉粥样硬化损伤。值得注意的是，造成损害的程度与干扰素阳性细胞的比例呈正相关。在体外培养的脾细胞中加入PTX，不会产生干扰素，但增加了IL-10的产量。这就意味着PTX不能抑制干扰素的产生，而是阻断了Th1型分化通络，同时促进了Th2型分化通路。干扰素和其受体缺陷的ApoE基因敲除的小鼠不易罹患动脉粥样硬化，相反地注射干扰素或其释放IL-12和

IL-18，可明显加强ApoE基因敲除小鼠的动脉粥样硬化。而Th2型细胞因子IL-10可得到与IFN明显相反的结果，IL-10与其受体缺陷的C57BL/6小鼠动脉粥样硬化病变程度明显加重，给予IL-10可减少C57BL/6小鼠动脉粥样硬化病变程度。IL-10这种抗动脉粥样硬化作用部分与其下调IL-12和IL-18产生，抑制Th1型免疫反应，调节Th1和Th2型细胞因子之间平衡有关。

3．内皮细胞：内皮细胞损伤是动脉粥样硬化发生的启动步骤，其功能降低主要表现为正常的抗凝、抗细胞黏附和抗氧化功能减弱。内皮细胞在受到各种损伤因素如高血脂、高切应力、缺氧、细菌和病毒感染等时，释放大量细胞黏附分子，这些分子促进白细胞黏附聚集到内皮细胞并形成炎症反应，因而促进了AS的形成、发展。内皮细胞还分泌大量细胞因子如IL-1β、单核细胞趋化蛋白（MCP-1）、血小板衍生生长因子（PDGF）等，进一步使白细胞黏附增加，形成恶性循环。内皮细胞受损时使前列环素（PGI_2）、内皮源性舒张因子（EDRF）、血栓调节蛋白-蛋白C等抗炎、抗凝物质减少和Von Witlebrand因子（vWF）、P-选择素等促炎、促凝物质增多，使血小板黏附、聚集增加，共同促进AS的免疫损伤。此外，在干扰素诱导下表达MHCⅡ的内皮细胞也可以作为“免疫提呈细胞”在免疫反应初期代替巨噬细胞，在局部免疫反应的启动和发展上均具有重要意义。

4．血管平滑肌细胞：动脉中膜的平滑肌细胞向内膜下迁移及其表型的改变，进而大量增殖和形成肌源性泡沫细胞，是AS病变的重要病理学特征之一。增殖的平滑肌细胞本身也是很多细胞因子如单核细胞趋化蛋白-1（MCP-1）、集落刺激因子（CSF）、巨噬细胞趋化激活因子（MCAF）等的重要来源，这些因子以自分泌的方式促进平滑肌细胞本身的增殖和功能的改变，还以旁分泌的方式作用于其他细胞成分，如可趋化、激活单核/巨噬细胞等炎症细胞，在动脉粥样硬化斑块中MCP-1高度表达是内膜单核巨噬细胞募集和泡沫细胞形成的主要因素，从而形成复杂的因子网络及恶性循环。同时，平滑肌细胞也作为抗原提呈细胞参与AS的免疫反应。

（二）炎症介质

参与动脉粥样硬化的炎性介质有许多，主要来源于上述炎症细胞以及血管壁内皮细胞和平滑肌细胞。参与动脉粥样硬化炎症免疫反应的炎性介质种类十分繁多，包括黏附分子、趋化因子、细胞因子、基质金属蛋白酶和生长因子等，这些在病变部位出现的炎性介质都可影响炎症反应的过程。在动脉粥样硬化不同病变类型和不同阶段中，炎性介质无论在种类还是数量上都有可能不同。黏附分子和趋化因子参与动脉粥样硬化早期病变的形成，而细胞因子尤其是干扰素和基质金属蛋白酶在动脉粥样硬化病变进展和斑块破裂中起重要的作用。根据其作用不同，大体可以分为促进动脉粥样硬化（致炎）（如TNF-α、IL-1β、IL-6等）和抗动脉粥样硬化（抗炎）（如IL-10）两大类。二者的平衡状态在动脉粥样硬化发生和斑块破裂中起重要的调节作用。

细胞因子由细胞产生并通过与细胞表面特异性受体结合而发挥多种生物学效应。近年来的研究表明，细胞因子与多种心脏疾病密切相关，疾病中涉及的细胞因子种类繁多，不同的疾病起主要作用的细胞因子不同，在其中TNF-α、白细胞介素-1（IL-1）、白细胞介素-6（IL-6）等是介导机体非特异性炎症反应的关键细胞因子，与心血管疾病关系密切，这里主要介绍对它们在动脉粥样硬化中的作用。

1．TNF-α：

（1）TNF-α及其生物学特性：TNF-α是由多种细胞（如激活的巨噬细胞或单核细胞）产生的一种具有多种生物学效应的细胞因子，主要作用是参与炎症反应的级联过程。除巨噬细胞外，TNF-α也可来自其他一些细胞，如淋巴细胞、中性粒细胞、成纤维细胞、内皮细胞和平滑肌细胞。TNF-α的主要刺激因素是脂多糖（LPS）、病毒、真菌、过敏毒素、免疫复合物等，IL-1也能诱导TNF-α的合成。糖皮质激素、前列腺素E_2（PGE_2）、IL-4、IL-10等能抑制TNF-α的产生。近年来的许多研究表明心肌细胞在低氧应激情况下，不仅能转录TNF-αmRNA，而且还能合成蛋白质。

TNF-α的生物学活性通过其细胞膜上的受体介导，即肿瘤坏死因子受体1（TNFR1）和受体2（TNFR2）。多种细胞在不同刺激作用下生成与释放TNF-α，同时还会使TNFR脱落进入血循环内，形成可溶性的TNFR（sTNFR），从而使TNF-α灭活。因此，sTNFR被认为是体内TNF-α活性调节中的重要机制之一。

TNF-α的生物学活性主要表现为抗肿瘤、抗病毒、免疫调节和诱发炎症反应。在其中与心血管系统相关的有：①趋化、活化中性粒细胞和单核细胞；②促进血管内皮细胞表达黏附分子和其他炎症介质，增强局部的炎症反应；③促进血管内皮细胞释放凝血第三因子，启动凝血过程；④诱导肝细胞合成纤维蛋白原、C-反应蛋白（CRP）等急性期蛋白；⑤干扰脂质代谢；⑥影响多种正常细胞的生长分化，如心肌细胞等，甚至可介导细胞凋亡；⑦促进IL-1和IL-6的表达。

（2）TNF-α在冠状动脉粥样硬化中的作用：

1）TNF-α促进冠状动脉粥样硬化斑块的形成：TNF-α主要通过损伤内皮细胞、促进单核细胞与内皮细胞的黏附及向内膜下迁移等环节促进AS形成。TNF-α通过细胞毒作用引起细胞坏死而直接损伤血管内皮细胞，使其通透性增高，在血中胆固醇易于穿透内膜而在管壁内沉积形成动脉粥样硬化斑块。而且，Bhagat等研究发现TNF-α可损伤内皮细胞功能，削弱内皮对细胞舒血管物质的反应。Robinson等也发现TNF-α可以直接抑制内皮细胞释放舒血管物质。另外，TNF-α还可促进内皮细胞表达多种黏附分子和趋化因子，增加炎性细胞、血小板与内皮细胞之间的黏附，这些因素共同作用，使内皮细胞从抗黏附、抗凝状态转变为促黏附、促凝状态，从而促进AS的形成发展。Boring等发现CCR2（MCP-1受体）基因缺失鼠AS的形成显著减少，其机制主要是抑制了单核细胞的活化和向内膜下间隙的迁移。最后，TNF-α还可能通过促进平滑肌细胞增殖和向内膜下迁移以及干扰脂质的代谢等作用促进AS形成。

2）TNF-α增加粥样斑块的不稳定性：TNF-α主要通过促进动脉粥样斑块基质蛋白降解和减少其修复来增加斑块的不稳定性。

MMPs可降解细胞外基质。MMPs的调控至少从3个水平进行：转录水平的调节、酶原的激活以及酶活性的抑制。在正常情况下，动脉内的细胞只存在极微量有活性的间质降解酶。而在动脉粥样硬化斑块易损区域的各种细胞都能表达MMPs。尤其是巨噬细胞源性的泡沫细胞可表达高水平的MMPs。而TNF-α可在转录水平上诱导巨噬细胞产生大量的MMPs，通过MMPs对胶原的降解作用使纤维帽变薄，加速斑块的不稳定。Yukihiro等发现单核细胞分泌MMPs的活性可被TNF-α的抗体所抑制，从而减轻斑块破裂的趋势。

平滑肌细胞是产生基质蛋白的主要细胞。TNF-α可诱导血管平滑肌细胞的凋亡，从而抑制血管平滑肌细胞的胶原基因表达和胶原合成，结果导致胶原修复减少，增加斑块不稳定性。

另外，TNF-α还可促进斑块内微血管生成和细胞间黏附分子表达，促进炎症细胞的浸润，从而增加斑块不稳定性。

3）TNF-α促进粥样斑块血栓形成：TNF-α可以促进肝脏表达纤维蛋白原，刺激骨髓造血增加血小板数目和活性，促进单核细胞表达组织因子，增加肝细胞、内皮细胞、脂肪组织表达纤溶酶原激活抑制物，从而提高机体的高凝状态，抑制纤溶活性。TNF-α还可以损伤内皮功能：血管内皮受损，通透性增高，血浆胆固醇易穿透血管内膜在管壁内沉积而形成动脉粥样硬化斑块；血管内皮受损，组织因子表达增加，纤溶活性低下，使机体处于高凝低溶活性状态，从而促使血小板聚集和血栓形成，斑块表面附壁血栓形成造成斑块不稳定，且血栓可阻塞血管造成急性冠状动脉事件。另外，TNF-α可促进原癌基因sis生长因子转录，产生血小板源性生长因子（PDGF），通过PDGF的作用破坏血凝—抗血凝平衡，促进血栓形成。同时尚有研究证实TNF-α能够下调血栓调节蛋白的表达，抑制具有抗凝作用的蛋白C的激活，刺激血管内皮细胞合成并释放IL-1，后者有组织因子样促凝血作用，并与TNF-α产生协同作用。但TNF-α促进粥样斑块血栓形成主要还是与其损伤内皮功能有关。

但亦有研究表明，在病理状态下，受刺激的心肌细胞合成TNF-α增加，并分泌到细胞外，作用于临近受损细胞，使其发生凋亡，从而限制心肌受损区域。

2．IL-6：IL-6在体时主要来源于活化的单核巨噬细胞、T淋巴细胞、纤维母细胞和内皮细胞。IL-6可通过体液和细胞免疫功能影响炎症、宿主防御和组织损伤。在心血管系统中的作用特点：①促进T淋巴细胞增殖、分化、生成和释放细胞因子，促进B淋巴细胞增殖、分化、产生抗体，参与炎症过程；②IL-6是肝脏释放急性期蛋白如CRP的最强刺激因子；③直接促进骨髓造血，增加血小板数目和活性；④刺激单核巨噬细胞产生组织因子和基质金属蛋白酶；⑤促进血管平滑肌细胞的增殖；⑥促进心肌细胞表达细胞间黏附分子-1（ICAM-1），增强中性粒细胞和心肌细胞的作用，促进中性粒细胞释放氧自由基，从而加重心肌细胞的损伤；⑦促进糖皮质激素合成；⑧抑制IL-1、TNF-α的表达。但亦有研究表明，IL-6与转化生长因子-β（TGF-β）共同作用，促进血管内皮细胞合成血栓调节蛋白，抑制血栓的形成，对冠状动脉粥样硬化的发生发展起抑制作用。

3．IL-10：动脉粥样硬化是一种慢性炎症性疾病，以动脉壁进行性脂质沉积、内皮损伤、炎性细胞和平滑肌细胞浸润及细胞外基质重构为特征。在粥样斑块中可见大量的炎性介质如细胞因子、生长因子、炎性脂质等表达。除致炎因子外，抗炎因子如IL-10也参与了动脉粥样硬化的发生发展，并发挥重要的保护作用。Ambrosius等采用超声的方式，探查动脉粥样硬化患者颈动脉内膜、中膜的厚度与血清IL-10浓度的关系。他们发现IL-10浓度越低，其颈动脉内膜、中膜的厚度越增加。在粥样斑块中，IL-10主要由巨噬细胞表达，随着斑块的进展IL-10阳性细胞的数量增加，而且IL-10的表达在Ⅳ型粥样斑块的纤维帽和内部的脂质核心比斑块肩部明显增加。

IL-10对心血管保护作用的机制：①IL-10通过抑制NF-κB的活化，导致各种促炎因子（IL-1、IL-6和TNF-α等）的产生减少；②IL-10通过诱导信号转录与转录激活因子$STAT_3$

磷酸化，抑制基质金属蛋白酶-9（MMP-9）的产生和释放，从而抑制粥样斑块的形成、维持斑块的稳定性，减少心血管事件的发生；③抑制组织因子的表达，减少血小板的聚集，阻止血栓的形成；④抑制感染后巨噬细胞和单核细胞的凋亡，促进T淋巴细胞向Th2细胞的形态转换；⑤通过抑制过氧化物酶体增殖物活化受体-γ（PPAR-γ）蛋白的表达，从而减少清道夫受体CD36的转录；促进活化细胞胆固醇转运载体ABCA1/G1和低密度脂蛋白受体的表达，最终阻止氧化低密度脂蛋白诱导的细胞内胆固醇的排出；⑥IL-10改善患者尤其是伴随CRP增高的患者血管内皮的舒张反应，促进机体血液循环，防止动脉粥样硬化斑块的形成。

三、展望

综上所述，各种炎症细胞和细胞因子介导的炎症机制参与了动脉粥样硬化的发生，促进了AS的发展、恶化。炎症反应在动脉粥样硬化过程中起到关键的作用，且与疾病的预后有关。随后的讨论焦点是调节炎症状态能否延缓动脉粥样硬化的发生发展。阻断促炎因子、促进抗炎因子的炎症调节疗法，如应用抗氧化低密度脂蛋白形成的抗氧化药物、对抗各种细胞因子和黏附因子的单克隆抗体及基因治疗等，具有较好的治疗前景，从而为防治冠心病开辟新的途径。积极控制动脉粥样硬化过程中的炎症反应对动脉粥样硬化的防治具有重要的意义。

第三节 炎症与心力衰竭

心力衰竭是危害人类健康最为严重的临床综合征，历来是心脏病研究的重点，尤其是近10年来，已是成为世界范围心脏疾病防治领域的重要课题，一直备受医学界的重视。心力衰竭是一个以免疫激活和低程度的慢性炎症为特点的疾病。一些细胞因子能够通过抑制心肌细胞收缩力、促进心肌细胞肥厚、导致左心室重构以及诱导心肌细胞凋亡在心力衰竭的发生发展中发挥重要作用。炎症因子能够成为心力衰竭治疗的重要目标。

一、充血性心力衰竭的流行病学

充血性心力衰竭（congestive heart failure，CHF）累及2%的成年人。有趣的是在世界各国的不同人群中，这个比率稳定不变。事实上，越发达的国家，CHF的发病率就越高。在发达国家里，CHF好发于老年人群，而且，在平均寿命越长的发达国家里，CHF的发病水平也就越高。在发展中国家及心血管病危险因素控制不好的国家里，CHF也有很高的流行。尽管CHF的治疗方法已经得到改进，但CHF的死亡率仍很高，不能达到令人满意的程度。在Framingharn心脏研究中发现，诊断为CHF后，男性患者的中位存活时间仅为1.7年，而女性为3.2年；尤其是男、女患者的1年存活率分别为57%和64%。事实上，CHF患者3年内的死亡率比胸部癌症的患者高3倍多。对于已经引起大家注意且需要大量财力消耗的癌症来说，人们都非常担忧，但几乎很少有心脏病专家论述，CHF患者也很少知道，CHF的预后比大多数癌症更差。

并且，CHF对国家的有害影响是非常巨大的。1993年，美国用于CHF的健康护理费用达175亿美元，1997年占所有心血管疾病财政预算的11%。2001年，CHF的一年直接费用估计为200亿~400亿美元。据估计，目前仍有480万美国人（占1994年人口的2.6%）患有CHF，平均每年有550 000人发展成为CHF，这成为65岁以上老年人住院的唯一首要的诊断。

二、充血性心力衰竭的定义

心力衰竭是各种心脏疾病导致心功能不全的一种综合征，绝大多数情况下是指心肌收缩力下降使心排血量不能满足机体代谢的需要，器官、组织血液灌注不足，同时出现肺循环和（或）体循环淤血的表现。很少数情况下心肌收缩力尚可使心排血量维持正常，由于异常增高的左心室充盈压使肺静脉回流受阻而导致肺循环淤血。心力衰竭时通常伴有肺循环和（或）体循环的被动性充血故又称之为充血性心力衰竭（CHF）。近年来，随着对CHF基础理论研究的不断深入，对心力衰竭的概念已几度更新。现代概念认为，CHF在实质上是由于能量不足造成基因表达异常而引起的一种超负荷性心肌病，是心脏储备力耗竭，进而导致心衰患者病情恶化和死亡的主要原因。

三、心力衰竭的发病机制

对心力衰竭的发生发展机制还远远不甚明了。人们对心力衰竭的认识是一个逐渐发展的过程：20世纪40年代至60年代普遍认为心力衰竭局限于心脏本身病变；60年代至80年代认为除了心脏病变之外，外周血管功能改变会增加心脏的前后负荷从而引发心力衰竭；80年代到90年代认为神经体液尤其是交感神经和肾素血管紧张素-醛固酮系统的改变会加重心力衰竭；90年代以后，人们对心力衰竭的研究有了突破性的发展，认为神经、体液、免疫和炎症等多个因素共同参与心力衰竭的发生发展过程。近年来，许多研究表明炎症机制在慢性充血性心力衰竭的发病机制中起着重要的作用，心力衰竭是一个伴有炎症细胞因子的免疫活化状态，细胞因子活化与心力衰竭的发生发展有着密切关系。

四、细胞因子与心力衰竭

炎症性细胞因子在心力衰竭发生发展中起着致病作用。细胞因子的活性通过可溶性细胞因子受体和具有抗炎症作用的细胞因子来调节。心力衰竭病人血浆中TNF-α、IL-6、TNFR、sIL-6R等浓度增加，且TNF-α/sTNFR和IL-6/sIL-6R比值以及TNF-α、IL-6的生物学活性增加。除了炎症性细胞因子水平增高以外，具有抗炎症作用的细胞因子也发生异常，如转化生长因子-β_1（transforming growth factor-β_1）（TGF-β_1）水平降低，与TNF-α浓度升高相关的IL-10增高。心力衰竭病人促炎与抗炎细胞因子之间的平衡失调非常明显突出。

（一）肿瘤坏死因子（TNF）

由Carswell等（1975年）发现，接种卡介苗的小鼠在注射细菌脂多糖（lipopolysaccharide，LPS）后，其血清中出现一种在体外能杀伤肿瘤细胞，注入瘤体后能使肿瘤出血坏死的因子，称其为肿瘤坏死因子（tumer necrosis factor，TNF）。TNF参与广泛的生理和病理过程的调控，对细胞功能、免疫、炎症等反应具有重要的作用。依据其来源和分子结构，将TNF分为α型和β型。TNF-α即经典的TNF，主要由受脂多糖等激活的单核-巨噬细胞产生。TNF-β主要由激活的T淋巴细胞产生，即为以往的淋巴毒素。

自Levine等（1990年）首次报道晚期心力衰竭患者血中TNF-α水平升高以来，TNF-α与充血性心力衰竭的关系引起研究者的极大关注。近年的研究表明，TNF-α在充血性心力衰竭的发生发展中有广泛的病理生理作用，其与心肌收缩力下降、心功能不全、心室重构、肺水肿等充血性心力衰竭的病理生理过程密切相关。

1．TNF-α的生物学特性：体内的多种细胞如单核-巨噬细胞、淋巴细胞、成纤维细胞、内皮细胞和平滑肌细胞等，均具有产生和释放TNF-α的能力，其中被激活的巨噬细胞被认为是TNF-α的主要细胞来源。近年的研究证实健康的心肌细胞不产生TNF-α，但当心肌细胞受到某些刺激时，也具有表达TNF-α mRNA及其蛋白质的能力。细胞受到刺激后，首先表达一个约25 kD的非糖基化跨膜蛋白，后经蛋白酶剪切成约17 kD的成熟TNF-α分子，从细胞膜上脱落形成“分泌型”，再以稳定的51 kD同源三聚体进入组织间液或血液循环，发挥生物学作用。

在充血性心力衰竭中，TNF-α升高的机制尚不完全清楚，但可能与以下因素有关。①衰竭的心肌是产生TNF-α的重要部位。取自重度心力衰竭病人的心肌中TNF-α mRNA和蛋白质含量均显著增高，心肌所产生的细胞因子也可能释放入血液中而成为循环血液中细胞因子的来源之一。KAPDIA等以压力超负荷刺激作用于体外猫心脏，发现短暂的压力超负荷刺激可使TNF-α的mRNA在30 min内、TNF-α蛋白质在60 min内开始表达，而无压力超负荷刺激组则无TNF-α表达。他们又以牵张刺激作用于心室乳头肌，也引起了TNF-α表达。提示心脏压力负荷过大或室壁张力过高是TNF-α表达增多的重要因素。临床试验发现，心绞痛患者血液及心肌组织中TNF-α升高；急性心肌梗死4 h内无论是在梗塞区还是在非梗塞区TNF-α表达均明显增加并持续存在，表明心肌缺血缺氧是导致心肌细胞表达TNF-α增多的另一重要因素。②心力衰竭时由于组织的损伤或其他的刺激而使免疫系统被激活，进而使促炎性反应的细胞因子产生增多。③心力衰竭患者外周组织器官的血液灌流减少，因而外周来源的细胞因子生成增多。其中，肠道在血液循环不良的情况下通透性增高，由肠道细菌所产生的内毒素进入血液循环后可以刺激细胞因子的产生，这一来源可能在晚期重度心力衰竭中比较重要。④心力衰竭时，神经内分泌系统的激活也可能与TNF-α的产生和分泌密切相关。研究发现，较高水平的血管紧张素Ⅱ可激活核因子（NF-κB）并进一步促进TNF-α mRNA的表达和TNF-α的产生；给予血管紧张素转换酶抑制剂或血管紧张素受体拮抗剂，均显著降低TNF-α水平。交感神经兴奋性增高，β-肾上腺素分泌增加，也有助于TNF-α的升高；β-受体阻滞剂可部分缓解该效应。

TNF的生物学活性是通过相应的细胞膜受体介导的。细胞膜上TNF-α的受体

（TNFR）有2种，分子量为55 kD的低亲和力受体（TNFR1），另一种分子量为75 kD的高亲和力受体（TNFR2）。已证实人类心肌组织中具有TNFR1、TNFR2及其亚型。TNFR1是多种细胞如心肌细胞的主要受体亚型，并且其信号传导通路已被广泛地研究。而TNFR2的信号传导通路以及其在TNF-α信号传导中的作用则所知甚少。目前认为，在细胞外TNFR1和TNFR2具有同源性，它们各自都包含有特征性重复的半胱氨酸模体结构。而在细胞内两者的作用是不同的，每一种受体有不同的信号传导通路，引起不同的细胞功能。TNF-α所诱导的有害的影响大多数与TNFR1的激活有密切关系。相反地，TNFR2的激活却表现出对心脏的保护作用。TNFR1激活之后主要通过激活中性鞘磷脂酶通路，诱导NO产生增加，使细胞原癌基因和热休克蛋-72（HSP72）表达增加等方面导致心肌负性收缩效应、心肌细胞死亡等。而TNFR2激活则通过抵抗缺氧应激及贫血损伤等机制来保护心肌细胞。

除细胞膜上的2种受体外，在人的血清和尿液中也发现有一些能特异性结合TNF-α的可溶性蛋白，因其与TNF-α结合而抑制了TNF-α的作用曾被称为TNF抑制肽。现已证实这些可溶性的特定蛋白是TNFR1和TNFR2的细胞外部分，经蛋白酶剪接后而成，称为可溶性TNF受体（sTNFR）。推测sTNFR的生物学效应表现为双重功效：一是快速与TNF-α结合而缓冲TNF-α的高细胞毒性。sTNFR不仅能够降低TNF-α作用所必需的活性受体数目，而且循环中的sTNFR同样能阻滞TNF-α对靶细胞的作用。新近研究证实sTNFR能阻断和逆转TNF-α对心肌细胞的负性肌力作用；二是缓慢释放结合的TNF-α，使其在体内长时间保持低水平活性。即是说sTNFR的存在起到降低TNF-α的生物学效应强度，但延长其作用时间。心力衰竭病人，心功能越差，sTNFR水平越高。因此sTNFR升高幅度可反映心功能损害的严重程度。心力衰竭患者经治疗好转后，sTNFR水平明显下降，提示血清sTNFR水平是判定心功能及观察疗效的一项有价值的指标。

当TNF-α的生成超过组织中TNFR的数量时，过量的TNF-α即进入血液循环，成为内分泌激素而导致某些全身性的反应，如恶病质、低血压及弥漫性血管内凝血等。这是因为TNF-α不仅对肿瘤细胞具有细胞毒样作用，能使肿瘤细胞溶解、抑制其生长和增殖；同时能够影响多种正常细胞的生长、分化和功能；并能诱导炎症反应，在炎症-免疫协调的信号网络调节中起重要的作用。

2．TNF-α在充血性心力衰竭中的作用：心力衰竭患者血清或血浆中TNF-α水平增高，并随着心功能不全的加重而逐渐升高。临床已证实尤其是晚期心力衰竭病人血中的TNF-α水平明显升高。研究发现，血中TNF-α水平与心力衰竭临床功能分级呈正相关。

除了血浆TNF-α升高之外，心力衰竭末期心肌细胞中TNF-α也增加。临床报告，在心力衰竭病人或有其他心肌疾病患者的心肌细胞中TNF-α的mRNA和蛋白质会持续表达，并且只有严重心力衰竭病人的心肌细胞才会高度表达TNF-α，而轻度心力衰竭病人则不会。

近年来的研究表明TNF-α是充血性心力衰竭发生及演变的重要介导物质，其生物学效应与充血性心力衰竭的许多临床改变，如心肌收缩力减退、心肌肥厚、左心室重构及肺水肿等十分相似。TNF-α可能通过多种作用的综合，促进心力衰竭的发生、发展，如表8-1。

表8-1　TNF-α的心脏生物毒性作用和对心肌细胞功能的影响

生物学作用	病理生理学意义
刺激心肌细胞肥大	代偿性反应，但过度肥大时心肌收缩力下降
诱导心肌细胞凋亡	进行性心肌细胞丧失，心肌收缩力减退
诱导心肌细胞坏死	进行性心肌细胞丧失，心肌收缩力减退
刺激间质填位性纤维化	心室僵硬度增加
MMPs基因表达上调	心肌间质胶原纤维降解过度，心室腔扩大
胚胎基因表达上调	心肌细胞生物学特征改变
线粒体功能异常	心肌细胞能量代谢紊乱
β-AR脱敏	心肌收缩力减退，对β激动剂的反应性下降

（1）TNF-α对循环功能的影响：直接给动物注射人的重组TNF-α（rhTNF-α），动物发热，血压降低，毛细血管通透性增高、血浆渗出增多使循环血量减少而血液黏稠度增高，心功能显著降低，发生明显的代谢性酸中毒，甚至死亡，类似败血症休克时的血流动力学和心功能改变。而注射TNF-α抗体，则可减轻注射rhTNF-α所引起的上述循环系统异常。这主要是由于TNF-α使血管对α-肾上腺素能缩血管调节反应显著降低，损伤微血管使其通透性增高，并明显抑制心肌功能等综合效应所致。

（2）TNF-α对心功能的影响：将脂多糖（LPS）作为诱发刺激因子给志愿者注射后，观察到血中TNF-α升高的同时，伴有左心室扩大，射血分数降低。心肌细胞膜上存在TNFR，故心肌细胞既是TNF-α的生成部位，又是TNF-α的作用靶器官。只是TNF-α仅表达于衰竭的心肌中，非衰竭的心肌未见TNF-α的表达；而衰竭与非衰竭的心肌均可表达TNFR1和TNFR2。由于其他部位细胞合成、释放的TNF-α可进入循环血液，作为一种循环激素发挥作用。这样对心肌产生作用的TNF-α，既包括心肌组织细胞自身合成、释放的TNF-α，也不排除有其他部位细胞合成、释放，经血液循环带到心肌的TNF-α。另外因sTNFR的存在会对TNF-α的作用产生影响，这样在研究TNF-α对心肌的作用时，同样要重视sTNFR的变化。实验研究显示，严重心力衰竭患者sTNFR1和sTNFR2明显增高，这些可溶性的受体可能是来自心肌细胞以外的其他多种细胞。

近10年来Mann等进行了一系列实验，研究TNF-α在实验性和临床心力衰竭中所起的作用，结果证实在应激刺激下心肌细胞可以产生TNF-α，给大鼠慢性滴注TNF-α引起左心室收缩功能不良和扩张。Bvyant等报道，心脏过度表达TNF-α的转基因小鼠具有心力衰竭的特征性表现：心肌收缩功能低下、心肌炎症、心室扩张、组织充血、死亡率增高。离体心肌和培养心肌细胞实验都显示，TNF-α对心肌细胞的直接作用是负性肌力作用。TNF-α处理可使心肌细胞缩短程度降低20%～30%，细胞内钙峰值降低约40%。经采用膜片钳技术研究表明，细胞内钙峰值的降低并不是电压敏感性内向钙离子流改变所致。

近年的研究提示，TNF-α的负性肌力作用与其激活心肌细胞内一氧化氮（NO）代谢有关。TNF-α可降低内皮细胞原生性一氧化氮含酶（cNOS）mRNA的表达，增强失代偿性心力衰竭患者巨噬细胞、血管内皮细胞和心肌细胞中诱导型一氧化氮合成酶（iNOS） mRNA的表达，并促进iNOS活性蛋白的表达。心肌中iNOS增多诱发心肌细胞和心内膜、微血管的内皮细胞与含有大量NO引物的浸润细胞结合，增强这些细胞中iNOS的表达，使心肌内NO生成进一步增多。心肌细胞中增多的NO可能通过多种途径，降低心肌细胞收缩功能：①NO刺激使心肌细胞中鸟苷酸环化酶的可溶型异源二聚体（αβ）生成增多，心肌细胞内环磷酸鸟苷（cGMP）增多。心肌细胞内增多的cGMP可阻断Ca^{2+}内流；cGMP可激活Ⅱ型磷酸二酯酶，降低心肌细胞内环磷酸腺苷水平；另外，cGMP可激活蛋白酶G，使心肌收缩蛋白磷酸化，导致肌动蛋白对Ca^{2+}敏感性降低。②NO抑制β-肾上腺素能刺激作用，可能是由于介导β-肾上腺素能信号的G蛋白减少所致。③心肌细胞中过多的NO激活心肌细胞的凋亡基因通路，导致心肌细胞死亡。④TNF-α长时间刺激心肌细胞，可导致α-肾上腺素能受体激活时介导的心肌细胞内第二信使三磷酸肌醇（IP_3）降低，从而抑制心肌收缩功能。

在体外培养的心肌细胞或离体心肌条实验中发现，给予TNF-α后2～3 min，即可观测到心肌收缩性的明显减退和收缩相细胞内Ca^{2+}水平的降低，而膜电位钳制实验证明此时经细胞膜Ca^{2+}通道的钙内流并没有改变，因此细胞因子引起快速发生的细胞内钙水平和心肌收缩性的异常很可能是肌浆网钙调节蛋白质功能改变的结果。另外，在TNF-α刺激时，神经鞘髓磷脂酶被激活并水解神经鞘髓磷脂生成神经酰胺，后者进一步被乙酰化生成神经鞘氨醇。神经鞘氨醇可以阻断由肌质网上的雷诺受体（RyR）所介导的肌浆网Ca^{2+}释放过程。同时，肌浆网钙ATD酶SFRCA（亦称肌浆网钙泵）（$SERCA_2A$）对钙的内环境稳态起着重要作用，TNF-α也能够导致$SERCA_2A$的调节下降，影响钙的内环境稳态，影响心肌细胞兴奋收缩耦联的各个环节，造成负性变力作用。

但后来也有研究发现，TNF-α对心肌收缩力可能具有双向调节作用。表现在注射TNF-α后1 h内血液儿茶酚胺浓度增高，心肌收缩力增强，随后出现心肌收缩力减退，并可持续20 h。

（3）TNF-α对左心室重构的影响：心室重构（ventricular remodeling）是导致心力衰竭发生和不断进展的病理生理基础，临床表现为室壁肥厚、心室腔几何形状改变和心室腔扩大，心室重构的结构基础包括心肌细胞和细胞外基质的变化。许多研究表明促炎细胞因子如肿瘤坏死因子等通过不同的机制参与心室重构，导致心力衰竭的发生发展。

由动物实验观察到TNF-α灌注引起左心室明显扩大，左心室舒张末压力-容积曲线右移，左心室舒张末压力-应变曲线左移，提示TNF-α使心肌舒张黏弹性发生明显变化，导致左心室舒张末容积增加，并使心肌顺应性受损。进一步研究揭示，TNF-α可以刺激心肌细胞间质蛋白表达，同时也能使胶原酶的表达增加，从而导致心肌间质的重构，使心肌组织空间结构改变。另也有实验提示TNF-α可诱发心肌细胞凋亡导致心肌收缩成分减少，空间排列改变。上述TNF-α的多种效应，终将导致心室重构。

正常人左心室心肌胶原基质的合成与降解保持平衡。终末期心力衰竭病人心肌胶原基质结构与成分均发生改变。许多研究证实在实验性心力衰竭及人终末期心肌病标本中MMPs 表达增加。根据结构及组织特异性，MMPs 主要分为胶原酶、明胶酶、基质溶解素及膜型MMPs 等几类。MMP-2、9 均属于明胶酶，这2种明胶酶均具有降解间质蛋白的能力，已经证实不修改左心室心肌组织中存在MMP-2、9，而且心肌细胞中也可检测到这2种MMPs。因此，左心室心肌细胞很可能是心肌组织中MMPs 的一个重要来源，而且通过表达、合成及释放MMPs 直接参与左心室基质重构。研究还发现，TNF-α的血浓度与心肌组织中MMP-2、3、9蛋白表达存在明显的正相关。TNF-α调节MMPs基因的机制可能有：TNF-α、原癌基因蛋白fos 及jun 家族的产物可调节MMPs基因的表达，TNF—α通过刺激原癌基因产物而增加MMPs的转录；另一机制是MMPs转录的一个重要的决定因素是转录因子的产生以及把转录因子结合到基因的启动子区域上。在大多数MMPs的启动子区域上已找到2种主要顺式作用的转录因子——激活蛋白-1（AP-1）和PEA-3。TNF-α受体激活后导致特异性的DNA转录因子如AP-1和核因子-κB（NF-κB）等形成增加。AP-1反应元件可与MMPs 基因启动子序列结合促进MMPs的转录。总之，TNF-α浓度增加，诱导左心室心肌细胞表达MMPs增强，引起细胞外基质结构发生改变，加重心力衰竭时的左心室重构。给予过度表达TNF-α的转基因小鼠抗TNF-α治疗，左心室肥厚、心腔扩大及超声心动图E/A比值均比未治疗组明显改善，心肌组织中MMPs 蛋白表达也较未治疗组明显降低。

（4）TNF-α与心肌细胞凋亡：TNF-α能诱导体外培养的成熟心肌细胞凋亡。动物实验证明，给体外培养的小鼠心肌细胞注入TNF-α，72 h心肌细胞凋亡达到高峰。此时，血浆NO水平、神经鞘氨醇水平、反应细胞凋亡的sFas水平等均增高，并伴有TNFR1水平增高，所以TNF-α的心肌细胞凋亡效应可能是通过与心肌细胞膜上表达增多的TNFR1结合介导NO、神经鞘氨醇、sFas等升高而实现的。

TNF-α通过以下途径引起心肌细胞凋亡：①刺激心肌组织合成释放NO，NO能直接促发心肌细胞凋亡。②升高神经鞘氨醇水平。③促进细胞凋亡的原癌基因之sis 生长因子mRNA表达增强。④促进凋亡基因（Fas）mRNA的表达增强。

如前所述，当心力衰竭时，TNF-α可诱导心肌细胞iNOS的表达，从而产生大量的NO。过多NO的产生促发心肌细胞凋亡的机制可能是：体内过多的NO产生，会与其所产生的超氧阴离子结合生成许多衍生物如$ONOO^-$等，这些物质多为自由基，具有强氧化性，能诱导细胞凋亡；而且NO的上述作用最终可能是通过促进Fas mRNA表达增强来诱导细胞凋亡的。

当心力衰竭时，sFas也随着TNF-α升高而升高，并且TNF-α引起sFas的增加是由NO介导的。Fas和FasL（Fas配体）结合后，将凋亡信号传递至细胞内的一种凋亡蛋白酶——Caspase，Caspase家族中某一成员的激活将引起其家族一系列酶联反应，激活的Caspase通过对底物的降解可导致凋亡信号或直接作为凋亡的效应分子促进细胞骨架降解和DNA片断化，产生不同的效应，促进细胞发生凋亡。

在很大程度上，TNF-α引起心肌细胞凋亡的作用是通过NO、sFas这条通路级联放大的。但TNF-α引起心肌细胞凋亡的机制是非常复杂的，如Steenbergen等的研究显示，心力衰竭末期患者TNF-α对NF-κB的激活效应减弱，生长阻滞与DNA损伤可诱导基因（GADD）45、Flice抑制蛋白（FLIP）、A20基因、TNFR1A等抗细胞凋亡因子减少，而促细胞凋亡因子TNF相关细胞凋亡诱导配体（TPAL）增多，进一步揭示该病理生理过程的复杂性。但Kuboat等发现，转基因鼠心肌组织TNFR1、TNFR1相关坏死域蛋白（TRADD）、Fas、Fas相关坏死域蛋白（FADD）等坏死域相关蛋白明显增加，同时抗凋亡因子NF-κB也显著上升，说明TNF-α的高度表达既可激活促细胞凋亡途径，也可激活抗细胞凋亡途径。

（5）TNF-α对心肌代谢的影响：关于TNF-α对心肌代谢的影响尚缺乏深入的系统研究，已有的资料发现TNF-α能提高小鼠、大鼠和豚鼠等心肌中水解脂蛋白的脂肪酶活性。提示TNF-α使脂蛋白脂肪酶活性升高，可能导致心肌中由三酰甘油衍生的游离脂肪酸生成和利用增多，从而增加心肌的氧耗而对功能不全的心肌产生损伤效应。已有实验表明，缺血的犬心脏灌注游离脂肪酸，导致左心室功能明显降低，并伴有左心室扩张。

另外，TNF-α对全身代谢的干扰是导致CHF病人发生恶液质的重要因素之一，而恶液质已被认为是导致CHF病人死亡的强独立危险因子。

（6）TNF-α对心脏的保护作用：另有实验表明TNF-α可能提高心脏对应激的耐受作用。在猫离体心肌细胞中加入TNF-α，发现3 h后即有热休克蛋白-72（HSP-72，一种对心脏起保护作用的应激蛋白）的表达增加，12 h达峰值，这种作用随时间延长而增强，并呈量效关系。揭示TNF-α可诱导心肌细胞产生应激蛋白，可能对心脏有保护作用。

（二）白细胞介素-6（IL-6）

淋巴细胞、成纤维细胞、内皮细胞、单核巨噬细胞和多种组织细胞未受到刺激时即可合成释放一定量的IL-6，当受到多种不同的刺激时其合成增加。IL-6可作用于多种靶细胞，并可与多种细胞因子相互作用，故IL-6呈现出生物学活性的多样性，可增强免疫效应、促进造血功能、参与炎症反应等。因多种细胞在静息状态下即可合成分泌IL-6，故其生物学效应呈现明显的双重性，一方面具有重要的生理功能，而大量生成时又参与多种疾病的病理过程。

近年的研究发现，CHF患者血清中IL-6含量明显升高，且随心功能障碍程度加重而升高更显著。离体心肌实验观察到，IL-6使田鼠心脏乳头肌收缩性能降低，并呈现浓度依赖性关系。NO合成酶抑制剂NG-甲基-L-精氨酸能阻断IL-6的这种负性肌力效应，而大量L-精氨酸则可逆转这种阻断效应。这些实验现象提示，IL-6所介导的负性肌力作用也主要是通过诱导心肌中NO合成而实现的。

总之，作为对一些目前并不完全清楚刺激的反应，TNF-α在患者体内生成增加，对心肌产生负性肌力作用。随即多种细胞因子如IL-6分泌进行性增多，共同使左心室泵功能逐渐降低、左心室重构、心肌细胞凋亡，肺水肿出现并加重等，使心力衰竭程度进行性加重。

由于细胞因子如TNF-α、IL-6在充血性心力衰竭的发生发展中起着十分重要的作用，因此针对细胞因子的抗心力衰竭治疗措施已经成为心力衰竭领域的又一研究热点。目前，针对TNF-α的炎症免疫反应调节剂主要有可溶性TNF-α受体融合蛋白和抗TNF-α抗体。但实际上，许多临床试验表明短期应用这些炎症免疫反应调节剂不能改善CHF患者的预后，且大剂量应用时还可能会加重病情影响预后。这进一步表明TNF-α与CHF之间的关系非常复杂，需要更多深入的研究去揭示。

第四节　炎症与心肌缺血再灌注损伤

早在20世纪30年代末Mallory等人就报道在急性心肌梗死猝死的病人尸检中发现心肌组织的炎症浸润。20世纪70年代末期，溶栓疗法应用于临床后，人们逐渐认识到再灌注本身也可以引起心肌的损伤，随着对心肌缺血–再灌注损伤研究的深入，越来越多的证据显示了以中性粒细胞浸润为主的炎症是造成心肌缺血–再灌注损伤的重要机制之一。另外，还有许多关于心肌梗死后患者血清内包括肿瘤坏死因子（TNF）、白细胞介素–1（IL–1）、IL–6等炎症因子升高的临床报道，使得炎症与心肌缺血–再灌注损伤的关系日益受到重视。关于炎症与心肌缺血–再灌注损伤的关系，20多年来，人们已经做了大量系统深入的研究，对炎症在心肌缺血–再灌注损伤中的作用和机制有了一定的了解，对指导临床治疗起了重要的作用，以下对心肌缺血–再灌注损伤的炎症反应机制作简要综述。

一、缺血–再灌注损伤的概念

缺血一定时间、一定程度会引起组织细胞的损伤，这是已知的事实。使缺血的器官或组织重新得到血液供应和血流的再灌注是防治损伤，使组织细胞存活下来的必要措施。但近年来发现，有些情况下，经过一定时间缺血的组织器官并未发生明显的功能结构障碍，在得到血液再灌注时却出现了明显的障碍，甚至发生了不可逆的损伤性变化；有时细胞已发生严重的缺血性损伤，但再灌注并不使损伤减轻，反而加速了细胞的死亡。这些现象首先在心肌缺血—再灌注时观察到的，以后也在脑及其他器官观察到。人们开始意识到，再灌注不一定使缺血损伤的细胞得到恢复，在一定条件下反而加重了损伤。因而逐渐形成了缺血—再灌注损伤这一概念。在有些情况下，经过一定时间缺血的组织器官在恢复血液灌注后其代谢、功能及结构的损伤反而加重，甚至出现不可逆性损伤，这种现象被称为缺血—再灌注损伤（ischemia–reperfusion injury）。

二、心肌缺血 – 再灌注损伤的表现

动物实验说明缺血的心肌再灌注时可引起：①室性心律失常（再灌注心律失常）；②持久的左心室功能低下（心肌顿抑），以上2种情况是可逆的；③不可逆性再灌注心肌损伤，即促使原来尚存活的心肌和血管内皮细胞向致死性损伤发展，最终导致心肌细胞死亡（包括坏死及凋亡）。这里重点介绍不可逆性再灌注心肌损伤。

三、再灌注心肌损伤

（一）再灌注心肌损伤的表现

第一，再灌注一开始即加速心肌的损伤，首先是细胞内外水与电解质的平衡不能维持，发生爆发性细胞内肿胀和间质水肿。第二，超微结构的变化：细胞质膜破坏；核内染色质成团状靠边，核缩小；线粒体肿胀破裂；肌纤维断裂；收缩带坏死。这些均为心肌细胞已发生不可逆性损伤的标志。相反，在未再灌注的心肌梗死则只见苍白松弛的肌纤维，细胞结构仍存在。第三，出血：临床在成功的冠状动脉搭桥术或溶栓术后死亡的病例尸解时可见心肌出血现象。在狗的实验中发现，心肌缺血超过40 min时未见心内膜下出血，结扎冠状动脉1～4 h行再灌注时常见梗死区出血。第四，心肌酶的漏出：再灌注时冠状静脉窦及体静脉血中肌酸磷酸激酶（creatine phosphokinaye，CPK）、乳酸脱氢酶（lactil dehydrogenase，LDH）均增高。最后，无复流现象：在再灌注区常见部分小血管内皮细胞肿胀及白细胞堵塞，该部位心肌呈现血流不再流状态。

（二）再灌注心肌损伤的发病机制

心肌缺血再灌注损伤的发病机制十分复杂。关于此问题，到目前为止，学说颇多且有的颇为有说服力，但尚未得到彻底阐明。炎症、无复流现象、氧自由基、钙超载、心肌细胞能量代谢障碍、心肌细胞凋亡等均可能参与了缺血再灌注损伤的发病过程。近20余年的基础和临床研究证明，炎症反应在心肌缺血阶段即被激活，再灌注则显著加剧了心肌的炎症反应。炎症在心肌缺血再灌注损伤的发生发展中起着关键作用。炎症损伤贯穿于心肌细胞损伤的整个过程，并且能够渗透到其他损伤因素中发挥作用。

1. 磷脂介导白细胞聚集学说：研究表明，白细胞浸润心肌是心肌缺血再灌注损伤的重要特征。冠状动脉堵塞60 min时心肌组织就有白细胞出现，5 min后在缺血区有大量白细胞聚集，而再灌注时白细胞非但没有减少反而增加。白细胞活化是心肌缺血再灌注损伤过程的“启动因子”之一。

炎症细胞的趋化：心肌缺血–再灌注过程中坏死心肌细胞线粒体释放富含磷脂和蛋白的膜碎片，与补体C_1结合，激活整个补体系统，依次通过激活C_4、C_2、C_3直到激活C_5，补体C_5被C_5转化酶裂解生成C_{5a}和C_{5b} 2个片段，以往认为C_{5a}是一种作用很强的中性粒细胞趋化因子，主要吸引中性粒细胞向缺血区域游走、聚集，但Youker等观察到再灌注开始数分钟后，不仅仅是中性粒细胞受趋化因子的作用向心肌缺血区浸润，单核细胞和淋巴细胞也向心肌缺血区游走、聚集，而应用补体抗体、可溶性补体受体–1（saluble form of complement receptor type–1，sCR–1）或注射眼镜蛇毒素以消耗补体等方法去除血液中的补体之后，这些炎症细胞的浸润即明显减轻，说明补体系统的激活对心肌缺血–再灌注区域早期的炎症反应的激活有着重要意义，而且C_{5a}的趋化活性除主要针对中性粒细胞外，对单核–巨噬细胞和淋巴细胞的趋化也有作用。缺血心肌再灌注后第一个小时C_{5a}对炎症细胞的趋化活性最强，之后3 h逐渐减弱至消失，对炎症细胞的趋化作用由转化生长因子–β1（TGF–β1）、单核细胞趋化蛋白–1（MCP–1）和白细胞介素–8（IL–8）等趋化因子取代。而炎症细胞本身又能释放很多具有趋化作用的炎性介质，如白三烯-B4（LT-B4），从而使组织炎症细胞进一步增加。

中性粒细胞所介导的再灌注损伤的始动因素涉及了白细胞与冠状动脉内皮细胞的黏附。在这些过程中，中性粒细胞、内皮细胞及心肌细胞膜上黏附分子的表达及生成起着关键作用。而在黏附分子表达及生成的过程中，多种细胞因子的释放又起着重要作用。白细胞表达及释放的黏附分子主要有巨噬细胞分化抗原即Mac-1（如CD11b/CD18）及L-选择素。内皮细胞表达及释放的黏附分子主要为ICAM-1、ICAM-2、E-选择素及P-选择素等。其中P-选择素亦可由血小板激活时表达及释放。另外，心肌细胞可表达ICAM-1。当局部组织发生缺血—再灌注时，多种细胞因子如IL-1、IL-8、TNF-α及IFN-γ等分泌增加。白细胞、内皮细胞及心肌细胞在这些细胞因子的刺激下，细胞膜上的黏附分子便表达及释放出来。白细胞最终是通过其膜上的黏附分子（如CD11b/CD18等）与内皮细胞膜上的配体（如ICAM-1等）紧密结合而完成其最终的黏附过程。这一过程是炎症反应开始的标志。

白细胞聚集对心肌组织的损伤机制主要在于：

（1）破坏小血管的正常结构和功能：白细胞一旦激活，可激活磷脂酶A_2，游离出花生四烯酸，导致瀑布效应，产生许多血管活性物质，如白三烯（LT）、血小板激活因子（PAF）等，使血管收缩、血管通透性增加，促进白细胞对血管内皮细胞的黏附等。血管通透性增加，导致不同程度的渗出。大量的浆液渗出，使局部血液浓缩，黏度增高和局部有效循环血量减少，加重心肌的缺血缺氧。严重渗出，引起血管外组织水肿，压迫微血管，进一步加重心肌的缺血缺氧。

（2）导致无复流现象：急性心肌梗死早期再通梗死相关血管已达成共识，但是冠状动脉再通并不意味着心肌再灌注的实现。冠状动脉造影显示，经溶栓或经皮腔内冠状动脉成形术成功再通梗死相关血管后，所属的心肌仅出现部分心肌灌注或无复流现象。无复流现象是指缺血再灌注时，部分或全部缺血组织不出现血液灌流的现象。

无复流现象的发生机制目前尚未完全清楚，但已初步证明微循环障碍起着关键作用。导致无复流微血管障碍的原因是很复杂的，微血管痉挛、粥样斑块和血栓所导致的远端栓塞和血小板及白细胞黏附所引起的微血管填塞等都可能起了一定的作用。

中性粒细胞引起微血管阻塞进而引起无复流现象：①心肌缺血后的无复流区域内白细胞（尤其是中性粒细胞）的浸润明显增加，从组织学上可见白细胞嵌顿、阻塞毛细血管。②微血管的堵塞还与花生四烯酸的代谢产物前列环素（PGI_2）和血栓素A_2（TXA_2）之间的失衡密切相关。PGI_2主要由血管内皮生成，除了有很强的扩血管作用以外，还能抑制血小板的聚集。TXA_2主要由血小板生成，不仅是很强的缩血管物质，而且也是一种引起血小板聚集的因子，因此是一个很强的致血栓形成的物质。心肌缺血再灌注损伤时，白细胞浸润明显增加，一方面，氧自由基等产生增加，造成血管内皮损伤，PGI_2生成减少；另一方面，释放许多具有趋化作用的炎症介质，吸引大量血小板，血小板释放TXA_2增多，因而发生强烈的血管收缩，并促使血栓形成，最终导致微血管堵塞。③中性粒细胞释放的炎症介质也可导致心肌细胞、内皮细胞等肿胀，进一步加重血管管腔阻塞。④中性粒细胞导致血液黏滞性增高。

在实质上，再灌注损伤所致的无复流现象是缺血的延续和叠加。

（3）释放细胞因子：在再灌注的微血管内，中性粒细胞的激活释放大量的炎性介质扩散到心肌组织中造成心肌细胞损伤。以TNF-α为例，介导细胞因子对心肌细胞的损害机制。

1）TNF-α参与了炎症反应：①TNF-α通过上调血管内皮细胞和白细胞黏附分子的表达，如促进内皮细胞ICAM-1和VCAM-1，促进嗜中性粒细胞表达CD11b/CD18，从而增强白细胞和内皮细胞的黏附，促进白细胞的渗出。TNF-α促进内皮细胞表达黏附分子增加的机制与TNF-α激活血管内皮细胞核转录因子-κB（NF-κB）有关。静息情况下NF-κB与它的阻遏蛋白（I-κB）结合，以无活性的形式存在于细胞浆内，TNF-α激活NF-κB的机制尚不完全清楚，可能与铁依赖的脂质过氧化导致I-κB的降解有关，I-κB被降解从而激活NF-κB。NF-κB被激活并移位于心肌和血管内皮细胞核内与多种基因启动子中的κB序列结合，促进其表达。心肌和血管内皮细胞NF-κB作用的靶基因包括编码细胞黏附分子如ICAM-1、E-选择素以及P-选择素表达的基因，加剧缺血—再灌注心肌的炎症反应。②心肌缺血后再灌注的早期C_{5a}和氧自由基可刺激肥大细胞脱颗粒，释放的TNF可作为其他一些炎症因子的上游激活物，诱导单核细胞产生IL-6和IL-1，分别参与各自在炎症反应中的作用。还可刺激其他炎性介质（如NO、氧自由基等）的产生而导致组织损伤。

2）TNF-α对心肌细胞的直接毒性作用：TNF-α能诱导IL-1的产生，并和IL-1协同产生对心脏的直接毒性，主要表现为对心肌收缩功能的抑制，降低心脏的射血分数，双心室扩张，全身血管阻力下降，这也是脓毒败血症中低血压和休克产生的机制之一。TNF-α对心肌收缩功能的抑制作用主要在于TNF-α破坏心肌细胞膜上L型钙通道，导致Ca^{2+}内流障碍；另外，TNF-α、IL-1可通过作用于NF-κB，激活血管平滑肌细胞、巨噬细胞和心肌细胞核内诱导型一氧化氮合成酶（iNOS）基因表达的启动子，使得iNOS表达增强，产生的大量NO破坏心肌细胞肌丝上的神经鞘氨醇，使得肌丝对内流的Ca^{2+}不敏感，从而抑制心肌的收缩功能。Finkel等观察到给予iNOS抑制剂可阻断TNF-α、IL-1的负性肌力作用，更证实了TNF-α、IL-1对心肌收缩功能的抑制作用是由NO介导的。

事实上，TNF-α引起负性肌力作用的途径是非常复杂的：①即刻效应（一氧化氮非依赖型）：在数分钟即出现，是鞘氨醇作为内源性第二信使介导的。②延迟效应（一氧化氮依赖型）：一般出现在TNF-α暴露后数小时，它是通过表达产生NO而介导的。③TNF-α刺激心肌细胞72 h可导致α-肾上腺素能受体诱导钙激活的第二信使三磷酸肌醇（IP_3）降低。

3）TNF-α可通过下列机制诱发心肌细胞凋亡：①与其受体TNFR1结合后，直接激活心肌细胞凋亡的信号转导通路：心肌缺血-再灌注过程中产生的大量TNF-α能够与心肌细胞膜上的TNF受体结合，激活细胞内凋亡蛋白酶Caspase-8，通过效应子Caspase-10，7，6的逐级级联放大作用，最终激活Caspase-3，导致心肌细胞凋亡，这也是心肌缺血-再灌注损伤的重要机制之一。②激活酸性鞘磷脂酶，通过产生脂质信使神经酰胺而介导细胞凋亡的发生。③诱导内皮细胞和部分心肌细胞表达IL-1、IL-2、IL-6、ICAM-1和血小板活化因子，促进中性粒细胞与内皮细胞的黏附和脱颗粒，并激活NADPH氧化酶而释放氧自由基，从而间接地调控凋亡过程。

（4）脱颗粒作用：白细胞释放酶性颗粒成分，导致细胞组织进一步损伤。中性粒细胞可释放出 20多种酶，其中 3 种对细胞组织的损伤最大。一种是含丝氨酸的弹性硬蛋白酶，另外2种是含金属的蛋白酶即胶原酶和明胶酶。弹性硬蛋白酶几乎能够降解细胞外液基质中的所有成分，裂解免疫蛋白、凝血因子，并攻击完整的未受损的细胞，激活的胶原酶和明胶酶也能降解各种类型的胶原，导致细胞的损伤。

2. 白细胞的介导作用：

（1）炎性损伤与氧自由基：氧自由基是氧在还原时接受电子不足所产生的一类具有高度化学活性的含氧基团，是机体内氧分子的不完全代谢产物。在生理状态下，中性粒细胞所摄取的氧的70%经细胞内的还原型烟酰胺腺嘌呤二核苷酸磷酶（NADPH）氧化酶和还原型烟酰胺腺嘌呤二核苷酸（NADH）氧化酶的作用形成氧自由基，用以杀灭微生物及外来异物，并且氧自由基可以被内源性自由基清除系统（如超氧化物歧化酶superoxide dismutase，SOD）所清除，使得细胞免遭氧自由基的毒性损伤。在病理情况下，氧自由基清除系统功能降低或丧失，而生成系统却活性增强，氧自由基便大量产生与急剧堆积，以不同方式造成细胞急性或慢性损伤。

中性粒细胞是氧自由基产生的一个重要的途径：在心肌缺血–再灌注损伤中，心肌缺血缺氧可以激活补体系统或产生一些具有白细胞激活和化学趋化作用的炎症介质（如白三烯B4 LTB4），使大量白细胞（尤其是中性粒细胞）聚集于缺血心肌；白细胞胞浆含有溶酶体颗粒，释放蛋白水解酶，炎症浸润线粒体，致使呼吸链电子传递受损；一旦再灌注，组织重新获得血供与氧供，激活的中性粒细胞通过“呼吸爆发”或“氧爆发”作用大量摄取氧，氧耗量显著增加，所摄取的氧绝大部分经细胞之内的NADPH氧化酶和NADH氧化酶的作用，由于接受电子不足，形成大量氧自由基。

氧自由基促进中性粒细胞的聚集和黏附：氧自由基通过生物膜脂质过氧化作用破坏膜的正常结构及功能，进一步增加细胞因子、蛋白酶等物质的释放，引起中性粒细胞表面的细胞黏附分子CD11及CD18表达的上调，使内皮细胞表面的细胞间黏附分子表达增加或其结合位点增加，从而促使中性粒细胞和内皮细胞之间的黏附，增加中性粒细胞的渗出浸润。

除促进中性粒细胞的聚集黏附外，氧自由基还可通过以下途径造成心肌损伤：①损伤生物膜：氧自由基对心肌的损伤主要表现在破坏细胞膜、损伤细胞器等，甚至造成细胞的自溶。氧自由基对心肌的损伤机制主要是由于脂质过氧化反应。脂膜和亚细胞器（尤其是细胞膜，线粒体膜，溶酶体膜）是脂质过氧化损伤的主要部位。中性粒细胞内，线粒体膜脂质过氧化，造成不饱和脂肪酸/蛋白比例失调，使膜液态性和流动性减弱，而通透性增大，钙进入线粒体增多，使线粒体功能受损，细胞色素氧化酶系统功能失调，氧自由基产生进一步增加；溶酶体膜过氧化，溶酶体中蛋白酶释放，破坏周围组织。同时，心肌细胞膜脂质过氧化，使膜通透性增大，大量的钙进入细胞，使心肌细胞内钙超负荷，影响心肌的收缩功能，也会影响心肌细胞的兴奋性，发生心律失常；也会破坏心肌细胞内线粒体膜，导致线粒体功能障碍，ATP生成减少，使肌质网膜的钙泵失灵，不能将肌浆之中过多的钙泵出或摄入肌质网，导致细胞内钙超载。此外，脂质过氧化物的最终分解产物丙二醛，是一种重要的交联因子，可以引起膜磷脂的交联和聚合，间接抑制膜蛋白的功能。②对蛋白质的损伤作用：自由基可引起蛋白质的交联、聚合和肽链的断裂，也可使蛋白质与脂质结合形成聚合物，从而使蛋白质功能丧失。③对核酸的破坏作用：自由基可作用于

DNA，与碱基发生加成反应，而造成对碱基的修饰，从而引起基因突变；并可从核酸戊糖中夺取氢原子而引起 DNA 链的断裂。自由基还可引起染色体的畸变和断裂。④对细胞外基质的破坏：自由基可使细胞外基质中的胶原纤维的胶原蛋白发生交联，使透明质酸降解，从而引起基质变得疏松，弹性下降。

（2）炎性损伤与钙超载：钙超载（calcium overload）是指各种原因引起细胞内钙含量异常增多，并导致细胞结构损伤和功能代谢障碍的现象。缺血后数分钟，组织内钙含量开始升高，再灌注开始的数分钟内，大量钙进入细胞内，并持续长时间，而钙的流出相对只有短暂的增加，提示钙超载主要发生在再灌注期。缺血—再灌注时，很多因素参与了钙超载的发生，例如中性粒细胞，并协同钙超载加重心肌细胞损伤。

中性粒细胞为钙超载提供条件：中性粒细胞浸润增加，可释放大量炎性细胞因子，导致氧自由基产生增多；此外，细胞黏附蛋白还可介导中性粒细胞释放磷脂酶。氧自由基通过生物膜脂质过氧化作用破坏心肌细胞膜，加之磷脂酶对膜磷脂的分解作用，造成膜对钙离子的通透性增加，钙跨膜内流增加，钙超负荷。氧自由基及炎性细胞因子，导致心肌细胞线粒体膜损伤，线粒体功能障碍，ATP生成减少，细胞膜和肌浆网膜钙泵能量供应不足，不能将肌浆之中过多的钙离子泵出细胞外或摄入肌质网，肌浆中游离钙离子浓度钙增加。氧自由基增加和膜磷脂分解增强可造成肌浆网膜损伤，钙泵功能抑制使肌浆网摄 Ca^{2+} 减少，胞浆 Ca^{2+} 浓度升高。同时，胞浆内钙增加，激活磷脂酶使细胞膜磷脂降解过程加速，进一步导致细胞膜对钙的通透性改变，钙内流增加。坏死细胞水解破坏之后，胞浆内所含的钙释放出来，成为钙超载发生的另一个来源。

钙超载参与了炎症因子的活化：细胞内钙与钙调蛋白结合形成复合物，激活磷脂酶A_2和蛋白激酶C。磷脂酶A_2和蛋白激酶C的活化可导致花生四烯酸形成。花生四烯酸是环氧化酶的重要底物，可引起前列腺素和血栓素A_2（TXA_2）的形成。这些炎症因子可促进其他更多炎症介质的释放，从而吸引更多白细胞；通过经典或旁路途径激活补体系统，进而促进炎症免疫反应的发生发展。

钙超载是细胞死亡的最后共同通路，钙超载引起心肌细胞损伤或死亡的机制还有：①激活钙依赖性降解酶：细胞内游离钙增加，使钙与钙调蛋白结合增多，进而激活多种钙依赖性降解酶，如蛋白酶、核酸内切酶、磷脂酶。磷脂酶通过生物膜磷脂的水解而导致细胞膜和细胞器膜受损；此外，膜磷脂的降解产物花生四烯酸、前列腺素等增多，增加了膜的通透性。蛋白水解酶和核酸内切酶的活化又可引起细胞骨架和核酸的分解。②氧自由基生成增加：上述所产生的前列腺素是氧自由基产生的底物，而且蛋白激酶C可导致黄嘌呤脱氢酶转化为黄嘌呤氧化酶，催化形成次黄嘌呤和黄嘌呤，这2种嘌呤都是氧自由基形成的必需底物，故钙超载也会导致氧自由基生成增加。③加重能量代谢障碍：再灌注后，胞浆中钙离子浓度大量增加，可刺激线粒体和肌浆网的钙泵摄取钙，使胞浆中的钙向线粒体和肌浆网中转移。这在再灌注早期具有一定的代偿意义，可减少胞浆中钙超载的程度。但肌浆网、线粒体摄取钙的过程需要消耗大量ATP，使能量储存进一步减少；同时，进入线粒体内的钙又可与含磷酸根的化合物结合，形成不溶性磷酸钙，干扰线粒体的氧化磷酸化，ATP生成减少，加重能量代谢障碍。④使肌原纤维挛缩、甚至断裂，生物膜机械性损伤，细胞骨架破坏：缺血–再灌注使缺血细胞重新获得能量供应，在胞浆存在高浓度 Ca^{2+} 的条件下，肌原纤维发生过度收缩。这种肌纤维过度甚至不可逆性缩短可损伤细胞骨架结构，引起心肌纤维断裂；并且，再灌注之时所发生的，钙超载，使缺血期堆积的H^+迅速移出，减轻或消除了H^+对心肌收缩的抑制作用，也可导致心肌细胞发生过度收缩。

（3）炎症反应与能量代谢障碍：心脏是一个高度需氧和耗能的器官，一旦缺血缺氧，心肌细胞便迅速从有氧代谢转为无氧糖酵解，而后者产生ATP的能力只有前者的1/18。且再灌注时，高能磷酸化合物恢复很慢，总腺苷酸水平仍明显低下。

1）再灌注时高能磷酸化合物缺乏和总腺苷酸水平减少的原因：中性粒细胞的浸润增加，可导致氧自由基的产生增多，也参与了钙超载。氧自由基可引起线粒体膜脂质过氧化，导致线粒体结构受损、功能障碍，表现为氧利用障碍，ATP生成减少。聚集在心肌细胞内的超载钙刺激肌质网、线粒体摄取钙，该过程消耗大量ATP，使能量储存进一步减少；而进入线粒体的钙又可与含磷酸根的化合物结合，形成不溶性磷酸钙，干扰线粒体的氧化磷酸化，加重能量代谢障碍。此外，ATP前身物质，包括腺苷、肌苷、次黄嘌呤等，在再灌注时被血流冲洗出去，使心肌失去再合成高能磷酸化合物的物质基础。

2）ATP明显下降可进一步引起心肌损伤：随着ATP含量的下降，细胞膜、肌浆网Ca^{2+}-ATP酶活力及肌浆网钙摄取能力下降，以及不同阶段心脏依赖能量的钙离子隔室化机制活性降低，使钙内流增加并激活膜磷脂酶，使膜磷脂降解为溶血磷脂，导致缺血性肌痉挛，并在此过程中产生氧自由基，进一步产生损害作用。最近有观点认为，能量代谢障碍可造成心肌细胞基因结构及表达的异常，细胞内的ATP水平使决定细胞发生凋亡或坏死的主要因素。

（4）炎症反应与细胞凋亡：各种促凋亡的损伤因素一般是通过激活死亡受体（主要是TNFR1、FAS）依赖性信号转导通路和线粒体依赖性信号转导通路诱发细胞凋亡。死亡受体被其相应的促凋亡配体激活后，可导致凋亡调控基因（主要是Bcl-2家族、P53）表达失衡和胞浆凋亡蛋白酶（即Caspase家族）活化。线粒体依赖性途径被激活后，可诱导线粒体释放细胞色素C（Cyt C）。通过上述2条途径导致细胞凋亡。

研究发现，中性粒细胞在再灌注心肌中浸润增加可以诱发加重心肌细胞凋亡，并且危险区域中性粒细胞浸润与凋亡细胞数目呈线性关系，提示中性粒细胞与心肌细胞凋亡的发生密切相关。关于中性粒细胞如何介导心肌细胞凋亡的发生目前尚不十分清楚，可能是由于中性粒细胞聚集堵塞微血管而导致无复流现象，亦可能与中性粒细胞活化后释放大量炎性介质（如细胞因子、氧自由基）有关。

1）中性粒细胞聚集阻塞微血管而导致无复流现象。

2）在心肌缺血再灌注期间，活化的巨噬细胞、肥大细胞、中性粒细胞以及心肌细胞本身可产生大量的细胞因子和黏附分子。细胞因子不仅可促进心肌炎症，而且还可与黏附分子相互作用而加重心肌细胞凋亡。尤其是心肌细胞内TNF表达明显增加，可以通过直接激活心肌细胞凋亡的信号传导通路等机制造成心肌细胞凋亡。

3）中性粒细胞活化之后，氧自由基产生增加。多项研究显示，氧自由基是启动细胞凋亡的重要因子，采用抗氧化剂和自由基清除剂可有效抑制细胞凋亡的发生。氧自由基诱发细胞凋亡的机制可能为：①氧化破坏内质网和线粒体膜的完整性而导致细胞内钙超载；②促使线粒体通透性转运孔开放而释放Cyt C；③激活转录因子AP-1和NF-κB，后者可通过上调TNF-α和IL-6而诱导心肌细胞凋亡的发生。

4）中性粒细胞所参与的钙超载：细胞内钙超载是各种损伤因素最后的共同通路。在缺氧所诱导的心肌细胞凋亡中，无论是阻断细胞外钙内流还是减少细胞内钙释放，均能有效减少心肌细胞凋亡的发生。细胞内钙离子浓度升高后可激活内源性Ca^{2+}-Mg^{2+}核酸内切酶，使细胞核内染色体DNA降解成寡核苷酸片段。此外，钙离子还可激活Ⅱ型转谷酰胺酶，使大量蛋白质发生交联，在脂质膜下形成蛋白质网，防止胞浆内成分外漏，避免了像坏死所致的炎症反应。而且，转谷酰胺酶还参与了细胞膜的修饰，从而有利于吞噬细胞识别形成的凋亡小体而将其吞噬。

简单地说，在心肌缺血再灌注损伤过程中，中性粒细胞大量聚集，通过释放TNF-α、IL-6等与靶细胞结合后引起钙内流，导致胞内电子致密颗粒发生极化，与细胞融合，颗粒外吐，释放其中的穿孔素；后者在钙存在下发生聚合，并插入心肌细胞膜中，形成内径为6～16 nm的跨膜管状结构，造成心肌细胞膜破损，继而由于渗透压的改变，导致心肌细胞DNA降解，发生凋亡。

以上简述了心肌缺血-再灌注损伤过程中发生的炎症反应及其机制。炎症反应在心肌缺血-再灌注损伤中的作用机制十分复杂，且与疾病的预后密切相关，实验及临床研究均证明，通过药物抑制炎症反应可改善临床预后。接下来的一些实验采取了另外的一些方法抑制心肌缺血-再灌注过程的炎症反应，包括去除血液中的补体成分，运用抗中性粒细胞抗体、中性粒细胞过滤去除以及体外循环保护液中加入氧自由基清除剂如维生素E、维生素C、超氧化物歧化酶（SOD）等，都起到了比较好的心肌保护效果。但目前的防治用药多限于基础研究阶段，尚有许多药物的抗炎作用机制不明了，临床研究应用很少。寻找高效、安全、适于临床的药物仍有待于进一步研究。

（黄　樾　罗健东）

参考文献

1. Bhagat K, Vallance P. 1997. Inflammatory cytokines impair endothelium-dependent dilatation in human veins in vivo. Circulation, 96: 3042-3047.
2. Boring L, Gosling J, Cleary M, et al. 1998. Decreased lesion formation in CCR- 2 mice reveals a role for chemokines in the initiation of atherosclerosis. Nature, 394: 894-897.
3. 3Yukihiro H, Kazuyuki S. 1998. Role of cytokines in acute coronary syndrome. Nihon Rinshou, 56: 2501-2503.
4. Bidker P M, Rifai Nader. 2000. Elevation of Tumor Necrosis Factor-α and Increased Risk of Recurrent Coronary Event After Myocardial Infarction. Circulation, 101: 2149-2153.
5. Geng Y J. 1996. Apoptosis of vascular smooth muscle cells induced by in vitro stimulation with tumor necrosis factor-a. Arterioscler Thromb Vasc Biol, 16: 19-27.
6. Libby P, Geng Y J, Aikawa M, et al. 1996. Macrophage and atherosclerotic plaque stability. Curr Opin Lipidol, 7: 330-335.
7. Ross R. The pathogenesis of atherosclerosis. 1993. A perspective for the 1990 s. Nature, 362: 801-802.
8. Wilcox J N, Nelken N A, Coughlin S R, et al. 1994. Local expression of inflammatory cytokines in human atherosclerotic plaques. J Atheroscler Thromb, 1: 10-13.

9. Ball R Y, Stowers E C, Burton J H. 1995. Evidence that the death of macrophage foam cells contributes to the lipid core of atheroma. Atherosclerosis, 114: 45–54.

10. Bjkerud S, Bjkerud B. 1996. Apoptosis is abundant in human atheroscleroticlesions, especially in inflammatory cells (macrophages and T cells), and may contribute to the accumulation of gruel and plaque instability. Am J Pathol, 149: 367–380.

11. Kockx M M, Herman A G. 1998. Apoptosis in atherogenesis: implications for plaque destabilization. Eur Heart J, 19: 23–28.

12. Shah P K. 1996. Pathophysiology of plaque rupture and the concept of plaque stabilization. Cardiol Clin, 14: 17–18.

13. Shah P K, Falk E, Badimon J J, et al. 1995. Human monocyte – derived macrophages induce collagen breakdown in fibrous caps of atherosclerotic plaques. Circulation, 92: 1565–1569.

14. Galis Z S, Sukhova G K, Kranzher R. 1995. Macrophage foam cells from experimental atheroma constitutively produce matrix – degrading proteinases. Proc Natl Acad Sci USA, 92: 402–406.

15. Taubman M B, Fallon J T, Schecter A D, et al. 1997. Tissue factor in the pathogenesis of atherosclerosis. Thromb Haemost, 78: 200–204.

16. Falk E, Fernandez Ortiz A. 1995. Role of thrombosis in atherosclerosis and its complications. Am J Cardiol, 75: 3–11.

17. Sumiyoshi S, Nakashima Y, Chen YX, et al. 2006. Interleukin–10 expression is positively correlated with oxidized LDL deposition and inversely with T–lymphocyte infiltration in atherosclerotic intimas of human coronary arteries. Pathol Res Pract, 2002: 141–150.

18. Li J J, Guo Y L, Yang Y J. 2005. Enhancing anti– inflammatory cytokine IL– 10 may be beneficial for acute coronary syndrome. Mde Hypotheses, 65: 103–106.

19. Holven K B, Halvorsen B, Bjerkeli V, et al. 2006. Impaired inhibitory effect of interleukin–10 on the balance between matrix metalloproteinase–9 and its inhibitor in mononuclear cells from hyperhomocysteinemic subjects. Stroke, 37: 1731–1736.

20. Rubic T, Lorenz R L. 2006. Downregulated CD36 and oxLDL uptake and stimulated ABCA1/ G1 and cholesterol efflux as anti–atherosclerotic mechanisms of interleukin–10. Cardiovasc Res, 69: 527–535.

21. Ambrosius W, Kazmierski R, Michalak S, et al. 2006. Anti– inflammatory cytokines in subclinical carotid atherosclerosis. Neurology, 66: 1946–1948.

22. Braunwald E and Bristow M R. 2000. Congestive heart failure; fifty years of progress. Circulation, 102: 14–23.

23. Paulus W J. 2000. Cytokines and heart failure. Heart Fail Monit, 1: 50–56.

24. Mann D L. 2001. Recent Insights into the Role of Tumor Necrosis Factor in the Failing Heart. Heart Failure Reviews, 6: 71–680.

25. Oral H, Mann D L. 1997. Sphingosine mediates the immediate negative inotropic effects of tumor necrosis factor–a in the adult mammalian cardiac myocyte. J Biol Chem, 272: 4836–4842.

26. Krown K A, Page M T, Nguyen C, et al. 1996. Tumor necrosis factor alpha–induced apoptosis in cardiac myocytes involvement of the sphingolipid signaling cascade in cardiac cell death. J Clin Invest, 98:

2854–2865.

27. Leong K G, Karsan A. 2000. Signaling pathways mediated by tumor necrosis factor alpha. Histol Histopathol, 154: 1303–1325.
28. William S, Bradham, Biykem Bozkurt. et al. 2002. Spinale Tumor necrosis factor–alpha and myocardial remodeling in progression of heart failure: a current perspective. Cardiovasc Res, 53: 822–830.
29. Deswal A, Petersen N J, Feldman A M, et al. 2001. Cytokines and cytokine receptors in advanced heart failure: an analysis of the cytokine database from the Vesnarinone trial (VEST). Circulation, 103: 2055–2059.
30. Birks E J, Burton P B, Owen V, et al. 2000. Elevated tumor necrosis factor–alpha and interleukin–6 in myocardium and serum of malfunctioning donor hearts. Circulation, 102: 352–358.
31. Mann D L. 2002. Inflammatory mediators and the failing heart: past, present, and the foreseeable future. Circ Res, 91: 988–998.
32. Li Y Y, Feng Y Q, Kadokami T, et al. 2000. Myocardial extracellular matrix remodeling in transgenic mice overexpressing tumor necrosis factor–α can be modulated by anti–tumor necrosis factor α therapy. Proc Natl Acad Sci USA, 97: 12746–12751.
33. Kubota T, Miyagishima M, Frye C, et al. 2001. Overexpression of tumor necrosis factor–α activates both anti and pro–apoptotic pathways in the myocardium. J Mol Cell Cardiol, 33: 1331–1344.
34. Diwan A, Dibbs Z, Nemoto S, et al. 2004. Targeted Overexpression of Noncleavable and Secreted Forms of Tumor Necrosis Factor Provokes Disparate Cardiac Phenotypes. Circulation, 109: 2262–2268.
35. Prabhu S D. 2004. Cytokine–induced modulation of cardiac function. Circ Res, 95: 1140–1153.
36. Gullestad L, Aukrust P. 2005. Review of trials in chronic heart failure showing broad–spectrum anti–inflammatory approaches. Am J Cardiol, 95: 17–23.
37. Mann D L. 2005. Targeted anticytokine therapy and the failing heart. Am J Cardiol, 95: 9–16.
38. Torre–Amione G. 2005. Immune activation in chronic heart failure. Am J Cardiol, 95: 3–8.
39. Gessler P, Pfenninger J, Pfammatter J P, et al. 2002. Inflammatory response of neutrophil granulocytes and monocytes after cardiopulmonary bypass in pediatric cardiac surgery. Intensive Care Med, 28: 1786–1791.
40. Sawa Y, Matsuda H. 2001. Myocardial protection with leukocyte depletion in cardiac surgery. Semin Thorac Cardiovasc Surg, 13: 73–81.
41. Chen Y F, Tsai W C, Lin C C, et al. 2004. Effect of leukocyte depletion on endothelial cellactivation and transendothelial migration of leukocytes during cardiopulmonary bypass. Ann Thorac Surg, 78: 634–642.
42. Civelek A, Roth M, Lemke P, et al. 2003. Leukocyte–depleted secondary blood cardioplegia attenuates reperfusion injury after myocardial ischemia. Thorac Cardiovasc Surg, 51: 249–254.
43. Okubo N, Hatori N, Ochi M, et al. 2003. Comparison of m–RNA expression for inflammatory mediators in leukocytes between on–pump and off–pump coronary artery bypass grafting. Ann Thorac Cardiovasc Surg, 9: 43–49.
44. Frangogiannis Nikolaos O, Smith C Wayne, Entman Mark L. 2002. The inflammatory response in myocardial infarction. J Cardiovasc Res, 53: 31–47.
45. Frangogiannis N G, Mendoza L H, Lindsey M L. et a1. 2000. IL–10 is induced in the reperfused myocar–

diam may modulate the reaction to injury. J Immunol, 165: 2798–2808.

46. Yang Z, Zingarelli B, Szabo Csaba [a]. 2000. Crucial role of endogenous interleukin–10 production in myocardial ischemia/reperfusion injury. Circulation, 101: 1019–1026.

47. Pudil R, Krejack J, Pidrman V, et a1. 2001. Inflammatory response to acute myocardial Infarction complicated by cardiogenic shock. Acta Medics (Hradec Kralove), 44: 149–151.

48. Baxtor G F. 2002. The neutrophilu as a mediator of myocardial ischemia–reperfuaion injury: time to move on [J]. Basic Res Cardiol, 97: 268–275.

49. Chandraaekar B, Smith J B, Freeman G L. 2001. Ischemia–reperfusion of rat myocardium activates nuclear factor–κB and induces neutrophil infiltration via lipepolysaccharide–induced CXC chemokine [J]. Circulation, 103: 2296–2302.

50. Henriksen P A, Newby D E. 2003. Therapeutic inhibition of tumor necrosis factor alpha. In patients with heart failure: cooling an inflamed heart. Heart, 89: 14–18.

51. KohtanlT, Abe Y, Sam M, et al. 2002. Protective effect of anti–neutrophil antibody against myocardial ischemia/reperfusionin juryinrats. Eur Sure Ree, 34: 313–320.

第九章 转化生长因子β_1与心血管疾病

Chapter 9 TGF-β_1 and Cardiovascular Diseases

概　言

转化生长因子β_1（TGF-β_1）是近年来发现的一种具有多种功能的生长调节因子。TGF-β_1可通过TGF-β/Smads信号转导通路及其他信号转导通路发挥作用，不同的通路间有相互作用。TGF-β_1与冠心病、高血压病及心肌病等多种疾病导致的器官损害有密切关系，TGF-β_1在高血压心脏重构、心肌梗死后心肌重构及冠状动脉粥样硬化等疾病时血管重构的发病机制中发挥着重要的作用。

转化生长因子$β_1$（transforming growth factor $β_1$，TGF-$β_1$）是一种具有诱导生长能力的多肽因子，也是最重要的促纤维性细胞因子之一。TGF-β超家族多肽分子可以调节许多靶基因包括细胞周期调节基因、细胞外基质、细胞黏附分子、同源基因等多种基因的转录。研究发现TGF-$β_1$与冠心病、心肌病、高血压心肌肥厚、慢性心功能衰竭等密切相关。

第一节　转化生长因子$β_1$基础研究

一、转化生长因子$β_1$的生物学特性

转化生长因子β（TGF-β）超家族成员包括TGF-βs、激活素（activins）、抑制素（inhibins）、骨形成蛋白（bone morphogenetic proteins，BMPs）、苗勒抑制物（mullerian inhibitory substance，MIS）、GDPs（growth/differentiation proteins）、DPP（decapentap-legic gene product）、Vgl、Nodal、Dorsalin等，是一组具有结构相关性的多功能细胞因子，广泛存在于从蠕虫、昆虫到哺乳类等物种中。TGF-βs超家族是一类结构上具有激素活性的多肽，最初由Derynck等于1978年从小鼠肉瘤病毒转化的$3T_3$细胞无血清培养液中分离得到，它能刺激正常成纤维细胞表现类型发生转化，因此命名为转化生长因子β（transforming growth factor β，TGF-β）。

研究发现TGF-β广泛存在于正常组织细胞中，其中骨组织和血小板中含量最丰富；TGF-βmRNA则在除成人肝细胞的全身所有细胞和一些肿瘤细胞中表达。在脊椎物组织中已鉴定出5种异构体：TGF-$β_1$~$β_5$；在哺乳动物已鉴定出3种异构体：TGF-$β_1$~$β_3$。哺乳动物中3种TGF-β分别位于不同的染色体上：TGF-$β_1$基因定位于19q13，TGF-$β_2$定位于lq41，TGF-$β_3$定于14q24。TGF-$β_1$在体细胞系中所含比例最高约90%以上，活性最强。

哺乳动物TGF-$β_1$由112个氨基酸组成。哺乳动物中TGF-$β_1$的氨基酸序列高度保守，研究已发现人、猪、牛、猴的成熟TGF-$β_1$序列完全相同，小鼠肽链只有一个氨基酸不同，前体中均含有Arg-Gly-Asp-Leu序列。人TGF-$β_1$前体由7个外显子编码，内含子大小还不清楚。TGF-$β_1$的内含子/外显子接合部位在TGF-$β_2$、TGF-$β_3$中也处于相同位置，只是TGF-$β_1$有3个核苷酸不同。不同种类的TGF-β的非编码序列差异很大，TGF-$β_1$的非编码区G-C富集，而TGF-$β_2$A-T富集。

TGF-β在多种细胞类型中均以无活性形式合成和分泌，可经整合素αvβ6、甘露糖-6-磷酸受体、纤维蛋白溶酶等多途径激活。有活性的TGF-β是由2个含有112个氨基酸的单体借助二硫键组成的分子量为25 kD的二聚体，这种二聚体结构是维持TGF-β三维空间构型及生物学活性的基础。TGF-$β_1$基因上游的启动子有1个G富含区域，其中有转录因子激活蛋白（activating protein-1，AP-1）结合位点，活化的AP-1与之结合可激活TGF-$β_1$基因。

二、转化生长因子β_1的受体

TGF-β_1的受体有2种：Ⅱ型和Ⅰ型丝氨酸/苏氨酸激酶受体，迄今为止共发现有7种Ⅰ型受体和5种Ⅱ型受体，其中Ⅰ型受体为ALK（activin receptor-like kinase），ALK-5是TGF-β_1的Ⅰ型受体。而ALK-1近来被认为是有内皮特异性的TGF-β_1Ⅰ型受体。TGF-β_1Ⅰ型受体和Ⅱ型受体广泛表达于机体组织细胞，分子量分别为70KD和55KD。2种受体均为单次跨膜糖蛋白，胞外区较短，其近膜侧含有大约10个半胱氨酸残基构成的保守区域，称为“Cys盒”，而胞浆区较长，含有丝氨酸/苏氨酸蛋白激酶结构域，具有丝氨酸/苏氨酸激酶活性。Ⅰ型受体的C端含有一个保守的GS结构域（Ser-Gly-Ser-Gly-Ser-Gly），具有传递信号的作用。Ⅰ型受体不能单独与TGF-β自由结合，TGF-β_1或活化素需先与Ⅱ型受体结合成配体-Ⅱ型受体复合物，然后再与Ⅰ型受体结合，在与相应配体作用下，2个Ⅰ型受体与2个Ⅱ型受体结合成为异源四聚体，Ⅱ型受体具有组成型激酶活性，使Ⅰ型受体的GS区磷酸化从而激活Ⅰ型受体，活化的Ⅰ型受体与下游的信号分子相作用从而传递活化信号。

三、转化生长因子β_1的信号转导通路

TGF-β家族的信号主要是通过胞浆内的蛋白传入细胞核。目前发现TGF-β的下游信号分子主要为Smads（drosophlia mothers against dpp and celegans sma，smads）分子。Smad蛋白是drosophila mothers againsdpp（Mad）和C.elegans sma的融合。在哺乳动物中共发现有8种Smad蛋白，分为3个不同的亚族：R-Smad （receptor-regulated Smads）、Co-Smad （common-partner smads）和I-Smads （in-hibitory smads）。TGF-β-Smad是Smad蛋白家族中亚组之一。Smad-2和Smad-3是由TGF-β Ⅰ型受体（ALK-5和ALK-4）和孤儿受体ALK-7所活化。Co-Smad可以与所有磷酸化的R-Smad形成异聚复合体，它是TGF-β、活化素和BMP信号传导通路上的共享成分。迄今为止，在哺乳类中只发现一种Co-Smad，即Smad-4。I-Smad即Smad-6、Smad-7可阻断R-Smad与Co-Smad的激活而抑制TGF-β超家族的信号转导。R-Smad与Co-Smad在其N-末端和C-末端具有高度相似的氨基酸序列：MH1（mad ho-mology）和MH2结构域。除Smad-2外，R-Smad与Co-Smad的MH1结构域可以与DNA的特异序列相结合。R-Smad和Co-Smad的MH2结构域与Smad同聚和异聚复合体的形成密切相关。R-Smad的MH2结构域中的L3环决定了其与Ⅰ型受体作用的特异性。I-Smad中保守的MH2结构域可以与Ⅰ型受体相互作用。I-Smad的N-末端与R-Smad和Co-Smad的MH1结构域差异很大，这可能决定了其信号传导的特异性。

活化的Ⅰ型受体特异短暂与特定的R-Smad相互作用，并将其磷酸化。活化的R-Smad与Co-Smad形成异聚复合体，并在核内积聚。核内的Smad复合体可以直接或者通过其他DNA结合蛋白间接与DNA结合，从而调节靶基因的转录。如Smad3、Smad4可直接与DNA结合，TGF-β靶基因的启动区存在特异性的ad结合元件（smad binding elements，SBE），Smad3、Smad4可经MH1区域与这一序列结合从而直接作用于DNA调节转录；多种转录

因子如fos/jun、TFE3、ATF2、BP2/CBF，p300和CBP等可与R-Smad（Smad2、Smad3）的MH2结构域相互作用，促进Smad与基本转录机制的相互作用。

TGF-β/Smads信号转导通路在细胞内转导见图9-1。

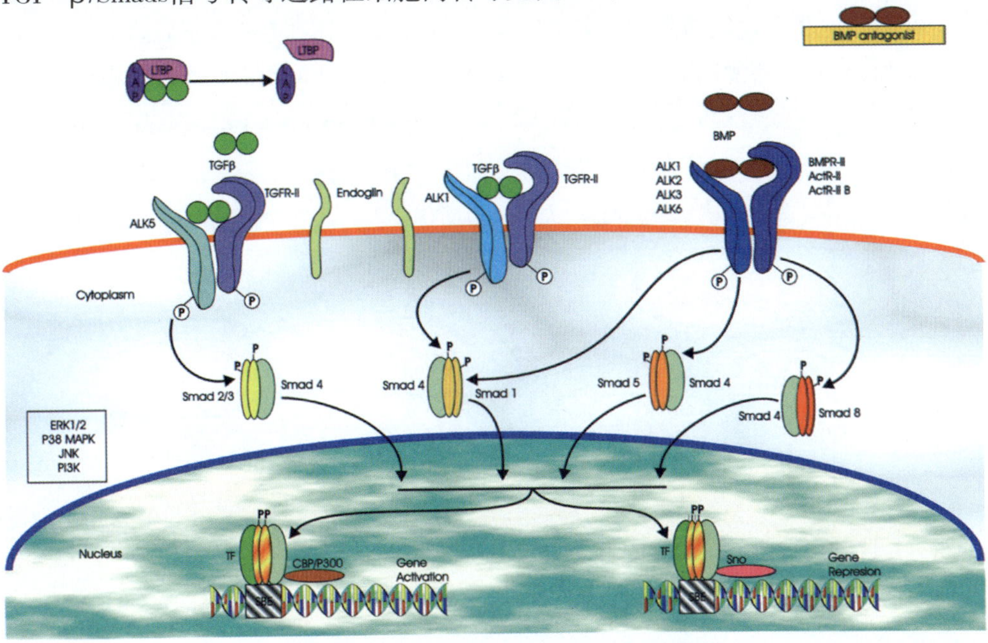

图9-1 TGF-β/Smads信号转导通路

TGF-β：转化生长因子β；TGFR-Ⅱ：转化生长因子受体Ⅱ；ALK：活化素受体类激酶；BMP：骨形态发生蛋白；BMPR：骨形态发生蛋白受体；ActR：细胞内激活素受体；ErK：细胞外调节蛋白激酶；JNK：c-jun氨基末端活化蛋白激酶；PI3K：磷脂酰肌醇3激酶

四、转化生长因子β_1与其他信号转导通路

TGF-β_1不仅通过Smads通路进行信号转导，还与其他信号转导通路相互联系、相互调控，构成复杂的信号网络。目前研究最多的是TGF-β_1/Smads通路与MAPK通路的交互作用以及TGF-β_1/Smads通路与肾素-血管紧张素-醛固酮系统（RAAS）的共同作用在肾纤维化、高血压左心室重构等疾病发病机制中的作用。

（一）TGF-β_1与MAPK通路

有丝分裂原活化蛋白激酶（mitogen-actived protein kinase，MAPK）是一类丝氨酸/苏氨酸蛋白激酶，它广泛存在于体内大多数细胞内，在细胞的增殖、分化、凋亡及应激反应中起重要作用。真核细胞中已发现ERK（P42/P44MARK）通路、SAPK/JNK通路、P38MAPK通路及ERK5通路4条MAPK信号转导通路。其中ERK1/2通路可被多肽生长因子和佛波酯激活，对机械刺激也可作出反应；C-Jun氨基末端激酶（JNK）和P38通路则对炎症因子及应激刺激如高温、渗透压变化、紫外线、DNA损伤剂和蛋白合成抑制剂反应强烈，又称为应激活化蛋白激酶（stree-activated protein kinase，SAPK）；ERK5通路可被生长因子、氧化应激、高渗刺激等因素激活，但对其上游的信号分子及其激活后产生的生物学效应尚待明确。

MAPK通路采用进化保守的三级激酶级联的形式转导信号：细胞受刺激后激活MAPK激酶的激酶（MAP kinase kinase kinase，MKKK），进一步激活MAPK激酶（MAP kinase kinase，MKK），MKK激活后通过双位点磷酸化调控MAPK的活性。活化后的MAPK易位到细胞核，可磷酸化和活化的转录因子各有不同：ERK的核靶是转录因子ElK-1、c-Fos和c-myc等，JNKs和p38的底物分别是c-Jun、ATF-2和ElK-1。MAPK信号通路的作用见图9-2。

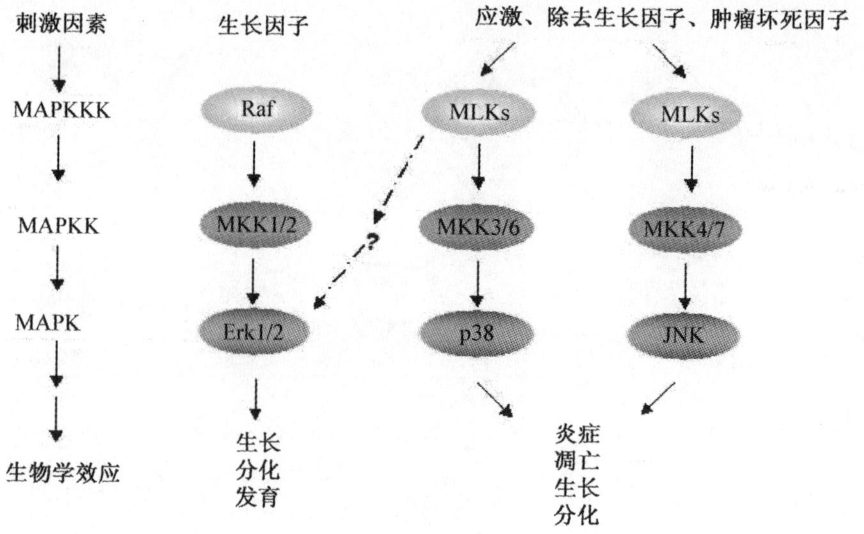

图9-2 MAPK信号通路作用图

MAPKKK：丝氨酸/苏氨酸蛋白激酶；MAPKKK：促分裂素原活化蛋白激酶；MAPK：促分裂素原活化蛋白激酶；MKK：MAPK激酶；ErK：细胞外调节蛋白激酶；JNK：c-jun氨基末端活化蛋白激酶

国内外研究表明TGF-β_1不仅可激活Smad通路，还可以活化多条MAPK通路。TGF-β_1激活MAPK通路的分子机制可能有Smad依赖和非Smad依赖2种。因此，MAPK通路和Smad通路之间存在着交互作用，Smad通路可影响MAPK通路，而MAPK通路对Smad通路具有双向的影响效应，即抑制和促进两方面的作用。

MAPK可在Smad调控水平上抑制Smad通路。活化的Ras能够促进UPP（ubiquiti-proteasome pathway）对Smad4的降解，使Smad2/3和Smad4的复合体形成受阻，从而抑制Smad通路；被表皮生长因子（EGF）或Ras激活的ERK激酶能使Smad1磷酸化，抑制其向核内的转移，阻断TGF-β/Smad信号转导；JNK通过AP-1促进Smad7转录；活化的ERK可通过抑制Smad7而抑制KLF11，并最终抑制TGF-β通路。

MEKK、JNK1和MEK4能促进TGF-β_1诱导的通路表达，并主要通过对Smad蛋白的调节来影响TGF-β/Smads通路。MAPK通路可通过抑制I-Smad来激活Smad通路。

（二）TGF-β/Smads与肾素-血管紧张素系统

肾素-血管紧张素-醛固酮系统（renin-angiotensin aldosterone system，RAAS）是调节血压的重要内分泌系统，在高血压的病因学中占有重要地位。血管紧张素Ⅱ（angiotensinⅡ，AngⅡ）有强烈的血管收缩作用并能促进交感神经释放去甲肾上腺素、肾上腺皮质分泌醛固酮和髓质释放儿茶酚胺，引起血容量增加、血压升高。AngⅡ还能引起血管壁增厚和心肌细胞增生肥大，从而降低血管和心脏的机械效能。机体除有经典的循环RAAS外，局部组织也存在有RAAS，它们有不同的功能。循环RAAS与短期功能如水钠潴留、血管收缩等有关，而局部RAAS主要与其长期效应如高血压进展、血管壁及心肌肥厚等有关。肾素-血管紧张素系统对心血管系统和细胞功能等有重要的调节功能。

在肾脏中，AngⅡ与TGF-β_1之间的联系第一次被发现。研究表明，AngⅡ可提高肾中TGF-β_1的水平，从而致肾纤维化。TGF-β_1参与了心肌纤维化的过程，可能与TGF-β_1改变心肌胶原产生有关。近年研究发现TGF-β_1与AngⅡ致心肌细胞肥大作用密切相关，在TGF-β_1基因缺陷时，AngⅡ不能诱导鼠心肌细胞肥大。

五、转化生长因子β_1的生物学效应

TGF-β_1受体广泛表达于机体组织细胞，体内大部分的正常细胞均表达TGF-β_1家族成员的膜结合受体，TGF-β_1与其受体具有高度特异的亲和力，因此对许多细胞都能发挥调节作用。TGF-β_1具有免疫调节、创伤修复、胚胎发生、细胞增殖与凋亡、造血调控等广泛的生物学功能（图9-3）。生长抑制是TGF-β_1特有的性质，TGF-β_1对大多数细胞的增殖具有抑制作用，尤其是上皮细胞、内皮细胞、淋巴样细胞和造血细胞。TGF-β_1对多数淋巴细胞具有免疫抑制作用。TGF-β_1还能促进血管内皮细胞增生，有利于肿瘤组织血管形成。TGF-β_1的这些作用主要是通过调节细胞周期因子、转录因子、黏附因子等环节而实现的。TGF-β_1不仅生物学功能多样，而且其功能还具有多重性，如在肿瘤早期为抑制肿瘤生长，但到晚期则表现为促进作用。

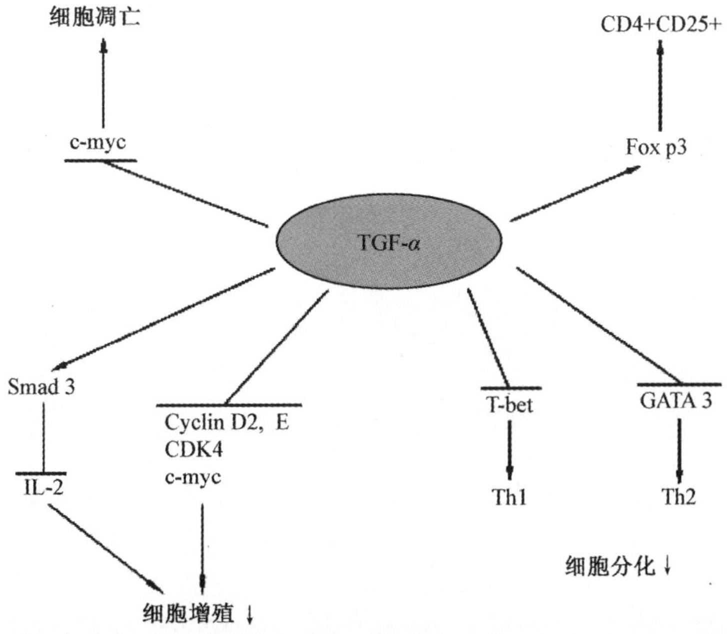

图9-3　TGF-β_1生物学效应图

Foxp3：翅膀状螺旋转录因子；TGF-α：转化生长因子α；Smad3：胞质抑制因子3；IL-2：白介素2；Cyclin：细胞周期蛋白；CDK：细胞周期蛋白依赖激酶；Th：辅助T细胞

第二节 转化生长因子 $β_1$ 与心血管疾病

冠状动脉粥样硬化性心脏病、原发性高血压等心血管疾病日益成为当代社会中危害最大、最常见的慢性流行性疾病之一。随着我国人口老龄化，心血管疾病带来的各种问题日益突出。

国内外文献报道显示各种心血管疾病都存在心肌细胞、血管内皮细胞及血管平滑肌细胞的增殖和凋亡，从而导致心脏与血管的重构。心肌重构和血管重构是室心血管发病的危险因素之一，探讨有效地保护心血管系统的方法已成为当今关注的热点问题。研究表明，TGF-$β_1$能刺激正常成纤维细胞的表现类型发生转化，还参与了心肌细胞肥大的过程，参与了对血管平滑肌细胞的增殖和凋亡，对心血管系统有多种生物学作用。

一、转化生长因子 $β_1$ 与心肌重构

心肌重构是原发性高血压、冠状动脉粥样硬化性心脏病、心力衰竭等疾病中重要的病理改变，尤其是心室重构（ventricular remodeling），与心血管局部的肾素-血管紧张素系统密切相关，并通过血管紧张素Ⅱ调节TGF-$β_1$在心血管中的表达而促进重构的发生、发展。通过对TGF-$β_1$的研究将促进重构的发生、发展机制探讨，为临床治疗提供实验基础。

（一）TGF-$β_1$与高血压心肌重构

1. TGF-$β_1$与左心室重构：研究表明TGF-$β_1$可促进左心室重构。TGF-$β_1$及其受体TβRI在心肌细胞及心肌间质细胞中均有表达。心脏在压力超负荷时，产生AngⅡ，增加了TGF-$β_1$在心肌细胞表达，诱导c-fos、jun、ras等原癌基因表达，致心脏收缩蛋白胚胎型β-肌球蛋白重链、骨骼肌纤维蛋白、心房肽表达；另一方面通过与膜受体结合，激活细胞生长信息传递的第二信使如蛋白激酶C，有丝分裂蛋白激酶，诱导RNA和蛋白质合成而致肥厚。TGF-$β_1$可能通过视网膜母细胞瘤抑癌基因产物（PRb）抑制胞核中的原癌基因c-myc表达，使细胞停滞于细胞周期的G_1后期不能进入S期而抑制细胞增殖。

TGF-$β_1$以自分泌和旁分泌方式在心肌重塑过程中发挥重要作用，TGF-$β_1$还可能在心肌肥大反应中起到了保护正常心肌功能的作用。高血压动物肥厚的左心室心肌中，TGF-$β_1$通过增强纤维连接蛋白和胶原的mRNA表达参与了心肌肥大的过程。大量的动物模型和人手术后的病理标本检测结果提示，各种原因导致的心肌肥厚均同时伴随着TGF-$β_1$表达的上调。TGF-$β_1$能介导心肌细胞肥大，并呈剂量依赖性。血管紧张素不能引起TGF-$β_1$基因敲除大鼠发生心肌肥厚，它可刺激心肌细胞合成新的收缩蛋白，使胚胎基因再度表达。最新研究发现转化生长因子活化酶1（transforming growth factor β -activated kinase 1，TAK1）与心肌肥大和心功能衰竭有关。TGF-$β_1$不仅可激活Smads通路，还可快

速激活TAK1，在TAK1与TGF-β_1Ⅱ型受体间存在直接联系。

2．TGF-β_1与高血压性心肌纤维化：心脏是高血压最常损害的靶器官之一，主要表现为左心室肥厚，组织学上即为左心室重构。心肌纤维化即心肌纤维胶原网络重构被认为是高血压性左心室肥厚引起舒张功能减退、心肌僵硬度增加、心肌缺血和室性心律失常的重要原因。肾素-血管紧张素系统与高血压心肌纤维化的发生有关，而AngⅡ是肾素-血管紧张素系统中最重要的效应分子之一。近年研究发现TGF-β_1在AngⅡ的促纤维化过程中起促进作用，并且TGF-β_1可不依赖AngⅡ对心肌纤维化起重要作用。

TGF-β_1是成纤维细胞的强趋化因子，可诱导其分化为心肌成纤维细胞，刺激胶原蛋白、纤维连接蛋白及蛋白多糖等细胞间质成分的合成，促进细胞间质的沉积。TGF-β_1以自分泌和旁分泌方式在心肌重塑过程中发挥重要作用。AngⅡ、去甲肾上腺素和异丙肾上腺素等均可促进成纤维细胞分泌TGF-β_1。研究表明，TGF-β_1可促兔心肌成纤维细胞中Ⅰ型、Ⅲ型胶原及纤维黏连蛋白等mRNA及蛋白水平表达增加；TGF-β_1还可以增加体外大鼠、人心肌成纤维细胞产生胶原，并诱导成纤维细胞分化为心肌成纤维细胞，表达α平滑肌肌动蛋白（α-SMA）。TGF-β_1可抑制胶原酶、弹性蛋白酶等的分泌，刺激蛋白酶抑制剂如纤溶酶原激活剂抑制物-1（PAI-1）、蛋白酶组织抑制剂（TIMP）的表达，从而抑制Ⅰ型胶原等细胞外间质（extra cellular matrix，ECM）成分的降解，促进心肌纤维化。体外培养实验还发现TGF-β_1 可以无活性的形式被释放激活后促进心肌成纤维细胞分化增生，上调胶原合成并抑制胶原酶释放。研究发现，TGF-β_1还可通过诱导血小板源性生长因子、成纤维细胞生长因子、肿瘤坏死因子等包括其自身的产生而进一步促进心肌纤维化的发展。

TGF-β/Smads信号通路在心肌纤维化中的重要作用。心肌梗死、压力负荷等各种因素作用下，心肌中TGF-β_1表达上调，并可观察到胶原蛋白、纤维连接素的持续表达。在心肌梗死疤痕区、高血压肥大的心肌细胞中均发现Smads（Smad2、Smad3、Smad4等）表达也增加。大量研究表明，AngⅡ、β肾上腺素、内皮素等引起心肌纤维化时TGF-β_1增加。TGF-β_1增加成了诸多因素所致心肌纤维化的共同通路。AngⅡ刺激TGF-β_1合成可促进纤维化发生，并增加内皮细胞和心脏肌性成纤维细胞TGF-β_1的合成；TGF-β_1基因缺陷小鼠中AngⅡ刺激下则未发现明显的左心室心肌肥大和纤维化。

由于TGF-β/Smads信号通路在心肌纤维化中起重要作用，已有研究对TGF-β/Smads信号通路在作用的药物对抗心肌纤维化。心肌纤维化引起的TGF-β/Smads表达增加可被AngⅡ受体阻滞剂洛沙坦减弱，同时，洛沙坦还可减轻Ⅰ、Ⅲ型胶原和纤连蛋白的合成，在大鼠和人心肌成纤维细胞中也发现了同样作用；TGF-β_1非特异性抑制剂曲尼司特（Tranilast）可减轻胶原积聚和左心室肥大；TGF-β_1中和性抗体也可以拮抗TGF-β_1的致纤维化作用；纤溶酶活性抑制剂甲璜酸卡莫司他（Camostatmesilate）可以阻止TGF-β_1引起到抗纤维化作用。

3．TGF-β_1与高血压心肌细胞肥大：心肌肥厚过程中，心肌细胞在分子水平上的改变主要表现为心肌细胞的收缩蛋白合成加速，蛋白质含量增加，细胞体积增大而细胞数目不变。心肌细胞肥大时早期反应基因（inunediate early genes，Erg）如c-fos，c-jun，c-myc等的表达短暂增加；胚胎期表达出生后失活的基因如心室肌肌球蛋白同功酶被重新激活，使肌球蛋白成年型向胚胎型转变；骨骼肌肌动蛋白重新表达；心室肌重新合成心房利尿钠因子（ANF）。还有研究发现血管紧张素原基因、TGF-β_1 基因的表达增加等也与心肌细胞肥大有关。

心肌肥厚表型特征是由核内基因表达模式决定的。不同刺激因素诱发的基因表达模式不同取决于它们启动的信号转导通路不同。目前研究发现在心肌肥大中主要可能有3种跨膜信号装置参与调控：①G蛋白耦联的受体，其中肾素、AngⅡ、CT-1及去甲肾上腺素（NE）的受体主要启动磷脂酰肌醇代谢途径；β-AR主要启动了AC激活途径即cAMP途径。②具有酪氨酸激酶活性的生长因子受体，如表皮生长因子、血小板源性生长因子、转移生长因子β等启动了Ras途径。③可利用胞质非受体酪氨酸激酶的细胞因子受体，主要启动非受体酪氨酸激酶如JAKs-STAT途径，也可通过Ras途径转导信息。各种信号通过各自的受体跨膜激活细胞内不同的信号通路，对下游效应蛋白进行磷酸化。已经明确参与心肌细胞肥大的主要信号转导途径有：①蛋白激酶C及其介导的信号转导途径，受Ca^{2+}，二酯酰甘油（DAG）等活化。②丝裂素活化蛋白激酶及其介导的信号转导途径（MAPKK），分别为细胞外调节酶ERKs，应激化蛋白酶/c-Jun氨基末端激酶SAPK/JNK和p38Kinase。③Ca^{2+}及其依赖的信号转导途径。④磷脂酰肌醇-3激酶（phosphoinositide 3-kinase，PI3K）及其介导的信号转导途径。其中 MAPK通路被认为是多种细胞外信号引起细胞增殖肥大的细胞内信息传递的汇聚点或共同通路。MAPK及其介导的信号转导途径在正常生理状态下及病理因素刺激时对细胞的生长和增殖的信号传递起到重要作用。

有研究表明在AngⅡ诱导的心肌肥大中，TGF-β_1参与心肌细胞增生及细胞外基质纤维化作用。也有研究显示心肌肥厚以增加心功能是心肌对RAAS兴奋性增高的适应性反应，其主要表现为细胞肥大而不是细胞增殖。AngⅡ可刺激TGF-β_1表达，AngⅡ可刺激体外培养的大鼠新生细胞心肌成纤维细胞促进TGF-β_1旁分泌而致心肌肥大。AngⅡ与TGF-β_1共同作用时可在体外培养的心肌细胞肥大反应有协同作用。机械刺激因素促进AngⅡ、TGF-β_1、内皮素-1（ET-1）在心肌局部自分泌和旁分泌，后者作用于心肌成纤维细胞、内皮细胞、血管平滑肌细胞而对心肌肥大起作用。而体外实验发现，AngⅡ或TGF-β_1在单纯培养的心肌细胞中无致肥大作用，而是通过心肌成纤维细胞中与（ET-1）有关的因素介导了心肌细胞的肥大。也有研究表明在体外实验时，AngⅡ可诱导心肌细胞中的TGF-β_1表达。AngⅡ可能通过介导降低Ca^{2+}依赖的磷酸肌酸酶介导的表皮生长因子EGF-R的作用而刺激TGF-β_1的表达。

TGF-β_1受体拮抗剂能抑制AngⅡ诱导的心肌细胞肥大。TGF-β_1基因敲除大鼠左心室重量没有增加，心肌细胞体积未见增大，心功能没有恶化。但目前关于TGF-β_1在AngⅡ诱导的心肌肥大中具体的作用机制国内外少见报道。

心肌细胞肥大时Smad2、Smad3的表达水平明显上升，而Smad7可抑制心肌细胞肥大。有实验发现高血压病患者中动脉硬化可能与Smad2/3有关。其他信号通路也可在不同层次影响TGF/Smads的信号转导。TGF/Smads与MAPK通路之间存在交互作用（corss talk），Ras激活的MAPK/ERK可抑制RSmad/Smad4复合物，但也可以激活Smad3的磷酸化和信号转导。有研究报道TGF-β_1的某些生物学效应是通过ERK途径介导，因此有研究观察发现1 ng/ml TGF-β_1可引起ERK1/2的磷酸化，即活化ERK1/2在刺激30 min时达峰。但也有实验表明ERK1/2通路不倚赖TGF-β_1，而Smad通路则依赖ERK1/2。还有研究表明，药物干扰TGF表达后，可抑制心肌肥大及胶原沉淀。TGF/Smads通路与MAPK通路在心肌细胞中的作用关系目前少见研究报道。

TGF-β/Smads通路与MAPK通路之间存在交互作用。TGF-β_1-TAK1-MKK3/6-p38MAPK通路中，TGF-β_1通过激活TAK1可改变心肌的基因表达，导致心肌细胞肥大。研究发现心肌中表达TAK1的活化突变体可引起p38MAPK磷酸化、心肌肥厚、间质纤维化、严重心功能障碍、诱导胚胎基因、细胞凋亡和小鼠早期死亡。TGF/Smad与MAPK之间是否还存在其他联系有待进一步研究。

（二）TGF-β_1与心肌梗死后心肌重构

冠心病中，尤其是急性心肌梗死（acute myocardial infarction，AMI）后，大面积的透壁性心肌梗死可导致包括梗死区和非梗死区心室结构发生复杂变化，即心室重构。心室重构全面地影响了心室的功能及生存预后，因而改善心室功能和临床后果的研究逐渐成为引人注目的研究热点。

心肌梗死后梗死区扩展（infarct expansion）、非梗死区心肌容量超负荷性肥厚（volum eoverload hypertrophy）是心室重构的主要病理表现。AMI早期，疤痕形成前梗死区呈局限性心脏膨胀称为梗死区扩展，可导致左心室舒张容量增加和充盈压增加。而在心肌梗塞后期发现存活残留的心肌细胞肥大表现，舒张末期心室壁压力增加可能为心肌容量超负荷性肥厚的启动因素，进而导致心肌收缩性降低，心力衰竭。AMI后心室扩张与心室重构导致的心室容积过大，还可能造成心脏血栓、心力衰竭和心律失常恶化，对预后有极不良影响。

TGF/Smads通路参与了心肌梗死后心室重构的过程。在心脏中，心肌梗死促使TGF-β_1表达上调，并可观察到胶原蛋白、纤维连接索的持续表达。研究发现，心肌梗死后左心室舒张末压、非梗死区胶原含量均增加；梗死区、梗死边缘区、非梗死区及右心室TGF-β_1 mRNA和Smad3 mRNA的表达增加，而Smad7 mRNA表达降低，Smad3对心室重构有促进作用，而Smad7对心室重构有抑制作用。心肌特异性表达的TGF-β_1最终可导致心肌肥厚和心肌纤维化，TGF/Smads在其中发挥了重要作用。利用能竞争性的抑制TGF-β_1的腺病毒载体携带的可溶性Tβ_1 RII治疗心肌梗死后的小鼠可发现心肌梗死后的存活率明显提高，左心室扩张减轻，心肌梗死4周后的心功能提高，病理分析显示纤维组织形成减少。也有实验证明阻断TGF-β_1只有在心肌梗死后期才会减轻心肌纤维化和心室重塑而发挥有益作用。因此，由于TGF-β_1作用的多样性及实效性，关于TGF/Smads的干预研究将是未来为临床提供有效实验依据的方向之一。

（三）TGF-β_1与心肌病性心肌纤维化

1．TGF-β_1与病毒性心肌病：心肌纤维化是病毒性心肌炎的主要病理变化，可表现为心肌胶原的合成与降解的失衡，心肌间质中胶原沉积增多，各型胶原比例失调、排列紊乱，心脏顺应性下降，僵硬度增加等。过度的心肌纤维化是病毒性心肌炎发生心律失常、心力衰竭、心脏性猝死等并发症以及由心肌炎发展到心肌病的决定因素。研究发现，在病毒性心肌炎心肌纤维化发病过程中，心肌TGF-β_1表达上调，并且与病毒基因组在感染小鼠的心肌持续存在有关。在病毒性心肌炎心肌纤维化的病理变化过程中，TGF-β_1可以增加以胶原为主的间质蛋白质合成，抑制基质金属蛋白酶分泌，并刺激金属蛋白酶组织抑制剂表达，从而抑制胶原降解。病毒性心肌炎过程中，引起的心肌损伤可由心肌细胞和心肌成纤维细胞分泌TGF-β_1，以旁分泌或自分泌方式在心肌纤维化过程中起重要作用，在病毒性心肌炎慢性期病毒持续感染后心肌胶原明显增生重建的病理变化过程中起一定的作用。

2．TGF-β_1与糖尿病性心肌病：现代生活方式导致罹患糖尿病人数越来越多，而糖尿病病人80%的死亡是由于心血管疾病引起的，是非糖尿病人群心血管系统疾病病死率的2～3倍，这其中大部分是由冠心病引起的。随着科学研究方法和观念的不断发展，关于糖尿病性心肌病（Diabetic Cardiomyopathy，DC）的概念也越来越被认可。糖尿病性心肌病主要是独立于高血压、动脉粥样硬化之外的特异性心肌病变。糖尿病心肌病变早期无明显的临床表现，彩色多普勒超声心动图可发现心室的舒张功能障碍，随病情的进展逐渐出现心室收缩功能异常，直至心力衰竭。目前这一疾病已获得了很多流行病学、分子生物学和大量临床研究资料的支持。Framingham研究发现糖尿病患者与非糖尿病人群相比，男性糖尿病患者充血性心力衰竭发病率为2.4，女性为 5，这一结果与年龄、高血压、肥胖、冠心病和高脂血症无关有研究显示，血糖控制良好的2型糖尿病患者中，仍有 60%的个体存在心脏舒张功能障碍。这些均表明，糖尿病心肌受到另外一种损害，它造成了心肌更大的损伤，并继发心力衰竭。然而糖尿病心肌病的发病机制目前尚不明确，有待实验研究为临床诊断、防治提供依据。

TGF-β_1及其受体在心脏的心肌细胞和非心肌细胞均有表达。糖尿病状态下，高糖、糖基化终末产物、AngⅡ、氧化应激、血栓素A_2和低密度脂蛋白（LDL）等多种因素均可诱导心脏TGF-β_1的活化及其受体的表达增加。活化后的TGF-β_1参与心肌纤维化、心肌肥厚和心肌细胞凋亡等心脏病理生理过程。糖尿病大鼠心肌组织中TGF-β_1蛋白含量明显增加。推测在糖尿病大鼠心肌组织TGF-β_1是活化的，活化的TGF-β_1参与了糖尿病心脏病理生理过程。TGF-β_1是诸多因素导致心肌纤维化最后的共同的中介物之一，AngⅡ、内皮素和去甲肾上腺素引起的心肌纤维化均可由其介导。糖尿病心肌细胞间及血管周围胶原纤维和弹力纤维含量明显增加，血管基底膜增厚纤维化和血管外间质纤维，活化的TGF-β_1可能通过以上机制参与糖尿病心肌间质纤维化过程。TGF-β_1可能通过诱导P27 kipl基因的表达来调节细胞周期，使细胞不能从G_1期转到S期，导致DNA增殖停止，而RNA、细胞浆合成却增加，表现为细胞增殖受抑制和细胞肥大，而介导心肌细胞肥大的发生。此外，TGF-β_1还能够诱导心肌细胞和心肌成纤维细。总之，TGF-β_1的变化与糖尿病心肌病变程度相一致，TGF-β_1参与了糖尿病心肌病的发病过程。

（四）TGF-β_1与心肌细胞凋亡

心脏负荷过重时室壁应力增加导致心室反应性肥大和扩大，心肌细胞增生和凋亡增加，心脏处于病理状态。在上述病理状态中，细胞凋亡可能是左心室重构病理过程的启动因素，并且其调节作用可能贯穿了左心室重构全过程。TGF-β_1有可能介导MAPK信号通路参与细胞凋亡的过程，有研究显示TGF-β家族激活p38和JNK信号通路而诱导凋亡；TGF-β_1还可能通过作用于bcl-2、caspases等靶基因调节细胞凋亡。AngⅡ也可能通过TGF-β_1的信号通路刺激心肌细胞凋亡。关于TGF-β_1在心肌细胞中作用及机制的研究少见报道，可以成为未来在TGF-β_1促心肌细胞肥大的研究途径之一。

综上所述，TGF-$β_1$及其信号传导在心肌重构中发挥重要的作用，TGF-$β_1$还具有一般细胞因子发挥作用的网络性、多效性特点，与其他信号通路相互影响，尤其是TGF-$β_1$与Ang II形成的网络在心肌重构、纤维化形成中起着主导作用。针对TGF-$β_1$靶点及其Smads信号转导通路阻断的研究可能会为心脏疾病的防治带来新的贡献。但是TGF-$β_1$信号通路作用复杂，有可能导致细胞分化异常，从而出现细胞生物学行为变化，应给予足够重视，仍有待充分的实验依据。

二、转化生长因子$β_1$与血管重构

血管重构的概念最早由Baumbach和Heistad提出，是指血管为适应内外环境的变化而发生的结构和功能的适应性改变。目前血管重构可分为非肥厚性血管重构及肥厚性血管重构。心血管系统疾病中主要为肥厚性血管重构，它的结构特征是血管平滑肌细胞增生导致的血管壁中膜面积增大，管径缩小，血管外径不变或向外增大，其中血管中层平滑肌细胞（VSMC）总体积增加是血管重构的重要内容。血管重构可以表现为单个VSMC体积增加，或者是VSMC数量增多。不同动脉类型VSMC表达增生或肥大不同，大血管如主动脉以肥大为主，小动脉则以增生为主。动脉粥样硬化及扩张术后再狭窄患者的血管重构是以肥厚性血管重构为主，主要由血管平滑肌细胞增多和细胞外基质增加造成。不同类型高血压或同一模型中的不同血管中，血管重构的特点不相同。肾性高血压大鼠中血管重构以肥厚性重构为主，而自发性高血压大鼠中，软脑膜细动脉以非肥厚性重构为主。多种血管活性物质如AngⅡ、儿茶酚胺及内皮素等，以及多种细胞因子如TGF-$β_1$、血小板源性生长因子（PDGF）、成纤维细胞生长因子（b-FGF）、表皮生长因子等也能刺激离体培养的VSMC生长。

血管壁主要由内皮细胞，平滑肌细胞，细胞外基质和外膜成纤维细胞组成。内皮细胞的功能变化，血管平滑肌细胞的增殖/增生、肥大和凋亡的变化以及外膜与细胞外基质的改变是血管重构的细胞学基础。

血管内皮细胞感受血流动力学变化，通过G蛋白及其他受体介导的信号转导通路调节内皮细胞内多种基因表达，影响平滑肌细胞的增殖、凋亡以及迁移。内皮细胞还有内分泌功能，可合成和分泌内皮素、血管紧张素Ⅱ、内皮缩血管因子、前列环素和内皮舒张因子，其中缩血管因子可促进血管平滑肌细胞增殖或肥大、迁移和胶原纤维存积；而舒血管因子可抑制血管平滑肌细胞的增生、迁移。在高血压、动脉粥样硬化和扩张术后再狭窄等相关疾病中，内皮细胞可增加内皮素同时和血管紧张素等缩血管因子的表达，并降低NO等舒血管因子的表达，从而促进血管重构。

平滑肌细胞的增殖和迁移则是血管重构的中心环节。血管紧张素、内皮素和血小板源性生长因子等缩血管因子表达增加，降钙素基因相关肽和缓激肽等舒血管因子表达降低以及机械应力增加均促进血管平滑肌细胞的增生、肥大、凋亡以及基质金属蛋白酶（MMP）合成和分泌的变化最终影响细胞的迁移。血管平滑肌细胞也可合成和分泌细胞外基质。胶原纤维及基质增生过度，非细胞成分比例扩大等也参与了血管重构的形成。

细胞外基质包括胶原、蛋白聚糖、糖胺多糖、弹力纤维和糖蛋白等五大成分，外膜主要由成纤维细胞组成。研究表明，外膜和细胞外基质在血管重构中也起着重要作用。目前

认为，多种因素包括AngⅡ、TGF-β_1和一些细胞因子可促进外膜成纤维细胞迁移、增殖、表型转换。而增殖的外膜成纤维细胞可分泌过多的MMP及血浆纤维酶原活化因子，降解细胞外基质，降低其浓度，促进血管平滑肌细胞迁移。

血管重构与心肌重构作为心血管系统疾病靶器官损害的共同病理学基础，已成为国际国内心血管研究领域的热点之一。关于心血管疾病中发生血管重构的机制研究取得一定认识，AngⅡ及TGF-β_1等因子在血管重塑中的作用机制起着重要作用。

研究发现，TGF-β_1在自发性高血压大鼠（SHR）血管平滑肌细胞离体培养中表达增高，并且促进平滑肌细胞的原癌基因表达而致细胞增生、肥大，同时TGF-β_1还刺激其他生长因子如bFGF和PDGF产生，促进重构发展。与正常血压大鼠（WKY）相比，卒中型自发性高血压大鼠（SHRsP）主动脉中TGF-β_1 mRNA表达明显增高，主动脉壁显著增厚。

TGF-β_1对多种细胞类型具有生长抑制作用，对VSMC具有抑制和促进的双重效应，其作用取决于细胞密度和TGF-β_1的浓度，并与TGF-β_1受体的表达类型有关：高密度细胞表达高亲和力受体，低密度细胞表达低亲和力受体。低浓度TGF-β_1通过高亲和力受体刺激DNA合成而高浓度TGF-β_1则通过低亲和力受体抑制DNA合成。

在血管外膜中，TGF-β_1可引起NADP H氧化酶的激活，促使外膜成纤维细胞增殖并转化为肌成纤维细胞，同时产生O^{2-}，O^{2-}被细胞间超氧化物歧化酶转化为可穿透细胞的中膜平滑肌肥大刺激因子H_2O_2，后者以多种形式如降低鸟苷酸环化酶敏感性、激活细胞外信号调节激酶等影响血管壁的功能，引起血管内皮功能障碍和血管平滑肌细胞增殖。

TGF-β/Smads通路在血管重构过程中发挥重要作用。压力负荷、高血糖、AngⅡ等多种因素刺激产生TGF-β_1，Emilin1基因剔除则使TGF-β_1在血管壁的活化不受抑制，促使血压升高，外周血管顺应性降低，血管管腔面积缩小。进一步，在多种因素刺激下，TGF-β_1通过Smad蛋白、蛋白激酶及各转导途径的交互通话促使血管平滑肌细胞、内皮细胞、成纤维细胞、细胞外基质合成增加；抑制细胞外基质的降解，减少胶原蛋白酶的生成及增加金属蛋白酶组织抑制剂的生成而实现过量的细胞外基质沉积，最终导致血管纤维化。

MAPK超家族可依赖或不依赖Smads发挥促血管纤维化效应。p38MAPK或ERK1/2抑制剂可阻断AngⅡ介导的Smads活化及后续效应。MAPK也可以不依赖Smads发挥效应。血管平滑肌增殖是动脉粥样硬化及血管再狭窄的主要特点，TGF-β_1通过阻滞细胞周期调控期中抑制细胞生成，而p38MAPK阻断剂并未直接影响Smad的表达与功能，TGF-β_1不依赖Smad通过p38MAPK发挥抗血管平滑肌增殖作用。MAPK超家族在体内血管纤维化中的作用尚存争论，TGF-β_1与MAPK信号转导通路之间的相互关系还需进一步深入研究。

TGF-β_1及其信号转导通路在血管纤维化中起着重要作用，并与AngⅡ，TGF-β_1有着密切联系。但仍有许多问题有待解决：TGF-β_1在动脉粥样硬化血管纤维化不同时期的作用可能是保护性也可能是有害的；MAPK超家族在血管纤维化过程中的作用尚未明确；有效抑制纤维化的新靶点的筛选等。在深入了解血管纤维化的发生机制基础上，对血管紧张素受体转换酶抑制剂、AngⅡ受体阻断剂、TGF-β_1中和抗体及受体拮抗剂、转染Smads基因等治疗方法的探索必将为更好地防治高血压、糖尿病、冠心病导致的血管并发症及血管成形术后再狭窄提供新的思路。

总之，TGF-β_1及其Smads信号转导通路与高血压、冠心病及慢性心功能衰竭等疾病相关的心肌重构与血管重构的发展密切相关；目前TGF-$β_1$在心肌纤维化、心肌细胞肥大及血管重构的发生过程中的许多分子细节尚有待进一步研究，其作用也具有多样性，不仅可促心肌纤维化细胞肥大，同时还促心肌细胞凋亡，并通过不同的信号通路调控细胞表达；也促进血管纤维化，血管平滑肌细胞增殖、迁移，在心血管系统作用广泛。众多的研究已表明TGF-$β_1$是重要的促纤维化因子之一，也是促肥大因子之一。对TGF-β/Smads信号转导通路的深入研究不仅有助于进一步阐明心肌及血管重构的发病机制，也将为心肌及血管重构的防治研究提供了重要的途径。

（石永英　陈敏生）

参考文献

1. 刘峰．2002．高血压的心脏并发症．中国实用内科杂志，22（4）：1981．
2. Massague J．1998．TGF-β signal transduction．Annu Rev Biochem，67：753-791．
3. Li G，Stacey L．1998．Elevated insulin-like growth factor-I and transforming growth factor-beta1 and their receptors in patients with idiopathic hypertrophic obstructive cardiomy-opathy．Apossib lemechanism．Circulation，98（19）：Ⅱ 144-149．
4. Schultz J J，Witt S A，Glascock B J，et al．2002．TGF-beta1 mediates the hypertrophic cardiomyocyte growth induced by angitensin Ⅱ．J Clin Invest，109（6）：787-796．
5. Seiya K，Seiju U，Kiyoushi T，et al．2001．Ectopic expression of Smad7 inhibits transforming growth facotr-beta responses in vascular smooth muscle cells．Life Sciences，69：2641-2652．
6. Weibin Shi，Chuanxi Sun，Bin He，et al．2004．GADD34-PP1 c recruited by Smad7 dephosphorylates TGFβ type I receptor．J Cell Biol，164（2）：291-300．
7. 姜勇，罗深秋．2005．细胞信号转导的分子基础与功能调控．北京：科学出版社，274．
8. Siegel PM，Massague J．2003．Cytostatic and apoptotic actions of TGF-beta in homeostasis　and cancer．Nat Rev Cancer，3：807-821．
9. Wall NR，Shi Y．2003．Small RNA：can RNA interference be exploited for therpy？ Lanct，362：1401-1403．
10. Caplen NJ．2004．Downregulating gene expression：the impact of RNA interference．Gene Ther，11：1241-1248．
11. Tan FL，Yin JQ．2005．Application of RNAi to cancer research and therapy．Front Biosic，10：1946-1960．
12. 汪长华．2003．心肌细胞的培养及注意事项．中国心脏起搏与心电生理杂志，17（3）：230-323．
13. 张瑞英，孙红艺，富路，等．2005．血管紧张素转换酶抑制剂和AT-1受体拮抗剂联合应用对大鼠心室重构影响的实验研究．中国实用内科杂志，1：36-38．
14. Watkins SJ，Jonker L，Arthur HM．2006．A direct interaction between TGFbeta activated kinase 1 and the TGFbeta type Ⅱ receptor：implications for TGFbeta signalling and cardiac hypertrophy．Cardiovasc Res，69（2）：432-439．
15. Gray MO，Long CS，Kalinyak JE，et al．1998．Angiotensin Ⅱ stimulates cardiac myocyte hypertrophy via paracrine release of TGF-beta 1 and endothelin-1 from fibroblasts．Cardiovasc Res，40（2）：352-363．
16. Van Wamel AJ，Ruwhof C，van der Valk-Kokshoom LE，et al．2001．The role of angiotensinII，endothe-

lin-1 and transforming growth factor-beta as autocrine/paracrine mediators of stretch-induced cardiomyocyte hypertrophy. Mol Cell Biochem, 218（1-2）: 113-124.

17. Harada M, Itoh H, Nakagawa O, et al. 1997. Significance of ventricular myocytes and nonmyocytes interaction during cardiocyte hypertrophy: evidence for endothelin-1 as a paracrine hypertrophic factor from cardiac nonmyocytes. Circulation, 96（10）: 3737-3744.

18. Lijnen, -P, Petrov, -V. Antagonism of the renin-angiotensin system, hypertrophy and gene expression in cardiac myocytes. 1999. Methods Find Exp Clin Pharmacol, 21（5）: 363-374.

19. Matsubara H, Moriguchi Y, Mori Y, et al. 2000. Transactivation of EGF receptor induced by angiotensin Ⅱ regulates fibronectin and TGF-beta gene expression via transcriptional and post-transcriptional mechanisms. Mol-Cell-Biochem, 212（1-2）: 187-201.

20. van Wamel AJ, Ruwhof C, van der Valk-Kokshoorn LJ, et al. 2002. Stretch-induced paracrine hypertrophic stimuli increase TGF-beta1 expression in cardiomyocytes. Mol Cell Biochem, 236（1-2）: 147-153.

21. Wang W, Huang XR, Canlas E, et al. 2006. Essential Role of Smad3 in Angiotensin II-Induced Vascular Fibrosis. Circ Res, 98: 1032-1039.

22. Chow JY, Quach KT, Cabrera BL, et al. 2007. RAS/ERK modulates TGFbeta-regulated PTEN expression in human pancreatic adenocarcinoma cells. Carcinogenesis, 28（11）: 2321-2327.

23. Yang M, Huang H, Li J, et al. 2004. Tyrosine phosphorylation of the LDL receptor-related protein（LRP）and activation of the ERK pathway are required for connective tissue growth factor to potentiate myofibroblast differentiation. FASEB J, 18（15）: 1920-1921.

24. Akel S, Bertolette D, Petrow-Sadowski C, et al. 2007. Levels of Smad7 regulate Smad and mitogen activated kinases（MAPKs）signaling and controls erythroid and megakaryocytic differentiation of erythroleukemia cells. Platelets, 18（8）: 566-578.

25. Derynck R, Roberts AB, Winkler ME, et al. 1984. Human transforming growth factor-alpha: precursor structure and expression in E. coli. Cell, 38（1）: 287-297.

26. Massague J. 1990. The transforming growth factor-beta family. Annu Rev Cell Biol, 6: 597-641.

27. Lin HY, Moustakas A. 1994. TGF-beta receptors: structure and function. Ceu Mol Biol Renew, 40（3）: 337-349.

28. Derynck R. 1994. TGF-beta-receptor-mediated signaling. Trends Biochem Sci, 19（12）: 548-553.

29. Ebner R, Chen RH, Shum L, et al. 1993. Cloning of a type I TGF-beta receptor and its effect on TGF-beta binding to the type II receptor. Science, 260（5112）: 1344-1348.

30. PerssonU, IzumiH, Souchelnytskyi S, et al. 1998. TheL45 loop in type I recep-tors for TGF-beta family members is a critical determinant in specifying Smad isoform activation. FEBS Lett, 1434: 83-88.

31. Logolo AF, Nonogaki S, Miguel RE, et al. 2003. Transferming growth factor-beta expression in head and neck squamous cel curcinoma patients as re-lated to prognosis. J Oral Pathol Med, 32（3）: 139-145.

32. Derynck R, Akhurst RJ, Balmain A. 2001. TGF-beta signaling in tumor sup-pression and cancer progression. Nat Genet, 29: 117-129.

33. Choy L, Derynck R. 1998. The type II transforming growth factor（TGF）-beta receptor-interacting protein TRIP-1 acts as a modulator of the TGF-beta response. J Biol Chem, 273（47）: 31455-31462.

34. Sadoshima J，Izmw S. 1993. Critical role of the ATl receptor for subtype. Circ Res，73（3）：413.

35. Glennon PE，Sugden PH，Poole-Wilson PA. 1995. Cellular mecha-nisms of cardiac hypertrophy. Br Heart J，73：496-499.

36. Matsumoto-Ida M，Takimoto Y，Aoyama T，et a1. 2006. Acti-vation of TGF-β_1-TAK1-p38 MAPK pathway in spared cardiomyocytes is involved in left ventricular remodeling after myocardial infarction in rats. Am J Physiol Heart Circ Physiol，290（2）：709-715.

37. Cross talk among Smad，MAPK，and integrin signaling pathways enhances adventitial fibroblast functions activated by transforming growth factor-beta1 and inhibited by Gax. Arterioscler Thromb Vasc Biol，2008. 28（4）：725-731.

38. Schröder D，Heger J，Piper HM，et al. 2006. Angiotensin Ⅱ stimulates apoptosis via TGF-beta1 signaling in ventricular cardiomyocytes of rat. J Mol Med，84（11）：975-983.

39. Miyazono K，Kusanagi K，Inoue H. 2001. Divergence and convergence of TGF-beta/BMP signaling. J Cell Physiol，187（3）：265-276.

40. Kawabata M，Imamura T，Miyazono K. 1998. Signal transduction by bone morphogenetic proteins. Cytokine Growth Factor Rev，9：49-60.

41. Massague J. 1998. TGF-β signal transduction. Annu Rev Biochem，67：753-791.

42. Miyazono K，Ten Dijke P，Heldin CH. 2000. TGF-beta signaling by Smad proteins. Adv Immunol，75：115-157.

43. Derynck R. 1994. TGF-β-receptor-mediated signaling. Trends Biochem Sci，19（12）：548-553.

44. Wrana J，Attisano L，Wieser R，et al. 1994. Mechanism of activation of the TGF-β receptor. Nature，370（6488）：341-347.

45. Derynck R，Gelbart WM，Harland RM，et al. 1996. Nomenclature：verte-brate mediators of TGFβ family signals. Cell，87：173.

46. MassaguéJ，Wotton D. 2000. Transcriptional control by the TGF-β/Smad signaling system. EMBO J，19：1745-1754.

47. Wu RY，Zhang Y，Feng XH，et al. 1997. Heteromeric and homomeric in-teractions correlate with signaling activity and functional cooperativity of Smad 3 and Smad 4/DPC 4. Mol Cell Biol，17：2521-2528.

48. Lo RS，Chen YG，Shi Y，et al. 1998. TheL3 loop：astructuralmotif deter-mining specific interactions between SMAD proteins and TGF-β recep-tors. EMBO J，17：996-1005.

49. Jonk LJC，ItohS，Heldin CH，et al. 1998. Identification and functional char-acterization of a Smad binding element（SBE）in the JunB promoter that acts as a transforming growth factor-β，activin，and bone morphogenetic protein-inducible enhancer. J Biol Chem，273：21145-21152.

50. Wrana JL. 2000. Regulation of Smad activity. Cell，100：189-192.

51. Whitman M. 1997. Signal transduction：feedback from inhibitory SMADs. Nature，389：549-551.

52. Hashimoto S，Gon Y，Takeshita I，et al. 2001. Transforming growth factor-beta1 induces phenotypic modulation of human lung fibroblasts to myofibroblast through a c-Jun-NH2-terminal kinase-dependent pathway. Am J Respir Crit Care Med，163（1）：152-157.

53. Pelaia G，Cuda G，Vatrella A，et al. 2003. Effects of transforming growth factor-［beta］and budesonide on mitogen-activated protein kinase activation and apoptosis in airway epithelial cells. Am J Respir Cell Mol

Biol，29（1）：12–18.

54. Tuli R，Tuli S，Nandi S，et al. 2003. Transforming growth factor–beta–mediated chondrogene–sis of human mesenchymal progenitor cells N–cadherin and mitogen–activated protein kinase and Wnt signaling cross–talk. J Biol chem，278（42）：41227–41236.
55. Utsugi M，Dobashi K，Ishizuka T，et al. 2003. C–Jun–NH2–terminal kinase mediates express–ion of connective tissue growth factor induced by transforming growth factor–beta1 in human lung fibroblasts. Am J Respir Cell Mol Biol，28（6）：754–761.
56. Saha D，Datta PK，Beauchamp RD. 2001. Oncogenic ras represses transforming growth factor–beta/Smad signaling by degrading tumor suppressor Smad4. J Biol Chem，276（31）：29531–29537.
57. Uchida K，Suzuki H，Ohashi T，et al. 2001. Involvement of MAP kinase cascades in Smad7 transcriptional regulation. Biochem Biophys Res Commun，289（2）：376–381.
58. Qin BY，Chacko BM，Lam SS，et al. 2001. Structural basis of Smad1 activation by receptor kinase phosphorylation. Mol Cell，8（6）：1303–1312.
59. Shi Y，Massague J. 2003. Mechanisms of TGF–beta signaling from cell membrane to the nucleus. Cell，113（6）：685–700.
60. Schultz JJ，Witt SA，Glascock BJ，et al. 2002. TGF–beta meditates the hypertrophic cardiomyocyte growth induced by angiotensin Ⅱ. J Clin Invest，109（6）：787–796.
61. Petrov V，Fagard R，Lijnen P. 2002. Stimulation of collagen production by transforming growth factor–beta 1 during differentiation of cardiac fibroblasts to myofibrolasts. Hypertension，39（2）：258–263.
62. Brooks W，Conral C. 2000. Myocardial fibrosis in transforming growth factor beta（1）heterozygous mice. J Mol Cell Cardiol，32（2）：187–195.
63. Baumeach，Heistad DD. 1989. Remodelling of cerebral arterioles in chronic hypertension. Hypertension，13（6Pt2）：968–972.
64. Gluck B，Schmidtke M，Merkle I，et al. 2001. Persistent expression of cytokines in the chronic stage of CVB3–induced myocarditis in NMBI mice. J Mol Cell Cardiol，33（9）：1615–1626.
65. Trost S，LeWinter M. 2001. Diabetic cardiomyopathy. Curr Treat Options Cardiovasc Med，3：481–492.
66. Schannwell CM，Scheineppheim M，Perings S，et al. 2002. Left ventricular diastolic dysfunction as an early manifestation of diabetic cardiomyopathy. Cardiology，98（1–2）：33–39.
67. Yu Y，Ohmori K，Chen Y，et al. 2004. Effects of pravastatin on progression of glucose intolerance and cardiovascular remodeling in a type Ⅱ diabetes model. J Am Coll Cardiol，44（4）：904–913.
68. Zacchigna L，Vecchione C，Notte A，et al. 2006. Emilin1 links. TGF–beta maturation to blood pressure homeostasis. Cell，124（5）：929–942.
69. Phyllis A，Manikkam S. 2006. Transforming Growth Factor β Signaling，Vascular Remodeling，and Hypertension. N Engl J Med，354：2721–2723.

第十章
神经肽Y与心血管疾病

Chapter 10　Neuropeptide Y and Cardiovascular Diseases

概　　言

神经肽Y（NPY）是36个氨基酸组成的多肽，它是心脏组织中表达最丰富的肽类。NPY与去甲肾上腺素共存于交感神经的分泌囊泡，接受刺激后共同释放，通过NPY受体在心血管系统的多种生理和病理状态中发挥着重要作用。

神经肽Y（neuropeptide Y，NPY）是一种体液调节物质，它是脑和心脏组织内表达最丰富的肽类物质。NPY参与了体内多种生物学效应，包括饮食、循环系统和神经内分泌系统的调节，以及抗焦虑作用等。此外，NPY还可通过多种途径对心血管系统的功能起重要的调节作用，与多种心血管疾病的发生、发展关系密切。

第一节　神经肽Y的分子结构

Tatemoto等于1982年首次从猪脑中提取了NPY，并报道了NPY的氨基酸序列。NPY由36个氨基酸组成，含有36个氨基酸残基，结构与YY肽及胰多肽相似，因此命名为神经肽Y。它具有类似发卡样的三维结构，具有2个相互平行的螺旋区，1个富含脯氨酸的螺旋和1个α螺旋，2个螺旋之间则通过疏水键来维持其稳定。人的NPY结构为：Tyr–Pro–Ser–Lys–Pro–Asp–Asn–Pro–Gly–Glu–Asp–Ala–Pro–Ala–Glu–Asp–Met–Ala–Arg–Tyr–Tyr–Ser–Ala–Leu–Arg–His–Tyr–Ile–Asn–Leu–Ile–Thr–Arg–Gln–Arg–Tyr–NH2。通过分子结构分析，发现人、大鼠、豚鼠以及家兔的NPY序列完全相同，而猪的NPY序列与人的序列只相差一个氨基酸，即第17号上人为蛋氨酸，而猪为亮氨酸。

人类的NPY基因位于第7号染色体上，具有4个外显子和3个内显子，其中外显子1 编码5′ 非翻译区；外显子2 编码信号肽和NPY主体；外显子3 编码末端3 个与翻译后加工有关的酪氨酸，以及C 末端在加工阶段被裁剪的23 个氨基酸残基，这些氨基酸残基为C 端侧翼肽段（C–flanking peptide of NPY，CPON）的一部分；外显子4 则编码CPON 的最后7 个氨基酸和3′ 端非翻译区。通过对NPY的结构活性研究表明：NPY N 端有一个酪氨酸残基，其作用与稳定NPY结构及结合NPY受体有关；C 端有一个酪氨酰胺残基，对维持NPY的活性有重要作用。

第二节　神经肽Y在体内的分布、释放及受体

一、神经肽Y在体内的分布

神经肽Y（NPY）广泛分布于机体组织中，尤以中枢神经系统高度表达，在人脑的各个区域均含量丰富，含量最高的是基底节（尾状核和豆状核壳部），其次是边缘系统、杏仁核、海马回、下丘脑和感觉运动皮质的运动区，在周围神经系统也可以发现NPY的表达。此外消化系统如胃肠道、胰腺等，呼吸系统如鼻黏膜、肺等，泌尿系统如肾脏、膀胱等均可发现NPY的表达。

NPY在心血管系统中也有丰富的含量。心脏的各个部分均有NPY的表达，一般而言，NPY在窦房结、房室结及希氏束等传导组织中含量最高，而心房中分布密度高于心室，左心房分布密度则高于右心房，在冠状动脉、主动脉中也有丰富含量。Ericsson等发现血小板中含有NPY，后来更进一步发现血小板中含有与NPY合成有关的mRNA，提示血小板与NPY的合成与释放有关。徐鹏霄等发现大鼠心脏中存在NPY样神经纤维，其分布是由心底部向心尖方向扩散分布，密度呈梯度递减；在心房壁内呈束、丛样分布；在心室壁内则基本上以单根纤维分布为主；在心瓣膜主要呈网状分布。

通常情况下，NPY可作为神经递质与去甲肾上腺素（norepinephrine，NE）共存于交感神经末梢的分泌囊泡内，在交感神经兴奋时与 NE 共同释放，也可由外周组织细胞分泌，两者作用相似，并呈显著的协同作用。通过免疫组织化学法分析可发现NPY的分布与肾上腺素能神经的分布非常一致，进一步的超微结构研究更发现NPY存在于交感神经末梢的颗粒中，进一步证实NPY与NE 共存于交感神经末梢。豚鼠心脏中的NPY均与NE共存。但也有不含NE只含有NPY的神经肽能神经纤维，大鼠心脏中有部分的神经肽纤维中的NPY 不与NE共存，而存在于心脏内神经元中。而在小肠的非肾上腺素能神经中，NPY则与血管活性肠肽共存。

二、神经肽Y的释放

交感神经受到外界刺激时，组织中NPY与NE 含量同时增加，给予利血平干预后组织中NPY与NE 含量均同时降低，提示NPY在交感神经兴奋时与NE 共同释放。但进一步研究发现NPY与NE 的释放并不完全同步，当低频电刺激交感神经时，交感神经末梢仅有NE释放，NPY则无明显释放，而当高频电刺激交感神经时，NPY与NE 的释放均明显增加。NPY从交感神经末梢释放后局部无类似NE的重摄取及酶降解机制，主要是通过弥散方式进入血液循环。Warner 等予以电刺激犬交感神经后，发现血浆中NE 浓度在刺激后5 min即恢复到刺激前水平，而心脏NPY的释放在刺激5 s 即达到高峰，在刺激后5 min NPY的释放量则显著减少，但NPY的释放可持续40 min左右，而血浆中NPY浓度在刺激后60 min才能恢复到刺激前水平。上述提示NPY一方面能以较快的速度从交感神经末梢释放入血；另一方面，NPY从交感神经末梢释放后，有一部分可能与受体产生非特异性结合，其解离速度相对较慢。另外，NPY的半衰期较长（约20 min），可能导致NPY停止释放后血浆NPY浓度仍维持较高的水平。Momis 等发现静息时的心力衰竭患者心脏释放的NPY与NE水平均有增加，但正常人静息状态时心脏的NPY释放则无明显增加，正常人静息时循环血中NPY主要来自胃肠道及肝，胃肠道交感神经刺激影响对NPY的释放无影响，但进食可使肝和胃肠道NPY的释放明显增加。此外，肾脏及心肌也可合成及分泌NPY。

三、神经肽Y的受体

神经肽Y（NPY）释放后主要通过受体起作用，目前已发现至少有6 种NPY 跨膜受体，分别为Y_1、Y_2、Y_4、Y_5、Y_3、Y_6，均为G蛋白耦联受体。其中，Y_1、Y_2、Y_5已被成功克隆，并认为是人的内源性NPY结合位点。在心血管系统中，NPY受体存在于心脏、血管平滑肌细胞（vascular smooth muscle cells，VSMCs）及内皮细胞。NPY在心脏表达的受体包括Y_1、Y_2、Y_3、和Y_5。而Pellieux等的研究则发现，在小鼠心脏中Y_5受体mRNA表达最为丰富，Y_2受体次之，Y_1受体缺乏。目前认为 Y_1 受体主要分布在突触后膜，激动后可介导血管收缩，以及增强其他缩血管物质活性。Y_2 受体在突触前后膜均有分布，可抑制神经递质从自主神经释放，也可介导血管收缩。NPY的缩血管效应可由Y_1 受体单独介导或与Y_2 受体协同介导。一般来说，受体密度分布动脉高于静脉，而在动脉中，小动脉及微动脉受体密度则高于大动脉。

第三节　神经肽Y对心血管系统的调节作用

一、缩血管作用

体外实验发现，神经肽Y（NPY）可产生强有力的缩血管效应，并呈剂量依赖性，且这种缩血管效应不被α、β-肾上腺能及5-羟色胺受体阻滞剂所阻断。目前认为大部分的血管收缩效应主要由Y_1 受体所介导的。给予Y_1 受体反义寡抗核苷酸特异性封闭Y_1 受体基因，则可使NPY的缩血管作用明显减弱，NPY的缩血管作用可直接作用于Y_1 受体，诱导胞浆内钙的释放增加使血管收缩。Serone等发现静脉注射Y_1 受体拮抗剂GR231118后，可引起短暂的血压升高和心动过缓，随后引起血压下降和心动过速。突触前的Y_1 受体不介导清醒家兔心脏的交感神经传递，但由NPY激活的突触后Y_1 受体则与可以维持家兔的血管张力。这种血管收缩效应与血管种类和种属密切相关，一般来说，动脉强于相应的静脉，小动脉则强于大动脉，但也有例外，如对肠系膜动脉无明显收缩作用，对肠系膜静脉作用明显，这种差异可能与血管上NPY受体分布密度有关。

二、协同缩血管物质作用

神经肽Y不仅有直接收缩血管的作用，还可通过其他系统如肾素-血管紧张素系统（renin-angiotensin system，RAS）、抗利尿激素（vasopressin，AVP）等增强其缩血管作用。

一般而言，NPY对大多数外周血管无直接收缩作用，但能明显加强电刺激所引起的血管收缩，且该作用可被酚妥拉明和胍乙啶阻断，目前认为与协同内源性去甲肾上腺素（NE）的缩血管作用有关。此外，小剂量的NPY也可对外源性缩血管活性物质（儿茶酚胺、组胺、血管紧张素Ⅱ、内皮素等）的缩血管作用起协同作用。有研究认为NPY协同收缩作用可能与细胞外Ca^{2+} 内流有关，但钙离子通道阻滞剂未能消除NPY的协同缩血管作用。其后有研究发现NPY可通过受体介导激活蛋白-脂质复合体（protein-lipid complex，PLC），将细胞膜上磷酸肌醇水解成三磷酸肌醇（IP_3），IP_3 能促进细胞内钙池Ca^{2+}的释放，推测NPY的协同缩血管作用可通过促进细胞内的Ca^{2+}释放实现。另有研究认为NPY的协同缩血管作用与血管平滑肌细胞（VSMCs）上的Na^{+}-K^{+}泵使细胞膜部分去极化有关。NPY还可使脱敏的α受体亚型恢复敏感性，加强了血管的收缩作用。NPY的协同缩血管效应在某些血管中要依赖于完整的内皮细胞，但有一些血管完整的内皮细胞则减弱NPY的缩血管作用。如大鼠冠状动脉内皮完整时NPY无明显缩血管作用，而在去内皮后NPY的缩血管作用明显加强。推测上述与内皮细胞分泌的扩血管物质拮抗NPY的作用有关，目前已发现NPY能刺激培养的血管内皮细胞分泌前列环素。

三、减轻舒血管物质作用

神经肽Y（NPY）能抑制某些血管活性物质的舒血管作用，给予NPY灌注离体的冠状动脉可使乙酰胆碱的舒张曲线明显向右平移，且在一定范围内呈剂量依赖性。NPY的血管抑制作用可能与NPY部分抑制VSMCs上的Na^{+}-K^{+}泵有关。有研究发现，在应激等情况下，体内NPY显著升高且与舒血管物质降钙素基因相关肽（calcitonin gene related peptide，CGRP）呈负相关，提示NPY还可以通过抑制舒血管物质分泌达到减弱血管舒张作用。Schwertfeger 等的研究发现，心力衰竭患者可通过神经突触前Y_2受体的激活而抑制乙酰胆碱的释放。

四、促进血管平滑肌细胞增殖

近年来，越来越多的研究证明，NPY具有促生长作用，在生理或病理条件下，参与了心脏及血管的重塑过程。实验室的既往研究发现，神经肽 Y 可刺激血管平滑肌细胞核增殖抗原（proliferating cell nuclear antigen，PCNA）及原癌基因c-fos、c-myc以及抑癌基因bcl-2等的表达，抑制细胞凋亡，促进平滑肌细胞增殖。另有研究发现，NPY可通过其Y_1受体的兴奋促进人及自发性高血压大鼠（spontaneously hypertensive rat，SHR）VSMCs的DNA和蛋白质合成，增强NE等的促有线分裂作用，刺激血管平滑肌细胞的增长。NPY还可与VSMCs膜上的NPY受体结合，通过第二信使的介导，使细胞内钙离子浓度升高，从而促进VSMCs的增殖。VSMCs上的钙调神经磷酸酶（calcineurin，CaN）可参与调控核内基因表达，维持血管的正常形态，其中在血管平滑肌细胞VSMCs 增殖过程中Ca^{2+}信号的参与起着重要作用。NPY对血管内皮细胞（vascular endothelial cell，VEC）也有刺激作用，NPY可通过增加胞浆及胞核的钙水平，调节VEC的增殖。

五、神经肽Y与心肌细胞肥大

神经肽Y（NPY）是参与促进心肌肥厚的重要因子，它通过收缩血管使心肌负荷增加而肥大，也可以通过生长因子样效应刺激心肌细胞，参与心肌肥厚的形成过程。在心肌细胞中，NPY可快速作用于腺苷酸环化酶、离子通道，影响收缩功能；而NPY长时间的刺激，可表现出生长因子效应，即促进心肌细胞rRNA及蛋白质合成增加，肌酸激酶增加，降解减少，从而使心肌细胞肥大。Millar等将NPY分别作用于培养1天或7天的成年鼠心肌细胞，发现NPY是一种强烈的促有丝分裂因子，可导致心肌细胞蛋白质/DNA、RNA/DNA比例升高，^{14}C-苯丙氨酸掺入量增加，降解减少。与儿茶酚胺刺激心肌细胞肥大的作用相比，NPY能够诱导肌酸激酶和乳酸脱氢酶的活性升高，而儿茶酚胺没有这种效应，提示两者诱导心肌肥大的效应涉及不同的途径。Goldberg等发现NPY可诱导体外培养的心肌细胞产生肥大效应，并发现NPY的浓度达到100 nmol/L时，NPY具有最大的促心肌细胞肥大的作用。

Pellieux等通过观察丝裂酶原活化蛋白激酶（mitogen activated protein kinases，MAPK）的变化，在新生小鼠心肌细胞观察NPY的生长因子特性，发现NPY可增强NE 对MAPK和PKC（蛋白激酶C）的激活作用，NPY的这一效应并非通过钙依赖信号途径，而是通过Y_5受体介导的。NPY还可经钙/钙调素（Ca^{2+}/CaM）依赖钙调神经磷酸酶（CaN）途径显著刺激正常大鼠心肌细胞蛋白合成，并可促进心肌细胞早期肥大反应基因c-jun mRNA 表达，NPY启动CaN 转导通路可能通过刺激心肌细胞内Ca^{2+}完成。NPY也可与其他肥大刺激因子如NE等协同作用，促进心肌细胞肥大的发生和发展。肾上腺素能受体对NE诱导的心肌细胞肥大反应有减弱作用，但NPY能抑制上述效应。Kuch等发现嗜铬细胞瘤伴有左心室肥厚的患者其血浆NPY水平明显高于无左心室肥厚的患者，NPY可能通过其生长因子样作用，参与左心室重构。

在心肌肥大的形成过程中，各种肥大刺激因素可通过多条信号转导途径实现肥大效应。以往研究较多的有G蛋白耦联受体、JAK/STAT、丝裂酶原活化蛋白激酶（mitogen activated protein kinases，MAPK）、蛋白激酶C、胰岛素样生长因子、CaN途径等。

NPY受体至少与2种G蛋白耦联，即Gi与Gq，其中百日咳毒素（Gi）是PTx敏感G蛋白。Gi与Gq均可激活磷脂酶C （phospholipase C，PLC），进而活化PKC。NPY还可促进α、β-肾上腺素能受体与PTx敏感G蛋白相互作用。苯肾上腺素（phenylephedrine，PE）等激活Gi后，通过活化PLC激活PKC；另外，PKA（蛋白激酶A）可抑制PLC，从而起到负反馈的作用。NPY与受体结合后，通过抑制腺苷酸环化酶（cAMP）活性，进而抑制PKA的反馈作用，从而加强PE效应。NPY还可诱导PTx敏感G蛋白激活磷脂酞肌醇-3激酶（IP_3K），刺激蛋白及RNA合成，使用IP_3激酶抑制剂Wortmannin及其下游产物P78S6K抑制剂rapanycinjun可减弱NPY致心肌肥大作用。而PKC和MAPK的激活则是通过PTx不敏感G蛋白介导的。

在NPY诱导心肌肥大的信号转导途径中， MAPK是与心肌细胞增生的有关刺激信号传导的共同途径，酪氨酸激酶或G蛋白耦联激酶第二信号系统均可导致MAPK磷酸化，后者又经磷酸化而激活多种转录因子，启动初级和次级应答基因转录和翻译，导致细胞产生肥大效应。Nie等发现在NPY受体表达株上MAPK的活性与Y_1、Y_2受体呈剂量依赖关系，NPY Y_1和Y_2受体通过Gi蛋白诱导MAPK活性增加，导致血管平滑肌增殖和心肌肥厚。Goldberg等发现NPY可使心肌细胞膜上的PKC和MAPK活性增强，PKC激动剂十四酯酰乙酸酯（PMA）及抑制剂BIM可分别加强或消除NPY对两者的效应，MAPK上游抑制剂PD-98059也可减弱PMA和NPY对MAPK的活化作用，提示NPY可通过PKC对MAPK起作用。另外，NPY还可诱导肌酸激酶（CK）、CK-BB活化，并为PD-98059所抑制，说明MAPK途径参与NPY所致的心肌肥大效应。Pellieux等发现NPY可通过小鼠心肌细胞上的Y_5受体介导MAPK途径活化，并呈剂量依赖性地激活MAPK家族中的细胞外信号调节激酶（extracellular signal–regulated kinases，ERK）、C–jun氨基末端激酶（c–Jun amino–terminal kinase，JNK）、P38激酶，并可加强苯肾上腺素诱导的MAPK和PKC激活作用。长时间应用PMA使PKC失敏后，NPY对苯肾上腺素的作用消除。此外，NPY不能加强血管紧张素Ⅱ诱导的MAPK激活，提示血管紧张素Ⅱ介导的MAPK活化是通过与NPY不同的信号转导通路来实现的。应用NPY Y_1、Y_2、Y_5受体激动剂及抑制剂和对Y_5受体基因敲除小鼠进行研究，发现NPY可通过其Y_5受体产生上述的效应。

在NPY介导的生长因子样作用中，Ca^{2+}/CaM依赖钙调神经磷酸酶（CaN）通路是一条重要的信号传导途径。Molkentin等的研究表明，CaN的转基因小鼠最终可发生心肌肥大，并可为CaN抑制剂CsA所抑制。Sussman和Shimoyama等分别用CaN抑制剂FK506和CsA预防压力负荷型心肌肥厚，取得了肯定的效果。在胞内Ca^{2+}增高时，CaM可使核转录因子$NFAT_3$脱磷酸，使之转位入核，再与另一转录因子CATA4相互作用，导致与肥大相关的基因表达上调。Jacques等发现NPY通过可诱导心脏及血管平滑肌细胞胞浆和细胞核Ca^{2+}增加，导致心肌细胞产生肥大，上述效应可被Y_1受体阻断剂BIBP3226及L–型钙通道阻断剂硝苯地平所抑制。成蓓等发现NPY可导致大鼠心肌细胞蛋白合成速率增加，细胞内钙电流数目及电流密度加大，L–型钙通道阻断剂维拉帕米可抑制上述效应，提示NPY可通过激活L–型Ca^{2+}通道，从而触发心肌蛋白质合成增加。

六、神经肽Y对心脏的作用

神经肽Y（NPY）对心脏的作用分为短效及长效两部分。短效作用即作为神经递质对心脏节律、收缩、传导的急性作用，一般发生在数秒或数分钟之内；长效作用是指NPY具有生长因子样作用，在刺激数小时或数天后，可诱导心肌细胞肥大、血管平滑肌细胞增殖等。Heredia等在2005年首次报道NPY对成年大鼠心肌细胞钙瞬变的急性作用，发现NPY（作用1 min）使钙瞬变幅度增加、恢复时间缩短，同时使细胞收缩力增强。另外，NPY活化相关信号转导途径刺激心肌细胞肥大。前期研究已证明，在NPY刺激24 h后，细胞内Ca^{2+}/CaM依赖的钙调神经磷酸酶（calcineurin，CaN）途径被活化，并诱导心肌细胞肥大；胞浆游离钙水平升高是该通路活化的始动环节。由此可见，上述NPY 2个效应均与钙活动相关，但两者之间是否存在相互影响或因果关系，目前还不清楚。

Woo 等发现NPY对离体大鼠心肌细胞收缩力无直接作用，但能明显抑制肾上腺素及异丙肾上腺素的正性肌力作用，其作用主要是NPY下调心肌细胞上α和β受体密度。但也有报道，短暂的NPY刺激对大鼠心肌细胞可产生正性肌力作用。NPY对在心脏中也可表现为负性肌力作用，可能与NPY致冠状动脉收缩及NPY抑制NE 释放有关。

第四节　神经肽Y与心血管疾病的关系

健康人体血浆神经肽Y（NPY）浓度约20 pmol/L，在应激时如强烈体力活动时可升高到80 pmol/L。多种心血管疾病如心力衰竭、高血压、心绞痛、心肌梗死等患者血浆NPY浓度均有升高，但大多不超过100 pmol/L。虽然在健康志愿者静脉给予高于生理浓度30倍的外源性NPY不引起任何明显的心血管效应，但在许多病理情况下，如高血压病、心力衰竭、心肌肥大等，均伴有血浆NPY水平升高，且常与疾病严重程度呈正相关。

一、神经肽Y与高血压病

目前认为，NPY通过直接收缩血管、增强缩血管物质的反应性、减轻舒血管物质的作用、减弱血管对缩血管物质的脱敏性等途径提高外周血管阻力、升高血压，在原发性及部分继发性高血压的发病机制中占有一定的地位。研究表明，许多原发性高血压病人血浆NPY水平明显增高，且男、女性之间无差异。也有研究发现原发性高血压病人伴靶器官损害者血浆NPY水平的增高，可导致血压的昼夜节律紊乱。此外，在许多继发性高血压动物模型中均有血浆NPY升高或NPY受体水平的表达上调。已发现在人类4号染色体上存在NPY位点基因，是原发性高血压新的候选基因。目前的研究发现，血管收缩的效应主要由Y_1受体介导。

目前许多研究均证实原发性高血压和继发性高血压患者血浆NPY浓度升高，表明NPY在高血压的发病中起重要作用，Kuch等发现嗜铬细胞瘤伴有左心室肥厚的患者其血浆NPY水平明显高于无左心室肥厚的患者，NPY可能通过其生长因子样作用，参与左心室重构。

高血压时NPY释放增加，可能与长期的高血压使血管壁受损，胶原暴露，引起血小板聚集，最终导致血小板释放NPY增多；持续性血压升高可使交感神经系统活性增高，NPY伴随释放增多，使高血压患者血浆NPY水平明显升高。NPY致高血压的主要机制有：原发性高血压患者除血浆NPY浓度升高外，常有其他多种缩血管物质如肾素、血管紧张素、儿茶酚胺等的分泌增加，而NPY可增强血管对这些血管活性物质的敏感性，同时高血压患者常有血管内皮功能异常，亦可能导致NPY的缩血管作用加强；另外，NPY自交感神经末梢释放后在局部组织中清除缓慢，因而在血管周围局部组织中可能有较高浓度而发挥直接缩血管作用。其他作用还有：NPY可促进血管平滑肌增殖；NPY可减弱舒血管物质的作用，并抑制舒血管物质的释放。这些在高血压发病机制中占有一定的作用。

来源不同的NPY对血压影响作用各有不同。Michalkiewicz等研究发现，转基因大鼠中过度表达的内源性NPY与基础状态及应激状态下的血压降低有密切关系，提出内源性的NPY可通过交感神经系统在血压的长期调控中发挥降低血压、抗交感活性的作用。后来又发现NPY可作为中枢递质，使一氧化氮（nitric oxide，NO）缺乏引起的高血压得到改善。

内源性NPY除可抑制中枢神经元外，还直接抑制周围交感神经突触前膜，降低NE的释放。Malmstrom等发现NPY可通过抑制肠系膜动脉、股动脉、门静脉、肾动脉、心房动脉部位的交感神经兴奋，减少NE释放，从而降低血压。

而外源性的NPY则可通过兴奋其Y_1受体直接升高血压，并加强其他血管活性介质如去甲肾上腺素、血管紧张素Ⅱ等的血管收缩作用。外源性NPY具有升高或降低血压的双重作用，这种作用取决于给药的部位。中枢给药，NPY具有显著的降血压、抗焦虑作用；外周静脉给药，血压则升高。

中枢注射NPY 36肽（NPY1–36），后者可通过Y_1受体，降低平均动脉压，使心率减慢，导致血压降低，而NPY的同型异构体NPY（27–36）–D也可产生强大的降压作用。相反，短片段NPY13～36可通过激活Y_2受体，使血压升高。向动物脑室内注射NPY13～36可引起血压升高，自发性高血压大鼠脑室内注射NPY13～36产生的升压作用比正常大鼠明显增强，且持续时间较长。

二、神经肽Y与冠心病

神经肽Y（NPY）作为一种内源性的缩血管物质，在交感神经兴奋时伴随去甲肾上腺素（NE）释放增加，在冠心病心绞痛、心肌梗死的发生和发展过程中起着重要作用。

有研究发现，NPY可促进动脉粥样硬化形成。NPY诱导动脉粥样硬化形成的机制可能如下：①刺激血管平滑肌增生。Pons等发现，NPY可通过经Y_1、Y_5受体刺激血管平滑肌细胞，促进其细胞分裂。②激活血小板（BPC）。血管内皮损伤后，BPC聚集黏附，NPY可以促进黏附的BPC激活。③NPY介导的血管性假性血友病因子（vWF）表达和血栓形成促进动脉粥样硬化形成。④刺激免疫复合物形成，促进血管阻塞。NPY一方面通过激活新生血管内膜，加快它的形成；另一方面，NPY与血管形成因子一起激活二肽基肽酶Ⅳ（dipeptidyl peptidase Ⅳ，DPPⅣ），促进NPY转化并参与免疫复合物的重构。此外，Niskanen 等研究证实人类leu（7）–pro （7）NPY 基因的多态性与颈动脉粥样硬化的发生密切相关。

目前发现，急性心肌梗死患者血浆NPY浓度均明显升高，而给予再灌注治疗的患者其NPY水平较无再灌注治疗的患者明显下降，而且在心肌梗死后第5天，血浆NPY 与左心室射血分数呈负相关，提示血浆NPY可能与心肌梗死后的心肌重构有关。变异型心绞痛患者过度换气诱发心绞痛时血浆NPY浓度也升高，在大鼠心肌梗死模型中，梗死区与非梗死区心肌组织中NPY浓度均同等程度升高。冠心病患者血浆NPY水平升高的机制还不清楚，推测在心肌缺血急性期由于缺血、缺氧、精神紧张、疼痛等，反射性地兴奋交感神经–儿茶酚胺系统，使交感神经释放活性增强，NPY释放增加，而高水平的NPY反过来可增强冠状动脉血管的收缩，同时可增强其他缩血管物质的作用，导致冠状动脉病变加重。此外，在血栓形成过程中血小板聚集，导致NPY释放亦明显增加。而当心肌梗死时，冠状动脉斑块的破裂、血栓的形成，可导致血小板释放NPY增加造成恶性循环。另外，进食可使胃肠道NPY释放增加，激动可使交感神经NPY释放增加，且临床观察到饱餐及激动常常是心肌梗死的诱因，提示NPY有可能是急性心肌梗死的诱发因素之一。因此早期监测动态NPY含量的变化，对预后的判断应有一定的指导意义。

NPY在心肌梗死发生后的病理生理意义尚不完全清楚，一方面NPY的缩血管作用可进一步增加冠状动脉的阻力，加重心肌缺血，同时NPY可抑制心肌的L-型钙电流和Na^+/Ca^{2+}交换电流增加瞬时外向钾电流，这些作用均可加速心肌动作电位的复极，使动作电位时程缩短，减少动作电位平台期心肌细胞Ca^{2+}内流，降低心肌的收缩能力和自律性，因而有潜在的致心律失常作用。另一方面在体外培养的心肌细胞中NPY还可通过Y_5受体作用促进心肌细胞增殖与肥大，提示NPY在心肌梗死后的心室重构中亦可能起重要作用。

三、神经肽Y与心力衰竭

最近的研究发现，NPY在心力衰竭的发生和发展过程中起着重要作用。据报道，心力衰竭患者血浆NPY浓度升高，升高程度与心功能分级呈正相关，且心力衰竭患者静息时心脏NPY的释放增加，而且NPY的释放与NE的含量密切相关，提示心力衰竭患者血浆NPY浓度升高的原因主要由交感神经释放增加。在判断心力衰竭的预后方面，观察血浆NPY水平可能比NE更为可靠。NPY升高在心力衰竭中的机制尚不完全清楚，但有研究发现，NPY可抑制大鼠肾脏肾素的释放，且NPY可抑制单侧肾动脉夹闭引起的肾素水平升高及血压升高，提示其作用不依赖于肾内血流动力学。Ean等发现在大鼠心力衰竭模型中观察到Y_1受体表达下调，Y_2受体表达则上调，NPY在心力衰竭中的升高与心脏重构、血管再生有关，还发现NPY可增加大鼠心房利钠因子的分泌。Callanan等也发现在心力衰竭患者心脏和肾脏的Y_1受体表达下调，Y_2受体表达则上调，提示NPY对心脏重构和血管增殖的影响与其受体调节有关。

NPY加重心力衰竭的可能与以下因素有关：NPY导致冠状动脉痉挛，使心肌缺血加重；NPY可以减弱心肌收缩力、减慢心率等作用而导致心输出量下降，并且对已发生心力衰竭的心脏比未发生心力衰竭的心脏的负性肌力作用更明显。

四、神经肽Y与心律失常

在心脏传导系统中，NPY神经纤维不仅分布于房室束、左右束支和蒲肯野纤维，在窦房结和房室结周围也发现有大量存在。Ullman等发现小剂量的NPY（<30 pmol/kg）可使血压轻微升高，心肌灌注、心排血量及心脏传导间隔、房室结传导功能则无明显改变。而以大剂量的NPY（>90 pmol/kg）注射除了使血压轻度升高，还可使房室结传导受阻和延长，并认为NPY对房室结的负性传导作用是与减少了钙内流有关。高频电刺激心交感神经后会出现迷走神经被抑制，且抑制的时间及程度与心脏NPY的释放相平行，外源性NPY亦可引起类似效应。因而NPY对心率的影响与交感神经兴奋程度、NPY对NE 释放的抑制和迷走神经受抑制的程度不同有关。NPY对心肌自律性产生影响主要通过Y_1、Y_2受体介导，上述效应与心肌细胞上自主神经的分布有关，在迷走神经分布密集的细胞中其影响更明显，主要表现为长时间抑制迷走神经兴奋减慢心率的作用。

五、神经肽Y与代谢综合征

代谢综合征（metabolic syndrome，MS）是一组复杂的代谢紊乱症候群，是导致糖尿病、心脑血管疾病（cardiovascular disease，CVD）的危险因素。代谢综合征是指腹部肥胖、2型糖尿病、高血压、高血脂、高尿酸血症、微量白蛋白尿等病理现象共同聚集在同一患者身上的症候群。近来的研究发现NPY与代谢综合征关系密切。

近来的研究发现，NPY与肥胖有密切的关系。在正常情况下，下丘脑中的NPY是一种很强的食欲刺激剂，对机体能量摄入、贮存和消耗及能量平衡起重要作用；另一方面，NPY可降低交感神经对棕色脂肪的作用，使机体产热减少，同时增加白色脂肪组织内与脂类合成有关的酶类的表达，使体内脂肪储存增加，体重上升。在脑室中注射NPY可引起多种动物，如大鼠、小鼠、猪等的食欲增加。Baran等发现长期在小鼠脑室中注射NPY可导致多食，白色脂肪组织增加，血浆瘦素、皮质醇、胰岛素及甘油三酯增高，棕色脂肪UCP21 的mRNA 的表达下降，产生肥胖。更有研究发现患有高脂血症的Zucker 大鼠室旁核神经元兴奋过度，表现为NPY mRNA 的表达增加和NPY浓度的增高，以及室旁核中的NPY释放及其对下丘脑NPY受体的负反馈调节作用加强。向室旁核内重复注射NPY几天后即可表现出摄食过多和体脂增加等与Zucker 大鼠相似的体征。通过对成年肥胖者的流行病学发现，单纯性肥胖的成年人血浆NPY浓度显著高于正常体重者，且血浆NPY浓度与体重成正相关。据报道，芬兰和荷兰的部分肥胖患者NPY基因表现为leu （7）pro （7）的多态性，NPY基因leu （7）-pro （7）的多态性与高总胆固醇（total cholesterol，TC）和高低密度脂蛋白（low density lipoprotein-cholesterol，LDL-C）血症密切相关。体重正常的芬兰人，经10 年随访，携leu （7）-pro （7）NPY 基因者，其血TC 和LDL-C 明显高于携正常leu （7）-leu （7）NPY 基因者。

目前发现一些与肥胖有关的物质如瘦素（leptin）、食欲肽、黑色素皮质激素等与NPY有着密切的关系，瘦素是脂肪细胞产生的一种调节机体能量代谢平衡激素，是肥胖（obese，ob）控制基因的产物，该基因只在白色脂肪中表达。NPY是最早发现的瘦素作用靶点。NPY是增加摄食的因子，瘦素对其具有抑制作用。当机体处于饥饿状态，脂肪组织容量减少，瘦素的分泌量随之减少。低水平的瘦素与下丘脑NPY神经元上的瘦素受体结合，使NPY合成分泌增加。NPY可通过与其Y_5受体结合，导致摄食增加，恢复脂肪容量，瘦素水平恢复正常。在该途径中Leptin负调节NPY，维持体重的平衡。有学者发现下丘脑弓状核处的NPY神经元上不但存在瘦素受体（ob2R）蛋白及ob2R mRNA，而且脑室内注射Leptin也能显著抑制NPYmRNA表达并减少进食，ob /ob鼠下丘脑NPY基因表达增加，从而进一步证实Leptin 通过NPY对体内代谢发生作用。ob小鼠脑室中给予瘦素后，引起弓状核内的NPY mRNA水平下降，而ob敲除小鼠由于对瘦素无反应，其仍保持高NPY水平。将瘦素注入基因突变小鼠脑室内，可以明显降低NPY诱导的动物进食。在禁食、哺乳或剧烈运动时瘦素水平下降，而NPY浓度升高，提示NPY可能是通过瘦素的负反馈抑制作用来促进摄食，并促进脂肪堆积。

食欲肽（orexin，OX）是1998 年发现的一种新的食欲促进蛋白，分为OXA和OXB两型，OXA的食欲促进作用相对较强。OX神经元主要分布于中枢神经系统中的下丘脑和丘脑底部，在下丘脑OX神经元主要分布于外侧区、后区及穹周核。最近的研究发现，将较低剂量的NPY 和OXA 同时注入大鼠的脑室，可明显增强其摄食活动，而该剂量的NPY和OXA 在单独使用时，对摄食无任何促进作用，这一研究结果表明，NPY和OX 在促进摄食中具有相互协同的作用，这种相互协同的作用可能与二者的神经元相互连接有关。

促黑色素细胞激素（MC）源于阿片促黑色激素皮质素A。促黑色素细胞激素受体（MC4-R）也是瘦素作用的靶点。给小鼠脑室内注射α-促黑色素细胞激素（α- MC）的受体亚型MC4-R的协同剂MTII可抑制ob小鼠和agouti小鼠的食欲，而注射MC4-R的拮抗剂则可抑制其厌食效应，说明MC4-R和肥胖有关。α-MC的受体亚型MC4-R和MC3-R在下丘脑内高度表达，而该部位也是瘦素作用的靶点及NPY产生的主要部位，有学者发现NPY在ob和agouti肥胖小鼠的下丘脑背正中核表达增加，说明黑色素皮质激素-瘦素-NPY之间存在着神经环路，可以“交叉对话”。

目前的研究显示即使去甲肾上腺素能的神经元中的水平轻微升高，也可引起糖脂质代谢紊乱。肥胖者常存在胰岛素抵抗，而胰岛素可使下丘脑NPY水平下降，大鼠脑室内注入leptin 后交感活性增加，血压上升，而脑室内注入胰岛素后leptin 的这种作用完全被抑制，提示高胰岛素可使leptin抵抗增加。在1型糖尿病模型（STZ鼠、BB 鼠等）中，发现下丘脑NPY明显增多，认为NPY参与多饮、多食、生长发育迟缓等病理生理过程，并与糖尿病自主神经病变、血管病变、肾脏病变及糖尿病眼底病变等并发症的发生有关。脑室灌注NPY可出现的多食、肥胖、高胰岛素血症、胰岛素抵抗等与2型糖尿病的相似的体征。对2型糖尿病的研究中发现下丘脑NPY的含量增高，而糖尿病患者血浆神经肽Y水平则明显高于正常对照组。

第五节　神经肽Y拮抗药物的研究

在药物干预神经肽Y（NPY）与高血压心肌肥厚的研究中，Tang等的研究表明Ca^{2+}通道阻滞剂氨氯地平能有效地抑制由于NPY导致的自发性高血压大鼠（SHR）的血管平滑肌DNA和蛋白质合成，而且也能预防和逆转左心室心肌肥厚。Michael等探讨了β-受体阻断剂卡维地洛对高血压肥厚心肌NPY浓度的影响，发现在SHR，卡维地洛不能降低心肌NPY浓度，也不能减轻左心室重量。有人给SHR口服卡托普利和尼群地平治疗10周后，发现SHR外周血NPY浓度明显降低，而心肌中的NPY浓度则没有改变，也未能观察到逆转左心室心肌肥厚，但能降低交感神经活性，恢复β-受体密度和腺苷酸环化酶的活性。目前已确定的NPY受体阻断剂主要是一些NPY片段，如NPY（17-36）对心脏腺昔酸环化酶活性具有兴奋和抑制双重作用，可有效地阻断介导心肌收缩的信号传导。在NPY受体拮抗剂的动物实验中，应用Y_1受体拮抗剂BIBP3226、a-肌醇三磷酸盐可抑制外源性NPY对SHR的升压作用。NPY的同型异构体NPY（27-36）-D能够产生强大而持续的降压作用。但它们逆转左心室心肌肥厚的作用还不清楚。

综上所述，NPY通过多种机制在多种心血管系统疾病的病理生理过程起着重要作用。

然而，关于NPY的致病机制尚有许多问题有待探讨。另外高特异性的、安全可靠的NPY受体拮抗剂的研究开发将为研究的重要方向之一。可以相信，随着对NPY的不断探索，人们将能寻找出影响其合成、释放与代谢的药物，为心血管疾病的治疗学作出新的贡献。

（董　颀　张　弋　陈敏生）

参考文献

1. McDermott BJ, Bell D. 2007. NPY and Cardiac Diseases. Current Topics in Medicinal Chemistry, 7: 1692–1703.
2. Tatemoto K, Carlquist M, Mutt V. 1982. Neuropeptide Y a novel brain peptide with structural similarities to peptide Y and pancreatic polypeptide. Nature, 269 : 659–660.
3. 周明. 1995. 神经肽Y. 生命的化学，15 : 26–27.
4. Onuoha GN, Nicholls DP, Alpar EK, et al. 1999. Regulatory peptides in the heart and major vessels of man and mammals. Neuropeptides, 33 : 165–172.
5. Ericsson A, Schalling M, McIntyre KR, et al. 1987. Detection of neuropeptide Y and its mRNA in megakaryocytes: Enhanced levels in certain autoimmune mice. Proc Natl Acad Sci USA, 84: 5585–5589.
6. 徐鹏霄，李积胜，贺智，等. 1998. 自发性高血压大鼠心脏NPY、CGRP、SP、VIP样神经纤维分布状况的免疫组织化学研究. 中国老年学杂志，3: 172.
7. Warner MR, Senanayake PS, Ferrario CM, et al. 1991. Sympathetic stimulation evoked overflow of norepinephrine and neuropeptide Y from the heart. Circ Res, 69: 455.
8. Corr LA, Aberdeen JA, Milner P, et al. 1990. Sympathetic and nonsympathetic neuropeptide Y–containing nerves in the rat myocardium and coronary arteries. Circ Res, 66: 1602.
9. Morris MJ, Cox HS, Lambert GW, et al. 1997. Region specific neuropeptide Y overflows at rest and during sympathetic activation in humans. Hypertension, 29 : 137–143.
10. Larhammar D, W raith A, Berglund MM, et al. 2001. Origins of the many NPY–family receptors in mammals. Peptides, 22: 295–307.
11. Wraith A, Tomsten A, Chardon P, et al. 2000. Evolution of the neuropeptide Y receptor family: gene and chromosome duplications deduced from the cloning and mapping of the five receptor subtype genes in pig. Genome Res, 10: 302–310.
12. Ingenhoven N, Beck–Sickinger AG. 1999. Molecular charactezation of the ligand–receptor interaction of neuropeptidey. Curr Med Chem, 6: 1055–1066.
13. Lev P, Jihong Q, Richard B, et al. 2003. Neuropeptide Y: Neurotransmitter or Trophic Factor in the Heart? . News Physiol Sci, 18: 181–185.
14. Pellieux C, Sauthier T, Domenighetti A, et al. 2000. Neuropeptide Y（NPY）potentiates phenylephrine–induced mitogen–activated protein kinase activation in primary cardiomyocytes via NPY Y_5 receptors.Proc Natl Acad Sci USA, 97: 1595–1600.
15. Serone AP, Wright CE, Angus JA. 2000. Role of NPY Y_1 receptors in cardiovascular control in the conscious rabbit. J Cardiovasc Pharmacol, 35 : 315–321.
16. Linder L, Lautenschlager BM, Haefeli WE. 1996. Subconstrictor doses of neuropeptide Y potentiate α1–adrenergic venoconstriction in vivo. Hypertension, 28: 483–487.

17. McDermott BJ, Millar BC, Poper HM. 1993. Cardiovascular effeets of neuropeptide Y: receptor interactions and cellular mechanisms. Cardiovascular Res, 27: 893-905.

18. Schwertfeger E, Klein T, Vonend O, et al. 2004. Neuropeptide Y inhibits acetylcholine release in human heart atrium by activation of Y_2-receptors. Naunyn Schmiedebergs Arch Pharmacol, 369 : 455-461.

19. 刘建康，陈敏生，黄少华. 1999. 神经肽Y对血管平滑肌增殖细胞核抗原、血小板源性生长因子和c-myc基因表达的影响. 中国动脉硬化杂志，7：323-325.

20. Graef IA, Chen F, Chen L, et al. 2001. Signals transduced by Ca^{2+}/Calcineurin and NFATc3/c4 pattern the developing vasculatrue. Cell, 105: 863-875.

21. Tang Jiarong, Liu zhengxiang, Ren Dahong, et al. 1997. Effect of amlodipive on the growth of vascular smooth muscle cells of spontaneously hypertensive rats. J Tongji Med University, 17: 165-167.

22. Neild To, Lewis CJ. 1995. Reduction of vasoconstriction mediated by neuropePtide Y Y_2 receptors in arterioles of the guineapig small intestine. Br J pharmcol, 115: 220-224.

23. Danielle J, Dima AS. 2007. Neuropeptide Y (NPY) and NPY receptors in the cardiovascular system: implication in the regulation of intracellular calcium. Can J Physiol Pharmacol, 85, 43-53.

24. Millar BC, Schlueterk D, Zhon XJ, et al. 1994. Neuropeptide Y stimulate hypertrophy of adult ventricular cardiomyocytes. Am J physiol, 266: C1271-1277.

25. Goldberg Y, Taimor G, piper HM, et al. 1998. Intracellular signa1ing leads to the hypertrophic effect of neuropeptide Y. Am J Physiol, 275: c1207-1215.

26. Minsheng Chen, Xiaoyun Li, QiDong. 2005. Neuropeptide Y induces cardiomyocyte hypertrophy via calcineurin. Regul Pept, 125: 9-15.

27. Kanevskij M, Taimor G, Schafer M. 2002. Neuropeptide Y modifies the hypertrophic response of adult ventricular cardiomyocytes to norepinephrine. Cardiovasc Res, 53: 879-887.

28. Kuch-Wocial A, Slubowska K, Kostrubiec M, et al. 2004. Plasma neuropeptide Y immunoreactivity influences left ventricular mass in pheochromocytoma. Clin Chim Acta, 345: 43-47.

29. Nie M, Selbie LA. 1998. Neuropeptide Y Y_1 and Y_2 receptor-mediated stimulation of: mitogen-activated protein kinase activity. Regul Pept, 25: 5-76, 207-213.

30. Molkentin JD, Lu J, Anyos CI, et al. 1998. A calcineurin dependent transchptional pathway for cardiac hypertrophy. Cell, 93: 215-228.

31. Sussman MA, Lirn HW, Gude N, et al. 1998. Prevention of cardiac hypertrophy in mice by calcineurin inhibition. Science, 281: 1690-1693.

32. Shimoyama M, Hayashi D, Takirnoto E, et al. 1999. Cacineurin plays a critical role in Pressure overload ineuced cardiac hypertrphy. Circulation, 54: 729-734.

33. Cindy R, Amoud V D L, et al. 2000. Mechanical stress-induced cardiac hypertrophy: mechaniams and signal transduction pathways. Cardiovascular Res, 47: 23-27.

34. Jacques D, Sader S, EI-Bizri N, et al. 2000. Neuropeptide Y induced increase of cytosolic and nuclear Ca^{2+} in heart and vascular smooth muscle cells. Can J Physiol pharmacol, 78: 162-172.

35. 成蓓，李世英，涂源淑. 1998. 神经肽Y、维拉帕米对大鼠心肌细胞肥大的影响. 同济医科大学学报. 5：382-384.

36. Ruwhof C, van Wamel JT, Noordzij LA. 2001. Mechanical stress stimulates phospholipase C activity and

intracellular calcium ion levels in neonatal rat cardiomyocytes. Cell Calcium, 29: 73-83.

37. Heredia M P, Delgado C, Pereira L, et al. 2005. Neuropeptide Y rapidly enhances [Ca^{2+}] transients and Ca^{2+} sparks in adult rat ventricular myocytes through Y_1 receptor and PLC activation. J Mol Cell Cardiol, 38: 205-212.

38. Woo ND, Ganguly PK. 1995. Neuropeptide Y prevents agonist-stimulated increase in contractility. Hypertension, 26: 480-484.

39. Zoccali C, Mallamaci F, Tripepi G. 2003. Neuropeptide Y, left ventricular mass and function in patients with end stage renal disease. J Hypertens, 21: 1355-1362.

40. Wocjal B, Ignatowska SH, Pruszczyk P, et al. 1995. Plasma neuropeptide Y and catecholamines in women and men with essential hypertension. Blood Press, 4: 143-147.

41. Guo XW, Wang XL, Gao ZL. 2005. Effect of neuropeptide Y and neurotensin on diurnal rhythm of blood pressure and target organ damage for essential hypertension. Zhonghua Xin Xue Guan Bing Za Zhi, 33: 1006-1009.

42. Moreau P, De CJ, Yamaguchi N. 1992. Alterations in circulating levels and cardiovascular tissue content of neuropeptidey-like immunoreactivity during the development of deoxycorticosterone acetate-salt hypertension in the rat. J Hypertens, 10: 773-780.

43. katsuya T, Higaki J, zhao Y, et al. 1993. A neuropeptide Y locus on chromosome 4 cosegregates with blood pressure in the spontaneously hypertensive rat. Biochem Biophys Res Commun, 192: 261-267.

44. Ogawa T, Kitamura K, Kangawa K, et al. 1992. Platelet neuropeptide Y in spontaneously hypertensive rats. J Hypertension, 10: 765-771.

45. Sun X, Edvinsson L, Hedner T. 1993. Cardiovascular effects of alpha-trinositol in spontaneously hypertensive and normotensive Wistar-Kyoto rats. J Hypertens, 11: 935-943.

46. Michalkiewicz M, Knestaut KM, Bytchkova EY, et al. 2003. Hypotension and reduced catecholamines in neuropeptide Y transgenic rats. Hypertension, 41: 1056-1062.

47. Michalkiewicz M, Zhao G, Jia Z, et al. 2005. Central neuropeptide Y signaling ameliorates N (omega) 2 nitro2 L2arginine methyl ester hypertension in the rat through a Y_1 receptor mechanism. Hypertension, 45: 780-785.

48. Malmstrom RE, Lundberg JN, Weitzberg E. 2002. Effects of the neuropep tide YY_2 receptor antagonist BIIE0246 on sympathetic transmitter release in the pig in vivo. Naunyn Schmiedebergs Arch Pharmacol, 365: 106-111.

49. Matsumura K, Tsuchihashi T, Abe I. 2000. Central cardiovascular action of neuropeptide Y in conscious rabbits. Hypertension, 36: 1040-1044.

50. Esler M, Kaye D. 2000. Sympathetic nervous system activation in essential hypertension, cardiac failure and psychosomatic heart disease. J Cardiovasc Pharmacol, 35: S1-S7.

51. Pons J, Kitlinska J, Ji H, et al. 2003. Neuropeptide Y and vascular growth: role of Y_1 and Y_5 receptors and adrenergic activation. Can J Pharmacol, 81: 177-185.

52. Ignarro LJ. 1999. Nitric oxide: a unique endogenous signalingmolecule in vascular biology. Biosci Rep, 19: 51-71.

53. Ghersi G, Dong H, Goldstein LA, et al. 2002. Regulation of fibroblast migration on collagenousmatrix by

a cell surface peptidase complex. J B iol Chem, 277: 29231–29241.

54. Nickanen L, Karvonen MK, Vavle R. 2000. Leucine (7) –to–proline (7) polymorphism in the neuropeptide y gene is associated with enhanced carotid atherosclerosis in elderly patients with type2 diabetes and control subjects. J Clin Endocrinol Metab, 85 : 2266–2269.

55. Halawa B, Salomon Pet al. 2001. Plasma levels of neuropeptide Y_1 patients with current myocardial infarction. Pol Arch Med Wewn, 105: 117–122.

56. Bischoff A, Gerbracht A, Michel MC. 2000. Gender and hypertension intract to regulate neuropeptide Y receptor responsiveness. Naunyn Schmiedebergs Arch Pharmacol, 361: 173– 180.

57. Zhao HC, Liu ZB, Feng QL, et al. 2006. Effects of neuropep tide Y on ion channels in ventricularmyocytes. Acta Physiologica Sinica, 58: 225–231.

58. Nystrom F, Nilsson P, Olsson AG, et al. 1996. A population study of plasma neuropeptide Y: correlations with components of the metabolic syndrome. Blood Press, 5: 349–353.

59. Ean YC, Edward WL, Jason UT, et al. 2007. Renal and cardiac neuropeptide Y and NPY receptors in a rat model of congestive heart failure. Am J Physiol Renal Physiol, 293: 1811–1817.

60. Callanan EY, Lee EW, Tilan JU, et al. 2007. Renal and cardiac neuropeptide Y and NPY receptors in a rat model of congestive heart failure. Am J Physiol Renal Physiol, 293: 1811– 1817.

61. Ullman B, Pernow J, Lundberg JM, et al. 2002. Cardiovascular effects and cardiopulmonary plasma gradients following intravenous infusion of neuropeptide Y in humans: negative dromotropic effect on atrioventricular node conduction. Clin Sci (Lond), 103: 535–542.

62. Lydia EK, oanna BK, Jason UT, et al. 2007. Neuropeptide Y acts directly in the periphery on fat tissue and mediates stress–induced obesity and metabolic syndrome. Nature Medicine, 13, 803–811.

63. Ukkola O, Kesäniemi YA. 2007. Leu7Pro polymorphism of PreproNPY associated with an increased risk for type II diabetes in middle–aged subjects. Eur J Clin Nutr, 61: 1102–1105.

64. Arora S, Anubhuti. 2006. Role of neuropeptides in appetite regulation and obesity–a review. Neuropeptides, 40: 375–401.

65. Baran K, Preston E, WilksD, et al. 2002. Chronic centralmelanocortin–4 receptor antagonism and central neuropeptide–Y infusion in rats produce increased adiposity by divergent pathways. Diabetes, 51: 152–158.

66. Karvonen MK, Pesomen U, Koulu M, et al. 1998. Association of a leucine (7) –to– proline (7) polymorphism in the singal peptide y with high serum cholesterol and LDL cholesterol levels. Nat Med, 4 : 1434–1437.

67. Meister B. 2000. Control of food intake via lep tin recep tors in the hypothalamus. Vitam Horm, 59: 265.

68. Nakazato M, Murakami N, Date Y, et al. 2001. A role for ghrelin in the central regulation of feeding. Nature, 409: 194–198.

69. Kohno D, Gao HZ, Muroya S, et al. 2003. Ghrelin directly interacts with neuropeptide–Y–containing neurons in the rat arcuate nucleus: Ca^{2+} signaling via protein kinase A and N–type channel–dependent mechanisms and cross–talk with lep tin and orexin. Diabetes, 52: 948–956.

70. Stricker KA, Richy S, Beck B, et al. 2002. Orexins hypocretins in the ob/ ob mouse: hypothalamic gene expression, peptide content and metabolic effects. Regul Pept, 104: 11–20.

71. Hansen MJ, Ball MJ, Morris MJ, et al. 2001. Enhanced inhibitory feeding response to alpha–melanocyte

stimulating hormone in the diet induced obese rat. Brain Res, 892: 130.

72. Ruohonen ST, Pesonen U, Moritz N. 2008. Transgenic mice overexpressing neuropeptide Y in noradrenergic neurons: a novel model of increased adiposity and impaired glucose tolerance. Diabetes, 57: 1517–1525.

73. Witten MB, Hwa JJ. 2000. [D–Trp (34)] neuropeptide Y is a potent and selective neuropeptide Y Y5 receptor agonist with dramatic effects on food intake. Peptides, 21: 393–399.

74. Michael B, Sylvia E, Markus F, et al. 1995. β–adrenergic signal transduction following carvedilol treatment in hypertensive cardiac hypertrophy. Cardiovascular Research, 40: 146–155.

75. Mezzanov, DonosoV, CapurroD, et al. 1998. Increased neuropeptide Y pressor activity in Goldblatt hypertensive rats: in vivo studies with BIBP 3226. Peptides, 19: 1227–1232.

第十一章
脑血管疾病的病理生理

Chapter 11　Pathophysiology of Cerebrovascular Diseases

概　言

脑血液循环受代谢（局部体液）、自身及神经等因素调节。神经调节包括介导儿茶酚胺能神经、胆碱能神经、肽能神经、NO能神经等，它们综合快速调整血管张力，保持脑循环的内在平衡。在病理过程下，神经调节同样参与脑循环的调节。肽能神经包括P物质能神经、降钙素基因相关肽能神经、血管活性肠肽能神经及神经肽Y能神经等。NO舒张脑血管，抑制血小板黏附、聚集和血栓形成。抑制了NO的生成，致使脑血流量下降。脑细胞一旦缺血缺氧，很快就发生能量耗竭，使有害代谢物如乳酸的积聚，细胞内、外离子转运发生紊乱，引起一系列的神经功能损害。其功能变化与大脑缺血缺氧的区域和某些神经元有关，与缺血后脑细胞释放的活性物质如兴奋性氨基酸、花生四烯酸及其代谢、血小板活化因子及NO等有关。蛛网膜下腔出血（SAH）后可发生脑血管痉挛（CVS），SAH后短期内颅内压可上升，又使脑血管自动调节机能紊乱。氧合血红蛋白（Oxy-Hb）自身氧化，5-HT、前列腺素及其代谢物（$PGF_{2\alpha}$、TXA_2）、血管紧张素Ⅱ、纤维蛋白裂解产物及内皮素（ET）等刺激脑动脉长时间收缩是继发CVS的主要机制。

脑循环障碍引起的脑血管疾病常见的病因有脑动脉硬化症、急性脑缺血、蛛网膜下腔出血等。因脑组织代谢率极高，其耗氧量在安静时约占全身耗氧量的20%，需要的脑血流量很大，正常安静时脑血流量约占心输出量的13%，而脑组织又不能贮存能量，所以必须连续不断地进行血液供应，补充氧和葡萄糖，才能维持正常的神经功能，因此脑循环的调节极为重要。脑循环受代谢调节（局部体液调节）、自身调节及神经调节等。虽然代谢因素包括缺O_2、CO_2过高及局部温度等改变，尤其是CO_2过高在调节脑循环中起主导作用，但神经调节速度快，时程短，是代谢调节的前奏。近年来免疫组织化学及原位杂交等先进技术的出现，使人们了解到除分布在较大动脉、终末动脉、毛细血管和静脉，介导血管收缩的儿茶酚胺能神经和介导血管舒张的胆碱能神经外，支配脑血管的神经纤维中还有肽能神经、一氧化氮（NO）能神经等，能快速调整血管张力，保持脑循环的内在平衡，保证脑细胞的氧和能量及时充分供应，达到生理性调节作用，同时在病理生理过程中同样参与脑循环的调节。这些肽能神经包括P物质能神经、降钙素基因相关肽能神经、血管活性肠肽能神经及神经肽Y能神经等。

第一节 肽能神经对脑循环的调节

一、P物质和降钙素基因相关肽能神经

P物质（substance P，SP）是一种很强的舒血管物质，广泛分布于中枢神经系统，是一种神经递质。SP能神经起源于三叉神经和脊髓背根节，它的神经末梢以网状形式包绕于脑动脉和静脉外膜，离血管平滑肌细胞较远，所以不是直接作用于平滑肌而引起血管舒张。免疫组化技术证明分布在脑血管SP能神经同源于感觉神经，推测它可能是与感觉功能密切相关。有人认为它可能提供其所支配的脑动脉和静脉各部位有关脑血管状态的信息，然后对脑血管起调节作用。降钙素基因相关肽（calcitonin gene-related peptide，CGRP）能神经亦起源于三叉神经和脊髓背根节。它的神经末梢走向以网状和螺旋形式分布于脑血管壁，前者与感觉功能有关，后者与血管运动功能有关，所以CGRP能神经对脑血管的作用较为复杂。可直接作用于血管平滑肌引起血管舒张，也可抑制肾上腺素能神经的缩血管作用间接舒张血管。还发现CGRP可抑制SP肽链内切酶，而延长SP的扩血管作用。

由于CGRP和SP能神经同起源于感觉神经，两者共存在同一神经，所释放的递质对脑血管的作用还具有协同作用，它们调节脑循环的作用方式还不甚清楚。在兔急性蛛网膜下腔出血（SAH）致血管痉挛模型中观察到，血管周围神经末梢的CGRP分泌和表达明显下降，但是CGRP对基底动脉的舒张作用并未改变。在SAH的病人也观察到CGRP和SP分泌增加。CGRP和SP的脑血管扩张作用可能对缓解继发脑血管痉挛具有一定意义。

二、血管活性肠肽能神经

血管活性肠肽（vasoactive intestinal peptide，VIP）是由28个氨基酸残基组成，可引起离体脑动脉舒张，这种作用不依赖于血管内皮细胞。VIP能神经纤维主要起源于蝶腭神经节，电刺激节后纤维可引起脑血流增加。该作用不被阿托品或东莨菪碱所阻断。支配豚鼠脑动脉的VIP神经纤维在近Willis环（基底动脉环）处分布最密，呈螺旋形式走向。在较大动脉上有少量稠密的纵行纤维，但在远端的动脉则以网状形式走向。VIP能神经末梢与血管平滑肌细胞接近，提示可直接作用于血管平滑肌而舒张血管。VIP能神经对正常静息状态的脑循环无作用，而在脑缺血早期能促使缺血周边区和非缺血区间的侧支微循环的建立起到保护脑循环的作用。在蛛网膜下腔出血患者，VIP能神经是否对脑循环有调节作用尚未肯定。

三、神经肽Y能神经

神经肽Y（neuropeptide Y，NPY）是由36个氨基酸残基组成。它起源于颈上神经节，在主要的脑动脉均有NPY神经末梢分布。在大动脉以螺旋形式走向，小动脉以网状形式走向。末梢纤维与血管平滑肌接近，可直接起血管收缩作用。NPY能依浓度收缩脑动脉，可为Ca^{2+}拮抗剂所对抗。大鼠颈内动脉注入NPY后，皮质血流量可减少40%～98%，作用持续2 h以上。在小脑延髓池注入自体血液造成蛛网膜下腔出血模型，在脑脊液中可见到的NPY含量显著增高。脑出血病人的脑脊液中，NPY也显著上升，提示NPY能神经在蛛网膜下腔出血时，在引起脑血管痉挛中起到一定的作用。

第二节　一氧化氮与脑循环调节

一、一氧化氮的生物学作用

一氧化氮（NO）不仅舒张外周血管平滑肌，而且对脑的大动脉和微动脉同样有舒张作用。已证明在脑血管内皮细胞，非肾上腺素能非胆碱能神经（即NO能神经），神经元及神经胶质细胞均有NO合酶（nitric oxide synthase，NOS）。NOS有Ca^{2+}依赖性原生型（constitutive，cNOS）又称原生酶和非Ca^{2+}依赖性诱导型（inducible，iNOS）又称诱导酶两种。前者主要分布于血管内皮细胞、血管外膜神经纤维和血小板中。在基态下生成的NO，主要以细胞间信息传递维持生理功能。cNOS的抑制剂有NG-硝基-L-精氨酸（L-NNA）和NG-硝基-L-精氨酸甲酯（L-NAME）等。后者存在于各种免疫细胞、血管平滑肌细胞及神经胶质细胞，在基态下不生成NO，只有在缺血缺氧和某些细胞因子如肿瘤坏死因子等激活下，即可释放大量NO，产生细胞毒性。iNOS的抑制剂有糖皮质激素和一些细胞因子。

实验证明内皮细胞激动剂乙酰胆碱（ACh）等可使内皮细胞释放出NO，舒张离体和在体的脑血管。NO舒张脑血管的作用机制与外周血管相似，也是通过L-Arg-NO-cGMP通路，即NO在血管内皮细胞或神经元中生成后，透过细胞膜扩散至邻近的平滑肌细胞，激活可溶性鸟苷酸环化酶，使胞内cGMP增加，产生脑血管舒张。NO除了参与激动剂所引起脑血管舒张外，还发现在基态下内皮细胞不断地生成和释放NO，能抑制脑血管对循环中或局部释放的5-HT、去甲肾上腺素、前列腺素的收缩作用，使脑血管处于舒张状态，这种舒张作用除能维持脑循环内在平衡外，还在正常生理状态下，NO抑制血小板黏附、聚集和血栓形成起着重要的作用。

二、 一氧化氮对脑血流的调节作用

大鼠静注NOS抑制剂L-NAME或L-NNA，可引起血压上升，与此同时在脑皮层及其他脑区的血流量明显下降，约为正常值的25%～30%。使用NO的前体L-精氨酸（L-Arg），可完全逆转L-NAME减少脑血流量的作用，这是由于L-NAME抑制了NO的生成，致使脑血流量下降，表明NO在调节脑循环中起重要的作用。

NO对不同脑区的脑血流量的调节有所不同，它对小脑、下丘脑和垂体部位静息态时的血流进行调节，可保持这些脑区的血流量，而不保持白质区的血流量。给予NOS抑制剂可显著降低脉络丛在内缺少血脑屏障的血管丰富区静息态的脑血流。引起局部血流调节的差异，不是由于血管平滑肌对NO反应性不同，可能是由于局部脑血管内皮细胞释放NO差异有关。

NO在调节脑血流中所起的作用已被人们所确认，对许多病理生理现象如高血压、糖尿病、高胆固醇血症、脑缺血和老年化以后都能引起脑血管内皮细胞依赖性破坏，改变脑血管正常扩张反应，对脑血管疾病的发生也有了新的认识。如在自发性高血压脑卒中型（SHRsp）大鼠，对内皮细胞激动剂ACh、5-HT和腺苷引起软脑膜小动脉的舒张效应明显减弱，提示在形成SHRsp过程中，脑血管内皮细胞功能发生改变，减少NO和前列环素的释放，也可能伴有内皮衍生收缩因子（endothelial derived contracting factor，EDCF）的释放，因此SHRsp易形成血栓，发生缺血性卒中。在高胆固醇血症兔，基底动脉内皮细胞受损，舒张功能减弱，给予L-Arg后舒张功能得以恢复，表明是由于内皮细胞生成NO减少。又如老年大鼠的脑内小动脉对ACh、ADP和5-HT引起舒血管反应明显减弱，显示老年性脑血管的内皮细胞生成或释放NO的功能受阻。人老化后，同样发现人脑基底动脉内皮依赖性舒张功能受到破坏，表明内皮细胞损伤在衰老中有其特异性。因此NO在病理条件下对脑循环的调节有其重要的病理生理学意义。

三、一氧化氮能神经对脑循环的调节作用

实验证明由烟碱引起的脑动脉舒张，能被交感神经节阻滞剂六甲季铵所对抗，不为β-受体拮抗剂和阿托品所对抗。采用穿壁电刺激所引起脑动脉舒张，能被氧合血红蛋

白、亚甲蓝所抑制，而不为M受体、β受体、嘌呤受体及组胺受体拮抗剂以及环加氧酶抑制剂所对抗，提示脑动脉是受NO能神经所支配。在去内皮细胞的大脑中动脉，用穿壁电刺激和烟碱引起脑血管舒张，加入NOS抑制剂L-NAME，可对抗它们的舒血管作用，并可被L-Arg所逆转，提示此类神经与脑血管平滑肌之间的信使是NO。有实验报道用穿壁刺激离体脑血管，生物检定法测定脑血管释放舒张因子，能被NOS抑制剂所阻滞，舒血管作用也能被血红蛋白所消除，由此证明舒张脑血管的舒血管因子是NO。并发现支配猪脑动脉神经末梢能将L-Arg合成NO并生成瓜氨酸，重新又将瓜氨酸转化为L-Arg，表明在神经末梢部位能循环利用底物合成NO，使其及时得到供应。

在培养的脑片或全脑，刺激神经元激活谷氨酸受体，可产生NO。用戊四氮和Harmaline引起癫痫，在脑内积累内源性兴奋性氨基酸，也可增加NO和cGMP含量。局部应用谷氨酸、门冬氨酸，引起脑小动脉舒张。现已阐明，神经元的突触前释放的谷氨酸，与突触后的甲基-D-天冬氨酸（N-methyl-D-aspartate，NMDA）受体结合，TNF-α通道开放引起Ca^{2+}内流，活化钙调素，激活NOS引起NO合成和释放。释放的NO向邻近脑血管扩散，导致脑血管扩张，脑血流增加。

综上所述，中枢神经的NO来源可从脑血管内皮细胞和血管壁NO能神经释放出NO，其中内皮细胞释放的NO更接近血管平滑肌，可能在生理性调节中起主要作用。神经元和血管壁周围的神经胶质细胞在脑缺血等因素刺激下，激活和诱导NOS产生大量NO。前者释放的NO，对缺血早期引起血管舒张，增加脑血流量是有益的；后者所产生大量的NO，则引起神经毒性。

第三节　脑缺血缺氧的病理生理变化

脑细胞一旦缺血缺氧，很快就发生能量耗竭，有害代谢物如乳酸的积聚，细胞内、外离子转运发生紊乱，引起一系列的神经功能损害。神经病理学研究发现，同等程度的脑缺血，某些区域或某些神经元易受损，如大脑皮层第3～5层、纹状体背外侧、丘脑前外侧、海马C1区和小脑的浦肯野细胞对缺血颇为敏感，而其他部位的神经元耐受性较强。这种具选择部位易损性的产生，可能与易损区的细胞代谢活跃程度和血供的原因有关，如海马C1部位是由脉络膜前动脉支配，而该动脉是终动脉，易发生循环障碍。又因缺血后脑细胞释放一些活性物质如兴奋性氨基酸（excitatory amino acid，EAA）、花生四烯酸及其代谢产物白三烯（leukotriense，LTs）、血小板活化因子（PAF）以及NO等，所以脑缺血引起病理生理的变化是非常复杂而又是综合病理性变化的结果。以下分别叙述。

一、兴奋性氨基酸与脑缺血

谷氨酸（Glu）是中枢神经系统主要兴奋性神经递质，在维持神经元正常信息传递过程中起重要作用。在生理条件下，从突触前释放的Glu与突触后受体结合起生理效应，一部分Glu重新摄取，大部分进入附近神经胶质细胞转化成谷氨酰胺而失活。目前所知兴奋性突触传递的受体有NMDA受体、AMPA（α-amino-3-hydroxy-5-methyl-4-isoxazole prop-rionate）受体和海人藻酸（kainic acid，KA）受体3个亚型，尤以NMDA受体在发生兴奋性毒性中更为重要。

实验证明阻断猫双侧颈动脉和椎动脉后，脑皮层释放兴奋性氨基酸（EAA）和抑制性氨基酸（GABA）可增加30～300倍，但Glu的增加为最早，一般在血流阻断后10 min即会发生，而GABA要20 min才开始增加。大鼠大脑中动脉闭塞后，脑血流量降到正常的48%时，Glu开始中度释放，降到正常的20%以下时，Glu大量释放，缺血20～30 min时细胞外Glu水平达高峰，70 min后基本恢复正常。缺血时平均脑血流量与梗塞体积呈负相关，Glu释放量与梗塞体积呈正相关。

脑缺血时缺血神经元大量释放的Glu对神经元的损伤起关键性作用。由于G1u使神经元持续去极化，增强神经元内的Glu大量释放。又因脑缺血后ATP降解，依赖能量而重吸收Glu的机制衰竭，膜电位无法维持，影响Glu摄取功能，甚至出现Glu向细胞外液转移，如此恶性循环，在突触间隙持续高浓度Glu而引起兴奋性神经毒性。

二、一氧化氮与脑缺血

一氧化氮（NO）在脑缺血中具有潜在的有益作用，包括维持脑血流、抑制血小板聚集、黏附和抑制NMDA受体而减少Ca^{2+}内流。但大量的NO则产生神经毒性。在大鼠局灶性脑缺血模型，利用电极结合卟啉微感受器或用电子偏磁共振技术测定脑缺血区中NO含量，发现脑缺血早期（阻断大脑中动脉后5～10 min）NO持续增加，至30 min达峰值，之后逐渐下降至正常，再灌注时NO又有轻度增加。也发现给予NOS抑制剂L-NAME或L-NNA等明显减少大鼠局灶性脑缺血区血流量，而使用L-Arg则增加缺血区的血流量，由此可见外源性L-NAME及L-Ang分别减少或增加脑内NO含量而影响局部脑血流量。所以缺血早期增加脑内NO含量，可能具有保护神经元损伤的作用。

实验还证明给予小剂量NOS抑制剂L-NAME 3 mg·kg^{-1}，阻断大鼠大脑中动脉，致皮层和纹状体梗塞体积分别缩小39%和17%。同样也可使猫纹状体梗塞体积缩小32%。结扎小鼠中脑动脉引起局部脑梗塞模型，给予L-NAME 1 mg·kg^{-1}和NMDA受体拮抗剂（MK801）后局部脑梗塞体积明显缩小，提示在脑缺血过程中有大量NO生成而参与神经元损伤，所以使用NOS抑制剂起到保护作用。也有报道NOS抑制剂并不能缩小梗塞范围，甚至有扩大缺血区的作用，造成此相反的结果可能因使用的NOS抑制剂剂量太大，影响NO的生成，导致脑血流量减少。也可能因NO减少，增加血小板的聚集和微血栓形成而加重缺血。由此可见，NO的广泛生物学作用会在缺血过程中出现复杂的病理生理变化，因为NOS抑制剂的作用还取决于缺血时间的长短、不同种属、给药方案和试验模型等较多因素影响着NO在脑缺血性损伤作用中的评价。

为何NO既具有潜在的有益作用又有毒性作用，据现有的研究结果认为NO产生毒性是取决于它的氧化还原状态。还原型（NO^-）能与超氧阴离子（O_2^-）作用，形成过氧化亚硝基阴离子（$ONOO^-$），然后再分解成具有很强毒性作用的羟（·OH）及二氧化氮（NO_2^-）自由基，所以NO的毒性作用不是它单独的作用。而NO出现的神经保护作用是形成氧化型（NO^+），在NMDA受体巯基被亚硝化反应而生成。上述结果可以解释在脑缺血过程中，NO既有保护又有毒性双重作用，还可能因缺血时间的延长改变了周围的环境，使NO变成还原型而产生神经元损害作用。

在研究NO介导神经元死亡机制中也发现NO^-可导致DNA损伤，它可能直接使DNA断裂，而活化多聚二磷酸腺苷核糖合成酶（PARS），PARS每转移一个ADP—核糖单位，要消耗一分子烟酰胺腺嘌呤二核苷酸（nicotinamide adenine dinucleotide，NAD）和4个ATP，所以PARS在神经元中大量活化，就消耗大量NAD和ATP，最后能量耗竭。此外NO还能够使线粒体电子传递链中毒，抑制线粒体呼吸，加速能量耗竭导致神经元死亡。

三、血小板活化因子与脑缺血

膜磷脂在磷脂酶A_2（phospholipase A_2，PLA_2）作用下释放溶血血小板活化因子，在乙酰转移酶作用下产生血小板活化因子（platelet activating factor，PAF）。在正常生理状态下，细胞很少释放PAF，只有在缺血缺氧或某些细胞因子刺激下，体内单核巨噬细胞、多形核细胞、血管内皮细胞及神经细胞均能产生大量的PAF。它参与多种疾病如哮喘、中毒性休克、急性过敏性疾病和心脑缺血性疾病的病理生理过程。在脑缺血的病理过程中，PAF可诱导脑微血栓形成和脑细胞损伤，因此对PAF的研究日益受到重视。

迄今所知PAF是一种最强的血小板聚集诱导剂，导致的血小板聚集不同于ADP和TXA_2的作用途径，是通过活化血小板膜磷脂代谢以及激活Ca^{2+}进入血小板内，使血小板变形、聚集和血栓形成。并可进一步释放血小板致密体成分、α颗粒成分F_4和溶酶体成分，促进血栓的形成，而加重脑缺血损伤。PAF还具有很强收缩脑血管的作用而减少脑血流。极低浓度的PAF就引起离体猪软脑膜动脉收缩，且不被消炎痛、白三烯（leukotriens G_4，LTG_4）拮抗剂所对抗，但可被PAF受体拮抗剂所拮抗，表明PAF收缩血管是直接作用。在猫基底动脉和人软脑膜动脉亦有同样缩血管作用。

在正常生理条件下，内源性PAF对动物基础脑血流量及耗氧量影响很小。在脑缺血时出现脑血流下降，耗氧量增加，而给予PAF受体拮抗剂BN 52021后，可得到明显改善，提示脑缺血时出现的脑血管痉挛和脑血流下降与大量内源性PAF的产生密切相关。PAF还可致脑水肿，如大鼠脑内直接注入PAF或颈内动脉输注PAF会出现脑水肿，可能是脑血管通透性增加所致。已有实验证明，PAF直接作用于脑血管内皮细胞，使内皮骨架蛋白发生改变，弹力纤维变形或消失，细胞变形收缩，间隙变大，从而内皮细胞相互分离。内皮细胞损伤后血小板黏附，使内皮细胞收缩、脱落、形成空泡和血栓形成，炎症细胞侵入，如此反复作用，造成血管通透性增加而引起脑水肿。

实验证明沙土鼠的不同脑区具有PAF的特异结合位点，其中以中脑和海马部位的位点最多，大脑皮层次之，小脑最少，所以当沙土鼠缺血再灌注时，造成皮层和海马的损伤最重，可能与这些部位有PAF的特异结合位点有关。近年来，发现体外培养脑微血管内皮细胞上也存在2个结合位点，可被PAF受体拮抗剂SZ–l所取代。以上结果表明，PAF引起脑损伤、脑血管收缩是通过PAF受体介导的。

脑缺血后产生大量PAF，诱导细胞内Ca^{2+}增多，造成胞内Ca^{2+}超载，导致神经元损伤。其机制是通过促进细胞摄取胞外Ca^{2+}和增加IP_3含量，动员胞内线粒体内质网释放Ca^{2+}，引起胞内Ca^{2+}增加。另外，由于胞内Ca^{2+}水平增高，激活磷脂酶A_2，游离脂肪酸增加，加重神经细胞的损伤。

综上所述，PAF在脑缺血性疾病的发生和发展中具有重要的地位，但在脑缺血过程中，常伴有其他活性物质如花生四烯酸及其代谢物白三烯的增加，因此在研究PAF的同时。也应结合白三烯的作用综合分析。

四、白三烯与脑缺血

膜磷脂在磷脂酶A_2作用下也产生花生四烯酸（AA）及其代谢物前列腺素类（PGs）和白三烯类（leukotriens，LTs）包括LTB_4、LTC_4、LTD_4和LTE_4。在正常生理状态下，脑组织中LTs的基础水平很低，但在病理状态下如脑缺血、脑血管痉挛和蛛网膜下腔出血等，脑组织中LTs含量就大大增加。如在沙土鼠的前脑中，LTD_4的量只有（3.0 ± 1.2）ng · g^{-1}组织，当缺血再灌注15 min后，LTD_4含量上升至（16.3 ± 4.7）ng · g^{-1}组织，提示LTs生成与脑缺血有密切关系，并证明脑缺血程度与LTs水平呈正相关。

LTs的来源不仅是从脑组织中产生，也可从脑血管的内皮细胞中生成。LTs可收缩脑血管，还可通过刺激释放TXA_2引起缩血管作用。脑缺血释放出大量LTs后造成脑血管和血脑屏障通透性增加，因而发生脑水肿。脑水肿是许多急性脑血管疾病的病理学基础出现的一系列症状和严重后果。

LTs具有不同类型受体，位于细胞质膜上，在胞浆内的溶酶体、线粒体膜也有LTs受体存在。LTs受体在脑实质中的分布是不同的，在大鼠以脑干、海马最多，下丘脑较少。脑血管上同样有LTs受体，所以它对脑血管的作用是通过特异的LTs受体介导的。已证明应用LTs受体拮抗剂，拮抗LTs引起病理性效应，防止脑水肿的发生和发展。

五、氧自由基与脑缺血再灌注损伤

脑缺血可致脑细胞损伤，再恢复血供，增加供氧反而加重脑细胞损伤使病情恶化，称为脑缺血再灌注损伤。其损伤的机制与氧自由基（oxygen free radical，OFR）的大量产生有密切关系。研究显示，脑内OFR的迅速增加是在脑缺血再灌注后5 min为最甚，30 min后OFR可降至再灌注前水平，同时在脑组织和血清中脂质过氧物（ROOH）水平增加。OFR是O_2经单价途径的生物还原产生的，包括单线态氧（$'O_2$）、超氧阴离子（$O_2^{\cdot-}$）、羟自由基（·OH）。其中$O_2^{\cdot-}$在生物体内广泛存在，它可诱发产生毒性更大的·OH。组织缺O_2后乳酸积聚，因乳酸可加速解离蛋白结合的Fe^{2+}，在Fe^{2+}存在的条件下，H_2O_2可转变为·OH，加快损害进程。

脑内OFR的来源有：①脑缺血后腺嘌呤核苷酸迅速代谢为次黄嘌呤和黄嘌呤，作为黄嘌呤氧化酶的底物再灌注时经黄嘌呤氧化酶途径产生$O_2^{\cdot-}$和·OH。②一氧化氮自由基（NO·）与$O_2^{\cdot-}$反应生成过氧一氧化氮（$ONOO^-$），质子化生成过氧亚硝酸（ONOOH），再分解生成·OH和NO_2。③膜磷脂在磷脂酶A_2作用下生成PAF。PAF激活白细胞，爆破性产生大量OFR。④膜磷脂分解产生游离脂肪酸代谢物特别是AA增加，再灌注时产生OFR。

自由基诱导脑细胞的有害变化，是自由基作用于多价不饱和脂肪酸（PUFA）发生过氧化反应。与活性细胞的DNA碱基、蛋白质、氨基酸、糖类和磷脂起反应，导致物质分子的交联、氧化、多糖分子聚合和降解，尤其是膜磷脂过氧化破坏了膜结构的完整性，亚细胞结构破坏，膜通透性的增加和功能丧失而死亡。

第四节　蛛网膜下腔出血与脑血管痉挛

蛛网膜下腔出血（subarachnoid hemorrhage，SAH）后约有40%～80%患者会发生脑血管痉挛（cerebral vasospasm，CVS）。CVS有急性和慢性痉挛双相性，急性痉挛持续时间约数分钟至数小时，且是可逆的。慢性痉挛一般在SAH 72 h后发生，持续约2～3周。约有50%CVS患者产生迟发脑缺血症状，前者是SAH幸存者的主要并发症，后者是引起死亡的重要原因。CVS可发生于颅内动静脉畸形、动脉瘤破裂后的SAH，也在5%～10%的严重脑外伤患者中发生。SAH后大量血液贮积于脑动脉周围，血液有形成分和其分解产物如氧合血红蛋白（Oxy-Hb）、5-HT、前列腺素及其代谢物（$PGF_{2\alpha}$、TXA_2）、血管紧张素Ⅱ、纤维蛋白裂解产物、儿茶酚胺、K^+以及目前所知最强收缩物质内皮素（ET）等致痉因子，刺激脑动脉引起超长时间收缩，逐渐出现药理学上和血管壁的形态学改变，继发脑血管痉挛。

SAH后CVS的病理生理变化，从猫实验性SAH观察结果表明，CVS的早期不损伤血脑屏障，但破坏动脉壁屏障，是由于CVS改变了血流动力学切应力，刺激内皮细胞合成和释放缩血管活性物质TXA_2、AA等，使血管强烈而持续性收缩，内皮细胞持续挤压，代谢发生障碍，内弹力膜发生皱折，导致动脉壁屏障开放。研究发现SAH后短期内颅内压可上升至动脉压水平，使脑血管自动调节功能紊乱。CVS形成使脑表面动脉血管收缩，脑血流下降，它的下降超出脑内动脉自动调节能力，这时脑血流量随着体动脉压和血容量的变化而变化。一般认为狭窄血管的直径<50%时，可造成有效脑血流减少而发生迟发性脑缺血。CVS是一种超长时间的血管收缩功能的改变，引起这种功能改变的机制很复杂。

一、氧合血红蛋白、自由基与脂质过氧化物

SAH后痉挛的动脉附近有足够浓度的氧合血红蛋白（Oxy-Hb），它能收缩不同动物的脑血管。Oxy-Hb在自体氧化过程中产生O_2^-，刺激血管壁合成AA，抑制NO的基础释放，损害内皮细胞依赖性的血管舒张作用。O_2^-使NO失去舒血管作用，并促进内皮细胞释放ET，从而促使血管痉挛的发展。

Oxy-Hb自身氧化成甲基血红蛋白（Met-Hb），释放O_2^-入蛛网膜下腔，因脑脊液（CSF）中缺乏自由基清除酶，易产生脂质过氧化。而脂质过氧化物可引起血管收缩和脑血管的损伤。已有实验证明SAH后痉挛脑动脉壁及CSF中出现脂质过氧化物丙二醛水平增加。SAH患者的CSF中脂质过氧化物与CVS程度呈相关性，应用自由基清除剂或抗氧化剂显示有抑制SAH…后发生的作用。提示氧自由基和脂质过氧化在CVS的发生机制中有一定

关系。

二、花生四烯酸类

临床和实验研究证明SAH后脑组织、脑血管和蛛网膜下腔中血块等合成和释放LTs的能力均增强。SAH患者CSF中LTC_4含量明显升高，与CVS的发生有良好的相关性。大鼠和犬SAH模型也证实大鼠脑皮层和蛛网膜下腔血块合成和释放LTs能力均增强。花生四烯酸（arachidonic acid，AA）的代谢产生PGs、血栓素和15-过氧化氢花生四烯酸都是重要的血管活性物质，是强烈的血管收缩剂。SAH后痉挛动脉中PGE_2合成增加，前列环素合成下降，以及内皮损伤后血小板黏附并释放血栓素，对促进CVS的发生有一定的作用。实验观察血管周围的凝血块对血管壁可发生病理性变化。因血块降解产物激活非酶性脂质过氧化反应，又因LTC_4的化学趋化作用，引起动脉壁发生炎性反应，导致血管内膜下水肿，白细胞浸润并在血管内膜下增生，改变血管舒张功能。提示AA及其代谢产物引起持久的血管收缩有其病理基础。

三、内皮素

内皮素（endothelin，ET）是21个氨基酸的肽，可由血管内皮细胞、平滑肌细胞、神经元和胶质细胞产生。在人和哺乳动物中存在3种ET异构体ET-1，ET-2，ET-3。ET是迄今所知最强和最持久的一种缩血管物质。实验证明动物和人发生SAH后，脑脊液（CSF）和血浆中ET-1、ET-3明显升高，它的升高与CVS发生的时间相关联，尤其CSF中ET的升高更具相关性。内皮细胞和平滑肌细胞产生ET，通过转运、旁分泌、自身分泌作用于平滑肌细胞，与ET受体相结合，通过3种方式增加胞内Ca^{2+}的浓度，引起脑血管收缩。①激活磷脂酶C（PLC），催化4，5-二磷酸磷脂酰肌醇（PIP_2），水解成三磷酸肌醇（IP_3）。IP_3动员胞内Ca^{2+}库释放出Ca^{2+}。②ET受体激活，受体门控的Ca^{2+}通道开放，引起Ca^{2+}内流。③可激活二氢吡啶敏感电压门控的Ca^{2+}通道致Ca^{2+}内流。细胞内Ca^{2+}增加，形成Ca^{2+}/CaM的复合体，在肌球蛋白轻链激酶作用下，促进肌球蛋白磷酸化，同时分解ATP产生能量，引起血管收缩。但Yamaura等发现在SAH后ET_1的升高仅在开始的2天，第7天时并不升高，所以Ca^{2+}只能解释早期的CVS发生，而持续收缩相中Ca^{2+}并不产生作用。虽现有研究资料，从不同方面证明ET与脑血管痉挛的发生有一定的联系，但SAH病人血浆和脑脊液中ET升高的确切的临床意义尚不清楚。近年来，认为SAH后内皮细胞损伤可刺激ET的合成、释放，出血后形成的血块还能增加血管对ET的反应性，进而促进脑血管痉挛。由于ET引起脑血管痉挛的机制是多方面的，搞清它的机制有重要意义。

四、DAG/PKC/IF-钙调素结合蛋白系统

Rasmussen等认为脑血管痉挛的血管持续性收缩，由钙调蛋白激发，激活细胞内蛋白激酶，引起平滑肌中间细丝收缩。这一过程首先由致痉因子如内皮素等升高胞内Ca^{2+}浓度，激活磷脂酶（PLC），催化二磷酸磷脂酰肌醇（phosphatidyl inositol-4-，5-byphosphate，PIP_2），水解成三磷酸肌酸（Inositol-1，4，5-triphosphate，IP_3）和二酰基甘油（1，2-diacylglycerd，DAG）。DAG的持续增加，激活蛋白激酶C，再通过一种钙调素结合蛋白（caldesmon）作用于血管平滑肌微丝、微管和中间细丝（IF），经磷酸化调节，发生结构重排而产生持续收缩作用。又因被激活的蛋白激酶C，不易受磷酸酶的分解，更具有持续的收缩效应。在正常生理条件下，细胞内IP_3含量极微，膜中不存在游离的DAG。只当SAH等病理情况发生后，脑血管平滑肌细胞才能产生大量DAG和IP_3。可以推断IP_3主要是促进胞内Ca的增加，而产生短时的血管收缩，而DAG通过激活蛋白激酶C，才产生持久性血管收缩。

五、胺能神经和肽能神经

致CVS的成因中，脑血管周围的胺能神经和肽能神经也参与CVS的发生。因为CVS主要发生在有丰富血管外周神经分布部位如Willis环及其周围的大血管分支。现已证实血管周围有肽能神经纤维相伴行，其中神经肽Y（neuropeptide，NPY）具有强烈的缩血管作用，其强度与儿茶酚胺相等，但作用更持久，还可强化其他致痉物质的作用。已发现SAH患者的颈外静脉血中NPY含量增加，而血管活性肠肽（VIP）及P物质减少，扩张血管能力的下降，破坏平衡机制，所以在CVS发生中，神经机制也有特别意义。

综上所述，SAH后产生CVS的机制是多因素的、多途径的病理生理过程，包括神经性、化学性、肌性和代谢性等多因素。由于还有许多环节尚未清楚，因此还未发现较为有效的药物进行治疗。尚须抓住关键因素，终止CVS的发展，恢复脑血管舒、缩力量的平衡，可能是治疗CVS的一种途径。

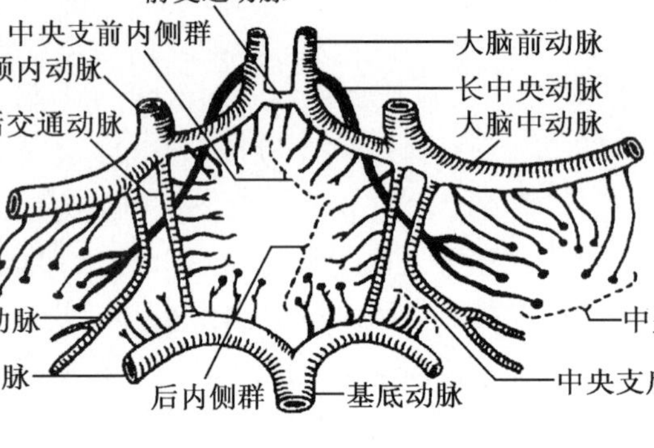

（李悦山）

参考文献

1．Raiteri M．2006．Functional pharmacology in human brain．Pharmacol Rev，58：162-193．

2．Bonanno G and Raiteri M Multiple $GABA_B$ receptors．1993．Trends Pharmacol Sci，14：259-261．

3．Klaus B．Fink，Manfred Göthert．2007．5-HT Receptor Regulation of Neurotransmitter Release．Pharmacol Rev，59：360-417，

4．Eid T，Thomas MJ，Spencer DD，et al．2004．Loss of glutamine synthetase in the human epileptogenic hippocampus：possible mechanism for raised extracellular glutamate in mesial temporal lobe epilepsy．Lancet，

363：28–37.

5. Engelman HS，MacDermott AB. 2004. Presynaptic ionotropic receptors and control of transmitter release. Nat Rev，5：135–145.
6. 栗秀初，孔繁元，范学文. 2003. 现代脑血管病学. 北京：人民军医出版社.
7. Hökfelt T，Broberger C，Xu ZQ，et al. 2000. Neuropeptides–an overview. Neuropharmacology，39：1337–1356.
8. Pepicelli O，Raiteri M，Fedele E. 2004. The NOS/sGC pathway in the rat central nervous system：a micro–dialysis overview. Neurochem Int，45：787–797.

第十二章
螺旋CT在冠心病诊断中应用

Chapter 12 Spiral Computed Tomography in Diagnosis of Coronary Artery Disease

概　言

以往选择性冠状动脉造影或数字减影血管造影一直被作为诊断冠心病的“金标准”，但它是一种具有潜在严重并发症危险的有创检查。近年来螺旋CT冠状动脉血管成像、冠状动脉钙化积分及CT仿真血管内镜等技术已应用于临床。螺旋CT冠状动脉成像能较好地显示冠心病冠状动脉管腔及管壁的大小、形态的改变，其主要表现为管壁不规则，欠光滑或呈“虫咬状”，管壁单发或多发不规则钙化，管壁不规则软组织软斑块影或不伴有钙化，管腔局限性对称、偏心或多节段狭窄，冠状动脉管腔完全闭塞。螺旋CT冠状动脉成像能很好地显示冠心病冠状动脉搭桥术后搭桥血管的来源、吻合口情况、数量、行程、狭窄或阻塞及与心脏空间关系，也可很好地显示冠心病冠状动脉支架植入术后支架置入部位、长度、形态，有无血栓形成和内膜增生、再狭窄和闭塞情况等状况。钙化积分软件可对冠状动脉粥样硬化斑块进行量化分析：积分值为0，提示没有明显粥样硬化斑块；积分值为1～10，提示有极少量粥样硬化斑块；积分值为11～100，提示有轻度粥样硬化斑块；积分值为101～400，提示有中等粥样硬化斑块；400以上，提示有广泛粥样硬化斑块，有明显的冠状动脉狭窄。CT仿真血管内镜可通过对冠心病冠状动脉及支架内壁和腔内结构进行漫游观察，有助于对腔内狭窄和支架通畅情况作出正确诊断和客观评价。螺旋CT冠状动脉血管成像具有简便、快捷、安全可靠、费用较低、图像直观、病人易接受及无创性等优点，有望成为冠心病诊断、治疗及预后评价的重要手段。

随着人们生活水平和生活方式的改变，冠状动脉粥样硬化性心脏病（简称冠心病）的发病率已有逐年上升的趋势，患者日趋年轻化，且起病隐匿，常猝然发病导致严重后果。因此早期诊断及采取相应的预防、治疗措施防止冠心病的发生非常重要。以往选择性冠状动脉造影或数字减影血管造影（Digital subtraction angiography，DSA）一直被作为诊断冠心病的“金标准”，但它是一种具有潜在严重并发症危险的有创检查。冠状动脉由于管径细小、走行迂曲而使其无创性成像较困难，所以冠状动脉的无创成像一直是人们关注的热点。近年来随着多层螺旋CT（computed　tomography，CT）技术的不断发展，螺旋CT冠状动脉血管成像技术取得了很大进展，特别是16层以上螺旋CT的临床应用，其先进的功能在心脏及冠状动脉成像方面得到更加突出的发挥和体现，有望成为冠心病诊断、治疗及追踪复查的重要手段。

第一节　螺旋CT及血管成像简介

CT的临床应用较MR早了10年左右，但由于常规CT扫描速度较慢及计算机技术相对落后，使CT血管成像的临床应用受到限制。传统的CT将其旋转部分设计为往返的旋转运动，每次扫描都必须经过启动、加速、均速取样、减速、停止几个过程，明显影响和限制了扫描速度，两次扫描之间的时间间隔也无法缩短。螺旋CT采用了滑环技术来处理机架旋转部分与静止部分的馈电和信号传递，CT在扫描过程中，机架的运动部分单方向的连续旋转，床移动到预定位置后停止，X线产生并开始360°扫描，采集数据，然后，床移动病人到第二个扫描位置，进行第二个360°扫描和采集数据。在机器连续旋转，连续产生X线，连续取样的同时，以一定的速度前进或后退，因此螺旋扫描方式不再是对人体的某一层面采集数据，而是围绕人体的一段体积螺旋式地采集数据。常规扫描与螺旋扫描方式的本质区别在于：前者得到的是二维信息，而后者得到的是三维信息，所以螺旋扫描方式又被称为体积扫描，可以根据需要在所扫描的体积范围内重建任意层面的不同层厚的图像。CT的三维数据采集使X线CT的血管成像成为可能。螺旋CT由于其快速的容积扫描，先进的计算机软件技术，结合采用高压注射器的造影剂团注技术等使CT血管成像发展到了一个新的水平。随着多排螺旋CT技术的临床应用，结合心电门控触发扫描技术、容积扫描技术，图像三维重建、血管内镜技术及器官组织伪彩技术，使其空间和时间分辨率明显提高，其最大的优势是可用于对心脏病变，特别是冠心病的诊断与评价。

螺旋CT血管成像是指采用高压注射器经静脉注入造影剂行螺旋CT扫描，再利用后处理技术将其CT横断面原始图像处理并行冠状动脉血管三维成像，可得到类似于经血管插管血管造影或DSA的图像，且图像直观，立体感强。其三维重建图像质量与多种因素有关：①静脉注射造影剂的参数选择，包括造影剂总量、注射速度及延迟时间；②螺旋CT扫描参数的选择，包括血管成像长度，即容积扫描的覆盖范围、扫描层厚、床进速度即螺距大小；③三维重建技术类型；④检查者自身情况，包括心率、心律、呼吸、心脏功能等。在扫描前应根据不同的个体和临床情况综合考虑。

第二节　冠状动脉螺旋CT血管成像检查方法

一、心电门控技术

由于心脏各个房室按各自心动周期进行收缩与舒张运动，影响心脏CT扫描图像质量。螺旋CT冠状动脉血管成像检查必须同时使用心电门控技术，可同步接受心电信号与获得心动周期图像，可减少心脏搏动对图像的影响。心电门控技术包括心电门控扫描、心电门控重建。心电门控扫描指心电门控信号，即触发信号和R波信号传送到CT系统，使心脏扫描在一设定的心动周期（R-R间期，范围从0～100%）中某一点进行。一般多选择心电图R-R间期60%～80%的舒张中末期进行，冠状动脉此时充盈最好。

二、体位、造影剂、扫描参数

影响冠状动脉血管成像的因素很多，包括心率的控制、重建时相的选择、冠状动脉的运动、钙化、心率失常、延迟扫描时间、呼吸、扫描参数、重建技术、对比剂的使用等。扫描前需进行一些准备工作：①要求病人尽可能安静，心率较快者检查前半个小时需口服β-受体阻滞剂，如倍他乐克（无禁忌证时），使心率尽量控制在每分钟65次以下；②测量病人体重，按1.8～2 ml/kg确定检查者造影剂的用量；③要进行碘过敏试验。

先行CT平扫定位，用于确定心脏扫描范围，显示冠状动脉钙化及用于冠状动脉钙化积分。检查者仰卧位，两上肢上举，放置心电电极并确认可接收心电图信号，同时训练检查者呼吸和屏气方法。一般选择R-R间期的60%～80%为扫描确发点，扫描范围从气管分叉下方10～15 mm至心脏的膈面以下约3 cm，层厚2 mm。然后采用高压注射器经前臂静脉注射非离子型造影剂（370 mgl/ml）行增强扫描。注射剂量：50 ml非离子型造影剂（370 mgl/ml）+80 ml生理盐水；注射速度：4～5.0 ml/s。选择螺旋扫描方式，采用回顾性心电门控技术。扫描层厚：2 mm，螺距1，显示野250 mm，矩阵512×512，球管电压120 kV，电流300 mA。

冠状动脉原始数据重建时相的选择非常重要，扫描完后需根据心电图情况，采用回顾性心电门控重建方法，将螺旋CT扫描原始图像分别在心动周期R波后60%～80%的相位窗进行图像重建，重建层厚为2 mm，重建间隔均为0.5 mm，观察每个相位窗心脏横断面CT图像中左右冠状动脉主干及分支血管断面强化、边缘等情况，并将最佳的相位窗横断面CT图像送到图像后处理工作站行冠状动脉血管三维重建等后处理。

三、延迟扫描方法

由于冠状动脉相对细小，且依附在心脏的表面，除本身搏动外，还随着心动周期而一起摆动，并且各支冠状动脉的运动模式也不相同，因此，多层螺旋CT冠状动脉成像是CT血管成像中的一个难点。提高螺旋CT冠状动脉成像图像质量和诊断的可靠性对于临床十分重要。螺旋CT冠状动脉成像图像质量受多种因素影响，其中选择适当的扫描延迟时间是冠状动脉CT成像成功的重要因素。不同的患者由于年龄、心率、心功能等的不同，造影剂在冠状动脉内达到峰值的时间也不同，如果选择的扫描延迟时间过早，到达冠状动脉血管内的造影剂浓度不够，冠状动脉不显示或显示不完整，可造成管腔狭窄的假象；如果选择的扫描延迟时间过晚，冠状动脉内造影剂浓度下降，心肌组织强化过多，心静脉内浓度过高，使冠状动脉和静脉不易区分，冠状动脉小的分支显示模糊。因此，要想得到高质量的冠状动脉强化图像，必须选择适当的延迟时间，使造影剂在冠状动脉通过高峰时间和数据采集时间达到一定的优化组合和同步化，且在冠状动脉内造影剂强化明显而心脏背景组织强化较低这段时间内完成扫描。

冠状动脉CT血管成像确定扫描延迟时间的方法主要有2种：①小剂量预试验（test bolus）。方法是使用高压注射器，将20 ml造影剂注入患者体内，延迟10 ~ 14 s后在主动脉根部进行同层动态扫描，获得主动脉增强扫描时间–密度曲线，计算出造影剂充盈峰值时间作为扫描延迟时间，然后以相同的流速经肘静脉注入80 ~ 100 ml造影剂进行回顾性心电门控冠状动脉造影。②自动追踪技术（bolus tracking）。方法是先在主动脉根部选定监控层面，设定触发的CT阈值，开始注射造影剂后，延迟一定时间再用低辐射剂量对感兴趣区CT值变化进行实时监控，当达到设定阈值时，机器自动启动扫描程序。触发阈值可因不同多层螺旋CT机而不同，造影剂流速为4.0 ml/s时，一般为130 Hu左右。与test bolus扫描方法相比，在多层螺旋CT血管造影中应用bolus tracking技术可使扫描数据采集与靶血管内造影剂通过时间取得较一致的同步化，靶血管得到强化的效果更佳。应用bolus tracking技术不再受呼吸运动限制，可在主动脉根部对兴趣区进行准确定位，设定触发扫描时的阈值，用低辐射剂量对感兴趣区CT值变化进行实时监控，当达到此阈值时，机器自动启动扫描程序。此技术操作简便、快速，只要设定触发阈值合适，有可能获得满意的冠状动脉图像。

由于bolus tracking技术是以个体差异对主动脉根部CT值变化进行实时跟踪，一旦达到所设定触发阈CT值即启动扫描程序。比较Test bolus，无需额外注射造影剂和增加患者射线量，无需对扫描延迟时间进行估算，同时，检查过程中无需等待和延长检查时间，而且避免了造影剂造成心律不齐和心率波动对冠状动脉图像质量的影响，显得更加准确和方便，体现该技术更具个体化、更优化和同步化的优势。

第三节　螺旋CT冠状动脉血管成像后处理技术方法

一、多平面重建

多平面重建（multiplanar reconstruction，MPR）是利用一系列横断面图像数据在任意平面上重建，获得CT横断面扫描时难于得到的冠状面、矢状面、斜面等平面的二维图像，其中包括曲面重建（curve plane reformation，CPR）。CPR为多层面重建的一种特殊形式，主要用于CT血管成像，通过对感兴趣区血管进行画线，可将扭曲、缩短和重叠的血管伸展、拉直，显示在同一个平面上，可观察血管的全程。该技术十分依赖于操作者的技巧和画线的准确性，临床上用于补充横断面观察角度的不足，提供冠状动脉纵向形态。

二、最大强度投影

最大强度投影（maximun intensity project，MIP）成像原理为将每条射线上所遇到的最大强度像素进行重组而成，是把图像数据中具有最大或最小CT值的组织结构影像，在围绕矢状轴、冠状轴、前后轴的任意方向上投影出来，并可进行任意角度旋转。MIP成像最大的优势为其灰阶值能真实反映实际组织的CT值，冠状动脉血管MIP成像类似血管造影图像，并能与之直接作比较；MIP能反映密度值的微小改变，区分血管壁的钙化与管腔内的造影剂密度。在CT血管成像中应用较多，但具有以下一些缺点：①数据缺失：由于MIP成像最终的图像仅是投影角度上射线遇到的最强密度值，所以，被采用的数据很少，另外，在人为编辑图像时也会丢失一些信息。②背景平均密度强度：MIP是取沿每条射线上强度分布的最大值，在增强扫描参数设计不当时，静脉及实质组织内增强也能增加本底（背景）密度，影响小血管的显示。③重组伪影：三维重建时必须对原始数据进行重组，重组时必然在重建图上产生伪影，最常见的假象伪影为小串样小血管伪影。

三、遮盖表面显示

遮盖表面显示（shaded surface display，SSD）成像是预先确定某一范围的CT阈值，经计算机的处理，把阈值外的组织结构隐去，从而获得CT值在阈值范围内的组织结构的表现轮廓图。常用于骨、关节创伤，全面了解骨折、脱位情况；也可用于冠状动脉CT血管成像，SSD图像立体感非常强。但其图像上的物体界面并不代表物体本身真正的界面，而是阈值内和阈值外像素接触面的模拟界面，具夸大效应，对冠状动脉较细小血管分支SSD显示较差。

四、容积再现技术

容积再现技术（volume rendering，VR）包括黑白和伪彩色图像。VR技术根据容积数据内像素的CT值不同，从观察者的方向对所有的像素进行投影并以不同灰阶的形式显示出来。通过对不同结构的色彩编码和使用不同的透明度，可同时显示表浅和深在结构的影像，结合多角度的旋转，使VR图像给人以较强的三维立体感。与阈值技术如MIP、SSD不同，VR图像考虑到了容积数据内所有的像素，对部分充盈对比剂的结构亦能准确地反映。VR在螺旋CT容积扫描的基础上，通过功能软件可调整三维图像的明亮度和灰阶度，可获得真实的冠状动脉血管三维图像，根据要求使用伪彩色可任意显示不同密度的动脉、静脉等。通过切割功能可将影响观察的其他组织切割，并可进行任意角度旋转，可更清楚、直观地显示血管形态及毗邻关系。另外，VR技术不需要重组前对图像进行编辑，且重组速度快，是真正的血管三维实时重组技术。VR技术优于其他（MPR、CPR、MIP、SSD）重组技术，是螺旋CT冠状动脉血管三维成像最常用的方法。

五、CT仿真内窥镜技术

CT仿真内窥镜技术（CT virtual endoscopy，CTVE）是20世纪90年代影像医学的重大发展，自1994年Vining等首次报道CTVE成像技术以来，国外对此技术开始进入试验及临床研究阶段。CT仿真内镜的成像基础主要是在螺旋CT连续扫描获得的容积数据基础上通过软件功能调整CT域值及组织透明度，使不需要观察的组织透明度为100%，从而消除其影像；而需要观察的组织透明度为0，从而保留其影像；显示出空腔器官的内壁，再利用计算机模拟导航技术进行腔内观察，并加以人工伪彩及不同的光照亮度，最后以电影形式连续回放，从而获得类似纤维内镜在空腔脏器所见效果的冠状动脉血管内腔图像。

六、钙化积分分析软件

多层螺旋CT可利用其工作站中CaScoring软件对冠状动脉钙化斑块进行钙化积分定量分析。钙化积分的定量分析方法包括3种：Agatston积分法，容积积分法，质量积分法。通过测量钙化斑块的体积、质量和Agatston积分预测钙化斑块性质、未来发生冠心病的风险。此项检查仅需CT平扫不需要注入造影剂。

第四节　正常螺旋CT冠状动脉血管成像表现

正常冠状动脉分为左右2支，左侧冠状动脉起自升主动脉左冠状窦壁，右侧冠状动脉起自升主动脉右冠状窦壁，左侧冠状动脉口的位置稍高于右侧冠状动脉。左侧冠状动脉自升主动脉左冠状窦壁发出后行走于肺动脉主干左后方与左心房前壁之间，并分出前降支与回旋支。其中前降支沿前室间沟下行达心尖区，沿途分出：①左圆椎支；②左心室前降支：有3~9支，粗细不等，其中以对角支较恒定；③右心室支；④前间隔支。回旋支向左行走于左心房室沟内并由前绕向后下，沿途分出：①左心房支；②左心室支。右侧冠状动脉自升主动脉右冠状窦壁发出后行走于肺动脉背侧及右心房室沟内，向下并绕行至心脏右后，达右心室后下缘。沿途分出：①右圆椎支；②右心房支；③右心室前支；④锐缘支；⑤右心室后支；⑥后降支；⑦房室结支；⑧左心室后支。左、右冠状动脉之间有交通支吻合。

螺旋CT横断位平扫可显示左、右侧冠状动脉主干及前降支、回旋支等血管断面，表现为类圆形，边缘光滑；增强扫描显示冠状动脉显著均匀强化。曲面重建弯曲右冠状动脉显示为一条直的血管，边缘光滑锐利，管腔按比例变小；左冠状动脉主干至前降支或回旋支也可显示为一条直的血管，边缘光滑锐利，管腔按比例变小。MIP三维成像随着不同的角度和方向可较好地显示左、右侧冠状动脉主干、前降支、回旋支等分支血管。VR和SSD重建可较好地立体显示左、右侧冠状动脉主干、前降支、回旋支等分支血管，其中以VR重建显示最好。VR重建图像采用7个位置进行显示．①右冠状动脉主干位，可较好地显示右冠状动脉起始段、肺动脉背侧及右心房室沟内近端主干；②右冠状动脉膈面位，可较好地显示右冠状动脉心脏右后及右心室后下缘段；③左冠状动脉主干位，可较好地显示左冠状动脉肺动脉主干左后方与左心房前壁之间主干；④左冠状动脉对角支位，可较好地显示左冠状动脉对角支；⑤左冠状动脉前降支位，可较好地显示左冠状动脉前降支；⑥左冠状动脉回旋支位，可较好地显示左冠状动脉左心房室沟内及近段回旋支主干；⑦左冠状动脉膈面位，可较好地显示由前绕向后下的左冠状动脉回旋支。左、右侧冠状动脉主干、左侧冠状动脉边前降支、回旋支、对角支和右侧冠状动脉圆椎支等较大分支血管显示较好，表面光滑锐利、形态规则、立体感强。左侧冠状动脉前降支、回旋支、对角支等形似蜘蛛；右侧冠状动脉呈C字形表现，类似DSA图像。对冠状动脉比较细小的分支，VR和SSD重建显示稍差。CT仿真内镜成像可较好显示左、右侧冠状动脉开口、左、右侧冠状动脉主干、左侧冠状动脉前降支、回旋支等较大分支血管内腔，内腔光滑锐利（图12-1至图12-7）。

4层螺旋CT显示左前降支、左回旋支、右冠状动脉的比例分别为79%±16%、79%±17%、75%±14%，且与选择性冠状动脉造影或DSA的相关度较高。16层螺旋CT投入临床使用，提供了快速、超薄和各向同性的扫描，时间分辨力的提高使冠状动脉的成像质量得到进一步改善，明显高于以往的4层、8层螺旋CT。而64层及以上螺旋CT更进一步提高了冠状动脉检查成功率，可以清晰观察冠状动脉末梢血管，还能显示冠状动脉的解剖变异，包括冠状动脉起源异常、单一冠状动脉及心肌桥等，具有选择性冠状动脉造影或DSA无可比拟的优势，因此多层螺旋CT可对正常冠状动脉进行评价。

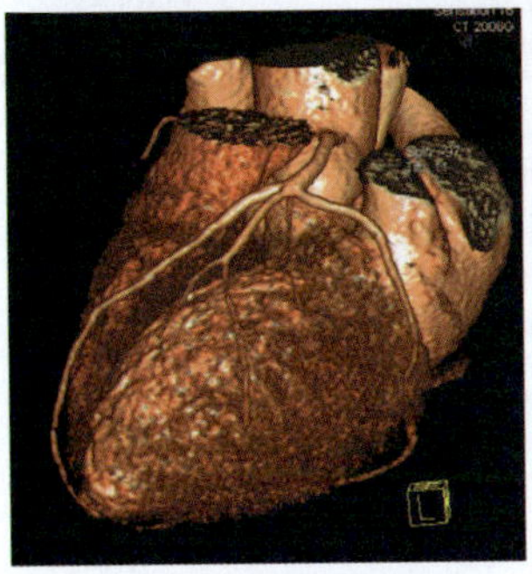

图12-1　冠状动脉螺旋CT彩色VR成像显示正常左冠状动脉主干，前降支、对角支及旋支

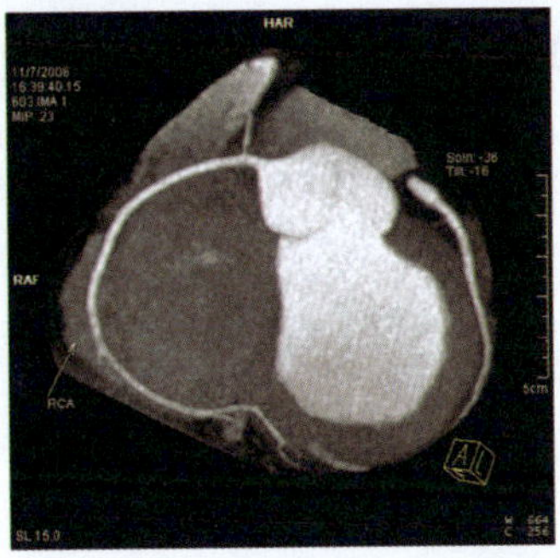

图12-2　MIP成像显示右冠状动脉主干

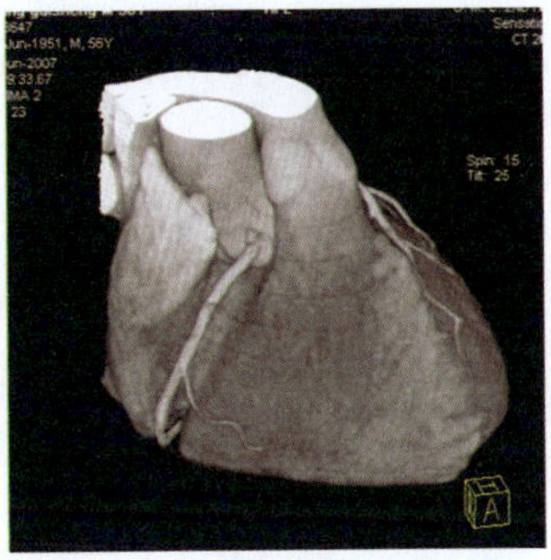

图12-3　VR成像显示正常右冠状动脉主干及分支

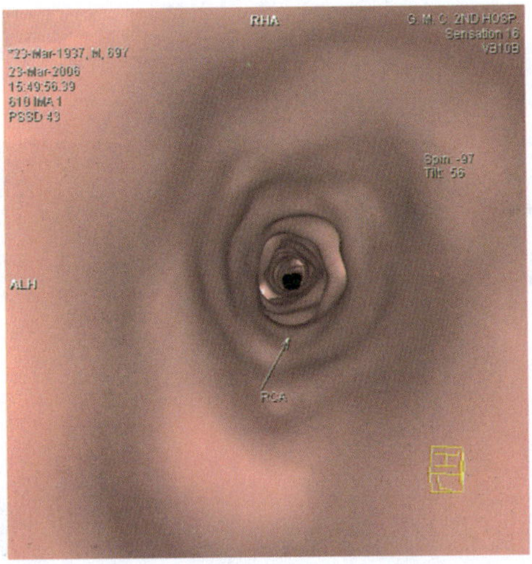

图12-4　右冠状动脉前降支CTVE成像显示其内腔形态规则，内壁光滑

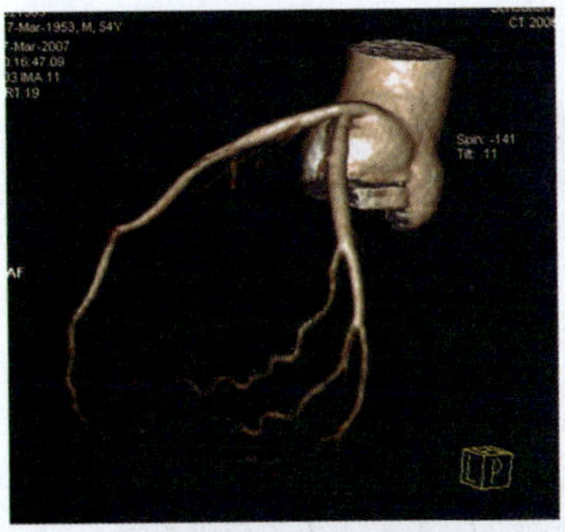

图12-5　冠状动脉螺旋CTVR成像显示正常左冠状窦、左冠状动脉主干，前降支及旋支

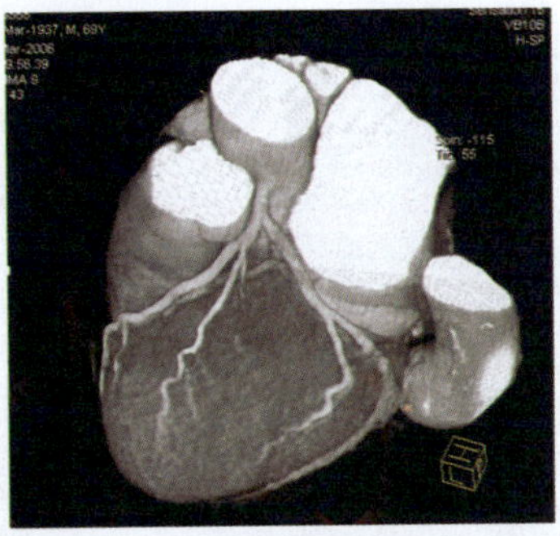

图12-6　冠状动脉螺旋CTVR成像显示正常左冠状动脉主干，前降支、对角支及旋支

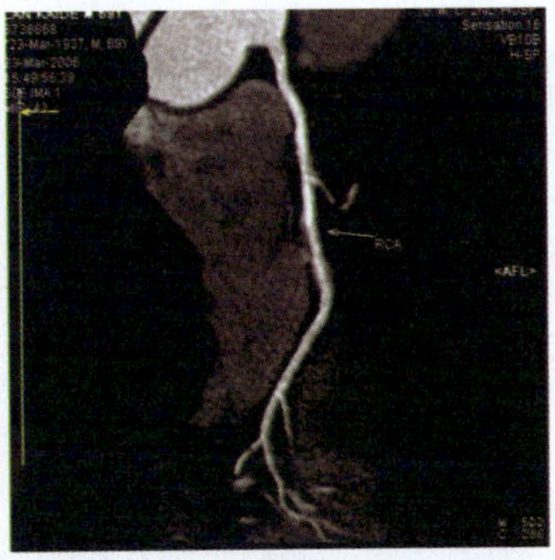

图12-7　右冠状动脉CRI成像弯曲右冠状动脉成一直线

第五节　螺旋CT冠状动脉血管成像在冠心病诊断中应用

一、冠心病诊断与评价

冠心病螺旋CT冠状动脉血管成像可显示冠状动脉管腔及管壁的大小、形态的改变。其主要表现是：管壁不规则，欠光滑或呈“虫咬状”；管壁单发或多发不规则钙化，管壁不规则软组织软斑块影或不伴有钙化；管腔局限性对称或偏心狭窄，多节段狭窄；冠状动脉管腔完全闭塞及侧支开放。冠状动脉狭窄的判断采用目测直径法，即血管狭窄的程度=（狭窄段近心侧正常冠状动脉直径-狭窄处血管直径）/狭窄段近心侧正常冠状动脉直径×100%。根据狭窄程度分为4级：①正常；②轻度狭窄（管腔狭窄程度<50%）；③中度狭窄（管腔狭窄程度≥50%或<75%）；④重度狭窄（管腔狭窄程度≥75%）（图12-8至图12-15）。

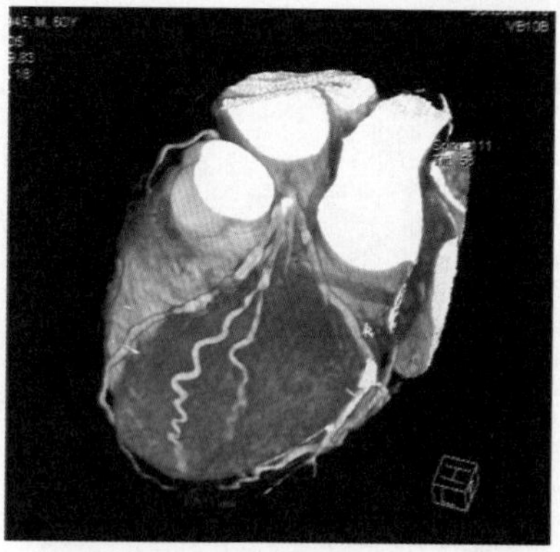

图12-8　冠心病冠状动脉螺旋CTVR成像显示左冠状动脉前降支、对角支中度狭窄

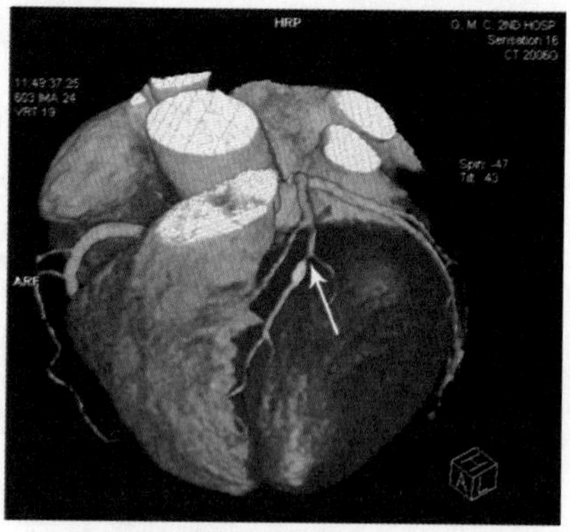

图12-9　冠心病冠状动脉螺旋CTVR成像显示左冠状动脉前降支钙化并管腔重度狭窄

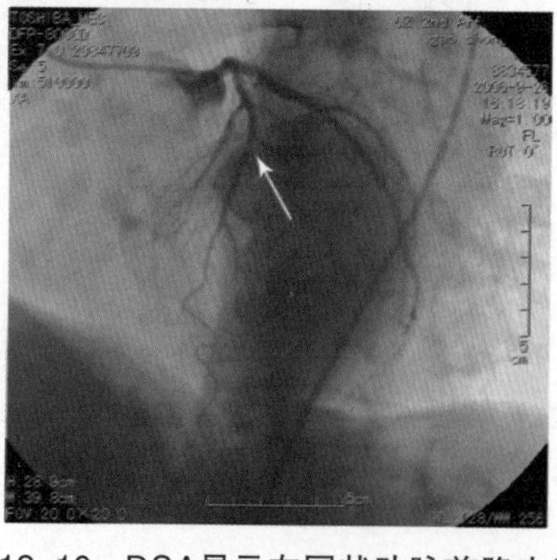

图12-10　DSA显示左冠状动脉前降支重度狭窄，与CTVR成像相类似

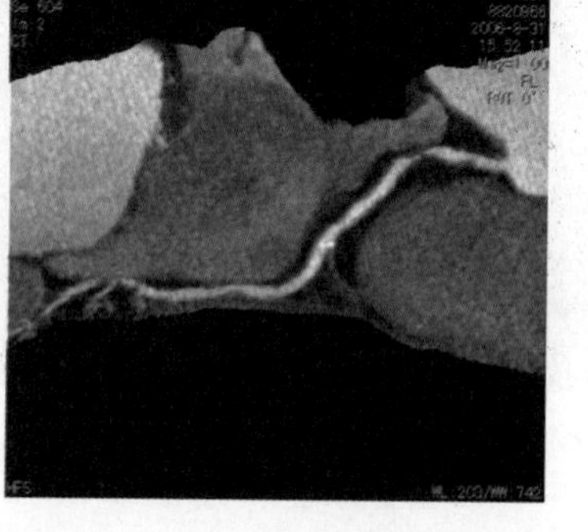

图12-11　右冠状动脉CPR成像显示近段重度狭窄

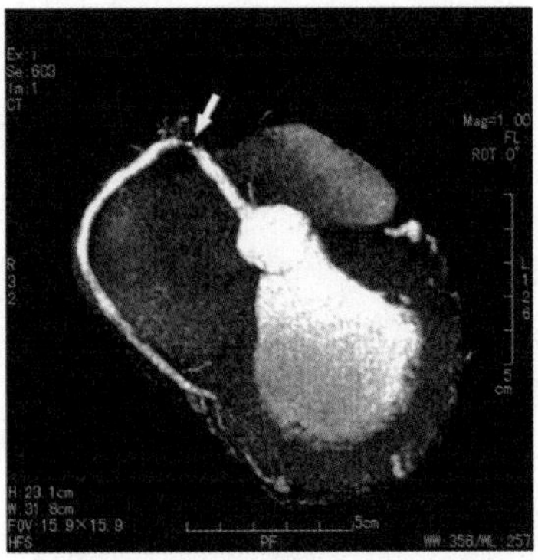

图12-12　MIP成像显示近段重度狭窄

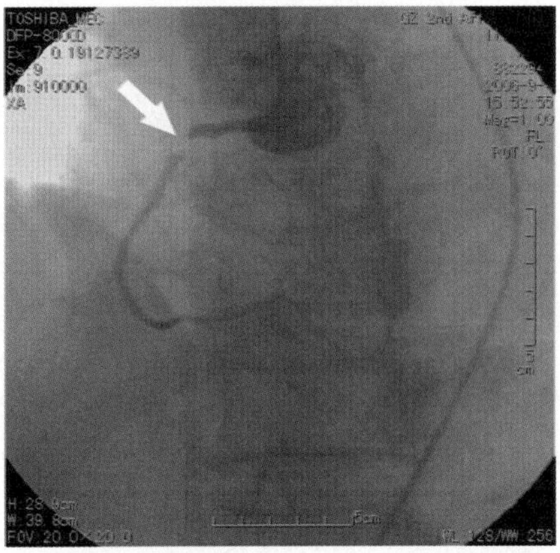

图12-13　DSA显示右冠状动脉近段重度狭窄，与CPR及MIP成像相类似

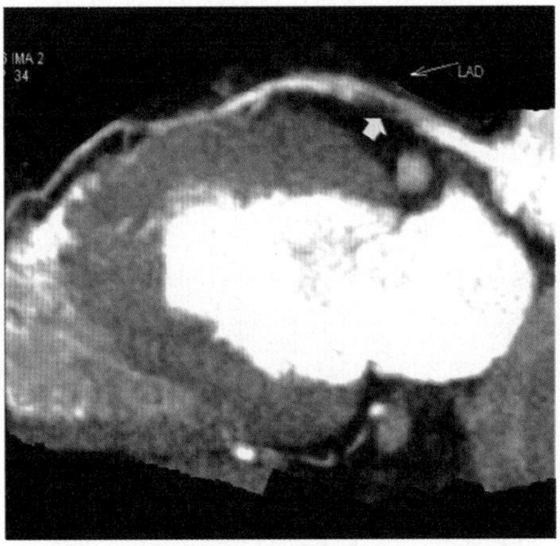

图12-14　CPR成像显示左冠状动脉前降支近段软化斑块并管腔中度狭窄

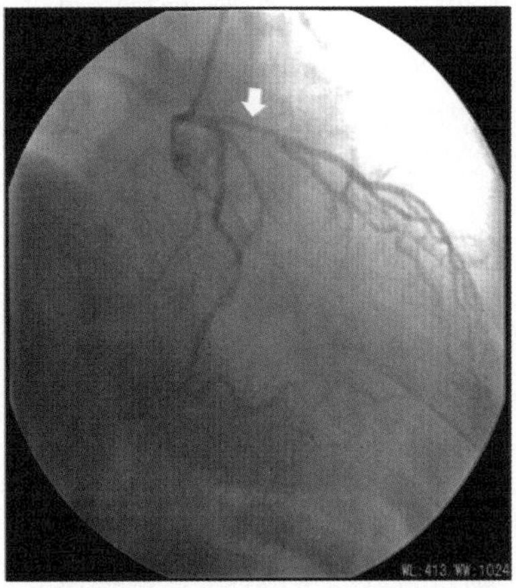

图12-15　DSA显示左冠状动脉前降支近段软化斑块并管腔中度狭窄与CPR成像类似

4层螺旋CT能对管腔直径≥2 mm的冠状动脉分支进行评价，检测出冠状动脉中度以上狭窄的敏感度、特异度、阳性预测值及阴性预测值的范围分别为82%～91%、84%～93%、59%～66%及97%～98%。16层螺旋CT投入临床使用，提供了快速、超薄和各向同性的扫描，时间分辨力的提高使冠状动脉的成像质量得到进一步改善，其探测冠状动脉中度以上狭窄的敏感度、特异度、阳性预测值及阴性预测值分别为83%～95%、86%～97%、80%及97%，明显高于以往的4层、8层螺旋CT。16层螺旋CT显示直径在1.5 mm以上的冠状动脉中度以上冠状动脉狭窄的敏感性为85%～92%，特异性为86%～93%，阳性预测值79%～82%，阴性预测值95%～98%。64层及以上螺旋CT更进一步提高了冠状动脉狭窄检查成功率，可以清晰观察冠状动脉末梢血管，明显提高冠心病冠状动脉狭窄诊断的准确性，具有选择性冠状动脉造影或DSA无可比拟的优势。因此多层螺旋CT可以准确显示冠状动脉狭窄，可以作为冠心病筛查的手段，部分取代传统的选择性冠状动脉造影，降低病人的检查费用和风险。

二、冠心病冠状动脉搭桥术后诊断与评价

冠状动脉搭桥术是目前冠心病最常用的血管再通技术之一，随着冠状动脉搭桥术的成熟，越来越多的冠心病患者接受了外科手术治疗。因此，如何观察和评价术后桥血管的状况正日益受到重视。冠状动脉搭桥术多通过在升主动脉或胸廓内动脉、锁骨下动脉等部位，建立体循环系统与冠状动脉狭窄病变远端血管之间的旁路供血通路，但术后狭窄和闭塞率较高，狭窄和闭塞可发生桥血管或吻合口。电子束CT与磁共振都是无创性观察桥血管的重要影像学方法，电子束CT诊断冠状动脉搭桥术后血管再通的敏感度及特异度分别为93%～96%与86%～100%，准确度为 92%～96%，但由于电子束CT的空间分辨力较低，在显示桥血管再狭窄方面尚有一定的限度。磁共振评价桥血管的敏感度为88%～98%，特异度为72%～100%，但由于邻近金属伪影（止血夹和胸骨金属线）、钙化、心包增厚和少量积液以及移植桥血管血流速度减慢等的影响，磁共振对桥血管远端吻合口和桥血管狭窄的评价仍有困难。在随访中，如果采用选择性冠状动脉造影或DSA检查除每次检查费用昂贵，患者不易接受外，由于搭桥血管的来源不同，使得侵入性心导管技术操作复杂化，也较难一次血管造影全面显示搭桥血管的情况。因此人们一直在研究无创而有效的检测术后桥血管开通和灌注储备功能的影像学检查方法。

多层螺旋CT冠状动脉血管成像可以很好地显示搭桥血管及其连接关系，能很好显示搭桥血管的来源、吻合口情况、行程、狭窄或阻塞及与心脏空间关系，图像直观，较之选择性冠状动脉造影或DSA更具立体形象。4层螺旋CT对桥血管的评价已有很高的敏感度和特异度，分别为93%～97%和98%，检测桥血管高度狭窄的敏感度和特异度分别为75%～96%和 92%～97%。16层螺旋CT显示桥血管的敏感性为98%，特异性为99%，诊断桥血管重度狭窄的敏感性为80%～97%，特异性为98%。桥血管受心脏搏动的影响较自身的冠状动脉小，因此多层螺旋CT冠状动脉血管成像对桥血管的显示优于与其相连接的自身冠状动脉，但冠状动脉搭桥术所采用的金属夹及心律不齐可造成桥血管评价困难。

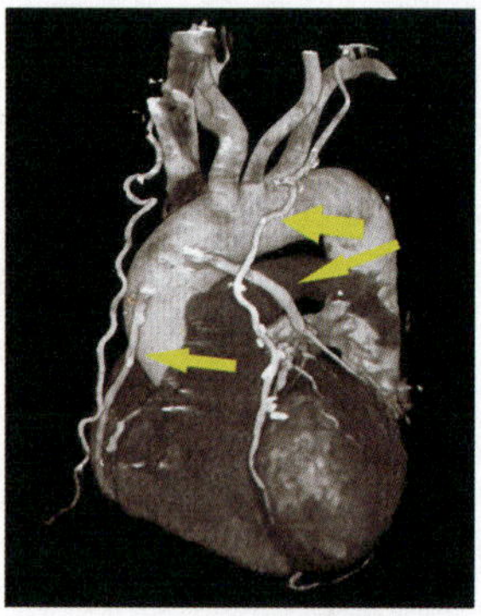

图12-16　冠状动脉搭桥术后VR成像显示左、右冠状动脉搭桥血管起源、数量、行程及通畅情况

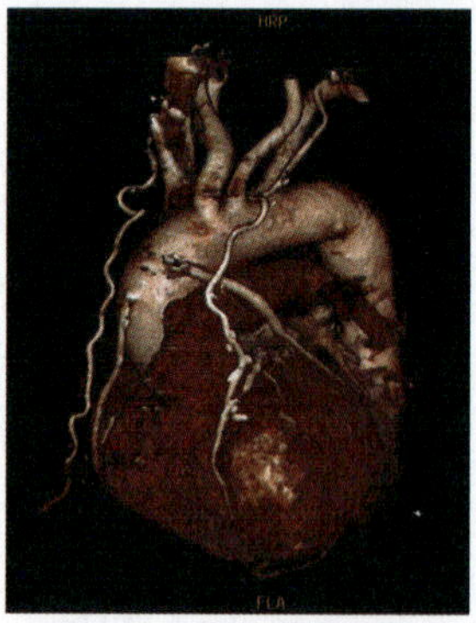

图12-17　彩色VR成像显示左、右冠状动脉搭桥血管起源、数量、行程及通畅情况

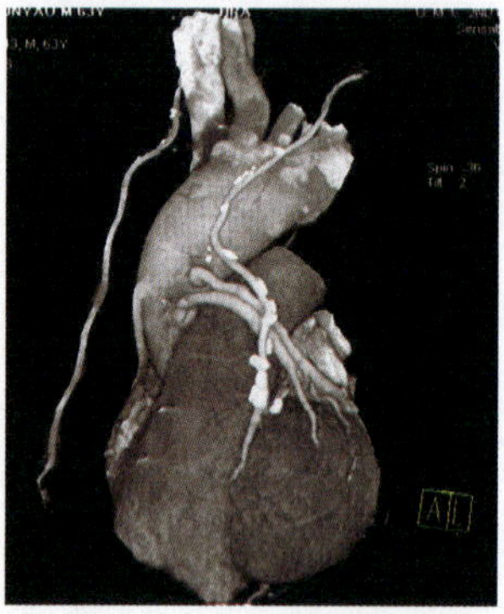

图12-18　彩色VR成像显示左、右冠状动脉搭桥血管起源、数量、行程及通畅情况

64层及以上螺旋CT在显示搭桥血管来源、吻合口情况、行程、有无狭窄或阻塞及与心脏空间关系明显优于4层、8层及16层螺旋CT，特别是检测桥血管闭塞上有极高的敏感度（100%）和特异度（99%）。因此，螺旋CT可作为评价显示桥血管狭窄病变和吻合口情况的一种简便的复查手段（图12-16至图12-18）。

三、冠心病冠状动脉支架诊断与评价

冠状动脉支架植入术是临床较常采用的治疗冠心病的方法之一，手术成功较高。但部分的病人会出现支架内再狭窄，因此及时正确评价术后是否发生支架再狭窄有重要的临床意义。多年以来，选择性冠状动脉造影或DSA被认为是支架术后评价的“金标准”，但其具有创伤性、技术难度较大、费用高和有一定危险性等缺点使其应用受限。因此采用无创而有效的检测冠状动脉支架植入术后支架开通和狭窄状况的影像学检查方法非常重要。目前临床常采用的支架是由金属材料编织而成，部分支架在CT图像上会产生伪影影响支架内的管腔评估，另外支架所在部位血管的严重钙化、呼吸运动、心脏搏动及造影剂浓度均可影响支架内情况的判断。但由于支架的高密度伪影而夸大了支架的实际大小，致使支架腔模糊，支架伪影或管壁钙化，使其在探测支架的狭窄程度方面有很大的局限性，而且对不同类型的支架的再狭窄的可评价程度也不尽相同，这也是电子束CT在评价支架的通畅性以及狭窄程度中遇到的问题。磁共振对支架的显示亦存在很大的局限性，最大的困扰就是支架伪影的干扰，导致局部信号缺失，从而影响评价管腔的通畅性。

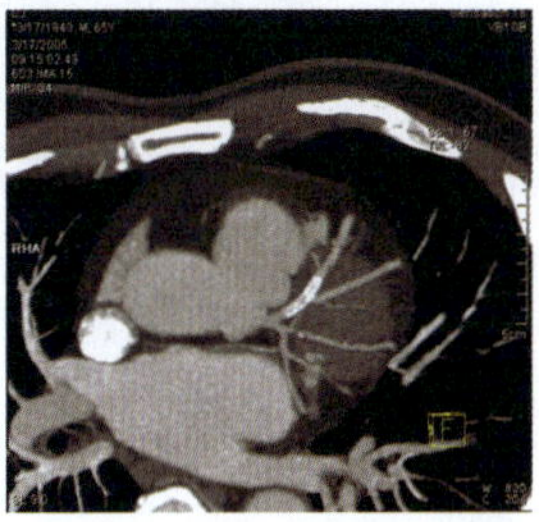

图12-19 冠心病支架植入术后MIP成像显示左冠状动脉前降支支架通畅

多层螺旋CT冠状动脉血管成像可以显示冠状动脉支架的位置、形态结构以及支架有无变形。虽由于支架的高密度伪影和部分容积效应而不能很好地显示支架处的管腔，但依其远端血管显影可间接判断支架的通畅性。特别是64层及以上螺旋CT能清楚显示支架的位置、长度、有无血栓形成和内膜增生、再狭窄和闭塞情况，支架边缘夹层、冠状动脉瘤等状况。多层螺旋CT冠状动脉血管成像诊断冠状动脉支架内狭窄的敏感性为70%～96%，特异性为90%～98%，可作为冠心病冠状动脉支架植入术后评价主要手段（图12-19至图12-26）。

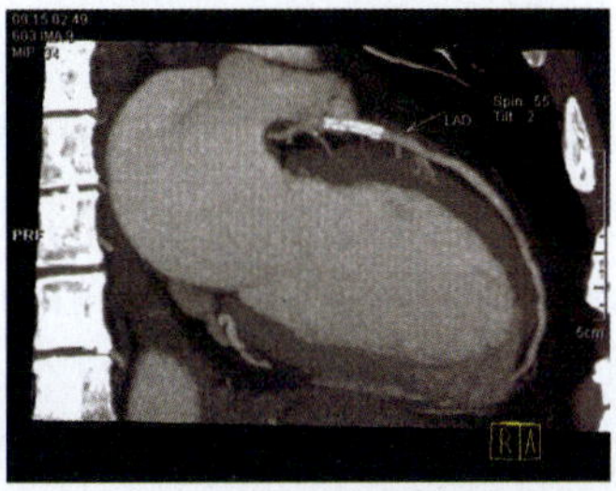

图12-20 CPR成像显示左冠状动脉前降支支架

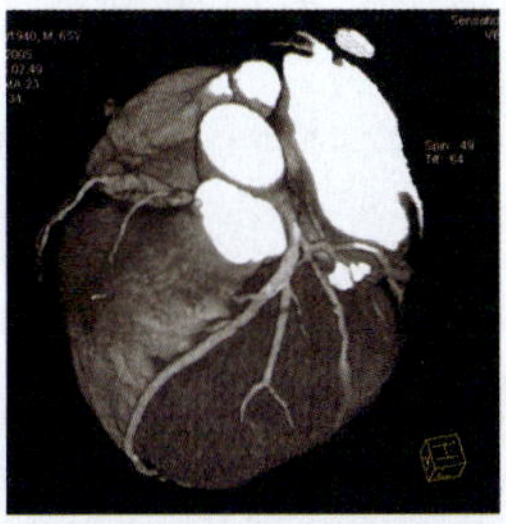

图12-21 VR成像显示左冠状动脉前降支支架

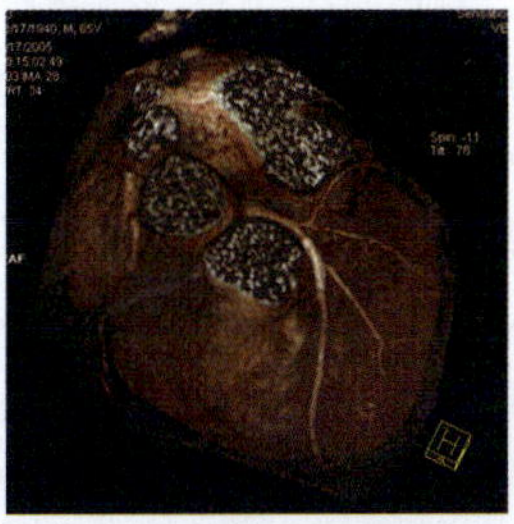

图12-22 彩色VR成像显示左冠状动脉前降支支架

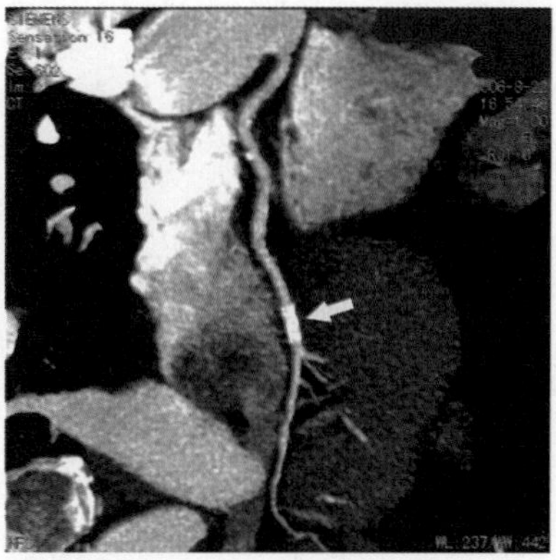

图12-23　冠心病右冠状动脉植入支架术后CPR成像显示右冠状动脉支架通畅

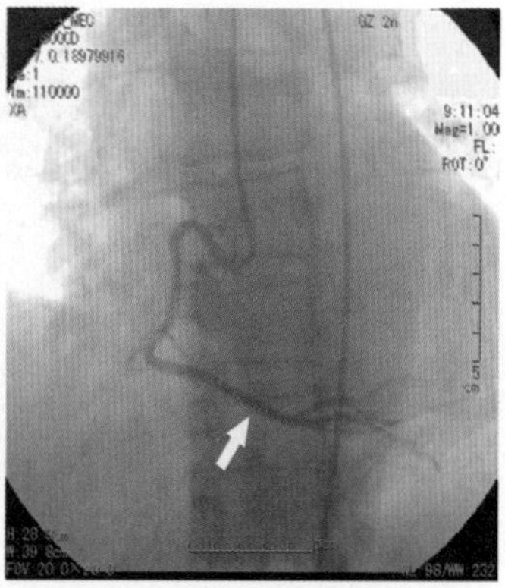

图12-24　DSA显示右冠状动脉植入支架术后通畅，类似CPR成像

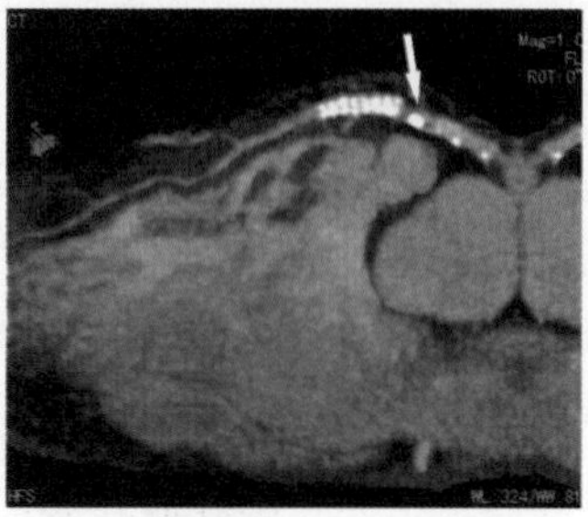

图12-25　VR成像显示左冠状动脉前降支支架近端冠脉再狭窄

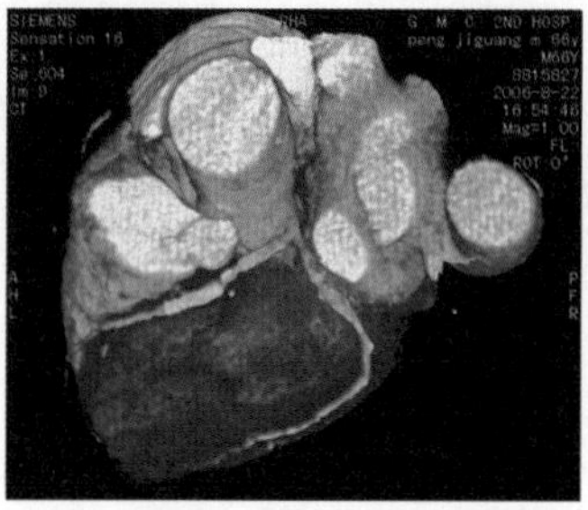

图12-26　DSA显示左冠状动脉前降支支架近端冠状动脉再狭窄

四、钙化积分临床应用

引起冠状动脉明显狭窄和闭塞的“稳定斑块”通常是钙化斑块，而易破裂斑块常是非钙化斑块，病理学特征是含有软的脂质内核、薄的纤维帽，在血管造影时仅引起冠状动脉轻到中度狭窄。动脉粥样硬化斑块分为软斑块、中间斑块以及钙化斑块。现已证实，尚未完全钙化的斑块易引发急性冠状动脉综合征，因此对未钙化斑块的及早检出受到人们的重视。明确冠状动脉钙化斑块的存在意义重大，冠状动脉钙化斑块（coronary artery calcification，CAC）的检出意味着更不稳定、富含脂质的斑块同时存在，而且易于破裂。在不同年龄组冠状动脉钙化斑块的检出意义不同，有人认为若年龄<50岁，一旦出现冠状动脉钙化，冠心病的可能性较大；对于>60岁者，若无冠状动脉钙化，则患冠心病的可能性很小。此外根据CAC积分的高低可以预测患者冠状动脉硬化的程度和发生冠心病的风险级别。因此冠状动脉钙化斑块是否存在以及积分的高低将影响病人的诊断及风险级别的确定，临床需要确定敏感检出钙化斑块、准确计算钙化积分的方法。电子束CT是最早对CAC进行定量分析的无创检查方法，而多层螺旋CT与电子束CT对钙化的定量分析能力相当，由于多层螺旋CT冠状动脉血管成像易普及、信噪比高，因而在对冠状动脉钙化的定量上已有取代电子束CT的趋势。磁共振能区分出冠状动脉粥样硬化血管的斑块成分（如脂质、钙化、脂质钙化混合成分和纤维组织），血管内磁共振探测动物冠

状动脉斑块成像与组织学对比研究认为，磁共振能分辨粥样硬化斑块的不同成分，并且在管壁厚度和面积的检查中，血管内磁共振与组织学结果一致性很高。这些研究都证明了磁共振在显示粥样硬化斑块负荷和成分方面具有潜力，但大部分处在实验阶段，应用于临床还有待于进一步研究。

多层螺旋CT采用钙化积分计算方法对钙化斑块进行量化分析。钙化积分计算采用Agaston 及其修正方法，由钙化面积、体积、血管分布等因素决定，钙化积分=钙化面积×钙化灶峰值计分，将各支血管钙化灶计分之和就是该血管的钙化总积分。Agaston积分值0为无钙化，提示没有明显粥样硬化斑块，没有冠心病的可能性非常大；积分值1～10为少量钙化，提示有极少量粥样硬化斑块，冠心病可能性非常小，冠心病危险性低；积分值11～100为轻度钙化，提示有轻度粥样硬化斑块，极轻度的冠状动脉狭窄可能，冠心病危险性中等；积分值101～400为中度钙化，提示有中等粥样硬化斑块，中度的冠状动脉狭窄可能，冠心病危险性高；积分值400以上为重度钙化，提示有广泛粥样硬化斑块，有明显的冠状动脉狭窄，冠心病危险性极高（图12-27至图12-31）。

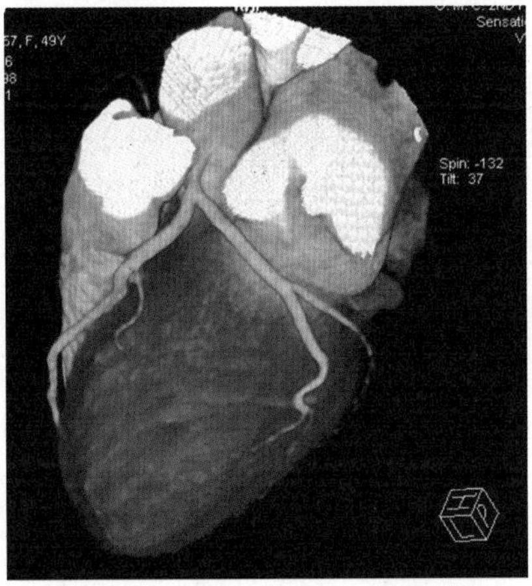

图12-27　正常冠状动脉VR成像

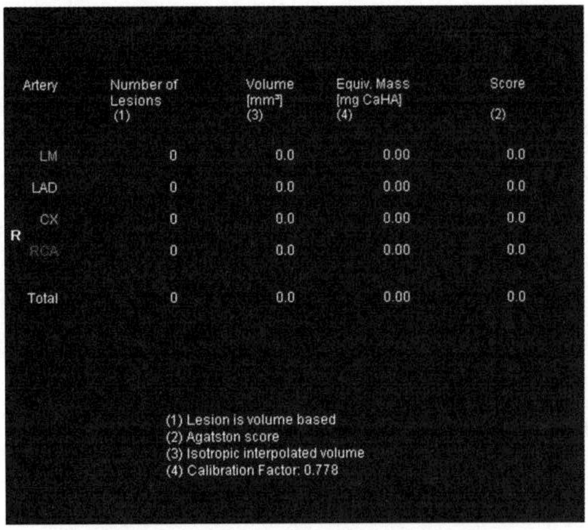

Artery	Number of Lesions (1)	Volume [mm³] (3)	Equiv. Mass [mg CaHA] (4)	Score (2)
LM	0	0.0	0.00	0.0
LAD	0	0.0	0.00	0.0
CX	0	0.0	0.00	0.0
RCA	0	0.0	0.00	0.0
Total	0	0.0	0.00	0.0

(1) Lesion is volume based
(2) Agatston score
(3) Isotropic interpolated volume
(4) Calibration Factor: 0.778

图12-28　正常冠状动脉钙化积分值

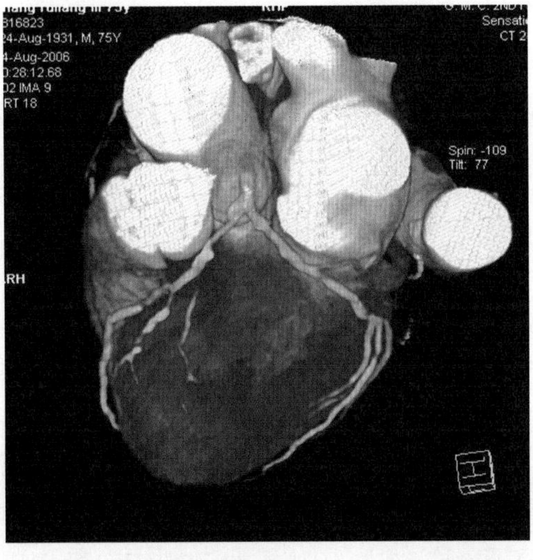

图12-29　冠心病VR成像显示左冠状动脉前降支、旋支形态不规则，部分中度狭窄

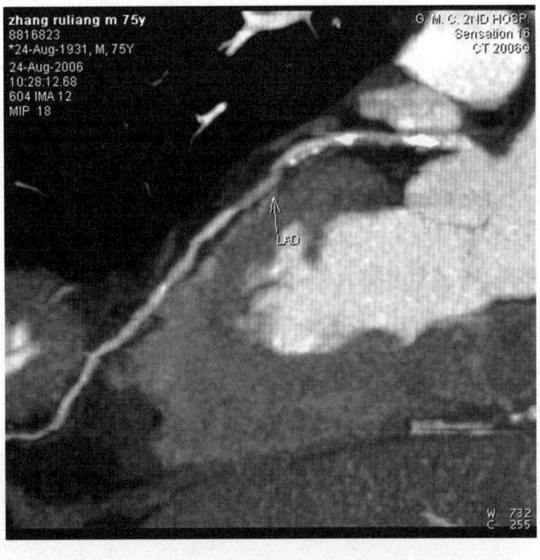

图12-30　CPR成像显示左冠状动脉前降支钙化及斑块

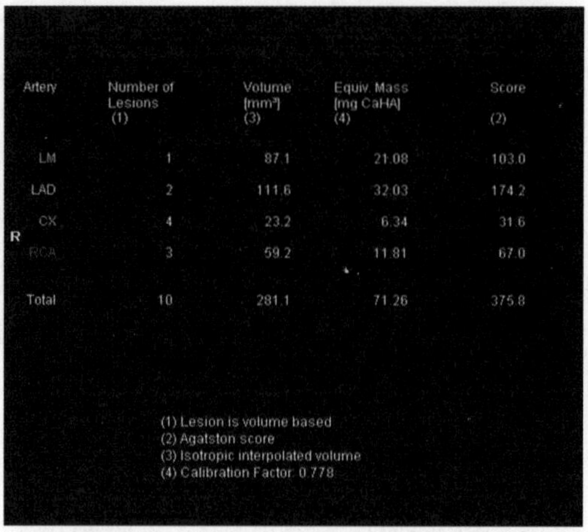

Artery	Number of Lesions (1)	Volume [mm³] (3)	Equiv. Mass [mg CaHA] (4)	Score (2)
LM	1	87.1	21.08	103.0
LAD	2	111.6	32.03	174.2
CX	4	23.2	6.34	31.6
RCA	3	59.2	11.81	67.0
Total	10	281.1	71.26	375.8

(1) Lesion is volume based
(2) Agatston score
(3) Isotropic interpolated volume
(4) Calibration Factor: 0.778

图12-31　各冠状动脉钙化积分值

目前普遍接受的观点认为：患者冠状动脉钙化越广泛，其患冠心病的可能性越大；钙化斑块的存在并不意味着此处冠状动脉管腔一定发生狭窄；钙化斑块本身很少发生破裂，它的存在标志着其他不稳定的、富含脂质的斑块同时存在，而且易于破裂。钙化积分反映了冠状动脉粥样硬化的存在和程度，在冠状动脉出现狭窄之前早期诊断冠状动脉粥样硬化，冠状动脉钙化与冠状动脉病变的严重程度显著相关，但两者不一定呈平行关系。冠状动脉钙化定量分析对冠心病的阴性预测值在90%～95%。对于中度冠心病危险患者如果其危险性在增加，则需进行钙化积分检测，有利于进一步修订治疗方案。对于冠心病低危患者，则没必要进行钙化积分检测。

五、CT仿真内镜在冠心病中的临床应用价值

自从多层螺旋CT应用以来，CTVE技术渐趋成熟，CTVE冠状动脉成像已经受到影像工作者的关注。由于临床上对直径＜2 mm的冠状动脉末梢或分支血管病变极少通过导管进行介入治疗，因此，这并不影响其对冠状动脉病变的评价。CTVE能显示冠状动脉血管起源和分支、管腔形态、管壁钙化、粥样硬化斑块、狭窄程度等情况，对冠状动脉管腔≥50%狭窄诊断较高敏感度和特异度。CTVE对冠状动脉钙化引起的狭窄有比较准确的判断，这在一定程度上提高了对狭窄诊断的敏感度。有时尽管某处冠状动脉管壁有严重钙化，但该处不一定出现有血流动力学意义的狭窄，这可能是由于血管的重构使局部扩张所致。大量的条状钙化常提示无显著狭窄存在，此时的钙化斑块往往外凸生长，其功能类似于“支架”的作用。CTVE成像观察有助于对钙化处的血管通畅程度及有无血流动力学意义狭窄作出正确判断。如VR、MIP、MPR及CPR图像显示狭窄≥50%，且CTVE成像和漫游观察不能顺利通过狭窄段或显示管腔骤然变窄、变小或闭塞，可认为狭窄存在；如CTVE观察血管壁仅是凹凸不平，管腔稍欠规则，CTVE漫游观察能顺利通过狭窄段，并显示狭窄段近心侧正常冠状动脉、狭窄段及狭窄段远侧正常冠状动脉管腔大小延续或逐渐变细，可排除狭窄。应用CTVE成像可明显弥补VR、MPR、

MIP及CPR等处理方法对支架内腔显示不足的缺陷；CTVE可通过对支架内壁和腔内结构进行漫游观察，有助于对腔内狭窄和支架通畅情况作出正确诊断和客观评价（图12-32至图12-36）。

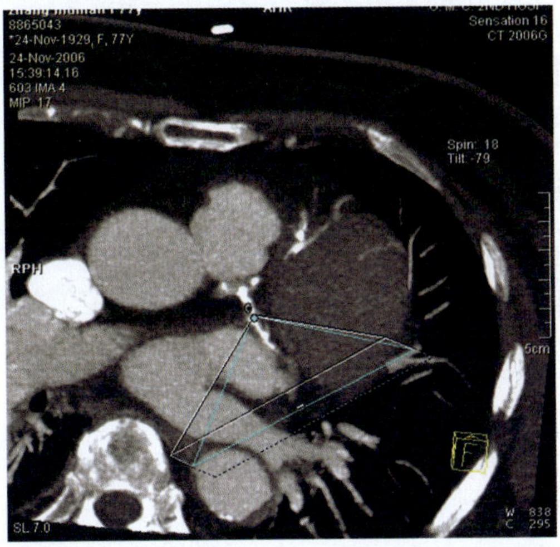

图12-32　冠心病MIP成像显示左冠状动脉前降支中度狭窄及CT仿真内镜方位

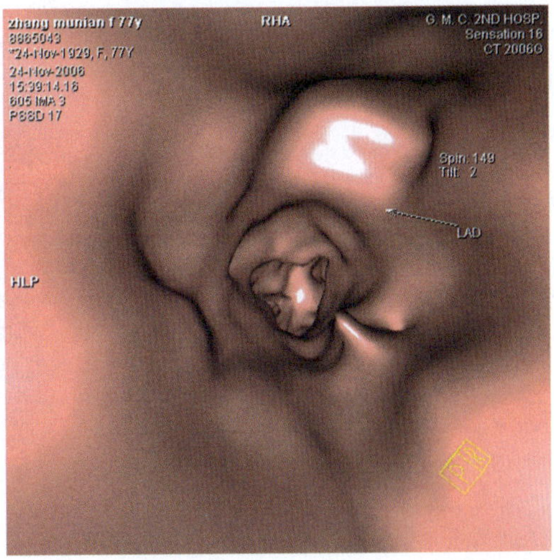

图12-33　左冠状动脉前降支CTVE成像显示其内腔形态不规则，内壁欠光滑及管腔中度狭窄

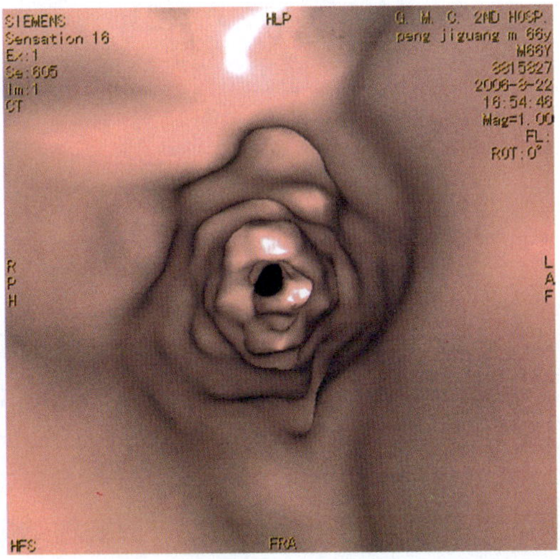

图12-34　同图12-23支架CTVE成像示支架内腔通畅

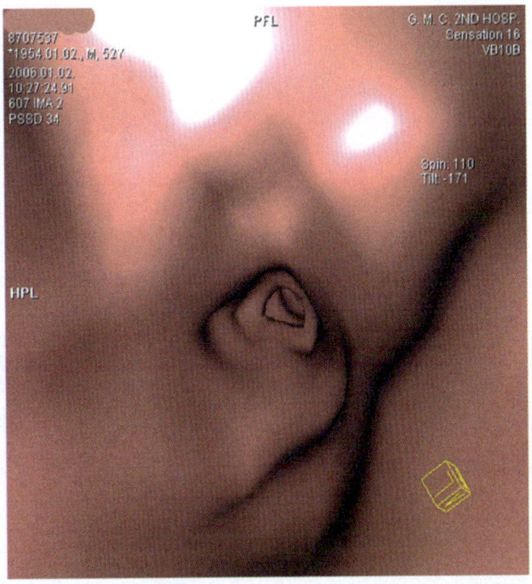

图12-35　同图12-24左冠状动脉前降支CTVE成像显示其内腔形态不规则，管腔中度狭窄

冠状动脉CTVE成像也有一定局限性，如不能显示组织表面颜色的变化，组织特异性差；不能进行组织活检与治疗；受检者的心率和呼吸、扫描参数、造影剂剂量与扫描延

迟时间选择、重建时相、运动伪影以及操作者熟练程度等，均可出现假阳性、假阴性结果。

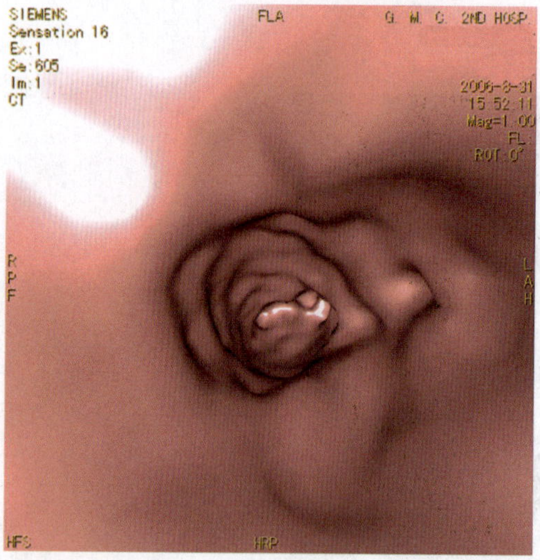

图12-36　同图12-11右冠状动脉CTVE成像显示其内腔形态不规则，管腔重度狭窄

第六节　螺旋CT冠状动脉血管成像在冠心病诊断中优点、不足和发展方向

螺旋CT冠状动脉血管成像在冠心病诊断中优点有：①简便、快速、安全、可靠、能重复使用、费用较低和无创伤性；②图像立体感非常强，可从不同方向任意旋转，便于观察与分析；③CTVE可观察冠状动脉血管内腔大小及形态改变情况；④可结合钙积分，对冠心病冠状动脉血管大小、形态及粥样硬化斑块进行综合评价。

螺旋CT冠状动脉血管成像在冠心病诊断中不足有：①对含碘造影剂过敏、严重心律不齐、失代偿性心功能不全、严重肝肾功能不良、无法配合屏气的检查者等是其禁忌证。②冠状动脉CTVE成像也有一定局限性，如不能显示组织表面颜色的变化，组织特异性差；不能进行组织活检与治疗；受检者的心率和呼吸、扫描参数、对比剂剂量与扫描延迟时间选择、重建时相、运动伪影以及操作者熟练程度等，均可出现假阳性、假阴性结果。③MSCTA仅能显示冠心病冠状动脉大小、形态的变化情况，不能对其血流速度、血流量及缺血心肌显示等血流动力学进行准确评价。

随着计算机技术的发展，螺旋CT技术在突飞猛进，从4层到8层、16层、64层螺旋CT，128层，256层、320层及双源CT等，这极大提高了图像质量，尤其是对搏动的心脏进行成像。320层螺旋CT心脏检查时间在1 s时间内可完成；双源CT通过2套X线球管和探测器系统来同时采集CT图像，其扫描采集速度比每次心跳的速度还要快，特别适合高心率或不规则、甚至是心律不齐的患者进行心脏成像，将可进行冠心病冠状动脉血流速度、血流量及心肌缺血灌注成像与评价；必将在冠心病诊断、治疗方案制定及疗效评价等方面发挥重要意义。

（谭理连）

参考文献

1. 邝平定，张敏鸣，朱建华，等. 2004. 多层螺旋CT回顾性心电门控冠状动脉重组的最佳R–R时相及其临床应用. 中华放射学杂志，38：178–183.

2. Schoepf UJ，Becker CR，Ohnesorge BM，et al. 2004. CT of coronary artery disease. Radiology，232：18–37.

3. Hoffmann MH，Shi H，Manzke R，et al. 2005. Noninvasive coronary angiography with 16–detector row CT：effect of heart rate. Radiology，234：86–97 .

4. Kim Y，Seo JB，Do KH，et al. 2006. coronary artery anomalies：classification and ECG–gated multi–detector row CT finding with angiographic correlation. Radiolographics，26：317–333.

5. Lawler LP，Pannu HK，Fishman EK，et al. 2005. MDCT evaluation of the coronary artery，2004：how we do it–data acquisition，postprocessing，display，and interpretation. AJR，184：1402–1412.

6. 吕滨，庄园，戴汝平，等. 2004. 电子束CT冠状动脉钙化积分和血管造影诊断冠心病的价值. 中华放射学杂志，38：1305 ~ 1310.

7. 程流泉，高元桂，孙伟，等. 2003. 磁共振冠状动脉成像定位方法. 中华放射学杂志，37：1016 ~ 1020.

8. Cademartiri F，Nieman K，van Lugt A，et al. 2004. Intravenous contrast material administration at 16–detector row helical CT coronary angiography：test bolus versus bolus–tracking technique. Radiology，233：817–823.

9. Nakanishi T，Kayashima Y，Inoue R，et al. 2005. Pitfalls in 16–detector row CT of the coronary arteries. Radiographics，25：425–438.

10. 肖毅，田建明，左长京，等. 2005. 多层螺旋CT仿真内镜在冠状动脉检查中的应用. 第二军医大学学报，26：748–750.

11. 谭理连，何国满，李扬彬，等. 2006. 16层螺旋CT血管造影在诊断与评价冠状动脉疾病中的应用价值. 广东医学，27：617–619.

12. 朱海峰，范家栋，郑卓肇，等. 2006. 16层螺旋CT冠状动脉成像初步探讨. 中华放射学杂志，40：1064–1068.

13. Heuschmid M，Kuettner A，Schroeder S，et al. 2005. ECG–gated 16–MDCT of the coronary arteries：ssessment of image quality and accuracy in detecting stenoses. AJR，184：1413–1419.

14. 黄美萍，刘其顺，刘辉，等. 2006. 多层螺旋CT冠状动脉成像质量及对冠状动脉病变诊断准确性的评价. 中华放射学杂志，40：984–987.

15. 王怡宁，金征宇，孔令燕，等. 2006. 64层螺旋CT冠状动脉成像初步研究. 中华放射学杂志，40：797–801.

16. Fine JJ，Hopkins CB，Ruff N，et al. 2006. Comparisom of accuracy of 64–slice cardiovascular computed tomography with coronary angiography in patients with suspected coronary disease. Am J Cardiol，97：

173–174.

17. Raff GL, Gallagher MJ, Oneill WW, et al. 2005. Diagnostic accuracy of noninvasive angiography using 64–slice spiral computed tomography. J Am Coll Cardiol, 46: 552–557.
18. Leschka S, Alkadhi H, Plass A, et al. 2005. Accuracy of MSCT coronary angiography with 64–slice technology: first experience. Eur Heart J, 26; 1482–1487.
19. Maintz D, Seifarth H, Flohr T, et al. 2003. Improved coronary artery stent visualization and in–stent stenosis detection using 16–slice computed tomography and dedicated image reconstruction technique. Invest Radiol, 38: 790–795.
20. Maintz D, Grude M, Fallenberg EM, et al. 2003. Assessment of coronary arterial stents by Multislice CT angiography. Acta Radiol, 44: 597–603.
21. Kruger S, Mahnken AH, sinha AM, et al. 2003. Multislice spiral computed tomography for the detection of coronary stent restenosis and patency. Int J cardiol, 89: 167–172.
22. Nieman k, Pattynama PMT, Rensing BJ, et al. 2003. Evaluation of patients after coronary artery bypass surgery: CT angiographic assessment of grafts and coronary arteries. Radiology, 229: 749–756.
23. 肖喜刚，韩雪，王雪红，等. 2004. 多层螺旋CT冠状动脉成像在冠心病中的临床应用. 中华放射学杂志，38：957~961.
24. Dieter R, Stenfan N, Evelyn W, et al. 2001. Investigation of aortic coronary artery bypass grafts by multislice spiral computed tomography with electrocardiographically gated image reconstruction. Am J Cardiol, 86: 792~795.
25. McCollough CH, Primak AN, Saba O, et al. 2007. Dose performance of a 64–channel dual–source CT scanner. Radiology, 243: 775–784.
26. Johnson TR, Nikolaou K, Fink C, et al. 2007. Dual–source CT in chest pain diagnosis. Radiology, 47: 301–309.

第十三章
血管内皮功能检测的临床意义

Chapter 13　Clinical Detection of Endothelial Function

概　言

血管内皮是人体心血管系统的重要组成部分，也是血管功能的主要调节器官。有关内皮功能的研究是心血管学中一个相对年轻的分支。近年研究证明，内皮功能障碍与多种心血管疾病的发生、发展密切相关，许多心血管疾病及危险因素可损伤内皮功能，内皮功能障碍又常伴发和加重心血管疾病，其发生机制已成为研究热点，如何检测及保护内皮功能对临床有重要的指导意义。

第一节 内皮功能

血管内皮（endothelium）是由覆盖于人体内整个血管单层内皮细胞组成。早在20世纪60年代之前，人们对血管内皮的功能认识较为肤浅，内皮细胞被认为仅仅是作为循环血液成分和不同组织器官间形成的物理屏障，起到保护血管壁的作用。1966年，Florey首先提出：内皮不仅作为血液屏障，还具有多种重要的生物活性。经过50多年来的研究发现，血管内皮细胞还是一种具有多种分泌功能的器官，在调节心血管功能方面具有非常重要的作用。它能感受生理刺激，并能通过分泌多种重要的生物活性因子，做出调节性反应，以维持血管内环境的平衡。

（一）主要内皮源性产物

1. 血管紧张（vascular tone）：一氧化氮 （nitric oxide，NO）；内皮素 （endothelin，ET）；血栓素 （thromboxane）；前列腺环素 （prostacyclin）；缓激肽 （bradykinin）；血管紧张素 （angiotensin）。

2. 凝血和纤溶系统（coagulation and fibrinolysis）：血栓调节蛋白（thrombomodulin）；组织型纤溶酶原激活物（tissue plasminogen activator，tPA）；血管性假血友病因子（von willebrand factor，vWF）；纤溶酶原激活物抑制剂（plasminogen activator inhibitor，PAI）；组织因子（tissue factor，TF）；糖胺聚糖（glycosaminoglycans）；尿激酶（urokinase）；肝素（heparin）；蛋白C（protein C）；蛋白S（protein S）；V因子（v factor）。

3. 免疫学（immunological）：E-选择素（E-selectins）；P-选择素（P-selectins）；细胞间黏附分子 （intercellular adhesion molecules，ICAMs）；血管细胞黏附分子 （vascular cell adhesion molecules，VCAMs）；血小板内皮细胞黏附分子 （platelet-endothelial cell adhesion molecules，PECAMs）。

4. 细胞因子（cytokines）：肿瘤坏死因子（tumor necrosis factor，TNF）；单核细胞趋化蛋白-1 （monocyte chemoattractant protein 1，MCP-1）。

5. 生长因子（growth factor）：血小板源性生长因子（platelet-derived growth factor，PDGF）；胰岛素样生长因子（insulin-like growth factor，IGF）；转化生长因子（transforming growth factor，TGF）；碱性成纤维生长因子（fibroblast growth factor，bFGF）。

（二）血管内皮的主要作用

1. 屏障功能：血管内皮作为由不同类型的黏附结构或细胞连接形成的连续的细胞单层，可维持血管内膜光滑，防止血小板和白细胞黏附及有害物质侵入血管壁，完整的内皮结构还有抗脂质沉积作用。内皮内表面为血液和组织间物质交换提供了很大的表面积，黏附连接则参与循环细胞血管壁通透性的调节。血管内皮屏障功能减退或丧失，将导致细胞外水肿的发生。

2．感受外界信号：内皮能感受血流动力学及血液成分变化，合成和分泌血管张力调节因子，维持血管张力。一氧化氮（NO）的发现是血管内皮功能研究的一个里程碑。NO是内皮功能中最重要的一种生理介质，是在内皮细胞NO合成酶（NOS）的作用下，由L-精氨酸转化而来。它可通过激活鸟苷酸环化酶，升高细胞内环磷酸鸟苷（cGMP）水平，使平滑肌细胞内钙减少，引起平滑肌松弛。此外，血管内皮还能分泌前列环素和内皮素。前列环素（PG）是在内皮细胞环氧化酶和前列腺环素合成酶的作用下，由花生四烯酸转化而来。前列环素与受体结合后，激活腺苷酸环化酶，增加细胞内环磷酸腺苷（cAMP）浓度，从而发挥扩血管作用。内皮素（ET）是强力的缩血管活性肽，在肾上腺素及缺氧等多种刺激作用下释放。ET与血管平滑肌细胞膜上的受体结合后，激活磷脂酶C（PLC），分解磷脂酰肌醇产生三磷酸肌醇（IP_3）和二酰基甘油（DAG），后两者促使胞内钙离子浓度升高，引起血管平滑肌收缩。一氧化氮、前列环素、内皮素之间的相互作用，共同维持了正常的血管张力。

3．调节凝血和纤溶系统：①凝血系统方面，血管内皮细胞可以合成和释放因子Ⅴ、血小板活化因子，启动或加速血液凝固，导致血栓形成。同时血管内皮细胞也可以合成和释放血栓调节蛋白，起到抗凝血作用。②纤溶系统方面，血管内皮细胞合成和释放t-PA及其抑制物PAI。t-PA激活纤溶酶原促进血栓溶解，而PAI能与 t-PA形成1：1复合物，快速抑制t-PA活性。内皮还参与合成和释放前列环素，强烈抑制血小板聚集。内皮细胞膜上的ADP酶能将引起血小板聚集的ADP水解，从而抑制血小板聚集。此外，血管内皮细胞合成和释放的vWF是血小板黏附于内皮下组织所必需的物质。

此外，内皮细胞还能表达和分泌细胞黏附因子和生长因子，具有调控白细胞黏附及平滑肌细胞增殖和迁移的作用。

第二节　内皮功能障碍与心血管疾病

在病理状态下，一些心血管疾病危险因子如血脂异常、高血压、糖尿病、吸烟等因素的持续作用下，损伤正常的血管内皮功能导致一系列的病理生理学变化，称为内皮功能障碍（endothelial dysfunction），常表现为内皮分泌NO水平降低、血管收缩与舒张功能下降、炎症因子与细胞黏附分子表达增高、凝血和纤溶系统之间的动态平衡紊乱等。血管内皮结构和功能障碍是动脉粥样硬化等心血管疾病的始动环节，并可能加重和促进动脉粥样硬化血管疾病的进展和恶化。其具体机制主要是：

一、致内皮功能障碍的因素增多或加强

血管内皮损伤是多因素、多途径、多靶点相互作用的结果，如吸烟、糖尿病、高脂血症、高半胱氨酸血症等致动脉粥样硬化危险因素均可导致冠状动脉血管内皮功能障碍。

首先，内皮损伤导致局部NO利用度降低。NO作为一种局限性的血管扩张剂，也可同时抑制血小板黏附和聚集、平滑肌增殖，以及减少内皮细胞与白细胞之间的相互作用。由于相关危险因素导致的血管壁氧化应激程度加重，激活细胞内活性氧簇（ROS）通路，抑制NO合成酶eNOS活性，同时超氧阴离子生成过多，一氧化氮在到达靶组织之前被降解，使得 NO生物利用度降低。其次，血流动力和血管应力的改变。血流动力和血管应力不仅在维持血管稳态中起重要作用，还可以影响内皮细胞的形态、排列、迁移、增殖和凋亡。血流动力和血管应力可调节内皮细胞合成和分泌ET-1等缩血管因子，扩缩血管物质比例失衡，致外周阻力增加，血压进一步增高。血压增高又增加了对血管壁的切应力，形成恶性循环。血压增高常伴有血管紧素Ⅱ（angiotensinⅡ，AngⅡ）水平增高。AngⅡ是一种强烈的缩血管因子，同时也刺激血管内皮细胞释放内皮素，对血管收缩产生正反馈作用。正常生理浓度的AngⅡ能维持血管的构造和张力，而在病理情况下AngⅡ的浓度升高，可增加血管内皮细胞或内膜的通透性，促进内皮细胞表达MCP-1等炎症因子，激活细胞膜表面的NADH/NADPH氧化酶，导致氧化应激，从而加速内皮细胞损伤。此外，循环血中的致炎细胞因子，如IL-1、IL-6、TNF-α以及某些趋化因子的水平均有所上升。这些细胞因子既可直接也可通过产生自由基导致内皮功能障碍，诱导单核细胞黏附、单核细胞/巨噬细胞通透性增加、脂肪堆积、血小板黏附性增强以及平滑肌细胞的迁移和增生，从而促进动脉粥样硬化斑块发生发展。

二、多种危险因素导致内皮自我修复能力的下降

成熟的内皮细胞为终末分化细胞，其受损后自我增生、分化、修复能力有限。近年来研究发现在骨髓和外周血中存在内皮细胞前体的内皮前体细胞（endothelial progenitor cells，EPCs），能转变为一种有功能的内皮表型，加快损伤血管再内皮化，抑制病理性新生内膜形成，在血管内皮损伤修复中起着重要作用。研究表明：有利于内皮功能和NO生物利用度的因素如运动、他汀类及ACEI类药物可以促进EPCs迁移到内皮受损表面；而相关动脉粥样硬化危险因素不仅抑制EPCs迁移，还干扰其定向分化为成熟内皮细胞。

在致损伤因素的增多及内皮自我修复能力的下降等因素共同作用下，患者可由早期的无明显症状的内皮功能障碍逐渐发展成为各种类型的心血管疾病。

第三节　内皮功能的检测

一、内皮依赖的血管舒缩功能检测

内皮依赖的血管舒缩功能是常用的内皮功能检测替代终点，已成为临床重要的诊断和研究工具。其检测的主要方法有：

1. 冠状动脉内皮功能检测：最早的检测是Furchgott等应用心导管技术研究冠状动脉对乙酰胆碱（Ach）的反应来评价其内皮功能，他们用分段递增浓度（10^{-8}～10^{-5}M）的Ach注入冠状动脉前降支，借助于定量血管造影的方法评估血管反应。结果发现在正常对照组Ach引起了剂量依赖性的冠状动脉舒张，而在冠状动脉硬化组不管是轻微的内膜不规则，还是合并有心绞痛症状，均发生了Ach剂量依赖性血管收缩反应。其具体机制是：当局部血管内皮功能正常时，乙酰胆碱可刺激NO分泌，使局部血管呈舒张状状态。当局部血管内皮功能减退时，乙酰胆碱不能促使NO分泌增加，而乙酰胆碱本身的缩血管作用可使局部血管收缩。在乙酰胆碱的刺激下血管呈收缩状态时血管内皮功能减退的最早期表现。随后，此方法发展成为应用超声多普勒导管测定冠状动脉血流，以评估血管内皮功能。除了乙酰胆碱，P物质、腺苷、缓激肽等血管活性因子亦可用于检测血管内皮功能。

此外，利用一氧化氮合酶（NOS）的抑制剂N–甲基–L–精氨酸（L–NMMA）亦可以检测血管内皮功能。当局部血管内皮功能正常时，注射L–NMMA后由于NO合成减少，故血管内径变小。而当血管内皮功能不正常时，由于NO基线水平已减少，注射L–NMMA后NO合成无明显变化，故血管内径变化不大。

虽然上述2种方法可以直接检测冠状动脉内皮功能，但由于该项检测有创且价格昂贵，只适用于有适应证进行心导管检查的患者，不适合于临床前的心血管疾病的研究，也不宜重复检查，从而限制了它们在临床上的广泛应用。

2. 外周血管内皮功能检测：近年来越来越多的临床及动物实验表明，病理状态下血管内皮功能障碍是一种全身性血管功能异常，外周血管内皮功能亦有反映冠状动脉内皮功能的作用。

（1）通过高分辨率超声多普勒检测肱动脉血流介导的血管扩张：Celermajer等首次报道了利用高分辨率超声多普勒检测肱动脉血流介导的血管扩张功能（flow–mediated dilation，FMD）来评价内皮功能。FMD的计算公式是：（动脉反应性充血后内径–动脉基础内径）/动脉基础内径×100%。以血压计袖带充气，阻断上臂血流一段时间后放开，造成肱动脉反应性充血，采用高分辨多普勒测定充血前后血管内径，以内径变化率作为衡量内皮功能的指标。待血管内径恢复至检测前状态后，舌下含服硝酸甘油，再计算肱动脉内径变化率及反应性充血的血流量增加率。肱动脉FMD具有内皮依赖性，NO合成酶抑制剂抑制内皮源性NO生成后，肱动脉FMD现象消失。而阿司匹林抑制内皮细胞前列腺素（PGⅡ）生成后，其活性不发生明显改变，提示肱动脉FMD活性与内皮细胞内“L–精氨酸–NO”代谢途径密切相关。此方法能在动脉硬化功能改变的早期，甚至在儿童时期检测出患者肱动脉内皮依赖性舒张功能受损，无创、准确性高、重复性较好，且与冠状动脉造影法相关性良好。虽然肱动脉超声测量血流介导的血管扩张是评价内皮功能的一项“有前途的技术”，但还需要改善测量技术并进行标准化，且此项技术对操作者技术水平要求高，并不适宜大规模流行病学研究。

（2）静脉阻塞体积描记前臂血流量：外周微循环的扩张部分由NO介导，测量前臂血流可以反应外周的微循环功能，应用静脉阻塞体积描记术，可以比较方便的测量前臂血流量，在同侧肱动脉建立输液通路动脉内注射乙酰胆碱（Ach），结果以注射Ach的前臂血流和未注射Ach的前臂血流之比表示。检查内皮的扩张功能可以通过测量血流对Ach和硝普钠的血管内浓度的反应，建立剂量反应曲线，进行组间或组内的比较。如果对内皮依赖性的血管扩张剂的反应性充血减弱而对硝普钠的反应正常，则认为存在内皮功能不全，这些方法的短期和长期的重复性均比较好。此外，通过检测基线状态和注射不同浓度缓激肽后前臂的体积变化，也可以较好的评估外周血管内皮的舒张功能（图13-1）。

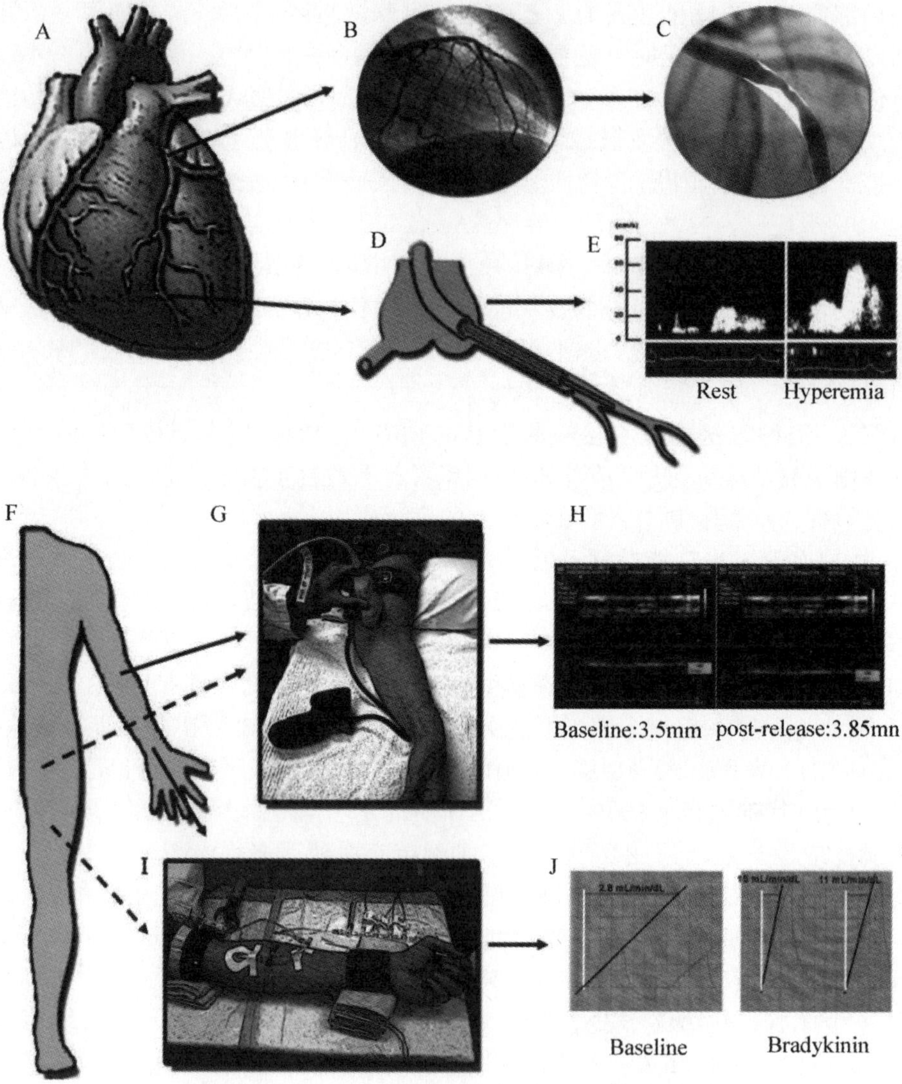

图13-1 内皮依赖的血管舒缩功能检测方法

主要有冠状动脉内皮功能检测（A）和外周血管内皮功能检测（F）。冠状动脉检测包括：①通过定量血管造影的方法（B）检测冠状动脉血流，并评估血管对药物刺激的反应（C）。②应用超声多普勒导管（D），测定静息状态及应用血管扩张剂后冠状动脉血流速度（E），以评估血管内皮功能。外周血管内皮功能检测包括：①通过高分辨率超声多普勒（G）检测肱动脉血流介导的血管扩张（H）。②通过静脉阻塞体积描记前臂血流量（G）检测基线状态及如缓激肽等药物刺激后体积变化（H）

二、循环中内皮功能标记物检测

传统的检测内皮功能的方法是测量内皮依赖的血管舒缩功能，但是内皮系统除了有调节血管紧张度的功能之外，还有调节凝血和纤溶系统，防止白细胞黏附，抑制平滑肌细胞增殖迁移等作用，通过检测血液中细胞组成和一些可溶性成分作为内皮功能标记物。

1．血栓标志物：在血流剪切力改变及炎症等因素刺激下，血管内皮由阻止血栓形成状态转变为促凝血状态，释放一系列促凝血因子。

（1）内皮血管性假血友病因子（vWF）：vWF主要由血管内皮细胞的Weibel palade小体分泌，为凝血Ⅷ因子的辅助因子，在血管损伤处介导血小板的黏附、聚集和血栓的形成。vWF是血管内皮细胞损伤的重要且敏感的指标之一，内皮细胞损伤和功能失调时，血浆vWF水平增加。研究表明：冠心病、高血压、糖尿病、吸烟患者体内vWF水平明显高于正常对照组。

（2）内皮素-1（ET-1）：ET-1是内皮细胞分泌的体内最强的缩血管物质，与体内血管舒张因子共同维持血管张力平衡。内皮细胞损伤和功能失调时分泌增加。

（3）组织纤溶酶原激活物（tPA）与组织型纤溶酶原激活剂抑制物-1（PAI-1）：纤溶活性主要是由血管内皮分泌的tPA 与PAI-1 之间的动态平衡决定的，然而有活性tPA 在tPA 总量中所占的百分比很低，临床主要检测血浆不可以反映tPA/PAI-1复合体水平的tPA抗原含量。内皮损伤时，tPA抗原水平高，提示tPA活性较低和纤溶系统功能降低。

2．循环内皮细胞、内皮微粒及内皮前体细胞计数：

（1）循环内皮细胞（CECs）计数：正常情况下，外周血内皮细胞多为老化脱落的，血管内皮损伤时，可加速正常内皮细胞脱落，使血液循环中内皮细胞的数量和形态构成发生明显变化。但是，循环中CEC 数量较少，分离要求高，而且测量标准差异也非常大，故不能在临床实验室中得到广泛应用。

（2）内皮微粒（EMP）计数：近年研究发现：内皮细胞在激活或凋亡状态下，可以释放一种称为“内皮微粒”（EMP）的微小囊泡状物质，EMP直径$<1.5\ \mu m$，具有EC 表面膜蛋白和细胞浆成分，可以通过流式细胞术检测。EMP在内皮细胞异常状态下产生，其水平与动脉粥样硬化等疾病发生发展有良好的相关性，有望成为诊断内皮功能障碍的一项主要生化指标。

（3）内皮前体细胞（EPCs）计数：内皮前体细胞表面可表达CD34、CD133等特异性标志物，这些标志物可通过流式细胞术检测。研究表明，EPC数目与内皮功能障碍和心血管危险性相关，EPC的增加可以改善内皮功能，阻止心血管疾病的恶化。

3．炎症标志物：许多证据表明，动脉粥样硬化的危险因素与系统性炎症明显相关，炎症在动脉粥样硬化的发生发展中扮演着重要的角色。血管内皮除了能在激活后产生促炎症与抗炎症因子，还是其他类型细胞释放到循环中的炎症因子的直接靶器官，这些细胞包括：血小板、淋巴细胞、肝细胞及脂肪细胞等。通过这些这种方式，不同的系统性炎症发生可导致血管内皮功能受损，增加细胞黏附分子表达、合成细胞因子如白细胞介素-8（IL-8）、单核细胞趋化因子-1（MCP-1），下调NO与PGI_2的释放。尤为重要的是，这些炎症标志物与临床疾病的发生密切相关。细胞黏附分子包括E-选择素、P-选择素、细胞间黏附分子（ICAMs）和血管细胞黏附分子（VCAMs），介导白细胞沿血管内皮的滚动（选择素）和黏附（ICAMs、VCAMs）。

虽然内皮细胞表面标志物表达增高并不能直接在体内测出，但可以用酶联免疫吸附试验（ELISA）方法检测其可溶性部分的水平。这一方法尤其适用于大规模、前瞻性临床实验的外周血样本。Blankenberg的研究小组对1 240名确诊冠心病、并且至少一处病变血管狭窄30%以上的患者进行了4.1年的前瞻性随访研究，在研究过程中的不同阶段对患者的可溶性血管细胞黏附分子1（sVCAM-1）、细胞间黏附分子1（ICAM-1）和可溶性E-选择素水平进行了检测。在稳定型心绞痛和不稳定型心绞痛患者中，sVCAM-1水平升高与死亡之间的关系最为密切。基线sVCAM-1水平最高的患者死亡的危险性比水平最低的患者高2倍以上。在一个对所有确定的炎症与可溶性黏附标志物并同时进行了对照比较的模型中，仅有sVCAM-1仍然与未来致命性心血管事件存在独立的显著性相关，使危险性增加2.8倍。但是sVCAM-1是否能作为原本健康的、无冠心病危险因素的人群中的一个可能代表内皮激活和VCAMs表达的预报指标还有待证实。

C-反应蛋白（CRP）是由肝脏合成的一种较为敏感的急性时相反应蛋白，正常情况下少量存在于人体液中。大量流行病学研究显示，作为炎症标志物的CRP被认为是心血管事件危险最强有力的预测因子之一，CRP浓度的升高内皮功能障碍成正相关。CRP能抑制内皮细胞eNOS mRNA转录，减低eNOS mRNA的稳定性，下调eNOS蛋白的表达，以致内皮功能失调；CRP还可以与其配体结合，由经典激活途径激活补体系统，补体激活后，促进膜攻击复合物形成，导致内皮细胞受损。临床实验室采用了高敏感或超敏感的检测技术检测，但要注意排除其他引起CRP增高的因素（如各种急慢性感染、免疫结缔组织性疾病、恶性肿瘤等）。

三、与内皮功能相关的大动脉弹性检测

由于直接检测内皮依赖的血管舒缩功能费用昂贵，并不适合于大规模临床调查研究，需要有一些能间接反映内皮功能的检测手段来替代直接检测。研究表明，动脉弹性是预测心血管事件的独立因素，且内皮功能障碍程度与血管僵硬度明显相关。血管内皮能产生如NO、ET、PGI_2等多种血管活性因子，内皮功能障碍可以加速粥样斑块、胶原增多、弹力纤维断裂的发生，导致动脉壁结构和舒缩功能的变化，表现为动脉弹性功能减退。对于大动脉弹性检测分析可以能间接反映内皮功能、无创、操作简便、费用较少，非常适合大规模临床调查研究。其检测手段主要有：

1. 脉搏波速度分析（pulse wave velocity，PWV）：是指脉搏波在动脉系统的2个既定点间的传播速度，根据计算方程，PWV 与弹性系数的平方根成正比，说明动脉弹性的降低可以导致脉搏波在动脉系统的传播速度加快，PWV与动脉僵硬度的正相关，是主动脉弹性的经典测量指标。测定指标有颈-股脉搏波传导速度（CF-PWV）、颈-桡脉搏波传导速度（CR-PWV）和颈-足背脉搏波传导速度（CD-PWV），其中CF-PWV最具诊断价值。检测CF-PWV时，行确定右侧颈部和腹股沟动脉搏动最明显部位，测量这两点之间的体表距离（D），然后将压力感受器分别置于上述搏动最明显处，仪器自动测量颈动脉-股动

脉脉搏波传导时间（T），计算 PWV=D/T。PWV增大提示主动脉僵硬度较高。PWV检测简单、快捷，经过培训的不同研究人员之间所测得的PWV 值几乎相同，显示了极好的可重复性，适用于大规模人群及干预试验，但敏感性较差，不容易发现轻微的动脉弹性改变，且PWV 数值受较多因素影响。

2．踝臂指数（ankle-brachial index，ABI）：同步测定四肢血压，分别以测定的下肢收缩压与上肢收缩压中较高的一侧收缩压相除，所得结果即为双侧ABI（正常参考值：0.9 ＜ABI＜1.3）。研究发现ABI降低与斑块不稳定、炎症反应及血管内皮功能受损密切相关，可早期鉴别高危冠心病患者。此外，ABI还是下肢外周动脉血管疾病（PAD）的重要诊断手段之一。但是，ABI利于评价整体动脉的状态，但不能评价局部血管，在临床应用中有其一定局限性。

3．反射波增强指数（augmentation index，AI）：AI的检测使用桡动脉压力波形分析仪记录桡动脉脉搏压力波形，笔式高保真度压力探头置于桡动脉搏动最明显处，探头与动脉行走保持垂直，获得稳定理想的桡动脉压力波形，电脑软件实时将桡动脉压力波形转换成中心动脉（主动脉）压力波形，自动测量中心动脉收缩压、舒张压、脉压，并计算AI。计算公式为：$AI=\Delta P/PPc$（ΔP：中心动脉压力反射波增幅，PPc：中心动脉脉压）。

AI的检测能定量反映整个动脉系统的总体弹性，敏感地显示因大、小动脉弹性改变引起的压力波反射状况，具有较合理和可信的理论依据，能具体解读收缩压和脉压增大的机制，常被用于观察药物改善动脉弹性的疗效，适宜于小样本临床研究和治疗随访观察，主要局限性是不能区分大动脉弹性与小动脉弹性。

4．动脉顺应性检测：测量时受检者取仰卧位，将袖带置于左上臂同步测量血压，腕部固定装置束于右手前臂及腕部，将带有支架的探头置于右侧桡动脉搏动最强处，获得理想波形和最大信号强度后，记录30 s动脉波形和脉率，仪器自动分析得C1、C2值。C1 与C2分别反映大动脉与小动脉弹性功能，C1和C2越小，表示大动脉与小动脉弹性越差。尽管获取的信号只是桡动脉压力波形，但是C1和C2反映的则是整个系统动脉内压力与容积的关系，即动脉顺应性或弹性。目前，许多研究已经证实C1和C2能较敏感地早期发现动脉弹性功能减退，最早受到影响的是C2。

四、基因分析

随着人类基因组逐渐被破译，如何利用基因标志物来预测疾病已成为研究热点。通过单核苷酸多态性（SNP）分析发现，有一系列候选基因可能与内皮功能障碍密切相关。鉴于NO在维持正常内皮功能方面十分重要，对NO相关基因变异的研究也取得了一定的进展。已有研究发现，内皮一氧化氮合酶（NOS）作为NO产生的关键酶，其外显子7位点（Glu298→Asp）基因变异可能是早期发生动脉粥样硬化的重要危险因素。此外，还有研究报道，亚甲基四氢叶酸还原酶、缓激肽β_2受体、白细胞介素-6、淋巴细胞黏附分子-1、血管紧张素转换酶相关基因的突变也可能与内皮功能障碍相关。但是，疾病的产生是多种基因共同作用的结果，对于单一基因的研究可能会一叶障目。未来的研究如果能评估临床终点，注重多基因联合分析并与经典心血管危险因素组合研究，可以预见，基因分析将会是内皮功能障碍与动脉粥样硬化分子机制研究的一项重要手段。

第四节　内皮功能检测的临床意义

现有证据提示，血管内皮功能可以作为一个整体功能性标志，用来评判已知传统危险因素对血管壁的损伤程度及内在能力修复情况。不仅在动脉粥样硬化的初始期和进展期，而且在动脉粥样斑块由稳定状态转变为伴随有危险的不稳定状态过程中，内皮依赖性的血管功能在其中扮演重要的角色。因此，在临床研究中对内皮功能的研究已成为重要的终点，它可作为循环危险因子检测、结构性动脉疾病负荷显像（如颈动脉内膜增厚、血管内超声、CT）、传统心血管临床结果的有益补充。

一、评价病情及预后

检测内皮功能临床影响的研究主要集中于已形成冠状动脉和外周动脉粥样硬化的患者，且大部分已显示出对心血管结果的独立预后影响。这就提示对血管内皮功能的可能在动脉粥样硬化的临床阶段有作用。已存在动脉粥样硬化的患者，内皮激活引起的血管舒缩异常可以导致一过性心肌缺血和心绞痛，这也与斑块的组分和生物学改变相关联，因为它们可以影响斑块的稳定性。尽管如此，多项研究表明，单一测量冠状动脉和外周血管的内皮功能对许多不同的临床队列研究有预后价值，其中包括已有冠状动脉疾病和症状不典型患者。例如Fichtlscherer等研究发现，全身内皮依赖性血管扩张反应性能够预示急性冠状动脉综合征（ACS）病人的病情不稳定复发和心血管事件发生率。另外，全身内皮功能的恢复与无事件生存相关。在ACS病人中，除从传统危险因子衍生出的因素外，通过微侵袭试验来评价全身血管反应性能够提供重要的预后信息。然而，还有很多问题需要更多的前瞻性研究来进一步证实，这些问题包括新的检测方法优于其他已有危险标志的新增价值、在全人群应用情况及最适合的检测特性等（图13-2）。

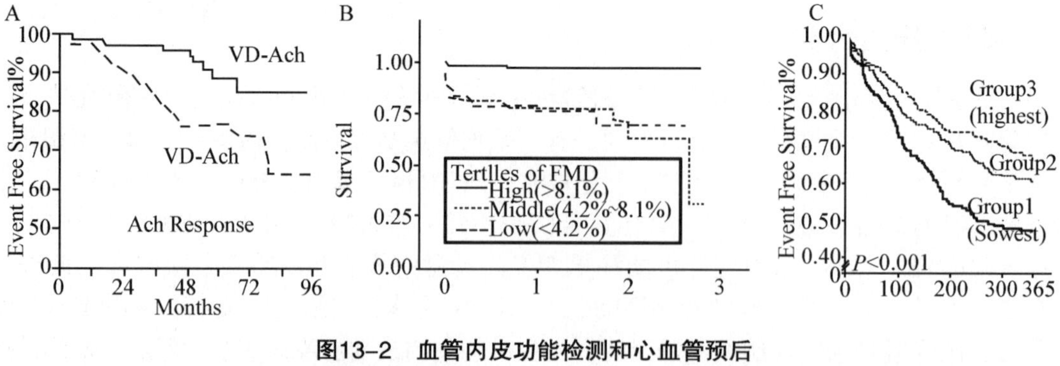

图13-2　血管内皮功能检测和心血管预后

A：对308例患者进行冠状动脉内皮功能检测，并分析其无事件生存率。VD-Ach表示：Ach引起血管舒张反应。VC-Ach表示：Ach引起血管收缩反应。B：通过FMD来评价199例血管术后患者的内皮功能。C：检测519例冠状动脉疾病患者循环中CD34+KDR+的EPC数量，并分析其无事件生存率。组1患者EPC数量最少，组3患者EPC数量最多

二、判定干预疗效

研究表明，内皮功能可以逆转，许多保护和逆转的内皮功能策略已经在部分血管性疾病患者中使用。干预实验已证实部分治疗策略能使患者获益，这些策略包括应用他汀类降脂药物、ACEI类降压药物及生活方式的改变（如增加饮食中的L-精氨酸、运动、戒烟等）。TREND（逆转内皮功能障碍试验）研究发现，喹那普利能通过抑制血管紧张素转换酶，从而改善冠状动脉疾病患者内皮血管运动功能障碍。这些方法大部分（虽然并不是总是）能证实那些已知能减少心血管事件发生的治疗策略可以逆转内皮功能，更加坚定了恢复内皮功能可稳定动脉粥样硬化的观念。同时，对患者血管内皮功能的检测还有助于判定新的治疗方法。有多种药物已显示出可直接作用于内皮而独立于它们对心血管危险因素的作用，例如，在非糖尿病的冠状动脉疾病患者中使用格列酮类药物可以明显改善内皮功能。另外，在血压正常的高胆固醇血症患者中使用钙拮抗剂可有同样的效益。

三、指导治疗及改变预防观念

随着对血管内皮功能与心血管疾病的研究日益深入，人们已经越来越清楚地认识到，不但要对处于临床阶段的动脉粥样硬化治疗，对只有血管内皮功能障碍的早期病变进行干预也是非常必要的。通过利用内皮功能检测来区分哪些有心血管事件高危因素，但相对现在的治疗指南又不具备药物治疗指征的亚群，不仅对于亚临床血管病变患者有益，而且有助于评估存在多种危险因素的患者各种恶性心血管事件发生的风险。例如可以通过内皮功能检测区分冠状动脉造影正常而血管内皮功能下降的亚群，并使其通过药物治疗和生活方式的干预而受益。相信在不久的将来，内皮功能障碍的检测可准确地提供早期冠状动脉病变的证据和信息，并指导早期积极干预。

综上所述，通过血管内皮功能检测可以较好地评估血管生物特性的改变状况，判断相关疾病的预后，并评估干预措施的效应。但目前可用的测试都有一定的局限性，如有创、价格昂贵、检测标准不一致、不适合于大规模流行病学调查等。此外，由于与其他生物学标志物在研究中的应用，内皮功能检测在病人中的价值体现在血管内皮功能检测和心血管预后之间的定量关系上，而不仅仅是队列研究中显示相关。特别是诸多内皮功能的检测手段都存在技术和生物变异性，其检测价值需要通过大规模的有或无相关疾病的人群来确定。最好的方法是通过包括检测人群的遗传易感性、相关危险因素、血管内皮功能、动脉的结构性变化等办法全面地评估治疗策略。尽管在现阶段血管内皮功能的检测还需进一步改进，但对于认识血管性病变进展，及早进行临床干预和判断预后仍然具有非常重要的临床意义，有着广阔的临床应用前景。

（钟 赟 刘世明）

参考文献

1. Vane JR，Anggard EE，Botting RM. 1990. Regulatory functions of the vascular endothelium. N Engl J

Med, 323: 27-36.

2. Ross R. 1999. Atherosclerosis-an inflammatory disease. N Engl J Med, 340: 115-126.
3. Perticone F, Ceravolo R, Pujia A, et al. 2001. Prognostic significance of endothelial dysfunction in hypertensive patients. Circulation, 104: 191-196.
4. Halcox JP, Schenke WH, Zalos G, et al. 2002. Prognostic value of coronary vascular endothelial dysfunction. Circulation, 106: 653-658.
5. Bonetti PO, Lerman LO, Lerman A. 2003. Endothelial dysfunction: a marker of atherosclerotic risk. Arterioscler Thromb Vasc Biol, 23: 168-175.
6. Davignon J, Ganz P. 2004. Role of endothelial dysfunction in atherosclerosis. Circulation, 109: 11127-11132.
7. Werner N, Kosiol S, Schiegl T, et al. 2005. Circulating endothelial progenitor cells and cardiovascular outcomes. N Engl J Med, 353: 999-1007.
8. Drexler H, Zeiher AM, Wollschlager H, et al. 1989. Flow-dependent coronary artery dilatation in humans. Circulation, 80: 466-474.
9. Corretti MC, Anderson TJ, Benjamin EJ, et al. 2002. Guidelines for the ultrasound assessment of endothelial-dependent flow-mediated vasodilation of the brachial artery: a report of the International Brachial Artery Reactivity Task Force. J Am Coll Cardiol, 39: 257-265.
10. Barac A, Campia U, Panza JA. 2007. Methods for evaluating endothelial function in humans. Hypertension, 49: 748-760.
11. Brevetti G, Schiano V, Chiariello M. 2008. Endothelial dysfunction: a key to the pathophysiology and natural history of peripheral arterial disease? Atherosclerosis, 197: 1-11
12. McEniery CM, Wallace S, Mackenzie IS, et al. 2006. Endothelial function is associated with pulse pressure, pulse wave velocity, and augmentation index in healthy humans. Hypertension, 48: 602-608.
13. Mancini GB. 2004. Vascular structure versus function: is endothelial dysfunction of independent prognostic importance or not? J Am Coll Cardiol, 18 (43): 624-628.
14. Deanfield JE, Halcox JP, Rabelink TJ. 2007. Endothelial function and dysfunction: testing and clinical relevance. Circulation, 115: 1285-1295.
15. 胡大一，马长生. 心脏病学实践. 2007. 北京：人民卫生出版社，2007.
16. Vita JA. 2005. Endothelial function and clinical outcome. Heart, 91: 1278-1279.

第十四章
心 力 衰 竭

Chapter 14　Heart Failure

概　　言

心力衰竭的治疗伴随着对心力衰竭病理生理机制认识的深入而发展的，从针对钠水潴留的利尿剂、血流动力学异常、泵衰竭的扩血管、强心剂，到针对神经内分泌异常激活的神经激素拮抗剂类药物的应用，推动了心力衰竭治疗的进展。大量临床试验证明，采用血管紧张素转换酶抑制剂（ACEI）、β-受体阻滞剂、醛固酮拮抗剂和血管紧张素受体拮抗剂（ARB）治疗心力衰竭可以降低病人的死亡率、改善预后。近年来，对心力衰竭与炎症、心力衰竭时神经内分泌与细胞因子间的相互作用的认识提高，拓宽了心力衰竭治疗的新视野。

第一节　慢性心力衰竭

充血性心力衰竭（congestive heart failure，CHF），简称心衰，是各种心脏疾病导致心功能不全的一种临床综合征，在大多数情况下是指心肌收缩力下降使心排血量不能满足机体代谢的需要，器官、组织血液灌注不足，同时出现肺循环和（或）体循环淤血的表现，称之为收缩性心力衰竭。少数情况下心肌收缩力尚可使心排血量维持正常，但由于异常增高的左心室充盈压，使肺静脉回流受阻导致肺循环淤血，称之为舒张性心力衰竭。常见于冠状动脉粥样硬化性心脏病（简称冠心病）和高血压性心脏病心功能不全的早期或原发性肥厚型心肌病。

一、心血管的解剖和生理学

循环系统包括心脏、血管和调节血液循环的神经体液装置。其主要功能是为全身组织器官运输血液，通过血液将氧、营养物质和激素等供给组织，并将组织代谢废物运走，以保证人体的正常新陈代谢的进行。

心血管系统由心脏、动脉、静脉、毛细血管构成。心脏是由心肌组成的动力器官，有4个心腔（左右心房、左右心室）。内有单向开放的瓣膜，保证血液在其中进行单向性流动。动脉把血液从心脏运输到外周器官，按其口径逐渐变细，分大、中、小3种动脉。管壁内有丰富的弹力纤维和平滑肌，其结构与其功能密切相关（血液的连续流动、血压的形成）。静脉引导血液从外周流向心脏，逐级回合，口径逐渐变粗，注入心房。其特点为管壁较薄，弹力纤维和平滑肌不发达，口径较粗，是血液的贮存库。毛细血管是介于动脉和静脉末梢之间的管道，几乎分布于全身的各个器官，起物质的交换的作用。其管径细小、管壁薄，仅有一层内皮细胞，血液在其中的流动缓慢。这些血管通过动脉间吻合、静脉间吻合、动静脉间吻合、侧支吻合构成整个心血管系统。

二、慢性心力衰竭的分类

在临床上慢性心力衰竭分为：

1．左心衰竭、右心衰竭和全心衰竭：左心衰竭的特征是肺循环淤血，右心衰竭以体循环淤血为主要表现，左心衰竭的发展可出现右心衰竭，即全心衰竭。

2．低排血量型和高排血量型心力衰竭：低排血量型心力衰竭的特征是有外周循环异常的临床表现，如全身血管收缩、发冷、苍白，偶然四肢发绀，晚期每搏血量下降使脉压差变小。它是绝大多数类型心脏病心力衰竭的特征。高排血量型心力衰竭病人通常四肢温暖和潮红、脉压差增大或至少正常，见于甲状腺功能亢进、动静脉瘘、脚气病、贫血和妊娠等疾病。

3．收缩性和舒张性心力衰竭：收缩性心力衰竭主要临床特点源于心排血量不足，收缩末期容量增大、射血分数降低和心脏扩大。临床上绝大多数心力衰竭为收缩性心力衰竭。舒张性心力衰竭是起因于非扩张性纤维组织代替了正常可扩张的心肌组织，使心室顺应性下降，因而心搏量降低，左心室舒张末期压增高而发生心力衰竭，而代表心脏收缩功能的射血分数正常。收缩性和舒张性心力衰竭常合并存在。

4．无症状性心力衰竭：是指左心室已有功能不全，左心室射血分数降至正常以下（<0.5）但无心力衰竭症状的这一阶段，可历时数月至数年。此时已伴有神经内分泌的激活和心肌肥厚，心功能得以代偿。

三、病因、发病机制和病理

（一）心力衰竭的病因

1．原发性心肌舒缩功能障碍：

（1）心肌病变：如心肌梗死、心肌缺血，弥漫性心肌损害如心肌炎、原发性心肌病及结缔组织病的心肌损害等。

（2）心肌原发或继发性代谢障碍：常见于冠心病、肺心病、高原病、休克和严重贫血等各种疾病。糖尿病心肌病及心肌淀粉样变性等 病变也可发生心力衰竭。

2．心脏负荷过度：

（1）压力负荷过度：又称后负荷过度，是指心脏在收缩时所承受的阻抗负荷增加。

（2）容量负荷过度：又称前负荷过度，是指心脏舒张期所承受的容量负荷过大。主要见于心脏瓣膜关闭不全、右向左或左向右分流的先天性心脏病、严重贫血、甲状腺功能亢进、脚气性心脏病及动静脉瘘等。

（3）心脏舒张受限：常见于心室舒张期顺应性降低（如冠心病心肌缺血、高血压心肌肥厚、肥厚型心肌病），限制型心肌病和心包疾病（缩窄或填塞）。

（二）心力衰竭的诱因

1．感染：为常见诱因，呼吸道感染占首位。

2．心律失常：如快速性心律失常和严重心动过缓。

3．肺栓塞。

4．劳力过度。

5．妊娠和分娩。

6．贫血与出血。

7．其他：主要包括输血输液过多或过快。电解质紊乱和酸碱平衡失调，洋地黄过量、利尿过度、心脏抑制药物和抗心律失常药物及皮质激素类药物引起水钠潴留等。

（三）发病机制

导致心衰发生发展的基本机制是心肌重构。心肌重构是由于一系列复杂的分子和细胞机制造成心肌结构、功能和表型的变化。其特征为：①伴有胚胎基因再表达的病理性心肌细胞肥大，导致心肌细胞收缩力降低，寿命缩短；②心肌细胞凋亡，这是心衰从代偿走向失代偿的转折点；③心肌细胞外基质过度纤维化或降解增加。临床上可见心肌肌重和心室容量的增加，以及心室形状的改变，横径增加呈球状。

（四）病理生理

心力衰竭时病理生理十分复杂，在初始的心肌损伤以后，通过各种代偿机制，包括Frank-Starling定律在内的反射机制、肾素-血管紧张素-醛固酮系统，以及心脏组织自分泌、旁分泌的激活，使心排出量增加，当心排出量尚能满足机体需要时，称为代偿期或心衰的适应期。随着病情的进一步发展，循环内分泌和心脏组织自分泌和旁分泌的持续激活，心肌肥厚使心肌能量耗竭，心肌细胞数量减少，心肌细胞组成发生质的变化，即使通过充分代偿机制亦不能维持足够的心排出量，称为失代偿期或心衰适应不良期，最终可导致不可逆性心衰。

心力衰竭的发病率及死亡率在国内尚无确切的统计，据国内50家医院住院病例调查，心力衰竭住院率占同期心血管病的20%，但死亡率却占40%，提示预后较差。据美国心脏病学会（AHA）2001 年的统计报告，全美有500万心衰患者，心衰的年增长数为50 万，年死亡数为30 万。我国与西方国家相比，引起心衰的基础心脏病的构成比有所不同，西方国家以高血压、冠心病为主，我国过去以心瓣膜病为主，但近年来其所占比例已趋下降而高血压、冠心病的比例呈明显上升态势。

四、临床表现

（一）症状

左心衰竭主要表现为肺循环淤血和心排血量降低所致的临床综合征。

1．咳嗽、咳痰和咯血：咳嗽是较早发生的症状，常发生在夜间，坐位或立位时咳嗽可减轻或停止。痰通常为浆液性，呈白色泡沫状，有时痰内带血丝。如肺毛细血管压很高，或有肺水肿时，血浆外渗进入肺泡，可有粉红色泡沫样痰。

2．体力下降、乏力和虚弱，老年人还可出现意识模糊、记忆力减退、焦虑、失眠、幻觉等精神症状。动脉压一般正常，但脉压减小。

3．泌尿系统症状：左心衰竭血流再分配时，早期出现夜尿增多。严重左心衰竭时心排血量重度下降，肾血流减少而出现少尿，或血尿素氮、肌酐升高并有肾功能不全的相应表现。

右心衰竭主要表现为体循环淤血为主的综合征。

1．胃肠道症状：长期胃肠道淤血，可引起食欲不振、腹胀、恶心、呕吐、便秘及上腹隐痛症状。

2．肾脏症状：肾脏淤血引起肾功能减退，白天尿少，夜尿增多，可有少量蛋白尿、少数透明或颗粒管型和红细胞，血尿素氮可升高。

3．肝区疼痛：肝脏淤血肿大，肝包膜被扩张，右上腹饱胀不适，肝区疼痛，重者可发生剧痛而误诊为急腹症等疾病。长期肝淤血的慢性心力衰竭，可发生心源性肝硬化。

4．呼吸困难：单纯右心衰竭时通常不存在肺淤血，气喘没有左心衰竭明显。在左心衰竭基础上或二尖瓣狭窄发生右心衰竭时，因肺淤血减轻，故呼吸困难较左心衰竭时减轻。但开始即为右心衰竭伴有不同程度的呼吸困难。

5．下肢浮肿。

（二）体征

左心衰竭的体征除原有心脏病体征外，可有以下几方面：

1．一般体征：活动后呼吸困难，重症出现发绀、黄疸、颧部潮红、脉压减小、动脉收缩压下降、脉率快。外周血管收缩，表现为四肢末梢苍白、发冷及指趾发绀及窦性心动过速、心律失常等交感神经系统活性增高伴随征象。

2．心脏体征：一般以左心室增大为主。可闻及舒张早期奔马律（S_3奔马律），P_2亢进，左心功能改善后，P_2变弱。心尖部可闻及收缩期杂音（左心室扩大引起相对性二尖瓣关闭不全），心功能代偿恢复后杂音常减弱或消失；交替脉。

3．肺部体征　肺底湿啰音是左心衰竭时肺部的主要体征。阵发性呼吸困难者，两肺有较多湿啰音，并可闻及哮鸣音及干啰音。在急性肺水肿时，双肺满布湿啰音、哮鸣音及咕噜音。在间质性肺水肿时，肺部无干湿啰音，仅有呼吸音减弱。约1/4的左心衰竭患者发生胸水。

右心衰竭除原有心脏病体征外，可有以下体征：

1．心脏体征：因右心衰竭多由左心衰竭引起，故右心衰竭时心脏增大较单纯左心衰竭时明显，呈全心扩大。单纯右心衰竭患者，可有右心室和（或）右心房肥大。右心室增大的表现：可在胸骨下部左缘有收缩期强而有力的搏动，剑突下常可见明显搏动，可闻及右心室舒张期奔马律。右心室显著扩大引起相对性三尖瓣关闭不全杂音。

2．肝颈静脉反流征：轻度心力衰竭病人休息时颈静脉压可以正常，但按压右上腹时上升至异常水平，称肝颈静脉反流征。颈外静脉充盈较肝大或皮下水肿出现早，故为右心衰竭的早期征象，有助于与其他原因引起的肝脏肿大相区别。

3．淤血性肝大和压痛：常发生在皮下水肿出现之前，是右心衰竭最重要和较早出现的体征之一。右心衰竭在短时间迅速加重，肝脏急剧增大，肝包膜迅速被牵张，疼痛明显，并出现黄疸，转氨酶升高。长期慢性右心衰竭患者易发生心源性肝硬化，肝脏质地较硬，压痛不明显。

4．水肿：发生于颈静脉充盈及肝脏肿大之后，是右心衰竭的典型体征。首先出现在足、踝、胫骨前较明显，向上延及全身，发展缓慢，对称性凹陷性水肿。当伴有营养不良或肝功能损害，血浆白蛋白过低时，出现颜面水肿，常预示预后不良。

5．胸水和腹水：主要与体静脉和肺静脉压同时升高及胸膜毛细血管通透性增加有关。一般以双侧胸水多见，常以右侧胸水量较多。如为单侧，多见于右侧。腹水多发生在病程晚期，多与心源性肝硬化有关。

6．其他：发绀多为周围性，或呈混合性，即中心性与周围性发绀并存；严重而持久的右心衰竭可有心包积液、脉压降低或奇脉等。

五、实验室检查

1．常规化验检查：有助于对心力衰竭的诱因、诊断与鉴别诊断提供依据，指导治疗。

（1）末梢血液检查：贫血为心力衰竭的加重因素，白细胞（WBC）增加及核左移提示感染，为心力衰竭常见诱因。

（2）尿常规及肾功能：有助于肾脏疾病所致的呼吸困难和肾病性水肿的鉴别。

（3）水电解质紊乱及酸碱平衡的检测：低钾、低钠血症及代谢性酸中毒等是难治性心力衰竭的诱因。

（4）肝功能：有助于门脉性肝硬化所致的非心源性水肿的鉴别。

2．心电图检查：心力衰竭本身无特异性心电图变化，但有助于心脏基本病变的诊断。许多慢性心力衰竭（CHF）患者有传导异常，如右或左束支传导阻滞。Framingham研究提示，虽然新近发生的右束支传导阻滞常无特异的临床表现，这些病人以后发生CHF 的可能性增加4倍。左束支传导阻滞者预后比右束支传导阻滞更差，这可能是因为左束支传导阻滞反映心肌病变比较广泛。ST段 和T 波改变是CHF 最常见的心电图异常，由于这些改变特异性太差，无助于诊断。还有人认为CHF患者可有低电压的表现，在没有心肌梗死或左束支传导阻滞的情况下，胸前导联R 波振幅进行性降低也不少见。左或右心室肥厚的心电图图形可能更有意义。心电图右心室肥厚提示右心负荷过重，这可以是右心衰竭的前趋改变，因此，右心室肥厚虽不能提示有无CHF，但强烈提示这种情况可以发展为右心衰竭。对有这种改变的患者，应进一步检查有无肺栓塞或其他原因的肺动脉高压。左心室肥厚比右心室肥厚更为常见，左心室心肌重量增加的病人，50%～60%可以有左心室肥厚的心电图改变。左心室肥厚的绝大多数病因可以导致CHF。因此，心电图左心室肥厚是出现CHF症状前左心室改变的重要标志。心室肥厚的心电图改变虽无特异性，但能说明CHF 的过程中哪个心室先受累。CHF患者常有心律失常、窦性心动过速最常见，室性和房性期前收缩也很常见。经治疗后，心律失常可以减少或消失。CHF 患者心房扩大或心房受到急性牵张，可以发生心房纤颤。虽然心律失常的发生率较高，但毫无病因特异性。V_1 ptf是反映左心功能减退的指标，若V_1 ptf<-0.03 mm/s，提示左心房负荷过重，或有早期左心衰竭。

3．胸部X 线检查：是一种简单、可行的诊断方法，有助于判断CHF 的严重程度，有助于CHF与其他疾病的鉴别诊断。

（1）心脏扩大：在标准的后前位胸片上，如果心胸比率>0.5，即可诊断为心脏扩大。并非所有心脏扩大的患者都有CHF，心脏相当程度的扩大可以无CHF。心影扩大有时是由于心包渗出而不是由于心脏扩大，偶尔有严重CHF 而无明显的心脏扩大。

（2）肺血管影增宽：直立位时，由于重力的影响，正常肺底部血流最多，肺野内血管的宽度大致反映通过相应血管的血流量，正常人肺底部血管影宽，肺尖部窄。当肺血流再分布时，肺上部血流增多，血管影增宽。立位X 线胸片上，肺尖血流增多是CHF早期一个很可靠的征象。肺静脉与血流再分布使肺上叶血流量增加有很大的相关性。事实上，肺静脉压或肺楔嵌压在15 mmHg时可出现一些血流再分布，肺楔嵌压>20 mmHg可发现肺间质有早期肺水肿，在肺的中、上野可见肺小动脉末端表现为高密度的圆环，常常有一个细支气管参与其在一起。正常情况下支气管管壁清晰、锐、薄，随着肺静脉压升高，细支气管水肿，边缘不清。细支气管壁不清楚是肺静脉压升高的可靠征象。

（3）肺门淤血：在CHF的严重阶段，肺门区的变化更为明显，随着肺血管内压的进一步升高，液体渗漏到肺间质，肺静脉压＞20 mmHg，肺间质渗出使血管影不清或呈云雾状，这种征象在肺门附近最容易发现。随着CHF的加重可以对称的方式扩散到远离肺门的部位。在肺门周围，边缘不整的渗出阴影呈蝴蝶状或蝙蝠翼状。肺静脉压＞25 mmHg 时除了肺间质改变外，可见肺泡水肿，表现为肺内斑片状阴影。对于较严重的CHF，这些斑状阴影可形成不规则的高密度的片状阴影需与肺部感染鉴别。

（4）克氏线：A 线是无分支结构，从肺门向外呈放射状；B 线呈横向，长约2.5 cm，在侧位片的肺底看得最清楚，向外延伸达胸膜；C 线构成如细线交织成的网，遍布肺野，呈蛛网状。3种克氏线中，B 线对诊断心力衰竭最可靠。B 线为纤细、模糊的线状阴影，1～3 cm 长，1 mm宽，在侧位片上常沿肺下部的边缘呈水平状排列。

（5）胸膜渗出：X 线胸片上胸腔积液征象支持CHF的诊断，但许多疾病可致胸腔积液，如急性胰腺炎、恶液质、肺梗死、胶原性肺血管病等。CHF 右侧胸腔积液较常见，中、重度CHF 也可有双侧胸腔积液。

CHF胸部X线诊断标准有：

（1）轻度CHF：①肺上叶血流再分布；②支气管壁模糊不清。

（2）中度CHF：①心脏扩大；②克氏B线。

（3）重度CHF：①肺门淤血；②胸膜渗出。

4．超声心动图：评估心力衰竭患者最有用的无创检查方法是二维超声心动图加多普勒（Doppler）血流检查。与胸部X 线比较能更准确地提供各心腔大小变化及心瓣膜结构和功能情况， 同时可估计心脏功能。正常左心室射血分数（LVEF）＞50 %，运动时至少增加5%。超声多普勒是临床上最实用的判断舒张功能的方法，心动周期中舒张早期心室充盈速度最大值为E峰，舒张晚期（心房收缩）心室充盈最大值为A峰，E/A为两者之比值。正常人E/A值不应＜1.2 ，中青年应更大。舒张功能不全时，E峰下降，A峰增高，E/A比值降低。

5．其他检查项目：

（1）B型利钠肽（BNP）：BNP与相关肽的检测近来有了很大进展，一些利钠肽是由心脏合成并释放的，血浆BNP水平升高与LVEF降低，左心室壁肥厚与左心室灌注压升高、急性心肌梗死和缺血相关，其水平升高支持症状是由心室功能或血流动力学异常所致。肺栓塞和慢性阻塞性肺疾病时也可能升高，年龄、性别、体重和肾功能对它亦有一定的影响，但一般为轻度升高。有关这种标志物的研究显示，在急诊情况下结合临床评估应用，可有助于鉴别引起呼吸困难的原因是心力衰竭还是其他原因，应用这种方法可减少住院时间与治疗费用。BNP在肥胖人中水平低，女性及60岁以上的非心力衰竭人群BNP水平升高，因此在这部分人群中，应用BNP水平区分心源性或非心源性呼吸困难时应慎重。BNP水平的升高只是在诊断不明时给可疑心力衰竭的诊断或考虑心力衰竭的诊断提供砝码，但并不能单单应用BNP来确定或排除心力衰竭的诊断。

（2）放射性核素检查：放射性核素心血池显影，虽可判断心室腔大小和心功能，但基本被超声心动图和多普勒检查所代替。

（3）有创性血流动力学检查：对严重心功能不全患者可采用床边漂浮导管检查，经静脉插管直至肺小动脉，测定各部位的压力及血液含氧量，计算心脏指数（CI）及肺小动脉楔压（PCWP），直接反映左心功能，正常时CI > 2.5 L/（min·m^2），PCWP <12 mmHg。

（4）6 min步行试验：是一项简单易行、安全、方便的试验，用以评定慢性心衰患者的运动耐力的方法。要求患者在平直走廊里尽可能快的行走，测定6 min的步行距离，若6 min步行距离<150 m，表明为重度心功能不全；150～425 m 为中度；426～550 m 为轻度心功能不全。本试验除用以评价心脏的储备功能外，常用以评价心衰治疗的疗效。

（5）组织多普勒检查：可判断心室收缩是否同步。

六、诊断与鉴别诊断

（一）诊断

1．起病情况：尽管心衰是一个慢性综合征，疾病亦是逐渐发展的，但临床表现却是相对稳定和急性不稳定交替出现。

2．临床表现：主要的症状和体征。

3．既往史：评估可能的致病因素，从详细询问既往病史开始，医务人员应当询问高血压、糖尿病、脂质异常、吸烟、冠心病、心瓣膜病、周围血管疾病、风湿热、心脏杂音和先天性心脏病、心肌病的个人史和家族史、纵隔放射、睡眠呼吸障碍、接触心脏毒性药物包括麻黄素、抗肿瘤药物等，例如大剂量环磷酰胺等病史。心力衰竭可发生在应用蒽环类抗生素或纵隔放射后数年。应当仔细询问患者有关使用违禁药物，目前与过去的酒精摄入量，提示睡眠呼吸障碍的症状和接触性传播疾病的情况。询问病史和体格检查应当特别考虑非心脏疾病，例如，胶原血管病、细菌性或寄生虫感染、肥胖、甲状腺功能亢进或减退、淀粉样变以及嗜铬细胞瘤。应当采集详细的家族史，不仅要确定是否有动脉粥样硬化性疾病的家族倾向，而且还要发现心肌病、不明原因的猝死、传导系统疾病和骨骼肌病的家属。新近研究提示，多达30%的特发性扩张型心肌病可以是家族性的。

4．实验室检查：结合上述实验室检查结果应该不难诊断。

典型的心力衰竭诊断并不困难。左侧心力衰竭的诊断依据为原有心脏病的体征和肺循环淤血的表现；右侧心力衰竭的诊断依据为原有心脏病的体征和体循环淤血的表现，且患者大多有左侧心力衰竭的病史。值得注意的是心力衰竭的早期诊断，早期心力衰竭患者症状可不明显，常能自由活动，坚持工作，劳力性气促和阵发性夜间呼吸困难是左侧心力衰竭的早期症状，但常不引起注意，且可因白天就诊时缺少阳性体征而被忽视，如不详细询问病史和仔细检查易被漏诊。颈静脉充盈和肝大是右侧心力衰竭的早期症状，易被忽视，心力衰竭时肝大多在剑突下，肋缘下不能触及，即使发现肝大也常因不伴气促、水肿而不考虑心力衰竭。心力衰竭的某些症状和体征也见于其他疾病，如劳力性气促可由阻塞性肺气肿、肺功能不全、肥胖或身体虚弱引起，夜间呼吸困难也可由支气管哮喘发作引起，肺底湿啰音可由慢性支气管炎、支气管扩张或肺炎引起。心力衰竭引起的湿啰音大多为两侧对称性的，并可随体位改变而变化，偶见于单侧，或仅有哮鸣音。下肢水肿可由静脉曲张、静脉炎、肾脏或肝脏疾病、淋巴水肿等所致，还可在久坐或月经前后、妊娠后期发生；妇女原因不明性下肢水肿亦不少见。另外，心力衰竭时可因长期卧床液体积聚在腰背部而不发生下肢水肿。肝大可由血吸虫病、肝炎、脂肪肝引起；颈静脉充盈可由肺气肿或纵隔肿瘤压迫上腔静脉引起；胸水可由胸膜结核、肿瘤和肺梗死引起；腹水也可由肝硬化、低蛋白血症、腹膜结核、肿瘤引起。心力衰竭时常伴心脏扩大，但正常大小的心脏也可发生心力衰竭，如急性心肌梗死。肺气肿时心脏扩大可被掩盖；心脏移位或心包积液又可被误认为心脏扩大。

X 线胸片是确诊左心衰肺间质水肿期的主要依据，还有助于心衰和肺部疾病的鉴别。超声心动图能判断是否存在收缩或舒张功能不全，还能较为准确地测定心腔大小和评估心瓣膜结构，帮助确立心衰病因。静脉压测定有助于确诊早期右心衰。血流动力学监测不适用于慢性心衰的诊断。心电图和血生化指标则对心衰的病因诊断和预后分析有一定帮助。

在心力衰竭诊断时应做定量分析，目前的最常用于定量描述心力衰竭所致的心脏功能受损程度的方法是纽约心脏病协会（NYHA）分级法。该方法根据病人诱发症状所需的活动量将心脏功能分为1～4级：

NYHA Ⅰ级：出现症状的运动量与正常人一样；

NYHA Ⅱ级：日常活动即诱发症状；

NYHA Ⅲ级：轻度运动即诱发症状；

NYHA Ⅳ级：休息状态即出现症状。

在2001年美国心力衰竭诊断治疗指南的起草中，编写委员会采用了一种新的心力衰竭分级方法，即包括了该疾病的诊断又强调了预后发展。该方法将心力衰竭分为4个阶段：

阶段A：为有发展为心力衰竭可能的高度危险的病人，但没有心脏结构性病变的病人；

阶段B：为有心脏结构性病变，但从来没有出现心力衰竭症状的病人；

阶段C：为过去或目前有心力衰竭症状并有心脏结构病变的病人；

阶段D：为终末期病人需要特殊治疗，例如左心室辅助装置、持续静脉使用正性肌力药物、心脏移植或临终关怀。

（二）鉴别诊断

1．支气管哮喘：左心衰竭夜间阵发性呼吸困难，常称之为心源性哮喘，应与支气管哮喘相鉴别。前者多见于老年人有高血压或慢性心瓣膜病史，后者多见于青少年有过敏史；前者发作时必须坐起，重症者肺部有干湿性啰音，甚至咳粉红色泡沫痰，后者发作时双肺可闻及典型哮鸣音，咳出白色黏痰后呼吸困难常可缓解。

2．心包积液、缩窄性心包炎：因腔静脉回流受阻同样可以引起颈静脉怒张、肝大、下肢水肿等表现，应根据病史、心脏及周围血管体征进行鉴别，超声心动图检查可得以确诊。

3．肝硬化腹水伴下肢水肿：除基础心脏病体征有助于鉴别外，非心源性肝硬化一般不会出现颈静脉怒张等上腔静脉回流受阻的体征。

七、治疗

（一）治疗原则

1．治疗的目的是改善生活质量和延长寿命，并防止临床综合征的进展。

2．分级治疗方针：

（1）A期可称为心衰前期，预防心衰的发生是这一阶段的主要治疗策略。心衰的治疗应当从预防开始，积极有效的控制高血压及其他心血管危险因素，如糖尿病、高脂血症等都属于这一治疗范畴。对合并肾脏损害（蛋白尿）的高血压病患者或糖尿病患者，应选择或合用肾素-血管紧张素系统的阻滞剂。

（2）B期病人有心脏结构的改变但无心衰的症状，大部分病人为心肌梗死后患者。血管紧张素转换酶抑制剂（ACEI）加β-受体阻滞剂是这一阶段的标准治疗，如果不能耐受ACEI，可换用血管紧张素Ⅱ1型受体拮抗剂（ARB）。

（3）C期的治疗包括：①同B 期治疗，即ACEI 加β-受体阻滞剂；②对ACEI 已用到目标剂量或能耐受的较大剂量，仍不能很好控制症状者或不能耐受ACEI 者，加用或换用ARB；③醛固酮拮抗剂，用于中、重度心衰，但对于肾功能严重损害或血钾偏高的病人应慎用；④血管扩张剂如硝酸酯类对部分慢性心衰病人有一定的改善症状作用；⑤利尿剂和洋地黄等正性肌力药物用于改善症状；⑥限制饮食中的钠盐摄人；⑦对伴有心脏收缩不同步者，如左束支传导阻滞QRS 宽度≥120 ms或组织多普勒检查有心室收缩不同步者，可采用双心室同步起搏（CRT）治疗；⑧对左心室射血分数<35%的心肌梗死后患者，可考虑植入自动复律除颤起搏器（ICD）。C 期患者一般年龄较大，不少病人合并慢性肾功能不全、贫血、营养不良或其他系统的疾病。对治疗策略的选择，应在控制心衰症状的基础上，首先使用ACEI 和β-受体阻滞剂，并尽可能逐步增加剂量使其达到目标剂量或能耐受的较大剂量。此后，再根据情况考虑加用其他药物或器械治疗。病人全身状况和合并的其他疾病对治疗决策也有重要影响。不顾病人的肾功能状况，一律合用ACEI 和ARB 或醛固酮拮抗剂，可能加重肾功能损害，引起致命性高钾血症。

（4）D期病人住院次数明显增加，1 年死亡率在70 % 以上，仅少数病人能活过2 年。基本药物治疗同C 期。在D 期，将会更频繁地静脉内使用血管扩张剂或正性肌力药物，增加利尿剂的剂量以改善难以控制的心衰症状。心脏移植是该期有效的治疗手段，对不能进行心脏移植者，左心辅助装置可能延长病人的存活期。心衰不同阶段的药物治疗的选择见表14-1。

表14-1　心衰不同阶段的药物治疗

药　物	阶段A	阶段B	阶段C
ACEI			
苯那普利	高血压	—	—
卡托普利	高血压，糖尿病肾病	心肌梗死后	心力衰竭

续表

药物	阶段A	阶段B	阶段C
依那普利	高血压，糖尿病肾病	心力衰竭	心力衰竭
福辛普利	高血压	—	心力衰竭
赖诺普利	高血压，糖尿病肾病	心肌梗死后	心力衰竭
莫昔普利	高血压	—	—
哌道普利	高血压，心血管危险因素	—	—
奎那普利	高血压	—	心力衰竭
雷米普利	高血压，心血管危险因素	心肌梗死后	心肌梗死后
群多普利	高血压	心肌梗死后	心肌梗死后
ARBs			
坎地沙坦	高血压	—	心力衰竭
依普沙坦	高血压	—	—
依贝沙坦	高血压，糖尿病肾病	—	—
氯沙坦	高血压，糖尿病肾病	心血管RF	—
奥美沙坦	高血压	—	—
替米沙坦	高血压	—	—
缬沙坦	高血压，糖尿病肾病	心肌梗死后	心肌梗死后，心衰
醛固酮受体阻滞剂			
依普利酮	高血压	心肌梗死后	心肌梗死后
螺内酯	高血压	—	心力衰竭
β-受体阻滞剂			
醋丁洛尔	高血压	—	—
阿替洛尔	高血压	心肌梗死后	—
倍他洛尔	高血压	—	—
比索洛尔	高血压	—	心力衰竭
喹酮心安	高血压	—	—
卡维地洛	高血压	心肌梗死后	心肌梗死后，心衰
拉贝洛尔	高血压	—	—
琥珀酸美托洛尔	高血压	—	心力衰竭
酒石酸美托洛尔	高血压	心肌梗死后	—
纳多洛尔	高血压	—	—
喷布洛尔	高血压	—	—
吲哚洛尔	高血压	—	—
普萘洛尔	高血压	心肌梗死后	—
噻马洛尔	高血压	心肌梗死后	
地高辛	—	—	心力衰竭

（二）治疗计划

1．一般治疗：

（1）去除或缓解基本病因：所有心力衰竭患者都应对导致心力衰竭的基本病因进行评价。凡有原发性瓣膜病并心力衰竭NYHA心功能Ⅱ级及以上，主动脉瓣疾患有晕厥、心绞痛的患者均应给予手术修补或置换瓣膜。缺血性心肌病心力衰竭患者伴心绞痛，左心室功能低下但证实有存活心肌的患者，冠状动脉血管重建术可望改善心功能。其他如甲状腺功能亢进的治疗，室壁瘤的手术矫正，控制高血压等。

（2）去除诱发因素：控制感染，治疗心律失常特别是心房颤动并快速心室率；纠正贫血、电解质紊乱；注意是否并发肺梗死等。

（3）改善生活方式，降低新的心脏损害的危险性：如戒烟、戒酒，肥胖患者应减轻体重。控制高血脂和糖尿病。饮食宜低脂、低盐，重度心力衰竭患者应限制入水量，应每日称体重以早期发现液体潴留。应鼓励心力衰竭患者作适当运动，以避免去适应状态。重度心力衰竭患者，可在床边小坐，其他不同程度的心力衰竭患者，可每日多次步行，每次 3～5 min；心力衰竭稳定，心功能较好者，可在专业人员监护下进行症状限制性有氧运动，如步行，每周 3～5次，每次 20～30 min。但避免做用力的等长运动。在呼吸道疾病流行或冬春季节，可给予流感、肺炎球菌疫苗等以预防感染。

（4）密切观察病情演变及定期随访：应特别了解患者对饮食及药物治疗的顺从性，药物的不良反应等，及时发现病情恶化并采取措施。

（5）关于心肌能量药物的应用问题：心肌能量药物如辅酶 Q_{10}、肌苷、1，6–二磷酸果糖或某些激素如生长激素等虽常用于心力衰竭的治疗，但它们对心力衰竭长期应用的有效性和安全性等均未经过验证。再者，这些制剂和已肯定的治疗心力衰竭有效药物之间是否有相互作用亦不清楚。因此，目前不推荐应用营养制剂或激素治疗。

（6）注意避免应用的药物：非甾体类抗炎药物如吲哚美辛（消炎痛）、Ⅰ类抗心律失常药以及非二氢吡啶类钙拮抗剂一般情况下应避免应用。

2．药物治疗：

（1）利尿剂。

1）作用。利尿剂在心力衰竭治疗中起关键作用，这是因为：①与任何其他治疗心力衰竭药物相比，利尿剂能更快地缓解心力衰竭症状，使肺水肿和外周水肿在数小时或数天内消退；相反，洋地黄、ACEI或β–受体阻滞剂可能需要数周或数月方显效。②利尿剂是唯一能够最充分控制心力衰竭液体潴留的药物。③合理使用利尿剂是其他治疗心力衰竭药物取得成功的关键因素之一。如利尿剂用量不足造成液体潴留，会降低对ACEI的反应，增加使用β–受体阻滞剂的危险。另外，不恰当的大剂量使用利尿剂则会导致血容量不足，增加ACEI和血管扩张剂发生低血压的危险及ACEI和AngⅡ受体阻滞剂（ARB）出现肾功能不全的危险。

2）临床应用。

①适应证：所有心力衰竭患者有液体潴留的证据均应给予利尿剂，NYHA心功能Ⅰ级患者一般不需应用利尿剂。然而，即使应用利尿剂后心力衰竭症状得到控制，临床状态稳定，亦不能将利尿剂作为单一治疗。利尿剂一般应与ACEI和β–受体阻滞剂联

合应用。

②利尿剂的起始和维持：根据液体潴留情况决定起始剂量，如呋塞米每日20～60 mg；氢氯噻嗪每日25～50 mg，并逐渐增加剂量直至尿量增加，体重每日减轻0.5～1.0 kg。利尿剂应用的目的是控制心力衰竭的液体潴留，一旦病情控制（肺部啰音消失，水肿消退，体重稳定），即可以最小有效量较长时间维持。在长期维持期间，仍应根据液体潴留情况随时调整剂量。每日体重的变化是最可靠的监测利尿剂效果和调整利尿剂剂量的指标。在利尿剂治疗的同时，应适当限制钠盐的摄入量。

③制剂的选择：仅有轻度液体潴留而肾功能正常的心力衰竭患者，可选用噻嗪类，尤其适用于伴有高血压的心力衰竭患者。有明显液体潴留，特别是伴有肾功能受损时宜选用襻利尿剂，如呋塞米。呋塞米的剂量与效应呈线性关系，故剂量不受限制。病情严重者需静脉使用呋塞米。

④对利尿剂的反应和利尿剂抵抗：对利尿剂的治疗反应取决于药物浓度和药物进入尿液的时间过程。轻度心力衰竭患者即使小剂量利尿剂也反应良好，因为利尿剂从肠道吸收速度快，到达肾小管的速度也快。然而，随着心力衰竭的进展，肠道水肿或小肠低灌注，药物吸收延迟，加之，由于肾血流和肾功能降低，药物转运受到损害。因而当心力衰竭进展恶化时，常需加大利尿剂剂量。最终，再大的剂量也无反应，即出现利尿剂抵抗。此时，可用以下方法克服：a. 静脉应用利尿剂：如呋塞米持续静脉滴注（5～40 mg/h）。b. 2种或2种以上利尿剂联合使用。c. 应用增加肾血流的药物：如短期应用小剂量的多巴胺或多巴酚丁胺［2～5 μg（kg·min）］。非甾体类吲哚美辛能抑制多数利尿剂的利钠作用，特别是襻利尿剂，并促进利尿剂的致氮质血症倾向，应避免使用。

3）不良反应。

①电解质丢失：利尿剂可引起低钾、低镁血症而诱发心律失常。当肾素-血管紧张素-醛固酮系统高度激活时易于发生低钾、低镁血症。并用ACEI，给予保钾利尿剂特别是醛固酮受体拮抗剂螺内酯常能预防钾、镁的丢失，较补充钾盐、镁盐更为有效，且易耐受。小剂量螺内酯（25 mg/d）与ACEI以及襻利尿剂合用是安全的。出现低钠血症时应注意区别缺钠性低钠血症和稀释性低钠血症，因二者治疗原则不同。缺钠性低钠血症发生于大量利尿后，属容量减少性低钠血症。患者可有体位性低血压，尿少而比重高，治疗应予补充钠盐。稀释性低钠血症又称难治性水肿，见于心力衰竭进行性恶化患者。此时钠、水有潴留，而水潴留多于钠潴留，故属高容量性低钠血症。患者尿少而比重偏低，治疗应严格限制入水量，并按利尿剂抵抗处理。

②神经内分泌激活：利尿剂的使用可激活内源性神经内分泌，特别是肾素-血管紧张素系统（RAS）。虽然AngⅡ水平的升高有助于支持血容量不足时的血压和肾功能，然而神经内分泌的短期激活会增加电解质丢失的发生率和严重程度；长期激活则会促进疾病的发展，除非患者同时接受神经内分泌拮抗剂治疗。因而，利尿剂应与ACEI以及β-受体阻滞剂联合应用。

③低血压和氮质血症：过量应用利尿剂可降低血压和损害肾功能，但低血压和氮质血症也可能是心力衰竭恶化的表现，在后一种情况下如减少利尿剂用量可使病情加剧。心力衰竭患者如无液体潴留，低血压和氮质血症可能与容量减少有关。这种患者如血压和肾功

能的变化显著或产生症状，则应减少利尿剂用量。然而，如果患者有持续液体潴留，则低血压和氮质血症有可能是心力衰竭恶化和外周有效灌注量降低的反映，应继续维持所用的利尿剂，并短期使用能增加终末器官灌注的药物如多巴胺或多巴酚丁胺。

（2）血管紧张素转换酶抑制剂（ACEI）。

1）作用：ACEI有益于慢性心力衰竭的治疗主要通过 2个机制：①抑制RAS。②作用于激肽酶Ⅱ，抑制缓激肽的降解，提高缓激肽水平。

2）临床应用。

①适应证：a. 所有左心室收缩功能不全（LVEF＜40%）的患者，均可应用ACEI，除非有禁忌证或不能耐受；无症状的左心室收缩功能不全（NYHA心功能Ⅰ级）患者亦应使用，可预防和延缓发生心力衰竭；伴有体液潴留者应与利尿剂合用。b. 适用于慢性心力衰竭（轻度、中度、重度）患者的长期治疗，不能用于抢救急性心力衰竭或难治性心力衰竭正在静脉用药者，只有长期治疗才有可能降低病死率。为了达到长期治疗的目的，医师和患者都应了解和坚信以下事实：症状改善往往出现于治疗后数周至数月，即使症状改善不显著，ACEI仍可减少疾病进展的危险性。ACEI治疗早期可能出现一些不良反应，但一般不会影响长期应用。

②禁忌证或须慎用ACEI的情况：对ACEI曾有致命性不良反应的患者，如曾有血管神经性水肿、无尿性肾衰竭或妊娠妇女，绝对禁用ACEI。以下情况须慎用：双侧肾动脉狭窄；血肌酐水平显著升高［＞225.2 μmol/L（3 mg/dl）］；高血钾症（＞5.5 mmol/L）；低血压（收缩压＜90 mmHg），低血压患者需经其他处理，待血流动力学稳定后再决定是否应用ACEI。

3）应用方法。①起始剂量和递增方法：治疗前应注意利尿剂已维持在最合适剂量。因液体潴留可减弱ACEI的疗效；而容量不足又可加剧ACEI的不良反应。ACEI应用的基本原则是从很小剂量起始，逐渐递增，直至达到目标剂量或最大耐受量（表14–2）。一般每隔一周左右剂量倍增 1次。剂量调整的快慢取决于每个患者的临床状况。有低血压史、低钠血症、糖尿病、氮质血症以及服用保钾利尿剂者，递增速度宜慢。ACEI的耐受性约9 0%。②维持应用：一旦剂量调整到目标剂量或最大耐受剂量，应终生使用。ACEI良好治疗反应通常要到 1～2个月或更长时间才显示出来，但即使症状改善并不明显，仍应长期维持治疗，以减少死亡或住院的危险性。撤除ACEI有可能导致临床状况恶化，应予避免。③不同类型ACEI的效果和选择：目前已有的证据表明，ACEI治疗慢性收缩性心力衰竭是药物的类效应，各种ACEI对心力衰竭患者的症状、临床状况、死亡率或疾病进展均无差别。各种ACEI药理学的差别如组织选择性、ACE结合部位、短或长效等，对临床影响不大。因此在临床实践中，各种ACEI均可应用。

表14–2　常用ACEI的参考剂量

药物	起始剂量	目标剂量
卡托普利	6.25 mg，每天3次	25～50 mg，每天3次
依那普利	2 5 mg，每天1次	10 mg，每天2次
培哚普利	2 mg，每天1次	4 mg，每天1次

续表

药物	起始剂量	目标剂量
雷米普利	1.25～2 5 mg，每天1次	2.5～5 mg，每天2次
苯那普利	2.5 mg，每天1次	5～10 mg，每天2次
福辛普利	10 mg，每天1次	20～40 mg，每天1次
西拉普利	0.5 mg，每天1次	1～2.5 mg，每天1次
赖诺普利	2.5 mg，每天1次	5～20 mg，每天1次

注：参考欧洲心脏病学会心力衰竭指南。

4）不良反应。低血压很常见，在治疗开始几天或增加剂量时易发生。RAS激活明显的患者，发生早期低血压反应的可能性最大，这些患者往往有显著的低钠血症（＜130 mmol/L）或新近明显或快速利尿。

5）防止方法。①密切观察下坚持以极小剂量起始：先停用利尿剂 1～2天，以减少患者对RAS的依赖性。首剂给药如果出现症状性低血压，重复给予同样剂量时不一定也会出现症状，只要没有明显的体液潴留现象，可减少利尿剂剂量或放宽盐的限制以减少对RAS的依赖性。多数患者经适当处理后仍适合应用ACEI长期治疗。②肾功能恶化：肾脏灌注减少时肾小球滤过率明显依赖于AngⅡ介导的出球小动脉收缩的患者，如NYHA心功能Ⅳ级或低钠血症的患者易致肾功能恶化。伴肾动脉狭窄或合用非甾体类抗炎制剂者易发生。减少利尿剂剂量，肾功能通常会改善，不需要停用ACEI。如因液体潴留而不能减少利尿剂剂量，权衡利弊以“容忍”轻、中度氮质血症，维持ACEI治疗为宜。服药后 1周应检查肾功能，尔后继续监测，如血清肌酐增高 ＞225.2 μmol/L（3 mg/dl）或升幅＞30%应停用ACEI。③高血钾：ACEI阻止醛固酮合成而减少钾的丢失，心力衰竭患者可能发生高钾血症，严重者可引起心脏传导阻滞。肾功能恶化、补钾、使用保钾利尿剂，尤其合并糖尿病时易发生高钾血症。ACEI应用后 1周应复查血钾，如血钾≥ 5.5 mmol/L，应停用ACEI。④咳嗽：ACEI引起的咳嗽特点为干咳，见于治疗开始的几个月内，要注意排除其他原因尤其是肺部淤血所致的咳嗽。停药后咳嗽消失，再用干咳重现，高度提示ACEI是引起咳嗽的原因。咳嗽不严重可以耐受者，应鼓励继续用ACEI。如持续咳嗽，影响正常生活，可考虑停用，并改用AngⅡ受体阻滞剂。⑤血管性水肿：较为罕见（＜1%），但可出现声带水肿，危险性较大，应予注意。多见于首次用药或治疗最初 24 h 内。由于可能是致命性的，因此如临床上一旦疑为血管神经性水肿，患者应终生避免应用所有的ACEI。

总之，ACEI目前已确定是治疗慢性收缩性心力衰竭的基石。所谓标准治疗或常规治疗就是ACEI单用或加用利尿剂，NYHA心功能2～3级患者加用β-受体阻滞剂，地高辛可合用亦可不用。

（3）β-受体阻滞剂。

1）作用：目前有证据用于心力衰竭的β-受体阻滞剂有选择性β_1-受体阻滞剂，如美托洛尔、比索洛尔，兼有β_1、β_2和α_1受体阻滞作用的制剂，如卡维地洛、布新洛尔。目前为止，已有 20个以上随机对照试验，超过 10 000例心力衰竭患者应用β-受体阻滞剂治疗。所有入选患者均是收缩功能障碍（LVEF <45%），NYHA心功能分级主要是2～3级。结果均显示，长期治疗慢性心力衰竭，能改善临床情况、左心室功能，降低死亡率和住院率。这些试验大多数都是在应用ACEI和利尿剂的基础上加用β-受体阻滞剂。近期临床试验表明先使用β-受体阻滞剂的疗效与先使用ACEI疗效相同。

2）临床应用。

①适应证：所有NYHA心功能2～3级患者病情稳定，LVEF<40%者，均必须应用β-受体阻滞剂，除非有禁忌证或不能耐受。上述患者应尽早开始应用β-受体阻滞剂，不要等到其他疗法无效时才用，因患者可能在延迟用药期间死亡。而β-受体阻滞剂如能早期应用，有可能防止死亡。一般应在ACEI和利尿剂的基础上加用β-受体阻滞剂，洋地黄亦可应用。病情不稳定的或NYHA心功能Ⅳ级的心力衰竭患者，一般不用β-受体阻滞剂。但NYHA心功能Ⅳ级患者，如病情已稳定，无液体潴留，体重恒定，且不需要静脉用药者，可考虑在严密监护下，由专科医师指导应用。β-受体阻滞剂治疗初期对心功能有一定的抑制作用，但长期治疗（≥3个月）则改善心功能，LVEF增加。因此，β-受体阻滞剂只适用于慢性心力衰竭的长期治疗，不能作为“抢救”治疗急性失代偿性心力衰竭、难治性心力衰竭需要静脉应用正性肌力药和因大量液体潴留需强力利尿者。虽然β-受体阻滞剂有掩盖低血糖症状的可能，但临床资料表明糖尿病患者获益更多，所以心力衰竭伴糖尿病者仍可应用。医生应向患者交代：症状改善常在治疗 2～3个月后才出现，即使症状未能改善，β-受体阻滞剂仍能减少疾病进展的危险。不良反应可在治疗早期就发生，但一般并不妨碍长期治疗。

②禁忌证：支气管痉挛性疾病、心动过缓（心率每分钟<60次）、二度及以上房室传导阻滞（除非已安装起搏器）均不能应用。

③注意点：a. 需从极低剂量开始，如美托洛尔缓释片12.5 mg，每天 1次；比索洛尔1.25 mg，每天 1次；卡维地洛3.125 mg，每天2次。如患者能耐受前一剂量，可每隔2～4周将剂量加倍，如前一较低剂量出现不良反应，可延迟加量直至不良反应消失。临床试验β-受体阻滞剂的耐受性为85%～9 0%。b. 起始治疗前和治疗期间患者必须体重恒定，已无明显液体潴留，利尿剂已维持在最合适剂量。如患者有体液不足，易产生低血压；如有液体潴留，则有增加心力衰竭恶化的危险。c. 如何确定最大剂量：确定β-受体阻滞剂治疗心力衰竭的剂量，原则与ACEI相同，并不按患者的治疗反应来定，应增加到事先设定的靶剂量。如患者不能耐受靶剂量，亦可用较低剂量，即最大耐受量。临床试验表明高剂量优于低剂量，但低剂量仍能降低死亡率，因此如不能耐受高剂量，低剂量仍应维持应用。目标剂量如何确定，目前尚不明确，可参考临床试验所用的最大剂量。一般美托洛尔缓释片为200 mg/d，比索洛尔10 mg/d，卡维地洛100 mg/d。因国人缺少有关资料，而且β-受体阻滞剂的个体差异很大，因此治疗宜个体化，以达到最大耐受量，但清醒静息心率不宜每分钟<55次。一旦达到目标剂量或最大耐受量后，一般长期维持并不困难。应避免突然撤药，以防引起病情显著恶化。如在β-受体阻滞剂用药期间，心力衰竭有轻或中度加重，首先应调整利尿剂和ACEI用量，以达到临床稳定。如病情恶化需静脉用药时，可将β-受体阻滞剂暂时减量或停用，病情稳定后再加量或继续应用。如需静脉应用正性肌力药时，磷酸二酯酶抑制剂较β-受体激动剂更为合适，因后者的作用可被β-受体阻滞剂所拮抗。d. 必须监测以下情况：低血压，特别是有α-受体阻滞作用的制剂易于发生。一般

在首剂或加量的 24～48 h 内发生。通常重复用药后可自动消失。为减少低血压的危险，可将ACEI或血管扩张剂减量或与β–受体阻滞剂在每日不同的时间应用，以后再恢复ACEI的用量。一般情况下，不主张将利尿剂减量，因恐引起液体潴留，除非上述措施无效。液体潴留与心力衰竭：常在起始治疗 3～5天后体重增加，如不处理，1～2周后常致心力衰竭恶化，因此，应要求患者每日称体重，如有增加，应立即增加利尿剂用量，直至体重恢复到治疗前水平。心动过缓和房室传导阻滞：低剂量β–受体阻滞剂不易发生这类不良反应，但在增量过程中，危险性亦逐渐增加。如心率每分钟<55次或出现二、三度房室传导阻滞，应将β–受体阻滞剂减量或停用。此外，医生应注意药物相互作用的可能性。

④β–受体阻滞剂制剂的选择：临床试验表明，选择性β_1–受体阻滞剂与非选择性β兼α_1–受体阻滞剂同样可降低死亡率和罹患率。2种制剂究竟何者为优，目前虽有一些试验，但样本量偏小，力度不够，使用的是血液动力学等替代终点等，因而尚不足以定论。目前的意见是：选择性β_1–受体阻滞剂美托洛尔、比索洛尔和非选择性β兼α_1–受体阻滞剂卡维地洛均可用于慢性心力衰竭。

（4）洋地黄制剂。

1）作用。地高辛是一种有效、安全、使用方便、价格低廉的心力衰竭治疗的辅助药物。鉴于地高辛对心力衰竭死亡率的下降没有作用，不存在推迟使用会影响存活率的可能性，因此地高辛的早期应用需根据有无心力衰竭的症状。

2）临床应用。

①适应证：地高辛被推荐应用于改善心力衰竭患者的临床状况，应与利尿剂、ACEI和β–受体阻滞剂联合应用。对于已开始ACEI或β–受体阻滞剂的治疗，但症状改善欠佳，应及早使用地高辛。如果可以确定患者对ACEI或β–受体阻滞剂的反应良好，并足以控制症状，此时可以停用地高辛。如果某患者仅使用地高辛，则应该加用ACEI或β–受体阻滞剂。尽管β–受体阻滞剂对于控制运动时心室率的增加可能较为有效，然而地高辛更适宜于心力衰竭伴有快速心室率的心房颤动患者，并可增加心力衰竭患者的运动耐量。

②禁忌证：地高辛不能用于窦房阻滞、二度或高度房室传导阻滞无永久起搏器保护的患者。与能抑制窦房结或房室结功能的药物（如胺碘酮、β–受体阻滞剂）合用时，尽管患者常可耐受地高辛治疗，但须谨慎。急性心力衰竭时建议选用西地兰。地高辛可较长期时间使用改善病人的运动耐量，但不推荐用于无症状的左心室收缩功能障碍（NYHA心功能Ⅰ级）的治疗。

③地高辛的使用方法：目前多采用自开始即用固定的维持量给药方法，即维持量疗法，0.125～0.25 mg/d。对于70岁以上或肾功能受损者，地高辛宜用小剂量（0.125 mg）每日1次或隔日1次。虽然有学者提倡使用地高辛血清浓度测定的方法，指导地高辛剂量的选择，但是尚无证据表明所测得血清地高辛浓度可以反映地高辛的剂量是否恰当。地高辛放射免疫测定法主要用于帮助判断洋地黄中毒而非疗效的评估。血清地高辛浓度与治疗作用间没有联系，而且尚不清楚在心力衰竭的治疗中，大剂量地高辛是否比小剂量更有效。

④洋地黄的不良反应：主要不良反应包括：a. 心律失常（期前收缩、折返性心律失常和传导阻滞）；b. 胃肠道症状（厌食、恶心和呕吐）；c. 神经精神症状（视觉异常、定向力障碍、昏睡及精神错乱）。这些不良反应常出现在血清地高辛浓度 >2.0 ng/ml时，但也可见于地高辛水平较低时。无中毒者和中毒者血清地高辛浓度间有明显重叠现象，特

别在低血钾、低血镁、甲状腺功能低下时。奎尼丁、维拉帕米、普鲁卡因酰胺、胺碘酮、双异丙吡胺、普罗帕酮等与地高辛合用时，可使血清地高辛浓度增加，从而增加洋地黄中毒的发生率，此时地高辛宜减量。

（5）醛固酮拮抗剂。临床应用建议对近期或目前为NYHA心功能Ⅳ级心力衰竭患者，可考虑应用小剂量的螺内酯 20 mg/d。至于醛固酮拮抗剂在轻、中度心力衰竭的有效性和安全性则尚待进一步研究。

（6）血管紧张素Ⅱ1型受体拮抗剂（ARB）。临床应用建议：①ARB治疗心力衰竭有效，但其效应是否相当于或是优于ACEI尚未定论，当前仍不宜以ARB取代ACEI广泛用于心力衰竭治疗。未应用过ACEI和能耐受ACEI的心力衰竭患者，仍以ACEI为首选。②ARB可用于不能耐受ACEI不良反应的心力衰竭患者，如有咳嗽、血管性水肿时，ARB和ACEI相同，亦能引起低血压、高血钾及肾功能恶化，应用时仍需小心。③心力衰竭患者对β-受体阻滞剂有禁忌证时，可ARB与ACEI合用。④当ACEI加β-受体阻滞剂疗效不佳时可加用ARB。

（7）钙拮抗剂。是一类特殊的血管扩张剂，它们具有扩张全身和冠状动脉的作用。这些作用在理论上应可改善心脏作功和缓解心肌缺血，但对照的临床试验未能证实这些可能的有益作用。临床上应用钙拮抗剂未改善心力衰竭患者的症状或提高其运动耐量 。

临床应用建议：由于缺乏支持钙拮抗剂有效性的证据，这类药物不宜用于治疗心力衰竭。当心力衰竭患者伴高血压或心绞痛时，可选用长效二氢吡啶类钙拮抗剂。

（8）环腺苷酸（cAMP）依赖性正性肌力药。包括：①β-肾上腺素能激动剂：如多巴酚丁胺；②磷酸二酯酶抑制剂，如米力农。这2种药物均通过提高细胞内cAMP水平而增加心肌收缩力，而且兼有外周血管扩张作用，短期应用均有良好的血流动力学效应。然而长期口服时，不仅不能改善症状或临床情况，反能增加死亡率。

临床应用建议：由于缺乏cAMP依赖性正性肌力药有效的证据，以及考虑到药物的毒性，不主张对慢性心力衰竭患者长期、间歇静脉滴注此类正性肌力药。对心脏移植前的终末期心力衰竭、心脏手术后心肌抑制所致的急性心力衰竭、以及难治性心力衰竭可考虑短期支持应用 3～5天。推荐剂量：多巴酚丁胺 2～5 μg/（kg·min）；米力农：50 μg/kg负荷量，继以0.375～0.750 μg/（kg·min）。

（9）抗凝及抗血小板药物。

心力衰竭伴心房动颤、心力衰竭伴过去血栓栓塞史，这些患者必须长期抗凝治疗，可常规口服华法林，并调整剂量，使INR保持在2～3之间。极低LVEF值、左心室室壁瘤、显著心腔扩大、心腔内有血栓存在等这些指标在评估血栓栓塞危险中的意义尚未明确，也缺乏长期抗凝价值的评价。但有部分学者建议对上述情况给予抗凝治疗以预防可能发生的血栓栓塞事件。

抗血小板治疗常用于心力衰竭以预防冠状动脉事件，对心力衰竭本身的适应指征尚未建立。

（10）抗心律失常药物。

Ⅰ类：钠通道阻滞剂，临床试验证明这类药物可增加心衰猝死危险，除急诊短时应用外，通常不宜用。Ⅱ类：β-受体阻滞剂，临床研究证明，这类药物可降低心衰患者的猝死并使总死亡率降低，但上述有利作用并不直接与心律失常的抑制有关。Ⅲ类：延长动作电位时间，具有钾通道阻滞作用的一类药物。已用于心衰心律失常治疗研究的药物有胺碘酮、d-索他洛尔及多非利特 3种。相对Ⅰ类及Ⅲ类中其他药物而言，胺碘酮可抑制心律失常且并不增加死亡危险，并具有潜在的有益作用，因此，是心衰心律失常药物治疗中较好的选择。通常剂量为0.2 g，每日3次，口服5～7天；然后0.2 g，每日2次，5～7天；随后用0.2 g，每日1次维持。如治疗有效可试用0.2 g，每日1次，1周5天，直至减量为0.2 g隔日1次。部分患者可每天0.1维持。

3．非药物治疗：

（1）心脏再同步治疗：大约1/3低LVEF和NYHA Ⅲ～Ⅳ级的心衰患者QRS增宽＞120 ms，这种心电图改变提示心室收缩不同步。此外，组织多普勒亦可显示心室收缩不同步。收缩不同步的可致心室充盈欠佳、左心室dp/dt（心室收缩力或压力的升高速率）下降、二尖瓣反流时间延长（因而更严重）以及室间隔反常运动。心室不同步导致心衰患者死亡率增加。通过使用双心室起搏装置同步刺激左、右心室可治疗不同步收缩，称作心脏再同步化治疗（CRT），它可提高心室收缩并减少继发性二尖瓣反流的程度，改善心脏功能和血流动力学的同时不增加氧耗，并使衰竭心脏产生适应性生化改变。有充分证据支持CRT可改善接受理想药物治疗后仍有症状的心脏不同步患者的症状、运动能力、生活质量、LVEF、生存以及减少住院率。

（2）运动训练：由于希望应用卧床休息来最大限度减少症状和认为体力活动可加速左心室功能异常的进展，过去建议心衰患者避免体力活动。然而，目前的研究已证实体力活动的减少（因心衰症状引起或因心衰治疗医师的要求）可导致体力不适应，加重慢性心衰患者的症状和运动耐量的下降。限制活动不仅可能影响运动能力，还可导致不良的心理影响并影响周围血管舒张反应。运动训练的长期效果尚未完全确定，短期研究表明，运动训练可减少神经体液系统的激活、改善左心室重构。目前建议，所有能够参加体力适应计划的稳定的门诊慢性心衰患者应考虑进行运动训练，运动训练应与药物治疗一起应用。

（3）呼吸支持的技术：许多心衰患者会出现呼吸模式异常，包括陈-施呼吸和呼吸睡眠暂停。已有报告夜间吸氧和持续正压通气装置可以改善症状。尽管无直接证据表明治疗睡眠呼吸障碍能预防心衰，但持续正压通气能改善已存在左心室功能不全的阻塞性或中枢性呼吸睡眠暂停综合征患者的左心室结构和功能，正在进行的更多研究有望提供有效性和安全性的信息，并帮助确定最有可能从中获益的患者。

（4）体外反搏：体外反搏装置包含能缠绕在下肢的可充气袖带，与心脏收缩同步充气放气，用以降低收缩期负荷和增加舒张期冠状动脉灌注。已证实体外反搏可以使冠心病患者心绞痛发作频率降低、程度减轻，这种临床效果的机制可能为改善冠状动脉血管床的内皮功能。在获得更多的数据之前，不推荐在有症状的左心室EF降低患者中常规应用这一方法。

（5）心脏支持装置：用以改变作用于左心室物理应力的手术装置已有一些经验，从理论上讲，它们可以改善心室做功或减少心室扩张。目前正在进行临床评估的一种心脏包装装置，用双向聚酯织物制成，使心肌能收缩但将其向周围扩张限制在网内。欧洲和美国的临床研究正在评价这种装置在患者中应用的安全性和有效性，其他心室限制或支持装置也正在欧洲和美国进行研究。

（6）心脏移植：是目前难治性心衰唯一已确立的外科治疗方法。目前心脏移植的指征主要是功能严重受损或依赖静脉正性肌力药物（表14–3）。尚未达共识的指征包括反复发生不能被现有方法纠正的、威胁生命的室性心律失常或心绞痛。其他用于终末期心衰治疗的外科和机械方法尚在探索中。有研究发现对显著影响临床状况、继发于左心室扩张的二尖瓣反流实施修补或置换术后可改善临床状况。然而，尚无对照研究评价该方法对左心室功能、临床状况或生存的效能。

表14–3　心脏移植的适应证

绝对适应证
心衰引起的血流动力学障碍
·难治性心源性休克
·明确依赖静脉正性肌力药物维持器官灌注
·峰耗氧量＜10 ml/（kg·min）达到无氧代谢
持续限制日常活动的严重缺血症状，不适合冠状动脉旁路手术或PCI
所有治疗无效的反复发作的室性心律失常
相对适应证
峰耗氧量11～14 ml/（kg·min）（或预测值的55%）以及大部分日常活动受限
反复发作不稳定缺血症状不适合其他治疗
反复发生液体平衡/肾功能失代偿，而不是由于患者对药物治疗依从性差
未证实的适应证
左心室射血分数低
心功能3级或5级心衰病史
峰耗氧量＞15 ml/（kg·min）（大于预测值的55%）而无其他指征

八、预后评估

心力衰竭预后不佳，影响预后的因素有：①临床因素：病因如冠心病、听到S_3、脉压及动脉收缩压低、NYHA分级高、运动能力下降均预示预后不佳。NYHA 3级，年死亡率20%；NYHA 5级，年死亡率可高达60%。②血流动力学参数：心脏指数、心搏作功指数，特别是射血分数与病人存活率呈正相关。③生化指标：血浆去甲肾上腺素、血浆血管紧张素、加压素、心房肽水平与存活率呈负相关。④电生理因素：特别严重的室性心律失常可能是猝死的主要原因。总之，预后除取决于心力衰竭的程度外，尚与其基础心脏病、有无诱因、治疗及时与合理否等因素有关。

（董吁钢　陈广琴）

第二节　急性心力衰竭

急性心力衰竭是一种临床综合征，伴有心输出量减少、组织低灌注、肺毛细血管楔压（PCWP）增加和组织充血。它的发病机制可以是心源性亦可由心外因素所致，可以是急性综合征解决前短暂的、可逆的一种表现，亦可以引起永久损害从而导致慢性心力衰竭。心功能不全包括收缩性或舒张性心功能不全（主要由缺血和感染引起）、急性瓣膜功能不全、心包填塞、心律失常或前/后负荷失常。

一、急性心力衰竭的分类

急性心衰一般分为急性左心衰和急性右心衰，临床上急性心衰一般指急性左心衰，以肺水肿或心源性休克为主要表现；急性右心衰多数继发于左心衰竭，故常兼左、右心衰竭的临床表现。单独的急性右心衰竭多系急性肺栓塞所致，即急性肺源性心脏病，患者起病急剧，突然呼吸困难、剧烈胸痛、烦躁不安，继之恶寒高热、咳嗽咯血，可合并严重心律失常或休克，重者可迅速昏厥、死亡。急性心衰也可分为收缩性心衰和舒张性心衰。

killip分类：在治疗急性心肌梗死（AMI）时，killip分类是提供临床评估心肌病变的严重性。

1级——无心力衰竭，无心脏失代偿的临床体征；

2级——心力衰竭，诊断标准包括S_3奔马律、肺静脉高压、肺充血、下半部肺野有湿啰音；

3级——严重心力衰竭，症状明显的肺水肿，整个肺野有湿啰音；

4级——心源性休克。

二、病因、发病机制和病理

（一）病因与发病机制

急性心力衰竭的常见病因及引起和加速急性心衰的因素：

1. 先前存在的慢性心力衰竭失代偿（如心肌病）。

2. 急性冠状动脉综合征：①心肌梗死/大范围缺血的不稳定型心绞痛和缺血性功能不全；②急性心肌梗死的血流动力学合并症；③右心室梗死。

3. 高血压危象。

4. 急性心律失常（室性心动过速、心室颤动、心房扑动或心房颤动，其他室上性心动过速）。

5. 瓣膜反流（心内膜炎、腱索撕裂、原有的瓣膜反流加重）。

6. 重度主动脉瓣狭窄。

7. 重症急性心肌炎。

8. 心包填塞。

9. 主动脉夹层。

10. 围产期心肌病。

11. 体循环或肺循环高压或大面积肺栓塞引起的后负荷增加。

12. 非心血管因素：①对治疗缺少依从性；②容量负荷过重；③感染，特别是肺炎或败血症；④大手术后；⑤肾功能减退；⑥哮喘；⑦药物；⑧酒精；⑨嗜铬细胞瘤。

13. 高心输出量综合征：①败血症；②甲状腺危象；③贫血；④动静脉分流综合征。

急性心力衰竭最后的共同点是重度心肌收缩无力，心输出量不足以维持循环的需要。如果不进行合理治疗，将引起恶性循环，从而导致慢性心力衰竭和死亡。

急性心衰病人预后相对差。急性心肌梗死（AMI）合并严重的心力衰竭的病人死亡率相当高，12个月死亡率达到30%。同样，已有报道急性肺水肿院内死亡率达12%，1年死亡率达40%。急性心衰住院病人中约有45%在12个月内还要再次住院（约有15%要2次以上住院）。在60天内再次住院病人的死亡危险程度从30%～60%不等。

（二）病理

主要的病理生理基础为心脏收缩力突然严重减弱，或左心室瓣膜急性反流，心排血量急剧减少，左心室舒张末压（LVEDP）迅速升高，肺静脉回流不畅。由于肺静脉压快速升高，肺毛细血管压随之升高使血管内液体渗入到肺间质和肺泡内形成急性肺水肿。肺水肿早期可因交感神经激活，血压可升高，但随着病情持续进展，血管反应减弱，血压逐步下降。

三、临床表现

1. 症状：急性心力衰竭起病急骤，主要表现为急性肺水肿。但应注意询问既往及近期病史，因急性心力衰竭病人多有心血管病史，且常有感染及尿量明显减少等症状。

（1）严重呼吸困难，呼吸频率常达每分钟30～40次，端坐呼吸。

（2）咳嗽，严重时咳粉红色泡沫痰。

（3）烦躁不安，面色苍白。

（4）皮肤湿冷，大汗淋漓。

2. 体征：听诊心率增快，开始肺部可无啰音，或仅有哮鸣音，继而发展为双肺满布湿啰音和哮鸣音。心尖部可听到舒张期奔马律，P_2亢进。由于交感神经激活致血管收缩，动脉压常升高，偶尔怀疑肺水肿是由高血压性心脏病引起，随病情加重血压降至正常，严重者可出现心源性休克。

四、实验室检查

1．常规化验检查：急性心衰的病人应进行一系列的实验室检查（表14–4）。在所有的严重的心力衰竭的病人中都应进行动脉血气分析，它可以评估氧含量（PO_2）、二氧化碳分压（PCO_2）、酸碱平衡（pH）和碱缺乏。B型利钠肽（BNP）是对血管张力和容量负荷升高的反应。在急诊室测定有呼吸困难的病人的BNP含量以排除和（或）确定是否有充血性心力衰竭（CHF）。NT–proBNP应＜300 pg/ml，BNP＜100 pg/ml，但在老年组中研究较少。BNP是排除心力衰竭较好的阴性指标。不同的临床状况（包括肾衰和败血症）可以影响BNP浓度。如果BNP浓度升高，应进一步进行检查。如果急性心衰已确诊，则血浆BNP或NT–proBNP浓度升高提示预后相对差。

表14–4 急性心衰病人的实验室检查

检查项目	检查意义
血细胞计数	检查
血小板计数	检查
INR	在抗凝或严重的心力衰竭时检查
CRP	检查
D–二聚体	检查（若CRP升高或病人较长时间住院可能有假阳性）
尿素和电解质	检查
（Na^+、K^+、尿素、血肌酐）	
血糖	检查
CK–MB，cTnT/cTnI	检查
动脉血气分析	在严重的心力衰竭或糖尿病病人时检查
转氨酶	应考虑检查
尿常规	应考虑检查
血浆BNP或NT–前BNP	应考虑检查

应在进行鉴别诊断或确定终末器官衰竭时进行其他特殊的实验室检查

INR=国际标准化率；TnI=肌钙蛋白I；TnT=肌钙蛋白T；CRP=C反应蛋白

2．心电图（ECG）：可见非特异性的ST–T改变和心律失常等，亦可用于诊断或排除急性冠状动脉综合征，还可见先前存在的左心室和右心室肥大等。

3．胸部X线和影像技术：对于所有疑诊急性心衰病人应行胸部X线和其他影像学检查，以评估先前的心肺情况（心脏的形状和大小）和肺充血。它可以用于诊断、疾病进展的随访或确定对治疗的反应。肺部CT可确定肺的病理改变及诊断大的肺栓塞，CT或经食道超声检查可用于主动脉夹层的诊断。

4．心脏超声：用于评估潜在急性心衰或并发急性心衰病人心脏功能和结构的改变，多普勒-心脏超声可以用以评估局部或左心室和右心室功能、瓣膜结构和功能、可能存在的心包病变、急性心肌梗死的机械并发症以及占位性病变，亦可以用于评估肺动脉压（通过三尖瓣反流血量）和测量左心室前负荷。

5．侵入性检查：

（1）动脉插管：指征是血流动力学不稳定或需要多次动脉血分析，或持续动脉压分析。

（2）中心静脉插管：可以接近中央静脉循环，可用于注射药物和液体，测定中心静脉压（CVP）和上腔静脉或右心房的静脉血氧饱和度（SvO_2），以评估氧气的运输情况。应避免过分关注右心房压测定，因为右心房压测定在急性心衰病人中很少与左心房压、左心室充盈相关。CVP测定亦受三尖瓣反流和呼气末正压通气（PEEP）的影响。

（3）肺动脉导管（漂浮导管）：肺动脉导管（PAC）是一种球囊漂浮导管，测量上腔静脉压、右心房压、右心室压、肺动脉压及心输出量。尽管诊断急性心衰通常不使用PAC，但在并发心肺疾患的病人，可以应用PAC区别心源性或非心源性病因。一般情况下PAC主要用于传统治疗无反应、合并充血及低灌注引起血流动力学不稳定的病人，可指导液体输入量、血管活性药和正性肌力药物的调整。

6．其他：对急性冠状动脉综合征冠状动脉造影是重要的，在血管造影基础上进行血运重建治疗可以改善预后。

五、诊断与鉴别诊断

根据既往有无心脏病史、症状和体征及一些适当的检查如心电图、胸片、生化标记物和多普勒心脏超声可诊断急性心力衰竭（图14-1）。此外根据LVEF亦可初步区分收缩性和（或）舒张性功能不全（图14-2），以及左心衰竭、右心衰竭和全心衰竭。

鉴别诊断主要需与支气管哮喘相鉴别。支气管哮喘常有以往反复发作史，出汗和发绀不明显，胸廓过度扩张，叩诊呈过清音，呼吸时辅助呼吸肌的使用特别明显。肺部哮鸣音呈高音调、乐鸣性，干鸣音和湿啰音较肺水肿为少。而急性心力衰竭常有心血管病史，咳大量粉红色泡沫样痰，满肺干湿性啰音和心尖部舒张期奔马律等。X线胸片、UCG和BNP等有助于两者的鉴别。

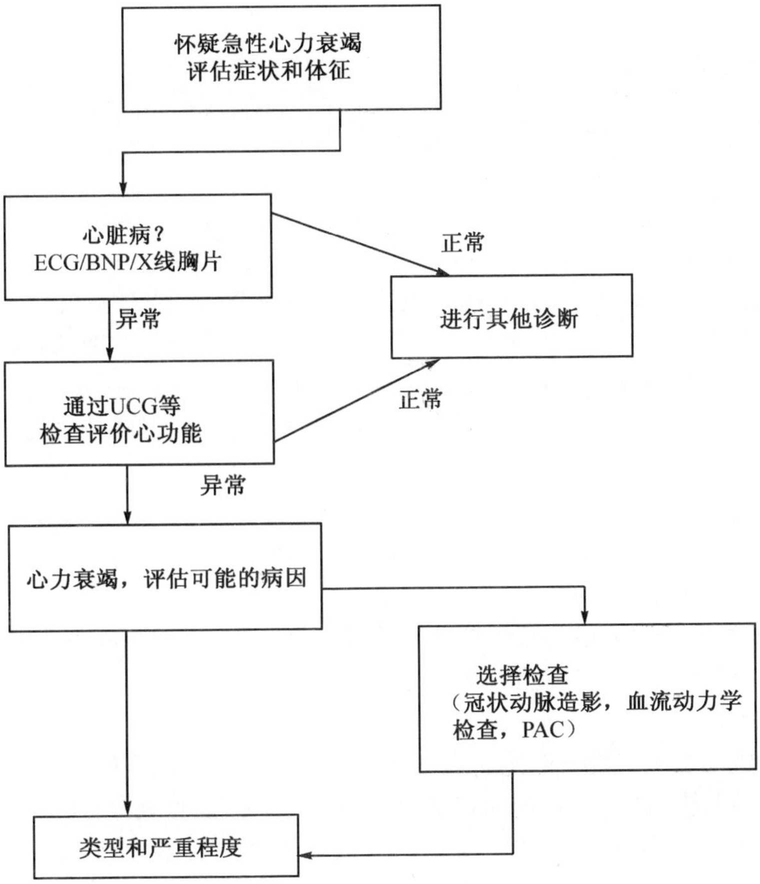

图14-1 急性心力衰竭的诊断

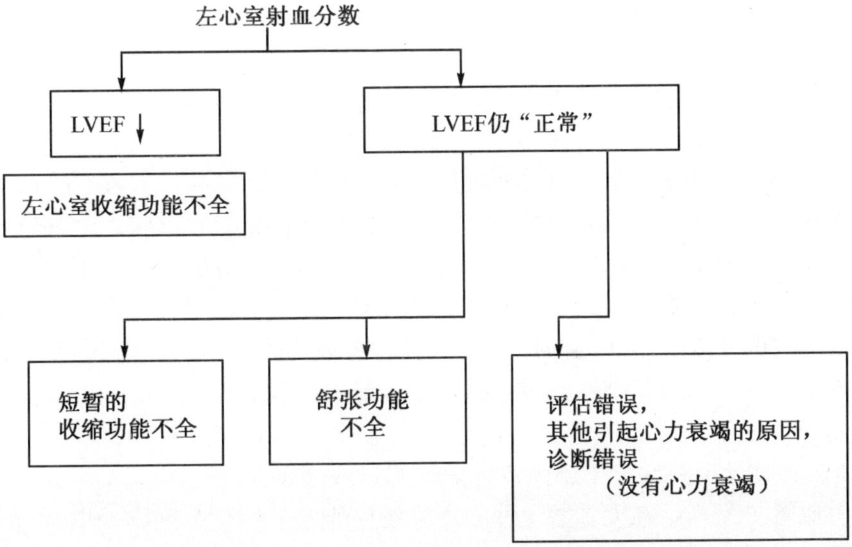

图14-2 在急性心衰时评估左心室功能

六、治疗

治疗目标是迅速采取措施改善症状和稳定血流动力学状态。

（一）治疗计划

1．端坐体位，记24 h液体出入量，避免液体出入量正平衡。

2．吸氧和辅助通气。保证SaO_2在正常范围是重要的，以使氧气最大限度输送到器官和保证组织氧灌注，从而预防终末器官功能不全和多器官衰竭。要达到以上目标首先应保证气道通畅，开始给予高流量（5 ~ 6 L/min）酒精（20% ~ 30%）吸氧，但酒精应为间歇性吸入，每15 ~ 30 min后间隔15 ~ 30 min，症状改善后停用酒精。如果这些措施不能改善血氧则应进行辅助通气。

（1）不进行气管插管的通气支持（非侵入性通气）。两种技术用于通气支持：持续气道正压通气（CPAP）或非侵入性正压通气（NIPPV）。吸气辅助中增加PEEP导致CPAP模式（即双极正压支持，BiPAP）。

（2）急性心衰时通过气管插管进行机械通气。侵入性机械通气只在急性呼吸衰竭对血管扩张剂、氧疗和（或）应用CPAP或NIPPV无反应时应用。

3．药物治疗：

（1）急性心衰中应用吗啡及其类似物。在严重的急性心衰特别是伴有焦虑和呼吸困难的病人，应早期使用吗啡。吗啡可以通过镇静、静脉扩张和微弱的动脉扩张改善症状。大多数研究结果显示当静脉通路建立后可立即静注吗啡2 ~ 5 mg，如果需要可以重复此剂量。

（2）利尿剂。在急性心力衰竭或心力衰竭急性失代偿时，有液体潴留的症状即可应用利尿剂。利尿剂通过增加水、氯化钠和其他离子的排泄增加尿量，使血浆量、细胞外液量和全身水、钠减少，左、右心室充盈压降低，以及外周充血和肺水肿减轻。

静脉注射袢利尿剂如呋噻咪（速尿）20 ~ 40 mg，如1 h内症状改善不明显可加倍静脉注射。

利尿剂抵抗是在达到水肿缓解的治疗目标前，利尿反应减少或消失的一种临床状态。此种抵抗与预后差相关。尽管此情况有报道在静脉注射利尿剂后急性容量减少时发生，但更常见于慢性、严重的心力衰竭长期应用利尿剂治疗的患者。利尿剂抵抗与许多因素有关，如血管内容量减少、神经激素作用、容量减少后Na^+吸收反弹、远端肾单位肥大、肾小管分泌减少（肾衰，NSAIDs）、肾灌注减少（低心输出量）、口服利尿剂肠道吸收减少、与药物或饮食等有关（高钠吸收）。已发现有许多方法可克服利尿剂抵抗，在临床实践中对于不同的病人有不同的治疗方案：①限制Na^+/水；②低血容量时补充血容量；③增加利尿剂剂量和（或）频繁给予利尿剂；④静脉相对大剂量给药；⑤联合利尿剂治疗；⑥利尿剂与多巴胺或多巴酚丁胺联合应用；⑦减少ACE抑制剂的剂量或应用极低剂量的ACE抑制剂；⑧若上述治疗措施无效考虑超滤过或透析。

（3）血管扩张剂。在大多数急性心力衰竭中作为一线治疗药物，以开通末梢循环及降低前负荷，前提是血压基本正常时仍表现为低灌注、充血的体征并有少尿。一般情况下应降低平均动脉压达10 mmHg以上。

1）硝普钠：在严重的急性心衰病人建议首先考虑使用硝普钠（SNP）［0.3 μg/（kg·min）开始根据血压和症状改善情况逐渐滴定］。应用适量的SNP可以达到最理想的血管扩张、增加心脏指数（CI）和减少肺楔压。不适宜的血管扩张可以引起血压急剧下降，从而导致血流动力学不稳定。SNP静脉使用应严密监测血压，滴定剂量根据血压降低情况决定。长时间应用需注意药物代谢产物氰化物产生毒性，因此应避免长期使用，尤其是有严重肾衰或肝功能衰竭的病人SNP应逐渐减小剂量以防止反跳效应。在急性冠状动脉综合征引起的急性心衰中，应注意SNP有可能引起的“冠状动脉窃血综合征”。

2）硝酸酯：在急性左心衰竭特别是伴有急性冠状动脉综合征的病人，硝酸酯可以缓解肺充血而不降低每搏心输出量或增加心肌需氧量。小剂量时只扩张静脉，剂量逐渐增加时可扩张动脉，包括冠状动脉。在适宜的剂量，硝酸酯可以使静脉扩张和动脉扩张保持平衡，从而减少左心室的前负荷和后负荷而不减少组织灌注。硝酸酯对心输出量的作用依赖于治疗前的前、后负荷及心脏对压力感受器引起的交感神经张力升高的反应能力。静脉使用硝酸甘油剂量从20 μg/min开始，严密监测血压变化，根据血压和症状改善情况调整剂量。尽管此治疗在急性心衰时很有帮助，在主动脉瓣狭窄病人应用硝酸酯时则应极小心。

（4）正性肌力药。

1）洋地黄类药物：尤其适用于急性心力衰竭合并有室上性快速型心律失常的病人。常用毛花苷丙（西地兰）静脉注射，每次0.2～0.4 mg，每日总量一般控制在1.2～1.6 mg以内。

2）多巴胺：小剂量多巴胺［<2 μg/（kg·min）静脉滴注，只作用于外周多巴胺受体，直接和间接降低外周阻力。此剂量可以改善肾血流、肾小球滤过率，并有利尿及增加钠排泄率的作用，还可增加对利尿剂的反应性。

3）多巴酚丁胺：主要通过刺激β_1-受体和β_2-受体产生剂量依赖的正性肌力作用和变时作用，反射性降低交感神经张力，并因此降低血管阻力。产生的作用依病人而不同。小剂量多巴酚丁胺产生微弱的扩张动脉作用，从而通过降低后负荷增加每搏输出量。大剂量多巴酚丁胺收缩血管。与其他儿茶酚胺相比，多巴酚丁胺增加心率的剂量依赖性更小。但是，在心房颤动的病人，由于房室传导更快，心率增加较大，收缩压通常轻度升高。多巴酚丁胺用于增加心输出量，通常开始以2～3 μg/（kg·min）持续滴注而不是一次大剂量应用。滴注浓度可根据症状，对利尿剂反应或血流动力学检测逐步调整。血流动力学作用与剂量相关，最大剂量可增至20 μg/（kg·min），停止滴注后药物很快排泄。根据血流动力学数据，多巴酚丁胺的正性肌力作用在使用磷酸二酯酶抑制剂（PDEI）时增加，即联合应用PDEI和多巴酚丁胺产生的正性肌力作用强于二者之一单独使用。多巴酚丁胺滴注时间延长（超过24～48 h）有可能引起耐药性，并使血流动力学效应部分减弱。使用多巴酚丁胺有增加房性或室性心律失常发生的风险，此作用具有剂量相关性。

4）磷酸二酯酶抑制剂：米力农和enoximone是2种在临床中应用的Ⅲ型磷酸二酯酶抑制剂（PDEI）。在急性心衰中，这些药物具有明显的正性肌力作用和外周血管扩张作用，从而增加心输出量和每搏输出量，同时伴有肺动脉压、肺楔压、全身血管阻力和肺血管阻力的下降。其血流动力学作用在单纯的扩血管作用（如硝普钠）和明显的正性肌力作用（如多巴酚丁胺）之间。Ⅲ型PDEI的应用指征是有外周低灌注的证据，伴或不伴对足量利尿剂和血管扩张剂抵抗，同时应用β-受体阻滞剂的病人和（或）对多巴酚丁胺反应不足的病人。临床使用米力农时，首剂25 μg/kg，10～20 min内注射完，再以0.375～0.75 μg/（kg·min）的剂量维持滴注。同样，enoximone初始给0.25～0.75 mg/kg静脉注射，再以1.25～7.5 μg/（kg·min）维持滴注。由过度的外周静脉扩张引起的低血压是一个副作用，主要见于低充盈压的病人。可以通过开始即滴注而不是大剂量静脉注射来避免低血压的发生。血小板减少在米力农（0.4%）和enoximone中并不常见。

（5）血管紧张素转化酶（ACE）抑制剂。在急性心力衰竭病人的早期治疗中，ACE抑制剂有一定的作用，应避免静脉注射ACE抑制剂。ACE抑制剂应从小剂量开始，待病情稳定48 h后逐渐增加剂量，并同时监测血压和肾功能。

（6）β-受体阻滞剂。在明显的急性心力衰竭的病人中一般情况下应禁止使用β-受体阻滞剂。在这些病人中如果存在严重的心肌缺血和心动过速性心律失常，则可在认真评估后考虑静脉应用美托洛尔。病情稳定后β-受体阻滞剂的使用见慢性心力衰竭章。

4．其他治疗：

（1）感染：部分病人急性心衰由感染诱发，且进展期的急性心衰病人易并发感染（常为呼吸系统感染），如有指征可应用抗生素。

（2）糖尿病：急性心衰与代谢异常有关，常发生高血糖，应停止使用常规降糖药，并根据多次血糖测定使用胰岛素来控制血糖。在病情严重的糖尿病病人中正常血糖可增加存活率。

（3）纠正电解质紊乱：部分病人合并有电解质紊乱（尤其是血清钾），应注意纠正。

（4）代谢情况：进展中的急性心衰中有能量消耗增多和负氮平衡，这是由于胃肠吸收减少导致热量摄入减少，应采取措施保证能量和氮平衡。血浆白蛋白浓度可以帮助监测代谢情况。

5．非药物治疗：

（1）急性心衰的手术治疗：急性心衰是许多心血管病的严重并发症。在某些疾病中如果紧急实施手术治疗可改善预后。手术方式包括冠状动状动脉搭桥、纠正解剖损害、瓣膜置换或修复，及通过机械辅助装置进行暂时的循环支持。心脏超声是明确是否需手术治疗最重要的检查方法。

急性心力衰竭需要手术治疗的适应证：

1）多支血管病变引起的急性心肌梗死后的心源性休克。

2）梗死后室间隔缺损。

3）游离壁破裂。

4）修补后的瓣膜故障或血栓形成。

5）主动脉瘤或主动脉夹层破裂入心包。

6）急性二尖瓣反流，来自于：①缺血的乳头肌断裂；②缺血的乳头肌功能不全；③黏液瘤的腱索断裂；④心内膜炎；⑤外伤。

7）急性主动脉瓣反流，来自于：①心内膜炎；②主动脉夹层；③胸部的外伤。

8）主动脉窦瘤破裂。

9）需要机械辅助装置支持的慢性心肌病失代偿。

（2）机械辅助装置：暂时应用机械循环辅助的指征是对传统治疗无反应的急性心衰病人，心肌可能恢复，或作为心脏移植或介入治疗的桥梁，从而使心功能明显恢复。辅助装置设计和功能的改善在将来可增加短期和长期使用指征。

1）主动脉内球囊反搏（IABC）：已成为心源性休克或严重的左心衰的标准治疗之一。严重的急性左心衰竭是指：①对迅速输液、血管扩张剂和正性肌力药无反应；②并发明显的二尖瓣反流或室间隔破裂，为保持血流动力学稳定以明确诊断和治疗时使用IABC；③伴有严重的心肌缺血，正准备进行冠状动脉造影或血管重建术。同步IABC是将容积为30～50 ml的球囊经股动脉放置于胸主动脉。球囊在舒张期充气可升高主动脉舒张压和冠状动脉血流，在收缩期放气以降低后负荷和促进左心室排空。IABC可明显改善血流动力学，适用于基础情况可纠正（如通过冠状动脉搭桥、瓣膜置换或心脏移植）或可自然恢复（如急性心肌梗死后心肌顿抑早期或心脏手术后等）的病人。IABC禁用于主动脉夹层或明显的主动脉瓣关闭不全的病人。IABC亦不应用于有严重的外周血管疾病、心衰原因不能纠正或多器官衰竭的病人。

2）心室辅助装置：是可部分代替心室机械做功的机械泵，它们不到达心室，从而减少心肌做功，将血泵入动脉系统从而增加外周和终末器官的血流。一些装置含有体外氧合系统。近年来，许多装置已用于急性或慢性失代偿心力衰竭的病人，主要适应证包括：①急性心衰保守治疗无效，包括适当应用利尿剂和补液，静脉用正性肌力药和血管扩张药。②心肌或心功能可能恢复，如急性心肌梗死、心脏术后休克、急性心肌炎、急性瓣膜性心脏病或适于进行心脏移植。③主动脉内球囊反搏或机械通气后临床症状无改善。 左心室辅助装置可改善心衰病人的预后，但价格相对昂贵。心室辅助装置的常见并发症有血栓形成、出血、感染、红细胞溶解和装置发生故障等。

（3）心脏移植：严重的急性心衰预后不好可考虑进行心脏移植。主要见于重度心肌炎、产后心肌病或大面积心肌梗死等进行治疗后预后仍不好者。建议病人在使用辅助装置或人工泵病情稳定后才考虑心脏移植。

急性心衰病人预后相对差。急性心肌梗死合并严重的心力衰竭的病人死亡率相当高，12个月死亡率达到30%。同样，已有报道急性肺水肿院内死亡率达12%，1年死亡率达40%。急性心衰住院病人中约有45%在12个月内还需再次住院（约有15%要2次以上住院）。在60天内再次住院病人的死亡危险程度从30%～60%不等。

（董吁钢　陈广琴）

参考文献

1. Hunt SA，Abraham WT，Chin MH，et al．2005．ACC/AHA 2005 Guideline Update for the diagnosis and management of Chronic Heart Failure in the Adult．Circulation，112（12）：154-235．
2. 中华医学会心血管病学分会，中华心血管病杂志编辑委员会．中国慢性心衰诊断治疗指南．
3. Krum H，Jelinek MV，Stewart S，et al．2006．Guidelines for the prevention，detection and management of people with chronic heart failure in Australia 2006．Med J Aust．20；185（10）：549-557．
4. ESC guidelines for chronic heart failure：2005 update．Eur Heart J，26：1115～1140．
5. subjects．1999．Eur Respir J，14（2）：270-274．
6. Januzzi JL，Camargo CA，Anwaruddin S，et al．2005．The N-terminal Pro-BNP investigation of dyspnea in the emergency department （PRIDE）study．Am J Cardiol，95（8）：948-954．
7. Maisel A．2002．B-type natriuretic peptide levels：diagnostic and prognostic in congestive heart failure：

what's next? Circulation, 105 (20): 2392-2397.

8. Faris R, Flather M, Purcell H, et al. 2002. Current evidence supporting the role of diuretics in heart failure: a meta analysis of randomised controlled trials. Int J Cardiol, 82 (2): 149-158.

9. Flather M, Yusuf S, Kober L, et al. 2000. Long-term ACE-inhibitor therapy in patients with heart failure or left-ventricular dysfunction: a systematic overview of data from individual patients. ACE-inhibitor Myocardial Infarction Collaborative Group. Lancet, 355: 1575-1581.

10. Bristow MR. 2000. β-adrenergic receptor blockade in chronic heart failure. Circulation, 101 (5): 558~569.

11. Willenheimer R, van Veldhuisen DJ, Silke B, et al. 2005. Effect on survival and hospitalization of initiating treatment for chronic heart failure with bisoprolol followed by enalapril, as compared with the opposite sequence: results of the randomized Cardiac Insufficiency Bisoprolol Study (CIBIS) III. Circulation, 112 (16): 2426-2435.

12. Rathore SS, Curtis JP, Wang Y, et al. 2003. Association of serum digoxin concentration and outcomes in patieonts with heart failuie. JAMA, 289 (7): 871-878.

13. Pitt B, Remme WJ, Zannad F, et al. 2003. Eplerenone, a selective aldosterone blocker, in patients with left ventricular dysfunction after myocardial infarction. N Engl J Med, 348 (14): 1309-1321.

14. Dickstein K, Kjekshus J, and the OPTIMAAL Steering Committee. 2002. Effects of losartan and captopril on mortality and morbidity in high-risk patients after acute myocardial infarction: the OPTIMAAL randomised trial. Lancet, 360 (7335): 752-760.

15. Konstam MA, Neaton JD, Poole-Wilson PA, et al. 2005. Comparison of losartan and captopril on heart failure-related outcomes and symptoms from the losartan heart failure survival study (ELITE II). Am Heart J, 150 (1): 123-131.

16. 中华医学会心电生理和起搏分会. 2006. 心脏再同步治疗慢性心力衰竭的建议. 中华心律失常学杂志, 10 (2): 90-102.

17. 2005. Executive summary of the guidelines on the diagnosis and treatment of acute heart failure: the Task Force on Acute Heart Failure of the European Society of Cardiology. Eur Heart J, 26 (4): 384-416.

18. 2007. American College of Cardiology/American Heart Association perioperative assessment guidelines for noncardiac surgery reduces cardiologic resource utilization preserving a favourable clinical outcome. J Cardiovasc Med (Hagerstown), 8 (11): 882-888.

19. Hodt A, Steine K, Atar D. 2006. Medical and ventilatory treatment of acute heart failure: new insights. Cardiology, 106 (1): 1-9.

20. Bassand JP, Danchin N, Filippatos G, et al. 2005. Implementation of reperfusion therapy in acute myocardial infarction. A policy statement from the European Society of Cardiology. Eur Heart J, 26 (24): 2733-2741.

21. Dahle TG, Sobotka PA, Boyle AJ. 2008. A practical guide for ultrafiltration in acute decompensated heart failure. Congest Heart Fail, 14 (2): 83-88.

22. Howie-Esquivel J, White M. 2008. Biomarkers in acute cardiovascular disease. J Cardiovasc Nurs, 23 (2): 124-131.

23. Miettinen KH, Lassus J, Harjola VP, et al. 2008. Prognostic role of pro- and anti-inflammatory cytokines

and their polymorphisms in acute decompensated heart failure. Eur J Heart Fail, 10（4）: 396–403, Epub 2008 Mar 19.

24. Sabatine MS, Morrow DA, Higgins LJ, et al. 2008. Complementary Roles for Biomarkers of Biomechanical strain ST2 and N–Terminal Prohormone B–Type Natriuretic Peptide in Patients with ST–elevation myocardial Infarction. Circulation, 117（15）: 1934–1944.

25. Studler U, Kretzschmar M, Christ M, et al. 2008. Accuracy of chest radiographs in the emergency diagnosis of heart failure. Eur Radiol, 18（8）: 1644–1652.

26. Peacock WF, Hollander JE, Diercks DB, et al. 2008. Morphine and outcomes in acute decompensated heart failure: an ADHERE analysis. Emerg Med J, 25（4）: 205–209.

27. Wang DJ, Gottlieb SS. 2008. Diuretics: still the mainstay of treatment. Crit Care Med, 36（1 Suppl）: 89–94.

28. Fonarow GC. 2008. Comprehensive adrenergic blockade post myocardial infarction left ventricular dysfunction. Cardiol Clin, 26（1）: 79–89.

29. Kirk JD, Diercks DB, Amsterdam EA. 2004. The Use of Vasodilators in the Treatment of Acute Decompensated Heart Failure: Novel Versus Conventional Therapy. Crit Pathw Cardiol, 3（4）: 216–220.

30. Herzog E, Varley C, Kukin M. 2005. Pathway for the Management of Acute Heart Failure. Crit Pathw Cardiol, 4（1）: 37–42.

31. Tavares M, Rezlan E, Vostroknoutova I. New pharmacologic therapies for acute heart failure. Crit Care Med, 2008, 36（1 Suppl）: S112–220.

32. Brügger–Andersen T, Aarsetφy H, Grundt H, et al. 2008. The long–term prognostic value of multiple biomarkers following a myocardial infarction. Thromb Res. 123（1）: 60–66

第十五章
心律失常的药物治疗

Chapter 15　Pharmacological Therapy of Arrhythmias

概　言

抗心律失常药物治疗一直是防治快速性心律失常的主要手段，奎尼丁应用已100多年。20世纪60 年代，利多卡因在心肌梗死室性心律失常中得到广泛的应用。到20世纪80 年代，普罗帕酮、氟卡尼等药物的应用，使Ⅰ类药物发展到了顶峰。20世纪90年代初，心律失常抑制试验（CAST）结果的公布，人们注意到在心肌梗死后伴室性期前收缩的患者中，应用Ⅰ类药物虽可使室性期前收缩减少，但总死亡率上升。由此引起了人们重视抗心律失常药物治疗的效益与风险关系。

临床合理使用抗心律失常药物治疗必须掌握一些必要的知识：①心律失常的发生机制；②抗心律失常药物的作用机制；③发生心律失常的临床情况：如心律失常是急性、持续性或阵发性？是否伴有血流动力学不稳定的表现，如低血压（<90mmHg）、充血性心力衰竭或严重症状？心律失常的病因和诱因等。

除非是急诊，心律失常治疗首先要消除或矫正诱发因素，从而减少抗心律失常药物的使用。抗心律失常药物治疗的目的主要有：①终止急性发作；②预防复法，预防未发生的致命性心律失常，改善预后。并非所有的心律失常都需要药物治疗，对拟药物治疗的患者要记住药物的疗效有限，且可发生不良反应，偶尔还可出现致心律失常事件，这在长期治疗时尤其重要。

第一节 心律失常的诊断

在临床处理心律失常时，必须对病人进行全面评价，而不仅限于心律失常本身。一些心律失常，不论在什么临床场合对病人都是有害的（如心室颤动）；而另一些心律失常仅在特定场合危害极大，如发生在严重二尖瓣狭窄的心房颤动；一些心律失常，如室性早搏，症状很重，但不伴不良后果；而另一些心律失常如心房颤动，可完全无症状，但卒中的危险性增大。

心律失常的诊断应始于仔细的病史询问及体格检查，辅助检查选择原则上应从简单到复杂，从安全、创伤性小的检查到危险、创伤性大的检查，从便宜、能在门诊完成的检查到昂贵、需住院完成的检查。一般来说，除病史和体格检查外，临床诊断常通过12导联心电图及颈动脉窦按压的信息来得出。

一、快速性心律失常

心电图是诊断心律失常的主要工具。为分析心律失常，需要记录显示P波最清楚的导联，通常为Ⅱ、Ⅲ、aVF导联，有时可选V_1、aVR导联。

快速性心律失常最主要的鉴别诊断点是QRS时限：宽QRS波（≥0.12 s）常为室性心动过速（ventricular tachycardia，VT），窄QRS波（<0.12 s）多为室上性心动过速（supraventricular tachycardia，SVT），但有部分重叠。

（一）窄QRS波心动过速

规则的窄QRS波心动过速几乎都是室上性起源的，可以是心房扑动或室上性心动过速，包括房性心动过速、交界区心动过速、典型或非典型房室结折返性心动过速或顺向性房室折返性心动过速。室上性心动过速鉴别诊断流程见图15-1。

1．节律规整：

（1）心室率100～140次/min：考虑窦性心动过速。P波形态与窦性心律相同，占室上性心动过速的5%。或阵发性房性心动过速伴传导阻滞：P波常埋在前一T波中。

（2）心室率140～240次/min：考虑为①房室结折返性心动过速（atrioventricular nodal reentry tachycardia，AVNRT）。逆行P波常埋在QRS中或在QRS终末部，R-P间期短，在Ⅱ、Ⅲ、aVF导联呈假S波及在V_1导联呈假r’波，拟似Rsr’。②房室折返性心动过速（atrioventricular reentry tachycardia，AVRT）。③心房扑动。④自律性房性心动过速。

2．节律不规整：

①心房颤动；②心房扑动（房室传导多变时）；③多源性房性心动过速，P波形态3种或以上，PP间期多变，心房率130～200次/min。

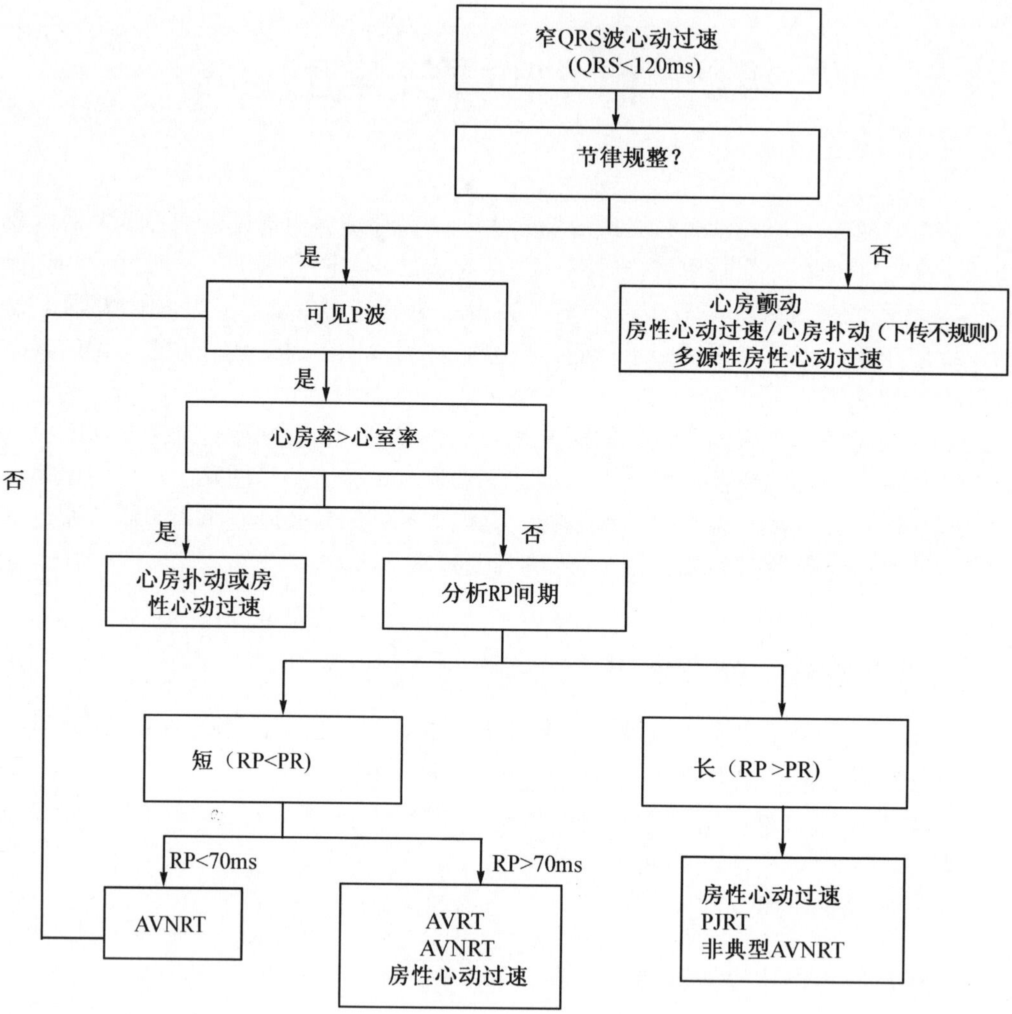

图15-1　窄QRS波的心电图鉴别诊断

PJRT：持续性交界区反复性心动过速

（二）宽QRS波心动过速

宽QRS波心动过速是指频率＞100次/min和QRS波时限≥120 ms的心动过速。临床上宽QRS波心动过速的鉴别非常重要。因为对器质性心脏病而言，室性心动过速的预后要比室上性心动过速差。一些治疗室上性心动过速的药物如维拉帕米，用于治疗室性心动过速时可引起严重的血流动力学障碍。

宽QRS波心动过速可以是室性的，也可以是室上性的。主要原因有：室性心动过速（占80%左右）；通过旁路前传心室、经房室结逆传心房的逆向型房室折返性心动过速；任何室上性心动过速（如窦性心动过速、心房扑动、AVNRT等）伴功能性或频率依赖性束支阻滞，包括具有使用依赖性束支阻滞的I_A类或I_C类抗心律失常药物引起的功能性束支阻滞；窦性心律时已经存在的室内传导延迟或束支阻滞。

诊断宽QRS波心动过速原因的第一步是询问病史、体检、仔细阅读心电图。比较心动过速和窦性心律时的心电图非常重要。

1．病史：询问病史是确定心律失常原因的最重要步骤。室性心动过速病人通常比室上性心动过速病人年龄大。年龄越轻，室上性心动过速的可能性越大，尤其是旁路参与的室上性心动过速。

支持室性心动过速最重要的病史是器质性心脏病，特别是冠心病和陈旧性心肌梗死。心肌梗死后首次出现的宽QRS波心动过速极有可能是室性心动过速，98%以上的心肌梗死病人其宽QRS波心动过速是室性心动过速，室上性心动过速中仅7%有心肌梗死病史。

心动过速的存在时间对诊断也有帮助，如果存在3年以上，极可能是室上性心动过速。

药物治疗史对疾病诊断也有帮助。Ⅰ类抗心律失常药能减慢传导且具有使用依赖性，在心率快时减慢传导的作用更为明显。对室上性心动过速病人（如窦性心动过速、心房扑动或心房颤动，其他室上性心动过速）使用这些药物可以引起频率依赖性差异性传导。

心动过速的伴发症状轻重与心室率快慢、基础心脏病及左心功能有关。由于室上性心动过速大多发生在没有器质性心脏病、心功能正常的年轻人，通常没有血流动力学障碍。但如发生在器质性心脏病患者，心室率太快也可出现血流动力学不稳定。相反，室性心动过速多伴血流动力学障碍，但也有少数病人无明显血流动力学障碍。

2．体格检查：房室分离的证据对诊断非常有帮助，见于60%～70%的室性心动过速患者。存在房室分离可以诊断室性心动过速，但不存在房室分离不能排除室性心动过速。由于房室分离引起房室收缩不同步，检查颈静脉搏动时可发现大炮样A波，房室分离可致血压波动，还引起心音（S_1）强度和时间的变化。

3．对干预和药物的反应：有些干预措施有助于心动过速的病因诊断。压迫颈动脉窦增加迷走神经张力，抑制窦房结和房室结的激动。压迫颈动脉窦时，窦性心动过速的心率逐渐减慢，解除压迫后逐渐恢复；由于房室结传导阻滞，房性心动过速和心房扑动的心室率常突然减慢，但心动过速本身不受影响（因其起源点在心房）；室上性心动过速要么终止，要么不受影响；室性心动过速通常不受影响，尽管心房率可以减慢或出现房室分离。

利多卡因有效只能提示而不能确诊室性心动过速。地高辛、维拉帕米或腺苷有效强烈提示室上性心动过速。然而，除非宽QRS波心动过速的原因已经清楚，否则不应给予维拉帕米或腺苷，有报道这些药物可以引起室性心动过速病人的血流动力学恶化。

4．分析心电图：分析12导联心电图非常重要，比较窦性心律和心动过速时的心电图也非常有帮助。

（1）节律规则：VT或SVT伴差异性传导，SVT伴以前存在的束支阻滞，及经旁路顺传的AVRT。如存在以下特点，考虑VT：①胸前V_4～V_6导联QRS负向为主。②V_2～V_6导联一个或多个导联呈QR型：肯定为VT。③所有胸前导联无RS波型：所有胸前导联V_1～V_6 QRS

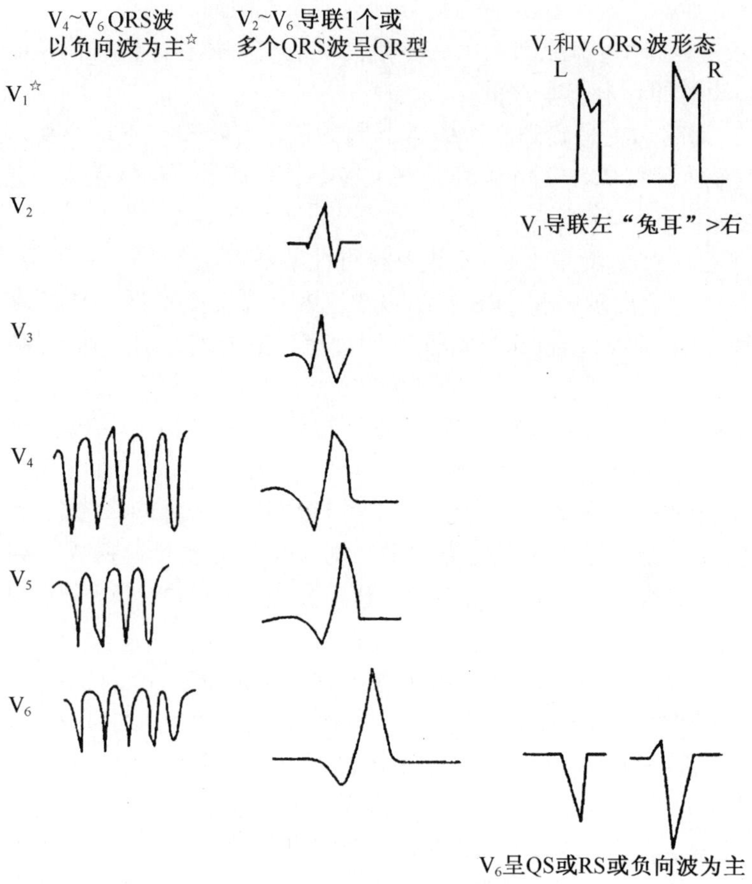

图15-2　室性心过速的心电图标志

*，或胸导联V_1~V_6一致性负向波；V_1~V_6一致性正向波可由室速或旁路前传型AVRT。

☆，需要分析12导联心电图，特别是V_1~V_6；Ⅱ导联在辨别P波及诊断房室分离时有价值

波群负向，V_1~V_6一致性负向波为VT（图15-2）。④AV比例不是1∶1：QRS波多于P波，考虑VT。

无上述①、②，并具有下列特点者，考虑SVT：心动过速的QRS波形态与窦性心律时或房性早搏时的室内传导阻滞固型相似。QRS波与P波有固定关系或V_6有q波，提示但不能证实是室上性起源。

其他倾向于VT的心电图包括：V_6导联呈QS或rS；r：S<1。如心动过速呈左束支传导阻滞（LBBB）形态，V_1、V_2导联r小于窦性心率时的r，或S波切迹；V_1导联为双峰R波时，左峰高于右峰（兔耳征）。

其他需要鉴别的心律失常包括：

（1）心房扑动合并预激。

（2）旁路前位型AVRT。

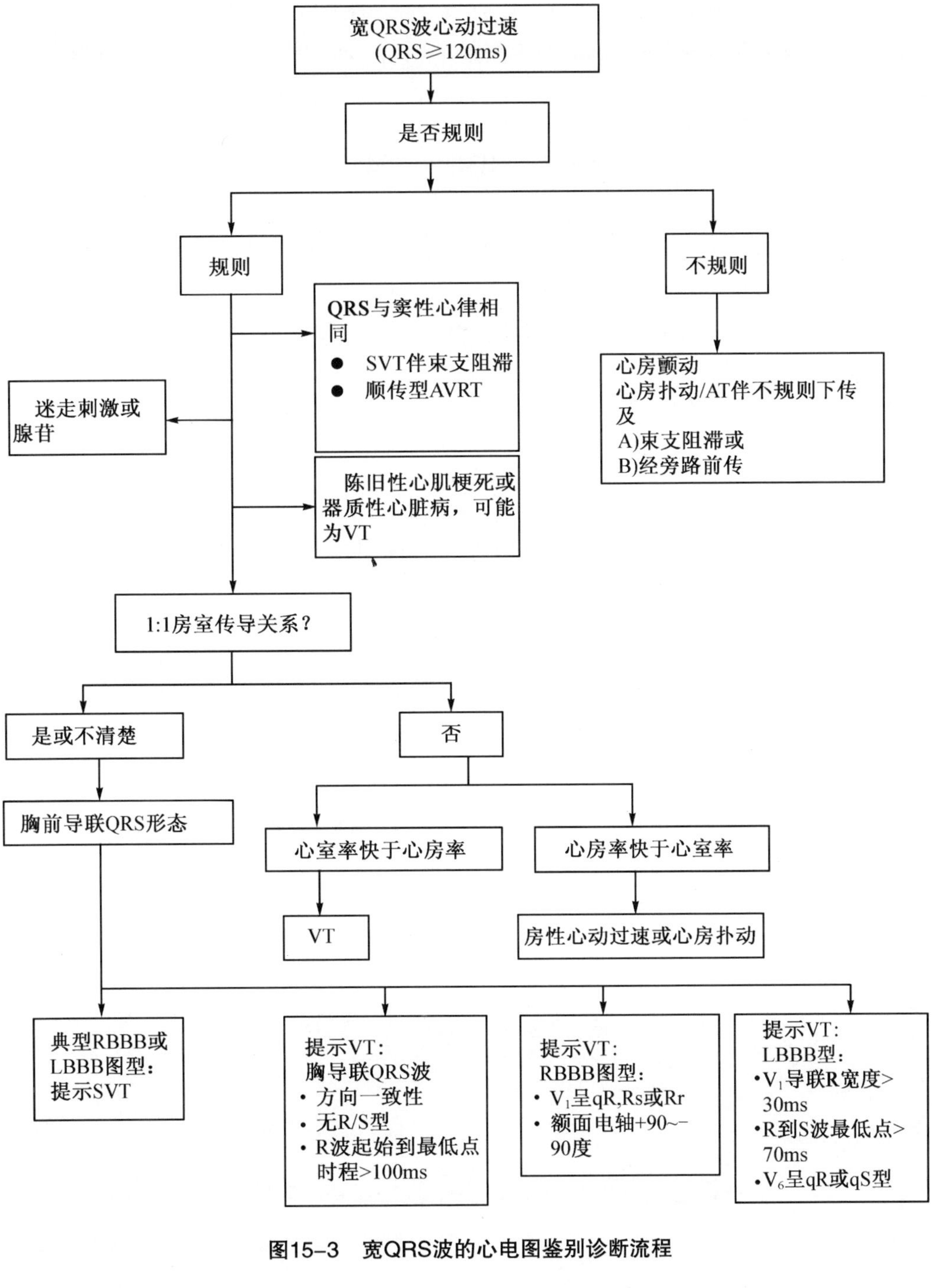

图15-3　宽QRS波的心电图鉴别诊断流程

二、不规则节律

1．预激综合征合并心房颤动，伴快心室率，200～300次/min。

2．快的心室率（规则或不规则，窄或宽）应注意WPW可能。房室阻滞或房室分离可除外旁路。

3．心房颤动伴室内传导阻滞，需要与以前心电图比较。

4．临床上通常使用Brugada四步法鉴别VT与SVT伴差异性传导。其特异性为97%，敏感性为99%（图15-4）。

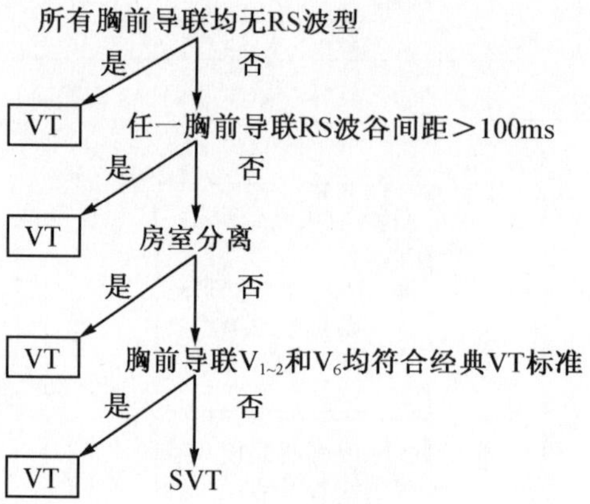

图15-4　Brugada四步法

对鉴别VT与逆向性房室折返性心动过速可Antunes三步法方案（图15-5），诊断VT特异性100%，但敏感性仅75%。

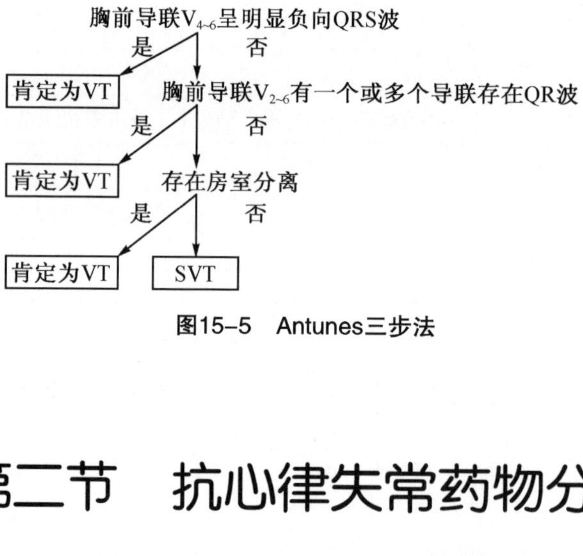

图15-5　Antunes三步法

第二节　抗心律失常药物分类

抗心律失常药物有几种分类方法，常用的是按药物的电生理作用分类（vaughan williams分类）。

一、电生理作用分类

按照对分离的心肌纤维的电生理作用进行分类，一些药物有多种电生理作用（表15–1）。

表15–1　抗心律失常药物分类

分类	药　物	通道			受体			临床作用			
		Na	Ca	K	α	β	Ach	ProA	LVFx	心率	心外作用
I_A	奎尼丁	++		+++	+		++	+++			++
	普鲁卡因胺	++		++				++			+++
	双异丙吡胺	++		++				+	↓↓		++
I_B	利多卡因	+						+			++
	美西律	+						+			++
I_C	普鲁帕酮	+++				+		++	↓↓	↓	+
	氟卡因	+++						+++	↓↓		+
Ⅱ	β–受体阻滞剂				+++			+	↓	↓↓	+
Ⅲ	索他洛尔			+++				+++	↓	↓	+
	胺碘酮	+	+	+++	+			+		↓	+++
	伊布利特	▲		+++				+++			+
Ⅳ	维拉帕米		+++					+	↓↓	↓	+
	地尔硫䓬		++					+	↓	↓	+
其他	腺苷、地高辛										

Ach：乙酰胆碱；ProA：致心律失常作用；LVFx：左心功能；▲：兴奋剂

1．Ⅰ类药物阻断细胞膜钠通道。根据其对浦肯野纤维的作用进一步分为3个亚类。I_A类药物中等程度阻断钠通道，可用于室上性和室性心律失常的长期口服治疗，普鲁卡因胺还可静脉注射。I_A类药物减慢动作电位上升速率（vmax），延长其时程，因而可减慢传导，延长有效不应期（包括旁道），可用于房室折返性心动过速及房室结折返性心动过速的治疗。由于I_A类药物减慢窦房结、心房自发放电速率，通过迷走拮抗作用增加房室结传导，故在治疗心房扑动时，需先用β–受体阻滞剂、钙拮抗剂或洋地黄控制心室率。

2．I_B类药物缩短动作电位时程，不影响传导和不应期。可用于室性心律失常的治疗。由于其对窦房结、房室结作用小，对室上性心律失常无效。利多卡因最常用，对缺血相关的心律失常尤其有效。苯妥英是抗癫痫药，也是I_B类抗心律失常药，对洋地黄中毒引起的室上性或室性心律失常特别有效。这类药物对血流动力学的影响小，致心律失常作用少见。

3．I_C类药物延长Vmax，减慢复极，因而减慢传导和延长不应期的作用较I_A类药物更明显。可用于室上性和室性心律失常的长期口服治疗，然而，氟卡胺、莫雷西嗪治疗心肌梗死后无症状的室性心律失常可增加死亡率，尤其是心功能不全的病人。对无器质性心脏病的患者，氟卡胺仍是室上性心律失常（尤其是阵发性心房颤动）相对安全的治疗。普鲁帕酮与氟卡胺类似，但有β-受体阻滞作用，因此，可加重心动过缓、传导阻滞、心力衰竭及支气管哮喘。

4．Ⅱ类药物为β-受体阻滞剂，减慢自律性，延长房室传导，延长不应期。Ⅳ类药物为非二氢吡啶类钙拮抗剂，减慢自律性和房室传导。这两类药物的抗心律失常疗效主要与其减慢窦房结放电频率及减慢房室结传导有关。可有效控制心房颤动、心房扑动的心室率，但对复律无效。静脉注射可终止某些类型的室上性快速性心律失常，尤其是房室结作为折返环一部分的折返性心律失常（AVNRT和顺传型AVRT）。由于这些药物选择性减慢房室结传导，可增加旁道下传速度，故禁用于预激综合征合并房性快速性心律失常（心房扑动、心房颤动、房性心动过速）的患者。这些药物负性肌力及负性频率作用较强。

5．Ⅲ类药物阻断钾通道，延长复极，使QRS波增宽和延长QT间期。减慢自律性和传导，延长不应期。胺碘酮主要是Ⅲ类药物作用，但也有其他三类药物的作用。可用于室上性和室性心律失常的治疗，并可安全地用于左心功能不全的病人。可用于心力衰竭合并心房颤动的治疗，预防室性心动过速或心室颤动复发的疗效优于其他药物。可减少心肌梗死后，非缺血性心力衰竭患者的心律失常死亡。索他洛尔具有Ⅲ类药物及β-受体阻滞作用，对治疗室性快速性心律失常尤其有效，也可治疗室上性心律失常，包括心房颤动。依布利特为较新的Ⅲ类药物，可有效终止新近出现的心房颤动，提高心房颤动电复律的成功率。这些药物延长QT间期，增加尖端扭转型室性心动过速的危险（胺碘酮低）。

6．其他抗心律失常药物还有腺苷和洋地黄，腺苷静脉注射可减慢窦性频率，减慢房室结传导。主要用于终止阵发性室上性心动过速，疗效达95%。副作用包括脸红、胸痛及呼吸困难，由于其半衰期仅6 s，副作用消失很快。腺苷减慢房室传导的作用还被用于快速性心律失常的鉴别诊断。洋地黄增加迷走神经张力，减慢窦性频率，减慢房室结传导，主要用于控制室上性心律失常的心室率。

二、西西里岛分类

西西里岛分类（sicilian gambit）根据药物作用的靶点，表述了每个药物作用的通道、受体和离子泵，根据心律失常不同的离子流基础、形成的易损环节便于选用相应的药物。在此分类中，对一些未能归类的药物也找到了相应的位置。该分类有助于理解抗心律失常药物作用的机制，但由于心律失常机制的复杂性，西西里岛分类难于在实际中应用，临床上仍习惯地使用Vaughan Williams分类。

第三节　室上性心律失常的治疗

一、房室结折返性心动过速

室上性心动过速（SVT）常由于房室结折返、房室折返（旁路）、窦房结折返或房内折返所致。因此，药物治疗主要是减慢或阻滞折返环的某个部位。如房室结或窦房结是折返环的组成部分，通过增加迷走神经张力（物理刺激或药物）或减慢房室结或窦房结冲动传导速度的药物可使之终止。目前，经导管射频消融已成为SVT的根治办法。

发生在<35岁患者的房室结折返性心动过速（AVNRT）预后良好。发生在器质性心脏病，如缺血性或风湿性心脏病患者的AVNRT可危及生命。AVNRT的发作特点是突发突止，心率150～250次/min，节律绝对规则。

（一）AVRNT发作的急性终止

1. 刺激迷走神经：许多病人可用刺激迷走神经的手法终止发作，如刺激咽喉部诱导恶心，颈动脉窦按摩、Valsalva和Mueller动作、将脸浸入冰水等。Valsalva动作可终止大约50%的AVNRT。慎用眼球压迫的方法，有导致视网膜剥离的危险。

AVNRT患者对颈动脉窦按摩的反应是转复为窦性心律或完全无效，这种“全或无”反应与心房扑动或心房颤动时的减慢心室率的反应不同。

窦性心动过速对颈动脉窦按摩的反应是心率逐渐减慢，停止按摩后逐渐回到原来的速率。进行颈动脉窦按摩时，病人取仰卧位，伸展颈部，头部转向对侧，轻轻推开胸锁乳突肌。在下颌角水平触及颈动脉搏动。开始时以指尖的掌侧轻压颈动脉分叉处并观察病人的反应，如果心率无改变，用轻柔的按摩手法逐渐增加压力，持续5 s。由于两侧颈动脉窦按摩的反应可不同，可先按摩一侧，然后再按摩另一侧，严禁双侧同时按摩。老年人或已知有颈动脉疾病的患者不宜采用。35岁以上病人，如有短暂性脑缺血发作或听诊颈动脉有嗡鸣音不宜做这种操作。

如患者有血流动力学不稳定的表现或心绞痛，应立即电复律或在使用药物无效后电复律。

2. 药物治疗：

（1）腺苷（adenosine）：腺苷是终止折返性SVT有效和相对安全的药物。终止AVNRT和AVRT的成功率超过90%。6 mg剂量的成功率为60%～80%，12 mg的成功率达90%～95%。腺苷有诊断和治疗价值。在需要紧急复律时，如心力衰竭或血流动力学恶化时，腺苷已代替维拉帕米，使许多病人可避免直流电复律。

SVT伴差异性传导的患者可使用腺苷，即便是室性心动过速患者，治疗的危险性也小于维拉帕米。当然，除非明确为SVT伴差异性传导，否则，宽QRS波心动过速禁忌使用腺苷。

腺苷有不能预期的低血压、负性肌力作用及减慢房室结传导作用。

1）使用方法：通常腺苷6 mg（0.05～0.25 mg/kg）2 s内静脉注射，1 min内可复律。此药的作用时间仅1/2 min，如需要，在第一剂给药后2 min再给予12 mg 静脉注射。在大约10%～33%的患者，3～5 min后可再给12 mg静脉注射。

腺苷半衰期极短（<2 s），可快速滴定剂量。腺苷可安全地经中心静脉给药，剂量小于从外周静脉给药，首剂3 mg，随后每分钟6 mg、9 mg和12 mg，直至心律失常终止。中心静脉给药时胸痛的副作用较外周静脉给药多见（17%对10%）。

2）药物相互作用：双嘧达莫增强腺苷的作用，因此，在服用双嘧达莫的患者，腺苷应减量。两者联用可致严重低血压。茶碱为腺苷的拮抗剂。

3）副作用：短暂头痛，脸红及呼吸困难，对哮喘患者支气管痉挛可持续半小时。致心律失常作用小，可引起房性和室性早搏，罕见情况下，SVT或心房扑动可转为心房颤动。心房扑动不是腺苷的使用指征，可能出现1：1房室传导，导致极快的心室率。

4）禁忌证：哮喘、严重慢性阻塞性肺病，不能肯定为SVT伴差异性传导的宽QRS波心动过速及心脏移植者。

（2）维拉帕米（verapamil）：可终止90%以上的AVNRT（窄QRS波）发作，不能用于VT。在心脏结构正常，无下列禁忌证患者可使用维拉帕米：①低血压；②已知预激综合征或心室率超过220次/min而怀疑预激综合征；③急性心肌梗死，充血性心力衰竭，或心脏增大；④左心功能不全，左心室射血分数<40%；⑤窦房结或房室结病变；⑥宽QRS波心动过速；⑦怀疑洋地黄中毒；⑧使用了β-受体阻滞剂。

1）使用方法：0.075～0.15 mg/kg，即5～10 mg，1～2 min缓慢静脉注射。对房室结的作用可持续6 h。如心律失常不终止，或心脏结构正常患者心律失常复发，无血流动力学不稳定，可在30 min后再次给药，剂量不超过5 mg。如需尽快复律，可选腺苷，必要时直流电复律。静脉滴注1 mg/min，总量10 mg；或5～10 mg静脉滴注1 h；24 h不超过100 mg。

维拉帕米导致的房室传导延长可为阿托品逆转。因窦性停搏或房室传导阻滞引起的低血压、循环虚脱即心脏停搏可使用葡萄糖酸钙或氯化钙，阿托品也可能有效。

2）禁忌证：禁用于宽QRS波心动过速，预激综合征，心力衰竭，已知病窦综合征，洋地黄中毒及已使用β-受体阻滞剂或双嘧达莫的患者。

（3）β-受体阻滞剂：普萘洛尔（propranolol）1 mg 缓慢静脉注射，5 min后可重复，最大剂量5 mg，常需剂量2～4 mg。美托洛尔（metoprolol）5 mg，1～2 mg/min，如需要5 min后可重复，总剂量10～15 mg。

（4）去乙酰毛花苷丙（西地兰）：适用于合并心功能不全者。

（5）地尔硫䓬（diltiazem）：静脉注射疗效与维拉帕米相似，副作用较少。剂量：初始0.25 mg/kg，2 min静脉注射，如需要再给0.35 mg/kg。

（6）苯肾上腺素（phenylephrine）：为α受体兴奋剂。此药由于有更好的替代药，尤其是腺苷，目前极少使用。仅用于年轻、无器质性心脏病，腺苷治疗无效，血压<90 mmHg，及不愿电复律者。用药后血压升高，刺激压力感受器反射和增加迷走神经活性，使心动过速终止。

禁忌证：心肌梗死、严重器质性心脏病及青光眼患者。

剂量：苯肾上腺素以反复静脉注射的方式给药，0.1 mg加入到5%葡萄糖5 ml中，静脉注射（不少于2 min）。每30 s测定血压一次，血压不超过140 mmHg。每剂注射后等12 min，使血压在重复给药前回到基线。

剂量范围：0.1～0.5 mg。静脉滴注可能导致血压明显升高。

（二）AVNRT的长期治疗

反复长时间或频繁发作的患者应行射频消融治疗。药物治疗可试用：

（1）地高辛：在左心室功能不全及休息时血压<110 mmHg（β-受体阻滞剂、维拉帕米或地尔硫䓬可能导致低血压）的患者尤其有用。不能用于预激综合征的患者。

（2）β-受体阻滞剂：选择一天一次给药的制剂，如：美托洛尔缓释片47.5 mg。

（3）地高辛加β-受体阻滞剂：对上述药物无效的患者，可合用。

（4）维拉帕米：80～120 mg，每天3次；缓释维拉帕米180～240 mg，每天一次；地尔硫䓬180～240 mg/d。<50%的病人有效。

（5）氟卡胺（flecainide）：200～400 mg/d在80%以上的病人可减少发作。荟萃资料表明AVNRT患者有效率为77%，AVRT者为66%。

（6）胺碘酮（amiodarone）：小剂量可用于顽固病例。

联合使用地尔硫䓬+普萘洛尔可在2 h内终止80%的SVT发作。这个方案在无器质性心脏病患者是安全、有效的方案。

二、多源性房性心动过速

多源性房性心动过速（multifocal atrial tachycardia）的特征为存在多种形态的P波，PP、PR间期多变。心房率100～130次/min，心室律不整齐。常由急性感染、慢性阻塞性肺疾病急性加重、电解质和酸碱平衡紊乱、茶碱、β_1激动剂引起，少见于洋地黄中毒。治疗潜在的诱因最重要。如心室率过快，口服维拉帕米可减慢心室率。维拉帕米禁忌者可用硫酸镁。腺苷、洋地黄通常无效。

三、阵发性房性心动过速伴阻滞

阵发性房性心动过速（paroxysmal atrial tachycardia，PAT）伴阻滞常见于严重的心脏或肺疾病，是洋地黄中毒的常见表现。心房率为180～220次/min，常呈2：1传导。节律常规则。心室率为90～120次/min，P波常埋在其前的T波中，容易漏诊。如心室率为90～120次/min，血钾正常，应停用地高辛和利尿剂，无需特殊处理。如血钾<3.5 mmol/L，无高度房室传导阻滞，应静脉补钾。氯化钾加入生理盐水中，改善血钾水平更快。

四、房性早搏

房性早搏（atrial premature contractions，APCs）的病因包括烟、酒、茶等刺激，药

物、焦虑、低氧血症、心力衰竭、缺血性心脏病及其他器质性心脏病。APCs本身不需要治疗。治疗潜在病因通常有效。

在无严重器质性心脏病患者，安慰病人极为重要。应避免刺激因素如咖啡因、茶碱、尼古丁及酒精。存在心肺疾病时，APCs可预测SVT、心房颤动或心房扑动发作。

地高辛可能有效，有时可用丙吡胺。如与二尖瓣脱垂有关，可使用β-受体阻滞剂。

五、心房扑动

心房扑动（atrial flutter）常有基础心脏病，气胸、肺不张及其他非心脏原因所致的低氧血症也可诱发心房扑动。心房扑动常不稳定，可演变为心房颤动或转为窦性心律。心房率250～350次/min。2∶1传导时，心室率常为150次/min，因此，规律的150次/min左右心室率要考虑到心房扑动的可能。Ⅱ导联锯齿样波可证实诊断。颈动脉窦按摩可增加房室传导阻滞，减慢心室率，并揭示锯齿样波（有别于PAT伴阻滞的P波，有等电线）。预激综合征或服用Ⅰ类抗心律失常药的患者，有时可1∶1传导，导致极快的心室率。

低能（25～50 J）同步直流电复律很容易转复心房扑动为窦性心律。应用于血流动力学不稳定或心室率＞200次/min，或已知或怀疑WPW综合征的患者。如病人血流动力学稳定或心室率＜200次/min，普萘洛尔或美托洛尔可用于控制心室率。使用β-受体阻滞剂不影响电复律，而使用洋地黄时进行电复律增加病人危险。如存在基础心脏病，可选用地高辛。地高辛转复心房扑动为心房颤动，如使用足量洋地黄，心室率常可得到有效控制，去除诱因后心房扑动可转为窦性心律。维拉帕米或地尔硫䓬可有效减慢心室率，偶可复律。地高辛、维拉帕米和β-受体阻滞剂禁用于WPW综合征并心房扑动患者。奎尼丁、普鲁卡因胺或丙吡胺增加房室结传导，导致1∶1传导。如要用奎尼丁，应先使用洋地黄产生房室传导阻滞。普鲁帕酮和氟卡胺转复窦性心律的成功率分别为20%和33%。

六、心房颤动

心房颤动（atrial fibrillation，AF）是临床最常见的持续性心律失常。大多数病人采用药物控制心室率治疗，部分病人需采用药物或电复律。未治疗的患者心室率＜80次/min应怀疑房室结病变或病态窦房结综合征，尤其是老年人。慢心室率的AF，如变为规则，表明存在交界区起搏点，应注意洋地黄中毒。

（一）药物治疗

1. 新近出现的心房颤动：在新出现的心房颤动，如伴极快的心室率，尤其是血流动力学不稳定或心室率超过220次/min者，应怀疑预激综合征，禁忌使用阻滞房室结的药物。

在排除旁道的情况下，减慢心房颤动心室率的药物有：

（1）地尔硫䓬：静脉注射地尔硫䓬可快速控制心房颤动患者的心室率，持续静脉滴注可控制心室率。仅15%转为窦性心律，33%的患者可发生低血压。地尔硫䓬静脉注射后加用普鲁卡因胺可转复窦性心律。

（2）艾司洛尔（esmolol）：起效快，20 min可控制心室率，有时可复律。多达40%的患者可有低血压。艾司洛尔与地高辛合用有效，低血压远少于单用艾司洛尔。地高辛似乎对低血压有保护作用。

（3）依布利特（ibutilide）：可用于心房颤动或心房扑动转复窦性心律。剂量：60岁以上病人，在心电监测下1 mg静脉注射10 min，>60岁者0.01 mg/kg。在20 min后可重复给药1 mg。

注意：不能用于低钾病人或QT间期延长病人，因可能诱发尖端扭转性室性心动过速。在缺血性心脏病患者，尖端扭转性室性心动过速的发生率为5%。如心房颤动<2天，不主张抗凝治疗；如持续>2天，推荐抗凝治疗3周，然后，尝试复律。

在转复为窦性、出现新的室性心律失常或原有室性心律失常加重时应停药，用药后持续心电监护至少4 h或直到QT间期恢复正常。如心律失常在用药后10 min不终止，观察10 min后可再给1 mg静脉滴注10 min。QT间期不应>440 ms，血钾水平应>4 mmol/L。依布利特是甲基磺酰胺衍生物，结构类似于索他洛尔，主要为Ⅲ类作用。服用索他洛尔或胺碘酮的病人不能使用。

（4）多非利特（dofetillde）是甲基磺酰胺衍生物，类似于依布利特，但可口服，仅抑制延迟整流钾通道的快成分。而依布利特对早期快速钠内向电流也有作用。

适应证：持续心房颤动或心房扑动病人的复律或复律后维持窦性心率，不用于阵发性心房颤动。

副作用与注意事项类似于依布利特，尖端扭转性室性心动过速发生率为3.3%。

禁忌证：包括QT间期>440 ms；甲状腺功能亢进症；充血性心力衰竭，肾衰竭；使用了延长QT间期的药物、钙拮抗剂、西咪替丁。

（5）阿齐利特（azimilide）是一种较新的药物，较依布利特和多非利特更有效，副作用更小。可静脉注射用于复律，口服维持治疗。尖端扭转性室性心动过速发生率为1%。难于处理的阵发性心房颤动患者有效。肾功能不全患者可耐受。

2. 阵发性心房颤动：病人应抗凝预防血栓栓塞。静脉注射丙吡胺或普鲁卡因胺与地高辛合用的复律率<33%。如心率<150次/min，耐受好，观察8～12 h是否能自行复律。

患者心室率快或低血压、心力衰竭者应直流电复律。复发的预防：索他洛尔40～60 mg在40%～50%的病人有效。尽管小剂量胺碘酮较索他洛尔有效（大约75%），但副作用较大，肺副作用3%。

3. 慢性心房颤动：治疗1年以上的慢性心房颤动主要是减慢心室率。

（1）即使在心功能Ⅰ～Ⅲ级或无症状的左心室功能不全者，β-受体阻滞剂都是好的选择。

（2）维拉帕米和β-受体阻滞剂减慢运动时的心室率，而洋地黄无效。维拉帕米有便秘的副作用。优选β-受体阻滞剂。

（3）地高辛与比索洛尔（5 mg）或美托洛尔长效制剂（47.5 mg）合用常有益。

（4）索他洛尔不宜用于慢性AF，由于少数病人可复律，增加血栓栓塞的危险；不仅有导致尖端扭转性室性心动过速的危险，在控制心室率方面并不优于β-受体阻滞剂。禁用于预激综合征合并AF或心房扑动的患者。

（5）地高辛：适合于体力活动要求不高的老年人。如病人无症状，可使用地高辛控制休息时心室率＜80次/min，步行4 min心率＜110次/min，尤其是使用β-受体阻滞剂引起疲乏者。由于便秘副作用及偶可引起心力衰竭，老人应避免使用维拉帕米。由于伴同的房室结病变，老人的心室率可能较慢。对病态窦房结综合征患者应起搏治疗。

（二）同步直流电复律

在选择的急性病例，应恢复窦性心律，应认真考虑是否值得使用直流电复律。因为恢复窦性心律可引起血栓栓塞或由于基础心脏病仍存在，AF可复发。电复律后血栓栓塞的发生率为2%。除非在特定的场合，下列情况不宜电复律：

（1）AF超过1年。

（2）近期拟行外科手术的心脏瓣膜病。

（3）洋地黄引起的心律失常。

（4）病态窦房结综合征。

（5）高度房室传导阻滞。

（6）左心房＞50 mm，复律后不能维持窦性心律。

如心房颤动＜48 h，通常不需要抗凝治疗。如超过3天，电复律前抗凝治疗3周，复律后4周以上。地高辛在复律前24～48 h停药。对复律后复发可能性高的患者，复律后给索他洛尔或奎尼丁。在预防复发和维持窦性心律方面，索他洛尔的效果优于奎尼丁。如选择胺碘酮，可在复律前开始给药。

由于心室率快或丧失心房收缩威胁病人生命时，应电复律治疗。如心率＞150次/min，引起心力衰竭、胸痛或心源性休克；严重肥厚型心肌病或严重主动脉瓣狭窄（此时，心房的功能极为重要）；及WPW综合征合并心房颤动。

心室率控制与复律的比较：两者都可采用。在5个随机研究中，两种治疗方法的一级终点无差异。在两个大的研究中，不良后果见于节律控制组。节律控制期望的受益未得到证明。卒中的最强危险因素是未抗凝治疗，因为在复律的病人常停抗凝剂，导致卒中增加。

（三）抗凝治疗

大约70%的AF发生于65～85岁的患者。具有下列一个以上危险因素者，卒中的危险为5%，抗凝目标为国际标准化比值（INR）2～3，几乎所有出血发生在INR＞3时（图15-6）。

危险因素包括：明显的瓣膜病，尤其是二尖瓣狭窄和中度二尖瓣关闭不全、左心室功能不全、心力衰竭、高血压，既往卒中或短暂脑缺血病史及年龄＞65岁。

年龄＜65岁的单纯性心房颤动，卒中危险性低（＜1%），推荐每天使用阿司匹林325 mg。65～75岁的单纯性心房颤动，危险性为2%，选择阿司匹林还是华法林需要根据临床情况。所有具有危险因素者均需抗凝治疗，75岁以上者颅内出血增加，应密切监测INR，控制在1.8～2.8。

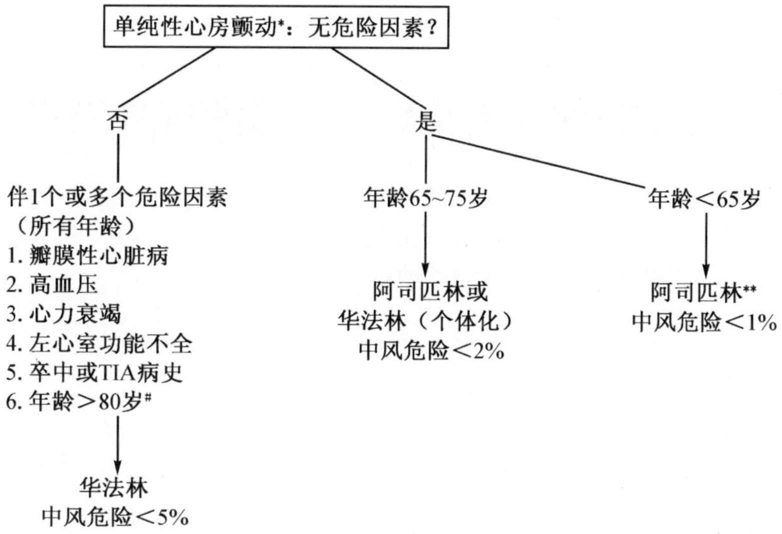

图15–6　慢性或阵发性心房颤动患者血栓性中风的预防指南

*临床上和超声心动图心脏无异常发现

**无证据表明有保护作用，但危险性低

#危险性很高或卒中，但颅内出血危险性高：INR必须保持在3以下（1.8～2.8）

七、预激综合征

预激综合征患者可合并心房扑动，心房颤动及AVRT。窦性心律时特征为PR间期短及δ波。经AVN顺传，旁路逆传构成折返运动，产生典型的AVRT。维拉帕米通常有效，但不能用维拉帕米来预防阵发性心动过速，除非电生理证明是安全的。因为此药在心房扑动和AF时有增快心室率的报道。

在WPW综合征合并AF或心房扑动者，冲动可通过旁路快速传导，如心室率达到240～300次/min，有诱发心室颤动的危险。快的心室率需要考虑到预激综合征的可能。在WPW综合征的这个亚组的病人，阻滞AVN的药物（地高辛、维拉帕米、地尔流革及β–受体阻滞剂）不能减慢心室率，应禁用。此外，地高辛和维拉帕米有加速心室率的危险，可能诱发心室颤动（VF）。

阻滞旁路的药物如氟卡胺、丙吡胺、普鲁卡因胺、安搏律定、普鲁帕酮及胺碘酮可减慢心室率。少见情况下，静脉注射胺碘酮增加心室率，引起低血压。在WPW综合征合并AF、心房扑动患者，利多卡因偶可增加心室率。血流动力学不稳定的病人应直流电复律。

有心脏性猝死（SCD）危险的WPW综合征患者应射频消融治疗。

第四节　室性心律失常的治疗

室性心律失常可分为良性、潜在恶性及恶性心律失常。

一、室性早搏

室性早博为良性心律失常。心律失常抑制试验（the cardiac arrhythmia suppression trial，CAST）表明用氟卡胺或英卡胺治疗心肌梗死后室性早搏及潜在恶性心律失常增加病人死亡率。在心肌梗死后室性心律失常患者，β-受体阻滞剂是唯一安全、能改善存活率的抗心律失常药物，无论是否抑制室性早搏。胺碘酮也有一定获益。室性早搏是否治疗有两个考虑：

1．室性早搏作为SCD危险性标志的意义在不同的临床场合各不相同。尚无证据表明抑制室性早搏可减少SCD发生率。许多抗心律失常药物有严重副作用和致心律失常作用，有时比所治疗的心律失常更严重。

2．抑制室性早搏与抑制复发性室性心动过速的相关性有限。在无器质性心脏病患者，室性早搏无需治疗。

有器质性心脏病患者室性早搏的治疗：如心肌梗死后10～16天，室性早搏＞10/h者，一年死亡率增加。这组病人大约占心肌梗死后病人的25%，治疗这组病人可能减少死亡率，但除β-受体阻滞剂外，其他抗心律失常药未证明有效或安全。

二、室性心动过速

规则的宽QRS波室性心动过速（VT）：一般来说，除非有证据，一般考虑规则的宽QRS波心动过速为VT。如对诊断有疑问（VT与SVT伴差异性传导），按VT治疗。VT诊断有时比较困难，其要点前面已经讨论。

在VT的治疗中，常用电复律，尤其在急性心肌梗死（AMI）时，或心率超过200次/min或血流动力学不稳定或冠状动脉供血不足。由于心律失常本身及抗心律失常药物对血压的影响，药物的使用要小心。在药物治疗时，需准备好电复律。使用电复律作为复律的手段是非常合理的（图15-7）。

稳定的病人可选用利多卡因。如失败可选用普鲁卡因胺、丙吡胺、氟卡胺。在使用抗心律失常药物过程中，如血流动力学不稳定，应立即直流电复律。

如VT发生在急性心肌梗死后48 h，患者无心肌梗死再发或缺血性胸痛，可能为永久性异位起搏点，可能与室壁瘤有关。可使用利多卡因或其他药物静脉注射治疗，然后长期口服抗心律失常药物维持至少3～6个月。

如有胸痛或无症状性心肌缺血或新近心肌梗死，使用β-受体阻滞剂治疗。β-受体阻滞剂有抗缺血作用，可减轻症状和预防VT，而不管其对室性早搏的作用如何。此外，已证明在CHF、致命性心律失常先兆的心肌梗死后患者，β-受体阻滞剂可减少发病率和死亡率。

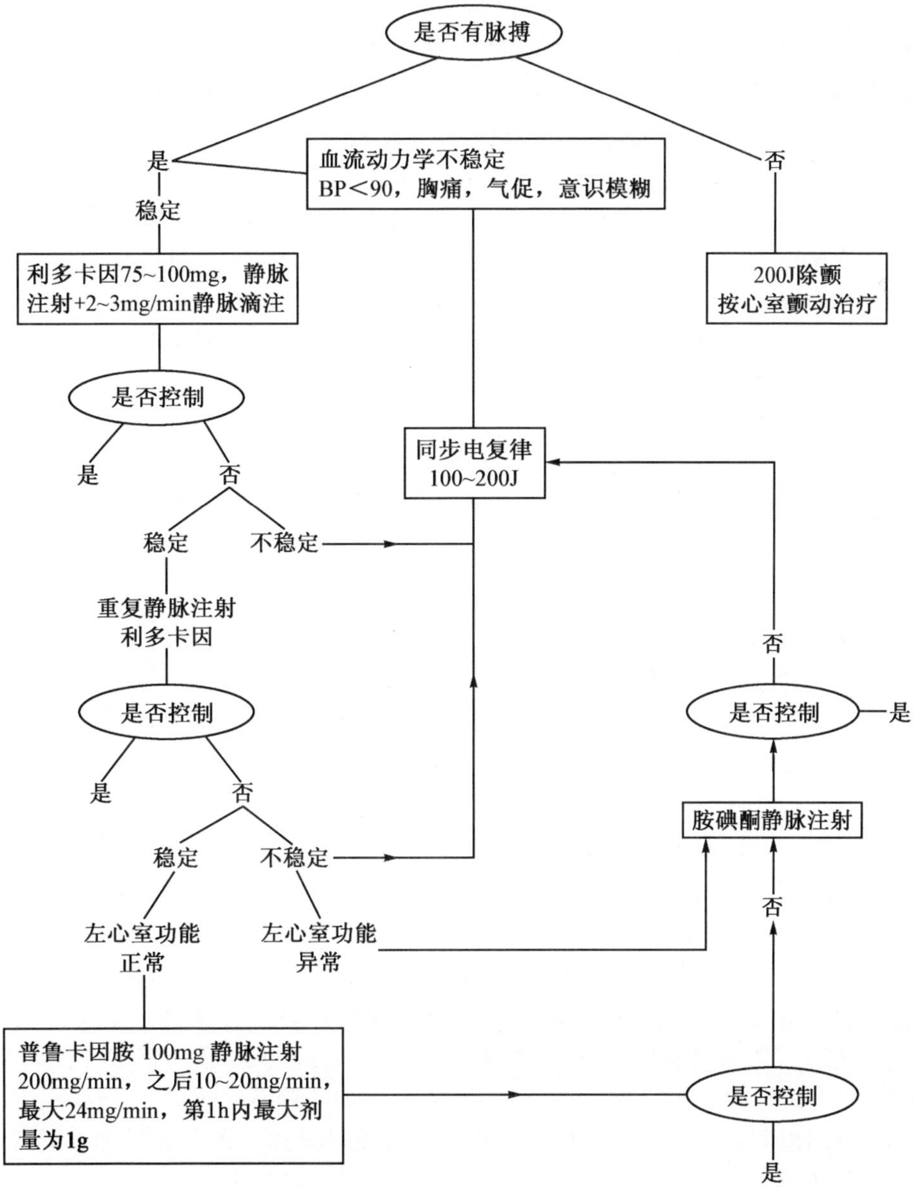

图15-7　室性心动过速的治疗流程图

三、恶性心律失常

1．院外心室颤动（VF）：院外VF存活者应植入埋藏式心脏复律除颤器（ICD）治疗。研究表明非急性心肌梗死的院外VF存活者合用胺碘酮优于其他抗心律失常药物，改善存活率，减少ICD的放电次数。

2．复发性持续性室性心动过速：药物的选择取决于经验或电生理试验结果。临床研究支持经验性应用胺碘酮或索他洛尔预防VT复发及SCD，尤其是冠心病及陈旧性心肌梗死病人。在心力衰竭及肥厚型心肌病患者胺碘酮效果不佳，索他洛尔的研究很少。

可先试用β-受体阻滞剂，丙吡胺或美西律，随后联合用药，最好是胺碘酮。在抗心律失常治疗时应监测血钾、镁及QT间期。β-受体阻滞剂常可与其他药物合用，如美西律，但不宜与丙吡胺合用。胺碘酮与美西律合用也成功用于顽固性反复发作的VT。

3．尖端扭转性室性心动过速（TDP）：为伴QT间期延长的致命性心律失常。心率200～250次/min，QRS的振幅和形态不断改变。R波顶峰的方向从等电线的一侧转到另一侧。正常传导的心电图见QT间期延长或明显的U波。QT间期常＞500 ms。TDP发作一般5～30 s，可转为正常窦性心律，明显心动过缓或心室停顿或演变为VF。病人常表现为晕厥，可有心悸表现。TDP的诱发因素包括：

（1）抗心律失常药物：奎尼丁、丙吡胺、普鲁卡因胺、索他洛尔及胺碘酮（少见），尤其胺碘酮与奎尼丁或丙吡胺合用时，但如无低钾血症，胺碘酮似乎不导致TDP。胺碘酮曾成功用于治疗TDP，可用于反复TDP发作患者的治疗。

（2）冠状动脉扩张剂：普尼拉明（prenylamine，心可定）及利多氟嗪（lidoflazine）。阿米唑啉，特非那定，喷他咪。

（3）精神药品：三环类抗抑郁药及酚噻嗪类。

（4）电解质紊乱：低钾和低镁。

（5）由于完全性心脏阻滞，窦房阻滞或窦性心动过缓所致的心动过缓。

（6）先天性QT间期延长综合征（伴或不伴耳聋）。

少见原因包括蛛网膜下腔出血，缺血性心脏病，二尖瓣脱垂及脂蛋白饮食。

治疗：由于TDP是心动过缓依赖的心律失常，加快心率是最简单和快速的缩短QT间期的方法，常可控制发作。应尽快给予临时心房或心室起搏（房室顺序起搏优于心室起搏），起搏频率为70～90次/min常有效。偶尔需要120次/min起搏。在准备起搏或不能起搏治疗时，可用异丙基肾上腺素2～8 μg/分静脉滴注。异丙基肾上腺素禁用于急性心肌梗死，心绞痛或严重高血压。也可试用阿托品。

硫酸镁2 g（20%硫酸镁10 ml）静脉注射，在部分病人可转为窦性心律，尤其是获得性TDP。在先天性长QT间期综合征，β-受体阻滞剂如普萘洛尔，40～60 mg每天3次常有效。如β-受体阻滞剂有禁忌，可用苯妥因。对顽固病例，永久起搏加β-受体阻滞剂或切除左星状神经节有效。获得性长QT间期综合征的治疗是矫正潜在病因，避免使用Ⅰ类抗心律失常药，尤其是奎尼丁、丙吡胺、普鲁卡因胺及索他洛尔。短联律间期TDP对维拉帕米反应好，β-受体阻滞剂及胺碘酮无效。由于这种TDP的SCD发生率很高，应植入ICD治疗。

第五节　缓慢性心律失常的药物治疗

常用药物包括（表15-2）：①异丙肾上腺素（isoprenaline），为β_1、β_2受体兴奋剂，有提高心率、增强心肌收缩力、降低周围血管阻力和扩张支气管平滑肌等作用；②肾上腺素（epinephrine），为α和β受体兴奋剂，具有兴奋心脏、收缩血管和扩张支气管等作用，是心肺复苏时常用的抢救药物；③阿托品（atropine），为M受体拮抗剂，通过消除迷走神经对心脏的抑制作用，使窦房结自律性增高和改善房室传导等。过小剂量阿托品（<0.3 mg），特别是皮下注射或肌肉注射时可呈副交感效应，产生矛盾性心动过缓。

表15-2　常用的抗缓慢心律失常药物

药物	适应证	剂量	主要不良反应
异丙肾上腺素	高度或完全性房室传导阻滞、病窦、心脏骤停	静滴1～3 μg/min（1～2 mg置入5%葡萄糖液500 ml中滴注每分钟1 ml）；舌下含每3～4 h 0～10 mg	头痛、眩晕、震颤、皮肤潮红、恶心，心绞痛加重，快速心律失常
麻黄碱	高度或完全房室传导阻滞	肌肉或皮下注射15～30 mg口服25 mg，每天3次	神经过敏、眩晕、失眠、快速心律失常、高血压
肾上腺素	高度或完全房室传导阻滞、心脏骤停	0.1%肾上腺素0.3～0.6 ml静脉、肌肉、皮下或心腔注射，静脉滴注1～4 μg/min	神经过敏、面色苍白、震颤、高血压、快速心律失常
阿托品类	病窦、房室传导阻滞	阿托品1 mg皮下、肌肉或静脉注射，口服0.3～0.6 mg，每天3次 山莨菪碱静注10～20 mg/d，口服5～10 mg，每天3次	口干、眩晕、皮肤潮红、尿潴留、青光眼加重、快速心律失常

第六节 抗心律失常药物的临床应用

一、I_A类抗心律失常药

（一）奎尼丁（Quinidine）

自1975年以来，由于其他抗心律失常药的不断出现，奎尼丁的使用大大减少。此药增加心脏死亡率。

1．剂量用法：硫酸奎尼丁200 mg试验剂量，了解高敏反应。如无副作用，每3 h给200～400 mg，共3～4剂，然后每6 h给药一次。

在心律失常控制后可给予控释奎尼丁，常用剂量500 mg，每天2次。

2．作用：①抑制快钠通道，减慢动作电位0相上升速率，抑制4期自动除极；②也抑制外向钾电流及延长动作电位时程；③Ⅰ类药物一般有强大的局部麻醉作用，对心肌细胞膜有抑制作用；④其抗迷走作用可导致房室传导加速。

3．药代动力学：胃肠道吸收大约70%，1～3 h达血浆峰浓度，半衰期7～9 h，肝、肾疾病者半衰期延长，心力衰竭时半衰期相对不变。蛋白结合率80%～90%，主要在肝脏代谢，小部分由肾排泄。抗心律失常的有效血浆浓度为2～5 μg/ml（3～5.5 μmol/L）。

4．注意事项、副作用及相互作用：可发生窦性停搏，窦房阻滞，房室分离，QRS及QT明显延长，诱发TDP或其他折返性心律失常。给血钾正常及QT间期＜400 ms的患者奎尼丁治疗可减少TDP的危险。其他副作用包括恶心、呕吐、腹泻及血小板减少。在心房颤动（AF）复律的患者，其特异质反应可诱发心室颤动（VF）。奎尼丁降低VF阈值，可诱发VF或心脏骤停。禁用于WPW综合征伴心房扑动或AF的患者。奎尼丁增加地高辛血浓度，合用时地高辛减量50%。增强华法林的抗凝作用。

（二）丙吡胺（Disopyramide）

1．剂量用法：先口服300 mg，然后每6 h 100～150 mg，最大剂量每6 h 200 mg。

缓释剂：150～300 mg每天2次。静脉用药：2 mg/kg 15 min静脉注射，然后1～2 mg/kg静脉滴注45 min（最大剂量第1 h 300 mg；24 h 800 mg）。维持量0.4 mg/（kg·h）。

2．作用：与奎尼丁类似，其抗胆碱能作用更强。因而，产生尿潴留、便秘、加重青光眼等副作用。

3．血流动力学：极为明显的负性肌力作用，可诱发心力衰竭。

4．药代动力学：胃肠道吸收80%。1～2 h达到血浆峰浓度，治疗范围为2～5 mg/L（2～5 μg/ ml），6～12 μmol/L。半衰期为6～8 h。50%药物以原型从尿排泌，一半代谢产物有部分活性，另一种代谢产物有很强的抗胆碱能作用。

5. 适应证：VT的急性治疗，适合于利多卡因及普鲁卡因胺治疗失败者。丙吡胺与其他Ⅰ类药物不会减少心肌梗死急性期VF的发生率，也不会减少心肌梗死后心源性死亡率。

丙吡胺选择性作用于旁道，可减慢WPW综合征并心房扑动或AF的心室率，或终止其发作。可与地高辛合用于治疗室上性心律失常。在治疗反复发作室性心律失常中作用有限，一般不与其他抗心律失常药合用。由于其负性肌力作用，可用于肥厚型心肌病的治疗。

6. 注意事项、副作用及相互作用：严重心力衰竭患者，青光眼，重症肌无力，低血压及明显前列腺肥大者禁用。心力衰竭，窦房结抑制，口干及视力模糊也较常见。可发生TDP或VF。不能与地尔硫䓬及维拉帕米合用。

（三）普鲁卡因胺（Procainamide）

用于利多卡因治疗无效的VT的治疗。

1. 剂量用法：100 mg以20 mg/min的速度静脉注射，然后10～20 mg/min，最大剂量24 mg/min。总量第1 h 1 g，维持量1～4 mg/min。注射速度超过24 mg/min常引起低血压。

口服500 mg负荷量，然后每3 h 375～500 mg，共24～48 h。然后缓释片500～1 000 mg，每12 h 1次。最长给药6个月。

2. 药代动力学：口服吸收85%，半衰期3～5 h。快速经肾清除，血浆羟化代谢。治疗血浆浓度4～8 mg/L（4～8 μg/ml 或17～34 μmol/L）。中毒浓度8～10 mg/L，严重中毒浓度16 mg/L（16 μg/ml or 67 μmol/L）。

3. 适应证：可用于新出现的AF。由于其加速房室传导，在用药前先用地高辛治疗。心室率增加到>200次/min可致命。给药最大速度为24 mg/min。

利多卡因治疗无效的VT及经旁路传导的AF。

4. 注意事项、副作用及相互作用：具有轻到中等负性肌力作用，可诱发心力衰竭。可发生VT或VF，至少部分是由于致心律失常作用。6个月治疗后，1/3病人发生狼疮综合征；长期治疗可出现粒细胞缺乏症，缓释剂型更多见。不宜与血管紧张素抑制（ACEI）合用。西咪替丁抑制肾清除，增加普鲁卡因胺的血药浓度。

5. 禁忌证：房室传导阻滞，低血压，心力衰竭及严重肾衰竭。哮喘，重症肌无力慎用。肾功能不全病人减少剂量或延长给药时间。

二、$Ⅰ_B$类抗心律失常药

（一）利多卡因

利多卡因是急性心肌梗死或心脏外科时室性心律失常的常用药物。

1. 剂量用法：静脉注射，初始剂量1.0～1.5 mg/kg（75～100 mg），5～10 min后第二剂0.75～1.0 mg/kg。65岁以上病人剂量减半。与肝代谢的β-受体阻滞剂及氟烷合用可增加利多卡因血浓度。在静脉注射的同时给予静脉滴注，2 mg/min，如心律失常复发，给第三剂50 mg，增加滴注剂量到3 mg/min。最大剂量可用到4 mg/min。1 h最大剂量300 mg，肌肉注射400 mg。

2．作用：主要作用为抑制4相舒张期自动除极化。在正常情况下，对动作电位时程及传导作用极小，但抑制病变心肌及早搏后的传导，相对高钾时更有效，因此，应纠正低钾血症。

3．药代动力学：单剂疗效仅维持5～10 min。清除时间与肝血流及肝功能有关，心力衰竭及肝病的老年人清除时间延迟。治疗血药浓度为1.4～6 mg/L （1.4～6 μg/ml或6～26 μmol/L），中枢神经系统副作用，包括抽搐，可发生在血药浓度>5 mg/L时。

4．适应证：主要适应证是VT的急性处理。在心肌梗死后的早期，预防用药需要大剂量利多卡因。预防用药还有争论，目前不作为常规用药。

利多卡因可有效治疗洋地黄中毒、吩噻嗪类、三环类抗抑郁药引起的室性心律失常。静脉注射或硬膜外给药后利多卡因可进入胎盘，抑制VT的最小的有效剂量对妊娠是安全的。

5．注意事项、副作用及相互作用：利多卡因的血流动力学影响很小。大剂量可引起心动过缓，低血压。窦房结功能不全的患者可发生窦性停搏。房室传导受损的患者，利多卡因可引起完全性心脏阻滞。在肝功能受损的病人，反复注射可出现恶心、呕吐、头晕、抽搐、癫痫大发作等。

6．禁忌证：第二度或第三度房室传导阻滞或交界区性或室性逸搏心律。

（二）美西律（Mexiletine）

1．剂量用法：静脉注射100～250 mg，以25 mg/min速度滴注，随后250 mg（稀释为0.1%溶液）滴注1 h，125 mg/h滴注2 h，然后500 mg。

口服：初始剂量200～400 mg，2 h后200～500 mg，每8 h 1次（肝功能不全或严重肾衰竭，心力衰竭或急性心肌梗死者，每12 h 1次）。最大剂量为900 mg。

2．作用：①具有I_B类活性；②电生理效应类似于利多卡因；③对左心室收缩功能无明显影响；④负性肌力作用轻。对室性心律失常相当有效。

3．药代动力学：口服吸收好，2～4 h达到血浆峰浓度。半衰期为9～12 h，在HF、急性心肌梗死及肝功能不全病人可延长到19～26 h。15%以原型从尿排泌，严重肾功能不全者血药浓度增加。有效血药浓度0.75～2.0 mg/L（0.75～2 μg/ml或3.5～9.3 μmol/L）。

4．注意事项、副作用及相互作用：可有低血压、心动过缓及短暂房室传导阻滞，由于致心律失常作用可诱发新的心律失常。美西律为脂溶性药物，可进入大脑，因而常见神经系统副作用，尤其是精神混乱状态，如震颤、复视、感觉错乱、共济失调、眼球震颤，消化不良常见，偶可发生肝损害。副作用见于70%的患者。苯妥英和利福平可降低其血药浓度。

5．禁忌证：严重左心衰竭，心源性休克，低血压，心动过缓，窦房结疾病，房室传导阻滞，肝或肾衰竭及癫痫。

（三）苯妥英（Phenytoin）

1．剂量用法：3.5～5 mg/kg经中心静脉管以不超过50 mg/min的速度注射，如需要10 min可重复。最大剂量1 h 500 mg或1 g 24 h。用生理盐水稀释。

口服每天500 mg，连服2天，然后每天300～400 mg。由于其抗心律失常作用差，不宜长期用药。

2．作用与药代动力学：增加浦肯野氏纤维动作电位的初始快速相进而增加传导，也抑制4相舒张期除极。半衰期为24 h，治疗血药浓度为10～20 μg/ml（40～80 μmol/ L），肝、肾功能不全者应减少剂量。

3．适应证：不再用于洋地黄引起的心律失常。在β－受体阻滞剂禁忌时，偶用于长QT间期综合征，有时可与β－受体阻滞剂合用。

4．注意事项、副作用及相互作用：中枢神经系统副作用，低血压，HF，呼吸抑制。

5．禁忌证：完全性心脏阻滞及HF。不要与多巴胺或利多卡因合用。

三、I_C类抗心律失常药

（一）氟卡胺

1．剂量用法：100 mg每天2次，如需要可增加到200 mg每天2次，如可能3～5天后减量。老年人50 mg每天2次，最大剂量为100 mg每天2次。肝肾功能不全减量。

2．药代动力学：吸收好。半衰期为20 h，肾衰竭时可延长。治疗浓度为400～800 mg/ml。

3．注意事项、副作用及相互作用：有效抑制室性早搏及非持续性室性心动过速，阻滞预激综合征的旁路。抑制持续性VT效果差，尤其是心功能不全的病人。在这个亚组的病人，增加持续性VT的频率，耐受差，极难或不可能终止。预防AVNRT或AVRT复发有效，长期预防总疗效分别为81%和74%。药物引起的严重心律失常发生率为20%。在588例病人中，33个出现了新的VT或心室颤动（VF），或加重原有的VT或VF，部分病人难于复苏。其他副作用包括诱发或加重心力衰竭，头晕及视觉问题。

4．禁忌证：CHF或左心室功能不全，良性或潜在恶性室性心律失常。

（二）普鲁帕酮（Propafenone）

1．剂量用法：

（1）口服：>70 kg体重者150 mg每天3次，餐后服用。老年人或<70 kg体重者减少剂量。如需要在3～7天增加到300 mg，每天2～3次。

（2）静脉注射：2 mg/kg，随后2 mg/min静脉滴注。在心电与血压监测下给药。偶用于心房扑动或心房颤动预防复发，但如未用地高辛治疗，有可能加快房室传导。

2．作用：①阻滞钠通道；②稳定膜活性；③由于房室结阻滞作用，延长PR间期；④由于延长室内传导致PR及QRS时程延长，对QT间期无影响；⑤有轻度β阻滞作用。

3．药代动力学：口服几乎完全吸收，但有明显的首过效应。150 mg和300 mg片剂的生物利用度从5%～12%，2～3 h达血浆峰浓度。半衰期为2～12 h，95%药物与蛋白结合。治疗血浆浓度变异>0.2～3.0 μg/ml。

4．注意事项、副作用及相互作用：用于室性心律失常的治疗。多个研究证明了其抑制室性心律失常作用，但远期致心律失常作用不清楚。普鲁帕酮对部分室上性心律失常有效，包括预激综合征。致心律失常作用较小，低于氟卡胺及英卡胺，但有报道导致致命的VT。可有延长PR及QRS时程和传导阻滞。其他副作用包括头晕、味觉紊乱、便秘、腹部不适、恶心，少见的有肝炎及狼疮样反应。副作用发生率为33%。诱发TDP罕见。

5．药物相互作用：与华法林有潜在的相互作用。每天450 mg普鲁帕酮可提高地高辛作用水平35%，每天900 mg可提高85%。与β-受体阻滞剂及钙拮抗剂的负性肌力作用有相加作用。此药有与奎尼丁、普鲁卡因胺及小量胺碘酮合用的报道。

6．禁忌证：①有负性肌力作用，诱发心力衰竭，禁用于心力衰竭及严重心功能受损的病人。②窦房结、房室结或束支阻滞，严重心动过缓，明显低血压，心源性休克，严重慢性阻塞性肺病。良性或潜在恶性室性心律失常等禁用。

四、Ⅱ类抗心律失常药

β-受体阻滞剂抑制4相舒张期除极。交感神经介导的房室传导加速被阻滞，可有效治疗儿茶酚胺水平升高所引起的心律失常。交感活性增高如心肌缺血或其他情况所致的心律失常效果好，明显增加心室颤动阈值。在急性心肌梗死，静脉注射普萘洛尔、美托洛尔及噻吗洛尔可降低VF发生率。β-受体阻滞剂和胺碘酮是唯一证明可降低心脏死亡率的抗心律失常药，其抑制VT而不完全消除室性早搏，其抑制VT的作用强于抑制室性早搏作用。

五、Ⅲ类抗心律失常药

（一）胺碘酮

胺碘酮是一种香豆酮衍生物，有2个碘原子，结构类似甲状腺素（T_4）和三碘甲状腺原氨酸（T_3）。最初在比利时生产，作为冠状动脉扩张剂用于治疗心绞痛。

1．剂量用法：5 mg/kg从中心静脉滴注2 h，最大剂量1.2 g/24 h。对危及生命的心律失常如需要可使用2天。静脉注射时可有低血压，可能是由于溶媒引起。

口服：小剂量方案200 mg 每天3次，使用1周，其后200 mg 每天2次，1周或2周，维持量每天200 mg或更少。在部分病人，每周5天方案即可。HF病人每天剂量要降低，4周后，血浆目标浓度为胺碘酮2 μg/ml和活性代谢产物去乙基胺碘酮2 μg/ml。初始负荷5 mg/kg静脉注射，然后口服治疗可缩短心律失常控制时间。

2．作用：胺碘酮可延长动作电位时程，延长所有心脏组织的有效不应期，包括旁路。

胺碘酮具有其他类别抗心律失常药物的作用，如$Ⅰ_A$类作用，胺碘酮在动作电位2、3相产生强大的钠通道阻滞作用，因此，可抑制心肌和系-浦氏系统的传导。有益的抗心律失常作用伴同有QT间期的延长，后者可能与副作用如诱发VT或TDP有关。电生理检查不能预测胺碘酮对室性心律失常的疗效。

3．血流动力学作用：较小，血管扩张使全身血管阻力轻度降低。负性肌力作用极轻，除非心率很慢，此药在临床不会诱发心力衰竭。

4．药代动力学：胃肠道吸收50%左右，生物利用度22%～86%。广泛的肝代谢，口服后6～8 h达血浆峰浓度。治疗作用不全取决于血浆浓度。然而，4周治疗后，1.0～2.5 μg/ml与治疗效果及低毒性作用有关。分布容积大，大约5 000 L，几乎完全与蛋白结合，心肌中浓度较血浆高10～15倍，肝、肺及脂肪组织更高。由于容积分布大，口服时，如需快速控制心律失常，应给负荷量。半衰期30～110天。治疗效果在口服10～15天内，如小剂量可能要3～6周，大剂量时48 h内有效。停药后作用持续50天以上。

5．适应证：适用于室上性和室性快速性心律失常的治疗，包括房室结和房室折返、交界区性心动过速、心房扑动和颤动，伴冠心病的VT和VF及肥厚型心肌病。对顽固性威胁生命的心律失常，心跳骤停及心力衰竭，胺碘酮治疗是合理的。在英国，胺碘酮静脉注射用于治疗WPW综合征伴有的致命性心律失常。通过中心静脉给药用于治疗AF和VT，对洋地黄引起的顽固性VT也有益。在反复发作的顽固性VT/VF患者有效率为66%。综合分析表明，在新近心肌梗死或CHF的高危病人，预防性胺碘酮减少总死亡率为13%。

6．临床研究：

（1）在BASIS研究中（the basel antiarrhythmic study of infarct survival），一年随访表明胺碘酮组死亡5例，$Ⅰ_A$类药物组12例，对照组15例（$P<0.05$）。

（2）CAMIAT（Canadian and european myocardial amiodarone trials）和EMIAT研究显示，胺碘酮不能明显降低死亡率。在CIDS（canadian implantable defibrillaor study）研究中，未能证明植入性心脏复律除颤器（ICD）与胺碘酮比较能受益，在3年的观察中，60%植入ICD患者要接受β-受体阻滞剂治疗，而胺碘酮组仅25%。

（3）在CASCADE研究中，在无急性心肌梗死的VF存活者，胺碘酮能改善存活率。

（4）CASH（the cardiac arrest study hamburg）研究发现心跳骤停患者，ICD优于胺碘酮。2年随访后，与药物美托洛尔比较，ICD组死亡率下降37%。胺碘酮也同样有效。

7．注意事项、副作用及相互作用：

（1）长期治疗时，50%～100%有角膜微粒沉着，不影响视力，停药后可逆。因而，长期用药要定期眼科检查。停药1～2周及使用肝素碘化钠滴眼液可减少沉积，但有导致视神经炎及致盲的报道。

（2）皮疹，尤其是光敏感，停药后色素消退，病人应避免阳光照射。

（3）轻度心动过缓。在病态窦房结综合征患者，偶可诱发严重心动过缓。在治疗血浆浓度可出现心脏或窦性停搏。

（4）偶可诱发TDP，主要见于低钾及使用延长QT间期药物者。胺碘酮曾成功用于治疗TDP，但不推荐为一、二线用药。

（5）每天400～800 mg长期治疗，5%～20%病人出现肺浸润或纤维化。目前的低剂量，肺毒性发生率<1%。定期肺功能检查，尤其是弥散功能可发现早期病例。停用胺碘酮及皮质激素治疗在部分病人可逆转肺并发症。

（6）甲状腺功能低下或甲状腺功能亢进发生于3%～7%的病人。无临床甲状腺功能紊乱的患者T_4轻微升高，T_3轻微降低。

（7）近端肌肉无力及神经系统问题也不少见。

（8）胃肠道症状及转氨酶升高见于10%～20%病人，肝炎少见。

（9）药物相互作用：与抗凝药的相互作用已充分证明，增加口服抗凝药的作用，可能导致严重出血；与华法林合用时，维持量的华法林应减半。有证据表明，胺碘酮增加血浆奎尼丁水平，两者都延长QT间期，不主张联合用药。与地高辛也有相互作用，地高辛浓度常增加1倍，但胺碘酮可抑制地高辛过量的室性心律失常，合用时，地高辛减半。由于严重抑制窦房结和房室结功能，应避免与维拉帕米或地尔硫䓬合用。与氟卡胺、苯妥英及氨茶碱也有相互作用。

延长QT间期的药物不能与胺碘酮合用，如索他洛尔、I_A类抗心律失常药、三环类抗抑郁药及吩噻嗪类。

注意：排钾利尿剂不要同时使用，可能诱发TDP。在开始胺碘酮治疗前，应考虑到其撤药问题，如因严重副作用而停药，其作用持续几个月。此外，后用的其他抗心律失常药也可与胺碘酮发生相互作用。

（二）索他洛尔

为具有Ⅲ类作用的β-受体阻滞剂，抗心律失常作用较其他β-受体阻滞剂强。心房颤动直流电复律后，索他洛尔在维持窦性心律方面与奎尼丁一样有效，耐受更好。在98例心房颤动电复律病人，160～320 mg/d索他洛尔维持窦性心律52%，奎尼丁为48%。奎尼丁组26%，索他洛尔组11%的患者因为严重副作用而撤药。索他洛尔在阵发性AF的治疗中有用，不用于慢性心房颤动的心室率控制，因为其他β-受体阻滞剂有类似的有益作用，但无TDP的危险。

索他洛尔有效抑制成对及频发室性早搏，在一个研究中，索他洛尔的疗效为99%，而普萘洛尔仅49%。在一个小的随机研究中，18个月随访，索他洛尔使持续性室性心动过速（VT）和心室颤动（VF）复发率降低。大剂量320～960 mg/d索他洛尔在抑制可诱发性持续性VT有效。其他抗心律失常药包括胺碘酮无效的心律失常显示索他洛尔的有益作用。非侵入性与侵入性方法评价索他洛尔的疗效类似于经验治疗，因而，胺碘酮和索他洛尔均可用于室性心律失常的经验治疗。对59个Ⅰ类抗心律失常药治疗无效的VT病人比较研究表明，胺碘酮和索他洛尔治疗1年随访疗效无明显差异，治疗失败（死亡，复发性室性心律失常及副作用），索他洛尔为13/29，胺碘酮为14/30。因而索他洛尔也是威胁生命心律失常包括心脏骤停的一线用药。

在ESVEM（the electro-physiologic study versus electrocardiographic monitoring）研究中，索他洛尔优于6种钠通道阻滞抗心律失常药。索他洛尔可明显降低心律失常复发及任何原因死亡、心源性死亡及心律失常死亡的可能性。

索他洛尔不要与排钾利尿剂或其他引起低钾或延长QT间期的药物合用，可致TDP。少见的情况下，无低钾时索他洛尔可诱发TDP。

详细的抗心律失常药的应用见表15-3。

表15-3　抗心律失常药临床应用

药物	剂　量	清除途径	副作用
Ⅰa类药物。作用：钠通道阻滞剂：抑制0相除极；减慢传导；延长复极			
适应证：室上性心动过速，室性心动过速，预防心室颤动，症状性室性早搏			

续表

药物	剂 量	清除途径	副作用
奎尼丁	静脉注射：6～10 mg/kg，＞ 20 min（少用） 200～400 mg，q4～6 h或q 8 h（长效制剂）	肝脏	胃肠道副作用，左心室功能不全，升高洋地黄血浓度
普鲁卡因胺	静脉：100 mg/1～3 min至500～1 000 mg，然后2～6 mg/min维持 口服：50 mg/（kg·d），q3～4 h 或q 6 h（长效制剂）	肾	系统性红斑狼疮，过敏，左心室功能不全，
丙吡胺	100～200 mg　q6～8 h	肾	尿潴留，口干，左心室功能损害明显
莫雷西嗪	200～300 mg，q8 h	肝脏	头晕、恶心、头痛、降低舒喘灵药浓度，损害左心功能
Ⅰb类药物。作用：缩短复极 适应证：室性心动过速，预防心室颤动，症状性室性早搏			
利多卡因	1～2 mg/kg 以50 mg/min速度静脉注射，1～4 mg/min维持	肝脏	中枢神经系统，胃肠道症状
美西律	100～300 mg，q6～12 h；最大剂量：1 200 mg/d	肝脏	中枢神经系统，胃肠道，白细胞减少
苯妥英	静脉：50 mg/5 min 至1 000 mg （12 mg/kg），维持200～400 mg/d 口服：200～400 mg q12～24 h	肝脏	中枢神经系统，胃肠道症状
Ⅰc类药物。作用：抑制0相除极，减慢传导。普鲁帕酮有弱的钙拮抗作用及β阻滞作用，延长动作电位和不应期 适应证：致命的室性心动过速或心室颤动，顽固性室上性心动过速			
氟卡胺	100～200 mg，bid	肝脏	中枢神经系统，胃肠道症状，损害左心功能，无休止性VT，猝死
普鲁帕酮	150～300 mg，q8～12 h	肝脏	中枢神经系统，胃肠道症状，损害左心功能，升高洋地黄浓度
Ⅱ类药物。作用：β-受体阻滞剂，减慢房室传导。 适应证：室上性心动过速，可能有预防心室颤动作用			
艾司洛尔	5 μg/（kg·min）静脉注射，继以3 μg/（kg·min）	肝脏	左心功能降低，支气管痉挛
普萘洛尔	静脉：1～5 mg，1 mg/min； 口服：40～320 mg 分 1～4次/d（取决于制剂）	肝脏	左心功能降低，心动过缓，房室传导阻滞，支气管痉挛

续表

药物	剂　量	清除途径	副作用
美托洛尔	静脉：2.5～5 mg 口服：50～200 mg /d	肝脏	左心功能降低，心动过缓，房室传导阻滞
Ⅲ类药物。作用：延长动作电位时程 适应证。胺碘酮：顽固室性心动过速，室上性心动过速，预防室性心动过速，心房颤动，心室颤动。多非利特：心房扑动，心房颤动。索他洛尔：室性心动过速，心房颤动。溴卞胺：心室颤动，室性心动过速。依布利特：心房扑动，心房颤动			
胺碘酮	静脉：150 mg Ⅳ，随后1 mg/min 滴注6 h（360 mg），然后0.5 mg/min。必要时可静脉注射150 mg 口服：800～1 600 mg/d（7～21 d），维持 100～400 mg/d	肝脏	肺纤维化，甲状腺功能低下，甲状腺功能亢进，角膜与皮肤沉着，肝炎，升高洋地黄浓度，神经毒性，消化道
索他洛尔	80～160 mg q12 h（危及生命的心律失常可能要更大剂量）	肾（肌酐清除率＜60 ml/min）时延长给药间期	尖端扭转性室性心动过速（早期），左心功能降低，心动过缓，疲劳（及其他β－受体阻滞剂的副作用）
多非利特	125～500 mg bid	肾（肾功能不全时减量）	尖端扭转性室性心动过速发生率3%；与 P-450同工酶抑制剂相互作用
依布利特	1 mg，Ⅳ，10 min，随后0.5～1 mg滴注10 min	肝脏和肾	给药3 h内，尖端扭转性室性心动过速发生率 可达5%，必须备有除颤器
嗅卞胺	5～10 mg/kg，5～10 min，静脉滴注，维持量0.5～2 mg/min，最大剂量30 mg/kg	肾	低血压，恶心
Ⅳ类药物。作用：钙拮抗剂 适应证：室上性心动过速			
维拉帕米	10～20 mg，2～20 min，静脉滴注，5 mg/（kg・min）维持 80～120 mg q6～8 h；240～360 mg，qd（缓释剂型）	肝脏	左心功能损害，便秘，升高洋地黄血浓度，低血压
地尔硫䓬	0.25 mg/kg，2 min；如无效，15 min后0.35 mg/kg Ⅳ；滴注速度5～15 mg/h 180～360 mg /d，根据剂型分 1～3 次。	肝脏代谢，肾排泄	低血压，左心功能降低
其他。适应证：室上性心动过速			
腺苷	6 mg 快速Ⅳ，如无效1～2 min后 12 mg Ⅳ。如从中心静脉给药剂量减半。	腺苷受体刺激，血中代谢	短暂脸红、呼吸困难，胸痛房室传导阻滞，窦性心动过缓；舒喘灵降低其作用、潘生丁增强其作用

续表

药物	剂　量	清除途径	副作用
地高辛	0.5 mg，20 min，随后以 0.25 或 0.125 mg IV，24 h 总量1 ~ 1.5 mg；1 ~ 1.5 mg/24 ~ 36 h分3 ~ 4次；维持量 0.125 ~ 0.5 mg/d	肾	房室传导阻滞，心律失常，胃肠道，视觉改变

（刘世明）

参考文献

1. Delacrétaz E. 2006. Supraventricular Tachycardia. N Engl J Med，354：1039–1051.
2. The Atrial Fibrillation Follow–up Investigation of Rhythm Management （AFFIRM）Investigators. 2002. A Comparison of Rate Control and Rhythm Control in Patients with Atrial Fibrillation. N Engl J Med，347：1825–1833.
3. Goldberger ZD，Rho RW，Page RL. 2008. Approach to the diagnosis and initial anagement of the stable adult patient with a wide complex tachycardia. Am J Cardiol，101（10）：1456–1466.
4. Goldschlager N，Epstein AE，Naccarelli GV，et al. 2007. Practice Guidelines Sub–committee，North American Society of Pacing and Electrophysiology （HRS）. A practical guide for clinicians who treat patients with amiodarone：2007. Heart Rhythm，4（9）：1250–1259.
5. Epstein AE，Hallstrom AP，Rogers WJ，et al. 1993. Mortality following ventricular arrhythmia suppression by encainide，flecainide，and moricizine after myocardial infarction. The original design concept of the Cardiac Arrhythmia Suppression Trial （CAST）. JAMA，270（20）：2451–2455.
6. Burkart F，Pfisterer M，Kiowski W，et al. 1990. Effect of antiarrhythmic therapy on mortality in survivors of myocardial infarction with asymptomatic complex ventricular arrhythmias：Basel Antiarrhythmic Study of Infarct Survival （BASIS）. J Am Coll Cardiol，16（7）：1711–1718.
7. Cairns JA，Julian DG，Gent M，et al. The EMIAT and CAMIAT Investigators. 1999. Amiodarone interaction with beta–blockers：analysis of the merged EMIAT （European Myocardial Infarct Amiodarone Trial） and CAMIAT （Canadian Amiodarone Myocardial Infarction Trial）databases. Circulation，99（17）：2268–2275.
8. Bokhari F，Newman D，Greene M，et al. 2004. Long–term comparison of the implantable cardioverter defibrillator versus amiodarone：eleven–year follow–up of a subset of patients in the Canadian Implantable Defibrillator Study （CIDS）. Circulation，110（2）：112–116.
9. Kuck KH，Cappato R，Siebels J，et al. 2000. Randomized comparison of antiarrhythmic drug therapy with implantable defibrillators in patients resuscitated from cardiac arrest：the Cardiac Arrest Study Hamburg （CASH）. Circulation，102（7）：748–754.
10. Klein RC. 1993. Comparative efficacy of sotalol and class I antiarrhythmic agents in patients with ventricular tachycardia or fibrillation：results of the Electrophysiology Study Versus Electrocardiographic Monitoring （ESVEM）Trial. Eur Heart J Suppl H：78–84.

第十六章
心律失常的非药物治疗

Chapter 16　Non-pharmacological Therapy of Arrhythmias

概　言

抗心律失常药物的抗心律失常作用总与促心律失常作用并存，治疗不当反而增加死亡率。因此，一些心律失常的非药物治疗手段孕育而生并逐渐成熟。目前，心律失常的非药物治疗内容广泛，涉及面广，主要有以心脏介入技术为基础的治疗方法以及外科手术的方法，前者主要包括经皮导管射频消融、埋藏式自动复律除颤器、缓慢性心律失常的起搏治疗等；后者主要包括直接对心律失常进行外科手术治疗，如心房颤动的迷宫手术、长QT综合征的交感神经节切除等。

第一节　经导管消融治疗

经导管射频消融治疗是近10多年来治疗快速性心律失常的新方法，因其对房室折返、房室结折返性心动过速可达到治愈效果且治疗成功率高、安全性好、并发症少、费用低，已成为治疗阵发性室上性心动过速的一线治疗措施，对其他快速性心律失常如房性心动过速、心房扑动、心房颤动和室性心动过速也有较好的疗效。目前还有其他能量可用于消融治疗，如冷冻消融、超声消融等。

射频消融治疗快速性心律失常的机制：①阻断引起心动过速的折返环路，如房室旁路、房室结的慢径、峡部依赖性心房扑动的峡部及心肌梗死后室性心动过速的缓慢传导区等；②消除异位兴奋灶，如自律性增高的房性心动过速和右心室流出道室性早搏或室性心动过速等。

一、房室折返性心动过速的消融治疗

（一）电生理机制

房室折返性心动过速（AVRT）是由于房室间存在附加旁道，导致电兴奋在心房、心脏传导系统，心室和房室旁道所组成的大折返中做环形运动。因此ANRT的解剖学基础是房室旁道。旁室旁道的产生是由于胚胎发育时二尖瓣环和三尖瓣环这2个纤维环未能完全闭合，在未闭合处便出现心房肌与心室肌相连，即房室旁道。左前间隔处是主动脉瓣环与二尖瓣环间的纤维连续，亦称心室膜。二尖瓣环在此处不会发生不闭合，因而除此处外，二尖瓣环与三尖瓣环的任何部位都能出现旁室旁道。

（二）房室旁道的电生理特性

房室旁道的组织学本质是普通心肌，因而它的电生理特性与心房肌和心室肌基本相同，而与心脏传导系统不同。其与房室结传导特性的区别在于，前者表现为全或无传导；而后者是递减传导（也称温氏传导），即旁室旁道的传导时间不随期前刺激的提前而延长，而房室结呈明显延长，这是鉴别是否存在房室旁道的最根本的电生理依据。

房室旁道的传导方向可以是双向，也可以是单向。单向中，大多数为仅有逆向，少数为仅有正向。旁道的传导可以持续存在，也可以间断存在。当旁道有双向传导时，患者表现为典型的预激综合征，窦律时心电图有预激波（心室预激），且有室上性心动过速（SVT）发作；当旁道仅有正向传导时，患者表现为仅有心室预激，而无SVT（此时临床不应诊断为“预激综合征”）；当旁道仅有逆向传导时，患者无心室预激，而仅有SVT（此时临床上最好采用“隐匿性房室旁道”的诊断），不用“隐匿性预激综合征”的诊断，因为患者没有心室预激。

当旁道持续存在时，是否发生SVT，还取决于旁道的不应期，传导速度与房室结是否匹配，一般来说，正传不应期旁道长于房室结，而逆传不应期旁道则短于或等于房室结。这正是AVRT中大多数为顺向型，极个别是逆向型的原因。

在间歇性预激中，患者表现为一段时间有预激波，一段时间预激波消失，这有2种可能：①旁道的正向传导呈间歇性；②旁道的正传实际上始终存在，但由于旁道位于左侧，当房室结传导较快时，预激波过小而误认为预激波消失，当房室结传导较慢时，预激波加大而显现。另外预激波也可表现为与心跳按一定比例出现，多数为2：1。这是由于旁道的正传不应期过长所致。

所谓隐匿性预激也有2种情况，一种是隐匿性旁道；另一种是左侧显性旁道，但由于房室结正传始终较快，预激波过小而误认为是隐匿性预激。后者在刺激迷走神经或注射三磷酸腺苷后就表现为显性预激。

根据近年电生理的研究，未能证实James束（即房室束）的存在，心电图中P-R间期<0.12 s，而无SVT发作者，实际上都是房室结传导较快。所谓L-G-L综合征（即P-R间期<0.12 s，且有SVT发作）实际上是房室结传导过快伴房室结折返性心动过速（AVNRT）或AVRT。因此房室束实际上可能不存在，只是根据心电图无预激波的短P-R间期的一种推论而已。

另一种旁道Mahaim束，以往根据心电图有预激波，但P-R间期>0.12 s，推论它应该是结室束或房室束。但近年来电生理研究和射频消融术已证实，它实际上是连接于右心房与右束支远端之间的房室旁道，但它的传导特性不是全或无的，而具有一定程度上的递减传导，它一般只有正传而无逆传，因而多引起逆向性房室折返性心动过速。从电生理特性和组织学考虑，Mahaim束实际上是异常存在的发育不完全的房室传导系统。

还有一种特殊的慢传导的隐匿性旁道，其逆传十分缓慢而无正传，由于无正传，因而室上性冲动，包括窦性冲动沿心脏传导系统下传后，又可经旁道逆传至心房，由于逆传十分缓慢，当传导经旁道心房抵达房室结时，房室结不应期已过，又可使冲动下传，因而，这种患者的SVT十分容易发作而不易终止，故称为无休止的房室交界区折返性心动过速（PJRT），虽然发作时心电图似于房性心动过速，但实质上仍是AVRT。据近年来电生理研究和射频消融术的结果，PJRT是旁道大多数位于冠状静脉窦口附近，与房室结双径路的慢径路的位置相同，因而还需要与快慢型AVNRT相鉴别。少数也可位于其他部位，如前间隔和游离壁。

总之，就大多数的房室旁道来讲，其全或无传导特性明显地有别于房室结的显著递减性传导特性。但对于少数特殊旁道，或少数房室结的传导能力过强者，这种传导特性的区别变得很不明显，对这些个别患者做心电生理检查和射频消融术时，应特别注意仔细鉴别，以免误判。

（三）心内电生理定位旁道

其目的是在二尖瓣环上或三尖瓣环上寻找窦性心律或心房起搏时A波与V波的距离（即A-V间期）最短的点（显性旁道），AVRT或心室起搏时V波与A波距离（即V-A间期）最短的点（显性与隐匿性旁道）。实际操作中，为了观察方便，无需测量AV间期与VA间期的长度，只需注意A波与V波之间是否有等电线即可，旁道所在部位的心内电图，两波紧密相连，之间几乎无等电位线，而且离旁道越远，两波间的距离越远，等电位线越长。

（四）心电生理定位旁室旁道的标准程序

1. 经外周静脉送入4根多电极导管，分别置于高右房（HRA）、希氏束（HBE）、右室心尖（RVA）、冠状窦（CS），并记录相应部位电图。

2. 用RVA电极做分级递增快速至VA逆传呈2：1阻滞，再做S_1S_2刺激至右心室不应期。

3. 用HRA电极做分极递增快速起搏至AV传导至2：1阻滞，再做S_1S_2刺激至右心房不应期。

4. 必要时加做CS电极的上述刺激，或用异丙肾上腺素激发后重复上述刺激。

5. 上述刺激诱发出SVT，则做Zipes试验，并确定诱发窗口（如S_1S_2从300～260 ms都能诱发出SVT，则诱发窗口为260～300 ms）和终止窗口（能终止SVT的S_1S_2范围），以便消融术后对照和术中诱发及终止SVT用。

6. 在上述检查和SVT时，做双极记录，必要时作单极记录，以发现上述各部位中最短的AV间期或VA间期。对于左侧旁道，利用CS内多电极标测已能精确定位，对于右侧（间隔和右壁）旁道，则需用大头导管在T环的可能部位再做细微标测方可精确定位。

（五）消融方法

1. 左侧房室旁路的射频消融：以冠状窦内粗标的结果为路标，用大头导管在二尖瓣环进行双极细标旁路的位置。显性预激，在窦性心律时寻找有明确的A波与V波融在一起的部位，V波比体表心电图最早的delta波提前20 ms的部位进行消融。隐匿性旁路时，首先在窦性心律下看到明确的A波，然后起搏心室或诱发房室折返性心动过速，寻找A波最早激动点VA融合在一起的部位进行放电消融，输出能量一般15～30 W。

2. 右侧房室旁路的射频消融：三尖瓣环假想为一个面向操作者的时钟，冠状窦导管指示的窦口处为时钟的5点至5点30分，为右后间隔部位，希氏束电极顶端指示12点至1点为前间隔房室旁路的部位。判断射频消融“靶点”的标准为：① A波小于V波，A/V≤1/4；② A、V波贴近或融合或其间有碎裂波；③ V波比体表心电图delta波最早激动点提前20 ms，输出功率一般20～30 W。

（六）消融终点

显性预激患者消融到预激波消失，隐性旁道患者消融到旁路的逆传功能消失，心室起搏的V波不能逆传到心房，与窦性P波形成室房分离；或者虽然起搏的V波能够逆传到心房，但是经房室结逆传的，它是以房室交界区的A波领先，且具有递减性传导的特征。

（七）注意事项

消融旁路时，注意观察腔内电图，冠状窦电图及大头导管记录的A波与V波分开，AV间期延长，这是消融旁路有效的标志，可继续放电30～60 s。右前间隔旁路、右中间隔旁路、右后间隔旁路及左后间隔旁路有时可发生完全性房室传导阻滞及束支阻滞，如在窦性心律下消融出现窄QRS波时，首先应确定是旁路阻断后的窦性心律，还是房室结受影响产生的交界性心律，如为交界性心律，立即停止放电，以免出现房室结前传被阻滞而旁路未阻断。保守的方法是一旦出现Ⅰ度房室传导阻滞不再继续放电，确保不发生Ⅲ度房室传导阻滞。切记旁道消融应注意无希氏束电位后放电。

二、房室结折返性心动过速的消融治疗

（一）AVNRT的电生理机制

房室结折返性心动过速（AVNRT）是因为患者存在房室结双径路。房室结双径路是指：①β（快）径路传导速度快而不应期长；② α（慢）径路传导速度慢而不应期短。正常时窦性冲动循快径路下传，PR间期正常。最常见的AVNRT类型是通过慢径路下传，快径路逆传。其发生机制如下：当房性期前收缩发生于适当时间，下传时受阻于快径路（因不应期较长），遂经慢径路前向传导至心室，由于传导缓慢，使原先处于不应期的快径路获得足够时间恢复兴奋性，冲动经快径路返回心房，产生单次心房回波，若反复折返，便可形成心动过速。

（二）AVNRT的类型与生理特性

虽然房室结双径路是AVNRT的电生理基础，但要形成AVNRT，还需要快径路与慢径路在不应期与传导速度上严格的匹配。这就是为什么临床上没有阵发性室上性心动过速（PSVT）发作的病人电生理检查中，25%可以出现双径路现象的原因。根据快慢径路在AVNRT中传导方向的不同，可以分为两型：慢快型和快慢型。

1. 慢快型：又称常见型。该型是AVNRT最为常见的一种，约占80%～90%。其正传发生在慢径路，逆传发生在快径路。由于快径的不应期延长，一个适时的房性早搏在快径受阻，只能沿慢径缓慢地前向传导，当冲动传导至慢径下端时，快径已经结束了不应期，恢复了兴奋性，此时的冲动又沿快径逆向传导至心房而产生心房回波。冲动再次兴奋心房后如慢径已脱离前向不应期则又沿慢径前向传导，如此周而复始产生AVNRT。在心电图上，逆行P波大多重叠在QRS波中（占48%）或紧随其后（46%），少数构成QRS的起始部（占2%）。在心内电生理记录可以发现，逆传心房激动呈中心型，最早激动出现在房室交界区（即记录HBE的部位）HBE的AH大于HA间期，VA＜70 ms，甚至为负值。

由于AVNRT的折返环位于房室结及周围，因而心房、希氏束与心室都不是维持折返所必需的。因此在SVT时，可以自发地出现房室或室房的阻滞和分离，此时，做心房期前刺激可以产生室房分离，提前除极心房而可不影响SVT。Zipes试验时，无A波提前，可有H波提前，而不影响SVT，若SVT伴有束支传导阻滞，不改变SVT周长，用SVT周长起搏心房和心室，可产生长于SVT时的AH间期或HA间期，用短于SVT周长的周长起搏心房或心室，可产生正向或逆向的房室结文氏传导阻滞。以上各点，都是AVNRT与AVRT的区别，其中最有实用价值的是Zipes试验。

此型AVNRT的发生，要求快径路前传不应期较长，且有较强的逆传能力，而慢径路

前传不应期较短，且前传速度较慢，其中，最重要的是后者，即发作依赖于临界长度AH间期，正因如此，电生理检查诱发此型AVNRT的方法是HRA的S_1S_2刺激。但有时此法仍不能诱发，此时可以采用缩短S_1S_1基础周长，增加S_3刺激，改用快速心房起搏或CS起搏，给予阿托品或异丙肾上腺素等药物后再给予刺激。此外10%～40%的此型患者，用心室刺激也可以诱发SVT，但心室快速起搏的成功率较心室期前刺激高3倍。当然，心室刺激远不如心房刺激有效，而且心室刺激能诱发者，心房刺激都能诱发。

欲终止SVT，必须使刺激的冲动穿入折返环。因此，终止AVNRT的最有效的方法是在心房连接房室结的部位做短阵快速 起搏或多个期前刺激。HRA的刺激的终止率不如CS口刺激。在HRA用单个刺激（AS_2）很难终止周长＜325 ms的AVNRT。与诱发相同，心室刺激远不如心房刺激有效，在RVA，用单个刺激（VS_2）几乎无法终止周长＜400 ms的SVT，若终止成功，强烈提示SVT是AVRT，而不是AVNRT。无论是心房或心室刺激，短阵快速起搏或多个期前刺激都较单个刺激终止SVT更有效。若用前者未能终止SVT，应考虑是否SVT被重建。此时，适当减少刺激个数，往往能起效。

2．快慢型：又称少见型。此型约占所有AVNRT患者的5%～10%。通常认为该型正传发生在快径路，而逆传发生在慢径路，因而逆P远离QRS波，而形成长的RP间期。但在早期进行快径消融时在部分患者仍不能有效地根治此型患者的SVT，这提示部分快慢型AVNRT患者快径并不在心动过速的折返环内。此外，部分快慢型AVNRT的诱发依赖于前传慢径的跳跃，提示部分此型心动过速除逆传慢径外，尚存在与逆传慢径不同的前传慢径。也有研究表明慢快型AVNRT和快慢型AVNRT存在较长的下部共同通道。另外，在快慢型AVNRT患者的消融中，逆传慢径在大多数患者（约80%）中可以在CS口和三尖瓣环之间成功消融，但在大约20%的患者中，逆传慢径需要在CS口内或CS近端成功消融。因此，快慢型AVNRT的机制可能存在如下3种可能：① 房室结快径前传，传统的慢径（房室结右侧后延伸）逆传；② 房室结左侧后延伸前传（前传慢径），右侧后延伸逆传（逆传慢径）；③ 房室结快径前传，房室结左侧后延伸逆传。对前2种机制者，在CS口和三尖瓣环之间消融右侧后延伸可成功治愈快慢型AVNRT，而对后一种机制者，则需要在CS口或CS近端消融左侧后延伸才能成功消融快慢径AVNRT。

3．慢慢型：Ross等首先报道有一型AVNRT既不符合慢快型也不符合快慢型，此型AVNRT与慢快型相似的是AH间期较长，HA间期较短，但其最早逆传心房激动在CS口附近却与快慢型相似。最初该型被命名为“B型”或“慢－中间径型”，但后来的研究提示该型AVNRT的机制可能为慢径区域的折返，故常用慢慢型来定义此型AVNRT。

4．左侧慢快型：左侧慢快型AVNRT为罕见的AVNRT类型，最早逆传心房激动部位与典型的慢快型AVNRT相同（均为快径逆传），但不同的是这些患者均有在右侧消融慢径失败的经历。此型心动过速可被在左后间隔或左后游离壁心房侧二尖瓣环附近所发出的房性早搏刺激所重整，提示该部位在心动过速的折返环内，在上述部位消融时可出现典型的交界区心律伴快径逆传，并可成功地根除AVNRT。这些结果都提示此型AVNRT的折返环位于心脏左侧。此型AVNRT可能为通过房室结左侧后延伸前传（前传慢径），房室结快径逆传，通过CS肌组织连接完成折返。

（三）AVNRT的房室结双径路或多径路标测及诊断要点

先经左锁骨下静脉将6F十极导管电极在X线后前位透视下放置冠状窦内即冠状窦电极，经股静脉分别放置希氏束电极和大头消融导管电极，将大头消融导管电极放在希氏束电极下方标测，定位标准为大头电极远端一对电极记录到小A及大V波，其间无希氏束电位。

1. 常见型AVNRT：

（1）房性、室性期前刺激，或引起心房起搏房室结正向文氏传导时，可诱发和终止SVT。

（2）心房程序刺激，房室结正向传导出现跳跃现象。

（3）发作依赖于临界长度的AH间期，即慢径路一定程度的正向缓慢传导。

（4）逆向性心房激动最早点在房室连接区，HBE的VA间期为-40～70 ms。

（5）逆行P波重叠在QRS波中，或紧随其后，少数构成QRS波的起始波，HBE上AH>HA。

（6）心房、希氏束与心室不是折返所必须。兴奋迷走神经可减慢，然后终止SVT。

2. 少见型AVNRT：

（1）房性、室性期前刺激，或引起心室起搏房室结逆向文氏传导时，可诱发和终止SVT。

（2）心房程序刺激，房室结正向传导出现跳跃现象。

（3）发作依赖于临界长度的AH间期，即慢径路一定程度的逆向缓慢传导。

（4）逆向P波最早出现在CS口。

（5）逆向P波的RP间期长于PR间期。心电图上RP>PR，HBE上AH<HA。

（6）心房、希氏束与心室不是折返所必须。兴奋迷走神经可减慢，然后终止SVT，且均阻滞于逆向传导的慢径路。

（四）房室结改良消融术慢径路消融法

消融时：① 将希氏束导管置于“H”波的最远端或右束支电位处；② 使消融导管贴近希氏束导管后稍向后撤，然后尖端尽量向下弯曲，并稍向下前进而达到“P”的位置，此时导管尖端已抵房间隔后下部并接近冠状窦口，若能记录到A/V=0.1～0.5，则为最好的消融位置；③ 若上述方法失败，则将消融导管尖端向前移，维持以上房室比例，每处最少消融2次。

（五）消融终点

房室结改良消融慢径路的消融终点一般是跳跃现象消失，程序刺激不能诱发SVT发作，异丙肾上腺素诱发程序刺激亦无法诱发SVT发作。

（六）注意事项

消融慢径时密切观察P波，P-R间期及H电位，以窦性心律为主，间断出现交界性早搏或交界性逸搏，短阵交界性逸搏心律时发生严重房室传导阻滞的危险性很小，可连续放电

30～60 s，如出现连续的交界性心律，尤其是出现室房分离的快速交界性心动过速时，是完全房室传导阻滞的危险信号，这是损伤快径前传所致，立即停止放电，待窦性心律恢复后，再重新放电消融。

三、房性心动过速的消融治疗

（一）分类

房性心动过速（简称房速，AT）起源于房室结以上的心房组织，在临床上较AVNRT和AVRT少见，根据发生机制可分为：① 自律性房速由自律性增高引起，几乎都有器质性心脏病，大多呈持续发作。② 折返性房速由房内折返引起，折返环形成与房内存在慢传导区有关，多呈阵发性，可有或无器质性心脏病基础。窦房结折返性心动过速可被看作折返性房速的亚型。③由触发活动引起的房速在临床上难与折返性房速鉴别。房速射频消融适应证为抗心律失常药物无效或病人不能耐受药物或不愿长期服药者。房速射频消融的总成功率为75%左右，近年来由于三维标测技术的出现，其消融成功率有所改善。

（二）不同类型的特点

1．自律性房性心动过速：

（1）心动过速的P波形态和心房激动顺序不同于窦性心律。

（2）心房刺激不能诱发、拖带和终止心动过速，但（不总是）可被超速起搏所抑制。

（3）心动过速发作与终止时可出现温醒（Warm-up）与冷却（Cool-down）现象；异常自律性房性心动过速。

（4）房内传导或房室结传导延缓，甚至房室结传导阻滞不影响心动过速的存在。

（5）刺激迷走神经和静脉注射腺苷不能终止心动过速。

2．房内折返性房性心动过速：

（1）心动过速的P波形态和心房激动顺序不同于窦性心律。

（2）心房程序刺激和分级刺激能诱发和终止心动过速。

（3）出现房室结传导阻滞不影响心动过速的存在。

（4）部分心动过速能被刺激迷走神经方法和静脉注射腺苷所终止。

（5）心房心内膜标测及起搏可判断折返环的部位、激动方向与顺序。

3．触发活动引起房性心动过速：

（1）心动过速的 P 波形态和心房激动顺序不同于窦性心律。

（2）心房程序刺激和分级刺激能诱发心动过速，且不依赖于房内传导和房室结传导的延缓。

（3）起搏周长、期前刺激的配对间期直接与房速开始的间期和心动过速开始的周长有关，具有刺激周长依赖的特点。

（4）心动过速发生前，单相动作电位上有明显的延迟后除极波。

（5）心房刺激能终止或超速抑制心动过速。

（6）部分心动过速能被刺激迷走神经方法和静脉注射腺苷所终止。

（三）靶点标测、消融和终点判断

房性心动过速的靶点标测通常有激动标测法、隐形拖带标测法、电解剖标测系统CARTO或非接触球囊标测系统。在早期常规电生理检查时采取激动标测法，按常规电生理检查方法，依次行心房、心室程序和分级递增刺激诱发AT，必要时静滴异丙肾上腺素。诱发心动过速后根据心房激动顺序确定诊断。在AT发作时用1根大头消融电极细标，或用2根大头消融电极导管交替移动标测，寻找心房最早激动点（EAA），一般以标测到局部A波较体表心电图P’波提前≥25 ms以上的部位作为消融靶点，以10～30 W的功率放电消融，若放电10 s内AT终止，则巩固放电60～90 s，否则重新标测定位。目前房速的消融通常在三维标测系统指导下进行。如利用CARTO三维标测系统进行标测，标测消融导管在心房内取样标测，要求标测导管要稳定，取点和成图质量需高。根据心内膜多点取样获得的位置和心内电图，对心腔的三维电解剖实时重建。若房速为局灶性，在病灶部位可见红色区（一般设定红色为最早激动部位，紫色为最晚激动部位，而黄色和绿色介于中间），在该区红色密集取点标测以最终确定最早激动部位，此即为消融的靶点。房速的消融通常都需要以温控导管进行消融，预设温度一般介于65 ℃上下。消融终点的判断目前尚缺乏统一的标准，一般有效消融后30 min，重复心房程序刺激（包括静脉滴注异丙肾上腺素）不能诱发AT为消融终点。

四、心房扑动的消融治疗

（一）分类

心房扑动（简称房扑）以大折返性房性心动过速为特征，心电图表现为节律、形状规则的锯齿样扑动波，心房率为240～350次/min（心房激动周长为200 ms ± 50 ms）。根据房扑形式的不同，存在多种分类方法。一种简单的分类方法是通过定义大折返环路将房扑分为：① 峡部依赖性；② 非峡部依赖性；③ 非典型性。

（二）不同类型的特点

1．峡部依赖性房扑：该型房扑大折返环位于三尖瓣和下腔静脉之间的界嵴、房间隔、右心房前上壁及连接到界嵴的前侧壁。在该型房扑中，激动在三尖瓣环的心房面，沿顺时针或逆时针方向传导（从心尖部看）。界嵴是缓慢传导的关键部位，是折返得以维持的基础。逆时针方向传导的峡部依赖性房扑，也成为普通型房扑、典型房扑或Ⅰ型房扑，其心电图F波在Ⅱ、Ⅲ、AVF导联上呈负向波；顺时针方向传导的界嵴依赖性房扑，又称为非典型性房扑，Ⅱ型房扑，其心电图F波在Ⅱ、Ⅲ、AVF导联上呈正向波，2种类型房扑的心房F波的频率均为250～320次/min。

2．非峡部依赖性房扑：指任何心房大折返环不累及界嵴。最近北美起搏和电生理协会重新定义非峡部依赖性房扑为“损伤性大折返型房性心动过速”，扩大了分类范围，其折返环通常发生于瘢痕组织，这既包括病变组织内的小折返环，也包括环绕外科手术瘢痕的大折返环。非峡部依赖性房扑（心房率为240～350次/min）和损伤性大折返型房速（心房率为200～300次/min）的区别仅在于心率上。电生理检查证实非峡部依赖性房扑和损伤性大折返型房速均存在折返机制，并标测到折返环路中的关键缓慢传导区，后者被作为房扑消融的靶点。

此外，非典型性房扑的激动顺序通常随心房激动的变化而发生变化，F波呈多源性和多形性，心房率更快（300～400次/min），且不能通过拖带技术终止发作。此时，折返环路的路径是变化的，且保持折返的缓慢传导区是功能性的而非解剖性的。真正的非典型性房扑在机制上与粗F波心房颤动难以区分。

（三）射频消融治疗

房扑的经导管消融治疗代表了心脏电生理介入治疗的发展历程。1990年第一次成功地对房扑进行了导管消融，当时利用的能量是直流电，利用该电流对右心房后中间隔峡部进行消融，最初的手术成功率为50%左右，随着理论和技术的发展进步，射频等能量替代了直流电，标测系统的发展也进一步提高了手术的成功率。

1．峡部依赖性房扑的射频消融治疗。峡部依赖性房扑是大折返性房性心动过速，对典型房扑进行导管消融，常规经右侧股静脉将消融电极置于右心房下部。早期的房扑消融是对界嵴部位缓慢传导区域的假定出口进行消融，直至房扑的发作终止。此出口正好位于冠状静脉窦口的前壁或后壁，但是采用该法消融复发率相对较高。随着技术的发展，目前对界嵴部位实现双向传导阻滞，可使成功率接近100%，复发率也大大降低，约为7%左右。同时，资料显示房扑的复发与界嵴处未实现传导阻滞有关。因此，目前该方法成为房扑消融的经典方法。采用传统的标测系统起搏冠状静脉窦或在三尖瓣环前下部，沿界嵴消融线的两侧进行激动标测，验证界嵴处是否发生完全性双向传导阻滞。

2．非峡部依赖性房扑和大折返型房性心动过速的射频消融治疗。非峡部依赖性房扑和损伤性大折返型房性心动过速与典型房扑的区别在于：可以被拖带标测，折返环路发生在心房内，界嵴不包括在折返环路内。拖带作为一项标测技术，证明心动过速的发生机制是折返，同时标测折返环路的成分，确定消融靶点。非峡部依赖性房扑常发生在心脏外科术后，围绕某一心房瘢痕区的折返激动形成，尤其多见于先天性心脏病修补术后，这些医源性损伤也可见于普通型房扑或心房颤动的外科或射频消融术后。在右房切开术后的病人，峡部依赖性房扑和非峡部依赖性房扑常同时存在。采用多种技术对折返环路进行详细的标测经常是很有必要的，方便确定适宜消融的关键传导部位。

五、心房颤动的消融治疗

（一）心房颤动发生机制认识的发展及消融背景

心房颤动（简称房颤）的机制一直未得到彻底阐明，经典的学说包括多子波折返、自旋波折返和局灶激动学说，在很长的时间内只是假设或仅仅在动物试验上得到证实。 但这究竟是房颤的因还是果，一直尚无定论。1988年，法国电生理学家Haissaguerre等发现，心房及肺静脉内的异位兴奋灶发出的快速冲动可导致房颤发生，而消融这些异位兴奋灶可使房颤得到根治，从而证实了单个异位兴奋灶可以是房颤的原因并提出了局灶性房颤的概念。这一概念和理论的提出似乎改变了人们对房颤的认识和治疗路线，这是房颤治疗的重要里程碑。在随后的研究中，在人心大静脉肌袖以及心房某些特殊组织如界嵴内都发现了类起搏细胞，这些细胞可导致自律性异常和促发活动，这是房颤发生的重要始动机制，该理论首次对房颤的发生机制有一个较为系统和完整的解释，并通过后来以此理论为指导的房颤消融治疗效果得以证实。但实际上，房颤的发生可能是多因素共同参与或者多因素合并存在。房颤消融方法学演变包括：① 仿迷宫线形消融是基于房内折返学说（moe，a1lessie）——维持基质（substrate）。右心房线形消融的成功率为20%，左右房联合线形消融的成功率虽然有所提高，但手术时间长，并发症高，且线形消融很难产生连续和透壁的损伤效果。②肺静脉及肺静脉外局灶点消融是基于房颤的触发（trigger）机制——启动因素，肺静脉内消融其狭窄发生率高，消融成功率低。③肺静脉电隔离术，即围绕肺静脉口周围的线性消融，肺静脉狭窄发生率低，成功率高于肺静脉内点状消融，但成功率仍不满意。④环绕肺静脉的左心房线性消融（针对房颤的触发机制和基质的消融），成功率文献报道可高达90%。

Haissaguerre等早期发现异位兴奋灶90%～95%位于肺静脉内，从理论上讲，似乎将节段性肺静脉电隔离术通过隔离兴奋灶应该可以使大部分的房颤得到根治。但实际上并非如此，临床上即使达到了完全的电隔离，甚至同时标测并消融了其他部位的兴奋灶，仍然有许多患者无法获得很好疗效。因此，房颤的发生机制是极其复杂的。目前，普遍认为异位兴奋灶只是房颤发生的一个促发机制，但房颤的持续尚有赖于心房内的其他结构：心房基质，其他因素也参与其中。有研究表明，改变心脏自主神经张力，可以达到预防房颤发生的目的，而在迷走神经分布区域消融可以终止和预防房颤发生。因此，房颤发生机制又有一种新的认识：自主神经机制。

总之，房颤的发生是复杂的，是一种多因素的共同参与或先后参与导致的电生理现象。因此，对房颤的消融治疗也存在几种方法。

（二）消融治疗概述

根据房颤发生机制认识的不同，用于房颤的导管消融策略也就不同。目前，常用的策略有节段性肺静脉消融、环肺静脉线性（肺静脉前庭）消融、神经节消融、心房复杂碎裂电位消融以及一些非主流消融措施。各种策略之间虽然有所区别，本质上却存在一定的内在联系。但唯有环肺静脉线性消融干预了包含其他所有策略所能干预的机制。尚无充分证据证明任何一种方法可完全取代另外一种方法，其中多种改进的方法依然以肺静脉电隔离为消融终点。因此，这也是目前的主流消融策略被各大中心采纳，而形成以该术式为主，其他方法为辅的房颤消融局面。目前对标测系统的认识基本达成一致，国内外各中心均基本在传统的电标测系统基础上，结合三维标测系统（CARTO或Ensite 3 000）进行标测，消融能量各有不同。

（三）消融治疗的思考

目前，世界范围内房颤消融飞速发展，国内也多中心开展了该项目，成为心律失常介入治疗领域的重要内容。因此，有人将房颤的消融治疗比喻成继10余年前PSVT的射频消融治疗后心脏电生理发展的第二春。但目前尚有许多问题未能彻底澄清，因此，有许多问题尚值得思考。

1．房颤消融的适应证问题：目前消融的主要方式以干预肺静脉为主，而通常认为阵发性房颤的发生与肺静脉有关，慢性持续性或永久性房颤的发生可能以肺静脉以外因素参与为主。因此，也就导致这样一种认识：以肺静脉为核心的消融策略在阵发性房颤效果较好，而对于持续性或者永久性房颤效果欠佳。因此，指南推荐：对于节律控制，药物仍旧是一线治疗，左心房消融为二线治疗，特别是对于有症状的孤立性房颤患者。需要维持窦性心律的年轻症状严重的房颤患者采用射频消融治疗优于多年的药物治疗。药物也是需要室率控制患者的首要选择。消融房室结并植入起搏器虽然能够明显改善症状，但长期右心室起搏有可能带来不良的影响。在选择性患者中，房室结的导管射频消融和植入起搏器会减轻房颤患者的症状，改善生活质量。

2．并发症问题：并发症包括与心脏导管手术相关的任何事件，还包括房颤消融的副作用。主要副作用时肺静脉狭窄，血栓栓塞，房扑，房速，心房食管瘘。血栓事件是最严重的并发症，发生率从0%到5%不等。消融期间充分的抗凝治疗可减少血栓形成的风险。在对左心房后壁进行广泛消融时可发生心房食管瘘。典型的症状包括突然发生神经症状或心包炎，不幸的是该并发症一旦出现往往都是致命性的。所幸，目前方法学的改进已大大降低了并发症的发生。

3．房颤消融的未来方向：经导管的射频消融治疗在近几年取得了巨大的进步，为药物和电转复效果不佳的房颤患者的治疗提供了广阔的前景。但现有的证据有限，有选择的房颤患者能够获益。已有的证据对于导管的定位和治疗的绝对成功率不能令人信服，而且各项研究的并发症发生率、患者的临床特征、成功的标准、随访时间和采用的技术变化很大。应对各种射频消融技术优点和缺点进行全面的评价，包括生活质量，复发率。在病例选择上，应考虑哪些患者能够从治疗中获益以及短期和长期的风险。

六、室性心动过速以及室性早搏的消融治疗

持续性心室率快的室性心动过速（简称室速）、心室扑动和心室颤动可在短时间内引起严重的血流动力学改变，致猝死，因此首选电复律和电除颤。射频导管消融主要适于特发性室速（IVT）、束支折返性室速、器质性心脏病室速主要为血流动力学稳定的单形性冠心病室速和先天性心脏病矫正后室速，对致心律失常性右心室心肌病和扩张性心肌病室速的消融效果差。因此，本文主要介绍特发性室性心动过速和室性早搏的消融治疗。

（一）特发性室性心动过速的发生机制及电生理特点

最常见的特发性室速为起源于右心室流出道的室速（RVOT-VT）和起源于左心室中后间隔部的左心室特发性室速（ILVT），少数为起源于希氏束、左心室流出道、右心室流入道等部位的室速。下面主要介绍特发性的右心室流出道室速和起源于左心室中后间隔部的左心室特发性室速，而室性早搏的消融相关资料参考室速的标准。

1．RVOT-VT：在心电图上，RVOT-VT呈左束支阻滞伴正常电轴或右偏，Ⅱ、Ⅲ、AVF导联主波向上。该型室速以中青年多见，运动和异丙肾上腺素容易诱发，电生理检查时往往不易被期前刺激诱发，但在心房或心室分级递增刺激到一定频率时可诱发，β-受

体阻滞剂或腺苷（或ATP）可能使其终止。其发生机制目前多认为与儿茶酚胺所介导的延迟后除极以及触发活动有关。故而临床上对其又有一些其他称呼，如“儿茶酚胺敏感性室速”、“腺苷敏感性室速”、“运动诱发性室速”等。交感神经活性的增高有助于RVOT-VT的发生，但未见研究表明该型室速可像长QT综合征那样进行交感神经节切除以达到治疗目的。

2．ILVT：心电图呈右束支阻滞图形，其临床电生理特征为能被程序刺激和快速刺激诱发或终止，因维拉帕米能有效终止其发作，故而呈有“维拉帕米敏感性室速”一说，之前也有“分支型室速”的称呼。多起源于左心室中后间隔（即左后分支的蒲肯野氏纤维网处），绝大多数表现为持续性单形性室速。目前认为其发生的主要机制是折返，少数可能由触发活动引起。

（二）特发性室速的靶点标测和消融

射频消融的成功与否取决于正确的靶点标测，因此，精确的电生理定位标测在IVT的消融中起着重要作用。一般先根据体表心电图对VT起源进行初步的判断，然后在心内电生理检查时确定其精确位置。常用的消融靶点标测手段为激动顺序标测和起搏标测或者浦肯野电位标测，以前2种方法最为常用。

1．RVOT-VT靶点的标测和消融：经股静脉插入消融导管，正位或RAO 30° 透视下将导管送入右心室心尖部，回撤至三尖瓣口上缘，然后顺时针方向旋转前送即进入流出道，而后在LAO 45° 行标测及消融。由于该型室速起源点大部分位于流出道间隔部，故而选择LAO 45° 投照角度比较直观，便于指引导管的操作及细标，因此该体位为首选经典投照体位。

RVOT-VT的标测方法采取激动顺序法和起搏法均可，但以后者更为常用。因右心室流出道范围局限，室速起源点小，因而更适宜起搏标测。另外，起搏标测时要求和术中记录到的体表室速心电图进行比较，理想的靶点处起搏心电图与自发性的室速心电图形态完全一致。

消融终点的判断可根据如下标准：① 室速发作下消融，放电后室速终止；② 消融后即刻及30 min后，重复原诱发窗口刺激诱发并静脉使用异丙肾上腺素后刺激均不能诱发出VT。

2．ILVT靶点的标测和消融：经股动脉送入消融导管，跨主动脉瓣送达左心室心尖部。取RAO 30° 或LAO 45° ~ 60° 透视，RAO体位易于判断消融导管离心尖和基底部的距离、靶点处与希氏束及束支的位置关系，同时该体位有利于将导管送至心尖部。而LAO体位易于判断和操控导管指向室间隔面或游离壁，RAO体位则无法很好判断。

ILVT主要采用激动顺序标测，该法简单实用。目前对P电位最早提前处作为可靠的消融靶点的认识已基本达成共识。起搏标测一般不作为ILVT的首选标测方法，其主要原因在于起搏标测的精确度不如激动顺序标测。且对ILVT所做的起搏和激动顺序标测比较研究表明，在激动顺序标测到P电位的多部位起搏可获得与室速完全相同发作时的体表心电图，说明用起搏方式标测无法精确定位。因此，激动顺序标测法在ILVT更为常用，其消融终点判断标准同RVOT-VT。

第二节　体外电复律和电除颤

电除颤是目前治疗心室颤动的唯一有效方法。电除颤和电复律的机制为将一定强度的电流通过心脏，使心脏全部或绝大部分心肌纤维在瞬间立即去极化，造成心脏短暂停搏，然后由窦房结或心脏其他自律性高的起搏点重新主导心脏节律。当发生室上性心动过速、心房颤动、室性心动过速、心室颤动等心律失常而明显影响血流动力学时，需要紧急电复律或电除颤。因绝大部分患者均未植入埋藏式心脏复律除颤器（ICD），因此，体外电复律和除颤成为挽救生命的重要手段。综合目前各种资料，目前需要紧急电复律或电除颤的主要是各种明显影响或可能明显影响血流动力学状态的心律失常，而并非通常所说的室性心动过速、心室颤动，因为一些室上性心动过速或心房颤动当心室率足够快时也可影响血流动力学状态而可能危及生命安全。电复律与电除颤不同，前者放电需要和R波同步，如电复律在心室的易损期放电可能导致心室颤动。

第三节　埋藏式心脏复律除颤器

埋藏式心脏复律除颤器（ICD）为集抗心动过速、电复律和电除颤为一体的植入性装置，不可逆性室性心动过速，心室扑动和心室颤动为ICD治疗主要适应证。如若心动过速不伴有血流动力学障碍，ICD可通过ATP功能终止心动过速，而不需除颤治疗。

一、植入技术

埋藏式心脏复律除颤器的电极导线较起搏导线要粗，一般选用锁骨下静脉穿刺，8～10F扩张管、套管进入电极。ICD电极不像起搏电极导线柔软而容易跨过三尖瓣口，可将指引钢丝头断塑形成45°弯曲，这样能比较顺利通过三尖瓣口，而后在换用直导丝操控电极到达右心室心尖部。目前ICD体积已接近普通起搏器体积，故而通常ICD放置在胸部皮下，但ICD较之普通起搏器还是略显大且较重，因此，对于皮下脂肪少者可选择放置于胸大肌与胸小肌之间，以免日后局部皮肤缺血破溃、坏死等。ICD植入术中均需要对其起搏和感知阈值、除颤阈值等参数进行测定，因此诱颤成为必要手段，需要麻醉师参与静脉麻醉以减少患者痛苦和潜在的心理影响。目前诱颤（或室速）的方法主要有：① T—电击：即在T波放电刺激诱发室性心动过速或心室颤动；② 50 Hz交流电诱发；③ 短阵快速刺激；④ 程序电刺激。一般认为前两者易诱发心室颤动，后两者易诱发室速。

二、植入适应证

埋藏式心脏复律除颤器自1980年开始应用到今天，随着大型临床试验证据的不断开展和公布，其适应证也随之发生变化。现主要介绍2002年AHA/ACC/NASPE制定的ICD指南以及2005年ACC/AHA心力衰竭治疗指南中关于ICD适应证的部分规定。

（一）2002年AHA/ACC/NASPE制定的ICD指南适应证

1. Ⅰ类适应证：

（1）非一过性或可逆性原因引起的室速或室颤导致的心脏骤停（A）。

（2）伴有器质性心脏病的自发性持续性室速（B）。

（3）原因不明的晕厥，在心电生理检查时能诱发有明显血流动力学影响的持续性室速或室颤，药物治疗无效、不能耐受药物治疗或不可取（B）。

（4）伴发冠心病、陈旧性心肌梗死和左心室功能障碍的非持续性室速，在心电生理检查时可诱发持续性室速或室颤，不能被Ⅰ类抗心律失常药物所抑制（A）。

（5）无器质性心脏病的自发性持续性室速，对其他治疗无效（C）。

2. Ⅱa类适应证：心肌梗死后1个月和冠状动脉血运重建治疗后3个月，LVEF≤30%的患者。

3. Ⅱb类适应证：

（1）推测心脏骤停是由于室颤所致，而由于身体等其他原因不能进行心内电生理检查（C）。

（2）在等待心脏移植前，有归咎于持续性室性心律失常的严重症状（如晕厥）（C）。

（3）有致命性快速心律失常高危的家族性或遗传性疾病，如长QT综合征或肥厚性心肌病等（B）。

（4）伴发冠心病、陈旧性心肌梗死和左心室功能障碍的持续性室速，在心内电生理检查时可诱发持续性室速或室颤（B）。

（5）病因未明的晕厥反复发作，伴有心室功能障碍和心内电生理检查诱发出室性心律失常，而排除了其他可引起晕厥的原因（C）。

（6）不明原因晕厥或有家族史的不明原因晕厥，伴有典型或不典型的右束支阻滞和ST段抬高表现（C）。

4. Ⅲ类适应证：

（1）原因不明的晕厥，没有可诱发的持续性快速室性心律失常（C）。

（2）无休止的室速或室颤（C）。

（3）室速或室颤起源处可被外科手术或射频消融所消除，例如伴随预激综合征的房性心律失常、右心室流出道室速、特发性左心室室速或分支型室速（C）。

（4）因一过性或可逆性损伤（如心肌梗死、电解质紊乱、药物、创伤）所致的室性快速性心律失常（B）。

（5）明显的精神性疾病，可能被器械植入所加重或不能进行系统的随访（C）。

（6）预期生存期≤6个月的终末期疾病（C）。

（7）有左心室功能不良和QRS时限延长而无自发性或可诱发的持续性或非持续性室速的，准备进行紧急冠状动脉搭桥术（CABG）的冠心病患者（B）。

（8）NYHA 4级的，非等候心脏移植的药物难控制的充血性心力衰竭（C）。

（二）2005年AHA/ACC心力衰竭治疗指南中关于ICD适应证的部分规定

1. Ⅰ类适应证：

（1）对有心脏性猝死、室颤或血流动力学不稳定室速病史的症状性心力衰竭患者，推荐植入ICD作为二级预防以延长生存期（A）。

（2）符合以下条件的缺血性心脏病患者，推荐植入ICD作为一级预防，减少心脏性猝死：心肌梗死后至少40天；LVEF≤30%；长期最佳药物治疗后NYHA Ⅱ或Ⅲ级；合理预期生存期超过1年且心功能良好（A）。

（3）符合以下条件的非缺血性心肌病患者，推荐植入ICD作为一级预防，减少心脏性猝死：LVEF≤30%；长期最佳药物治疗后NYHA Ⅱ或Ⅲ级；合理预期生存期超过1年且心功能良好（B）。

2. Ⅱa类适应证：

（1）符合以下条件的任何原因导致的心力衰竭患者，可以考虑植入ICD：LVEF 30%～35%；长期最佳药物治疗后NYHA Ⅱ或Ⅲ级；合理预期生存期超过1年且心功能良好（B）。

（2）符合以下条件的任何原因导致的心脏病患者，可以考虑植入ICD：心肌梗死后至少40天；LVEF≤30%；长期最佳药物治疗后NYHA Ⅰ级；合理预期生存期超过1年且心功能良好（B）。

3. Ⅱb类适应证：符合以下条件的非缺血性心肌病患者，可植入ICD：LVEF≤30%；长期最佳药物治疗后NYHA Ⅰ级；合理预期生存期超过1年且心功能良好（C）。

（三）2006年AHA/ACC/ESC室性心律失常治疗和心脏性猝死预防指南中关于ICD适应证的部分规定

1. Ⅰ类适应证：

（1）心肌梗死后左心室功能不全，不能进行血运重建治疗的室颤幸存患者，或心肌梗死后左心室功能不全并具有血流动力学不稳定的持续性室速，或非缺血性扩张型心肌病并存在明显的左心室功能障碍者出现持续性室速或室颤，合理预期生存期超过1年且功能良好者应该接受ICD治疗（A）。

（2）心肌梗死后40天以上，左心室功能不全，LVEF低于或介于30%～40%之间，NYHA Ⅱ级或Ⅲ级，接受长期最佳药物治疗，合理预期生存期超过1年且功能良好者，为通过减少心脏性猝死而降低总死亡率，ICD可作为一级预防推荐植入（A）。

（3）先天性心脏病心脏骤停幸存者，经事件原因评估并排除可逆性原因的患者，或肥厚型心肌病伴有持续性室速和（或）室颤的患者，接受长期最佳药物治疗，合理预期生存期超过1年且功能良好者，应该接受ICD治疗（B）。

（4）先天性心脏病伴自发性持续性室速应该接受有创血流动力学和电生理评价。推荐的治疗包括经导管消融或外科手术以减少室速发作。如果上述方案不成功，推荐植入ICD（C）。

（5）对潜在的浸润性心肌病（underlying infiltrative cardiomyopathy）者、内分泌紊乱者、肾功能不全等待肾移植者、心包疾病者以及肥胖、厌食症患者或者因节食而需要治疗的患者伴发威胁生命的心律失常，除了治疗其他疾病外，心律失常也应治疗，包括对接受长期最佳药物治疗，合理预期生存期超过1年且功能良好者植入ICD或心脏起搏器（C）。

（6）接受长期最佳药物治疗，合理预期生存期超过1年且功能良好的非缺血性扩张型心肌病患者LVEF小于或介于30%～35%之间者，或致心律失常性右心室心肌病伴有记录到的持续性室速或室颤者，ICD被推荐作为一级预防措施，其通过降低心脏性猝死而降低总死亡率（B）。

（7）室颤幸存者，或血流动力学不稳定的室速，或具有晕厥表现的室速及那些LVEF≥40%，接受长期最佳药物治疗，合理预期生存期超过1年且功能良好者，ICD被推荐作为心脏性猝死的二级预防措施（A）。

（8）心肌梗死40天以上左心室功能障碍，LVEF小于或介于30%～40%之间，NYHA Ⅱ或Ⅲ级，或非缺血性心脏病，LVEF小于或介于30%～35%之间，NYHA 2级或3级，接受长期最佳药物治疗，合理预期生存期超过1年且功能良好者，ICD被推荐作为一级预防措施通过降低心脏性猝死而降低总死亡率（A）。

（9）ICD联合β-受体阻滞剂被推荐作为长QT综合征，既往有心脏骤停病史，接受长期最佳药物治疗，合理预期生存期超过1年且功能良好者的有效措施（A）。

（10）Brugada综合征，既往有过心脏骤停的患者，或儿茶酚胺能多形性室速，心脏骤停幸存的患者，或尽管已经戒酒，但仍存在持续性威胁生命的室性心动过速的患者，接受合理长期最佳药物治疗，预期生存期超过1年且功能良好者，推荐植入ICD（C）。

（11）当心脏骤停幸存的儿童患者经过彻底的检查未能找到可纠正的因素，接受合理长期最佳药物治疗，预期生存期超过1年且功能良好者，应该接受ICD治疗（C）。

（12）具有基因基础（通道缺陷或心肌病）的心脏骤停或持续性室速高危儿童，应该ICD联合药物治疗。植入ICD的决定必须考虑到与基础疾病相关的心脏骤停风险，以及潜在的设备障碍、感染或心衰等风险（C）。

2. Ⅱa类适应证：

（1）心肌梗死后40天以上，左心室功能不全，LVEF小于或介于30%～35%之间，NYHA Ⅰ级，或先天性心脏病伴有无法解释的晕厥及心功能受损，接受长期最佳药物治疗，合理预期生存期超过1年且功能良好者，接受ICD治疗是合理的（B）。

（2）心肌梗死后反复发作持续性室速，心功能正常或接近正常，接受长期最佳药物治疗，合理预期生存期超过1年且功能良好者，接受ICD治疗是合理的（C）。

（3）具有威胁生命的室性心律失常而非处于心肌炎的急性期或无法解释的晕厥伴明显的左心室功能障碍的非缺血性扩张型心肌病，接受长期最佳药物治疗，合理预期生存期超过1年且功能良好者，ICD植入可能是有效的（C）。

（4）心脏功能正常或接近正常以及非缺血性扩张型心肌病患者，接受长期最佳药物治疗，合理预期生存期超过1年且功能良好者，ICD可能是终止持续性室速的有效方法（A）。

（5）肥厚型心肌病具有一个或多个心脏性猝死的危险因素（心脏骤停、自发性室性心动过速、早发心脏性猝死家族史、无法解释的晕厥、≥30 mm的左心室肥厚、异常的运动血压、非持续性自发性室性心动过速），接受长期最佳药物治疗，合理预期生存期超过1年且功能良好的患者，ICD植入可能是心脏性猝死一级预防的有效方法（C）。

（6）致心律失常性右心室心肌病伴有广泛疾病如左心室累及、一个或多个心脏性猝死的家族成员，或未诊断的晕厥（室速及室颤未被排除），接受长期最佳药物治疗，合理预期生存期超过1年且功能良好者，ICD可能是预防心脏性猝死的有效措施（C）。

（7）NYHA 3级或4级，窦性心律下QRS间期至少120 ms，接受合理长期最佳药物治疗，预期生存期超过1年且功能良好者，ICD联合双室同步化起搏可能是通过降低心脏性猝死而降低总死亡率的一级预防的有效措施（B）。

（8）心肌梗死40天以后，左心室功能不全，LVEF小于或介于30%～35%之间，NYHA Ⅰ级，接受合理长期最佳药物治疗，预期生存期>1年且功能良好者，ICD是合理的通过降低心脏性猝死而降低总死亡率的一级预防（A）。

（9）反复发作的稳定性室速，具有正常或接近正常的LVEF，接受合理长期最佳药物治疗，预期生存期>1年且功能良好者，ICD治疗是合理的（C）。

（10）长QT综合征，接受了β-受体阻滞剂而发作过晕厥和（或）室速，接受合理长期最佳药物治疗，预期生存期>1年且功能良好者，植入ICD降低心脏性猝死从而降低总死亡率（B）。

（11）Brugada综合征，自发性V_1～V_3导联ST段抬高伴晕厥且有或无已被证实的SCN5A基因突变，或记录到室速但没有导致心脏骤停，接受合理长期最佳药物治疗，预期生存期>1年且功能良好者，ICD植入是合理的（C）。

（12）儿茶酚胺能多形性室速伴有晕厥和（或）接受β-受体阻滞剂条件下记录到持续性室速，接受合理长期最佳药物治疗，预期生存期>1年且功能良好者，建议ICD与β-受体阻滞剂联合治疗（C）。

（13）正常或接近正常的心脏功能，无结构性心脏病，接受合理长期最佳药物治疗，预期生存期>1年且功能良好者，ICD可能是终止持续性室速的有效措施（C）。

（14）自发性持续性室性心律失常，LVEF≥35%，接受合理长期最佳药物治疗，预期生存期>1年且功能良好的儿童患者，ICD治疗是合理的（B）。

3. Ⅱb类适应证：

（1）非缺血性扩张型心肌病，LVEF小于或介于30%～35%之间的NYHA Ⅰ级，接受长期最佳药物治疗，合理预期生存期>1年且功能良好的患者，植入ICD是可以考虑的（C）。

（2）非缺血性心脏病，LVEF小于或介于30%～35%之间，NYHA Ⅰ级，接受合理长期最佳药物治疗，预期生存期>1年且功能良好者，ICD通过降低心脏性猝死而降低总死亡率而作为一级预防措施（B）。

（3）具有较高心脏骤停风险的疾病如LQR2和LQT3，接受合理长期最佳药物治疗，预期生存期>1年且功能良好者，ICD联合β-受体阻滞剂用以预防心脏性猝死（B）。

4. Ⅲ类适应证：

（1）心肌炎急性期植入ICD（C）。

（2）因为其他主要并发疾病而预期寿命<1年的老年患者植入ICD（C）。

三、总结

熟悉或了解ICD治疗的适应证及其疗效十分必要，因为这在许多患者是唯一可以真正挽救生命的措施。即使由于医院设备或技术条件无法完成ICD植入的单位，如能及时发现并转送该类患者，也能使患者不至于失去有效挽救生命的机会。随着大型临床试验的不断开展以及ICD制造技术的不断进步和成本的下降，相信更多的患者能从中获得益处。

第四节　缓慢性心律失常的起搏治疗

缓慢性心律失常的永久起搏治疗早已成为常规方法，这种植入性装置挽救了许多窦房结和房室结病变所致的缓慢心律失常病人的生命，其疗效经过数10年的长期临床随访观察，证明是安全可靠的。

自从1958年第一台心脏起搏器植入人体以来，起搏器制造技术和工艺飞速发展，功能也日益完善。随着新型起搏器的不断问世，以及起搏器程控技术的不断发展，目前植入起搏器已成为临床上一种常规治疗技术，成功挽救了许多患者的生命。

一、植入路径的选择

最先植入起搏器均采用开胸方法将起搏电极固定于心外膜，1965年经静脉植入技术的问世，使起搏器的植入技术发生了巨大变化，手术操作也大大简化。而1979年锁骨下静脉穿刺技术的临床应用使得起搏器植入技术更进一步，目前临床上大部分双腔或三腔起搏器植入均采用此法，而对单腔起搏器，由于植入电极单一，则可选择头静脉植入。此外，尚有部分特殊患者可选择腋静脉等特殊途径植入。

1．常规静脉入路：

（1）头静脉入路：头静脉入路常采用切开法，局部麻醉后，在锁骨中点下方约1.5 cm的水平上，以三角肌与胸大肌之间的肌间沟为中心作一切口，逐层分离直至见到脂肪覆盖的肌间沟，钝性分离找到头静脉。游离后结扎远端，刀片作一小切口后插入起搏电极，并进入起搏目标位置。

（2）锁骨下静脉入路：锁骨下静脉穿刺技术目前比较成熟，解剖位置相对固定，因此，目前常采用该技术放置电极。同时，锁骨下静脉的解剖位置靠近锁骨下方，通过这条静脉放置电极容易连接锁骨下方的脉冲发生器。

2．非常规静脉入路：

（1）腋静脉入路：腋静脉通常被认为是锁骨下静脉的胸外部分，是锁骨下静脉穿出上纵隔并跨越第一肋骨后的延续，对可能出现挤压综合征或者锁骨下静脉入路困难的患者，腋静脉被认为是理想入路。Nichalls于1987年首次报道过腋静脉入路植入起搏电极，以后陆续有人报道。Bry等报道一种腋静脉穿刺技术，该技术要点主要是：首先穿刺针触及锁骨，然后在透视下将针尖转向第一肋骨，最后在前–后侧方向通过一系列进针和退针的技巧移动针尖直到回抽到暗红色静脉血，该报道成功率大约98%。

（2）颈内静脉入路：这是种比较罕见的静脉入路，通常在头静脉、锁骨下静脉、腋静脉无效的情况下采用。穿刺技术本身难度不大，但采用该技术植入起搏电极存在一些问题，如增加电极折断和磨损的风险，此外，建立皮下隧道费时且影响美观。

二、起搏部位的选择

起搏技术自问世以来，挽救了无数患者的性命。但随着起搏技术的不断完善和临床试验的不断积累，近年来，起搏部位成为该领域的一个研究方向和热点。因为不同起搏部位决定着不同的血流动力学影响和远期预后。许多研究表明，右心室心尖部起搏增加心衰和房颤风险，进而增加死亡率。一些研究也发现，不同部位的起搏对房颤的发生率和心房功能同样有不同的影响。尽管对目前传统起搏部位的缺陷已经达成共识，但在临床实际工作中，传统起搏部位仍然占到绝大多数，其主要原因是传统的心脏起搏部位操作相对简单，电极到位成功率高。虽然如此，业内仍然主张对一些特殊人群采用优化的起搏部位如右心房高位房间隔起搏、右心房低位间隔（冠状窦）起搏、右心室流出道起搏、室间隔起搏等。近期的临床试验表明，右心室心尖部起搏应尽量避免。

三、电极导线固定方式

目前的起搏导线基本使用的是聚氨酯材料，导线头的固定有被动固定装置（倒刺状），能成功地将起搏电极固定于肌小梁。此外，尚有主动性固定电极（头端螺旋状），通过主动旋入心肌而起到固定作用。

四、频率适应性起搏的优缺点

频率适应性起搏（rate adaptive pacemaker，RAP）是指起搏频率能随人体的代谢活动而自动改变，以满足人体活动需要的心输出量。该起搏器的问世，是基于在植入起搏器的患者中，大约有50%以上的患者对运动、情绪改变等不能作出正常的心率反应，即患者的心率不能随着机体代谢活动的增加而增加，该状况称为心脏变时功能不全（chronotropic incompetence），而RAP主要适用于该类患者。该起搏的主要优点在于活动时，能保证足够的心输出量，改善患者活动耐量及生活质量。但同时，有研究表明，RAP的使用使得心衰和房颤的发生率明显增加，究其主要原因，是因为右心室起搏比例明显增加。因此，该项技术的临床使用又重新值得思考，但通过优化起搏部位，改善不良起搏部位带来的不良血流动力学影响后，能进一步提高RAP的临床益处。

五、起搏器植入适应证

起搏器植入的适应证主要是症状性心动过缓。所谓症状性心动过缓是指直接由于心动过缓导致心输出量下降，重要脏器供血不足而产生一系列临床症状，如头昏、乏力、黑蒙、晕厥，甚至心功能不全等等。ACC/AHA/HRS将植入起搏器的主要适应证按其需要程度分为Ⅰ、Ⅱ、Ⅲ三类，按其证据水平分为A、B、C三类，分述如下。

1. 病态窦房结综合征（SSS）：

（1）Ⅰ类适应证：

1）SSS表现为症状性心动过缓，或必须使用某些类型和剂量的药物进行治疗，而这些药物又可引起或加重心动过缓并产生症状者。

2）因窦房结变性不良而引起症状者。

（2）Ⅱa类适应证：

1）自发或药物诱发的窦房结功能不良，心率＜40次/min，虽有心动过缓的症状，但未能证实与所发生的心动过缓有关。

2）不明原因晕厥，若合并窦房结功能不良，或经电生理检查发现有窦房结功能不良。

（3）Ⅱb类适应证：清醒状态下心率长期＜40次/min，但症状轻微。

（4）Ⅲ类适应证：

1）无症状的患者，包括长期应用药物所致的窦性心动过缓（心率＜40次/min）。

2）虽有类似心动过缓的症状，业已证实该症状并不来自窦性心动过缓。

3）非必须应用的药物引起的症状性心动过缓。

2. 成人获得性房室传导阻滞（AVB）：

（1）Ⅰ类适应证：

1）任何阻滞部位的Ⅲ度和高度AVB伴下列情况之一者：有AVB所致的症状性心动过缓（包括心力衰竭）；需要药物治疗其他心律失常或其他疾病，而所用药物可导致心动过缓；虽无临床症状，但业已证实心室停搏＞3 s或清醒状态时逸搏心率＜40次/min；射频消融房室交界区导致的Ⅲ度AVB；心脏外科手术后发生的不可逆性AVB；神经肌源性疾病伴发的AVB、无论是否有症状均列为Ⅰ类适应证，因AVB随时会加重。

2）任何阻滞部位和类型的Ⅱ度AVB产生的症状性心动过缓。

（2）Ⅱa类适应证：

1）任何部位无症状的Ⅲ度AVB，清醒时平均心室率＞40次/min，尤其是合并心肌病和左心室功能不良。

2）无症状的Ⅱ度Ⅱ型AVB，心电图表现为窄QRS波。若为宽QRS波则列为Ⅰ类适应证。

3）无症状的Ⅱ度Ⅰ型AVB，因其他情况行电生理检查发现阻滞部位在希氏束内或以下水平。

4）Ⅰ度或Ⅱ度AVB伴有类似起搏器综合征的临床表现。

（3）Ⅱb类适应证：

1）合并有左心室功能不全或充血性心力衰竭症状的显著Ⅰ度AVB（PR间期＞300 ns），缩短AV间期可能降低左心房充盈压而改善心力衰竭症状者。

2）神经肌源性疾病伴发任何程度的AVB，无论是否有症状，因为传导阻滞随时会加重。

（4）Ⅲ类适应证：

1）无症状的Ⅰ度AVB。

2）发生于希氏束以上及未明确阻滞部位是在希氏束内或以下的Ⅱ度Ⅰ型AVB。

3）预期可恢复且不再复发的AVB。

3. 慢性双分支和三分支阻滞：

（1）Ⅰ类适应证：

1）双分支或三分支阻滞伴间歇性Ⅲ度AVB。

2）双分支或三分支阻滞伴间歇性Ⅱ度2型AVB。

3）交替性双侧束支阻滞。

（2）Ⅱa类适应证

1）虽未证实晕厥由AVB引起，但可排除由于其他原因引起（尤其是室性心动过速）引起的晕厥。

2）虽无临床症状，但电生理检查发现HV间期≥100 ms。

3）电生理检查时，由心房起搏诱发的希氏束以下非生理性阻滞。

（3）Ⅱb类适应证：神经肌源性疾病（肌发育不良、克塞氏病等）伴发的任何程度的分支阻滞，无论是否有症状，因为传导阻滞随时会加重。

（4）Ⅲ类适应证：

1）分支阻滞无症状或不伴有AVB。

2）分支阻滞伴有Ⅰ度AVB，但无临床症状。

4. 伴随急性心肌梗死的AVB起搏治疗：

（1）Ⅰ类适应证：

1）急性心肌梗死后持续存在的希氏束以下的Ⅱ度或Ⅲ度AVB。

2）房室结以下的短暂性Ⅱ度或Ⅲ度AVB，伴束支阻滞者。若阻滞部位不清楚则应进行电生理检查。

3）持续和有症状Ⅱ度或Ⅲ度AVB。

（2）Ⅱa类适应证：无。

（3）Ⅱb类适应证：房室结水平的持续性Ⅱ度或Ⅲ度AVB。

（4）Ⅲ类适应证：

1）不伴室内阻滞的短暂性AVB。

2）伴左前分支阻滞的短暂性AVB。

3）单纯左前分支阻滞。

4）持续性Ⅰ度AVB伴有慢性或发病时间不明的束支阻滞。

5. 儿童、青少年和先天性心脏病患者的起搏治疗：

（1）Ⅰ类适应证：

1）Ⅱ～Ⅲ度AVB伴有症状性心动过缓、心功能不良或低心排出量。

2）有窦房结功能不良症状，窦房结功能不良表现为与年龄不相称的窦性心动过缓。

3）手术后Ⅱ～Ⅲ度AVB持续>7～14天，预期不能恢复。

4）先天性Ⅲ度AVB合并宽QRS逸搏心律、复杂室性早搏及心功能不良。

5）婴儿先天性Ⅲ度AVB，心室率<50～55次/min，或合并先天性心脏病，心室率<70次/min。

（2）Ⅱa类适应证：

1）慢快综合征，需长期药物治疗（地高辛除外）。

2）先天性Ⅲ度AVB，1岁以上，平均心率<50次/min，或有2～3 s的长间歇。

3）长QT综合征合并2：1下传的Ⅱ度AVB或Ⅲ度AVB。

4）无症状性心动过缓合并复杂器质性心脏病，静息时心率<40次/min或有>3 s的长间歇。

5）先天性心脏病患者，血流动力学由于心动过缓和房室不同步受损。

（3）Ⅱb类适应证：

1）暂时性手术后Ⅲ度AVB，恢复窦性心率后遗留室内双分支阻滞。

2）先天性Ⅲ度AVB儿童和青少年患者，其心率可接受，窄QRS波，心功能正常。

3）青少年合并先天性心脏病，静息时心率<40次/min或有>3 s长间歇但患者无症状。

4）神经肌源性疾病（肌发育不良、克塞氏病等）伴发的任何程度的AVB，无论是否有症状，因为传导阻滞随时会加重。

（4）Ⅲ类适应证：

1）手术后暂时性AVB，其传导已恢复。

2）无症状的手术后室内双分支阻滞，伴或不伴Ⅰ度AVB。

3）无症状的Ⅱ度Ⅰ型AVB。

4）青少年无症状的窦性心动过缓，心率>40次/min，或最长间歇<3 s。

六、起搏器相关并发症及防治

1. 手术操作相关并发症：

（1）血肿形成：这是起搏器植入术后最常见的并发症之一，其发生主要与植入技术有关，但有时即使是有经验的医生也难以避免。对早期轻度血肿可采取局部压迫，不主张引流，因其可增加感染机会。若皮下血肿张力大，波动感明显，可在无菌条件下抽吸，但应避免重复抽吸以免增加感染机会。对仍无法满意处理的患者，压迫症状明显甚至有切口裂开或皮肤坏死危险时，需考虑手术清创。

（2）感染：据数据显示，起搏器植入术后感染的发生率一般<2%，大系列的资料显示感染发生率在1%以内。感染的发生主要与手术的无菌操作不严格，切口或起搏系统污染、囊袋过小压迫坏死、囊袋血肿等有关。感染发生后，细菌可黏附于起搏系统的表面形成菌落，其表面覆盖的分泌物具有防止机体和抗菌药物杀灭的作用。因此，单用抗生素治疗难以奏效。因此，最彻底的方法就是将起搏器移至对侧重新埋藏甚至将起搏器系统全部取出。

（3）皮肤黏连和破溃：当脉冲发生器与皮肤黏连时往往强烈提示感染，因此，囊袋往往需要处理。若皮肤接近破损或几近透明，应在破损前紧急处理。通常需要将起搏器囊袋清创并将起搏器移位，术后强化抗感染治疗。一旦破溃，应对起搏器囊袋进行清创，并对脉冲发生器进行消毒处理，必要时取出起搏器系统。

（4）心肌穿孔：心肌穿孔通常发生于右心室，这主要是因为起搏电极通常都放置于右心室系统，且右心室心肌壁较薄。心肌穿孔可以毫无症状，而因起搏阈值升高而被发现。也可表现为心包填塞、心包炎等表现。对其处理，取决于并发症的具体情况，当出现血流动力学影响时，必须进行紧急处理，必要时需要胸外科协助参与。

（5）导线移位和微移位：导线移位是起搏器植入常见的并发症之一，其主要原因在于植入技术的操作以及起搏电极的工程学技术。若移位容易发现，通常表现为无起搏信号或感知信号，X线检查发现导线明显移位。而微移位较难发现，往往是因为起搏或感知不良、阻抗明显增高等而发现。发生该并发症者大都需要再次手术进行导线位置调整。

（6）锁骨下静脉穿刺并发症：虽然锁骨下静脉穿刺技术已经是目前十分成熟的一项操作，但由于该部位解剖结构的特殊性，因此，仍然存在一些不能完全避免的并发症。其中，气胸、血气胸、血胸、误穿锁骨下动脉、静脉空气栓塞等最为常见。如何防止主要在于规范化操作规程，谨慎操作，及早发现并预防。

（7）心律失常：这是导线置入常见的并发症，主要是室上性和室性心律失常，该类心律失常通常为一过性的，调整导线位置即可消失，极少持续。除心动过速外，也可发生缓慢性心律失常。安装临时起搏器保护下进行永久起搏器置入被认为是安全有效的防范措施。对伴发持续时间较长的快速性心律失常，在特殊情况下起搏保护时也可考虑使用一些抗心律失常药物。

（8）疼痛：一般无需特别处理，对疼痛明显者需警惕有无其他并发症出现。也可适当进行镇痛等对症处理。

2. 脉冲发生器相关并发症：

（1）体外电磁干扰：目前已知可能产生体外电磁干扰的有射频消融术、电灼术、电除颤术、体外碎石术、磁共振检查、电弧焊接机等。当起搏器受到该类干扰时，可能出现心动过缓，表现为头晕、乏力、甚至晕厥。因此，应立即终止相应的非必需的检查和治疗。如系必须进行的检查或治疗，应将起搏器程控为VOO或者DOO起搏模式予以解决。

（2）肌电干扰：肌电干扰较体外电磁干扰更为普遍，单极起搏系统容易受到影响。对具极性程控功能的起搏器，如电极导线为双极的，将原设的单极程控为双极可解决肌电干扰问题。

（3）肌肉刺激：是单极起搏系统可能发生的并发症，双极起搏系统一般不会发生。还有部分患者是由于起搏器导线绝缘不良的电刺激引起。通过降低输出电压或给脉冲发生器安装绝缘套以解决。

（4）电池提前耗竭：通常情况下，电池耗竭是预期发生的，规范化的起搏器程控能预知起搏器电池状态和寿命。但在某些情况下，电池可能提前耗竭，这主要是因为将起搏器程控为不必要的高输出或由于导线完整性丧失导致过量电流外露，极少数可能与电路障碍有关。前一种情况可通过起搏器程控来解决，而后两种情况通常需要更换起搏器或导线。

（5）起搏器频率奔放：这是一种比较严重的起搏器并发症，可危及患者生命。由于起搏器电子元件失效、电池耗竭、电路不稳等原因，脉冲发生器突然发放快而不规则的电脉冲信号，频率可达100～400次/min，常导致快速而不规则的室性心律失常。对于这种并发症，可通过使用程控仪将起搏器输出减少至失夺获或使用磁铁置于脉冲发生器上使用其磁频模式。仍无法解决者需要紧急切断导线，否则可能出现生命危险。

（6）旋弄综合征：是指起搏器患者有意或无意地触弄脉冲发生器，导致起搏器转位、导线扭曲。最终引起导线断裂或移位。旋弄综合征通常是由于起搏器囊袋过于松弛导致的，一般需要重新处理囊袋。

（7）起搏器综合征：指起搏器工作正常，但却出现血流动力学障碍，患者表现出明显症状或限制患者获得最佳功能状态的现象。起搏器综合征最初是在VVI中发现，后来发现主要存在房室分离，任何起搏模式下都可发生。因此，优化起搏模式可能是解决的主要办法。

（8）起搏器介导的心动过速：任何原因导致房室同步分离，而室房存在逆传功能，则可产生逆行P波，逆行P波若被起搏器心房电极感知，则以近似最大跟踪频率起搏心室导致心室率增快。可通过延长心室后心房不应期以达到心房不能感知逆行P波，从而达到防止该并发症的目的。

（9）起搏器过敏：该并发症极少见，通常是脉冲发生器的保护性套件或者导线的硅胶成分过敏导致。但必须排除感染可能。

3．导线相关并发症：

（1）导线断裂或绝缘层破裂：该并发症多见于起搏器植入晚期，如若发生，通常需要更换。

（2）静脉血栓形成：并不罕见，与手术操作及患者自身条件有关。若上肢轻度水肿、疼痛，通常保守治疗，如抬高患肢、抗凝等可以恢复。对于受累严重，如上腔静脉综合征患者，需要其他介入治疗办法。

（3）膈神经及膈刺激：若起搏电极位于心包附近或太靠近膈神经则可引起膈神经刺激，如术中发现应将电极移位，通常可避免。

（4）栓塞：肺栓塞少见，可根据肺栓塞相关指南进行处理。

第五节　快速性心律失常的外科手术治疗

外科手术治疗快速性心律失常是另一重要的治疗措施，它不仅与射频导管消融等治疗措施相互补充，对一些难治性心律失常如心房颤动、心肌梗死后室壁瘤室性心动过速等可能有效。另外，对于一些长Q-T综合征患者，可通过交感神经节切除术以达到治疗目的。外科手术治疗快速性心律失常的通常机制是：切除异位兴奋灶或应用物理等方法去除对术后心动过速生成、维持与传播的组织。总之，外科手段治疗快速性心律失常是介入治疗的有利补充，两者可相互结合。

（王景峰　陈祥新）

参考文献

1. Swartz J, Pellersels G, Silvers J, et al. 1994. A catheter-based curative approach to atrial fibrillation in humans. Circulation, 90 (Suppl I): 1335.
2. Haissaguerre, Gencel L, Fischer B, et al. 1994. Successful catheter ablation of atrial fibrillation. J Cardiovascular Electrophysiol, 5: 1045-1052.
3. Ouyang F, Bansch D, Ernst S, et al. 2004. Complete isolation of left atrium surrounding the pulmonary veins: new insights from the double-Lasso technique in paroxysmal atrial fibrillation. Circulation, 110: 2090-2096.
4. Zeppenfeld K, Stevenson WG. 2008. Ablation of ventricular tachycardia in patients with structural heart disease. Pacing Clin Electrophysiol, 31: 358-374.
5. De Ponti R, Ho SY. 2008. Mapping of right ventricular outflow tract tachycardia/ectopies: activation mapping versus pace mapping. Heart Rhythm, 5: 345-347.
6. 张澍，黄从新，黄德嘉. 2007. 心电生理及心脏起搏专科医师培训教程. 北京：人民卫生出版社.
7. Gilligan DM, Zakaib JS, Fuller I, et al. 2003. Long-term outcome of patients after successful radiofrequency ablation for typical atrial flutter. Pacing Clin Electrophysiol, 26: 53-58.
8. Brodman R, Furman S. 1980. Pacemaker implantation through the internal jugular vein. Ann Thorac Surg, 29: 63-65.
9. Francesco Z, Enrico B. 2006. A feasible approach for direct His-bundle pacing using a new steerable catheter to facilitate precise lead placement. Journal of Cardiovascular Electrophysiology, 17: 20-33.
10. Gammage MD, Marsh AM. 2004. Randomized trails for selective site pacing: do we know where we are going? Pacing Clin Electrophysiol, 27: 878-882.
11. Padeletti L, Michelucci A, Pieragnoli P, et al. 2004. Atrial septal pacing: a new approach to prevent atrial fibrillation. Pacing Clin Electrophysiol, 27: 850-854.
12. Frederic V, Philippe M, Hassan M, et al. 2006. A Randomized Comparison of Permanent Septal Versus Apical Right Ventricular Pacing: Short-Term Results. J Cardiovasc Electrophysiol, 17: 238-242.
13. Nichalls RWD. 1987. A new percuyaneous infraclavicular approach to the axillary vein. Anesthesia, 42: 151-154.
14. Vardas PE, Auricchio A, Blanc JJ, et al. 2007. European Heart Rhythm Association. Guidelines for cardiac pacing and cardiac resynchronization therapy. The Task Force for Cardiac Pacing and Cardiac Resynchronization Therapy of the European Society of Cardiology. Developed in collaboration with the European Heart Rhythm Association. Europace, 9: 959-998.
15. Cesario DA, Dec GW. 2006. Implantable cardioverter-defibrillator therapy in clinical practice. J Am Coll Cardiol, 47 (8): 1507-1517.
16. Uslan DZ, Baddour LM. 2006. Cardiac device infections: getting to the heart of the matter. Curr Opin Infect Dis, 19: 345-348.
17. Bailey SM, Wilkoff BL. 2006. Complications of pacemakers and defibrillators in the elderly. Am J Geriatr Cardiol, 15: 102-107.
18. Zipes DP, Camm AJ, Borggrefe M, et al. 2006. American College of Cardiology/American Heart As-

sociation Task Force; European Society of Cardiology Committee for Practice Guidelines; European Heart Rhythm Association; Heart Rhythm Society. ACC/AHA/ESC 2006 Guidelines for Management of Patients With Ventricular Arrhythmias and the Prevention of Sudden Cardiac Death: a report of the American College of Cardiology/American Heart Association Task Force and the European Society of Cardiology Committee for Practice Guidelines (writing committee to develop Guidelines for Management of Patients With Ventricular Arrhythmias and the Prevention of Sudden Cardiac Death): developed in collaboration with the European Heart Rhythm Association and the Heart Rhythm Society. Circulation, 114: 385–484.

19. Martìn-Suàrez S, Claysset B, Botta L, et al. 2007. Surgery for atrial fibrillation with radiofrequency ablation: four years experience. Interact Cardiovasc Thorac Surg, 6: 71–76.

20. Doty JR, Doty DB, Jones KW, et al. 2007. Comparison of standard Maze III and radiofrequency Maze operations for treatment of atrial fibrillation. J Thorac Cardiovasc Surg, 133: 1037–1044.

第十七章 心脏性猝死

Chapter 17　Sudden Cardiac Death

概　言

心脏性猝死（sudden cardiac death，SCD）是指由各种心脏原因引起的、急性症状发作后1 h内骤然丧失意识为特征的自然死亡。无论是否知道患者有无心脏病，死亡时间和形式不可预料的。SCD常由持续性室性快速性心律失常引起。尽管许多心血管疾病增加SCD的危险，但心血管疾病的有无不是诊断SCD的必须条件。心悸、胸痛及呼吸困难等前驱症状提示心血管病因如心律失常、心肌缺血或充血性心力衰竭，但无特异性。由于60%的SCD发生在患者家中，多达40%的SCD无目击者，因此，常缺乏诊断SCD的信息。

SCD包括瞬间死亡，即没有先兆症状的死亡。瞬间死亡的原因除心律失常外，还包括大面积肺梗死、主动脉瘤破裂及卒中等。

有效评价和治疗有SCD危险的患者，需要了解有关的病理生理机制、一级预防方式、心肺复苏技术以及SCD存活者的二级预防。

第一节　流行病学

美国每年约有50万人发生心脏性猝死（SCD），较卒中、肺癌、乳腺癌及艾滋病所致死亡的总和还多。在发达国家，SCD占全部心血管病死亡人数的50%以上。SCD还是冠心病最常见的死亡原因，常是冠心病的首发表现，尤其在高龄病人或左心室功能不全的病人。SCD中65%～70%是冠心病所致。

近期我国由北京阜外医院牵头完成的一项“十一五”攻关项目公布了我国SCD的发生率为41.84/10万，若以13亿人口推算，SCD的总人数为54.4万。

大约60%的SCD发生在院外，心律失常事件占SCD的85%～90%，其余10%～15%为复发事件。从1989年到1998年，SCD在心血管死亡中的比例有所增大。

不同性别、不同种族的SCD发生率有所不同。男性占SCD的75%。男性年龄校正的SCD发生率较女性高50%。黑人年龄校正的SCD发生率高于白人、美洲印第安/阿拉斯加土著、西班牙裔及亚洲/太平洋岛国居民。

SCD的主要危险因素是冠心病或冠心病高危人群，陈旧性心肌梗死，左心室射血分数降低及有室性心律失常病史者。这些危险因子增加SCD相对危险，但有这些危险因素者对累积SCD发生率的贡献较小。大多数SCD发生于无心血管疾病史的普通人群，其次才是冠心病高危人群及冠心病患者。遗传性离子通道或心肌缺陷，如长QT间期综合征或肥厚型心肌病患者是SCD的最高危人群，但由于病人数较少，对SCD绝对值的影响不大。

SCD少见于婴儿、儿童及青少年，其发生率估计为1.3～8.5/10万（病人·年）。在婴儿，多达10%的婴儿猝死综合征可能由心律失常引起，包括QT间期延长综合征。SCD也见于运动员，158例运动员SCD尸检发现，36%为肥厚型心肌病，13%有冠状动脉异常，另10%有心肌质量增加，可能为心肌病，仅3%尸检阴性。

5%～10%的流产的SCD（aborted SCD）者心脏明显是正常的。然而，仔细尸检发现绝大多数有心脏病变。尸检无明显心脏结构异常的270例SCD者，再次仔细尸检发现95%有结构性心脏病，其中180例可确定特殊的病因，包括冠状动脉粥样硬化（65%）、先天性心脏病（14%）及心肌炎（11%）。在76例无特异性病理改变的亚组，2/3有左心室肥厚，1/3有间质纤维化。这些研究表明：大多数SCD病人有未诊断或未发现的心脏病；心肌肥厚及疤痕较预期的常见，可能构成致命心律失常的基质。

第二节　病理生理和机制

心脏性猝死的电学机制分为快速性心律失常和缓慢性心律失常–心脏停搏。前者包括心室颤动和室性心动过速；后者包括严重心动过缓、心脏停搏及无脉性电活动。室性心动过速演变为心室颤动很可能是大多数心源性猝死的初始事件。随后，心室颤动停止，出现心脏停搏或无脉性电活动。极少数病人先出现心脏停搏或无脉性电活动，然后维持不变或出现心室颤动。在多数情况下，心脏停搏或无脉性电活动出现在快速性心律失常之后。

致死性快速性心律失常、严重缓慢性心律失常和心室停顿的发生是冠状动脉事件、心肌损伤、自主神经张力改变和（或）心肌代谢与电解质状态间复杂的相互作用所引起的一系列病理生理异常的结果（图17–1）。

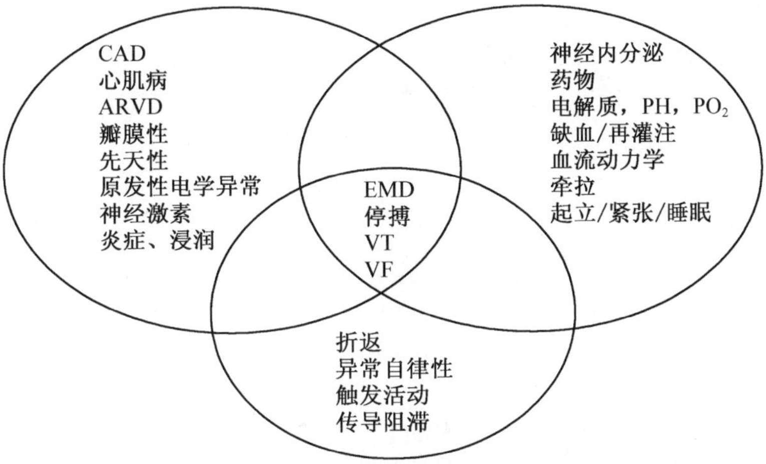

图17–1 心律失常机制

引起猝死的各种解剖/功能因素。CAD：冠心病；EMD：电机械分离；VT：室性心动过速；VF：心室颤动

一、快速性心律失常

室性心动过速（ventricular tachycardia，VT。简称室速）演变为心室颤动（ventricular fibrillation，VF）是SCD最常见的电学机制。在遗传性或获得性结构性心脏病，多形性VT或尖端扭转性室速可以是首发心律失常。在终末期心力衰竭或老年人，缓慢性心律失常或电机械分离可以是首发电学事件。SCD病因的多样化使得不可能确定突然死亡患者的确切机制，仅一小部分病人在心电监测时发生SCD，因而，大多数病人SCD的机制是根据有限的临床信息推测来的。在157个进行动态心电图检查时发生SCD的患者，62%为VT/VF，8%为原发性VF，13%为多形性VT或尖端扭转性室速，16%为缓慢性心律失常。在这些病例中，70%在终末心律失常之前有室性早搏增加，在演变为VF之前，VT频率常增快，13%有缺血性ST段改变。

在无监测的院外SCD患者，估计25%～40%为VT/VF，但由于病人人群的不同、确定心律失常的方法不同及死亡原因不同，这个估计的变异非常大。心脏停搏可以是最早观察到的节律，但也可能是SCD发生时间较长的标志，因为VF最后可演变为心脏停搏。

1．VT的机制：大多数VT/VF的发生机制是折返。在病变基质（心肌梗死、心肌肥厚、心肌炎、间质纤维化），疤痕组织不能传导或扩布电冲动。疤痕边缘区包埋存活心肌组织岛，形成VT的解剖基础。在这些区域，传导慢而不连续，由于缝隙连接（gap junction）的功能和分布异常，导致复极离散。这种电生理特性的异质性使电冲动难于以单一均匀的波阵通过心肌。在持续性单形性VT，常为单个折返环，伴单向阻滞。单形性VT可以相当稳定，持续数分、数小时或更长而无血流动力学或缺血后果。单形性VT的多种形态常发生于存在多个不规则疤痕，导致单个环交替，使折返环之间存在差异，或形成多个折返环。疤痕相关的单形性VT具有复杂的冲动扩布和折返类型，与多形性VT的机制不同，后者依赖长-短传导顺序，长QT间期及早期后除极。

2. VF的机制：VT演变为VF或原发性VF的产生常由于多个区域微折返使得心室同时激动。其基础是潜在的弥漫心肌病变，支持周期螺旋波机制。由于缺乏病理基础，自发性VT或VF罕见于结构正常的心脏。在易感心脏，心肌缺血等触发事件常起始VF。新近证据支持在不同的心肌基质，VF的产生有不同的机制，在充血性心力衰竭，VF机制为稳定的转子及局灶起源，而在缺血基质，最初的局灶机制转变为折返。VF时心肌除极的紊乱，不能产生有序的收缩，不能产生有效的心输出量。如适时的电机械刺激落在心室易颤期（位于心室不应期后，心电图上T波顶峰前），在正常心脏也可诱发VF。

心脏震击猝死综合征（commotio cordis）是由于适时的硬性抛掷物撞击胸部导致VF。极其罕见，常为儿童，常在球类运动如曲棍球或棒球时发生。胸壁保护不能预防猝死，早期除颤有效。

3. 其他心律失常：伴极快心室率的心房扑动（atrial flutter，AFL）或心房颤动（atrial fibrillation，AF）也可以是VT/VF发生前的原发性电事件，尤其在冠心病或终末期心脏病患者。SCD也可发生在预激综合征（WPW）患者，发生AF时，室上性冲动可不经房室结而经旁路直接传到心室，产生极快的心室率，可演变为VF。不像房室结组织，房室旁路传导速度快，不应期短，在AF或AFL时导致心室率极快。在存在快传导的旁路时，AF心室率可超过300次/min，很快出现血流动力学虚脱和猝死。WPW综合征患者SCD的实际发生率很低，每年0～0.39%。大多数WPW综合征SCD患者在发生SCD之前有症状性室上性心动过速（AF或房室折返性心动过速）。然而，一些VF存活者也有以前未诊断的预激综合征或心动过速。AF时极短的RR间期（<250 ms）或旁路前传不应期短（<270 ms）可预测SCD危险。有专家提倡对无症状的WPW综合征患者行预防性射频消融，以预防症状性心律失常及SCD。

二、缓慢性心律失常

严重缓慢性心律失常和心室停顿是心脏性猝死的另一重要原因。其电生理机制是当窦房结和（或）房室结功能异常时，次级自律细胞不能承担起心脏的起搏功能。缓慢性心律失常和心室停顿常见严重心脏病及许多疾病（心脏病与非心脏病）的终末期。其机制部分与疾病终末期时心内膜下普肯耶纤维的弥漫病变有关。

无脉性电活动，过去称电-机械分离（electromechanical dissociation，EMD）是引起心脏性猝死的相对少见的原因，可分为原发性和继发性2种形式。其共同特征为心脏有持续的电活动，但没有有效的机械收缩功能，不能测出血压和脉搏。继发性无脉性电活动见于突然导致心脏静脉回流停止的疾病，如大面积肺梗死、急性人工瓣膜功能障碍、心室破裂、急性心包压塞等。原发性更常见，此时不存在上述机械因素，但尽管存在电活动，心室肌不能产生有效收缩，见于严重心脏病的终末期，也可见于急性心肌缺血或较长时间心跳骤停后电复苏的病人。其病理生理基础是弥漫性病变、代谢异常或普遍心肌缺血。

第三节 病　因

绝大多数心脏性猝死发生在器质性心脏病的患者。在西方国家，心脏性猝死中约80%由冠心病及其并发症引起，而这些冠心病患者中约75%有心肌梗死病史。各种心肌病引起的心脏性猝死约占10%～15%，是冠心病易患年龄前（<35岁）心脏性猝死的主要原因。其他原因包括先天性与获得性长QT综合征、Brugada综合征等。心源性猝死的病因有：

1. 冠状动脉异常：①冠状动脉粥样硬化，冠心病；②冠状动脉先天性异常；③冠状动脉栓塞；④冠状动脉炎；⑤冠状动脉的其他机械性梗阻：如冠状动脉夹层；⑥冠状动脉功能性阻塞：如冠状动脉痉挛。

2. 心肌肥厚：①左心室肥厚合并冠心病；②高血压性心脏病不伴冠状动脉粥样硬化；③瓣膜病所致的心肌肥厚；④肥厚型心肌病；⑤肺动脉高压。

3. 心肌疾病与心力衰竭：①慢性充血性心力衰竭；②急性与亚急性心力衰竭。

4. 炎症、浸润性病变、肿瘤及退行性病变：①病毒性心肌炎；②心肌炎伴血管炎；③硬皮病；④进行性系统性硬化症；⑤淀粉样变；⑥血色病；⑦特发性巨细胞性心肌炎；⑧Chagas’s 病；⑨心脏神经节炎；⑩致心律失常性右心室发育不良；⑪神经肌肉疾病；⑫心肌肿瘤；⑬心内阻塞性肿瘤。

5. 心脏瓣膜病。

6. 先天性心脏病。

7. 电生理异常：①传导系统异常；②复极异常；③不明原因心室颤动。

8. 与神经激素和中枢神经系统有关的心电不稳定：①儿茶酚胺依赖的致命性心律失常；②中枢神经系统有关的疾病。

9. 婴儿猝死综合征及儿童猝死。

10. 其他。

一、结构性心脏病

1. 冠心病：

（1）急性心肌梗死：急性ST段抬高性心肌梗死的VT/VF发生率为10%，85%发生于头48 h。非ST段抬高性急性冠状动脉综合征，VT/VF的发生率为2%。然而，这些资料来自临床试验或注册分析，仅包括存活到医院的患者。急性心肌梗死（AMI）死亡多达50%发生在院外，大多数死亡发生在症状出现1 h内，常与左冠状动脉急性闭塞有关。

急性心肌缺血或梗死时，VT的产生具有独特的机制。急性心肌缺血降低动作电位的振幅，上升速度及时程，这是由于能量依赖的钠-钾ATP酶泵功能丧失，导致细胞外钾浓度明显升高。周围非缺血心肌动作电位时程及不应期缩短，而由于儿茶酚胺大量释放，传导速度及自律性增加。缺血与非缺血边缘区组织具有介于两者之间的特性，导致明显组织异质性，构成折返的基质，可由室性早搏引发。发生在梗死后6～72 h的心律失常常见，包括室性早搏、非持续性VT及加速性自主性室性心律。这些心律失常可能是由于心内膜下存活的浦氏纤维细胞自律性增加所致。

（2）心肌梗死后：心肌梗死后数周至数月，胶原沉积导致疤痕形成，构成折返的基质。发生在心肌梗死早期的自律性增加逐渐减少。ST段抬高型心肌梗死（STEMI）与非ST段抬高型心肌梗死（NSTEMI）患者VT/VF的发生率相当，50%发生在第1年，25%发生在心肌梗死后3个月。尽管存在室性心律失常基质，确切机制还不清楚，或是多因素所致，常发生在复发性缺血或梗死、心力衰竭及代谢或电解质异常时。

预测冠心病人发生SCD的主要因素有：左心室射血分数降低及室性心律失常。左心室射血分数降低是慢性缺血性心脏病患者SCD最强的预测因子，射血分数≤30%是SCD的独立预测因子。在心肌梗死后出现频发性与复杂性室性期前收缩，亦可预示心肌梗死存活者发生猝死的危险增加。心肌梗死后出现频发室性期前收缩具有猝死的危险，当出现左心功能不全时，其危险性进一步增大。

（3）非冠状动脉粥样硬化引起的冠状动脉结构异常：尽管并不多见，但一旦发生，具有较高的SCD的危险性。非动脉粥样硬化性冠状动脉异常包括先天性异常，冠状动脉栓塞，冠状动脉炎及冠状动脉的机械异常。在先天性异常中，左冠状动脉异常起源于肺动脉相对多见，如未经手术治疗，在婴儿、儿童期死亡率较高。冠状动脉痉挛可导致严重的心律失常和SCD，常伴不同程度的冠状动脉粥样硬化病变。

2．心力衰竭：不论病因如何，存在临床心力衰竭可增加SCD的危险5倍。在心力衰竭病人，总死亡的30%～50%是猝死。SCD可由于急性或进行性泵衰竭，急性缺血或冠状动脉血栓，或原发性心律失常导致血流动力学不稳定及死亡。以前认为终末期心力衰竭患者，VT/VF是SCD的最后共同通路，最近认为，在这个人群SCD的病因各不相同。在急性心肌梗死雷米普利疗效试验（the acute infarction ramipril efficacy trial）中，充血性心力衰竭（CHF）病人仅39%死于心律失常。

随治疗的进展，充血性心力衰竭患者的长期预后大大改善。但心力衰竭患者猝死的比例仍高，尤其在临床稳定（NYHA 1～2级）病人。SCD的机制与病因有关（缺血性或非缺血性）。SCD的绝对危险随左心室功能的恶化而增加，但猝死与非猝死的比例与心功能损害程度呈负相关。心功能良好（NYHA 1～2级）的心肌病患者，总死亡率远低于心功能差者（NYHA 2～3级），但前者猝死所占的比例高于后者。

扩张性心肌病占成人SCD的10%，SCD常伴多形性或单形性VT。SCD高危人群的预测因素包括晕厥、心力衰竭和非持续性室性心动过速。

3．心肌肥厚：左心室肥厚是SCD的独立危险因素。心肌肥厚的病因包括：高血压性心脏病伴或不伴冠状动脉粥样硬化，瓣膜性心脏病，肥厚型心肌病，特发性肺动脉高压伴右心室肥厚，先天性心脏病伴右心室负荷过重。这些疾病均与SCD有关，严重心室肥厚的患者尤其易产生心律失常性死亡。

梗阻型肥厚性心肌病患者多达70%的死亡是猝死。肥厚型心肌病患者，心肌肥厚程度与SCD有关。室壁厚度被用于埋藏式心脏复律除颤器（ICD）植入候选者的危险分层。有趣的是，心肌疤痕仅见于肥厚区，疤痕的程度与SCD的临床标志有关，包括室壁厚度。疤痕是由于局部心内膜下缺血及随后的重构所致。肥厚型心肌病患者SCD危险因素包括：VT病史，SCD家族史，不明原因晕厥，左心室壁厚度＞30 mm，或运动时低血压。发生在运动员的不明原因SCD中，肥厚型心肌病占36%。

肥厚性心肌病患者SCD危险因素：

（1）主要危险因素：心脏停搏；自发性持续性VT；直系亲属SCD家族史。

（2）次要危险因素：反复发作不明原因晕厥；明显左心室肥厚（＞30 mm）；非持续性室速（NSVT）；运动时血压反应异常；MRI时心肌灌注缺损。

具有一个主要危险因素或3个次要危险因素者，ICD治疗可获益。

4．炎症和浸润性心肌病变：各种病因引起的心肌疤痕均可导致心肌组织电异质性，产生室性心律失常和猝死。心肌炎占SCD的11%～22%。原发性淀粉样变，有1/3累及心脏，SCD常见。尽管类淀粉沉积最常见的位置是窦房结，希氏束下传导也常受累，伴恶性心律失常。类淀粉沉积与心室肌导致电异质性及延迟激动，为猝死危险因素。

5．心律失常性右心室发育不良（arrhythmogenic right ventricular dysplasia，ARVD）：也称心律失常性右心室心肌病，是一种进行性右心室纤维脂肪浸润的慢性疾病，常伴室性心律失常。发病率估计为0.1%，典型症状为心悸（27%）、晕厥（26%）或SCD（23%），常出现在20～50岁。单形性VT常见，在不同时间也可表现为多种VT形态。随疾病的严重程度增加频率也增加。最常见的心律失常是起源于右心室的非持续性或持续性VT，典型为左束支阻滞型，电轴左偏。这些心律失常类似于发生在机构正常心脏的右心室流出道VT。VT及SCD常为运动诱发，可由儿茶酚胺或右心室壁张力增加而触发。

30%ARVD为家族性。在常染色体显性遗传ARVD确定的第一个基因是桥粒斑蛋白（desmoplakin）基因，最常见的突变是斑菲素蛋白（plakophilin），见于大约25%的病人，大多数确定的变异为克隆细胞黏附蛋白的基因。细胞黏附受损导致心肌细胞在应激时分离，随后细胞死亡，慢性纤维脂肪代替。

欧洲心脏学会制定了ARVD的诊断标准，但由于右心室结构不规则，收缩期局部室壁运动异常的程度不一致，导致对右心室结构和功能异常的主观判断不同。因此通过超声心动图、磁共振和右心室造影判断右心室受累、临界和右心室未受累的分类时，存在较大的差异。心肌活检是诊断的金标准，显示纤维脂肪病变，此病很少累及室间隔，应取右心室游离壁活检。从实用出发，右心室造影最接近金标准。

二、原发性电学异常

1．长QT间期综合征（long QT syndrome，LQTS）：是一种心室复极的异常，特征为危及生命多形性VT（尖端扭转型室速）和SCD增加。其机制为动作电位复极异质性（QT离散）导致折返。LQTS分获得性和先天性，均与遗传有关。

获得性LQTS常由电解质异常或药物治疗所致，细胞内缺钾和镁延长心肌复极，临床可见低钾、低镁，QT间期延长。低钙也可延长QT间期，但常不引致室性心律失常。药物是引起获得性LQTS最常见的原因，常见药物为抗心律失常药、抗焦虑药、某些抗生素及某些抗组胺药。1983～1999年间最常见的药物是索他洛尔和西沙必利（cisapride）。抗心律失常药占3/4病例。

人类eag相关基因（HERG）编码快速启动的延迟整流钾通道（Ikr）的α亚基，Ikr电流主要参与心肌动作电位的复极过程。HERG发生突变或药物作用于Ikr都可诱发长QT间期综合征。基因多态性也通过延迟药物或代谢产物的清除与药物发生相互作用。

先天性LQTS发病率估计为1/7 000～10 000。尽管尖端扭转性室速是最常见的心律失常，也可见室性早搏、非持续性室速、心动过缓及房室传导阻滞。早就认识到QT间期延长有家族遗传性，但直到最近才确定有7种基因变异（表17-1）。大多数病例由3种变异引起：LQT1（42%），LQT2（45%），LQT3（8%）。其表型也可以临床综合征的形式表现（romano-ward or jervell和lange-neilsen syndrome）。除LQT4外所有突变均为编码钾或钠离子的基因，LQT4编码质膜蛋白。SCN5A基因的其他变异无与QT间期延长的心律失常有关。

先天性LQTS的患者常无症状，在体检或由于家人发病而被发现。不同亚型的心律失常的触发因素不同，运动是LQT1的常见触发因素，而LQT3多在休息或睡眠时发生心律失常。不同亚型的预后及不同年龄组的事件发生率也不同。

2．短QT间期综合征：近来发现猝死家系，其校正QT间期<300 ms，称先天性短QT间期综合征（short QT syndrome）。功能获得性变异在3个编码钾通道的基因发现：HERG，KCNQ1及KCNJ2。心脏复律除颤器可预防SCD，I_A类抗心律失常药延长QT间期，可能有效。

表17-1　长QT间期综合征的基因亚型

亚型	基因		基因位点	遗传方式	影响的离子通道	对电流的影响
LQT1	KCNQ1	KvLQT1	11 p11.5	显性	*I*Ks 2	↓
LQT2	KCNH2	HERG	7q35-q36	显性	*I*Kr 2	↓
LQT3	SCN5A	Nav1.5	3 p21	显性	*I*Na	↑
LQT4	ANK2	Ankyrin-B	4q25-q27	显性	多个	
LQT5	KCNE1	minK，Isk	21q22.1-q22.2	显性	*I*Ks	↓
LQT6	KCNE2	MiRP1	21q22.1	显性	*I*Ks	↓
LQT7	KCNJ2	kir2.1，IRK1	17q23.1-q24.2	显性	*I*K1	↓
LQT8	CACNA1C	Cav1.2	12 p13.3		*I*Ca-L 1	↑
JLN1	KCNQ1	KvLQT1	11 p15.5	隐性	*I*Ks 2	↓
JLN2	KCNE1	minK，Isk	21q22.1-q22.2	隐性	*I*Ks 2	↓

3．Brugada综合征：发生在结构正常心脏的特发性VF，伴心电图右心室传导延迟表现，构成Brugada综合征。1953年第一次描述，Brugada综合征为常染色体显性遗传性疾

病。编码心脏钠通道基因（SCN5A）的α亚单位突变是Brugada综合征的遗传学基础之一。然而，SCN5A突变仅占家系的30%，提示Brugada表型的遗传异质性。

Brugada综合征病人的心电图表现为不完全性右束支传导阻滞、右胸导联（$V_1 \sim V_3$）ST段抬高≥2 mm（1型）。2型Brugada综合征ST段抬高≥1 mm，呈马鞍形，T波直立或双向。3型Brugada综合征T波直立，ST段抬高≤1 mm或无抬高。钠通道功能受损与胸导联ST段改变的关系还不太清楚。同样的基因变异可产生其他先天性心律失常，如增强钠通道功能导致LQT3。与2、3型比较，1型伴延长系—浦氏传导，晚电位阳性及较高的VT/VF诱发率（程序电刺激）。然而，这并不是一成不变的，同一病人的心电图类型在不同一天可有不同，这种动态改变的机制不清楚，与发热及代谢异常有关。临床怀疑Brugada综合征的患者，在严密监测下可给予Ⅰ类抗心律失常药物如氟卡胺、普鲁卡因胺或阿义马林，可揭示典型的心电图改变。Brugada综合征患者的危险性分层高度取决于症状及SCD家族史，有晕厥及持续性室性心律失常者为高危病人。自发性1型的危险性高于药物引发。有症状及高危病人，电生理检查无价值，其阳性预测值低。

Brugada综合征的药物治疗还无临床指南。奎尼丁可预防电生理检查时VF的诱发，减少心律失常事件。奎尼丁也减轻ST段抬高，可能由于其阻滞短暂外向钠电流。对高危病人，植入性心脏复律除颤器可预防SCD。SCD幸存者、VT或晕厥患者是ICD的适应证。无症状，但有SCD家族史的患者，应行电生理检查确定是否植入ICD。对无症状及无家族史的自发性1型Brugada综合征病人，也应行电生理检查确定是否植入ICD（图17-2）。如1型为药物诱发的，推荐临床观察。

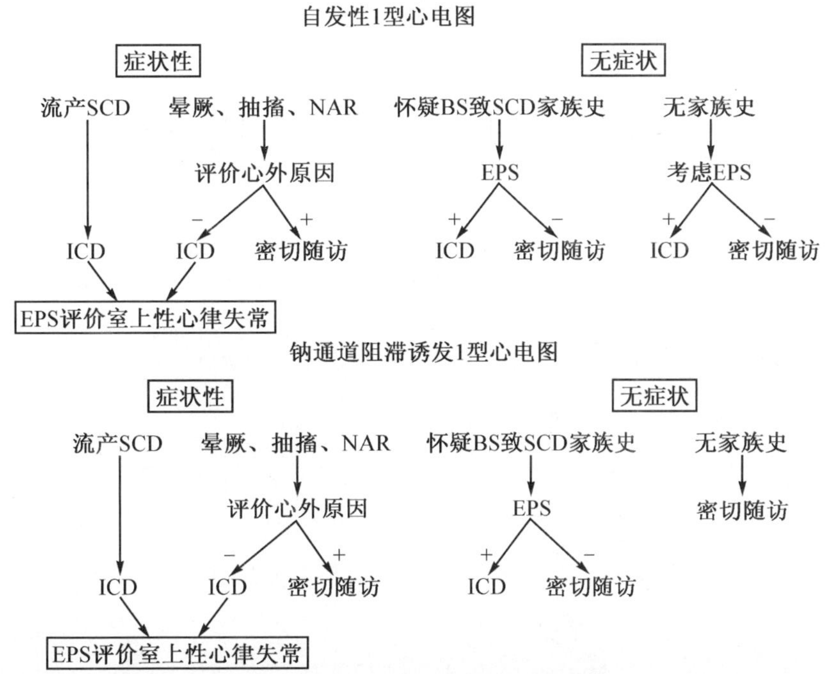

图17-2 Brugada综合征ICD植入指征

BS：Brugada综合征；EPS：电生理试验

4．儿茶酚胺敏感的多形性室速（catecholaminergic polymorphic ventricular tachycardia，CPVT）：也称家族性多形性VT，少见，特征为VT的QRS形态及电轴连续改变。与尖端扭转室速不同，CPVT的QT间期正常。在儿童，这种心律失常常是良性的。典型症状为晕厥，VT（通常为非持续性）或VF发生在运动与情绪激动时。

CPVT常可为运动、异丙基肾上腺素滴注、甚至特殊的情感所诱发。30%病例是家族性，与心脏兰尼碱受体（cardiac ryanodine receptor，RyR2）基因变异有关，少数与储钙蛋白CASQ2（calsequestrin 2）基因有关。最近，有报道编码锚蛋白B（ankyrin B protein）突变可致CPVT。RyR2、CASQ2及锚蛋白B均调节心肌细胞内钙稳态。双向性VT及原发性VF伴正常QT间期者也与这些突变有关，因而，归类为CPVT。

由于儿茶酚胺在CPVT中的作用，β-受体阻滞剂一直用于治疗CPVT。在正常剂量，β-受体阻滞剂减少但不消除室性早搏。在小样本儿童病人，胺碘酮无效。

ICD可成功终止CPVT病人的室性心律失常。因此，推荐最大剂量β-受体阻滞剂治疗以减少室性心律失常发生率，植入ICD预防SCD。

5．特发性VF（idiopathic VF）：也称原发性心电疾病（primary electrical disease），其诊断需排除所有病因，肉眼无结构性心脏病。特发性VF的研究结果多样，可能由于分类的异质性及受未诊断的Brugada综合征、LQTS或其他先天性综合征的影响。病人较年轻（平均36岁），男性多于女性。

缺乏大体结构异常不代表心肌或离子通道正常。电生理试验证明心室起搏时，存在激动延迟区。由于特发性VF分类的异质性及多种生物学通路，唯一证明有效的治疗是ICD。由单形性早搏触发者，可射频消融室性早搏，但一般来说不能替代ICD治疗。

第四节　临床表现

心脏性猝死（SCD）的临床经过可分为4个时相（图17-3），即前驱症状、终末事件开始、心脏骤停、进展到生物学死亡或存活。

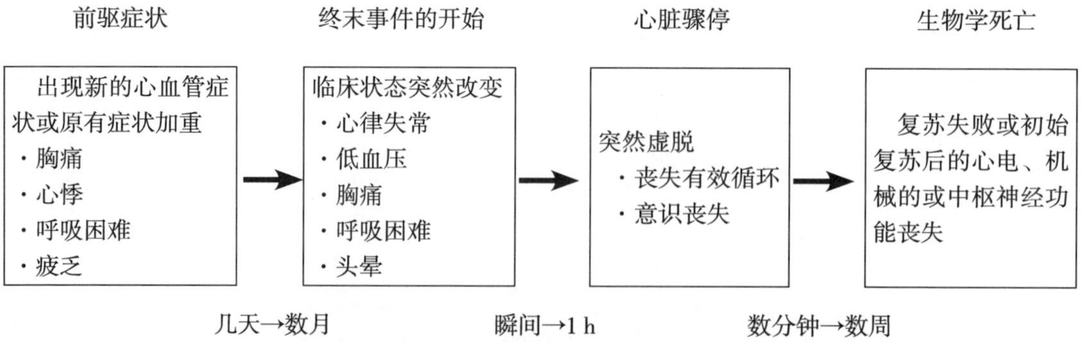

图17-3　心脏性猝死的时相

各阶段的个体差异影响着临床表现，有的心脏性猝死没有前驱症状，开始后瞬间即进入心脏骤停；另一些心脏性猝死则在心脏停搏前，症状可持续1 h。

1. 前驱（prodrome）症状：在猝死前数天至数月，有些患者可出现胸痛、气促、疲乏、心悸及其他非特异性症状。但这些症状对预测SCD是非特异性的。

2. 终末事件的开始：是指心血管状态出现急剧改变与心脏骤停前1 h内的这段时间。若心脏骤停发生是瞬间或突然发生的，其原因为心源性的可能性>95%。在SCD前获得的连续心电记录证实，在猝死前数小时或数分钟内常有心电活动的改变，其中以心率加快及室性异位搏动级别增高最为常见。因心室颤动猝死的患者，常先有持续性或非持续性室性心动过速。

突然、不可预期的有效循环丧失可由心律失常事件和循环衰竭所致。心律失常事件的特征为在事件前患者多为清醒或运动，电机制多为心室颤动，终末事件常在1 h内发生，多见于心血管疾病患者。而循环衰竭致死者多发生在安静时，心脏停搏多于心室颤动，终末事件前时间较长，以非心脏事件作为终末疾病。

由于猝死原因不同，终末事件阶段的临床表现也各异。典型的表现包括：严重胸痛，急性呼吸困难，突发心悸，持续性心动过速或头晕等。

3. 心脏骤停：心脏骤停以缺乏适当的脑血流而导致意识突然丧失为特征。心脏骤停刚发生时可出现呼吸断续，呈叹息样或短促痉挛性呼吸，随后呼吸停止。皮肤苍白或发绀，瞳孔散大，可伴有局部或全身性抽搐。由于尿道括约肌和肛门括约肌松弛，可出现大小便失禁。

4. 生物学死亡：从心脏骤停进展到生物学死亡的时间过程取决于心跳骤停的机制、基础疾病的性质，以及心脏骤停至复苏开始的时间。心脏骤停发生后，大部分患者将在4～6 min内开始发生不可逆脑损害，随后经数分钟进展到生物学死亡。心脏骤停发生后立即实施心肺复苏和尽早除颤，是避免发生生物学死亡的关键。心脏复苏成功后死亡的最常见的原因是中枢神经系统的损伤，其他常见原因有继发感染、低心排血量及心律失常复发等。

第五节 心脏性猝死的治疗

心脏骤停抢救成功的关键是在场者及时开始心肺复苏。然而，决定心室颤动或无脉性室速引起心跳骤停结果的最重要因素是除颤时间。如在心跳骤停4 min内开始心肺复苏，并能在8 min内完成气管插管、静脉注射药物及除颤等高级生命支持措施，存活率最佳。体外自动除颤器能发现心室颤动并发放高能电击，尽早使用有助于提高抢救成功率。

美国心脏协会提出了心跳骤停“生存链”（chain of survival）概念，将影响存活的关键环节有机连接形成抢救程序。心跳骤停一旦发生，应立即启动这一连贯的过程：①及早通报（early access）；②及早心肺复苏（early cardiopulmonary resuscitation，CPR）；③及早除颤复律（early defibrillation）；④及早高级生命支持（early advanced care）。

一、识别心脏骤停

当患者意外发生意识丧失时，首先需要判断是否由心脏骤停引起。先用数秒观察患者对声音的反应、呼吸运动、皮肤颜色，并同时触诊大动脉（颈动脉和股动脉）以明确有无搏动。触诊颈动脉搏动的方法为：以患者喉结为定点标志，食指和中指沿甲状软骨向侧下方滑动2～3 cm，至胸锁乳突肌凹陷处，检查有无动脉搏动。一旦怀疑、证实为心脏骤停，甚至考虑为即将发生心脏骤停时，应立即打电话或呼叫他人打电话通知急救医疗系统。

突发意识丧失，伴大动脉搏动消失，特别是心音消失，是心脏骤停的主要诊断标准。非医务人员不推荐触诊大动脉搏动，可通过意识丧失、呼吸停止、面色苍白或青紫等做出心脏骤停的诊断。

没有呼吸运动或仅有濒死的呼吸运动，结合脉搏消失可诊断心跳骤停，但呼吸运动可在停搏发生后持续存在1 min或更长时间。相反，如呼吸运动消失或有严重的喘鸣而脉搏确存在时，提示原发性的呼吸停顿，将很短时间内导致心跳停搏。后一种情况，最初的处理必须包括探查口咽部异物及采用Heimlich手法，即从背后抱住患者，用拳头力挤上腹部可移除异物。

一旦心跳骤停的诊断成立，可由经适当训练的医务人员胸前区拳击复律，即从20～25 cm高度向胸骨中下1/3交界处拳击1～2次，有时可使室性心动过速或心室颤动复律，但有使室性心动过速恶化为心室颤动的风险。因此，有人认为拳击复律应作为高级生命支持方法，即应在监护下使用，并要有除颤器。此技术的使用仍有争论。

二、基本生命支持

一旦确立心脏骤停的诊断，应立即进行基本生命支持（basic life support，BLS）即心肺复苏。其主要目的为在肯定的治疗措施（如除颤）之前，维持中枢神经系统、心脏及其他重要脏器的生命力。具体措施包括开通气道、人工呼吸和人工胸外按压，简称为ABC（airway，breathing，circulation）。

1．开放气道：保持呼吸道通畅是成功复苏的重要一步，可采用仰头抬颏法开放气道。术者一手置于患者前额用力加压，使头后仰，另一手的示、中两指抬起下颏，使下颚尖、耳垂的连线与地面呈垂直状态，以通畅气道。应清除患者口中的异物和呕吐物，患者义齿松动应取下。如疑为异物位于口咽部，必须采用Heimlich手法移除异物。

如强烈怀疑呼吸停止诱发心跳骤停，在通畅气道后，应给予第二次胸前区拳击。

2．人工呼吸：开放气道后，先将耳朵贴近患者的口鼻附近，感觉有无气息，再观察胸部有无起伏动作，最后仔细听有无气流呼出的声音。若无上述表现可确定无呼吸，应立即实施人工通气，判断及评价时间不应超过10 s。

气管内插管是建立人工通气的最好方法。当时间或条件不允许时，口对口呼吸不失为一种快捷有效的通气方法。术者用置于患者前额的手的拇指与食指捏住患者鼻孔，吸一口气，用口唇把患者的口全罩住，然后缓慢吹气，每次吹气应持续2 s以上，确保呼吸时有胸廓起伏。每15次胸外按压连续给予2次通气，交替进行。上述通气方式只是临时性抢救措施，应争取马上气管内插管，以人工气囊挤压或人工呼吸机进行辅助呼吸与给氧，纠正低氧血症。

3．胸外按压：目的是在其他确切的治疗实行之前，维持血流（即循环），其原理是基于以下假说：胸部按压可使心脏通过其腔室的顺序排空和充盈及有效的瓣膜使血流向前流动而维持由外部驱动的泵功能。通过胸外按压可维持一定的含氧的血流，为进一步复苏创造条件。

人工胸外按压时，病人应置于仰卧位，头部不应高于心脏水平，否则由于重力的作用而影响脑血流，下肢可抬高，以促进静脉血回流。若胸外按压在床上进行，应在病人背部垫以硬板。胸外按压的正确部位是胸骨中下1/3交界处，用一只手的掌根部放在胸骨的下半部，另一手掌重叠放在这只手背上，手掌根部横轴与胸骨长轴确保方向一致，手指无论是伸展还是交叉在一起，都不要接触胸壁。按压时肘关节伸直，依靠肩部和背部的力量垂直向下按压，使胸骨压低约3～5 cm，随后突然松弛，按压和放松的时间大致相等。放松时双手不要离开胸壁，按压频率为100次/min。

胸外按压的并发症主要有：肋骨骨折、心包积血或心脏压塞、气胸、血胸、肺挫伤、肝脾撕裂伤和脂肪栓塞。

三、高级生命支持

高级生命支持也称进一步生命支持（advanced life support，ALS），是基础生命支持的延伸，主要目的为：保持适当通气、控制心律失常、稳定血压和心输出量及恢复器官灌注。主要措施包括：除颤/复律和（或）起搏；气管插管及建立静脉通道。

1．除颤和复律：除颤时间是成功复苏的主要决定因素，无论对恢复自在循环或保护中枢神经系统。除颤应在气管插管或建立静脉通道之前进行，在除颤器充电时应进行CPR。一旦诊断为室性心动过速或心室颤动，应立即用200 J以上的能量进行直流电除颤。若无效可将能量增至最大360 J重复除颤（图17–4）。如果连续3次除颤无效提示预后不良，应继续胸外按压和人工通气，并同时给予1 mg肾上腺素静脉注射，随之再用360 J能量除颤一次。如仍未成功，肾上腺素可每隔3～5 min重复一次，中间可给予除颤，也可静脉注射血管加压素40U。

2．纠正低氧血症：如病人在复律或未完全清醒，或2～3次除颤均失败，应迅速气管插管，机械通气及进行动脉血气分析。充分通气的目的是纠正低氧血症。院外患者通常用简易气囊维持通气，医院内的患者常用呼吸机，开始可给予纯氧，然后根据血气分析结果进行调整。对持续酸中毒者，可静脉注射碳酸氢钠1 mmol/kg，每10～15 min重复给半量。碳酸氢钠不必常规使用，仅用于复律及气管插管后酸中毒者。

3．药物治疗：心脏骤停患者在进行心肺复苏时应尽早开通静脉通道。周围静脉通常选用肘前静脉，手部或下肢静脉效果较差尽量不用。中心静脉可选用颈内静脉、锁骨下静脉和股静脉。

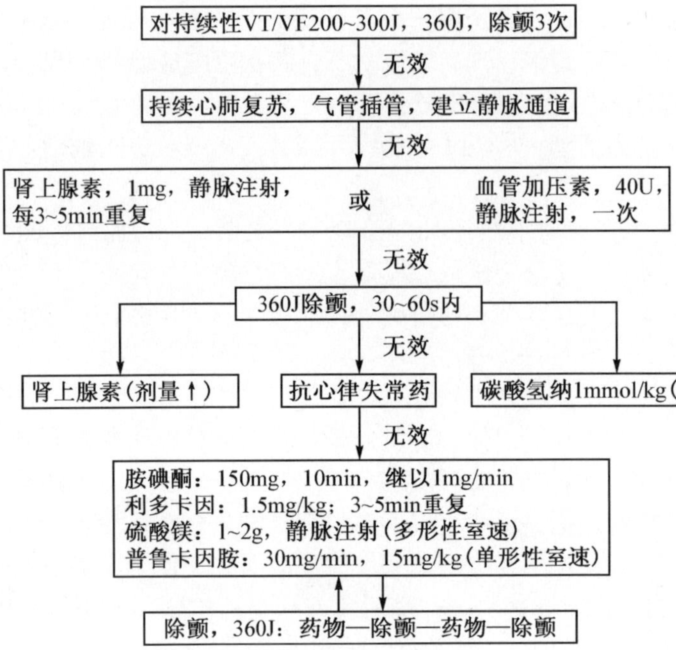

图17-4　心室颤动的处理

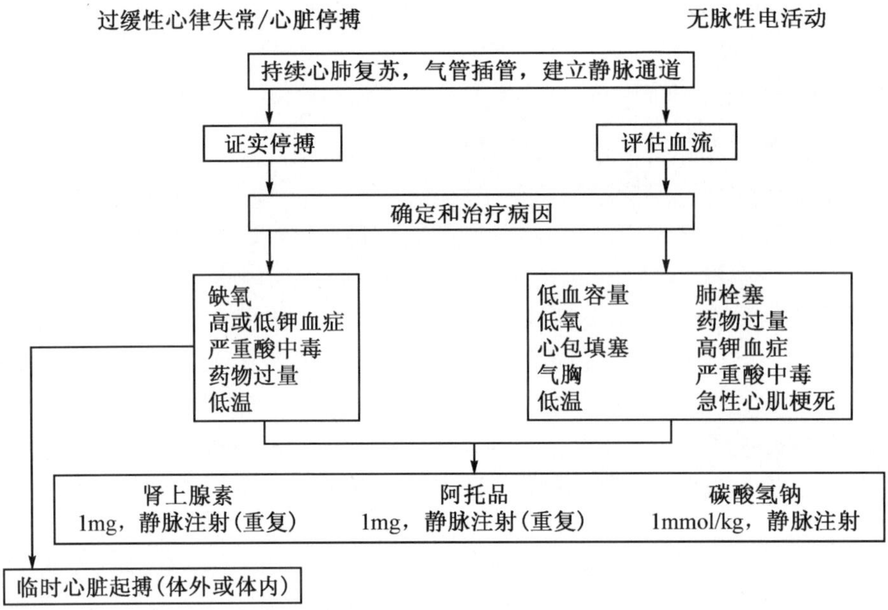

图17-5　心室停顿或严重心动过缓的处理

成功除颤后，或持续性心电不稳定的患者，应给予抗心律失常药物治疗。首选胺碘酮静脉注射（静脉注射150 mg，继以1 mg/min静脉滴注6 h，然后0.5 mg/min静脉滴注维持）。对胺碘酮无效或心跳骤停由急性心肌梗死引起者，也可用利多卡因1 mg/kg静脉注射，无效者，2 min后重复给药。普鲁卡因酰胺可试用于持续性、血流动力学稳定的心律失常。葡萄糖酸钙不宜常规使用，仅用于急性高钾血症诱发心室颤动、存在低钙血症或钙拮抗剂过量的患者（10%的葡萄糖酸钙5 ~ 20 ml，注射速率为2 ~ 4 ml/min）。对于一些难治性多形性室速或尖端扭转型室速、快速单形性室速或心室扑动（频率≥260次/min）或难治性心室颤动，可试用静脉注射β-受体阻滞剂。美托洛尔每次5 mg静脉注射，直至总剂量20 mg或艾司洛尔50 μg/kg静脉注射（1 min），继以50 ~ 300 μg/min静脉维持；亦可给予硫酸镁1 ~ 2 g静脉注射。

在心脏骤停时应用儿茶酚胺不仅可以获得较好的电稳定性（如使细的心室颤动转变为粗大的心室颤动，或增加缓慢心律失常时的逸搏频率），还有正性肌力及外周血管作用。首选肾上腺素，增加心肌收缩力，提高灌注压，可能使电机械分离转变为电机械耦联，提高除颤的成功率。

4．缓慢性心律失常、心室停顿及无脉性电活动：缓慢性心律失常、心室停顿引起的心跳骤停的处理不同于心室颤动（图17-5）。病人应迅速气管插管，持续CPR，应设法控制低氧血症和酸中毒。可经静脉给予肾上腺素（每3 ~ 5 min静脉注射1 mg）和（或）阿托品（1 ~ 2 mg静脉注射）。在无静脉通路时也可心内注射肾上腺素1 mg（1：10 000溶液10 ml）。应争取施行临时心脏人工心脏起搏，例如体外心脏起搏或床旁经静脉心内膜起搏等，但预后通常很差。上述治疗的同时应积极寻找可能存在的可逆性病因，如低血容量、低氧血症、心脏压塞、张力性气胸、药物过量、低体温及高钾血症等，并给予相应治疗。无脉性电活动的治疗类似于缓慢性心律失常，预后更差。唯一的例外是气道阻塞引起的缓慢性心律失常/心脏停搏，在解除气道阻塞后，常可迅速恢复。

四、复苏后处理

对于成功复苏的心跳骤停患者，头72 h死亡率仍高，尤其是头24 h。其治疗主要为：①优化心肺功能和全身灌注，特别是脑灌注；②应转入监护室持续监护至少48 ~ 72 h；③确定和治疗引起心脏骤停的可治原因；④预防再次心脏骤停、改善远期预后。

（一）一般处理

主要目的为重建器官和组织的有效灌注。自主循环恢复后，应查找可治疗心跳骤停的原因和低氧、缺血、再灌注损伤的后果。随循环恢复和适当的通气，心脏骤停导致的酸中毒大多可自行恢复。但血压的恢复和气体交换的改善不能保证存活及功能恢复。由于可出现明显的心肌顿抑和血流动力学不稳定，需要血管活性药物治疗。

对成功复苏的病人，应继续适当的呼吸支持、给氧、监测患者的生命体征和保持静脉通道。确定和治疗系统骤停的心脏、电解质、中毒、肺及神经系统诱因（6 H和5T）：①低血容量（hypovolemia）、低氧血症（hypoxia）、氢离子（hydrogen ion，酸中毒）、高/低钾血症（hyper-/hypokalemia）、低血糖（hypoglycemia）、低温（hypothermia）；②中毒（toxins）、心包填塞（tamponade）、张力性气胸（tension pneumothorax）、冠状动脉或肺血管血栓形成（thrombosis of the coronary or pulmonary vasculature）及外伤（trauma）。

1．调节体温：心跳骤停后出现的自发性低体温和主动诱导性低温在复苏后处理中有一定的作用。对血流动力学稳定的病人，心跳骤停后出现的自发性低体温（>33 ℃），在复苏后不宜升温。轻度低温对神经系统有益，耐受好，无明显并发症。对心脏原因引起心室颤动的病人，复苏后昏迷但血流动力学稳定者，诱导性低温是有益的。因此，对院外心跳骤停后恢复自主循环的神志不清者，如为心室颤动所致，应降低体温到32～34 ℃，持续12～24 h。非心室颤动所致的院内或院外心脏骤停也可能从中获益。诱导低温的方法多采用体外方法，如冷毯、冰帽等。近年来，体内方法开始使用，如冷盐水、血管内冷导管等。

复苏后，体温高于正常可引起明显的供氧和需氧不平衡，损害大脑恢复。因此，在复苏后要仔细监测患者体温，防治体温过高。

2．血糖控制：许多研究证明复苏后高血糖与预后差有关，因此，复苏后应严格控制血糖在正常水平。昏迷病人的低血糖的临床表现不明显，故应严密监测血糖，防治治疗过程中出现低血糖。

（二）维持呼吸

自主循环恢复后，患者可有不同程度的呼吸系统功能障碍，一些患者可能仍然需要机械通气和提高吸入氧浓度。持续低碳酸血症可减少脑血流，因此，复苏后不宜采用高通气，维持二氧化碳分压正常即可。呼气末正压通气（PEEP）对肺功能不全合并左心衰的患者可能很有帮助 。

（三）心血管系统

心跳骤停和电除颤的缺血/再灌注可引起心肌顿抑和心功能不全，可持续数小时，血管加压素治疗有效。血流动力学不稳定常见于心跳骤停复苏后早期，多器官功能衰竭所致的早期死亡与复苏后头24 h持续性低心指数有关，需补充血容量和使用血管活性药物治疗。必要时行有创性监测以准确测定血压，确定最适合的药物组合，以优化血流和血流分布。仔细滴定液体量及血管活性药物（去甲肾上腺素）、正性肌力药（多巴酚丁胺）及米力农等，以维持血压，心指数及全身灌注。

尽管心脏性猝死多由心律失常引起，但不推荐常规使用抗心律失常药。然而，对复苏期使用有效的抗心律失常药，应继续静脉滴注。如无禁忌证，应使用β-受体阻滞剂。

（四）中枢神经系统

心肺脑复苏的主要目标是恢复大脑功能。在缺氧状态下，脑血流的自主调节功能丧失，脑血流的维持主要依赖脑灌注压，任何导致颅内压升高或体循环平均动脉压降低的因素均可减低脑灌注压，从而进一步减少脑血流。

1．对昏迷患者应维持正常的或稍高于正常的平均动脉压，以保证良好的脑灌注。

2．由于高温和抽搐的增加使大脑需氧量增加，故应采用治疗性诱导性低温治疗。通过应用冬眠药物迅速控制抽搐及降温时的寒战反应。可选用氢麦角碱0.6 mg、异丙嗪50 mg稀释于5%葡萄糖100 ml内静脉滴注，亦可应用地西泮10 mg静脉注射。

3．肾上腺皮质激素具有减轻脑水肿，改善脑缺氧，降低颅内压等作用。可用地塞米松（5～10 mg，每6～12 h静脉注射）或甲基强的松龙。

4．高压氧治疗：通过增加血氧含量及弥散，提高脑组织氧分压，改善脑缺氧，降低颅内压。

5．其他措施：应用渗透性利尿剂减轻脑组织水肿和降低颅内压，有助于大脑功能恢复；通常选用20%甘露醇（1～2 g）、25%山梨醇（1～2 g）快速静脉滴注（2～4次/d）。联合使用呋塞米（首次20～40 mg，必要时增加至100～200 mg静脉注射）、25%白蛋白（20～40 ml静脉滴注）

（五）防治肾衰竭

如果心脏骤停时间较长或复苏后持续低血压，则易发生急性肾衰竭。防治急性肾衰竭时应注意维持有效的心脏和循环功能，避免使用对肾脏有损害的药物。若注射呋塞米后仍然无尿或少尿，则提示急性肾衰竭，此时可按急性肾衰竭处理。

（六）其他

及时发现和纠正水电解质紊乱和酸碱失衡，防治继发感染。对于肠鸣音消失和机械通气伴有意识障碍患者，应该留置胃管，并尽早地应用胃肠道营养。

第六节 心脏性猝死的预防

尽管采取积极的抢救措施，心脏骤停早期院内死亡率仍达50%～60%，院外心脏性猝死（SCD）能幸存出院者不到4%～34%，这些足以说明一级预防和二级预防的重要性。

一、一级预防

（一）冠心病

1．危险性分层：由于一般人群SCD的发生率只有0.1%～0.2%，因此，只有对已确定为高危者采取预防措施才有意义。但由于SCD各种危险因素的敏感性、特异性和预测价值都较低，因此实用性较差。

冠心病人SCD危险分层的指标包括病史［存在非持续性室性心动过速（VT）或晕厥］，EF，心电图（QRS时程，QT间期，QT离散度），信号平均心电图，心率变异性及压力反射敏感性。遗憾的是，任何上述单一指标预测的敏感性和特异性都不高。

有关危险性分层的指标多来自心肌梗死后的病人。其中，左心室射血分数（特别时＜30%者）是提示SCD的最有力的预测指标。频发或复杂的室性期前收缩（即每小时室性期前收缩10个以上，常合并有心功能不全，也是SCD的独立危险因素。左心室功能不全与室性期前收缩对SCD危险有相加作用，同时有此两项者，SCD危险高于只有其中一项者。但抑制室性期前收缩不能降低SCD危险。尽管如此，对缺血性心脏病，射血分数≤40%者应行动态心电图监测，其中有非持续性室速者需电生理检查。信号平均心电图的晚电位阳性预测值低（25%）也可预测心肌梗死后病人的VT/VF危险，尤其对左心室射血分数

＜40%者，其阴性预测值可达95%。一般来说，压力感受器敏感性降低和心率变异性降低都反映迷走神经张力下降，与心肌梗死后心律失常事件增加有关。体表心电图T波交替也提示心律失常高危。近年研究表明，在心肌梗死后无持续性室性心律失常病人，心电生理检查出现可诱发VT与心律失常事件有强相关性。

2. 药物治疗：

（1）β-受体阻滞剂：在许多心血管疾病，β-受体阻滞剂可减少死亡率及SCD，最明显的是心肌梗死后及心力衰竭患者。在一个综合分析中，65个随机β-受体阻滞剂治疗试验（18 000病人），心肌梗死后长期用β-受体阻滞剂治疗使远期死亡率相对危险度降低20%（从10%降到8%）。随后的临床试验发现SCD有更明显的下降，相对危险降低32%～50%。在急性心肌梗死，大剂量β-受体阻滞剂可预防心室颤动（VF）。已证明在急性心肌梗死、陈旧性心肌梗死及慢性心力衰竭患者，β-受体阻滞剂可预防死亡及SCD。

β-受体阻滞剂减少SCD的机制可能是多因素的。β-受体阻滞剂是有效的降压药，但在校正血压的影响后，其保护作用仍存在。β-受体阻滞剂的抗缺血作用可能也与减少SCD有关，但在非缺血性心肌病患者，β-受体阻滞剂也减少SCD。在心力衰竭时，电机械反馈通过缩短动作电位时程及不应期，增加心律失常的易感性，这个作用需要通过β-受体的激动。儿茶酚胺的致心律失常作用可为β-受体阻滞剂所减轻，这在临床治疗儿茶酚胺敏感性VT中得到证明。

因此，没有禁忌证的所有病人的初始治疗应包括β-受体阻滞剂，可减少心肌梗死存活者SCD和总死亡率。对能耐受β-受体阻滞剂的心力衰竭病人也同样获益。β-受体阻滞剂预防SCD的作用独立于其抑制室性期前收缩的作用。

（2）抗心律失常药物：2个大的随机临床试验，旨在评价抑制心肌梗死后室性早搏（称警告性心律失常）对死亡率的影响，发现许多常用的抗心律失常药物实际上增加死亡率。

胺碘酮可减少射血分数≤40%，并有频发室性期前收缩或非持续性VT的心肌梗死幸存者心律失常死亡，胺碘酮与β-受体阻滞剂有协同作用。但胺碘酮似不能减少总死亡率，大约5%的病人因肺毒性停药。

胺碘酮对心肌梗死后病人的总死亡率无肯定的疗效，包括最近的SCD-HeFT（Sudden Cardiac Death in Heart Failure Trial）研究。事实上，所有抗心律失常药物，仅β-受体阻滞剂已明确证明可预防心肌梗死后SCD，尤其在左心功能降低的患者。

（3）他汀类：在MADIT-II（multicenter automatic defibrillator implantation trial）试验中，亚组分析证明植入心脏复律除颤器并服用他汀类的患者，VT/VF发生率低。不清楚这种作用是否与减少冠状动脉事件、减轻炎症反应、独特的抗心律失常特性或其他机制有关。最近，一个研究观察了植入ICD的病人，采用80 mg阿托伐他丁强化降脂治疗，随访12个月，VT/VF复发的相对危险降低40%（从38%到21%）。

（4）鱼油：鱼油提取物含*n*-3不饱和脂肪酸，可调控电压门控钠通道及L型钙通道。*n*-3不饱和脂肪酸也有抗动脉粥样硬化作用，通过降低急性冠状动脉综合征复发而减少冠心病人的室性心律失常。但随机试验的结果不一致，因而，还不能推荐用鱼油来预防室性心律失常或SCD。

（5）埋藏式心脏复律除颤器（implantable cardioverter defibrillator，ICD）：已证明在

SCD预防中的显著效果，在证实为危及生命的室性快速性心律失常患者，1年存活率达92%。3个随机、对照研究证明在SCD的二级预防中，ICD优于抗心律失常药物。新近一级预防研究也表明ICD与药物治疗比，可改善缺血性心肌病高危患者的存活率。

MADIT试验入选196例左室射血分数（LVEF）<35%，证实非持续性室性心动过速（NSVT）或电生理试验可诱发VT的缺血性心肌病患者，随机分为ICD治疗及常规药物治疗。平均27个月后，ICD组全因死亡率相对危险性下降59%（P=0.009）。

MUSTT试验（the multicenter unsustained tachycardia trial）观察了类似的病人人群，LVEF<40%。704例患者随机接受常规或电生理指导的药物治疗，如至少一种药物不能抑制电生理检查时诱发VT，接受ICD治疗。随访5年，接受电生理指导治疗组心律失常死亡明显下降，总死亡率也有下降。抗心律失常药物治疗与未治疗组后果相似。

由于上述试验证明ICD治疗使总死亡率相对降低>50%。MADIT Ⅱ 研究对SCD的一级预防采用较宽松的入选条件，剔除NSVT和电生理检查标准。1 232例心肌梗死>30天，左心室射血分数（LVEF）≤30%的患者，随机常规治疗或ICD治疗。两组的常规治疗有可比性，包括β-受体阻滞剂，ACEI及他汀类（超过2/3病人服用所有这3种药物）。经20个月观察，ICD组降低总死亡率相对危险31%，由于疗效显著，此试验提早终止。

MADIT II的结果为SCD-HeFT所证实，这个研究评价了2 500个心功能3级、EF<35%患者，ICD治疗与胺碘酮或安慰剂一级预防的作用。病人包括缺血性与非缺血性心肌病，在4年随访期，胺碘酮或安慰剂对总死亡率不受益，ICD治疗降低总死亡率23%，在缺血与非缺血性心肌病患者作用相当。

（二）非缺血性心肌病

非缺血性心肌病的一级预防作用没有冠心病那么确定。第一个大的试验，CAT试验将104例新诊断的扩张性心肌病患者随机到ICD治疗或安慰剂治疗。在随访的2年、4年存活率无差别，无亚组从ICD治疗中获益。

AMIOVIRT（amiodarone versus implantable cardioverter-defibrillator trial）试验随机心功能Ⅰ～Ⅲ级非缺血性心力衰竭并NSVT的患者接受ICD或胺碘酮治疗。在3年随访期，两组存活率无差异（87%对88%）。胺碘酮组无心律失常存活有更好的趋势。由于病人的存活率出人意料的高，所有这2个研究均未获阳性结果。

DEFINITE （the defibrillators in non-ischemic cardiomyopathy treatment evaluation）试验是MADIT II的非缺血性心肌病部分，如选了458例EF<35%伴室性早搏或非持续性室性心动过速（NSVT）的患者。所有患者随机最佳药物或药物+ICD治疗。两组ACEI及β-受体阻滞剂的使用率相当，2年随访，ICD组死亡率有下降的趋势（7.9%对14.1%，P=0.08）。NYHA Ⅲ级患者受益最大。CAT研究的亚组分析曾显示：存在NSVT不是死亡率的预测因素（即ICD治疗不受益）。在DEFINITE研究中，药物治疗组NSVT常是自限的，且无不良事件，间接说明NSVT病人ICD治疗不受益。

在SCD-HeFH试验中，缺血与非缺血性心肌病患者，ICD受益相似。这个试验较大（2 521例，50%为非缺血性心肌病），随访期较长（5年），累计事件率较高。尽管如此，植入ICD在非缺血组未能达到统计学意义。然而，心功能3级、4级患者获益明显。一个大的回顾性研究显示，伴有晕厥的非缺血性心肌病的患者，植入ICD组2年存活率高于不植入组（85%对67%）。CAT，AMIOVIRT，DEFINITE，SCD-HeFT及COMPANION研究汇总分析共1 854例，ICD治疗降低死亡率相对危险度为31%，绝对危险降低估计为每年2%。

二、二级预防

在VF或无脉性VT复苏成功后，植入ICD是预防SCD的有效策略（图17-6）。3个前瞻性、对照研究，AVID（the anti-arrhythmics versus implantable defibrillators）、CIDS（the canadian implantable defibrillatorStudy）及CASH（the cardiac arrest study hamburg）研究充分阐明了二级预防问题。CIDS研究比较了ICD与胺碘酮治疗；CASH研究比较了ICD与一系列抗心律失常药物在SCD复苏后病人的二级预防效果，2个试验都发现ICD植入后病人的死亡率的下降无统计学意义，CIDS相对危险性下降19.7%（P=0.14），而CASH死亡率相对危险性下降23%（P=0.08）。在AVID研究中，1 000多缺血性心肌病及LVEF＜40%，VF或无脉性VT复苏成功的病人，随机接受抗心律失常药物（＞90%为胺碘酮）和ICD治疗，3年时全因死亡率下降11.3%，相对危险度下降31.5%，由于ICD明显的存活率受益，试验提早终止。ICD治疗受益在校正年龄、β-受体阻滞剂使用及基础LVEF后仍持续存在。这3个试验表明，与抗心律失常药物比较，ICD二级预防明显降低全因死亡率（RR=0.76）及SCD（RR=0.50）。一个二级预防的荟萃分析发现，ICD治疗全因死亡率绝对降低7%，与胺碘酮比较，ICD治疗降低死亡率25%，主要是由于SCD降低了50%。预防1例死亡需要治疗15例病人。

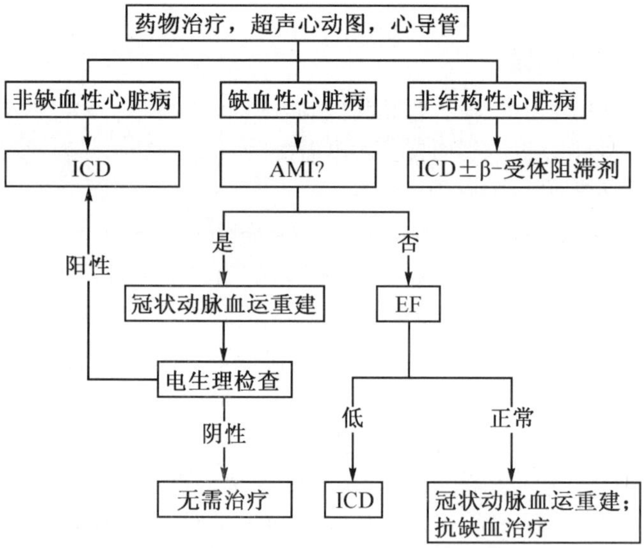

图17-6　心室颤动复苏成功患者的治疗策略

SCD存活者长期预后很差，前3年死亡率为50%。对明显冠心病患者，如左心室功能正常、电生理检测不能诱发室速，则冠状动脉血运重建是主要的二级预防策略。但对陈旧性心肌梗死瘢痕导致的持续性单形性室速，冠状动脉血运重建无效；对血流动力学稳定的室速病人，导管消融可能有效。研究表明血流动力学稳定的室速患者的3年死亡率与不稳定性室速相当，因此，应强烈考虑ICD治疗。

继发于VF/VT的SCD存活者或血流动力学不稳定的室速患者的二级预防，ICD治疗较胺碘酮降低3年死亡率20%～30%。尽管有资料表明对左心室射血分数≥35%的患者，胺碘酮与ICD的疗效相当，但抗心律失常药物很少作为二级预防的可靠方法。总之，在适当选择的病人，ICD是SCD一级和二级预防是最有效的治疗。

（刘世明）

参考文献

1. Arking DE，Chugh SS，Chakravarti A，et al．2004．Genomics in Sudden Cardiac Death Circ Res，94：712–723．
2. Solomon SD，Zelenkofske S，McMurray JJV，et al．2005．the valsartan in acute myocardial infarction trial（VALIANT）investigators．sudden death in patients with myocardial infarction and left ventricular dysfunction，heart failure，or both．N Engl J Med，352：2581–2588．
3. Huikuri HV，Castellanos A，Myerburg RJ．2001．Medical progress：sudden death due to cardiac arrhythmias．N Engl J Med，345：1473–1482．
4. Turakhia M， Tseng ZH．2007．Sudden cardiac death：epidemiology， mechanisms， and therapy．Curr Probl Cardiol，32（9）：501–546．
5. Das MK，Gaitonde R，Miller JM．2007．Indications for implantable cardioverter defibrillator use for primary prevention of sudden cardiac death．Curr Cardiol Rep，9（5）：371–380．
6. Al–Khatib SM，Sanders GD，Carlson M，et al．2008．Preventing tomorrow's sudden cardiac death today：dissemination of effective therapies for sudden cardiac death prevention．Am Heart J，156（4）：613–622
7. Bardy GH，Lee KL，Mark DB，et al．Sudden Cardiac Death in Heart Failure Trial （SCD–HeFT）Investigators．2005．Amiodarone or an implantable cardioverter–defibrillator for congestive heart failure．N Engl J Med，352（3）：225–237．
8. Greenberg H，Case RB，Moss AJ，et al．MADIT–II Investigators．2004．Analysis of mortality events in the Multicenter Automatic Defibrillator Implantation Trial （MADIT–II）．J Am Coll Cardio，43（8）：1459–1465．
9. Mushlin AI，Hall WJ，Zwanziger J，et al．1998．The cost–effectiveness of automatic implantable cardiac defibrillators：results from MADIT．Multicenter Automatic Defibrillator Implantation Trial．Circulation，97（21）：2129–2135．
10. Lee KL，Hafley G，Fisher JD，et al．Multicenter Unsustained Tachycardia Trial Investigators．2002．Effect of implantable defibrillators on arrhythmic events and mortality in the multicenter unsustained tachycardia trial．Circulation，106（2）：233–238．
11. Buxton AE，Lee KL，Hafley GE，et al．MUSTT Investigators．2007．Limitations of ejection fraction for prediction of sudden death risk in patients with coronary artery disease：lessons from the MUSTT study．J Am Coll Cardiol，50（12）：1150–1157．
12. Strickberger SA，Hummel JD，Bartlett TG，et al．AMIOVIRT Investigators．2003．Amiodarone versus implantable cardioverter–defibrillator：randomized trial in patients with nonischemic dilated cardiomyopathy and asymptomatic nonsustained ventricular tachycardia–AMIOVIRT．J Am Coll Cardiol，41（10）：1707–1712．

第十八章
成人先天性心脏病

Chapter 18 Congenital Heart Diseases in Adults

概　　言

先天性心脏病是心脏外科的重要领域，在我国有相当部分的先天性心脏病未能在儿童期得到诊断和治疗，所以成人先天性心脏病仍占有一定的比例。随着年龄的增长和病情的进展，成人期先天性心脏病可发生继发性改变，表现出与小儿期不同的特点。本章简要介绍先天性心脏病的分类和命名，包括Van Praaph系统分类和传统分类的内容。左向右分流成人先天性心脏病的特点是出现不同程度的肺动脉高压，严重者可出现慢性心力衰竭，三尖瓣前型左向右分流畸形即使有重度肺动脉高压，但极少出现Eisenmenger综合征；而三尖瓣后型易于形成肺血管梗阻性病变，可较早出现Eisenmenger综合征，这种特点有利于对手术指征的把握。选择4种常见的成人先天性心脏病加以描述，侧重于成人期病理生理的改变和治疗方法的选择，简要介绍外科手术的技术要点和作者的临床体会。

第一节　先天性心脏病的分类和命名

目前对先天性心脏病的分类和描述包括节段解剖、病变分类和病变描述3部分。心脏节段解剖主要描述心脏各结构间的位置、连接关系及其产生机制，Van Praaph系统是临床常用和公认的分段诊断模式。

一、节段解剖和连接命名

Van Praaph分段方法以心房、心室和大动脉的关系来判定心脏的节段解剖和连接命名，称为心脏顺序节段分析法。这一方法的要点是，把心脏分为心房、心室、大动脉3个节段，各节段关系使用字母编码加以描述。

1．内脏–心房排列：①心房正位，以S表示。是指形态右心房居右，形态左心房居左。内脏器官与之相对应，胃和脾在左侧，肝和胆囊在右侧。亦可通过肺的结构来进行判断，形态学右肺为三叶，左肺为两叶。②心房反位，以I表示。是指形态右心房居左，形态左心房居右，内脏器官左右互换，形成正常排列的镜面关系。③心房不定位，以A表示。指心耳异构，两心耳均为左或右心耳形态。

2．心室袢结构：①心室右袢，以D表示。是指形态右心室居右，形态左心室居左。②心室左袢，以L表示。是指形态右心室居左，形态左心室居右。值得指出的是，有时心室分化成左右心室可能并不完全，不能形成具有解剖和功能上完全独立的2个心室，其中一个心室为残余心室，形成功能性单心室。

3．房室连接：心房和心室的连接称为房室连接，主要形态有6种。房室连接一致，即右心房连接右心室，左心房连接左心室。房室连接不一致，即右心房连接左心室，左心房连接右心室。房室连接不定位，即心耳异构的房室连接。单心室的房室连接，2个心房和一个心室连接，称为双入口房室连接。单心房的双室连接，一组房室瓣缺如，另一组房室瓣骑跨或跨越于与之相连的2个心室。房室连接的模式为房室瓣，有以下形态：两组房室瓣，共同房室瓣，每组房室瓣又可分为有孔瓣、无孔瓣等。

4．心室动脉连接：主要形态有4种。①连接一致，即形态左心室与升主动脉连接，形态右心室与肺动脉连接。②连接不一致，即形态左心室与肺动脉连接，形态右心室与升主动脉连接。③心室双出口，两大动脉发自同一心室，可分为右心室双出口和左心室双出口。④单出口连接，心脏为单一动脉干或共同动脉干。动脉瓣的形态分为两组动脉瓣和共同动脉瓣，根据病理改变，每组又可分为有孔瓣、无孔瓣等。

二、先天性心脏病的传统分类

传统上根据先天性心脏病的临床表现分为发绀型和非发绀型两大类，并按照病理生理学进一步细分为具体疾病，这样基本上包括了所有的先天性心脏病的种类。发绀型先天性心脏病的主要发生机制是心内存在右向左分流伴肺血量减少、氧合与未氧合血混合。而非发绀型先天性心脏病的发生机制是存在左向右分流伴肺血量增多，或左侧梗阻性病变。

这种传统分类方法虽然简单实用，但也有一定缺陷。先天性心脏病的患者随着年龄的增长，可出现病变进展和继发性病变，非发绀型的疾病可转化为发绀型，尤其是在成人时期，随着肺动脉高压的进展和肺血管梗阻性病变的形成，心内存在的左向右分流可演变成右向左分流，患者出现发绀。

第二节　成人先天性心脏病的特点

一、左向右分流先天性心脏病的特点

左向右分流先天性心血管畸形分为三尖瓣前型、三尖瓣后型及左心室右心房分流型等3种类型。

1. 三尖瓣前型左向右分流畸形：房水平左向右分流会增加三尖瓣血流量，为舒张期低频血流，较少引起肺血管病变，右心容量增加导致右心室肥厚。房间隔缺损是其典型表现，分流量的大小决定于缺损的大小、左右心房的容积压力阶差以及右心室舒张顺应性。在婴幼儿时期极少或几乎没有临床症状，成人期出现不同程度的肺动脉高压，患者可有气急、胸闷、夜间不能平卧、咯血等症状，严重者表现为慢性右心衰竭，出现肝大、腹水、发绀、恶液质等症状，虽有重度肺动脉高压，但极少出现Eisenmenger综合征。

三尖瓣前型左向右分流先天性心脏病的发病率为：①房间隔缺损占10%，包括继发孔型、原发孔型、上腔型、下腔型、冠状静脉窦型；②部分型肺静脉畸形引流占2%～5%；③完全型肺静脉畸形引流非梗阻型占2%。

2. 三尖瓣后型左向右分流畸形：肺循环血流量增加，经肺静脉回流入左心房，使左心室的血流增加，左心容量负荷增加，导致左心室增大、肥厚。左向右分流量取决于缺损是否为限制型、体循环与肺循环的血管阻力比。由于肺循环的阻力远比体循环的阻力低，左向右分流量常常较大，可导致肺水肿。以室间隔缺损为例，分流量大的患者在婴幼儿时期可能出现肺动脉高压，而成人时期的患者因分流量的不同，出现症状的时间也不同，但均有不同程度的肺动脉高压，并易于形成肺血管梗阻性病变，可较早出现Eisenmenger综合征。

三尖瓣后型左向右分流先天性心脏病的发病率为：①室间隔缺损20%；②动脉导管未闭10%；③主动脉窦瘤破裂5%；④共同动脉干，少见；⑤主肺动脉窗，少见；⑥主、肺动脉瘘，少见；⑦完全型心内膜垫缺损3%。

左心室右心房分流发病率较低，主要见于左心室右心房通道、完全型心内膜垫缺损等。由于左心室无论是收缩期还是舒张期，其压力均高于右心房，因此分流量较大，临床

表现与三尖瓣前型类似，但有一点不同的是，此类患者的左心容量负荷亦增加，导致左心室增大、肥厚改变。

二、右向左分流先天性心脏病的特点

右向左分流的先天性心血管畸形包括法洛四联征、三尖瓣闭锁、单心室等疾病。由于心内存在右向左分流，肺血量减少，患者临床表现为不同程度的低氧血症。低氧血症的严重程度决定于肺与体循环的血流量之比，肺血流量越少，低氧血症越严重。右向左分流的水平可位于房水平，如三尖瓣闭锁、法洛三联症、Ebstein畸形等；亦可位于室水平，如法洛四联征、肺动脉瓣狭窄、室间隔缺损伴Eisenmenger综合征等；亦可位于大动脉水平，如肺动静脉瘘、动脉导管未闭伴Eisenmenger综合征等；亦可为复杂混合型，如完全型大动脉转位、完全性肺静脉异位引流等。

肺血管的梗阻程度是影响右向左分流的最主要因素。肺动脉任何部位的狭窄，如肺动脉瓣、瓣下、主肺动脉、左右肺动脉分叉处以及远端肺动脉狭窄，广泛肺小动脉的发育不良，均可导致肺血流量减少，产生低氧血症。法洛四联征患者喜蹲踞，普遍认为是以此增加体循环阻力，使心内右向左分流减少所致。

成人右向左分流先天性心血管畸形的患者在临床表现方面，除了低氧血症导致的发绀、活动发育差、杵状指（趾）、昏厥外，还可出现一些并发症，如栓塞、红细胞增多、凝血功能障碍、脑脓肿、肾功能损害、心脏损害等。

第三节　常见成人先天性心脏病

一、房间隔缺损及部分型心内膜垫缺损

房间隔缺损（atrial septal defect，ASD）是先天性心脏病中常见的一种，是指胚胎发育期房间隔上残留的异常孔状缺损，包括简单的继发孔型缺损和较复杂的原发孔型缺损。继发孔型缺损大多数为单孔性，少数为多孔性，亦有呈筛孔状。小部分继发孔型缺损可合并部分型肺静脉畸形引流。部分性心内膜垫缺损（partial endocardial cushion defect，PECD）是心内膜垫组织发育不良导致的原发孔型房间隔缺损合并有或无房室瓣畸形。

（一）病理解剖和分类

继发孔型房间隔缺损的大小及位置各异，根据缺损部位可分为以下几种。

1. 中央型房间隔缺损：这是继发孔缺损中最常见的一种，缺损位于房间隔中心，相当于卵圆窝的部位，四周有较完整的房间隔组织，直径从数毫米至数厘米不等，多为单孔，呈椭圆形，亦可呈筛孔状。

2．下腔型房间隔缺损：缺损位于房间隔的后下方，下缘无明确边缘，和下腔静脉入口相延续。手术修补时须注意勿将大的下腔静脉瓣误以为缺损的下缘。

3．上腔型房间隔缺损：亦称静脉窦型缺损，位于房间隔的后上部分，卵圆窝的上方。上缘无边缘，与上腔静脉相通。此型几乎都合并有右上肺静脉异位引流，肺静脉血回流入上腔静脉，有时异位引流的肺静脉在奇静脉入上腔静脉附近处与上腔静脉相连。

4．混合型房间隔缺损：此类型缺损兼有上述2种以上的特征，缺损一般较大。

（1）原发孔型房间隔缺损：位于房间隔的下部，新月状，下缘紧邻房室瓣，后缘接近房室结，又称为部分性心内膜垫缺损。常合并有二尖瓣前瓣裂，有或无二尖瓣关闭不全。

（2）继发孔型房间隔缺损：可合并其他心内畸形，如同时有肺动脉瓣狭窄，称为法洛三联症；合并二尖瓣狭窄，称为鲁登巴赫氏（lutembacher）综合征。

（二）病理生理

由于左心房的压力高于右心房，房间隔缺损的存在造成房水平的左向右分流，分流量取决于缺损的大小、左右心房的血流容积和左右心室的顺应性。三尖瓣血流增加导致右心室扩大和肺血流增加，肺动脉扩张，肺动脉压升高。随着病情发展，肺小动脉发生内膜增生，中层增厚，管腔变窄，造成肺血管阻力增加，肺动脉高压从动力性变为阻力性，右心室、右心房的压力亦增加，左向右分流量逐渐减少，最终导致右向左分流，患者出现发绀。但临床观察，成人房间隔缺损即使有重度肺动脉高压、心功能不全，亦极少出现右向左分流，病情晚期仍有手术机会。

如果在婴幼儿期出现发绀，即要考虑以下可能：下腔型房间隔缺损可产生右向左分流，下腔静脉血由大的静脉瓣经房间隔缺损分流入左心房；存在左上腔静脉回流入无顶冠状窦；共同心房使体、肺静脉血充分混合。当存在这些情况时，临床可出现不同程度的发绀，需要与病程晚期的发绀相鉴别。

成人房间隔缺损可并发房性心律失常，如心房扑动和心房颤动；肺动脉高压，有时肺动脉扩张成瘤样；充血性心力衰竭，栓塞等。

（三）临床表现

单纯房间隔缺损的临床症状不典型。缺损大者，因分流量大，肺部充血严重，患者容易发生肺部感染，可有发热、咳嗽、气促等症状。缺损小者，可无任何症状，常在体检时发现心脏杂音而进一步检查确诊。至成人时期，大部分患者有不同程度的肺动脉高压，可出现活动后心悸、气促、胸闷等心功能不全症状，晚期表现为充血性心力衰竭，这也是导致死亡的主要原因。

患者体征表现为肺动脉瓣听诊区的收缩期杂音，这种杂音产生的原因是肺动脉瓣的相对狭窄，但有时杂音并不明显，伴有血流经过右心时间延长而产生的第二心音固定分裂。分流量大时，可有三尖瓣相对狭窄所致的舒张期杂音。成人右心明显增大时，可有心前区隆起，心界扩大，心尖部抬举性搏动。

（四）诊断

典型房间隔缺损的诊断并不困难，患者体检会发现胸骨左缘第2肋间收缩期杂音和第二心音固定分裂。胸片显示心影增大，肺血增多，肺动脉段可突出。心电图显示右心室肥厚，电轴右偏的表现。超声心动图检查能明确诊断，可确定缺损的大小、类型以及肺静脉的位置，值得注意的是，房间隔缺损常合并其他心内畸形。而对于原发孔型房间隔缺损，必须明确二尖瓣关闭不全和前叶裂的程度，以指导手术方式的选择。

心导管检查并不是常规需要，只在诊断不明，怀疑合并有其他心脏畸形，或者成人房间隔缺损合并有重度肺动脉高压，需确定手术指征时才有必要性。

（五）手术治疗

1．手术适应证和禁忌证：对于房间隔缺损患者，一旦诊断明确，均应进行手术治疗，最佳手术年龄为2～5岁。尤其是缺损较大者，因左向右分流量大，易于出现右心室扩大、肥厚，产生明显的肺动脉高压而增加手术风险，并影响手术的远期效果，更应积极进行手术治疗，不受年龄的限制。

唯一的手术禁忌证是不可逆转的肺动脉高压、肺血管阻力增高，病人因房水平右向左分流而出现明显发绀，病情发展成Eisenmenger综合征。

成人房间隔缺损病人大多合并有不同程度的肺动脉高压和心功能不全，但年龄本身和心力衰竭并非手术禁忌。心导管检查时，可判断肺血管阻力是固定的还是反应性的、心内分流是否仍为左向右为主，这有助于掌握手术指征。国内外不少文献报道，中老年房间隔缺损病人经手术治疗后，可获得良好的手术效果，认为即使老年病人亦应手术治疗，因为只有手术才能令病人获得长期生存的机会。

2．手术方法：所有病人均在体外循环下进行手术。常规采用胸骨正中切口，对于有美容要求的年轻女性，可采用右胸前外侧切口，沿乳房下缘切开皮肤，两种切口均可获得理想的手术显露。

切开心包后应注意探查上腔静脉和无名静脉。粗大的上腔静脉提示可能合并有右上肺静脉异位引流，而细小的上腔静脉和无名静脉则提示左上腔静脉的存在。建立体外循环后，阻断主动脉，灌注含钾晶体或混血停跳液。切开右心房后探查心内解剖结构，注意肺静脉的开口、缺损边缘与三尖瓣和冠状窦口的关系，避免修补时损伤房室结。多数儿童继发孔型房间隔缺损可直接连续缝合修补，成人或缺损较大者，用自体心包片或涤纶片修补。

上腔型房间隔缺损合并有部分肺静脉异位引流，需要沿心房侧壁向上延长切口至上腔静脉，用较大的补片修补缺损时将右上肺静脉隔入左心房，右心房切口亦用补片增宽，避免上腔静脉梗阻。窦房结位于界沟和上腔静脉交界处，须避免损伤。下腔型房间隔缺损须注意勿将下腔静脉瓣当作缺损下缘，造成术后右向左分流，修补时应将下缘缝至左心房后壁，再沿两侧作连续缝合。

原发孔型房间隔缺损合并有二尖瓣关闭不全，首先修复二尖瓣裂，一般缝合2～3针即可，注水检查二尖瓣，如仍有关闭不全，可行瓣膜交界的成形。原发孔缺损的修补可用自体心包片或涤纶片，特别要注意的是避免损伤传导束造成Ⅲ度传导阻滞。只要采用正确的缝合方法，应能避免损伤传导束，一种方法是沿二尖瓣瓣环连续缝合，在Koch三角和冠状窦口附近浅缝。另一种方法是远离Koch三角缝合，将冠状窦口隔入左心房，这2种方法效果均良好。

心内修补完成后，注意排尽左心的气体，缝合右心房切口，主动脉根部排气，开放主动脉，令心脏复跳。成人房间隔缺损大多伴有心功能不全，左心室小，术后应注意心功能支持，控制输液速度，应用降低肺动脉压的药物。

3．治疗效果：手术治疗房间隔缺损的效果满意，小儿的手术风险接近于0，远期随访结果，生存率与正常人无差异。成人因肺血管阻力增加，手术风险将增大，远期效果也较差，尽管如此，只要病人的肺血管阻力是动力性的，手术治疗仍能获得良好的效果，明显改善生活质量，延长生存时间。

（六）最新进展

1．介入治疗：适用于继发孔型房间隔缺损，主要是中央型缺损，目前尚无适用于原发孔型房间隔缺损、静脉窦型房间隔缺损的封堵装置。经过10多年的发展和不断更新，经皮介入治疗已日渐成熟，封堵失败率和残余分流率均较低，但必须掌握好适应证，对于大龄、小到中等大小缺损患者来讲，介入治疗是很好的选择，治疗效果满意。

2．微创手术治疗：自20世纪90年代以来，国内外微创手术治疗房间隔缺损的报道渐多。一种是手术切口的美容，采用胸骨下段或右腋下小切口，施行房间隔缺损的修补；另一种是在胸腔镜辅助下进行手术修补缺损。2种方法均为切口小，有美容效果。但操作难度较大，可能增加潜在的手术风险，应视手术单位的条件和外科医生的技术来决定是否可行。

近年来，房间隔缺损的杂交手术日渐兴起，经右胸2～3cm的小切口显露右心房，在超声心动图的引导下，经右心房送入封堵伞，释放后封堵房间隔缺损，手术创伤小，手术指征与介入治疗相同，手术效果良好。

二、室间隔缺损

室间隔缺损（ventricular septal defect，VSD）是最常见的先天性心脏病，在所有先天性心脏病中约占20%。在胚胎发育过程中，室隔肌部发育不良或膜部融合不完全，即可形成各种类型的室间隔缺损。

室间隔缺损大小不一，可单发或多发，也可合并其他心脏畸形。室间隔缺损有自然闭合的可能性，尤其是直径＜0.5 cm的膜部缺损，可在2岁前闭合。由于左右心室间存在异常通道，而产生大量左向右分流，肺血流量明显增加，肺动脉压增高，因此必须早期手术干预。

（一）病理解剖分型

根据室间隔缺损的解剖位置可分为5种类型：

1．膜周型室间隔缺损：也称膜部缺损，最为多见，约占VSD80%。又可分为3个亚型：①单纯膜部缺损，单发并局限于膜部间隔，四周有白色纤维组织和三尖瓣腱索，有时呈膜部瘤样穿孔。②嵴下型缺损，位于室上嵴的下方，常较大，法洛四联征的室间隔缺损常为此型，其后上缘与主动脉瓣右冠瓣相邻。③隔瓣下型缺损，位于三尖瓣隔瓣下方，其后下缘与传导束很近。

2. 漏斗部型室间隔缺损：约占VSD20%，分为2个亚型：①圆锥间隔缺损，位于室上嵴内，缺损四周都是肌肉组织，上缘与肺动脉瓣环之间有肌性组织隔开。②肺动脉瓣下型缺损，也称干下型缺损，位于肺动脉瓣下，其上缘即为肺动脉瓣环和主动脉瓣右叶，其间无肌性组织，此型易于产生主动脉瓣脱垂及缺损而致主动脉瓣关闭不全。

3. 肌部型室间隔缺损：此型临床少见，可位于肌部型室间隔的任何部位，单发或多发，有时由于肌小梁的阻挡，单发的缺损可形成许多大小不等的缺损。

4. 房室通道型室间隔缺损：临床较少见，缺损位于右心室流出道，隔瓣后，前缘为肌部间隔，上缘可延伸至膜部。

5. 混合型室间隔缺损：同时存在上述缺损类型的2种以上。膜部缺损伴肌部缺损较为多见。

（二）病理生理

室间隔缺损的血流动力学变化与缺损的大小、左右心室的压力阶差和肺血管阻力有关。小的VSD，其直径不超过主动脉根部直径的1/4，左向右分流量少，肺循环与体循环血流量之比<2∶1，左心室容量负荷轻度增加，很少造成明显的血流动力学障碍，肺动脉压力基本正常，患者可长期无症状。

中等VSD的直径为主动脉根部直径的1/4～1/2，左向右分流量大，肺循环与体循环血流量之比达2～3∶1，肺血管可处于痉挛状态，肺血管阻力轻度增加，左心室容量负荷明显增加，患者可有中等程度的症状。

巨大VSD是指直径超过主动脉根部直径的1/2以上，产生大量左向右分流，肺循环与体循环血流量之比>3∶1，不仅左心室容量负荷增加，右心室负荷也增加，可导致双心室的扩大、肥厚。肺小动脉产生动力性高压，随着病情的发展，肺小血管发生内膜和中层增厚，管腔部分阻塞，肺血管阻力增大等器质性改变，肺动脉压力进一步增高，使心内左向右分流减少，后期出现双向分流，最后形成右向左的逆向分流，即艾森曼格综合征，患者出现发绀和右心衰竭，失去手术机会。

（三）临床表现

小型VSD在临床上可无任何症状，对生长和发育亦无影响，往往在体检时发现心脏杂音而进一步检查确诊。大的VSD和肺血流明显增加的婴儿有特别明显的临床特征，表现为呼吸急促，面色苍白，多汗，可发现心前区隆起，易反复出现肺炎，严重发育不良和消瘦。

成人VSD当发生肺动脉高压时可出现症状，主要是活动和劳累后气促，易乏力、心悸等，病情晚期可出现右心衰竭，甚至艾森曼格综合征。

（四）诊断

1. 体格检查：在胸骨左缘第三、四肋间可闻及响亮的全收缩期杂音，伴震颤。肺动脉高压的表现为肺动脉瓣区第二心音亢进。当分流量大时，可在二尖瓣区听到轻微的舒张期杂音，这是大量血流通过二尖瓣导致二尖瓣相对狭窄而产生的，需要注意的是，干下型VSD可能合并主动脉瓣关闭不全，也可听到明显的舒张期杂音。

2．X线检查：胸片检查可反映病理生理的改变。小的VSD胸片可无异常，但大多数病人表现为心脏阴影增大，肺纹理增多。分流量大、肺动脉高压者，左心室增大明显，肺动脉段凸出，肺门动脉扩张。当患者出现肺血管阻塞性病变时，肺动脉可呈瘤样扩张，肺门血管呈残根状而外围血管纤细，对这类患者必须进一步行心导管检查。

3．心电图检查：心电图与VSD的大小和肺血管阻力有关。小的VSD，心电图可正常或仅为左心室高电压。中等VSD可表现为左心室肥厚，随着肺血管阻力的升高，心电图也由左心室肥厚变为双心室肥厚。大的VSD表现为右心室肥厚、右束支传导阻滞。

4．超声心动图检查：可比较准确地诊断VSD的存在。缺损较大的病人，可发现室间隔连续中断，小的VSD可能不能明确显示室间隔连续中断，但常可明确过隔血流分流的存在，分流量大的还有左心室增大的信息。

5．心导管检查：不仅能确定VSD的诊断和位置，对于手术适应证的选择也具有重要参考意义。通过测定右心室的血氧含量可判定是否为左向右分流，同时测定肺动脉压力及肺血管阻力，是临床判断病情的重要指标。对于重度肺动脉高压者，应作吸入纯氧试验或静脉注射血管扩张药物后观察肺动脉压力和全肺阻力是否下降，以决定有无手术指征。

（五）手术治疗

1．手术适应证：缺损小而无血流动力学改变、临床无症状的年轻病人，VSD有自行闭合的可能，不会带来有害影响，可给予临床观察，不主张手术干预。

凡临床有症状、分流量较大、血流动力学有改变者，均应尽早手术治疗，以免影响生长发育。大的VSD在婴儿期出现难治的心力衰竭或者严重呼吸道症状的，应在1岁内行手术治疗，尤其是肺血管阻力高的病人，延迟手术可减少婴儿手术治疗的机会。

成人VSD大多合并有不同程度的肺动脉高压，当肺血管阻力超过10 U/m^{2}时，肺小血管发生器质性改变，临床收缩期杂音变柔和或无，胸片肺血不多，活动后血氧饱和度明显下降者，表明VSD为右向左分流，一般视为手术禁忌，但在下列情况下仍可视为可手术范围：①心导管检查行吸入纯氧试验或静脉注射血管扩张药物后，肺动脉压力和全肺阻力下降；②肺血管阻力在5～10 U/m^2，并经内科治疗后有所下降者；③虽有严重肺动脉高压，但胸片显示肺血量仍多者，室水平以左向右分流为主。

VSD合并感染性心内膜炎者，应给予充分的内科治疗，心内膜炎控制3个月后可考虑手术。对于内科治疗不能控制，心力衰竭可能危及生命时，可考虑行抢救性手术治疗。

肺动脉瓣下型VSD是一种特殊类型，因可能并发主动脉瓣脱垂并关闭不全，即使缺损较小，手术年龄也不宜超过5岁。

2．手术方法：

（1）手术径路。①右心房切口：室间隔缺损（VSD）修补最常用的手术径路，除肺动脉瓣下型和部分肌部缺损不适用此切口外，其他类型的缺损均可采用此切口。②右心室流出道切口：适用于漏斗部和肌部缺损，特别是合并有右心室流出道狭窄或异常肌束的病人，可同时进行矫治。③肺动脉切口：适用于干下型缺损，可避免损伤右心室，保护心功能。④左心室切口：临床上极少采用，仅用于位于心尖部的肌部缺损，或心肌梗死所致的室间隔穿孔。

（2）修补方法。①单纯直接缝合法：适用于直径＜0.5 cm且四周边缘为白色纤维组织的缺损。一般采用间断褥式缝合法，用带垫片缝线直接缝在肌肉和纤维组织上使缺损闭合，有时可外加“8”字缝合加固。②补片修补法：适用于较大的缺损、边缘组织薄弱以及干下型缺损。可选择采用间断、连续或连续加间断的方法修补缺损。

（3）技术要点。①良好显露缺损全貌，确保缺损修补严密。有时需要切开三尖瓣隔瓣来显露缺损，良好的显露是避免残余分流的关键。必须缝合在牢靠的组织上，避免撕裂。②避免损伤传导系统。房室结发出的希氏束通常走行于缺损的右后下缘，缝合时要避免损伤，传统上较安全的方法是采用超越和转移针缝合法。③避免损伤主动脉瓣。修补时必须认清主动脉瓣位置，尤其是较大或高位的缺损，其上缘紧邻主动脉瓣，缝合时要避免损伤，可通过灌注停跳液来辨认主动脉瓣位置。术中超声心动图如发现主动脉瓣关闭不全，应考虑可能存在主动脉瓣损伤。④VSD合并动脉导管未闭、主动脉缩窄、主动脉瓣关闭不全以及二尖瓣关闭不全等，在修补VSD时，需要同期处理这些合并畸形。合并动脉导管未闭者，必须先处理动脉导管未闭，可以在体外循环开始前或并行循环下给予结扎，也可在深低温、低流量状态下切开主肺动脉，直接缝合动脉导管开口。合并主动脉缩窄可选择一期手术或分期手术，根据病人的具体情况决定。合并主动脉瓣关闭不全常见于干下型缺损，轻度主动脉瓣关闭不全不需特别处理，中重度主动脉瓣关闭不全需要同期手术。对于小儿病人，行主动脉瓣成形术，采用脱垂瓣叶的折叠和悬吊成形法常能取得良好效果；对于成人病人，瓣膜置换能获得确切效果。

3．手术效果：室间隔缺损修补术是心脏外科最常见、最基础的手术之一，手术死亡率已趋于0。但是小婴儿合并严重肺动脉高压的仍有一定的死亡率，而成人患者，如能掌握好手术适应证，仍可获得良好的手术效果。远期效果决定于肺动脉高压和肺血管病变的程度，有文献报道，对于已有6级肺血管器质性病变的病人，手术并不能改善远期生存率。

（六）最新进展

1．介入治疗：由于室间隔缺损（VSD）周边组织结构复杂，靠近三尖瓣、主动脉瓣、传导系统等重要解剖结构，且VSD的位置变异大，VSD的介入封堵治疗可能伤及这些重要结构引起严重的并发症，因此VSD的介入治疗一直具有争议。目前仅在少数心脏中心开展这方面的尝试。

2．微创伤手术治疗：对于膜周部的VSD，采用胸骨下段小切口，经右心房径路修补VSD是可行的，满足部分病人尤其是女性的美容要求，只要技术得当，并不会增加手术风险和并发症。与房间隔缺损的修补一样，另一种微创伤手术方法是胸腔镜辅助下的右胸前外侧小切口修补VSD，但需要股动脉插管，技术要求较高。微创伤手术治疗的近远期效果与传统方法并无差异。

三、肺动脉瓣狭窄

肺动脉瓣狭窄（pulmonar valve stenosis，PS）是指室间隔完整的单纯肺动脉瓣发育不良导致的狭窄，是最常见的右心流出道梗阻性疾病，约占先天性心脏病的8%～10%。包括瓣性狭窄、瓣上狭窄和瓣下狭窄，常合并有其他心脏畸形，如房间隔缺损（也称法洛三联征）、动脉导管未闭、永存左上腔静脉和主动脉缩窄等。

（一）病理解剖

正常肺动脉瓣为3个半月瓣，瓣环与漏斗部肌肉相连接。典型的肺动脉瓣狭窄可见完整的瓣叶结构，只是瓣叶增厚，瓣交界融合成穹顶状向肺动脉内突出，瓣叶开启受限，瓣口呈不同程度的狭窄。病变严重者，肺动脉瓣呈火山口状，瓣口直径仅2～3 mm，有时呈二瓣化或单瓣化畸形。少数病人有肺动脉瓣和瓣环的发育不良，瓣环小，瓣叶增厚、僵硬，约20%的病人伴有右心室流出道狭窄，漏斗部肌肉肥厚呈管状狭窄。总体来说，肺动脉瓣的形态学有以下几种亚型：三叶瓣、二叶瓣、穹顶型、单一瓣、瓣发育不良和瓣环发育不良。继发性的病变可见右心室极度肥厚，心室腔减小，多数病例有肺动脉的狭窄后扩张，尤其成年病人，肺动脉干的扩张比较明显。

（二）病理生理

肺动脉瓣狭窄的病理生理变化与右心室流出道狭窄的程度直接相关。右心室前向血流受阻，从而引起与狭窄程度成比例的右心室压力升高，由于室间隔完整，右心室压力可高于左心室，导致右心室肥厚。如果梗阻持续存在，压力持续增高，最终右心室扩大以致右心衰竭和体循环淤血。而肺动脉压力正常或降低，在右心室与肺动脉间形成压力阶差，一般认为跨瓣压力差超过40 mmHg时，具有手术或介入治疗的指征。右心房压的增高将导致卵圆孔不能闭合，或合并有房间隔缺损时，可产生房水平的右向左分流，临床出现发绀，常称其为法洛三联症。

（三）临床表现

1．临床分型：根据右心室与肺动脉压差可将肺动脉瓣狭窄分为轻、中、重3个亚型。轻型者指跨瓣压力差＜50 mmHg，中型者跨瓣压力差在50～80 mmHg，重型者跨瓣压力差＞80 mmHg。

2．症状：患者一般早期无症状，经体检发现心脏杂音而获诊。随年龄增长可出现症状，根据狭窄程度的轻重，症状变化较大，轻型者可出现易疲劳、轻微呼吸困难；重型者上述症状出现早，并有心前区疼痛、发绀，可出现右心衰竭和猝死。

3．体征：典型体征是在胸骨左缘第二、三肋间可闻及响亮的喷射性收缩期杂音，传导广泛，在心前区、颈部及背部均可闻及，肺动脉瓣第二心音减弱，伴有收缩期震颤。合并有房间隔缺损或卵圆孔未闭时，可见紫绀和杵状指。重症者可见明显颈静脉搏动，心脏扩大，并有右心功能不全的表现，出现肝大、腹水和下肢浮肿。

（四）诊断检查

1．心电图检查：轻度肺动脉瓣狭窄患者心电图可以正常，中重度患者可出现电轴右偏，右心室肥厚，右心房增大，不完全右束支传导阻滞。

2．X线检查：一般可见心影增大，右心缘明显外突，肺血量减少。较大儿童及成人患者，可见右心房室增大，肺动脉狭窄后扩张，胸片表现为肺动脉段直立性扩张。

3．超声心动图：本病最主要的检测方法，能测定肺动脉瓣瓣环及瓣口直径、主肺动脉及左右肺动脉直径，明确瓣叶是否增厚、右心室流出道形态、心肌肥厚情况、三尖瓣反流情况及合并畸形。根据彩色多普勒检查计算肺动脉跨瓣压差的大小来判断狭窄程度。

4．心导管和心血管造影：心血管造影并不是本病必需和常规的检查，大部分病例超声心动图检查已能提供足够的临床信息。但对于重症病例，特别是需要与其他严重紫绀型心脏病如室间隔完整的肺动脉闭锁等相鉴别，或需要排除其他并存的畸形时，有必要进行心导管检查和心血管造影，明确肺动脉瓣的形态、瓣环大小、狭窄程度，准确测量肺动脉至右心室的压力阶差，还应观察有无右心室流出道狭窄和右向左分流。当决定为患者行经皮肺动脉瓣球囊扩张时，应在术前、术后行右心导管检查，观察扩张效果。

（五）鉴别诊断

肺动脉瓣狭窄须与以下疾病鉴别：①室间隔完整的肺动脉闭锁。重症患者与肺动脉闭锁的临床表现和病理生理相似，但两者的外科治疗选择不尽相同，必要时可行心导管检查。②三尖瓣下移畸形。重症患者症状相似，典型的体征和超声心动图检查可资鉴别。③室间隔缺损。特别需注意的是，肺动脉瓣狭窄可能合并小室间隔缺损，有时超声心动图检查可能在术前漏诊，术中应仔细探查。

（六）介入和手术治疗

1．介入治疗：经皮肺动脉瓣球囊扩张术近10多年来已得到普及，适用于大多数病人，特别是单纯肺动脉瓣狭窄。有人认为，对于肺动脉瓣狭窄患者，经皮球囊导管扩张术应作为首选治疗方法，失败时再行手术治疗。

经皮球囊扩张术的技术要求较简单，经股静脉送入导管，先行右心导管检查，了解肺动脉瓣的形态、瓣环大小、狭窄程度、右心室流出道形态，测量肺动脉至右心室的压力阶差，在扩张时须注意球囊与肺动脉瓣环的比例，以1.2～1.5为宜，扩张后必须重复行右心导管检查，了解治疗效果。

介入治疗的近期及中期效果比较肯定，远期效果还需临床随诊观察。球囊扩张后可引起肺动脉瓣关闭不全，但一般并不严重，对远期效果的影响有限。

2．外科治疗：

（1）手术适应证和禁忌证：对于跨瓣压力差超过40 mmHg的患者，都需要治疗，本病原则上没有手术禁忌证。根据肺动脉瓣狭窄病变的程度和病理解剖的不同，治疗方式的选择也不同，可以选择介入或外科手术治疗。在手术适应证方面有多种选择，大多数病人选择肺动脉瓣狭窄矫正和右心室流出道疏通术。对于重症新生儿，原则上选择双心室矫治术。合并严重右心室发育不全者，可选择分阶段单心室功能矫治术。

（2）手术治疗：目前手术治疗是介入治疗的补充，主要适用于病情复杂的患者，包括肺动脉瓣环狭窄、严重肺动脉瓣发育不良、瓣下右心室流出道狭窄、右心室发育不全、合并其他畸形等。手术可在并行循环下进行，经主肺动脉切口行肺动脉瓣交界切开，瓣环狭窄者行跨瓣环补片。合并瓣下狭窄者，纵形切开右心室流出道，切除异常肥厚肌束，补片增宽右心室流出道。对于严重瓣叶发育不良或因感染性心内膜炎瓣膜损坏严重者，可切除残余瓣叶，用带瓣叶的同种或异种肺动脉作跨瓣环补片。术中注意检查三尖瓣情况，必要时行三尖瓣成形。

（3）手术效果：单纯肺动脉瓣狭窄的手术死亡率趋于0，近期和远期手术效果良好。有5%～10%的患者远期再狭窄及二次手术，严重肺动脉瓣发育不良者，远期再狭窄率更高。

四、法洛四联征

法洛四联征（Tetralogy of Fallot，TOF）是一种最常见的紫绀型先天性心脏病，发病率约为0.2/1 000，占先天性心脏病的10%～14%，在紫绀型心脏病中则居首位，占50%～70%。1871年Stensen首次描述了TOF的解剖特征。1888年Follat首次将其归纳为4种病理特点，即：肺动脉狭窄、主动脉骑跨、室间隔缺损和右心室肥厚，故后人将其称为法洛四联征。近年来，部分学者针对四联征的病理解剖提出了新的观点，1970年Van Praagh等认为TOF的本质是单联征，即胚胎时漏斗部发育不良及漏斗部间隔向头侧、向前及向左移位所致。

（一）病理解剖

肺动脉狭窄和室间隔缺损是法洛四联征的基本病理解剖改变，主动脉骑跨与室间隔缺损的位置有关，右心室肥厚则是肺动脉狭窄的继发结果。

1．肺动脉狭窄：

（1）漏斗部狭窄：法洛四联征中几乎均有不同程度的漏斗部狭窄。正常心脏的右心室漏斗部左前方为右心室游离壁，右后方为漏斗部间隔，而法洛四联征漏斗部间隔向前、向上、向左移位，与游离壁相靠近，导致漏斗腔变窄。典型病例中在狭窄部位和肺动脉瓣之间形成流出腔（称为“第三心室”），也有少数形成管状狭窄而无明显的流出腔。

（2）瓣膜及瓣环：80%以上的法洛四联征有肺动脉瓣狭窄，多为同时合并瓣膜和瓣环狭窄。肺动脉瓣多见二瓣畸形，也可见单瓣畸形。个别病例肺动脉瓣缺如。成人四联征的肺动脉瓣膜增厚，有时钙化或瓣口上有赘生物。

（3）肺动脉干及其分支：法洛四联征的肺动脉干几乎均较主动脉小。婴幼儿肺动脉干内径$<$0.7 cm，儿童$<$1.3 cm，成人$<$1.6 cm即形成严重狭窄。肺动脉分支狭窄可发生在任何部位，呈局限性或多发、弥漫性狭窄，多见于左或（和）右肺动脉起始部。四联征尚可合并一侧肺动脉闭锁或缺如，以左肺动脉最常见，通常为部分或全部纵隔内肺叶肺动脉闭锁或缺如，而肺内肺动脉仍然存在，其血供来自动脉导管、支气管动脉或体肺循环侧支血管。

2．室间隔缺损：法洛四联征的室间隔缺损属于移位的漏斗部间隔和肌部室间隔未能相连所形成的间隙，故又称为对位不良性室间隔缺损。缺损为非限制性，直径与主动脉开口相似，为1.5～3.0 cm。根据部位分为2种类型：嵴下型缺损和肺动脉下型缺损，后者在亚洲和南非发生率较高，在欧美较低。

（1）嵴下型缺损：此型缺损位于主动脉下，较单纯室间隔缺损靠前，其上缘为圆锥隔且邻近主动脉右冠瓣和（或）无冠瓣，后下缘为三尖瓣隔瓣与窦部室间隔。此型缺损最多，且希氏束和右束支沿缺损的下缘行进，手术中易受损伤。

（2）肺动脉下型缺损：缺损上缘为肺动脉瓣，下缘常有肌束将缺损与三尖瓣环分隔，传导束距离缺损边缘较远，术中不易受损伤。

3．主动脉骑跨：是由于主动脉根部向右、向前移，顺钟向转位以及漏斗间隔移位所导致，使主动脉骑跨于室间隔之上，程度为30%～90%，骑跨度>90%者列为右心室双出口范畴，但无论主动脉骑跨程度如何，主动脉与二尖瓣之间仍存在纤维连接。

4．右心室肥厚：是肺动脉狭窄的继发性结果，呈进行性改变，并且进一步加重右心室流出道梗阻，形成恶性循环。年龄越大肥厚越重，甚至超过左心室厚度，在成人右心室肥厚严重，且因长期缺氧和供血不足而纤维化，造成心内修复手术困难，并且影响手术远期效果。

5．合并畸形：以合并房间隔缺损或卵圆孔未闭、右位主动脉弓和左上腔静脉，少数合并动脉导管未闭、完全性房室间隔缺损、肺动脉闭锁、左心室发育不良、冠状动脉畸形，右位心、主动脉瓣和三尖瓣关闭不全等。

（二）病理生理

法洛四联征的病理生理取决于肺动脉狭窄以及室间隔缺损2种基本病理畸形的相互影响程度。主要表现为左右心室收缩压峰值相等、心内分流、肺血流减少和慢性低氧血症导致的红细胞增多和肺部侧支循环增多。

法洛四联征中室间隔缺损为非限制性的，且存在肺动脉狭窄，因此左右心室收缩压峰值相等，这是法洛四联征血流动力学的主要特征。心内分流的方向和血流量由肺动脉狭窄的程度决定，如果狭窄程度较轻，心室水平仍为左向右分流；中等程度狭窄，心室水平呈双向分流；当肺动脉呈重度狭窄，则分流以右向左为主，同时伴有低肺血流量灌注，肺静脉回流量减少，通过主动脉的血流大部分来自右心室，因此造成明显的紫绀。尽管有明显的肺动脉狭窄，但肺动脉压力正常和低于正常，而心搏出量正常或增加。由于有非限制性的室间隔缺损存在，右心室的压力不会超过体循环的压力。

肺部血流减少主要取决于肺动脉狭窄的严重程度，而与肺动脉狭窄的类型和部位无关。肺动脉狭窄越重，则肺血流越少，自右向左分流越多，动脉血氧饱和度越低，紫绀、红细胞增多症越重。所以肺动脉狭窄的严重程度，对本病血流动力学和临床症状起决定性作用。

法洛四联征的紫绀程度还与血红蛋白的增高程度和是否伴有动脉导管未闭以及体肺侧支血管的多少有关。

低氧血症可以代偿性地产生肺部侧支循环及红细胞增多症，肺部侧支循环多发生在生后数年，而后者在婴儿期即可出现。由于红细胞增多，致使血液黏滞度增加，易发生血栓，脱落后可致栓塞。

（三）临床表现

1．症状：

（1）紫绀：法洛四联征患者均有不同程度紫绀。常表现在口唇、指（趾）甲床、耳垂、鼻尖、口腔黏膜等毛细血管丰富的部位，在运动和哭闹时加重，在静息时减轻。紫绀的特点是出生时紫绀多不明显，生后3～6个月以后渐明显，随年龄的增长及肺动脉狭窄加重而紫绀加重。

（2）蹲踞：是四联征患者的特征性姿势，多见于儿童，成人中少见。能够引起肺血流下降的任何因素如运动、哭闹等，均可诱发蹲踞。蹲踞时，发绀和呼吸困难减轻，其机制尚不明确，可能与蹲踞时体循环血管阻力升高和静脉回流增加有关。

（3）缺氧发作和活动耐量下降：缺氧发作多在生后6个月出现，多发于婴幼儿和儿童期，年长之后发作减少，可能与侧支循环建立有关。发作特点是在喂养、啼哭、行走活动后突发呼吸困难，伴紫绀明显加重，甚至可发生晕厥、抽搐或脑血管意外，发作时间持续数分钟或数小时，常可自行缓解。原因是刺激因素导致右心室流出道收缩导致阻塞加重，使肺部血流突然下降甚至中断有关。由于组织、器官缺氧，因此四联征患者体力和活动耐力都较同龄者差，表现为行动迟缓，喜安静。

（4）其他：临床上很少出现心力衰竭，除非合并其他畸形，如肺动脉瓣缺如。高血压在成人四联征中比较多见，可能因肾脏长期缺氧而至的肾素分泌增多。另外，可发生缺氧性脑损害以及脑脓肿、脑静脉血栓形成、细菌性心内膜炎等。

2．体征：

（1）生长发育迟缓：多见于肺动脉严重狭窄的患者，智力多正常。儿童和成人生长发育矮小者，往往伴有左心室发育不全。

（2）青紫、杵状指（趾）：为四联征患者中最常见体征。典型者全身皮肤出现紫绀、眼结膜充血、咽部及口腔黏膜青紫、牙釉质钙化不良和牙龈易出血。由于长期缺氧，指（趾）端毛细血管扩张与增生，局部软组织和骨组织增生肥大，出现杵状指（趾）。少数肺动脉狭窄较轻的四联征患者，心室水平以左向右分流为主，可以不出现紫绀，临床上酷似单纯大型室间隔缺损。

（3）心脏检查：大多数患者无心前区隆起，胸骨左缘触诊有时可扪及肥厚的右心室搏动。

心脏听诊：通常四联征的杂音是由于右心室流出道狭窄所产生的，杂音越响、越长，说明狭窄越轻，右心室到肺动脉血流量也越多，紫绀也越轻；相反，杂音越短促、柔和，说明狭窄越重，右向左分流越多，肺动脉的血流越少，紫绀也越重。因存在肺动脉狭窄，故肺动脉第二音减弱延迟或消失。由于多数血流呈双向分流，或右向左分流，故室间隔缺损多不发出杂音。脉搏和血压一般多正常，左心室仍维持正常的有效每搏量。极少数情况下，伴有较粗大动脉导管未闭者可出现水冲脉。

（四）辅助检查

1．实验室检查：四联征几乎均有红细胞计数、血红蛋白和红细胞压积升高，并与紫绀严重程度成正比。红细胞压积大多在60%～70%，血红蛋白约在15～25 g/dl，因此，如果血红蛋白<15 g/dl，应考虑有相对性贫血存在。此外，动脉血氧饱和度大多在60%～80%，严重紫绀者，血小板可降低，血纤维蛋白原减少，凝血酶原时间延长，肝功能检查谷丙转氨酶和谷草转氨酶升高。部分病例尿蛋白阳性，甚至达+++～++++，多见于伴有高血压的成人四联征患者。

2．心电图检查：心电图特点为电轴右偏和右心室肥厚，表现为V_{3R}、V_1大R波形，V_5、V_6深S波；20%存在不完全性右束支传导阻滞。成人常伴有右心房肥大。年长儿和成人中常可见室性早搏。

3. X线检查：典型的四联征X线表现是“靴形心”和肺纹理减少。“靴形心”的X线特征是心腰部凹陷，心尖圆凸、上举。前者是由于肺动脉干细小，后者是因右心室肥厚左心室被推向后上方所致。心腰部凹陷越深、肺纹理越细，则提示肺动脉干及其分支发育越差。两肺纹理呈网格状改变说明存在丰富的体肺侧支循环，提示周围肺动脉发育差，行根治术危险性较大。年长儿和成人由于右心室流出道梗阻和心肌肥厚严重，可导致继发性三尖瓣关闭不全而出现右心房增大。

4. 超声心动图：可显示四联征的病理解剖特征性改变，如室间隔缺损类型、主动脉骑跨程度、室内分流的方向、右心室流出道梗阻部位及程度、左心室发育情况和功能、有无合并其他心脏畸形。通过测量左右肺动脉直径和膈肌水平降主动脉直径可以间接估计周围肺动脉发育情况。

5. 胸部CT和MRI：电子束和多层螺旋CT以及MRI检查属于无创性检查，能对主肺动脉及左右肺动脉直径进行准确的测量，并可以清晰地显示肺动脉的形态、周围肺动脉的发育情况以及体肺侧支血管的分布，对室间隔缺损的部位、大小和右心室流出道狭窄的部位亦可作出较准确的诊断。在不适宜做心导管检查的病例，如频繁缺氧发作或呈持续性状态时，可以考虑使用。另外尚可用于术后随访。MRI和CT相比，各有优缺点，MRI具有无需造影剂，无X线辐射，矢状位和冠状位图像显示清晰，但检查时间相对长，且需无体内起搏器或金属植入物；CT的横断面分辨率较高，扫描速度快，但需注射造影剂，矢状位和冠状位分辨率不及MRI，且有X线辐射。

6. 心导管和心血管造影：由于超声心动图、CT/MRI等无创性技术的广泛应用，目前心导管和心血管造影主要应用于疑难病例，如TOF与右心室双出口合并肺动脉狭窄、大动脉错位或单心室等畸形的鉴别诊断。迄今为止，本方法仍是诊断四联征的金标准，可以明确四联征的诊断及其合并畸形，了解室间隔缺损的类型、肺动脉狭窄的部位及严重程度、左右心室发育情况、周围肺动脉发育情况等，对于病例选择、手术方案的制订以及术后评估均能提供重要依据。

心导管术能够测定腔静脉、左右心房、心室及主动脉的压力，四联征患者左右心室收缩压峰值相等，借此可以排除小的室间隔缺损合并右心室流出道狭窄病例。右心室-肺动脉压力曲线可以确定右心室流出道狭窄的部位。心血管造影术可以显示右心流出道的病理解剖、室间隔缺损的类型及大小、主动脉骑跨程度等。在侧位片中还可以看到二尖瓣大瓣与主动脉瓣之间存在纤维连续，此可以为与右心室双出口和大动脉错位相鉴别提供依据，后两者该纤维连续中断。为明确冠状动脉有无畸形、体肺侧支循环血管的数量、来源，可在手术前行冠状动脉或主动脉选择性侧支血管造影。

（五）鉴别诊断

法洛四联征尚需与其他几种先天心脏畸形相鉴别：①大动脉错位：生后即有紫绀，心影扩大、肺血增多或减少；②三尖瓣闭锁，有特征性的心电图，电轴明显左偏、左心室肥厚；③单心室并肺动脉狭窄；④室间隔完整的肺动脉闭锁；⑤右心室双出口合并肺动脉狭窄。

（六）外科治疗

文献统计，未经治疗的四联征患者预后差，25%死于1岁以内，40%死于3岁以内，

70%死于10岁以内，死因多为低氧血症，成人还可死于脑血管意外和脑脓肿等并发症，因此凡诊断明确者，都应施行外科手术治疗。内科治疗的原则是对症、预防和处理并发症，改善心功能和全身状态，为手术创造条件。

随着对该病病理生理认识的不断深入，手术技术和心肌保护的改进，以及体外循环装置和灌注技术的完善，目前多数学者主张在婴幼儿期施行一期根治手术。严重红细胞增多症、高血压、尿蛋白阳性和心力衰竭不是手术禁忌证，且更应及早手术。

决定根治手术与否，主要取决于肺动脉发育、左右心室发育情况和冠状动脉情况。肺动脉发育情况通常用McGoon比值来预测，即左右肺动脉发出第一分支血管之前的直径之和除以降主动脉横隔水平的直径，该数值>1.2～1.3时，做根治术较为安全。另一参考指标是肺动脉指数（pulmonary arterial index，PAI），又称Nakata指数（nakata index），为心血管造影测量心包外左右肺动脉的横切面积之和除以体表面积。Nakata指数<120 mm^2/m^2，一般认为属于根治术的禁忌证。左心室发育情况可以通过“左心室舒张末期容积指数”，即左心室舒张末期容量（ml）/体表面积（m^2），该数值<30 ml/m^2为左心室发育不良，选择根治手术时应慎重。冠状动脉畸形（如左前降支异常起源于右冠状动脉或右冠状动脉异常起源于左前降支等）可能跨过右心室流出道，影响根治手术方案的选择。

1．姑息性手术：目的是增加肺血流，消除和改善紫绀等症状，促进肺血管发育，为二期施行根治手术做准备。由于外科技术的发展，一期根治手术的适应证不断扩大，目前仅用于肺动脉发育极差以及伴有其他严重心内畸形不适合一期根治手术的病例。

目前常用的四联征姑息性手术有：锁骨下动脉-肺动脉分流术（blalock-taussig手术）或改良锁骨下动脉-肺动脉分流术（改良blalock-taussig手术）、降主动脉-左肺动脉分流术（potts-smith手术）、中心分流术（改良brock手术）等

2．根治手术：一般采用正中切口，手术在低温体外循环下进行，视情况还可采用深低温低流量甚或停循环技术。术中切除梗阻的壁束、隔束及右心室前壁肥厚肌肉或异常肌束，如仅有肺动脉瓣狭窄，则做瓣交界切开扩大；如有瓣环狭窄，应做跨瓣环右心室流出道补片扩大术；如有肺动脉起始部狭窄，则应补片扩大肺动脉。涤纶补片修补室间隔缺损。如合并有冠状动脉异常起源、肺动脉发育不良、肺动脉闭锁或一侧肺动脉缺如，则需做右心室至肺动脉同种带瓣管道术。

法洛四联征手术治疗的效果较为满意，在一些大型心脏中心，四联征根治手术的死亡率已降至1%～3%。手术并发症主要有低心排血量综合征、灌注肺、心律失常、完全性房室传导阻滞、肾功能不全、室间隔残余分流、右心室流出道残余狭窄和瓣膜关闭不全等。

（张冬成）

参考文献

1．Ghost S，Chatterlee S，Black E，et al．2002．Surgical closure of atrial septal defects in adults：effect of age at operation on outcome．Heart，88（5）：485-487．

2．Laks H，Marelli D，Plunkett M，et al．2003．Adult Congenital Heart Disease（2nd edition）In：Cohn LH，Edmunds LH Jr，eds．Cardiac Surgery in the Adult．New York：McGraw-Hill，1329-1358．

3．杨思源．1994．小儿心脏病学．2版．北京：人民卫生出版社，183-200．

4. Dittrich S，Vogel M，Dahnert I，et al. 1999. Surgical repair of tetralogy of Fallot in adults today. Clin Cardiol，22：460-464.

5. 兰锡纯，冯卓荣. 2002. 心脏血管外科学. 2版. 北京：人民卫生出版社，658-676.

6. Gustafson RA，Murray GF，Warden HE，et al. 1988. Early primary repair of tetralogy of Fallot. Ann Thorac Surg，45：235-241.

7. Shinebourne1 EA，Babu-Narayan SV，Carvalho JS. 2006. Tetralogy of Fallot：from fetus to adult Shinebourne et al. Heart，92：1353-1359.

8. Fraser CD，McKenzie ED，Cooley DA. 2001. Tetralogy of Fallot：surgical management individualized to the patient. Ann Thorac Surg，71：1556 - 1561.

9. 吴清玉. 2003. 心脏外科学. 济南：山东科学技术出版社，373-385.

10. Lane DA，Lip G，Millane TA，et al. 2002. Quality of life in adults with congenital heart disease. Heart，88（1）：71-75.

第十九章
原发性高血压

Chapter 19 Essential Hypertension

概　　言

高血压是心血管疾病的一个主要的、可调节的危险因素。如果不治疗可导致严重的心、脑、血管、肾脏并发症而增加死亡率和致残率。我国高血压病人达2亿，患者知晓率、控制率低。因此，高血压是严重的公共卫生问题。一旦确诊高血压并坚持治疗，可以降低血压，降低人群高血压相关并发症的危险性。许多大规模临床试验证明，治疗高血压可显著降低致死性和非致死性卒中、冠心病事件和肾衰竭的发生率。高血压的综合治疗能够有效降低血压，使总死亡率下降。但是，不同种类的降压药物，在相同的血压情况下，对降低卒中、冠心病缺血性事件、心力衰竭、肾衰竭的发生率的作用是不同的。目前认为，降低血压不是高血压治疗的唯一目标，高血压治疗的目标应该是控制高血压病人的所有心血管危险因素，如血脂异常、吸烟、糖尿病等，进而减少心血管事件，降低死亡率。

第一节　高血压的定义和分类

一、高血压的定义

高血压是指收缩压和舒张压升高的临床综合征。无论从发现、确定血压升高到诊断高血压患者，从指导高血压患者的治疗到评价抗高血压治疗的效果，还是评价高血压患者病情轻重到估价预后，其主要依据就是血压水平。高血压是最常见的心血管病，是心肌梗死和脑血管事件最重要的危险因素。大量临床试验证明降低血压可减少高血压相关的心脑血管并发症和死亡率。1999年，世界卫生组织、国际高血压学会（WHO/ISH）根据世界范围的高血压研究成果及高血压防治的实践经验总结，修改了高血压处理指南，并确定了新的高血压定义与诊断标准，规定收缩压（SBP）≥140 mmHg和（或）舒张压（DBP）≥90 mmHg为高血压，其后，美国、欧洲及我国均提出了各自的高血压防治指南（表19-1）。以往更强调将舒张压而非收缩压作为心血管疾病和致死性事件的预测因子。然而大量观察研究证实，心血管发病率和死亡率与收缩压和舒张压均有关。有报道显示收缩压和舒张压不仅与卒中、冠状动脉事件关系密切，而且和心力衰竭、外周动脉疾病和终末期肾病之间均具有独立的关系，且与血压水平相关。

表19-1　2007年ESC/ESH对血压水平的定义和分类

分类	收缩压		舒张压
理想血压	<120	和	<80
正常血压	120 ~ 129	和（或）	80 ~ 84
正常高值血压	130 ~ 139	和（或）	85 ~ 89
1级高血压	140 ~ 159	和（或）	90 ~ 99
2级高血压	160 ~ 179	和（或）	100 ~ 109
3级高血压	≥180	和（或）	≥110
单纯收缩期高血压	≥140	和	<90

血压在人群中呈单峰分布，且与心血管危险之间存在连续相关性，其危险性在收缩压和舒张压分别为110 ~ 115 mmHg和70 ~ 75 mmHg时最低。

二、高血压的分类

高血压有多种分类方法，最常用的是按其严重性（血压高低）及其潜在病因进行分类。按血压水平，高血压可分1、2、3级（表19-1）；按病因分类可分为原发性高血压和继发性高血压。大约95%的高血压因其原因不明称其为原发性高血压；另5%的患者，高血压是某种疾病的临床表现，为继发性高血压。

三、总体心血管危险

高血压由不同原因和疾病引起，高血压又作为原因导致心、脑、肾损害和心血管疾病，因此，对高血压的诊断治疗涉及医学各个领域并成为独立的学科。目前的高血压防治指南指出，应根据血压水平及心血管疾病其他危险因素、靶器官损害、糖尿病，以及伴随的心、脑、肾等疾病，进行危险度分层，并以此决定诊疗方案。因此，对高血压患者总心血管危险程度评估有着重要的意义。

（一）概念

以往，主要把血压水平作为决定是否需要治疗或选择治疗类型的唯一或主要指标。2003年ESH/ESC指南已强调高血压诊断及治疗应该考虑患者的总体心血管危险。20世纪60年代，Famingham心脏研究所Kannel教授第一次提出心血管危险因素概念。心血管疾病危险因素是指通过流行病学研究调查与心血管疾病强烈相关的环境暴露、生活方式、个人行为、遗传等因素。迄今为止，被提出的心血管危险因素高达200个，但有充分证据的，对疾病发生发展起主要作用的相对较少。在高血压人群中仅有一小部分是单纯的血压升高，而绝大部分都具有其他的心血管危险因素，血压升高的严重程度与糖代谢及脂代谢的改变程度有一定的相关性。当二者同时存在时，血压和代谢性危险因素之间可增加彼此的作用，使总体心血管危险大于各自的危险相加之和。

表19-2 心血管危险分层

	血压（mmHg）				
其他危险因素，OD或疾病	正常血压 SBP 120～129或DBP 80～84	正常高值血压 SBP 130～139或DBP 85～89	1级高血压 SBP 140～159或DBP 90～99	2级高血压 SBP 160～179或DBP 100～109	3级高血压 SBP≥180或DBP≥110
无其他危险因素	平均危险	平均危险	危险低度增加	危险中度增加	危险高度增加
1～2个危险因素	危险低度增加	危险低度增加	危险中度增加	危险中度增加	危险极度增加
≥3个危险因素，MS，OD或糖尿病	危险中度增加	危险高度增加	危险高度增加	危险高度增加	危险极度增加
明确CV疾病或肾脏疾病	危险极度增加	危险极度增加	危险极度增加	危险极度增加	危险极度增加

SBP：收缩压；DBP：舒张压；CV：心血管；OD：亚临床器官损害；MS：代谢综合征

（二）评估

高血压患者的冠心病、脑卒中、终末期肾病等心血管疾病发病和死亡并不取决于单一的危险因素，不同的患者的心血管疾病危险因素的多少和程度不同，心血管疾病发病和死亡的危险也不同，对高血压患者总心血管危险程度的评估，明确患者的危险程度，决定临床治疗策略。2007年欧洲高血压指南强调根据心血管总危险进行心血管危险分层（表19-2）。总危险包括了血压水平，伴发心血管危险因素，靶器官损害、糖尿病，心脑血管病及肾脏病（表19-3）。

表19-3 最常见的用于危险分层的临床指标

危险因素	亚临床器官损害
·收缩压和舒张压水平 ·脉压水平（在老年人群中） ·年龄 ·吸烟 ·血脂异常 -TC>5.0 mmol/L（190 mg/dl）或 -LDL-C>3.0 mmol/L（1 115 mg/dl）或 -HDL-C男性<1.0 mmol/L（40 mg/dl），女性<1.2 mmol/L（150 mg/dl） -TG 1.7 mmol/L（150 mg/dl） ·空腹血糖 5.6～6.9 mmol/L（102～125mg/dl） ·糖耐量异常 ·腹型肥胖（腰围，男性>102 cm，女性>88 cm） ·早发CV疾病家族史（发病年龄：男性<55岁；女性<45岁	·心电图提示LVH ·超声心动图提示LVH（LVMI 男性>125 g/m^2，女性>125 g/m^2 ·颈动脉壁增厚（IMT>0.9 mm）或有斑块 ·颈动脉股动脉搏波传导速度>12 m/s ·踝肱指数<0.9 ·血浆肌酐轻度增加 男性：115～133 μmol/L（1.3～1.5 md/dl） 女性：107～124 μmol/L（1.2～1.4 md/dl） ·估算的肾小球滤过率下降<60 ml/（min·1.73 m^2），或肌酐清除率下降（<60 ml/min） ·微量白蛋白尿30～300 mg/24 h或白蛋白-肌酐比值：男≥22，或女≥31 mg/g肌酐
糖尿病	明确的CV或肾脏疾病
·重复测量空腹血糖≥7.0 mmol/L（126mg/dl），或负荷后血糖>11.0 mmol/L（198mg/dl） 注意：在下述5种危险因素中，同时存在3种即表明有代谢综合征：腹型肥胖，空腹血糖异常，BP≥130/85 mmHg，HDL-C降低和TG升高（根据上述标准）	·脑血管疾病：缺血性卒中；脑出血；一过性脑缺血发作 ·心脏疾病：心肌梗死；心绞痛；冠脉血运重建，心力衰竭 ·肾脏疾病：糖尿病肾病：肾功能受损（血清肌酐：男性>133 μmol/L，女性>124 μmol/L）；蛋白尿（>300 mg/24 h） ·外周动脉疾病 ·进展性视网膜病变；出血或渗出物，视乳头水肿

CV：心血管疾病；IMT：内膜中层厚度；TG：甘油三酯；TC：胆固醇；LVH：左心室肥厚；LVMI：左心室质量指数

第二节　高血压治疗的指导方针

高血压是心血管疾病的主要危险因素，合理充分的降低血压是防治心血管疾病的根本。除了高血压以外，糖尿病、血脂异常、吸烟、肥胖等也是心血管疾病的主要危险因素，只有同时控制了这些危险因素，才能保护心、脑、肾等靶器官；根据血压水平、心血管疾病危险因素和心血管疾病，对高血压病人进行危险度分层并决定治疗方法。高血压治疗的最终目标是最大限度地降低心血管疾病的死亡和病残的总危险，实现这一目标的关键就是降压达标。

一、治疗目标

1．主要目标为最大程度地降低长期心血管疾病的总体风险。

2．需要对升高的血压本身以及所有相关的可逆性危险因素进行治疗。

3．所有高血压患者的血压至少降至140/90 mmHg以下；如能耐受，还应降至更低。HOT试验表明血压为138/83 mmHg左右时心血管事件的发生率最低。在VALUE研究中，治疗后血压得以控制（＜140/90 mmHg）的高血压患者卒中、心肌梗死和心力衰竭的发生率以及心血管发病率和死亡率均显著低于血压未得到控制的患者，且与所使用的降压治疗方案无关。

4．对于糖尿病以及高危或极高危患者［如有相关临床疾病（卒中、心肌梗死、肾功能不全、蛋白尿）的患者］，目标血压应至少降至130/80 mmHg以下。HOT和UKPDS试验提供的有力证据表明，在2型糖尿病患者中，更积极的降压治疗具有显著的益处（可用降低大血管和微血管并发症），这在ABCD研究中得到进一步的证实。

5．老年人血压达标可能较难，我国高血压防治指南指出，老年人收缩后的目标为＜150 mmHg。

6．在发生明显的心血管损害之前即应开始降压治疗。

二、分层治疗的原则

对于首诊的高血压患者，一般在决定处理前按照规定经过1～2次复查核实，以确定高血压的分级；详细了解病史、进行必要的检查以发现心血管疾病的危险因素和靶器官结构和功能的情况；并根据上述情况确定高血压病人的危险程度，关于药物治疗的应用及其开始时间，主要按高血压的危险程度和危险因素而定：

1．所有患者均进行改善生活方式。

2．2007年ESH/ESC高血压诊疗指南提出的具体规定如下：

（1）对高危或极高危患者：立即开始抗高血压药物治疗，并对存在的其他危险因素或疾病进行积极药物治疗。

（2）临床和流行病学都证实低中危险度高血压患者人群巨大，占高血压总数的60%～70%；血压变化大，血压可呈阶段性升高或间断性升高，可变的因素是血压数值，相对稳定的因素是无靶器官的损害、心血管疾病和糖尿病，危险因素无或少于或等于两个。其治疗原则：中危者改变生活方式，观察患者的血压及其他危险因素数周，然后确定是否开始药物治疗；低危患者改变生活方式，可观察血压和其他危险因素时间较中危患者长，然后确定是否药物治疗。

（3）少数血压显著增高并伴有高血压脑病、颅内出血或急性左心衰竭，按高血压危象紧急处理。

三、治疗前的检查

1. 目的：

（1）确定高血压原因：详细了解高血压发生发展过程，找出引起高血压的特殊性，判断是否可能为继发性高血压，找出原发疾病；对原发性高血压患者了解其可能存在的其他因素，如肥胖、高盐饮食、吸烟等，以便指导病人改善生活方式。

（2）查明高血压之外的心血管疾病的危险因素：既有助于高血压危险程度的评估，又可对这些危险因素及时纠正，更好地保护心、脑、肾。

（3）了解心、脑、肾等靶器官损害和相关疾病的情况。

2. 内容：

（1）全面采集病史：高血压患者症状归纳为五大类：①血压升高导致的不适；②继发性高血压各原发疾病的症状；③靶器官损害和相关疾病的症状；④心血管疾病危险因素簇的症状；⑤合并疾病的症状。还应注意患者的药物治疗情况，一些药物可影响降压疗效，如口服避孕药、皮质激素等。

（2）全面的体格检查：除了测量卧位的四肢血压和坐位上肢血压外，还包括身高、体重、计算体重指数；心血管系统检查包括心脏大小、颈、腹部血管杂音、心力衰竭的体征；肺部是否有啰音；做眼底检查。

（3）基本实验室的检查：包括尿常规、血常规、血钾、肾功能、肝功能、血脂、空腹及餐后2 h血糖，心电图、超声心动图、B超检查、肾上腺CT。动态血压监测在高血压的诊断和治疗中很重要。少数病人根据可疑症状未排除继发性高血压，应进一步检查。

第三节　高血压的处理

高血压处理的方法包括：高血压的非药物治疗；高血压的药物治疗；高血压的综合治疗管理。

一、高血压的非药物治疗

健康生活方式是预防血压升高和高血压治疗中不可缺少的重要措施。正确的生活方式既是治疗高血压的基石，也是预防心血管疾病的基础。包括戒烟，节制饮酒，坚持适量体力锻炼，超重或肥胖减轻体重，保持正常体重，讲究心理卫生，以及健康的膳食疾患如DASH计划即富含蔬菜、水果、低脂肪、丰富的钙钾含量和较低的钠含量的饮食（表19–3）。改善生活方式可以降低血压，预防或延缓高血压的发生，降低心血管危险及增强抗高血压药物的疗效。适应各类人群，无论是对正常高值血压还是高血压患者都要强烈推荐健康的生活方式，已接受药物治疗者亦不容松懈，应持久地将上述各项措施落实于日常生活中并持之以恒。

表19–3　健康膳食建议

措　施	建　议	降低收缩压幅度
减重	维持正常体重（BMI18.5 ~ 24.9 kg/m^2）	5 ~ 20 mmHg/10 kg
DASH饮食计划	富含水果、蔬菜，含有低含量饱和脂肪酸和总脂肪的低脂饮食	8 ~ 14 mmHg
低钠饮食	减少饮食中钠盐摄入，＜100 mol；（2.4 g或6 g氯化钠）	2 ~ 8 mmHg
体育活动	规律的有氧运动如快步走（每天＞30 min）	4 ~ 9 mmHg
适度饮酒	控制饮酒量，如男性每日不超过24盎司啤酒、10盎司白葡萄酒，女性较男性酌减	2 ~ 4 mmHg

二、高血压的药物治疗

通过改善生活方式未达标的高血压患者应尽早给予药物治疗。抗高血压药物的选择应遵循循证医学指导下的个体化治疗原则，根据病人的血压水平、合并危险因素和其他基本情况及患者的经济状况等，选择适当的降压药物，制定切合实际的个体化治疗方案。

1. 药物治疗主张采用较小的有效剂量以获得可能的疗效而使不良反应最小，如效果不满意，可逐步增加剂量以获得最佳疗效。

2. 为了有效地防止靶器官损害，要求每天24h内血压稳定于目标范围内，最好使用一天一次给药而有持续24 h作用的药物。

3. 采用2种或多种降压药联合治疗；2级和3级以上高血压为达到目标血压往往起始即需要降压药联合治疗。

目前应用于临床的降压药物主要有六大类：利尿剂、β–受体阻滞剂、钙拮抗剂、血管紧张素转化酶抑制剂（ACEI）、血管紧张素Ⅱ受体阻滞剂（ARB）和α–受体阻滞剂。

1. 合理选择降压药物种类：循证医学研究证明不同的降压药物在同等降压效应时对某些特定的临床情况具有不同的治疗和保护作用。JNC7运用循证医学研究结果，建议根据适应证选择药物种类，如果病人出现不能耐受的不良反应，换用另一种疗效确切且被证明能够降低心血管疾病发病率和死亡率的药物（表19–4）。因此，降压药物的选用应综合考虑：①血压水平；②患者的危险因素、靶器官损害以及并存的临床情况；③既往使用药物的经验和不良反应；④患者是否合并受降压药物影响的其他疾病；⑤患者合并疾病所使用的药物与降压药物之间有无相互作用；⑥所在地区降压药物品种供应与价格状况及治疗对象的支付能力。

表19–4 主要降压药选用的临床参考

类别	适应证	禁忌证	
		强制性	可能
利尿剂（噻嗪类）	充血性心力衰竭、老年高血压、单纯收缩期高血压	痛风	妊娠
利尿剂（袢利尿剂）	肾功能不全、充血性心力衰竭	痛风	妊娠
利尿剂（抗醛固酮）	充血性心力衰竭、心肌梗死后	肾功能衰竭、高血钾	周围血管病
β–受体阻滞剂	心绞痛、心肌梗死后、快速性心律失常、充血性心力衰竭、妊娠	Ⅱ～Ⅲ度房室传导阻滞、哮喘、慢性阻塞性肺病	糖耐量减低、经常运动
钙拮抗剂（二氢吡啶类）	老年高血压、周围血管病、妊娠、收缩期高血压、心绞痛		快速性心律失常
钙拮抗剂（维拉帕米）	心绞痛、颈动脉粥样硬化、室上性心动过速	Ⅱ～Ⅲ度房室传导阻滞、充血性心力衰竭	
血管紧张素转化酶抑制剂（ACEI）	充血性心力衰竭、心肌梗死后、左心室功能不全、1型糖尿病肾病，蛋白尿	妊娠、高血钾、双侧肾动脉狭窄	
血管紧张素Ⅱ受体阻滞剂（ARB）	2型糖尿病肾病，蛋白尿、糖尿病微量白蛋白尿、左心室肥厚 ACEI所致咳嗽	妊娠、高血钾、双侧肾动脉狭窄	
α–受体阻滞剂	前列腺增生、血脂异常	直立性低血压	充血性心力衰竭

2．单药治疗：起始治疗可以使用小剂量单药治疗。如果血压未得到控制，可以将起始用药量加至足量或换用另一不同种类的药物。如果第一种药物无降压作用或发生了严重的副作用，则必须换用不同种类的药物。这种序贯单药治疗的方法有助于发现某一患者最有效且耐受性最好的药物。然而，尽管对单药治疗有反应（即收缩压和舒张压分别下降≥20 mmHg和10 mmHg）的患者比例大约为50%，但除了1级高血压患者之外，在其余所有高血压人群中，单药治疗使血压达标（140/90）的患者比例不超过20%～30%。此外，这一过程导致了依从性降低，且对高危高血压患者延缓了对血压的紧急控制。

3．联合治疗：ASCOT研究中氨氯地平的单药达标率只有15%，需要多种药物治疗才能达到降压的目标。在大多数试验中，为了有效降压并达到预期目标，最广泛使用的方案为2种或2种以上药物联合应用。在有糖尿病、肾脏疾病和高危高血压患者以及希望目标血压更低的普通人群中，更需要使用联合治疗的方法。合理地小剂量联合应用不同种类的降压药物，不同药物之间可协同作用或作用相加，而其不良作用有可能抵消，比单用较大剂量的一种药物降压效果更好且不良反应较少，因此联合用药日益受到重视。在2007年ESH/ESC高血压指南中，联合治疗的地位进一步提升：2级和3级高血压或心血管（总危险）高危/极高危的患者应首选2种药物的联合治疗；较高危患者起始就应联合治疗并迅速调整剂量使血压达标。

目前认为不同种类的降压药物只要符合下列条件都可以联合使用：

（1）药物的作用机制不同且互补。

（2）有证据显示联合用药的降压效果优于其中任何一种药物。

（3）联合用药有较好的耐受性，其作用机制互补可以使各自的副作用最小化。

下述2种药物联合使用有效且耐受性好，并经常用于观察疗效的随机试验中：

1）噻嗪类利尿剂和血管紧张素转化酶（ACE）抑制剂；

2）噻嗪类利尿剂和血管紧张素受体拮抗剂；

3）钙拮抗剂和ACE抑制剂；

4）钙拮抗剂和血管紧张素受体拮抗剂；

5）钙拮抗剂和噻嗪类利尿剂；

6）钙拮抗剂（二氢吡啶类）和β－受体阻滞剂。

噻嗪类利尿剂和β－受体阻滞剂也是一种由来已久的联合治疗方法，并成功用于许多安慰剂和活性药物对照试验中，但目前的证据显示这2种药物都有引起代谢紊乱的副作用。因此，尽管这种联合用药作为一种治疗选择是有效的，但应避免用于代谢综合征和高危糖尿病的患者中。近来，ACE抑制剂和血管紧张素受体拮抗剂联用已成为研究的一个焦点。这2种药物的作用位点不同，但生理机制相似，故认为其作用机制可能会互相干扰，但据报道这2种药物联用能够发挥更大的降压效果，且无论在糖尿病肾病还是在非糖尿病肾病的患者中，降低蛋白尿的作用均优于其中任何一种药物。这种联合用药也能够改善心力衰竭患者的生存率。但新近公布的ONTARGET试验表明，ACEI+ARB在高危的心脑血管病患者中减少事件的疗效相似，不良反应明显增多，因此，不建议此方案在高危患者中应用。

4．优化联合治疗方案：

2007年ESH/ESC欧洲高血压指南的单药治疗与联合治疗策略见图19-1。何种联合治疗方案最优，目前的指南的高血压防治指南尚无明确推荐。ASCOT-BPLA研究以高危的高血压人群作为研究对象，结果表明以氨氯地平为基础的治疗方案在控制血压、减少心脑血管病、总死亡率和新发糖尿病上优于阿替洛尔为基础的治疗方案；对大多数高血压患者的降压治疗，相对于阿替洛尔+苄氟噻嗪，氨氯地平+培哚普利是一种优化选择。而ACCOMPLISH研究以单纯收缩期高血压患者为研究对象，结果表明贝那普利+氨氯地平优于贝那普利+氢氯噻嗪。

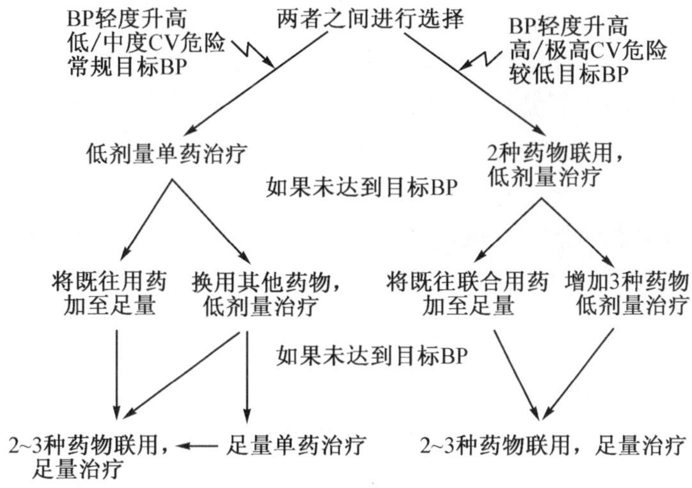

图19-1　单药治疗和联合治疗的策略

三、全面控制血压

近年来多项大规模临床试验证实降压治疗的益处主要来源于血压的降低，有效的降压治疗能明显减少心血管事件的发生，改善高血压患者的预后，但并未使其预后正常化。基础与临床研究显示更加全面完善地控制血压对心血管具有更好的保护作用。

1．24 h平稳控制血压：研究显示24 h血压、夜间血压较白昼血压和真实血压对预后的预测作用更强，血压的晨峰时段也是心血管事件多发的高危时段，因此，24 h平稳控制血压对于保护靶器官，进一步减少心血管事件的发生具有更重要的意义。临床上应该尽量选用能够维持24 h作用的长效降压制剂，或根据药物的药代动力学和药效学特点分时段给药，以达到平稳降压的目标。

2．关注中心动脉压：近期公布的ASCOT–CAFE研究结果显示，长效钙拮抗剂（氨氯地平）联合ACEI（培哚普利）的治疗方案与β–受体阻滞剂（阿替洛尔）联合噻嗪类利尿剂（苄氟噻嗪）的治疗方案尽管降低周围动脉压（肱动脉）的疗效相近，但是与以阿替洛尔为基础的降压方案相比，以氨氯地平为基础的降压方案降低中心主动脉收缩压和中心主动脉脉压更有效，即降低幅度更大，因此降低心脑血管事件的发生率更为明显。中心动脉压增高，左心室后负荷大，同时主动脉受到的实际压力更大，从而导致心脑血管事件发生率增高。因此，在选择降压药物时需同时注重降压质量。

3．血压达标的速度：循证医学研究显示，控制血压达标在相对短的时间内（数周而非数月）实现对于减少心脑血管事件十分重要，较快较早血压达标使患者受益更大。2007年ESH/ESC高血压处理指南对中危高血压患者非药物治疗缩短到数周，血压不达标者就开始药物治疗。

4．降压药物的不良反应：在高血压治疗中应该关注降压药物潜在的不良反应，避免因不良反应增加心血管事件。如利尿剂导致低钾血症和高尿酸血症，保钾利尿剂、ACEI、ARB导致高钾血症，用药过程中应注意监测血钾和血尿酸的变化，尤其老年人及肾功能不全的患者；β–受体阻滞剂和维拉帕米对于心脏传导系统和心肌收缩力的抑制作用均强，两者合用时更为明显；长期使用者应避免突然停药，以防心率、血压反跳而导致心血管事件发生；较大剂量的利尿剂和非选择性β-受体阻滞剂对血糖和血脂代谢有不利的影响，长期使用会削弱降压效应对心血管的保护作用。药物的不良反应多随剂量增加而增加，高血压治疗中采用小剂量联合治疗用药原则可以减轻或互相抵消不良反应。

第四节　高血压综合治疗管理

高血压患者伴随多种危险因素，因此，高血压不仅是血流动力学异常疾病，更是代谢紊乱疾病，超过80%的高血压病人合并一种或几种危险因素。其他危险因素包括男性、年龄、家族史、左心室肥厚、高尿酸血症、微蛋白尿和心率增快。这些因素相互关联、互相叠加，加速了并发症的发生发展。治疗高血压的同时要关注伴随的危险因素，通过健康的生活方式纠正或改善肥胖等危险因素，必要时联合其他药物治疗干预同时存在的危险因素。

2007年ESH/ESC高血压处理指南对合并相关因素的处理做出了明确要求：

1．调脂治疗：所有确诊为心血管疾病或患有2型糖尿病的高血压患者均应考虑他汀类药物治疗，旨在使血清总胆固醇＜4.5 mmol/L（175 mg/dl），低密度脂蛋白胆固醇（LDL-C）＜2.5 mmol/L（100 mg/dl），甚至更低。无明显心血管疾病，但心血管风险较高（10年事件发生风险≥20%）的高血压患者即使基线总胆固醇和LDL-C水平不高，也应考虑他汀类药物治疗。

2．血糖控制：对同时患有高血压和糖尿病的患者，有效地控制血糖极为重要。

2002年亚太地区2型糖尿病政策组制定的降糖目标：空腹血糖应控制在4.4～6.1 mmol/L；餐后2h血糖应控制在4.4～8.0 mmol/L；糖化血红蛋白应控制在6.5%。

3．抗血小板治疗：有心血管事件病史的高血压患者，若无过高的出血风险，则应进行抗血小板治疗（阿司匹林100 mg）；50岁以上，无心血管病史、血清肌酐中度升高或心血管风险较高的高血压也应考虑进行阿司匹林治疗。

经研究证实，这种干预治疗均有良好的获益/风险比（心肌梗死发生率的下降大于出血风险）。为了将出血性卒中的风险降至最低，应在血压控制良好后开始抗血小板治疗。

第五节　原发性高血压的治疗

一、高血压降压治疗原则

1．血压应降到规定的标准，血压控制越接近理想水平，病人的受益就越大，因此要严格地控制血压，著名的高血压最佳治疗方案研究（HOP）证明，所有高血压患者的血压控制在138/83 mmHg以下时，心血管事件发生最少。糖尿病高血压病人血压应该控制在130/80 mmHg以下才能更好地保护心、脑、肾。而伴有肾损害的高血压患者，血压也应控制在130/80 mmHg以下；当肾损害严重（24 h尿蛋白＞1 g）时，血压应控制在125/75 mmHg以下。

2. 应用最小剂量的降压药物达到上述标准，这就要求小剂量多品种联合应用，可以大大减少药物的不良反应。

3. 要求24 h血压平稳，特别注意清晨和夜间血压的控制。研究证实，长效的各种降压药物控制清晨血压要比短效的好，如长效β－受体阻滞剂、血管紧张素II受体阻滞剂能很好地控制清晨高血压。

4. 根据病人的需要选用合适的降压药物，达到事半功倍的效果。现在主张个体化的治疗就是体现到这一特点，如老年人高血压选用二氢吡啶类钙拮抗剂，青年人高血压选用β－受体阻滞剂。

5. 心血管疾病的危险因素必须同时控制，如阿司匹林、调脂药物等。

二、高血压治疗的注意事项

原发性高血压无根治的方法，所以要坚持长期治疗，定期观察药物的疗效与不良反应。

1. 使血压控制在138/83 mmHg以下，研究表明，当血压控制在这个水平以下时，各种高血压靶器官损害和心血管疾病发生率最少。

2. 逐步降压，因为血压降低得过快、过猛会使病人的脑和肾供血不足，从而产生一系列的症状，特别是肾脏不能耐受过低的血压变化，所以一定要有一个适应过程。

3. 用药品种及剂量应因人而异。

4. 除急性高血压患者宜用舌下含药、肌肉注射、静脉滴注给药尽快降低血压外，其他类型高血压均宜采用小剂量开始阶梯式加药。

5. 联合用药优于大剂量单一药物。单独应用任何一个降压药物，只能使60%～70%的高血压患者血压降至正常值。因此血压很高时，最好选用作用机制不同的2种或以上降压药物治疗。

三、不同程度高血压治疗

（一）轻度高血压的治疗

1999年世界卫生组织提出了轻度高血压的概念，其特点是：①总患病率高；②不积极治疗的病人容易进展为2、3级（中、重度）高血压，出现靶器官的损害。

1. 危险因素在0～2个的患者，首先应改善生活方式，效果不佳或血压有升高者应考虑药物治疗。

2. 伴有3个或以上心血管危险因素、糖尿病和（或）有心、脑、肾损害者，需要立即接受药物治疗。

3．伴有心血管疾病或靶器官损害的正常高值血压者也应接受抗高血压药物的治疗。

4．应强调所有病人都要接受非药物治疗方法，禁止吸烟，坚持运动减肥，限酒、限盐与限制膳食饱和脂肪等。

5．如果应用一种降压药物治疗效果不好时，可加用第二种或第三种药物。

（二）难治性高血压的诊断及处理

少数高血压病人即使服用包括利尿剂在内的3种或以上抗高血压药物，且每种药物都用到了足量和足够的时间，其血压仍然在140/90 mmHg或以上者，称为顽固性高血压，或难治性高血压。对难治性高血压患者，一定要及时分析、查找原因，进一步调整治疗。

1．难治性高血压常的常见原因：

（1）高血压患者的伴随情况未及时消除。如患者的体重增加、钠盐摄入过多、饮酒过量、患者处于高度紧张状态等。

（2）继发性高血压未得到病因治疗。有些继发性高血压疾病由于症状不典型或检查选择不合理，而未能及时诊断。由于不能针对病因治疗，当然高血压也难以控制。

（3）高血压肾损害对高血压治疗的影响。

（4）“白大衣高血压”。在医师诊所测量血压总是高于正常，甚至用几种药物也难以控制，而病人在家里自己测量血压是正常的，同时检查心、脑、肾等重要脏器无严重的损害，称为“白大衣高血压”。

（5）急进型恶性高血压。这是一种特殊类型的高血压，其临床特点是，血压显著升高，收缩压和舒张压可达200/130 mmHg以上，且持续升高；症状多而明显，如剧烈头痛、呕吐、眼花、呼吸困难；短期内可出现心、脑、肾等重要器官的严重损害。

（6）抗高血压治疗不当。表现为：①患者未坚持服药；②药物剂量太小或间隔时间太长而达不到治疗效果；③选药不合理或不适当地联合用药。事实上，对于因治疗不当而血压控制不满意者，不属于顽固性高血压的范畴。

2．难治性高血压的临床特点与诊断：

（1）难治性高血压的临床特点：①高血压病史长并多有家族倾向，受教育程度不高；②体重指数高；③血压水平高；④眼底改变严重；⑤甘油三酯水平较高，服糖后1h的血胰岛素水平高；⑥男性多见，吸烟和大量饮酒.

（2）难治性高血压的诊断（图19–2）：单纯难治性高血压24 h动态血压特点为：

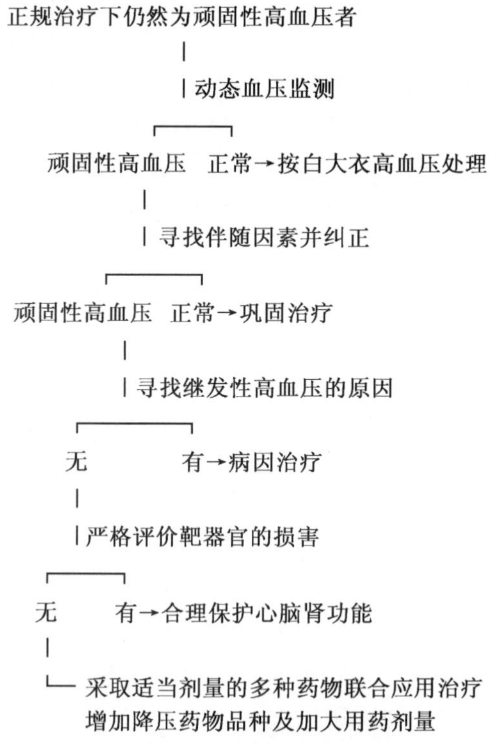

图19–2　对难治性高血压的诊断思路

①平均血压、血压负荷明显高于血压理想控制者；②夜间血压下降率低于血压理想控制者；③难治性高血压患者SBP和DBP均高于血压理想控制者，收缩压为持续性，舒张压在夜间及清晨相差最明显。

3．难治性高血压的处理：

（1）发现并消除伴随因素，积极坚持健康生活方式，即合理膳食、适量运动、戒烟限酒、保持心理平衡。对有不合理用药习惯的人，要避免某些不利药物的应用。

（2）让病人在家中自测血压或进行24 h血压监测，以排除“白大衣高血压”。

（3）病因治疗：对于继发性高血压所引起的顽固性高血压患者，去除病因是根本的治疗。

（4）肾功能检查。

（5）顽固性高血压的药物治疗。

1）合理选用抗高血压药物：例如，中老年高血压患者可选择钙拮抗剂，而青年或舒张压增高的患者，使用β-受体阻滞剂。3～4种抗高血压药物合用。

2）重视利尿药物的应用：对于病程短、肾功能无明显损害或未用过利尿剂的患者，先加用氢氯噻嗪、螺内酯、吲哒帕胺等利尿药。对于病程长、有肾功能明显损害或已用过利尿药而效果不佳的患者，可选用中等强度的利尿药，如呋塞米（速尿）。应用利尿药物时，同时服用补钾药物，尽量避免或减少其不良反应。

3）上述处理后血压仍然不能得到满意的控制、或血压水平很高、发病急的患者应积极寻找引起高血压的病因。

4）病因治疗：当发生难治性高血压时，应重新系统检查及评价。药物治疗反应有时与病因有一定关系，如：α-受体阻滞剂治疗效果好，应想到嗜铬细胞瘤的可能；ACEI效果好，应想到肾动脉狭窄的可能；对螺内酯效果好，应想到原发性醛固酮增多症的可能；对利尿剂效果好，要想到肾功能不全的可能。

（三）血压波动大的高血压患者的诊断及处理

1．波动大高血压的原因：

（1）用药不当。对自认为血压得到理想控制的高血压患者进行24 h动态血压监测发现，有近半数的人血压不稳定。表现为：①早上血压升高；②下午血压升高；③早上和下午均出现血压升高；④夜间血压控制不满意；⑤血压波动变化大；⑥活动中出现血压升高。其原因为服用短效降压药或未按血压波动规律用药。

（2）原发性高血压伴特殊情况。如妇女更年期高血压，这个时期由于体内雌激素的波动变化，出现心慌、胸闷、出汗等更年期综合征的一些症状，也会相应地出现血压波动大。高血压患者伴有某些疾病，如输尿管结石、胆囊炎等疾病时，由于这些疾病的发作可导致血压波动性大。

（3）某些继发性高血压。如嗜铬细胞瘤。

（4）高血压靶器官损害。心血管疾病急症发作时，可以引起交感神经兴奋，血压升高。在一些脑血管疾病不稳定期，病人的血压也可以波动升高。

2．波动大高血压患者的处理：

（1）强调根据降压药作用的高峰时间、按照血压波动规律服药。如早起6～8点为第一个高峰，那么最好一起床就服药。如果是中效药物，在下午血压高峰到来前1～2 h前（下午4～5点）服药，这样就能避免由于服药时间的不合适而导致血压波动大。

（2）强调应用长效药物，能够起到24 h稳降压的作用。

（3）对于血压波动大的病人应该想到继发性高血压的可能，如原发性醛固酮增多症、甲状腺功能亢进、嗜铬细胞瘤等。

（4）强调伴随因素治疗，如前所述原发性高血压病人伴更年期综合征、胆囊结石等疾病时，应该在治疗高血压的同时治疗这些疾病，才能能使血压平稳。又如伴随心血管急症的患者，不控制并稳定心血管急症，病人的血压是难以控制的。

四、不同人群高血压的治疗

（一）儿童高血压的诊断与治疗

儿童高血压是指儿童时期所发生的原发性和继发性高血压。现在人们已经认识到，成人原发性高血压患者，在儿童时期甚至新生儿时期已存在高血压发生的高危因素。由于血压有随年龄增长而增高的现象，故对不同年龄的儿童应采用不同的标准。就原发性高血压而言，在不同时期3次测量坐位血压，收缩压和舒张压均超过成人标准的95%为高血压。

儿童高血压的治疗：①不能只根据偶然血压升高就判断为高血压而盲目给予治疗，必须按高血压诊断程序审慎检查、确诊后再施以治疗；②要注意患病年龄越小而血压较高者，则继发性高血压的可能性越大。一定要做好鉴别诊断。因为高血压治疗是终身的，因此对儿童、青少年高血压最重要的是如何做好高血压的预防。但是一旦确诊血压升高，舒张压超过90 mmHg，就应积极处理。

1．改善生活方式：要设法增加孩子的体力活动以减轻体重；限制饮食中的钠盐，其摄入量为每天2～3 g为宜；增加含钾高的食物，特别是新鲜蔬菜；禁烟、酒，少吃甜食零食等，并定期测体重、血压，检查运动计划落实情况等。

2．在选用药物方面要慎重：儿童、少年舒张压≥90 mmHg，上述措施效果不明显者，需用药物治疗。成人的治疗方案及药物一般对儿童及少年均适用。但儿童用药要注意选用疗效好、服用方便、治疗效果好而又不影响正常生长发育的药物。

对1级（轻型）高血压患者，首先选用利尿剂或β–受体阻滞剂，其中利尿剂以噻嗪类利尿剂的效果较好。如果长期应用利尿剂，应注意观察血糖、血脂等的改变。如利尿剂无效应加用β–受体阻滞剂，并记录脉率。当药量足够而疗效不明显时，再加血管扩张剂。

（二）青年人高血压

一般人群中原发性高血压占90%～95%，继发性高血压占5%～10%。青少年高血压患者中继发性高血压比例增加，但也仍占少数。实际表明，青年人中继发性高血压的发病率仍低于原发性高血压。原发性高血压占这组高血压病人的70%～90%以上。青年人的工作紧张、生活节奏快，再加上一些不良的生活习惯（如吸烟、饮酒等）对身体的危害较大，易出现交感神经兴奋性增强，血浆肾素活性增加，使血压升高，伴有心动过速、心悸、皮肤出汗等。

1. 青年人高血压诊断：青年人高血压症状多不典型，与成人症状也不完全相同。有的无症状，有的表现为头痛、头晕、眼花、恶心呕吐、心悸等。遇到青少年高血压，其诊断思路与一般成人高血压相同，要解决以下3个问题：①患者的高血压是继发性的，还是原发性的；②这类高血压患者是否有靶器官损害的证据；③除了高血压以外，患者是否还有其他可以导致心血管病的危险因素。其特点一是以舒张压增高为主，二是血压波动大。

2. 青年人高血压治疗：青年人高血压同样应当长期治疗。治疗包括非药物措施和药物治疗。即使血压正常者也应该进行锻炼、健康膳食和保证睡眠。处于正常高值血压和高血压患者更是如此。合并有肾病、糖尿病或左心室肥厚的血压正常高值患者应该进行药物治疗。

青年人高血压的治疗特别强调生活方式的改善，如戒烟、限制饮酒、少进食高脂肪、高热量的饮食，同时调整自己的工作和生活节奏。

药物选用原则为：①选用抑制交感神经兴奋的β受体阻滞剂、抑制肾素-血管紧张系统激活的血管紧张素转换酶抑制剂类药物和减少血容量的利尿剂类药物；②选用长效降压制剂，每日给药1次或2次；③选用对血糖、血脂代谢无明显影响的药物。

（三）老年性高血压

中华医学会老年医学学会于1982年根据WHO西太平洋地区会议所定，提出老年界限为>60岁。1999年世界卫生组织确定的高血压分级标准也适用于老年人。老年人高血压患病率明显高于中青年人，对老年人进行抗高血压治疗能够明显地改善病人的预后。

1. 老年人高血压的临床特点

（1）单纯收缩期高血压多见：研究发现，老年收缩期高血压病人在老年前期收缩压已在正常高值。因此控制中年人的血压可以减少日后老年收缩期高血压的患病率。

（2）血压波动大：24 h动态血压研究表明，老年人血压波动范围比中、青年人要大，这种波动大的血压易导致无症状性腔隙性脑梗塞，老年人易发生体位性低血压。

（3）易导致心脑肾损害：老年高血压患者的心脑肾的损害和心血管疾病发生率和死亡率的危险性都明显高于中青年高血压患者。

（4）体位性低血压发生率高：在老年高血压病人的降压治疗中，体位性低血压和餐后低血压的发生率也较低年龄者高。可能与老年人血压调节机制障碍有关：①老年人肾素活性偏低，肾素、醛固酮系统水平随年龄增高而下调；②老年人由于缺血或老龄退行性改变，导致自主神经反应性血管收缩调节作用消退；③老年人主动脉压力感受器敏感性减弱；④老年人窦房结功能下降，在血压降低时心率反应性增速功能消退，使体位变化时心输出量代偿作用丧失等，均可能是老年人体位性低血压发生率较高的原因。

（5）间接测压法可能过高估计血压值：老年人测量血压有读数过高（即所谓“假性高血压”）的情况，这是由于气囊压不住硬化的肱动脉所致。因此当老年人血压很高而又无明显的靶器官损害时，应考虑“假性高血压”的可能性。这类病人不易耐受降压治疗，服用降压药物可出现严重症状或诱发心血管疾病发作。

（6）老年人合并其他疾病较多：老年高血压患者常合并有一种或多种其他疾病，如支气管哮喘、糖尿病、前列腺肥大等。

2．老年性高血压的治疗：不论患者年龄如何，凡血压≥140/90 mmHg者均应给予治疗。

（1）老年人高血压的治疗原则：与成年人高血压治疗原则基本相同，但应根据老年人病理生理特点和个体差异制订治疗方案。

1）高血压总的治疗原则。即应将不良反应降至最小而获得最佳降压疗效，以达到防治靶器官损害的目的。

2）积极控制血压，达到血压的目标值。老年人降压治疗目标基本同成年人，即应将血压降至＜140/90 mmHg。

3）个体化原则：老年人高血压初始治疗宜从小剂量开始，可以为成人剂量减半，逐渐加量。中、重度高血压可以使用标准剂量的多药联合，直至血压控制。

（2）老年高血压降压治疗目标：根据2003年ESC/ESH高血压指南，2004年BHS Ⅳ指南以及2005年中国高血压防治指南中提出的降压治疗目标，均提出老年人与成年人相同，应将血压降至＜140/90 mmHg。对糖尿病和肾病患者，收缩压应降至130 mmHg以下，舒张压应降至80 mmHg以下。有时对老年人收缩压降至140 mmHg以下有困难，这些老年患者收缩压可以先控制在150 mmHg以下，但仍然应强调严格控制血压。如能耐受，还可进一步降低。

老年人降压治疗时应注意降压不宜过快，治疗应选择有更高安全性和耐受性的药物，逐步降压，尤其在体质较弱和高龄老年病人中。许多老年高血压病人存在其他危险因素及靶器官损害等情况，这类病人治疗药物的选择要十分慎重。合并有冠心病的老年人，舒张压不宜过低，以免加重心肌缺血。有脑血管疾病的老年人，在脑血管病病情稳定或好转以前，可将血压控制在160/100 mmHg左右。在脑卒中急性期，为了维持脑梗死区域局部血流灌注压，对原有高血压的老年人，收缩压可维持在220 mmHg以下，舒张压可维持在120 mmHg以下。在收缩压＜180 mmHg，舒张压＜105 mmHg时可不急于降压。此外，目前普遍认为，对各种程度的高血压肾脏损害，降低血压都对肾脏有保护作用，收缩压下降至120～130 mmHg最为理想，但不宜下降到120 mmHg以下。

（3）老年高血压的非药物治疗：老年人高血压的治疗除了药物治疗外，非药物治疗也十分重要。非药物治疗包括戒烟、坚持适量体力活动、适当限钠和脂肪摄入、减轻体重，增加蔬菜、水果、节制饮酒等。非药物治疗是安全、有效的降压治疗，也是药物治疗的基础。心理因素是影响老年高血压的重要因素，精神抑郁状态可增高血浆儿茶酚胺水平及交感神经活性，影响降压药物的疗效，因此应对可能影响降压疗效的心理因素进行干预。盐敏感性高血压除了限制钠盐摄入外，还应注意补钾和补镁。

（4）老年高血压治疗药物的选择：国内外大量随机临床研究的资料已经显示，利尿剂、钙拮抗剂、ACE抑制剂、血管紧张素II受体阻滞剂、β－受体阻滞剂等一线药物对老年高血压病人治疗有效。由于老年人高血压的病理基础是低肾素、低交感张力和高容量负荷，根据此特点，长效钙拮抗剂等扩张血管药及利尿剂应为较好的选择。以往有些老的降压药如利血平等，可诱发老年病人抑郁症和消化性溃疡，并可能加重帕金森氏症症状；神经节阻断剂如胍乙啶等可导致或加重老年人体位性低血压，故均不宜用于老年高血压病人。α-受体阻滞剂也有引起体位性低血压的副作用，对已有或可能发生该并发症的老年人也应慎用或禁用。

（5）老年人用抗高血压药物应注意以下几点：

1）老年人高血压患者常伴有糖尿病、血压异常、吸烟等多种心血管病危险因素，因此易发生心、脑、肾等重要器官许多疾病如（如脑卒中、冠心病等），所以老年高血压患者在治疗前即要检查发现这些危险因素并同时合理治疗，又要详细了解与评价心、脑、肾功能与结构情况，及时发现心血管疾病。

2）老年单纯性收缩压增高的治疗，应适当地限盐和（或）减轻体重，这已被确定为早期治疗方法之一，尤其适合于老年临界高血压或轻度升高的收缩期高血压患者；如果是2、3级（中、重度）收缩期高血压，则要选用钙拮抗剂、血管紧张素转换酶抑制剂及利尿剂等治疗。

3）老年人用药剂量要小，由于老年人对药物作用比较敏感，药物在体内代谢缓慢，开始可用成人的半量或更少，以后逐渐加量。钙拮抗剂具有生理性降压作用，即对血压很高的患者降压作用比较明显，而血压降到正常值后不再继续下降，这是一类比较稳定而降压效果可靠的药物，尤其适用于老年高血压患者的治疗。

4）由于老年人生理特点，容易发生直立性低血压，所以，能引起直立性低血压的药物（如胍乙啶、哌唑嗪、甲基多巴等）应避免使用。

5）老年患者应尽量避免使用对中枢神经系统有抑制作用的降压药（如利血平、可乐定、甲基多巴等）。

6）老年人血压波动性大，血压较年轻人不稳定，脉压大，白天出现持续性血压升高，在夜间低峰时间长。所以强调按照血压波动规律用药，使血压稳中下降。

7）对高龄老年人的用药要特别慎重。

8）老年人合并其他系统疾病多，应用某些降压药物有时与其他疾病会发生矛盾，不仅影响高血压治疗，而且干扰其他疾病的恢复，所以用药时应慎重。

（四）妊娠合并高血压的处理

因妊娠而出现的高血压称妊娠高血压综合征。这里介绍原有原发性高血压或继发性高血压的妇女，需在妊娠期间进行抗高血压治疗的问题。

妊娠合并高血压对孕妇及胎儿的影响取决于两个因素：一是取决于血压升高的程度，如果血压＜159/99 mmHg，一般预后较好。高于这个水平则对母婴有一定影响，如收缩压≥200 mmHg和（或）舒张压≥120 mmHg时，围产儿死亡率高达50%。可见，只有有效地控制住高血压才能有利于降低母亲和胎儿的死亡率。二是看是否并发妊娠高血压综合征。并发妊娠高血压综合征者，其母婴预后明显劣于单纯慢性高血压及单纯妊娠高血压综合征者。所以，对妊娠合并慢性高血压患者，除特别注意血压上升外，还应注意全身水肿、尿蛋白等情况，以便及早发现并及时处置。

1. 孕期以甲基多巴与肼苯达嗪合用较为合适，β-受体阻滞剂也是较安全有效的。所以，对有生育意愿的慢性高血压妇女，在孕期要调整好治疗方案尽量做到合理用药。

2. 禁用对胎儿有不良影响的药物，如神经节阻滞剂、利血平、血管紧张素转换酶抑制剂、血管紧张素Ⅱ受体阻滞剂等。

3．用噻嗪类利尿剂要特别慎重。因其易使胎儿血小板减少及孕妇血尿酸升高，尤其当怀疑胎儿宫内发育迟缓或合并妊娠高血压综合征时即应停用。

4．妊娠后按妇产科要求定期作产科检查，每次检查均应测量血压等。

合并高血压涉及母婴安全，一定要给患者作详细的诊断，结合病人实际情况，再决定具体的治疗方案。

五、不同类型高血压的治疗

（一）单纯收缩压增高

单纯收缩期高血压患者各个年龄组的男性发生心肌梗死的危险增加1倍，单纯收缩期高血压患者脑梗死发生率比单纯舒张期高血压患者增高3.5倍，比收缩期和舒张期血压者增高组高1.8倍。也有报道，主动脉硬化、脑动脉硬化和冠心病等的发生率，收缩期高血压组明显高于舒张期高血压组。因为长期的收缩压增高可使动脉内膜损伤，并促进血栓和动脉硬化的形成，从而加速动脉硬化，因此，单纯收缩期高血压患者易发生动脉硬化和脑卒中。

单纯收缩期高血压的治疗：

1．生活方式的改善，合理饮食、戒烟限酒、适量运动、心理平衡等，可使收缩压下降。

2．药物方面目前常用的五大类降压药物对收缩期高血压有降压作用，临床经验表明，利尿降压药、钙拮抗剂及血管紧张素转换酶抑制剂对收缩期高血压降压作用更明显。

3．由于单纯收缩期高血压能导致许多心血管疾病，对已发生这些疾病的患者选药时还应考虑对这些疾病的治疗。

（二）夜间高血压

根据24 h动态血压监测结果，将高血压患者分为勺形血压和非勺形血压，即夜间睡眠时出现血压下降者为勺形血压，未下降者为非勺形血压。也可用夜间血压下降率表示，当夜间血压下降率＞10%时定为勺形血压，而＜10%时定为非勺形血压。许多研究证明，勺形高血压患者心血管疾病发生率比非勺形高血压患者低得多。研究表明，夜间血压下降率的高低本质上反映了夜间绝对平均血压的高低，即非勺形高血压患者实际上是一组夜间血压升高型高血压患者。由于夜间血压高低与心、脑、肾损害密切相关，因此，既要重视使白天血压平稳地下降，更应注意对夜间血压的控制。

夜间高血压的处理：由于目前临床使用硝苯地平、阿替洛尔等抗高血压药物较多，又不按照血压波动规律给药，因此临床上仍有部分病人夜间血压未得到理想控制。对于夜间血压升高的高血压患者高血压的控制并不难。

1．要重视有夜间血压升高的高血压的病人。

2．对病人进行24 h动态血压监测，以发现夜间血压升高的高血压患者。夜间平均血压≥125/75 mmHg即为夜间高血压。要注意动态血压的监测质量，如晚上由于未休息好或未入眠，测得的夜间血压升高是不可靠的。

3．对夜间血压升高型高血压患者选用长效降压药物。如用的是短中效降压药物，采取睡前增加一次给药也可解决问题。个别高血压患者夜间睡眠中的血压比白昼血压还要高，应考虑阻塞性睡眠呼吸暂停综合征的可能。

（三）吸烟的高血压

研究证明，吸烟使正常血压者白昼血压增高，心率加快；吸烟高血压患者不出现夜间睡眠中血压下降规律。同时证实吸烟高血压患者反映左心室肥厚的指数（即左心室质量指数）明显高于不吸烟高血压患者。目前研究证明，如果高血压患者不出现夜间睡眠中血压下降规律或夜间出现高血压，容易导致心、脑、肾等重要器官损害（图19–3）。

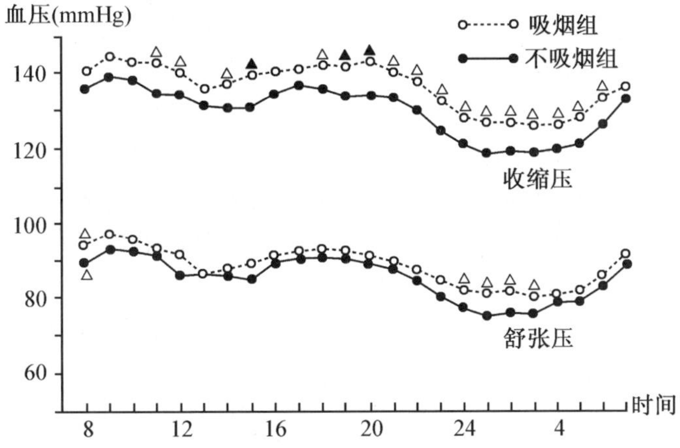

图19–3　吸烟与不吸烟高血压患者24 h血压比较

吸烟高血压患者在停止吸烟后，虽然无法像不吸烟的正常人群那样血压很快恢复正常，但停止吸烟1～3个月后，相当一部分病人的血压可完全恢复正常。即使不能降到完全正常，也可大大减少抗高血压药物的用量。还有研究表明，吸烟可抵消某些抗高血压药物的降压疗效。因此对吸烟高血压患者的治疗首先是强调戒烟，在戒烟后一段时间内，应该使用降压药物并定期观察血压，如果随着戒烟时间的延长血压开始下降，可逐渐减少降压药物的品种和用量，甚至部分患者可完全停药。

根据吸烟高血压患者24h血压波动的特点（即夜间血压升高和左心室肥厚明显），对吸烟高血压患者药物治疗应注意降低夜间血压及保护靶器官，因此选用长效降压药物更合适。

（四）“白大衣高血压”

研究表明，“白大衣高血压”患者已发生了心、脑、肾的结构和功能的改变，并有血脂、血糖代谢异常，而这些异常与高血压共同组成心血管疾病危险因素。因此“白大衣高血压”患者应接受药物治疗，以减少心血管疾病发生率和死亡率。

首先，对“白大衣高血压”患者要改善病人生活方式（如戒烟限酒低盐饮食、增加活动以及减肥等）。“白大衣高血压”患者在一些场所血压升高，而在另一些场所血压正常，所以，对其治疗带来一定困难。办公室血压应按高血压诊断和处理。选用药物要针对

“白大衣高血压”的产生机制，应用生理性降压药物，如β-受体阻滞剂、血管紧张素转换酶抑制剂及钙拮抗剂。

另外，对于临床难以治疗的顽固性高血压而无明显心、脑、肾等重要器官损害的临床证据者，应先考虑到“白大衣高血压”的可能；给“白大衣高血压”患者抗高血压治疗，不应认定诊室血压不降而过多增加降压药物种类及用量。

（五）高血压合并其他疾病时的治疗原则

目前我国高血压患者有2.0亿人，这个人群同样可以发生各种各样的疾病，因此，对合并其他疾病的高血压患者应用某些抗高血压药物可能会影响这些疾病的发展变化；反过来，其他疾病的用药也会对高血压产生影响。因此临床上应根据不同情况选择用药，其原则是：①选用的抗高血压药物最好能兼顾治疗患者合并的某种疾病；②对这种疾病没有或很少有不良影响；③强调避免诱发或加重这些疾病的发作。

1．合并青光眼的高血压患者：应首选利尿剂。该类药物除降低血压外，还能防止眼压升高，在合理应用利尿剂的情况下，可适当加用二氢吡啶类钙拮抗剂，因为在众多具有扩张血管作用的药物中该药对眼压影响最小。同时要积极治疗青光眼。

2．伴有支气管哮喘的高血压患者：对于伴有支气管哮喘和阻塞性肺疾病的高血压患者，非选择性β-受体阻滞剂可加重疾病的发作，因此要避免使用。钙拮抗剂、血管紧张素转换酶抑制剂等对支气管平滑肌无不利影响，且这些药物能够降低肺动脉高压，可选用。

第六节　继发性高血压的诊断和治疗

一、继发性高血压诊断的意义

尽管继发性高血压只占所有高血压患者的5%～15%，但由于我国高血压患者有2.0亿，继发性高血压患者实际上并非少见。

根据治疗途径及效果，继发性高血压分为两类：

1．外科手术可根治性继发性高血压：即经过外科手术对原发性疾病根治后，高血压恢复正常。常见的有嗜铬细胞瘤、原发性醛固酮增多症、肾血管性高血压和肾素分泌性肿瘤等。

2．非外科手术根治性继发性高血压：这类病人只能通过内科治疗原发病后使血压下降或恢复正常，其效果取决于治疗药物。

对第一类继发性高血压若不予以及时的手术治疗，只采取降压治疗是无效的。手术治疗时机太晚，致使原发性疾病的病因较长期作用于心血管系统，可能导致“不可逆性损害”。有临床资料证实，一旦出现儿茶酚胺性心肌病，即使手术切除嗜铬细胞瘤后，其心脏改变也是不可逆转的，使病人不可避免地出现心脏扩大和心力衰竭。因此，一旦发现外科手术可治疗的高血压患者应及早争取手术。

二、继发性高血压诊断的思路

（一）怀疑为继发性高血压

1. 发病年龄＜30岁或＞60岁者。

2. 发现高血压前有感染病史者。

3. 有口服避孕药物史的妇女。

4. 伴随一些继发性高血压疾病的特征性表现者，例如，发作性高血压、阵发性头痛、夜间尿多、白天尿少、周期性麻痹史等。

5. 24 h血压连续观察发现夜间睡眠中血压持续增高者。

6. 查体发现双上肢血压差＞10～20 mmHg或下肢血压低于上肢者，肾区或四肢听诊有血管杂音者。

7. 伴有糖尿病、低血钾，尤其伴随血压发作性升高而出现血糖高、血钾低者。

对上述特点的高血压患者要进一步检查。

（二）继发性高血压的诊断

1. 不要忘记原发性高血压的可能：无论是原发性高血压还是继发性高血压，都有一个共同的特点，即血压升高均可导致一系列症状，如果通过相应检查排除了继发性高血压，应按原发性高血压治疗。

2. 不要忽视与原发性高血压的并存：既然一般人群中可患继发性高血压的各种疾病，那么，原发性高血压患者，同样也可能发生继发性高血压的各种疾病。因此，近期出现上述一些典型特殊症状的病人，及近期无其他原因而治疗效果不好的病人，要注意继发性高血压可能。

3. 要重视随诊观察：尽管目前医疗检查手段先进，但有的继发性高血压仍难以确诊。此种情况下，一方面先控制血压，另一方面要密切随诊。

此外，在继发性高血压诊断与诊疗中，不能根据任何一次检查结果确诊或排除某一疾病诊断。在有些疾病诊断不清楚时，不要盲目接受手术治疗。目前磁共振、CT扫描等影像学检查普遍应用，很多高血压患者常常发现体内有一些“占位”性改变，如肾上腺发现结节等。要证实这些结节与高血压的发生是否有关，一定要看结节是否有功能，即生化指标是否支持。

三、内分泌疾病与高血压

（一）嗜铬细胞瘤

本病是由于肾上腺髓质或交感神经节大量分泌去甲肾上腺素和肾上腺素，引起阵发性或持续性高血压。多见于20～40岁的青壮年。其临床特点是血压骤然升高，可高达200～250/100～150 mmHg，伴剧烈头痛、心悸、出汗、面色苍白、恶心、乏力，历时数分钟至数天，非发作期间血压明显下降或正常。

1．特异检查：测量血液中肾上腺素或去甲肾上腺素水平，或测定其在尿中的代谢产物（3–甲基–4羟基杏仁酸）明显增高。进一步可进行超声检查双肾及肾上腺；对病变部位进行同位素及CT扫描可以显示肿瘤所在。

2．治疗：对大多数良性嗜铬细胞瘤者，进行手术切除后即可根治。当这种病人出现高血压危象时，应立即静脉缓慢推注酚妥拉明1～5 mg，1 h内密切观察血压变化，当血压降至160/100 mmHg时改为静脉滴注。

（二）原发性醛固酮增多症

本病是由于肾上腺皮质部分增生或肿瘤分泌过多醛固酮入血，引起病人血压升高，常达150～240/90～130 mmHg，病人可有：①头痛；②夜尿多、饮水多；③乏力或阵发性肌无力及肌麻痹等典型临床表现。

1．化验检查：血钾低及尿钾高乃是本病特征之一，尿醛固酮增多；血浆肾素活性降低，醛固酮增多。超声检查、同位素和CT扫描均可发现肾上腺腺瘤或增生。

2．治疗：手术切除肾上腺肿瘤或增生部分后血压可降低或正常。部分降压效果不理想者可选用螺内脂120～240 mg/d，分次口服，钙拮抗剂、血管紧张素转换酶抑制剂也可选用。

（三）皮质醇增多症（柯兴病）

本病是肾上腺皮质肿瘤或增生分泌一种糖皮质激素过多，致使水、钠潴留导致高血压。女性多见，以躯干肥胖为主，“满月脸”，皮肤菲薄而有紫纹。

化验血糖增高，24 h尿中17–羟类固醇或17–酮类固醇增多。

对适宜手术治疗者，经手术切除垂体分泌腺瘤、增生的肾上腺或肾上腺腺瘤后，可使血压降至正常。

（四）甲状腺功能亢进症（甲亢）

某些老年患者有甲亢时，常以收缩期高血压为主要症状，伴有乏力、怕热、多汗、手颤、体重下降、心悸、心动过速、神经质等甲亢症状。治疗甲亢能控制血压。可采用β－受体阻滞剂治疗，同时根据病情选用抗甲状腺药物或甲状腺切除术。

四、肾脏疾病与高血压

肾脏疾病引起的高血压，称为肾性高血压，包括肾实质性高血压、肾血管性高血压等。

肾性高血压是常见的继发性高血压之一，约占全部继发性高血压患者的10%，其中肾实质高血压占绝大多数，超过80%。肾实质疾病并发高血压的发生率与病变的性质、范围、肾缺血和肾功能损害的程度有关。病变侵犯肾小球、小动脉以及肾缺血功能损害明显者，高血压的发生率较高。如急性肾小球肾炎、结节性多动脉炎、糖尿病肾病等，高血压的发生率达50%～75%，而止痛剂肾损害及肾髓质囊样变等，高血压的发生率较低。在慢性肾功能衰竭病人开始透析时，大约80%有高血压，其中糖尿病肾病者几乎100%有高血压。

（一）肾实质性疾病的病因

最常见的双侧肾脏疾病导致的高血压有：①原发性慢性肾小球肾炎；②急性感染后肾小球肾炎；③急性肾小球肾炎；④肾小管-间质疾病，如多囊肾、肾髓质囊性疾病、止痛剂肾病、慢性肾盂肾炎等。

其次是单侧肾脏疾病导致的高血压，如一侧肾素分泌瘤、肾积水、慢性肾盂肾炎、反流性肾病、先天畸形等。

还有一些继发性肾脏疾病导致的高血压，如糖尿病肾病、系统性红斑狼疮、系统性血管炎（结节性多动脉炎，韦格纳氏肉芽肿等）、多发性骨髓瘤、硬皮病、过敏性紫癜等。

关于上述各种疾病如何导致高血压，其机制复杂，本书不再详述，简单可理解为：①这些疾病导致肾素分泌过多，使血管紧张素-醛固酮系统兴奋而血压升高；②肾脏病变导致排钠利尿功能下降，使体内水、钠潴留而致血压升高。

（二）肾实质性高血压的临床表现

这些表现包括：①肾实质性疾病本身的临床表现，如蛋白尿、水肿，最后发展成慢性肾功能衰竭。如果伴有高血压者应和原发性高血压并发肾损害相区别。主要根据是，高血压引起肾脏损害在40岁以后发病；高血压病在前；无慢性肾脏病史；尿变化较轻，肾小管功能损害较肾小球功能损害为早且重。另外，除肾脏损害外常伴有心脏损害。②肾实质性疾病导致高血压的特点是持续的血压高，一般对药物治疗效果差，属于顽固性高血压。因此，如果不及时治疗原发疾病，病人很快会发展为心、脑、肾的损害，甚至危及生命。

（三）肾实质性高血压的治疗

肾实质性高血压90%以上由细胞外液容量过多所致，在治疗时应考虑到这一点。

1．纠正容量过多负荷：

（1）限制钠和水的摄入：肾实质性高血压的严重程度与肾脏排钠能力减退程度有关，钠排泄越少，血压越难控制，应限制钠的摄入。但过度限钠，病人不能耐受，且由于肾脏保钠能力也有障碍，易使钠耗竭而加重肾衰。因此，应根据24 h尿钠、体重和血压决定钠摄入量，使之与肾脏的排泄功能相适应。一般应限制在每日1 g以下，饮水量按尿量加500 ml计算。

（2）利尿剂：由于90%以上的肾实质性高血压属容量依赖性，利尿剂为常规降压药物之一。当肾功能正常或轻度损害时，选用氢氯噻嗪较合适，而肾功能发生轻、中度损害者，呋塞米是最常用的药物。用利尿剂时应注意其不良反应。

（3）透析治疗：过去将肾实质性高血压列为透析指征，近来由于口服降压药的不断问世，不少肾实质性高血压通过药物治疗得以控制，故只有在药物治疗无效时，方考虑透析治疗。

2．降压药物的应用：在纠正细胞外液容量过多后血压仍高时，可以考虑给予以下降压药物：

（1）β-受体阻滞剂：可抑制肾素的分泌，对肾素依赖性高血压有较好疗效。

（2）血管紧张素转换酶抑制剂：这类药物主要通过抑制血管紧张素转换酶，阻断血管紧张素Ⅱ的生成而发挥降压作用。

（3）α-受体阻滞剂：主要因引起小动脉和小静脉扩张而降压。

（4）钙拮抗剂：扩张周围小动脉和冠状动脉，降低外周血管阻力，从而使血压下降。

3. 肾实质性疾病本身的治疗。

五、大动脉炎和肾血管性高血压

肾血管性高血压是指由于各种原因使单侧或双侧肾动脉主干或分支发生狭窄性病变，导致肾脏缺血而引起的继发性高血压。本病发病率约占高血压患者总数的4%，是比较常见的继发性高血压之一。近年来外科技术的改进及新型抗高血压药物的出现，使肾血管性高血压的治疗有了很大进展。

（一）病因与发病机制

引起肾血管性高血压的原因很多。在我国，病因按常见性依次为大动脉炎、动脉粥样硬化及动脉纤维肌性发育异常，在西方国家则以动脉粥样硬化最为常见。

1. 大动脉炎：国内资料显示，大动脉炎是我国最常见的肾血管性高血压的病因。大动脉炎患者的70%合并肾动脉狭窄。该病多发生在年轻女性，病变可累及主动脉各段及其主要分支，是一种非特异性炎症，可能与细菌感染后免疫异常有关。主要病理改变为动脉中膜层为主的全层动脉炎，动脉中膜层呈弥漫性肉芽肿增生，有淋巴细胞和浆细胞浸润，血管内膜纤维增生，表面肿胀，粗糙和血栓形成，以致造成管腔狭窄。肾动脉受累时，则可引起高血压。

2. 动脉粥样硬化：肾动脉的粥样硬化可造成肾血管性高血压。其病变明显好发于肾动脉主干开口处及近端1/3处，且多为双侧性，从而导致双侧肾动脉不同程度的狭窄，相当多的病人表现为肾功能明显减退，好发于中老年。

3. 纤维肌性发育异常：其发病机制尚不清楚，可能与遗传因素有关，常累及动脉内膜、中层和外膜下区域。以双侧肾动脉受累常见，但多以一侧病变突出，结果导致管壁增厚，管腔狭窄，病变可累及肾动脉的主要分支。根据动脉壁发育异常最明确的部位分为动脉内膜、中层和外膜的纤维性发育异常，其中最常见的类型为肾动脉中层的纤维肌性增生，易导致中层组织分离、动脉瘤和静脉瘘。这类病变不仅发生在肾动脉，亦可发生在颈动脉及脑动脉等。

另外，外伤或游走肾可引起肾动脉内膜损伤而导致内膜增生、管腔狭窄。腹主动脉瘤、肿瘤、血肿、囊肿等均可引起肾动脉受压而引起高血压。另外，先天性肾动脉发育不良、肾动脉栓塞、肾动脉瘤及肾动静脉瘘等亦可引起高血压。

（二）高血压的发生机制

实验表明，血压升高与肾动脉狭窄程度成正比。这主要是由于肾动脉狭窄导致肾脏血流量减少，肾缺血引起肾素–血管紧张素–醛固酮分泌增多，结果使全身小动脉收缩，外周阻力增加而使血压增高，同时由于醛固酮的保钠排钾作用使血压进一步升高。此外，肾内降压系统调节功能障碍，致使激肽释放酶–激肽–前列腺素减少，促使高血压的发生。

（三）肾血管性高血压的临床表现

肾血管性高血压患者一般无高血压病家族史。高血压的病程短，病情进展快或高血压病程较长但突然加重。大部分患者有高血压眼底病变，表现为小动脉狭窄、痉挛或硬化，甚至出现视网膜出血、渗出。约50%的患者在上腹部或脐两侧可听见粗糙响亮的全收缩期血管杂音，但杂音的强弱与肾动脉狭窄程度关系。腹部杂音并非肾动脉狭窄的特有体征，约有10%的原发性高血压患者可出现上述杂音。实验室检查早期尿常规可正常，肾功能亦无明显损害；随着病情进展，可出现蛋白尿及肾小球滤过率下降。严重高血压患者，因高肾素、高醛固酮可出现低血钾。根据肾动脉狭窄的不同病因，其临床表现有所不同。

大动脉炎者东方国家发病率较高，多见于青年女性，本病可能是一种自身免疫性疾病。由于病变广泛、多发，可有多种临床表现，活动期可有关节酸痛、盗汗、发热、乏力等，血沉可增快。后期有的病人表现为头昏、昏厥、视力障碍等缺血症状，有的表现为肢体缺血症状，如患侧肢体无力、发凉及间歇性跛行，长期病变活动可出现贫血。

肾动脉纤维肌性发育异常者，平均发病年龄为35岁，女性患者较男性多10倍，一般累及靶器官较少、较轻。

肾动脉粥样硬化者，50岁以上患者居多，男性患者较女性多1倍。收缩压升高较明显，常伴有肾外血管病变，如炎性病变、心脏增大等。如果合并有糖尿病，则动脉粥样硬化更易发生。

本病患者收缩压＞200 mmHg和（或）舒张压＞120 mmHg者约占60%，以舒张压明显增高为特点，部分病人舒张压明显增高但收缩压可正常，肾动脉狭窄越严重舒张压越高。部分病人表现为收缩压升高较明显，多见于原发疾病为肾动脉粥样硬化患者。

（四）肾血管性高血压的诊断

1．辅助检查：

（1）超声检查：如发现一侧肾脏小于正常侧1.5 cm以上，应高度怀疑有该侧肾动脉狭窄。另外，利用超声多普勒进行双肾的动脉血流量测定越来越受到重视，是一种很有价值的筛选试验。

（2）放射性核素检查：主要包括同位素肾图及肾动态扫描，对肾动脉狭窄的诊断有一定价值。

（3）血管造影检查：①肾动脉造影：是诊断肾血管性高血压的确诊方法，可发现肾动脉有无狭窄，狭窄的部位、范围、程度及侧支循环情况，并确定手术方法，估计手术效果。②数字减影血管造影：经周围静脉注射造影剂，使主动脉及肾动脉清晰显影，但有时由于病人肥胖及肠管活动等，使肾动脉分支的病变欠清晰。如果采用导管肾动脉内给药法结合数字减影血管造影则可获得比常规肾动脉造影更清晰的图像。本法造影剂用量少，是一种损伤性不大的检查法。

（4）血浆肾素活性测定：由于有部分肾血管性高血压其周围血肾素活性不高，而有15%

的原发性高血压患者其肾素活性增高，故周围血肾素活性测定的特异性不高，临床应用价值有限，所以对高度怀疑肾动脉狭窄的患者分别测定双侧肾静脉血肾素活性，则临床意义大增。肾静脉插管，分别采取两侧肾静脉血测定肾素活性，两侧比值>1.5时，具有诊断意义。

2．诊断程序

临床上出现下列情况时应高度怀疑肾血管性高血压：①年龄<30岁（特别是女性）或>60岁，突发中、重度高血压；②一般降压药效果不佳；③上腹部或腹部可闻血管杂音；④影像学检查提示一侧肾脏缩小。

遇上述情况之一即应进行下述筛选性检查：①实验室检查，包括尿常规、肾功能检查及周围血肾素活性-血管紧张素-醛固酮水平监测；②双肾B超测定肾脏大小及肾血流情况、同位素肾图、肾动态扫描；③单剂量开博通试验。

经上述检查后高度怀疑者应行下述确诊性检查：①肾动脉造影；②分侧肾静脉血肾素活性测定。

（五）肾血管性高血压的治疗

对肾血管性高血压的治疗应包括病因治疗与高血压治疗两个方面。

1．病因治疗：对能够治愈或改善的肾动脉狭窄的病因应及时给予积极治疗，如急性肾动脉栓塞或血栓形成，应给予溶栓或手术取栓治疗。肾动脉受压，如血肿、囊肿、肿瘤等应尽可能解除压迫。大动脉炎，尤其是活动期应积极给予肾上腺皮质激素等使之恢复或稳定。动脉粥样硬化则给予抗血小板、调脂及饮食指导等治疗。

2．高血压治疗：治疗的主要目的是控制血压，预防心血管疾病发生，纠正肾动脉狭窄，防止肾功能减退。如条件允许，应尽量做经皮腔内肾动脉扩张术或肾血管重建术。手术使狭窄解除后，患者的血压降至正常。

虽然介入性治疗及外科治疗对肾动脉狭窄的疗效令人鼓舞，但药物治疗仍有重要意义。如外科手术或经皮腔内肾动脉扩张术前须将病人的血压控制到适当水平，有的病人手术后血压未得到理想控制，以及对一些不愿或不能接受手术或经皮腔内肾动脉扩张术治疗的患者，均须用药物治疗。考虑到大多数肾血管性高血压患者血浆肾素活性增高，故应首选血管紧张素转换酶抑制剂，并可与钙拮抗剂、利尿剂和β-受体阻滞剂合用，约有85%～95%的患者经上述治疗后血压得到满意控制。在使用血管紧张素转换酶抑制剂时，由于血管紧张素Ⅱ生成减少，其对出球小动脉的收缩作用减弱，使肾小球滤过压下降而致部分病人的肾小球滤过率下降，多数人认为上述肾功能损害是可逆的，并不影响该类药物的远期疗效。但对于孤立肾伴肾动脉狭窄或双侧肾动脉狭窄者，应用血管紧张素转换酶抑制剂后可使肾功能急剧恶化，故不使用。

六、先天性心血管畸形与高血压

（一）主动脉缩窄

此病约占先天性心脏病的5%～8%。

在临床上，主动脉缩窄的表现主要是婴幼儿时期的心力衰竭和年长后的高血压。合并心力衰竭的婴幼儿多伴有其他心血管畸形，约2/3患儿伴动脉导管未闭，30%～35%有室间隔缺损，表现为生后体重不增、喂养困难、呼吸急促、哭声微弱、面色苍灰，体检时在胸部左上缘及背部可以听到杂音。高血压是该病的另一特征性改变，可有头痛、鼻衄、下肢凉、走路时小腿痛等症状。测血压时上肢血压偏高，其中右上肢的血压永远是偏高的，而左上肢的血压受主动脉缩窄的影响，可能与右上肢相同，也可能较之低。下肢血压偏低，甚至需用多普勒仪测定下肢血压。正常人下肢血压较上肢高20 mmHg左右，而有这种病的患者由于下肢血液供应受阻，使血压明显低于上肢。有学者总结65例1岁左右的患儿，其中40%在腹股沟即大腿根部摸不到动脉搏动，44%虽可摸到，但比上肢弱。下肢收缩压平均为70 mmHg，上肢收缩压平均为145 mmHg，主动脉缩窄的心脏杂音可不典型，仅在胸骨左缘听到2/6级收缩期杂音，可在背部听到连续性杂音。这种杂音是由于狭窄口以下部分供血不足，人体的补偿机制使其他血管供给身体下部血流增粗而形成的。在大腿根部是否触摸到正常的搏动，是该病最简单易行的初步检查方法。

X线检查心脏轻度扩大，学龄期后的年长儿尚可见到由于侧支血管扩张压迫肋骨而形成的肋骨下缘切迹；心电图左心室肥厚；超声心动图可作出初步诊断；结合磁共振检查，大多可作出明确诊断。如诊断仍有怀疑，可进行升主动脉造影。

该病的治疗方法有2种，一种为手术治疗。轻度缩窄如血压并不很高，上下肢血压之差不超过50 mmHg者可暂不考虑手术。另一种方法是采用球囊导管扩张术。约20%的患者在20岁内死亡，80%的患者在50岁前残废。手术宜早（3～5岁）进行，成年后手术效果不令人满意，且术后高血压迟迟不能恢复。

（二）其他血管畸形

动脉导管未闭、主肺动脉瘤、主动脉瓣关闭不全等也可导致高血压。这是由于左心室血容量过多，收缩期血压较高，但舒张期血压偏低，出现较宽的脉压差为其特点。

七、阻塞性睡眠呼吸暂停与高血压

阻塞性睡眠呼吸暂停综合征的病人，50%以上的人并发有高血压，而原发性高血压病人中，有30%的人合并有阻塞性睡眠呼吸暂停综合征。

呼吸反复暂停产生缺氧和高碳酸血症可引起肺动脉高压、右心室肥厚和衰竭。机体周围组织缺氧可使周围血管扩张，中枢神经系统缺氧可致交感神经兴奋使周围血管收缩。阻塞性睡眠呼吸暂停综合征病人睡眠时血压水平取决于综合作用结果，大部分是血压升高，在老年人交感神经反应低下时可出现血压下降。

阻塞性睡眠呼吸暂停合并高血压左心室肥厚比较危险，因为交感神经兴奋、缺氧和高碳酸血症易致严重心律失常和猝死。

阻塞性睡眠呼吸暂停综合征患者的临床表现比较典型，这类病人多见于男性和绝经后的妇女，伴有体胖、多汗、睡眠时鼾声如雷，伴间断呼吸暂停、憋醒后气道恢复通畅而正常呼吸（最好由亲属提供病史）。由于反复发作，病人在床上辗转不安，因睡眠不足导致白天嗜睡，甚至容易发生工伤事故和车祸。由于夜间二氧化碳贮留，晨起多诉头痛、性格改变、容易激动、智力下降、近期记忆力差、性欲低下、阳痿、易并发冠心病和脑血管意外。

体格检查可见，75%的病人可有肥胖合并高血压、颈粗短、口咽部狭窄。血常规可见红细胞增多。心电图、超声心动图可发现心室肥大、心律失常和肺动脉高压的证据。

对中重型阻塞性睡眠呼吸暂停综合征的病人，可根据典型病史和测定血氧饱和度方法来诊断；对不典型患者可通过多导睡眠图监测来确诊。

阻塞性睡眠呼吸暂停的治疗应包括纠正病因，超重者应控制饮食、增加体育运动和减肥。嗜酒和安眠药可加重打鼾，建议侧卧。有人采取在睡衣背部缝上1～2个钢球以保证侧卧。咽部狭小者应考虑手术治疗，如纠正鼻中隔弯曲、切除鼻息肉鼻甲肥大、悬雍垂上腭咽成形术和舌骨悬吊术。可减轻症状。对中重型病人，可采取经鼻持续正压通气治疗。方法是在病人睡眠时将面罩紧密地戴在鼻上，以5～20 cmHg压力保证咽后部张开避免塌陷，使气道通畅。可根据病人的具体情况调节压力以消除打鼾、呼吸暂停和缺氧，以改善睡眠和白昼嗜睡，并能预防心血管疾病。虽然此方法治疗开始时效果较好，但有1/3病人不能耐受，可选用双压力正压通气，就是分别调节吸气和呼气压力，病人比较容易耐受，但价格较贵。少数阻塞性睡眠呼吸暂停综合征合并高血压者给予经鼻持续正压通气治疗后可以不用降压药（一般为年龄较轻、病程较短者）。无症状轻症阻塞性睡眠呼吸暂停综合征病人一般不能耐受经鼻持续正压通气治疗，合并高血压时可选用降压药物治疗，有人认为血管紧张素转换酶抑制剂优于其他降压药物，尚有待进一步肯定。

（余振球　屈丰雪）

参考文献

1. Guidelines Subcommittee. 1999. World Health Organisation–International Society of Hypertension Guidelines for the Management of Hypertension. J Hypertens，17：151–183.
2. Mancia G，De Backer G，Dominiczak A，et al. 2007. Guidelines for the management of arterial hypertension：The Task Force for the Management of Arterial Hypertension of the European Society of Hypertension（ESH）and of the European Society of Cardiology（ESC）. Eur Heart J，28：1462–1536.
3. Chobanian AV. 2007. Clinical practice. Isolated systolic hypertension in the elderly. N Engl J Med，357（8）：789–796.
4. Rosendorff C，Black HR，Cannon CP，et al. 2007. Treatment of hypertension in the prevention and management of ischemic heart disease：a scientific statement from the American Heart Association Council for High Blood Pressure Research and the Councils on Clinical Cardiology and Epidemiology and Prevention.Circulation，115（21）：2761–2788.
5. Franco V，Oparil S，Carretero OA. 2004. Hypertensive therapy：Part I. Circulation，109（24）：2953–2958.
6. Franco V，Oparil S，Carretero OA. 2004. Hypertensive therapy：Part II. Circulation，109（25）：3081–3088.

第二十章 稳定型心绞痛

Chapter 20 Stable Angina Pectoris

概　言

稳定型心绞痛是冠心病最常见的类型，主要的发病机制是心肌血氧供求的失衡。对于稳定型心绞痛患者应根据其临床、无创性检查与有创性检查进行综合评估，并在此基础上进行危险分层。稳定型心绞痛患者应改变生活方式，控制危险因素，根据患者的危险程度选择和优化药物治疗以及血管重建等非药物治疗。药物治疗是稳定性心绞痛的治疗基础。具体而言，对于稳定性心绞痛，标准药物治疗包括使用阿司匹林、他汀类药物、血管紧张素转换酶抑制剂（ACEI）和β-受体阻滞剂。研究表明，对于稳定性心绞痛患者药物治疗与血管重建治疗比较，患者死亡和非致死性心肌梗死发生率并无显著降低。对无症状、仅有客观缺血依据或症状轻微的低危患者，应先试行药物治疗，而对药物治疗无效或症状频繁出现者需在药物治疗基础上联合介入治疗，以有效控制心绞痛症状，提高生活质量。

心绞痛（angina pectoris）是由于暂时性心肌缺血引起的以胸痛为主要特征的临床综合征，是冠状动脉粥样硬化性心脏病最常见的表现。通常见于冠状动脉至少一支主要分支血管管腔狭窄在50%以上的患者，在体力活动或精神应激时，冠状动脉血流不能满足心肌代谢的需要，导致心肌缺血而引起胸痛发作，休息或含服硝酸甘油可缓解。稳定型心绞痛（stable angina pectoris）是指心绞痛反复发作的临床表现持续在1个月以上，而且心绞痛发作的性质基本稳定，如每周和每日疼痛发作次数大致相同、诱发疼痛的劳累和情绪激动程度相同、每次发作疼痛的性质和疼痛的部位无改变、疼痛时限相仿（3～5 min）、用硝酸甘油后也在相近的时间内产生疗效。稳定型心绞痛患者有发生急性冠状动脉综合征的危险。

第一节　病因和发病机制

一般来说，稳定型心绞痛的发生多与心肌供氧量和耗氧量失衡有关（图20–1），特别多见于供氧量下降而耗氧量增加时，如冠状动脉粥样硬化斑块形成后，斑块在引起管腔狭窄的同时，还导致血管运动功能紊乱、冠状动脉收缩、相应心肌的血供减少，因而，心肌血供不能随耗氧量的增加而增加。

冠状动脉粥样硬化引起的稳定型心绞痛的病理基础是稳定的动脉粥样斑块，其斑块一般为向心性，多为50%～75%或更严重的狭窄，斑块内含胆固醇少，斑块内膜有比较厚的纤维化和钙化组织覆盖，斑块不易破裂。目前认为决定冠心病危险程度的关键不是冠状动脉的狭窄程度，而是动脉粥样硬化斑块的稳定性。

对动脉粥样硬化基本过程的认识有助于稳定型心绞痛患者的合理治疗。阻止动脉粥样硬化的药物或保护血管的药物可减缓血管功能紊乱的发生，从而预防冠心病进展。尽管高胆固醇血症在动脉粥样硬化发生发展过程中起着重要的作用，但近年来在血管生物学研究

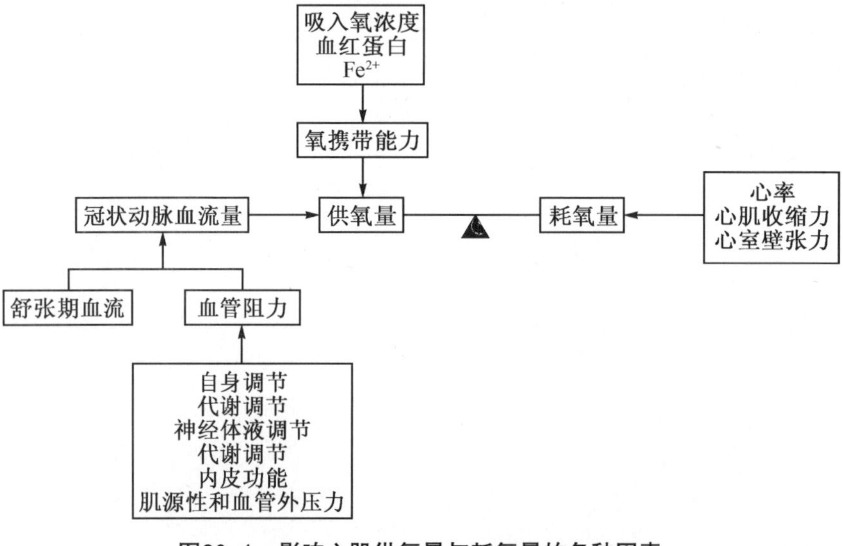

图20–1　影响心肌供氧量与耗氧量的各种因素

方面的深入研究发现动脉粥样硬化主要是一种血管炎症和增殖性疾病。炎症过程直接引起血管损伤和血管内皮功能障碍。正常情况下，血管内皮可产生一氧化氮（nitric oxide，NO），后者有助于维持正常的血管功能如抗栓和抗炎，并可抑制细胞以及细胞外基质增殖。内皮功能障碍时，NO产生明显减少，可促进动脉粥样硬化的进展。

传统的冠心病危险因素可导致内皮功能障碍。虽然吸烟、糖尿病、高血压、高脂血症以及肥胖等危险因素导致内皮功能障碍的具体机制并不甚清楚，但这些危险因素均可引起血管出现氧化应激状态，后者可减少NO的产生，同时增加促炎介质的产生。西方饮食习惯同样也可引起血管出现氧化应激状态。近期研究发现脂肪组织不仅是脂肪酸的储存库，更重要的是一个活跃的代谢器官，可分泌大量的细胞因子。随着内脏脂肪组织的增加，血管壁内抗促进炎症反应的细胞因子大量增加，与此同时，具有血管保护作用的脂联素却减少。

尽管传统的危险因素在冠心病的进展过程中起着主要的作用，近年来对其他潜在的危险因素（如C-反应蛋白、同型半胱氨酸）进行了广泛的研究。INTERHEART研究（可改变危险因素与心肌梗死关系的病例对照研究）纳入了来自52个国家的15 152例首次急性心肌梗死的病例，结果发现有9个危险因素与冠心病进展有强烈的相关性（表20-1），其中血脂异常、吸烟、高血压、糖尿病、腹型肥胖、社会心理因素为有害因素，水果蔬菜的摄入、饮酒、体力活动为保护性因素。而且这9个危险因素的累积效应与90%的急性心肌梗死发生密切相关，说明其他可能的危险因素影响较小。由于该研究纳入了不同地域、不同种族的人群/病例，所以可能存在的偏倚较小。

表20-1 首次发生心肌梗死的危险因素（INTERHEART研究）

危险因素	比数比（99%CI）
Apo B/Apo A1比值	3.25（2.81～3.76）
吸烟	2.87（2.58～3.19）
社会心理因素（如紧张）	2.67（2.21～3.22）
糖尿病	2.37（2.07～2.71）
高血压	1.91（1.74～2.10）
腹部肥胖	1.62（1.45～1.80）
饮酒（≥3次/周）	0.91（0.82～1.02）
每天运动	0.86（0.76～0.97）
每天摄入蔬菜、水果	0.70（0.62～0.79）
所有因素	129.2（90.2～185.0）

一般认为，心肌缺血缺氧引起胸痛的机制及其神经传导通路目前尚不明确。有学者认为：当心肌发生缺血缺氧时，刺激心脏的化学敏感性受体和机械性受体，随即释放腺苷、缓激肽以及其他物质，这些物质可刺激心脏内交感神经和迷走神经的传入纤维末梢的感受器，神经冲动经1～5胸交感神经节和相应的脊髓段，传至丘脑和大脑皮质，产生痛觉。这种痛觉反映在与交感神经进入水平相同脊髓段的脊神经所分布的区域，即胸骨后及两臂的前内侧与小指，尤其是在左侧，而迷走神经传入纤维在延髓孤束核形成突触，下行刺激脊

髓丘脑束神经元，故而痛觉也可反映在颈部和下颌部。

第二节 病理生理

稳定型心绞痛发作时的病理生理变化包括缺血后心肌代谢异常、神经内分泌系统异常等，前者尤为重要。

一、心绞痛暂时性缺血对心肌收缩的影响

1．心肌细胞能量及离子转运改变：缺血引起的心肌代谢异常主要与缺氧有关。在缺氧状态下，心肌无法进行正常的有氧代谢，三磷酸腺苷、肌酸磷酸或无氧糖酵解产生的高能磷酸键减少，特别是肌浆网（影响钙离子的释放）或肌膜处（影响细胞内的钙离子浓度），从而导致能量依赖性的心肌收缩发生障碍。此外，当心肌细胞受缺血、缺氧损害时，细胞膜钠离子的通透性增高及“钠泵”功能障碍，细胞内钠离子的增多，加之局部酸中毒，减少钙离子从肌浆网释放，使细胞内钙离子浓度降低并可妨碍钙离子与肌钙蛋白的结合，进而加重心肌的收缩功能障碍。

2．左心室功能及血流动力学改变：由于冠状动脉粥样硬化的狭窄性病变在各个动脉支的分布并不均匀，因此，心肌的缺血性代谢改变及其所引起的收缩功能障碍也常为节段性。缺血部位心室壁的收缩功能明显减弱甚至暂时完全丧失，并受到邻近正常心肌收缩的反复牵拉，矛盾运动范围扩大，左心室收缩功能降低，左心室排空不完全，舒张末期容量增加，心室充盈阻力随之增加。心室收缩及舒张障碍都可导致左心室舒张期终末压升高，最后出现肺淤血症状。

二、心绞痛暂时性缺血对心电生理的影响

1．电生理改变：心肌细胞受缺血性损伤时，钠离子在细胞内积聚而钾离子向细胞外漏出，使细胞膜在静止期处于低极化（或部分除极化）状态，在激动时又不能完全除极，产生所谓的损伤电流。在心电图上表现为ST段的偏移。心室壁内的收缩期压力在靠心内膜的内半层最高，而同时，由于冠状动脉的分支从心外膜向心内膜深入，心肌血流量在室壁的内层较外层为低。因此，在血流供不应求的情况下，心内膜下层的心肌容易发生急性缺血。受急性缺血性损伤的心内膜下心肌，其电位在心室肌静息期较外层为高（低极化），而在心肌除极后其电位则较低（除极受阻），因此，在左心室表面所测的心电图上出现ST段压低。在少数病例，心绞痛发作时急性缺血可累及心包下心肌，则心电图上可见相反的ST段抬高。

2．缺血性心律失常：正常心肌纤维动作电位的快速上升是由钠离子快速内流所形成。心肌细胞受缺血性损伤时，钠离子积聚在细胞内而钾离子外流，使细胞膜在静息期处于低极化（或部分除极化）状态，在激动时又不能完全除极，因此，缺血区的心肌传导受

到不同程度抑制。损伤程度较轻的细胞仍能产生动作电位，传导减慢或对刺激无反应的细胞所产生的传导障碍，可引起折返激动。此外，窦性冲动在缺血区周围的大部分区域被阻滞，可引起传导阻滞。

以上各种心肌代谢和功能障碍常为暂时性和可逆性的，随着血氧供求平衡的恢复，可以减轻或者消失。有时冠状动脉暂时闭塞15 min，虽不引起心肌坏死，但造成心功能障碍持续1周以上，包括心肌收缩、高能磷酸键的储备及超微结构不正常，称为心肌顿抑（stunning myocardium）。如果慢性心肌缺血持续存在时，心肌细胞通过自身调节，其收缩功能暂停，以降低其耗氧与代谢，维持心肌细胞存活在临界水平，避免心肌坏死或发生缺血症状，称为心肌冬眠（hibernating myocardium）。心肌顿抑和心肌冬眠可单独发生，也可同时存在。

第三节　临床表现与实验室检查

一、症状

心绞痛以发作性胸痛为主要临床表现，疼痛的特点为：①部位：典型的心绞痛部位是在胸骨后或左前胸，范围常不局限，可以放射到颈部、咽部、颌部、上腹部、肩背部、左臂及左手指内侧，也可以放射至其他部位，心绞痛还可以发生在胸部以外如上腹部、咽部、颈部等。每次心绞痛发作部位往往是相似的。②性质：常呈紧缩感、绞榨感、压迫感、烧灼感、胸憋、胸闷或有窒息感、沉重感，有的患者只述为胸部不适，主观感觉个体差异较大，但一般不会是针刺样疼痛，有的表现为乏力、气短。③ 持续时间：呈阵发性发作，持续数分钟，一般不会超过10 min，也不会转瞬即逝或持续数小时。④诱发因素及缓解方式：稳定型心绞痛的发作与劳力或情绪激动有关，如走快路、爬坡时诱发，停下休息即可缓解，多发生在劳力当时而不是之后。舌下含服硝酸甘油可在2 ~ 5 min内迅速缓解症状。

根据胸痛特征，心绞痛可分为典型心绞痛、不典型心绞痛以及非心源性胸痛（表20–2）。

表20–2　胸痛的临床分类

分类	特征
典型心绞痛（明确的）	1. 性质和持续时间典型的胸骨后不适感 2. 劳力或情绪激动可以诱发 3. 休息或含服硝酸甘油片后可以缓解
非典型心绞痛（可疑的）	具备上述特征中的两项
非心源性胸痛	仅具备上述特征中的一项或没有

根据心绞痛的严重程度及其对体力活动的影响，加拿大心血管学会（Canadian Cardiovascular Society，CCS）建议对心绞痛严重程度分为四级（表20-3）。

表20-3　加拿大心血管学会（CCS）心绞痛严重度分级

分级	心绞痛的严重程度及其对体力活动的影响
Ⅰ级	一般体力活动不引起心绞痛，例如行走或上楼，但紧张、快速或持续用力可引起心绞痛的发作
Ⅱ级	日常体力活动稍受限制，快速行走、登高、餐后行走或上楼，或者在寒冷、风中逆行、情绪激动时可发生心绞痛或在睡醒后数小时内发作。在正常情况下以一般速度平地行走200m以上或登一层以上的楼梯受限
Ⅲ级	日常体力活动明显受限，在正常情况下以一般速度平地步行100～200m或登一层楼梯时可发作心绞痛
Ⅳ级	不能无症状的进行任何体力活动，任何体力活动或休息时均可出现心绞痛

二、体征

稳定型心绞痛患者的体格检查常无明显异常，但仔细地体格检查可能发现提示与心绞痛诊断及鉴别诊断有关的其他情况，如心脏瓣膜病或肥厚型心肌病；非冠状动脉粥样硬化性疾病的依据，如颈动脉杂音、足背动脉搏动变弱或腹主动脉瘤等，均可增加冠心病的可能性；血压升高、黄色瘤和视网膜渗出，均提示冠心病危险因素的存在；胸壁触诊常可以明确由胸壁骨骼肌肉病变综合征引起患者胸痛的部位；摩擦音则提示心包或胸膜疾病。体检尚需注意肥胖（体重指数及腰围），以助了解有无代谢综合征。心绞痛发作时可有心率增快、血压升高、焦虑、出汗，有时可闻及第四心音、第三心音或奔马律，或出现心尖部收缩期杂音，第二心音逆分裂，双肺底偶可闻及啰音。

详细的病史资料和仔细的体格检查对冠心病的诊断有一定提示作用，其中年龄、性别、胸痛的特征对有症状的患者是最有用的预测指标（表20-4）。

表20-4　有症状患者年龄、性别以及胸痛特征提示冠心病的可能性*

年龄（岁）	非心源性胸痛		非典型胸痛		典型胸痛	
	男	女	男	女	男	女
30～39	4	2	34	12	76	26
40～49	13	3	51	22	87	55
50～59	20	7	65	31	93	73
60～69	27	14	72	51	94	86

*表中数值为心导管证实为冠心病的百分数

三、实验室检查

（一）血液学检查

对于稳定型心绞痛的患者，需进行必要的实验室检查（表20-5）。

表20-5　稳定型心绞痛患者需进行的实验室检查

	实验室检查
所有患者	血脂 空腹血糖 血常规
特殊患者	心肌损伤标志物（肌酸激酶及其同工酶、肌钙蛋白） 甲状腺功能 糖耐量试验
可选	C-反应蛋白 脂蛋白A、Apo A、Apo B 同型半胱氨酸 糖化血红蛋白 B型脑钠肽

（二）无创性检查

一般来说，心肌缺血会导致一连串的缺血性事件发生，首先出现室壁运动异常，随后可出现左心室舒张和收缩功能障碍，在心绞痛出现之前可有心电图异常。无创性检查可用于检测这些由缺血所导致的异常（图20-2）。

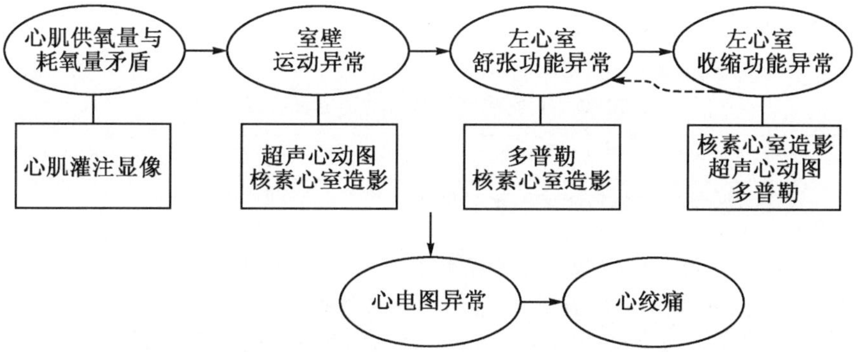

图20-2　心肌缺血所致一连串事件及其检测手段

1. 心电图检：

（1）常规心电图（electrocardiography，ECG）：是发现心肌缺血、诊断心绞痛最常用的检查方法。稳定型心绞痛患者静息ECG一般是正常的，所以静息ECG正常并不能除外冠心病。约50%的静息ECG正常的心绞痛患者，心绞痛发作时记录的ECG有异常改变，可出现暂时性心肌缺血引起的ST段移位。心内膜下心肌容易缺血，故常见ST段压低0.1 mV以上，发作缓解后恢复（图20-3）。有时出现T波倒置。静息ECG ST段压低（水平型或下斜型）或T波倒置的患者，发作时可变为无ST段压低或T波直立的所谓“假性正常化”，也支持心肌缺血的诊断。T波改变虽然对反映心肌缺血的特异性不如ST段，但如与平时ECG比较有明显差别，也有助于诊断。

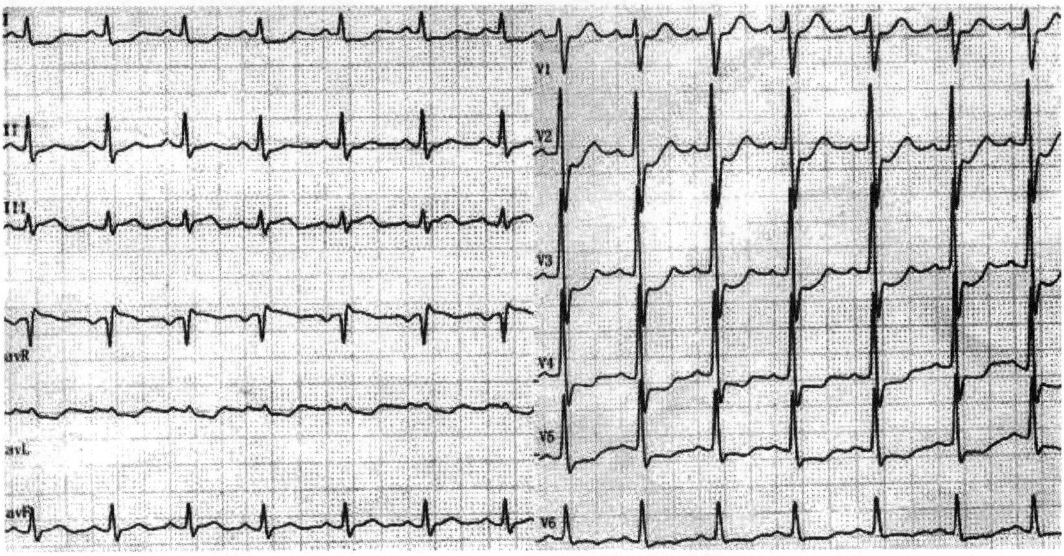

图20-3　胸痛发作时心电图示前壁侧壁ST段下移0.1～0.2 mV

ECG诊断心肌缺血十分重要，但有一定局限性。ST-T改变的其他原因有：左心室肥大和扩张、电解质异常、神经因素、药物（包括抗心律失常药物、氯喹、锑剂等）。另外，ST-T改变在普通人群常见，并且检出率随年龄增加而增加；在高血压、糖尿病、吸烟者和女性的检出率也增加。

（2）心电图运动试验：是对怀疑有冠心病的患者通过运动增加心脏负荷而激发心肌缺血的心电图检查（表20-6）。

表20-6　心电图负荷试验的适应证和禁忌证

负荷心电图检查的适应证	负荷心电图检查的禁忌证
有心绞痛症状怀疑冠心病，可进行运动试验，静息ECG无明显异常的患者，为诊断目的	急性心肌梗死早期
确诊的稳定型心绞痛患者心绞痛症状明显改变者	未经治疗稳定的急性冠状动脉综合征
确诊的稳定型心绞痛患者用于危险分层	未控制的严重心律失常或高度房室传导阻滞、心力衰竭
血管重建治疗后症状明显复发者	急性肺动脉栓塞或肺梗死
	主动脉夹层
	已知左冠状动脉主干狭窄、重度主动脉瓣狭窄、肥厚型梗阻性心肌病、严重高血压、活动性心肌炎、心包炎、电解质异常等

采用Bruce方案，运动试验的阳性标准为运动中出现典型心绞痛，运动中或运动后出现ST段水平或下斜型下降≥0.1 mV（J点后60～80 ms），或运动中出现血压下降者（图20–4）。

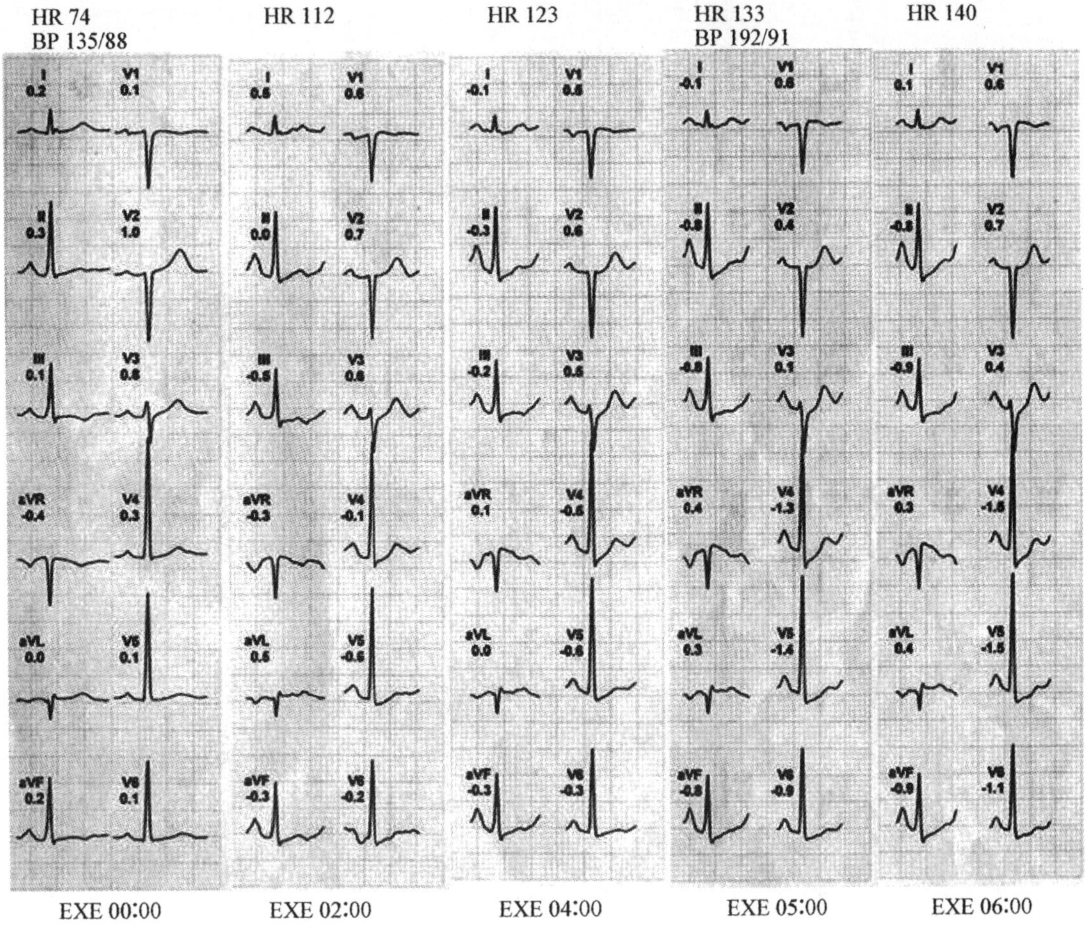

图20–4 活动平板试验阳性心电图

需终止运动试验的情况：有下列情况一项者需终止运动试验：①出现明显症状（如胸痛、乏力、气短、跛行），症状伴有意义的ST段变化；②ST段明显压低（压低>0.2 mV为终止运动相对指征，≥0.4 mV为终止运动绝对指征）；③ST段抬高≥0.1 mV；④出现有意义的心律失常，收缩压持续降低>10 mmHg或血压明显升高（收缩压>250 mmHg或舒张压>115 mmHg）；⑤已达目标心率者。

（3）动态心电图监测（Holter）：Holter记录中的ST段变化诊断冠状动脉疾病的敏感性和特异性要低于运动试验，但是，可以显示运动时没有诱发的心肌缺血。可从Holter记录的心电图中发现心电图ST–T改变和各种心律失常与患者的活动和症状的关联性（图20–5）。心电图中显示缺血性ST–T改变而当时并无心绞痛称为无症状性心肌缺血（asymptomatic myocardial ischemia）。与运动试验相比，Holter对于诊断慢性稳定型心绞痛，难以提供额外重要的临床信息。

2．胸部X线检查：对稳定性心绞痛并无诊断性意义，一般情况都是正常的，但有助于了解心肺疾病的情况，如有无充血性心力衰竭、心脏瓣膜病、心包疾病等。

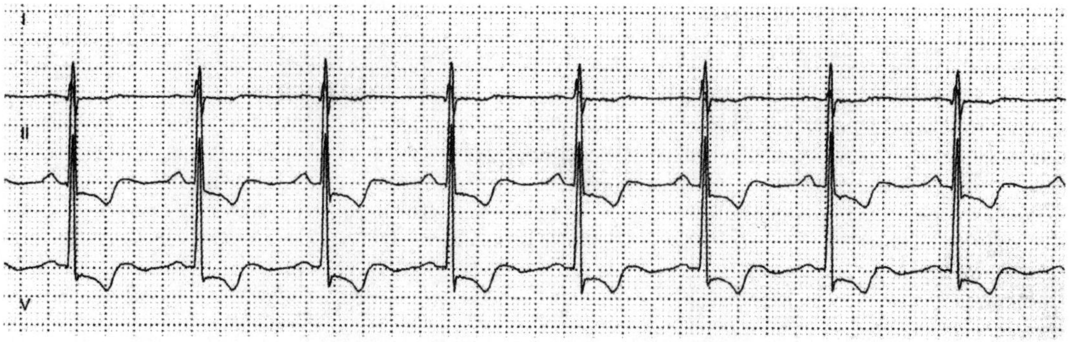

图20-5　患者胸痛发作时动态心电图表现

3. 超声心动图、核素心室造影：对ECG正常、无心肌梗死病史，无心力衰竭的症状或体征者，若只为心绞痛诊断则无必要常规行超声心动图或核素心室造影检查。对疑有慢性稳定型心绞痛患者，下列情况下应行超声心动图或核素心室造影检查：①有收缩期杂音，提示主动脉瓣狭窄、二尖瓣反流或肥厚型心肌病的患者；②评价有陈旧性心肌梗死、病理性Q波、症状或体征提示有心力衰竭或复杂心律失常患者的左心室功能，可根据左心室功能进行危险分层；③对有心肌梗死病史或ECG异常Q波者评价左心室节段性室壁运动异常，无心肌梗死病史者非缺血时常无异常，但缺血发作30 min内可观察到局部收缩性室壁运动异常。并可评估心肌缺血范围。对疑为二尖瓣脱垂的患者超声心动图有诊断价值。

对静息ECG异常、左束支传导阻滞、ST段下降＞0.1 mV、起搏心律、预激综合征等心电图运动试验难以精确评估者；及心电图运动试验不能下结论，而冠状动脉疾病可能性较大者，应行运动负荷超声心动图或核素负荷试验。下列情况也可考虑负荷试验：①既往血管重建经皮冠状动脉介入或冠状动脉旁路移植术（PCI或CABG）患者，症状复发，需了解缺血部位者；②评价冠状动脉造影临界病变的功能严重程度；③已行冠状动脉造影、计划行血管重建治疗，需了解心肌缺血部位者；④非典型胸痛，而冠心病可能性较低者；或不愿行心电图运动试验者，可替代心电图运动试验。

当患者能够运动到要求的心血管负荷水平时，运动负荷试验优选于药物负荷试验，但当患者不能运动到必要的水平时或在其他特殊情况下，可以选药物负荷试验。有3种药物常常应用于替代运动负荷试验：潘生丁、腺苷和多巴酚丁胺。潘生丁和腺苷均为血管扩张剂，一般用于心肌灌注核素扫描（图20-6），而多巴酚丁胺是正性肌力药物，常常应用于超声心动图检查（表20-7）。

表20-7　负荷超声心动图与负荷核素灌注成像诊断冠心病各自的优点

负荷超声心动图的优点	负荷核素灌注成像的优点
特异性较高	技术成功率高
多面性，更广泛用于评估心脏的解剖和功能	敏感性更高，尤其是对累及左回旋支的单支冠状动脉血管病变
方便、有效、实用性更强	当静息时存在多处左心室室壁运动异常时，评估缺血的准确性更好
费用低	具有众多的研究资料依据，尤其是在预后评估方面

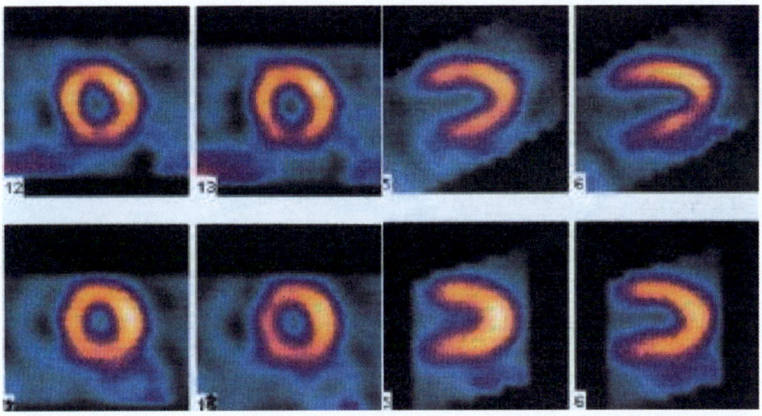

图20-6　^{99m}Tc（锝）—MIBI动静态心肌灌注显像示左心室下壁心肌缺血

4. 多层X线计算机断层显像（computed tomography，CT）或电子束CT：多层CT或电子束CT平扫可检出冠状动脉钙化并进行积分。人群研究显示钙化与冠状动脉病变的高危人群相关，但钙化程度与冠状动脉狭窄程度却并不相关，因此，不推荐将钙化积分常规用于心绞痛患者的诊断评价。

CT造影为显示冠状动脉病变及形态的无创检查方法。有较高阴性预测价值，若CT冠状动脉造影未见狭窄病变，一般可不进行有创检查。但CT冠状动脉造影对狭窄病变及程度的判断仍有一定限度，特别当钙化存在时会显著影响狭窄程度的判断，而钙化在冠心病患者中相当普遍，因此，仅能作为参考。

5. 核磁共振（magnetic resonance imaging，MRI）：近年来，心脏MRI随着磁共振硬件和软件技术的发展，已由研究阶段逐步走向临床应用阶段。但由于MRI是多因素物理成像，仅对冠状动脉近端主干可提供有参考价值的信息，尚不能满足临床应用。

（三）有创性检查

1. 冠状动脉造影术（coronary arteriography）：对心绞痛或可疑心绞痛患者，冠状动脉造影可以明确诊断及血管病变情况并决定治疗策略及预后。为诊断及危险分层进行冠状动脉造影的建议见表20-8。

表20-8　冠状动脉造影检查的建议

Ⅰ类
（1）严重稳定型心绞痛（CCS分级Ⅲ级或以上者），特别是药物治疗不能很好地缓解症状者
（2）无创方法评价为高危的患者，不论心绞痛严重程度如何
（3）心脏停搏存活者
（4）患者有严重的室性心律失常
（5）血管重建（PCI、CABG）的患者有早期中等或严重的心绞痛复发
（6）伴有慢性心力衰竭或左心室射血分数（LVEF）明显降低的心绞痛患者
（7）无创评价属中至高危的心绞痛患者需考虑大的非心脏手术时，尤其是血管手术时（如主动脉瘤修复、颈动脉内膜剥脱术、股动脉搭桥等）

续表

Ⅱa类

（1）无创检查不能下结论；或冠心病中至高危者，但不同的无创检查结论不一致

（2）对预后有重要意义的部位PCI后有再狭窄高危的患者

（3）特殊职业人群必须确诊者，如飞行员、运动员等

（4）怀疑冠状动脉痉挛需行激发试验者

Ⅱb类

轻至中度心绞痛（CCS Ⅰ～Ⅱ级）患者，心功能好、无创检查非高危患者

Ⅲ类

严重肾功能不全、造影剂过敏、精神异常不能合作者或合并其他严重疾病，血管造影的得益低于风险者，不推荐行冠状动脉造影

有创的血管造影至今仍是临床上评价冠状动脉粥样硬化和相对较为少见的非冠状动脉粥样硬化性疾病所引起的心绞痛的最精确的检查方法。经血管造影评价冠状动脉和左心室功能也是目前评价患者的长期预后的最重要的预测因素。目前常用的对血管病变评估的方法是将冠状动脉病变分为1、2、3支病变或左主干病变（图20–7）。

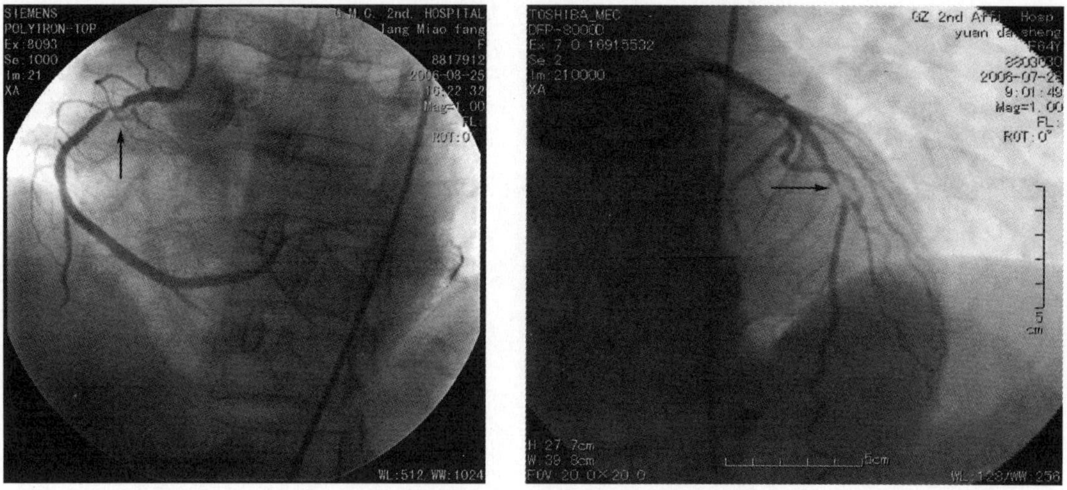

图20–7　右冠状动脉、左前降支90%狭窄病变

对糖尿病患者、>65岁老年患者、>55岁女性的胸痛患者冠状动脉造影更有价值。

2．血管内超声（IVUS）：血管内超声检查可较为精确地了解冠状动脉腔径，血管腔内及血管壁粥样硬化病变情况，指导介入治疗操作并评价介入治疗效果，但不是一线的检查方法，只在特殊的临床情况及为科研目的而进行。

3．光学干涉断层成像（OCT）：OCT结合了先进的光学技术、超敏感探测技术和计算机技术，可获得血管内结构的断层图像。其分辨率达15 μm，远高于任何现有的成像技术。对粥样硬化斑块的检测结果与组织病理学特征相似。

第四节 鉴别诊断

心绞痛还可以发生于心脏瓣膜病、肥厚型心肌病和未控制的高血压患者，胸痛也可以是肺部或胸部、消化道等非心脏性疾病的一种症状，必须与心绞痛鉴别。

（一）心源性疾病

可以产生胸痛的有心血管疾病包括心包炎、严重未控制的高血压、主动脉瓣狭窄、肥厚型心肌病、扩张型心肌病、快速性室性或室上性心律失常、主动脉夹层等，均有相应的临床表现及体征。

（二）非心源性疾病

1. 胸壁疾病：肋骨炎、肋软骨炎、纤维织炎、肋骨骨折、胸锁骨关节炎等，局部常有肿胀和压痛。带状疱疹，颈胸肌神经根病变，如颈、胸椎病等，与颈、脊椎动作有关。

2. 消化系统：①食道疾病：反流性食管炎，常呈烧心感，与体位改变和进食有关，饱餐后、平卧位易发生，可进行相关检查，如食道pH值测定等。食管裂孔疝症状类似反流性食管炎。②食管动力性疾病；包括食管痉挛、食管下段括约肌压力增加或其他动力性疾病，可伴吞咽障碍，常发生在进餐时或进餐后。③胆道疾病：包括胆石症、胆囊炎、胆管炎引起的疼痛常在右上腹部，但也可在上腹部、胸部，可伴消化道症状，腹部B超等检查有助于诊断。④溃疡病、胰腺病：有相应消化系统症状。

3. 肺部疾病：肺栓塞、肺动脉高压，伴气短、头晕、右心负荷增加，可做相应检查。肺部其他疾病：肺炎、气胸、胸膜炎、睡眠呼吸暂停综合征等。

4. 精神性疾病：过度换气、焦虑症、抑郁症等。

5. 其他：心肌需氧量增加，如高温、甲状腺功能亢进、高血压、重度贫血（血红蛋白常<70 g/L），低氧血症及可卡因的应用等。

部分胸痛患者冠状动脉造影无明显病变，需考虑冠状动脉痉挛、心脏X综合征或非心源性胸痛（表20-9）。

表20-9 需与稳定型心绞痛相鉴别的疾病

心源性胸痛	肺部疾患	消化道疾病	神经肌肉疾病	精神性疾病
主动脉夹层	胸膜炎	反流性食管炎	肋间神经痛	焦虑性疾病
心包炎	肺栓塞	食管痉挛	肋骨肋软骨炎	过度换气
心肌病	肺炎	食管失弛缓综合征	带状疱疹	惊恐性疾病
重度主动脉瓣狭窄	纵隔肿瘤	食管裂孔疝	纤维织炎	原发性焦虑
心脏神经症	气胸	消化性溃疡	肋骨骨折	情感性疾病（如抑郁症）
心肌梗死		胰腺炎、	胸锁骨关节炎	躯体性精神病
		胆囊炎、胆管炎		思维型精神病
		胆囊结石		（如混合型妄想）

第五节 危 险 分 层

对于稳定型心绞痛患者，需要对其近期（<1年）或远期（如3～5年）发生心血管死亡或非致死性心肌梗死等主要心血管事件的危险进行评估。

稳定型心绞痛患者发生主要心血管事件的危险性主要与以下4个因素有关：①左心室功能：是冠心病患者长期生存最强有力的预测因素，通常用左心室射血分数（left ventricular ejection fraction，LVEF）来衡量；②粥样硬化累及冠状动脉系统的解剖范围及其严重程度，通常用狭窄的冠状动脉分支的数量来衡量；③近期冠状动脉斑块破裂的证据，表明短期发生心源性死亡或非致死性心肌梗死的危险性显著增加；④一般健康状况以及合并非冠状动脉性疾病。

一般来说，稳定型心绞痛患者主要心血管不良事件的发生率约为2%/年，危险因素较少、病变范围较小（如单支血管病变）的患者危险性<2%/年，多支血管病变或病变广泛者，其危险性可达3%～5%/年。患者的危险性评估要定期进行（如每2年一次），在临床情况恶化时也要进行危险性评估。

一、病史和体征危险度分层

病史可提供危险度分层的有价值信息，如年龄、性别以及高血压、糖尿病、高胆固醇血症、吸烟、外周血管病和既往心肌梗死病史。体格检查通过确定是否存在可能改变严重冠心病可能性的体征，同样有助于危险度分层。有研究发现年龄、典型心绞痛、糖尿病、男性和既往心肌梗死病史5项临床指标是严重的3支血管病变和左主干病变的独立的预测因子。

二、无创性检查危险分层

1．ECG与胸部X线：稳定型心绞痛患者静息ECG异常者，其危险度明显>ECG正常者。心肌梗死后多个导联有Q波（常伴有V_1导联有R波），常与LVEF显著下降相关。持续的ST段压低和T波倒置，特别是在V_1～V_3导联，与冠状动脉事件增加和较差的预后相关。

胸部X线有心脏扩大、左心室室壁瘤或肺静脉充血表现，其远期预后较差。有症状的冠心病患者胸部X线显示有冠状动脉钙化者，其发生心脏事件的危险性也增加。

2．左心室功能：左心室功能是长期生存率的预测因子，LVEF<35%的患者死亡率>3%/年。男性稳定型心绞痛及3支血管病变，心功能正常者5年存活率为93%；心功能减退者则为58%。因此心功能可以作为稳定型心绞痛患者危险分层的评估指标。

3．心电图运动试验：对于没有服用地高辛、静息ECG正常且能够运动的患者，将心电图运动试验作为初始检查。ECG显示左心室肥厚、静息ST段广泛压低（>0.1 mV）、完全性左束支传导阻滞、室性起搏心律或预激综合征患者适合进行负荷影像检查。心电图运动试验有助于判断预后的指标是最大运动量和运动诱发的缺血［ST段压低或抬高（无病理性Q波）］。

Duke平板评分提供了一种估计危险度的方法（表20–10）。Duke评分=运动时间（分钟）–（5×运动中或运动后ST偏移的mm数）–（4×心绞痛指数），（0：运动中无心绞痛；1：运动中有心绞痛发生；2：心绞痛导致试验停止）。

表20–10 根据Duke平板评分的各危险组的存活率

危险组（评分）	总百分数（%）	4年存活率（%）	年死亡率（%）
低危（≥+5）	62	99	0.25
中危（–10～+4）	34	95	1.25
高危（<–10）	4	79	5.0

4．负荷影像检查：对于能够进行运动试验的稳定型心绞痛患者的危险度分层，心脏负荷成像技术可作为初始检查：①对于无束支传导阻滞或无室性起搏心律且静息ECG正常或未服用地高辛的患者，运动心肌灌注成像或运动超声心动图检查用于明确缺血的范围、严重程度和部位；②束支传导阻滞或室性起搏心律的患者，应用潘生丁或腺苷心肌灌注成像检查；③拟行经皮冠状动脉介入（PCI）术时，做运动心肌灌注成像或运动超声心动图检查，评估冠状动脉病变的功能意义（如果尚未知晓）。

对于稳定型心绞痛而不能运动的患者，心脏负荷成像检查可作为危险度分层的初始检查：①无左束支传导阻滞或无室性起搏心律的患者，做双嘧达莫或腺苷心肌灌注成像或多巴酚丁胺超声心动图检查，确定缺血的范围、严重程度和部位；②有左束支传导阻滞或室性起搏心律的患者，做双嘧达莫或腺苷心肌灌注成像；③拟行PCI术时，做运动心肌灌注成像或运动超声心动图检查，评估冠状动脉病变的功能意义（如果尚未知晓）。

无创性检查危险度分层见表20–11。

表20–11 无创性检查危险度分层

高危（年死亡率>3%）

（1）静息状态下严重的左心室功能不全（LVEF<35%）

（2）平板评分高危

（3）运动状态下严重的左心室功能不全（运动状态LVEF<35%）

（4）负荷状态下大面积灌注缺损（特别是前壁）

（5）负荷状态下多处中等大小的灌注缺损

（6）大面积固定性灌注缺损伴左心室扩大或肺摄取量增加（^{201}Tl）

（7）负荷状态下灌注缺损伴左心室扩大或肺摄取量增加（^{201}Tl）

（8）给予低剂量多巴酚丁胺时［10 mg/（kg·min）］或心率较慢时（<120次/min），超声心动图检查显示室壁运动异常（>2个节段）

（9）负荷超声心动图显示大面积心肌缺血

中危（年死亡率>1%～3%）

（1）静息状态下轻度/中度左心室功能不全（LVEF：35%～49%）

（2）平板评分中危

（3）负荷状态下中度灌注缺损但无左心室扩大或肺摄取量增加（^{201}Tl）

续表

（4）仅在大剂量多巴酚丁胺时，限制性负荷超声心动图检查显示心肌缺血伴有室壁运动异常（≤2个节段）
低危（年死亡率<1%）
（1）平板评分低危
（2）静息或负荷状态下心肌灌注正常或小面积缺损
（3）负荷超声心动图检查显示室壁运动正常或负荷状态下局限性的室壁运动异常无改变

三、有创性检查危险分层

冠状动脉造影是预后预测的重要指标，最简单、最广泛应用的分类方法为单支、双支、三支病变或左主干病变。冠状动脉外科研究（CASS）注册登记资料显示正常冠状动脉12年的存活率为91%，单支病变为74%，双支病变为59%，三支病变为50%，左主干病变预后不良。左前降支近端病变也能降低存活率，但血管重建可以降低死亡率。

稳定型心绞痛患者的临床评估流程见图20-8。

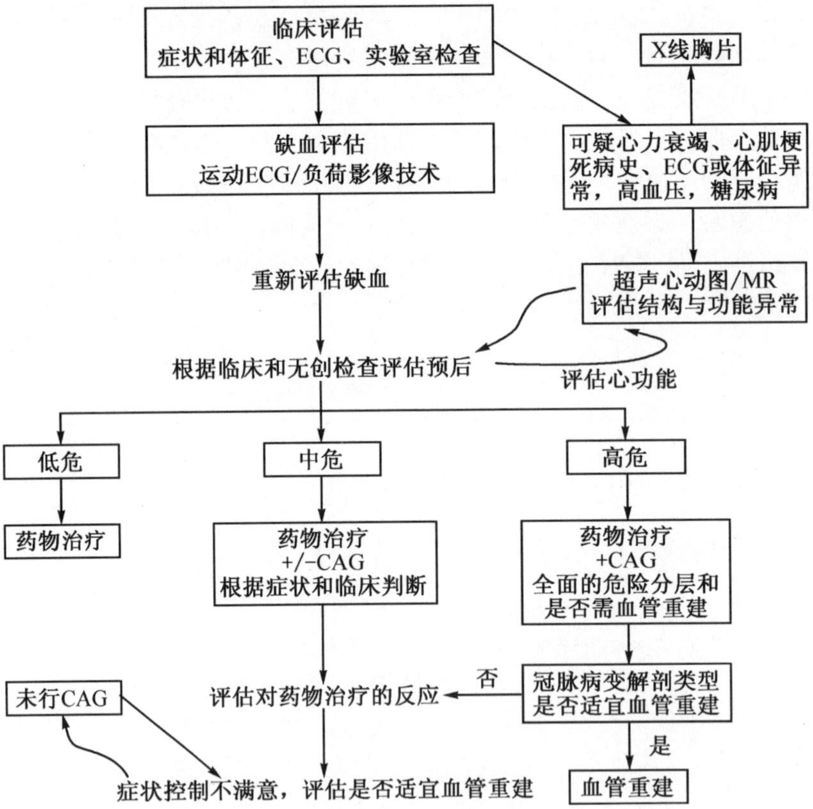

图20-8　稳定型心绞痛患者临床评估流程图

第六节　治　　疗

稳定型心绞痛治疗的主要目的有两方面：一是预防心肌梗死和猝死，改善生存；二是减轻症状和缺血发作，改善生活质量。稳定型心绞痛的治疗包括一般治疗、药物治疗以及非药物治疗（图20-9）。

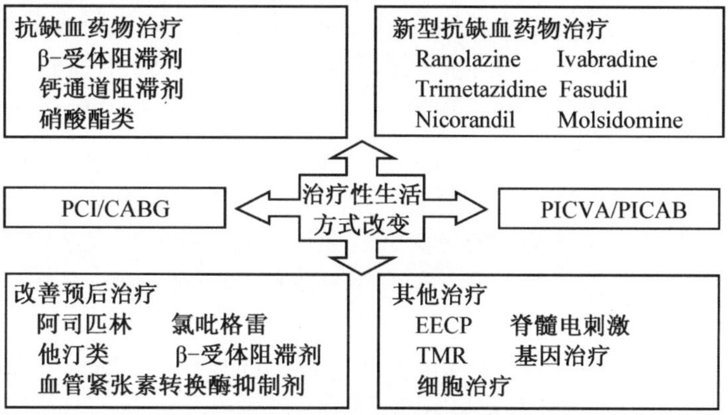

图20-9　稳定型心绞痛的治疗

PCI：经皮冠状动脉介入治疗；CABG：冠状动脉搭桥术；PICVA：经皮冠状静脉原位动脉化；PICAB：经皮冠状动脉原位旁路术；EECP：增强体外反搏；TMR：外科激光血运重建术

一、一般治疗

由于稳定型心绞痛患者大多数都与冠状动脉粥样硬化有关，所以要特别重视可能使病情恶化的危险因素和（或）生活方式，包括高血压、高脂血症、糖尿病、吸烟、饮食与运动，并积极改变生活方式，必要时用药物进行干预（表20-12）。值得注意的是，有指南推荐应将有高血压的稳定型心绞痛患者的血压控制在130/80 mmHg以下。选择降压药物时，应优先考虑β-受体阻滞剂和（或）血管紧张素转化酶抑制剂（angiotensin converting enzyme inhibitors，ACEI）。

表20-12　稳定型心绞痛患者的一般治疗（2007年ACC/AHA指南）

项目	预期目标
吸烟	戒烟、避免暴露在吸烟环境中
血压	<140/90 mmHg，有糖尿病或慢性肾病患者应<130/80 mmHg
糖尿病	糖化血红蛋白<7%

续表

项目	预期目标
运动	每天（最少5天/周）进行30～60 min中等强度的有氧运动（如快速行走），可每天增加其他体力活动
体重	逐步减轻体重，约减轻10%仍后可继续减轻体重
流感疫苗	每年进行1次流感疫苗注射

糖尿病不仅增加冠心病的发病率，而且会增加冠心病患者发生心肌梗死和死亡的危险性。以前的临床试验并不支持强化血糖控制可预防动脉粥样硬化进展或减少心肌梗死等大血管并发症和死亡的发生。前瞻性吡格列酮大血管事件临床试验（Prospective Pioglitazone Clinical Trial in Macrovascular Events，PROactive）发现过氧化酶增殖体激活受体-γ（peroxisome proliferator-activated receptor-γ，PPAR-γ）拮抗剂吡格列酮不仅可改善2型糖尿病患者的血糖控制，而且可减少包括心肌梗死、心血管死亡的心血管终点事件的发生，不过，值得注意的是该终点仅为预设的二级终点，该研究的一级终点（包括其他血管事件如下肢再血管化、截肢）事件的发生率并没有明显降低。一项荟萃分析发现另一PPAR-γ拮抗剂罗格列酮却可增加心肌梗死和心血管死亡的危险。因此，PPAR-γ拮抗剂的作用有待进一步研究。在1型糖尿病患者，强化胰岛素治疗可明显减少心肌梗死和心血管死亡的发生。

并不是所有的生活方式或危险因素干预都有效的，有些干预措施甚至可能是有害的。流行病学资料提示激素替代治疗（hormone replacement therapy，HRT）对绝经后妇女有心血管保护作用，但随机、安慰剂对照试验却显示HRT对于冠心病的一级预防以及二级预防均无益处，相反还会增加静脉血栓栓塞和乳腺癌的危险。新近的资料显示妇女在绝经后不久即开始接受HRT，在心血管方面可获得益处，而在绝经后较长时间才接受HRT，心血管事件的发生率则会增加，当然，这些结果尚需进行前瞻性的临床试验来证实。

与HRT相似，早期的研究表明冠心病患者补充维生素E可减少心肌梗死和死亡的发生，但进一步的研究却未能发现补充维生素E可减少心血管疾病的发病率和死亡率。由于同型半胱氨酸水平升高增加心肌梗死、中风、静脉血栓栓塞的危险，而单用叶酸或与B族维生素合用虽然可降低同型半胱氨酸水平，但并不能减少心血管事件的发生。

虽然诸如补充维生素等单一的干预措施无心血管保护作用，但健康的饮食习惯如多食水果、蔬菜、粗粮以及富含高蛋白、高纤维和不饱和脂肪酸饮食则可减少心血管事件的发生，如接受所谓“地中海饮食”的冠心病患者，其心肌梗死或心源性死亡发生率降低，在有心肌梗死病史的患者，饮食中增加鱼类的摄入或补充ω-3脂肪酸鱼油有类似的益处。由此可见，对于冠心病患者，药物及其他干预措施应建立适当的生活方式改变的基础之上，这样才能是获得相应的益处。

二、药物治疗

（一）抗缺血药物

目前治疗心绞痛常用的抗缺血药物即β–受体阻滞剂、短效和长效硝酸酯类以及钙通道阻滞剂（calcium channel antagonists，CCB）（表20–13、表20–14）。这三类药物均可使引起心绞痛发作以及ST段压低的运动时间延长，减少心绞痛发作频次，但不能减少心肌梗死或死亡的发生。虽然指南推荐将β–受体阻滞剂作为稳定型心绞痛的一线药物，但研究表明以上3种药物对减轻症状的效果类似，没有任何一种优于其他2种药物。但在心肌梗死后稳定性心绞痛患者β–受体阻滞剂能降低再梗死和死亡的风险。对于有心肌梗死、急性冠状动脉综合征病史或有或无心力衰竭症状的左心室功能不全患者，应长期使用β–受体阻滞剂，除非有禁忌证。在高血压患者，短效二氢吡啶类CCB增加心肌梗死发生的危险，剂量越大，死亡率越高，但硝苯地平控释片不增加主要心血管事件。

表20–13 稳定型心绞痛的抗缺血药物治疗

药物	药理	改善运动总时间	改善心绞痛发作以及ST段压低前的运动时间	减少心绞痛发作	减少再血管化	预防心肌梗死	改善生存	其他
血流动力学类药物								
β–受体阻滞剂	减少耗氧量	+	+	+	–	–	–	
CCB	增加冠状动脉血流 减少耗氧量*	+	+	+	+	–	–	阻抑动脉粥样硬化进展
硝酸酯类	增加冠状动脉血流	+	+	+	–	–	–	抗血小板活性
omapatrilat	抑制ACE和中性肽内切酶	+	+	NA	–	–	–	
代谢类药物								
ranolazine	抑制I_{Na}，促进代谢转换	+	+	+	NA	NA	NA	
trimetazidine	促进代谢转换	+	+	+	NA	NA	NA	
ivabradine	减慢心率，抑制If	+	+	+	NA	NA	NA	
nicorandil	开放钾通道，硝酸酯类的供体	+	+	+	NA	+	+	改善心肌灌注#
fasudil	抑制rho激酶	–	+	–	NA	NA	NA	

*非二氢吡啶类CCB，#非盲法分析 ACE：血管紧张素转化酶；I_{Na}：NA电流

当患者心绞痛症状控制不满意时，可联合用药，β–受体阻滞剂与硝酸酯类联合、β–

受体阻滞剂与二氢吡啶类CCB联合、非二氢吡啶类CCB与硝酸酯类联合均可选用，不主张二氢吡啶类CCB与硝酸酯类联合或非二氢吡啶类CCB与β-受体阻滞剂联合使用。

传统的抗心绞痛药物的作用机制主要是改变血流动力学，包括降低全身血管阻力、扩张冠状动脉、负性变时/变力，从而改善心肌血氧供需矛盾。近年来，又开发出一些其他作用机制的药物（表20-14）。

表20-14 常用的抗心绞痛药物临床应用

药物	剂量	不良反应	注意事项
β-受体阻滞剂			
普萘洛尔	10~20 mg，每天2~3次	疲劳、气短、呼吸困难、虚弱、头晕	禁用于严重心动过缓和高度房室传导阻滞、窦房结功能障碍、明显支气管痉挛或支气管哮喘，慢性阻塞性肺疾病、糖尿病、抑郁症、严重外周血管病、勃起功能障碍者慎用。不宜用于冠状动脉痉挛者。用药从小剂量开始
美托洛尔	25~100 mg，每天2次		
美托洛尔缓释片	50~200 mg，每天1次		
阿替洛尔	25~50 mg，每天2次		
比索洛尔	5~10 mg，每天1次		
阿罗洛尔	5~10 mg，每天2次		
硝酸酯类			
硝酸甘油片	0.5~0.6 mg，舌下含服	头痛、头晕、恶心、心悸，易耐药	勃起功能障碍使用西地那非24h内者禁用，不宜用于严重主动脉瓣狭窄或肥厚型梗阻性心肌病所致的心绞痛，舌下含服硝酸甘油一般连用不超过3次，每次间隔5 min，硝酸甘油喷雾剂15 min内不超过1.2 mg，硝酸甘油贴片贴敷不超过12~14 h
硝酸甘油喷雾剂	0.4 mg		
硝酸甘油贴片	5 mg，每天1次		
短效二硝酸异山梨酯	10~30 mg，每天3~4次		
二硝酸异山梨酯缓释剂	20~40 mg，每天1~2次		
短效单硝酸异山梨酯	20 mg，每天2次		
单硝酸异山梨酯缓释剂	40~60 mg，每天1次		
CCB			
硝苯地平控释片	30~60 mg，每天1次	水肿、头痛、头晕、面部潮红、便秘（维拉帕米）	左心室射血分数<30%或窦房结、房室结功能障碍者慎用非二氢吡啶类CCB
氨氯地平	5~10 mg，每天1次		
非洛地平	5~10 mg，每天1次		
尼卡地平	40 mg，每天2次		
贝尼地平	2~8 mg，每天1次		
短效地尔硫䓬	30~90 mg，每天3次		
地尔硫䓬缓释剂	90~180 mg，每天1次		
短效维拉帕米	40~80 mg，每天3次		
维拉帕米缓释片	120~240 mg，每天3次		

1. 雷诺嗪（ranolazine）：主要是使缺血心肌的能量供应由脂肪转为葡萄糖，以提高代谢效率，对血流动力学无明显影响。新近研究发现雷诺嗪可抑制延迟性Na电流

（I_{Na}），使细胞内Na^+升高，通过Na^+/Ca^{2+}交换，使细胞内Ca^{2+}也适当升高，因此，雷诺嗪可改善舒张功能，而不影响收缩功能，这与β-受体阻滞剂以及钙通道阻滞剂不同。

单用雷诺嗪治疗稳定型心绞痛患者即可发挥抗缺血作用，与阿替洛尔比较，雷诺嗪可显著延长运动时间，ST段压低亦可改善0.1 mV；作为标准抗缺血治疗的辅助治疗，雷诺嗪在不引起显著的血流动力学改变的情况下还发挥额外的抗心绞痛和抗缺血作用。在糖尿病患者，雷诺嗪还可降低糖化血红蛋白，并呈剂量依赖性。因此，雷诺嗪可作为传统抗心绞痛治疗的替代或辅助药物。雷诺嗪的不良反应包括便秘、头晕、恶心、体位性低血压（阻断α-受体）以及QT间期延长（但不引起尖端扭转性室性心动过速）。

2. 曲美他嗪（trimetazidine）：可使心肌从利用游离脂肪酸转为利用葡萄糖提供能量，在相同氧耗量的情况下，ATP产生增加。曲美他嗪可减少运动负荷试验过程中缺血的发生，但不改善临床终点。荟萃分析发现，与安慰剂相比，曲美他嗪可明显减少每周发生心绞痛的频次，延长运动到ST段压低0.1 mV的时间。在稳定型心绞痛和勃起功能障碍并存时，曲美他嗪和西地那非合用在控制性生活时出现心肌缺血方面优于单用硝酸酯类，而且是安全的。由此可见，曲美他嗪无论是单用还是作为辅助用药，控制心绞痛症状是安全、有效的。曲美他嗪可作为稳定型心绞痛的辅助治疗或作为传统治疗药物不能耐受时的替代治疗。

3. 尼可地尔（nicorandil）：有双重作用，既可增加ATP门控性K^+通道的开放，平滑肌舒张而扩张冠状动脉，又可作为硝酸酯类的供体。尼可地尔尚可模拟缺血预处理的过程。临床研究发现尼可地尔可延长负荷试验的运动时间，改善静息和运动时的心肌灌注。在标准治疗的基础上加用尼可地尔一级终点事件（冠状动脉死亡、心肌梗死或因心绞痛住院）的发生<17%（随访1.6年），还可减少急性冠状动脉综合征以及所以心血管事件的发生。

4. 伊伐布雷定（ivabradine）：抑制窦房结If通道，减慢心率，但无负性肌力作用。一项双盲临床研究显示伊伐布雷定在延长达到ST段压低0.1 mV前的运动时间以及控制心绞痛方面优于安慰剂，临床效果与阿替洛尔或氨氯地平相似——心绞痛发作减少2/3，总运动时间延长。伊伐布雷定可用于包括对β-受体阻滞剂有禁忌或不能耐受β-受体阻滞剂的所有稳定型心绞痛患者。

5. 法舒地尔（fasudil）：是一种rho激酶抑制剂，后者是血管平滑肌收缩反应的细胞内信号分子。法舒地尔可延长稳定型心绞痛患者ST段压低达到0.1 mV的时间，但与安慰剂比较，法舒地尔并不能减少心绞痛的持续时间、发作频次或硝酸甘油的用量。

6. 吗导敏（molsidomine）：是一种NO供体，故可扩张血管。吗导敏可减少心绞痛发生和舌下含服硝酸酯类消耗量，增加稳定性心绞痛患者的运动能力，大剂量时效果尤甚，但要注意发生低血压。

（二）改善预后药物

治疗稳定型心绞痛的重要目的是改善患者的预后，改变生活方式以及控制血压、血糖可改善患者的预后，一些药物（表20-15）可预防心肌梗死和死亡的发生，从而改善患者的预后。

表20-15　稳定型心绞痛改善预后治疗（2007年ACC/AHA指南）

药物/治疗	治疗建议
阿司匹林	所有患者均应使用阿司匹林，除非对阿司匹林过敏或不能耐受
氯吡格雷	不能使用阿司匹林者或PCI术后使用氯吡格雷
肾素-血管紧张素-醛固酮系统阻滞剂	（1）LVEF≤40%、高血压、糖尿病或慢性肾病者应开始并长期使用ACEI，除非有禁忌证 （2）非低危患者（已行再血管化、危险因素控制良好而LVEF正常者为低危）应开始并长期使用ACEI，除非有禁忌证 （3）已行再血管化、危险因素控制良好的低危患者LVEF轻度降低或正常者使用ACEI也是合理的 （4）高血压、心力衰竭、心肌梗死而LVEF≤40%或有使用ACEI适应证但不能耐受者可使用血管紧张素受体阻滞剂（angiotensin receptor blockers，ARB） （5）在左心室收缩功能不全所致的心力衰竭患者，可联合使用ACEI和ARB （6）心肌梗死后的患者，无肾功能不全（男性血肌酐<2.5 mg/dl，女性<2 mg/dl）或高血钾（<5.0 mmol/L），已使用ACEI和β-受体阻滞剂，LVEF≤40%、有糖尿病或心力衰竭，推荐使用醛固酮拮抗剂
调脂治疗	（1）LDL-C 应<100 mg/dl （2）LDL-C<70 mg/dl以下或用大剂量他汀类治疗是合理的 （3）基线LDL-C≥100 mg/dl 的患者，在治疗性生活方式改变的基础上开始降脂治疗，LDL-C 应<100 mg/dl。在高危或中高危的患者，应降LDL-C水平<30%～40% （4）正接受降LDL-C治疗的患者，如LDL-C≥100 mg/dl，应进行强化治疗 （5）基线LDL-C在70～100 mg/dl的患者，LDL-C<70 mg/dl以下是合理的 （6）甘油三酯（TG）在200～499 mg/dl的患者，非高密度脂蛋白胆固醇（非HDL-C）应<130 mg/dl （7）TG在200～499 mg/dl，非HDL-C降至100 mg/dl以下是合理的 （8）烟酸和贝特类药物可用于降低非HDL-C （9）TG≥500 mg/dl的患者，可先用烟酸和贝特类药<TG，以防止发生胰腺炎，可能的话，非HDL-C应<130 mg/dl以下 （10）如将LDL-C<70 mg/dl作为目标，药物剂量应逐渐增加，以减少不良反应，当不能达标时，使用他汀类药物或合用其他药物将LDL-C<50%以上 （11）不能达到LDL-C<100 mg/dl的治疗目标时，联合用药可获益 （12）摄入ω-3脂肪酸（1g/d）来降低危险是合理的

1．阿司匹林：为目前最常用的抗血小板药物，通过抑制环氧化酶和血栓烷（TXA_2）的合成达到抗血小板聚集的作用，所有患者只要没有用药禁忌证都应该服用。随机对照研究证实了慢性稳定型心绞痛患者服用阿司匹林可降低心肌梗死、脑卒中或心血管性死亡的风险。阿司匹林的最佳剂量范围为75～150 mg/d。其主要不良反应为胃肠道出血或对阿司匹林过敏。不能耐受阿司匹林或过敏的患者，可改用氯吡格雷作为替代治疗。

2．氯吡格雷：通过选择性的不可逆的抑制血小板ADP受体而阻断ADP依赖激活的GPⅡb/Ⅲa复合物，有效地减少ADP介导的血小板激活和聚集。主要用于支架植入术后及阿司匹林有禁忌证的患者。该药起效快，顿服300 mg后2 h即能达到有效血药浓度。常用维持剂量为75 mg/d，1次口服。

对于稳定的心血管疾病或有多种心血管危险因素的患者，在降低心肌梗死、中风或心血管原因所致的死亡方面，阿司匹林与氯吡格雷合用并不优于单用阿司匹林。

华法林与阿司匹林和（或）氯吡格雷合用时，出血危险性增加，应进行密切检测。

3．ACEI：研究结果显示，ACEI能使无心力衰竭的高危血管疾病患者和稳定性心绞痛患者的主要终点事件（心血管死亡、心肌梗死和卒中等）相对危险性降低20%左右。建议所有有症状的慢性稳定性心绞痛患者均应使用ACEI。当患者不能耐受ACEI时才选用ARB。也有研究发现高、中、低危患者接受ACEI治疗均可获益。omapatrilat对ACE和中性肽内切酶均有抑制作用，在延缓心绞痛发作和缺血型ST段改变方面优于安慰剂，常用ACEI见表20–16。

表20–16　常用的ACEI类与他汀类药物

药物	剂量	不良反应	注意事项
ACEI类			
依那普利	5 ~ 10 mg，每天2次	低血压、肾功能恶化、高血钾、血管性水肿、咳嗽	曾出现血管神经性水肿、无尿性肾衰竭或妊娠妇女禁用，双侧肾动脉狭窄、血肌酐＞225.2 μmol/L、血钾＞5.5mmol/L、血压＜90 mmHg时慎用
培哚普利	4 ~ 8 mg，每天1次		
雷米普利	5 ~ 10 mg，每天1次		
贝那普利	10 ~ 20 mg，每天1次		
西那普利	2.5 ~ 5 mg，每天1次		
赖诺普利	10 ~ 20 mg，每天1次		
福辛普利	10 ~ 20 mg，每天1次		
他汀类			
洛伐他汀	25 ~ 40 mg，每晚1次	恶心、胃肠功能紊乱、失眠、肌肉触痛、皮疹，转氨酶或肌酸激酶升高，甚至横纹肌溶解症	活动性或慢性肝病禁用 定期复查转氨酶、肌酸激酶，尽量避免与贝特类、烟酸等合用
辛伐他汀	20 ~ 40 mg，每晚1次		
阿托伐他汀	10 ~ 20 mg，每天1次		
普伐他汀	20 ~ 40 mg，每晚1次		
氟伐他汀	40 ~ 80 mg，每晚1次		
舒瑞伐他汀	5 ~ 10 mg，每天1次		
血脂康	600 mg，每天2次		

4．调脂治疗：高胆固醇血症是冠状动脉粥样硬化最重要的危险因素，尤其是LDL–C升高。他汀类药物能有效地降低TC、LDL–C与TG，升高HDL–C。他汀类药物（表20–16）具有改善内皮功能、抗炎、抗氧化、稳定和延缓斑块进展等作用。许多研究证实他汀类药物能显著降低冠心病患者主要心血管事件和总死亡率，改善预后。

国内推荐冠心病患者LDL–C的目标值应＜2.60 mmol/L（100 mg/dl），对于极高危患者（冠心病合并糖尿病或急性冠状动脉综合征），治疗目标为LDL–C＜2.07 mmol/L（80mg/dl）也是合理的。选择这一治疗目标还可扩展到基线LDL–C＜2.60 mmol/L（100mg/dl）的稳定性心绞痛患者，可进一步减少心脑血管事件发生的危险。高危或中度高危者接受降LDL–C

药物治疗时，治疗的强度应足以使LDL-C水平至少降低30%～40%。在应用他汀类药物时，应严密监测转氨酶及肌酸激酶等生化指标，及时发现药物可能引起的肝脏损害和肌病。采用强化降脂治疗时，更应注意监测药物的安全性。

胆固醇吸收抑制剂：依折麦布（ezetimibe）口服后迅速吸收，作用于小肠细胞的刷状缘，与小肠壁上特异的转运蛋白NPC1L1结合，选择性地强效抑制小肠胆固醇和植物甾醇的吸收（可达54%），使得肝脏胆固醇贮量降低，从而增加血液中胆固醇的清除。该药的半衰期大约为22 h，主要通过粪便排出，在老年、轻度肝功能不全或各种程度肾功能不全患者中均不需要调整剂量。常用剂量10mg/d，使LDL-C降低约18%，与他汀类合用能达到更好的降脂效果。由于依折麦布不通过肝细胞色素P450同工酶代谢，故适合与他汀类、贝特类等调脂药合用而不易发生药物之间的相互作用。未见有药物间的药代动力学相互作用。安全性和耐受性良好。

5. β-受体阻滞剂：最近公布的多种β-受体阻滞剂对死亡率影响的荟萃分析显示，心肌梗死后患者长期接受β-受体阻滞剂二级预防治疗，可降低相对死亡率24%。具有内在拟交感活性的β-受体阻滞剂心脏保护作用较差。要指出的是，目前被广泛使用的β-受体阻滞剂阿替洛尔，尚无明确证据表明能影响患者的死亡率。

推荐使用无内在拟交感活性的β-受体阻滞剂。β-受体阻滞剂的使用剂量应个体化，从较小剂量开始，逐级增加剂量，以能缓解症状，心率每分钟不>50次为宜。

稳定型心绞痛患者的药物治疗流程见图20-10。

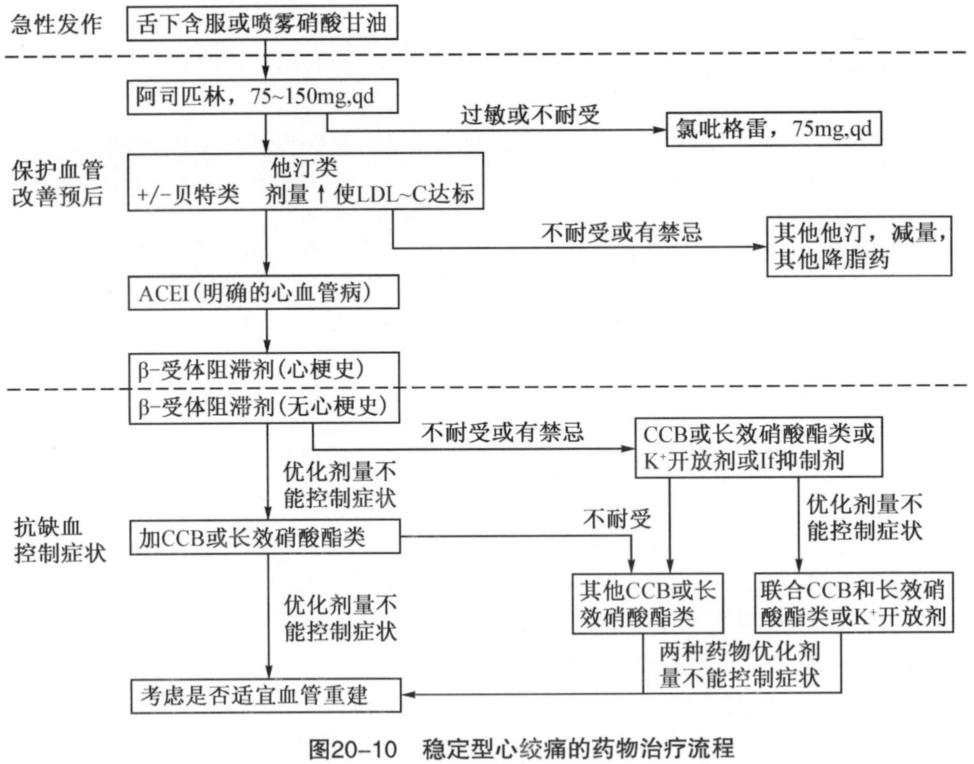

图20-10 稳定型心绞痛的药物治疗流程

三、非药物治疗

（一）血运重建治疗

慢性稳定型心绞痛的血运重建治疗主要包括经皮冠状动脉介入治疗（percutaneous coronary intervention，PCI）和冠状动脉旁路移植术（coronary artery bypass grafting，CABG）等。对于稳定型心绞痛的患者，PCI和CABG是常用的治疗方法。血运重建治疗稳定型心绞痛的建议见表20-17。

表20-17 血管重建治疗稳定型心绞痛的建议

血运重建改善稳定型心绞痛患者预后的治疗建议
Ⅰ类
（1）严重左主干或等同病变（即LAD和回旋支开口/近段严重狭窄）行CABG（证据水平A）
（2）3支主要血管的近段严重狭窄行CABG，特别是左心室功能异常或功能检查较早出现的、或广泛的可逆性缺血（证据水平A）
（3）包括LAD近段高度狭窄的1～2支血管病变，且无创检查提示可逆性缺血者行CABG（证据水平A）
（4）左心室功能受损且无创检查提示有存活心肌的严重冠心病患者行CABG（证据水平B）
Ⅱa类
（1）无LAD近段严重狭窄的1～2支血管病变，从心脏性猝死或持续性室性心动过速存活的患者行CABG（证据水平B）
（2）糖尿病患者3支血管严重病变且功能检查提示可逆性缺血者行CABG（证据水平C）。
（3）功能检查提示可逆性缺血并且有证据表明在日常活动中频繁发作缺血事件的患者行PCI或CABG（证据水平C）
血运重建改善稳定型心绞痛患者症状的治疗建议
Ⅰ类
药物治疗不能控制症状的中、重度心绞痛患者，若潜在获益大于手术风险者：①技术上适合手术血管重建的多支血管病变行CABG（证据水平A）；② 技术上适合经皮血管重建的单支血管病变行PCI（证据水平A）；③技术上适合经皮血管重建的无高危冠状动脉解剖情况的多支血管病变行PCI（证据水平A）
Ⅱa类
（1）药物治疗不能满意控制症状的轻、中度心绞痛，若潜在获益大于手术风险者：①技术上适合经皮血管重建的单支血管病变行PCI（证据水平A）；② 技术上适合手术血管重建的多支血管病变行CABG（证据水平A）；③技术上适合经皮血管重建的多支血管病变行PCI（证据水平A）
（2）药物治疗不能满意控制症状的中、重度心绞痛，若潜在获益大于手术风险。技术上适合手术重建的单支血管病变行CABG（证据水平A）
Ⅱb类
药物治疗不能满意控制症状的轻、中度心绞痛，获益大于手术风险者。技术上适合手术血管重建的单支血管病变行CABG（证据水平A）

1. PCI：是指一组经皮介入技术，包括经皮球囊冠状动脉成形术（percutaneous transluminal coronary angioplasty，PTCA）、冠状动脉支架植入术、冠状动脉旋磨术（rotational atherectomy，ROTA）、定向性冠状动脉斑块旋切术（directional coronary atherectomy，

DCA）、冠状动脉腔内斑块旋切术（translu minal extraction atherectomy，TEA）、经皮激光冠状动脉成形术（percutaneous laser coronary angioplasty，PLCA）等。自1977年首例PTCA应用于临床以来，PCI成为冠心病治疗的重要手段。

随着经验的积累、器械的进步、特别是支架极为普遍的应用和辅助用药的发展，这一治疗技术的应用范围得到了极大的拓展。近年来冠心病的药物治疗也获得较大发展，对于稳定型心绞痛并且冠状动脉解剖适合行PCI患者的成功率提高（图20-11），手术相关的死亡风险约为0.3%～1.0%。对于低危的稳定型心绞痛患者，包括强化降脂治疗在内的药物治疗在减少缺血事件方面与PCI一样有效。对于相对高危险患者及多支血管病变的稳定型心绞痛患者，PCI缓解症状更为显著，生存率获益尚不明确。

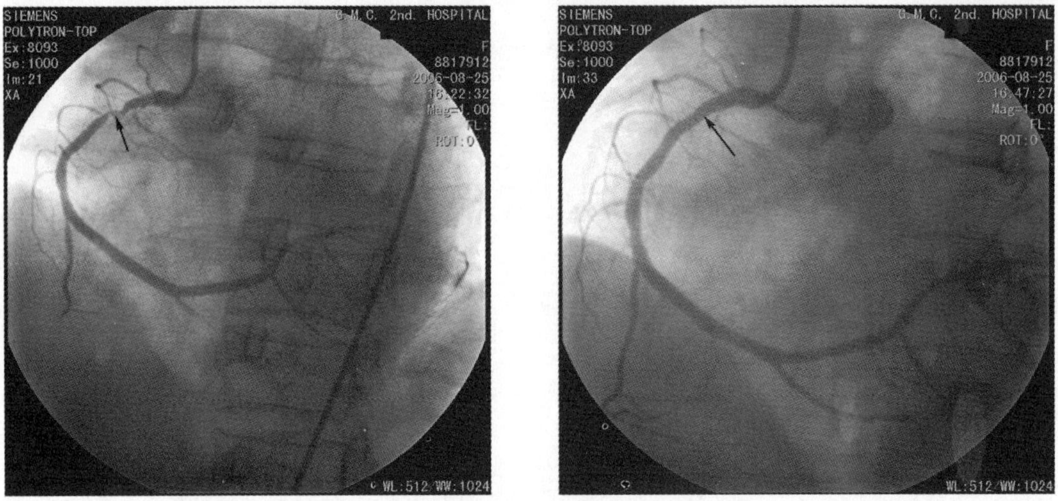

图20-11　支架植入前后冠状动脉造影对比

应用药物洗脱支架显示了持续优于金属裸支架的治疗效果，减少了再狭窄风险以及包括靶血管重建在内的主要负性心脏事件的风险。

2．CABG：近40年来，CABG逐渐成为了治疗冠心病的最普通的手术。根据研究人群不同，CABG总的手术死亡率在l%～4%之间，目前已建立了很好的评估患者个体风险的危险分层工具。尽管左胸廓内动脉的远期通畅率很高，大隐静脉桥发生阻塞的概率仍较高。血栓阻塞可在术后早期发生，大约10%在术后1年发生，5年以后静脉桥自身会发生粥样硬化改变。静脉桥10年通畅率为50%～60%。CABG的标准操作是应用左胸廓内动脉作为前降支（LAD）桥，而大隐静脉作为其他部位的旁路桥。因为至少70%的患者在术后l0年存活，所以静脉桥病变导致的症状复发仍是一个临床问题。大规模观察性研究显示应用左胸廓内动脉桥改善了预后，应用双侧胸廓内动脉获得了更好的远期生存率，而且应用双侧胸廓内动脉的优越性随着随访时间的延长而更为显著。

3．药物治疗与血运重建治疗的比较：稳定型心绞痛患者采用PCI与药物治疗的综合分析显示两者的心肌梗死和死亡率相似，但行PCI的患者发生心绞痛和需CABG较少。COURAGE研究共入选美国、加拿大两国50家医院的2 287例患者，95%的患者有心肌缺血的客观证据，2/3患者为多支血管病变。患者随机分为药物+PCI组及单纯药物治疗组，平均随访4.6年。结果显示，主要终点死亡或心肌梗死的发生率在两组之间无显著差异

（19%/18.5%），因急性冠状动脉综合征再住院率也无显著差异（12.4%/11.8%）。随访早期（1～3年）PCI组的心绞痛发生率显著下降，但至随访终点，两组心绞痛发生率均下降，差异无显著性。MASS II研究将611例多支病变的稳定型心绞痛患者随机分配到药物治疗、PCI和CABG 3组，随访5年，结果显示与药物治疗比较，PCI显著缓解了心绞痛的发生率（77.3%/54.8%），CABG降低了反复血运重建的比例（3.5%/24.2%），而3组间死亡和心肌梗死并无显著性差异。当然这些研究结果也存在一定的局限性，不一定能作为目前选择治疗方案的唯一依据：①所选择的病例并不能代表所有人群；②多数研究大隐静脉作为旁路桥；③接受PCI治疗的患者并没有完全接受现有的抗栓药物治疗；④使用金属裸支架较多，药物洗脱支架很少。

对于稳定性心绞痛患者药物治疗与血运重建治疗比较，患者死亡和非致死性心肌梗死发生率并无显著降低。说明药物治疗是稳定性心绞痛的治疗基础。对于稳定性心绞痛，标准药物治疗包括使用阿司匹林、他汀类药物、血管紧张素转换酶抑制剂（ACEI）和β-受体阻滞剂。COURAGE研究再次强调了二级预防在慢性稳定性心绞痛治疗中的重要性。该研究表明，对部分慢性稳定性心绞痛患者，强化药物治疗并未落伍，对无症状、仅有客观缺血依据或症状轻微的低危患者，可先试行药物治疗，而对药物治疗无效或症状频繁出现者需在药物治疗基础上联合PCI，以有效控制心绞痛症状，提高生活质量。全面合理的药物治疗是核心。已经有多项研究证实了阿司匹林、他汀类药物、β-受体阻滞剂、血管紧张素转换酶抑制剂/血管紧张素受体阻滞剂等药物在冠心病治疗中的地位。全面合理的药物治疗，可以改善心肌供血，降低心肌耗氧量，进一步稳定斑块，从而减轻心绞痛症状，实现改善预后、预防心肌梗死和死亡。药物治疗、介入治疗和外科手术等治疗之间应相辅相成、相互补充，而不是矛盾或冲突。参照指南，循证处理，具体病人具体分析是治疗稳定性心绞痛的基本策略。

4．顽固性心绞痛的非药物治疗：对于药物治疗难以奏效又不适宜血运重建术的难治性慢性稳定型心绞痛可试用以下治疗方法。

（1）外科激光血运重建术（laser revascularisation）：目前已有6个关于外科激光血运重建术的研究，多数研究均显示该方法能改善患者的症状，但机制尚有争议。

（2）增强型体外反搏（enhanced external balloon counterpulsation，EECP）：冠心病慢性稳定型心绞痛患者可接受增强型体外反搏治疗，一般每天1 h，12 h为1个疗程。多中心随机对照的MUST-EECP研究显示，通过35 h的增强型体外反搏治疗能降低患者心绞痛发作频率，改善运动负荷试验中的心肌缺血情况，患者对增强型体外反搏耐受良好。另2项增强型体外反搏的注册研究也显示，增强型体外反搏治疗后75%～80% 患者的症状获得改善。

（3）脊髓电刺激（spinal cord stimulation）：自1987年以来，脊髓电刺激用作慢性稳定型心绞痛对药物、介入及外科治疗无效的一种止痛方法，一些小样本的临床研究显示脊髓电刺激能改善患者的症状且无明显不良反应。

5．经皮冠状静脉原位动脉化（percutaneous in situ coronary venous arterialisation，PICVA）与经皮冠状动脉原位旁路术（percutaneous in situ coronary artery bypass，PICAB）：PICVA是将动脉血流由阻塞的冠状动脉引流到邻近的冠状静脉，使静脉动脉化，使缺血心肌获得逆向的血流灌注。PICAB是将动脉血流由病变的动脉先引流到邻近的冠状静脉，然后再引流到病变动脉远端，从而形成旁路。PICVA 和PICAB在由于解剖上的原因而不能进行传统的血管重建的患者很有潜力，但由于术中并发症发生率较高，尚有待进一步研究。

6. 心肌血管新生治疗：近年来，对血管的发生进行了较为深入的研究。在胚胎血管形成过程中，血管内皮生长因子（vascular endothelial growth factor，VEGF）和碱性成纤维细胞生长因子（basic fibroblast growth factor，bFGF）起着重要作用，因此，使用这些生长因子以及导入整合有这些生长因子基因的腺病毒或质粒以促进缺血心肌侧支循环的治疗方法应运而生。目前为止，VEGF或bFGF治疗在改善心肌灌注或症状方面并不优于安慰剂。

骨髓或外周血干细胞移植可促进血管新生，在临床治疗缺血性心脏病方面也取得了一定的效果，但目前多用于治疗急性心肌梗死或缺血性心肌病，较少用于治疗稳定型心绞痛。

（熊龙根）

参考文献

1. Yusuf S，Hawken S，Ounpuu S. 2004. Effect of potentially modifiable risk factors associated with myocardial infarction in 52 countries（the INTERHEART study）: case-control study. Lancet，364：937 - 952.
2. Gibbons RJ，Abrams J，Chatterjee K，et al. 2003. ACC/AHA 2002 Guideline update for the management of patients with chronic stable angina—summary article a report of the American College of Cardiology/American Heart Association task force on practice guidelines（committee on the management of patients with chronic stable angina）Circulation，107：149–158.
3. Gibbons RJ，Abrams J，Chatterjee K，et al. 2007. 2007 chronic angina focused update of the ACC/AHA 2002 guidelines for the management of patients with chronic stable angina a report of the American College of Cardiology/American Heart Association task force on practice guidelines writing group to develop the focused update of the 2002 guidelines for the management of patients with chronic stable angina. Circulation，116：2762–2772.
4. Rosendorff C，Black HR，Cannon CP，et al. 2007. Treatment of hypertension in the prevention and management of ischemic heart disease a scientific statement from the American Heart Association council for high blood pressure research and the councils on clinical cardiology and epidemiology and prevention. Circulation，115：2761–2788.
5. 中华医学会心血管病学分会，中华心血管病杂志编辑委员会. 2007. 慢性稳定性心绞痛诊断与治疗指南. 中华心血管病杂志，35（3）：195–206.
6. Trujillo TC，Dobesh PP. 2007. Traditional management of chronic stable angina. Pharmacotherapy，27：1677–1692.
7. Ben-Dor I，Battler A. 2007. Treatment of stable angina. Heart，93：868–874.
8. Dormandy JA，Charbonnel B，Eckland DJA. 2005. Secondary prevention of macrovascular events in patients with type 2 diabetes in the PROACTIVE study（prospective pioglitazone clinical trial in macrovascular events）: a randomized controlled trial. Lancet，366：1279–1289.
9. Nissen SE，Wolski K. 2007. Effect of rosiglitazone on the risk of myocardial infarction and death from cardiovascular causes. N Engl J Med，356：2457–2471.
10. The Diabetes Control and Complications Trial/Epidemiology of Diabetes Interventions and Complications

（DCCT/EDIC）Study Research Group. 2005. Intensive diabetes treatment and cardiovascular disease in patients with type 1 diabetes. N Engl J Med，353：2643–2653.

11. Rossouw JE，Prentice RL，Manson JE，et al. 2007. Postmenopausal hormone therapy and risk of cardiovascular disease by age and years since menopause. JAMA，297：1465–1477.

12. Bazzano LA，Reynolds K，Holder KN，He J. 2006. Effect of folic acid supplementation on risk of cardiovascular diseases：a metaanalysis of randomized trials. JAMA，296：2720–2726.

13. Siddiqui MA，Keam SJ. 2006. Ranolazine：a review of its use in chronic stable angina pectoris. Drugs，66：693–710.

14. Borer JS. 2006. Therapeutic effects of I（f）blockade：evidence and perspective. Pharmacol Res，53：440–445.

15. Bhatt DL，Fox KA，Hacke W，et al. 2006. Clopidogrel and aspirin versus aspirin alone for the prevention of atherothrombotic events. N Engl J Med，354：1706–1717.

16. Deckers JW，Goedhart DM，Boersma E，et al. 2006. Treatment benefit by perindopril in patients with stable coronary artery disease at different levels of risk. Eur Heart J，27：796–801.

17. Katritsis DG，Ioannidis JP. 2005. Percutaneous coronary intervention versus conservative therapy in nonacute coronary artery disease：a meta-analysis. Circulation，111：2906–2912.

18. Fox K，Garcia MA，Ardissino D，et al. 2006. Guidelines on the management of stable angina pectoris：executive summary：the Task Force on the Management of Stable Angina Pectoris of the European Society of Cardiology. Eur Heart J，27：1341–1381.

19. Boden WE，O’RourkeRA，TeoKK，et al. 2007. Optimal medical therapy with or without PCI for stable coronary disease . N Engl J Med，356：1503–1516.

20. Hueb W，Lopes NH，Gersh BJ，et al. 2007. Five-Year Follow-Up of the Medicine，Angioplasty，or Surgery Study（MASS II）：A Randomized Controlled Clinical Trial of 3 Therapeutic Strategies for Multivessel Coronary Artery DiseaseCirculation，Mar，115：1082 – 1089.

第二十一章
急性ST段抬高型心肌梗死

Chapter 21　Acute ST Elevation Myocardial Infarction

概　言

近年来，对ST段抬高型急性心肌梗死（ST-elevation myocardial infarction，STEMI）的发病机制、概念、诊断及治疗都取得了进展，2007年10月全球对心肌梗死有了统一定义。心肌梗死的早期再灌注治疗是挽救濒死心肌、降低死亡率的最有效的措施，其中包括静脉溶栓和经皮腔内冠状动脉介入治疗（PCI），特别是后者疗效优于前者。建立有效的急诊体系，减少就诊至溶栓时间，以及就诊至球囊扩张时间是今后医疗行政部门和医护人员的重要任务。对心肌梗死患者进行危险性评估可以使危险性高的患者得到更有效的治疗，降低死亡率，减少医疗资源的浪费。心肌梗死治疗应严格遵守指南，使病人得到恰当的抗血小板治疗及抗凝治疗，血管紧张素转换酶抑制剂（ACEI），β-受体阻滞剂等治疗。同时，在限制运动、饮食、吸氧、硝酸甘油应用等方面又有新的认识，对极化疗法等仍然有很大的争论。干细胞移植等心肌细胞再生方法的不断改进给急性心肌梗死治疗带来新的希望。

第一节　冠状动脉的解剖特点

冠状血管直接起源于主动脉，有两支主干，称左冠状动脉和右冠状动脉。心脏的血液供应来自左、右冠状动脉及其分支，它们都走行于心外膜表面。从这些动脉及其分支中再分出小动脉穿入心壁，成为供应心肌的营养性小动脉。这些小动脉与心外膜表面的较大动脉成直角。

一、心脏动脉系统

（一）左冠状动脉

起于主动脉左窦，开口多在窦的中1/3处，开口距窦底1.5 ~ 2.0 cm。它下向左行于左心耳与肺动脉干之间，不久分为前降支（前室间支）和旋支。主干长约1.5 ~ 3.0 cm，直径3.5 ~ 7.0 mm。

前降支起始后下行于前室间沟中，绕过心尖切迹，大部分止于后室间沟下1/3。一部分止于中1/3或心尖。其分支有：①斜角支；②左心室前支；③左圆锥支；④右心室前支；⑤室间隔前动脉。前降支借上述分支分布于左心室前壁、左心室前乳头肌、心尖、右心室壁的一小部分和室间隔前2/3，包括右束支及左束支前半。前降支阻塞可使左心室前壁和室间隔发生心肌梗死，且常有束支传导阻滞。

旋支起始后沿冠状沟左行，绕过心左缘至心后面，止于心左缘与房室交点之间。其分支有：①左心房前支；②左心房中间支；③左心房后支；④左心室前支；⑤左心缘支；⑥左心室后支。旋支分布于左心房、左心室侧壁和后壁，包括后乳头肌。约40%的人还分布于窦房结。

（二）右冠状动脉

起于主动脉右窦，开口多在窦的中1/3区，距窦底1.5 ~ 2.0 cm。起始部直径3.0 ~ 5.5 mm，起始段为右心耳掩盖，后沿冠状沟右行，绕心右缘达冠状沟后部，至房室交点附近分为后室间支和终末支。其分支有：①右心房前支；②右心房中间支 ；③右心房后支；④右心圆锥支；⑤右心室前支；⑥右心缘支；⑦右心室后支；⑧后室间支；⑨终末支。

右冠状动脉分布于右心房、右心室绝大部分、室间隔后1/3和左心室后壁的一部分，包括左束支后半，还分布于房室结（93.1%）和窦房结（60.9%）。右冠状动脉阻塞可导致左心室后壁心肌梗死、房室传导阻滞、或可影响窦房结的功能。

左、右冠状动脉的分布区可有变异，两动脉的大小互为消长。根据两动脉在膈面的分布区可分为3种类型：①右优势型：右冠状动脉在膈面除发后室间支外，还分布于左心室膈面的一部分或全部，此型占65.7%；②均衡型：左、右心室的膈面各由本侧冠状动脉供应，两动脉互不越过房室交点，后室间支为左或右冠状动脉的末梢，或同时来自两者，此型占28.7%；③左优势型：左冠状动脉除分布于左心室膈面外，还发出后室间支，甚至分支分布于右心室膈面的一部分，此型占5.5%，此时房室结动脉亦发自旋支。左优势型的人如左主干发生阻塞，后果相当严重，不但会产生左心室心肌梗死，亦可危及心传导系统的大部分，产生严重心律失常。

（三）心内膜下小冠状动脉

冠状动脉及其分支行于心外膜下，发出小支深入肌层，呈树状分布，沿心肌纤维纵向排列。进入肌层的分支有两类：一类血管以锐角形式分出短而细小的分支状小动脉，营养心室肌外层2/3；另一类血管以直角形式分出，口径较大，行走较长，垂直深入达心内膜下（包括乳头肌）和内膜下血管相吻合，形成强大的心内膜下血管丛。此类血管由于垂直穿过肌层，行程较远，易受心肌挤压，它是形成心肌微循环和侧支循环的重要组成部分。

正常时，左右冠状动脉及主要分支行走于心外膜，不受心肌收缩的挤压，且管径较粗，阻力段小，起导流和容量作用，一般称为导流血管；而心内膜小血管贯穿于心室壁，相互吻合，这些血管口径小，阻力大，起着物质交换和代谢功能，成为冠状动脉调节的主要场所，称为阻力血管。

二、心脏静脉系统

心肌静脉回流是由2个相互联系的系统组成。心肌中的大部分静脉血（73%）经心外膜下的心脏表浅静脉回流，这一“大系统”包括：①经右静脉窦（占49%）入右心房的静脉，包括前降支静脉（心大静脉），左心室后静脉，心中、小静脉等。②直接注入有心房的静脉（占24%）如心前静脉等。心肌静脉回流的“小系统”被称为深静脉循环系统（占27%）。心肌深静脉系统包括一些微血管，即心肌窦状隙，静脉与动脉腔血管。

第二节　心肌梗死的定义

以往WHO定义的心肌梗死标准包括缺血症状、心电图（ECG）异常改变和血清心肌酶学变化。随着敏感性和特异性更高的生化标志物——肌钙蛋白（cTn）的发现以及更精确的无创影像学技术的发展，可以检测到更小的心肌梗死病灶。从流行病学调查、临床研究到公共卫生政策的制定以及临床实践，都需要一个更为精确的心肌梗死定义。因此欧洲心脏病学会（ESC）、美国心脏病学会（ACC）、美国心脏学会（AHA）和世界心脏联盟（WHF）于2007年10月联合颁布了全球心肌梗死的统一定义。

1. 急性心肌梗死定义：当临床上具有与心肌缺血相一致的心肌坏死证据时，应被称为“心肌梗死”。满足以下任何一项标准均可诊断为心肌梗死。

（1）心脏生化标志物（以cTn最佳）水平升高和（或）降低超过参考值上限（URL）

99百分位值，同时至少伴有下述心肌缺血证据之一：①缺血症状；②ECG提示新发缺血性改变［新发ST-T改变或新发左束支传导阻滞（LBBB）］；③ECG提示病理性Q波形成；④影像学证据提示新发局部室壁运动异常或存活心肌丧失。

（2）突发心源性死亡（包括心脏停搏），通常伴有心肌缺血的症状，伴随新发ST段抬高或新发LBBB和（或）经冠状动脉造影或尸检证实的新发血栓证据，但死亡常发生在获取血标本或心脏标志物升高之前。

（3）基线cTn水平正常者接受经皮冠状动脉介入治疗（percutaneous coronary intervention，PCI）后，如心脏标志物水平升高超过URL99百分位值，则提示围手术期心肌坏死；心脏标志物水平超过URL99百分位值的3倍被定义为与PCI相关的心肌梗死。

（4）基线cTn水平正常者接受冠状动脉搭桥术（CABG）后，如心脏标志物水平升高超过URL99百分位值，则提示围手术期心肌坏死。与CABG相关的心肌梗死的定义为心脏标志物水平超过URL99百分位值的5倍，同时合并下述一项：新发病理性Q波；新发LBBB；冠状动脉造影证实新发桥血管或冠状动脉闭塞；新出现的存活心肌丧失的影像学证据。

（5）病理发现急性心肌梗死。

2．陈旧性心肌梗死定义：满足以下任何一项标准均可诊断为陈旧性心肌梗死：①新出现的病理性Q波（伴或不伴症状）；②影像学证据显示局部存活心肌丢失（变薄、无收缩），缺乏非缺血性原因；③病理发现已经愈合或正在愈合的心肌梗死。

3．诊断：在有急性冠状动脉综合征（acute coronary syndrome，ACS）症状的患者，优先选择cTnI作为生化标志物。

第三节　病理解剖

ST段抬高型心肌梗死是临床中常见的动脉血栓性事件。在大多数病例，一支主要心外膜冠状动脉内粥样硬化斑块的裂开或破裂后，引起闭塞的血栓形成，典型的表现发生在损伤的内皮表面和暴露的斑块成分上。但是，斑块破裂并不是随机在冠状动脉树中发生。最常见的“易损”部位：①冠状动脉左前降支的近端部分；②右冠状动脉边缘支起源部位附近；③冠状动脉左回旋支第1钝缘支起源部位。

一般说来，血管壁损伤的严重程度决定血栓形成的强度。①轻度损伤（Ⅰ型）的特点是有一单层血小板沉积（非阻塞性的）；②中度损伤（Ⅱ型）引起一个松散黏附的血小板团，但很快被正常血流分散开；③严重损伤（Ⅲ型）导致血小板黏附、激活、凝血链的激活，产生一个阻塞性的血栓。Ⅲ型损伤存在于大多数心肌梗死病人。

1．冠状动脉病变：粥样硬化病变弥漫、广泛。一支管腔狭窄、管腔横切面减少75%以上占91.7%，减少50%～75%以下者占8.3%，多支狭窄＞75%占73.4%。常见血管闭塞和相应心肌梗死部位：

（1）左冠前降支闭塞：冠状动脉闭塞最常累及左冠状动脉前降支，如血栓闭塞发生于对角支开口之下的部位，可引起左心室前壁、心尖部、前间隔和前外乳头肌梗死；如前降支发育过长，绕过心尖供应左心室下壁的1/3以上时，则上述部位前降支闭塞，可引起左心室下壁局限性心肌梗死；部分前降支向1/3以上右心室前壁供血，故前壁梗死也可合并右心室梗死；如血栓闭塞发生于对角支开口之上、邻近左主干的前降支近端处，可引起左心室前壁、前侧壁广泛梗死，常并发泵功能衰竭。

（2）右冠状动脉闭塞：国人80%～90%为右冠状动脉优势型，右冠状动脉闭塞可引起左心室下壁、正后壁及室间隔后1/3梗死：如闭塞发生于第一右心室分支前的右冠状动脉近端，则引起右心室梗死及后内乳头肌梗死。并可累及窦房结和房室结。

（3）左冠状动脉回旋支闭塞：左回旋支闭塞可引起左心室侧壁、左心房梗死；若冠状动脉解剖为左冠状动脉优势型，则左回旋支闭塞可引起左心室下壁、正后壁及室间隔后1/3梗死。可累及房室结。

（4）左冠状动脉主干闭塞：可引起左心室广泛梗死。右心室，左、右心房梗死少见。冠状动脉痉挛引起管腔闭塞也可无粥样硬化病变。

（5）窦房结动脉：窦房结动脉约55%由右冠状动脉、45%由左回旋支的起始部发出的双重供血；房室结动脉供血房室结与房室束，其血液供应取决于哪个冠状动脉占优势，由于80%～90%人群为右冠状动脉占优势，故约90%起源于右冠状动脉，10%起源于左回旋支动脉。窦房结动脉供血受阻可引起窦性心动过缓，窦房阻滞或窦性停搏。房室结动脉供血受阻可引起房室传导阻滞、右束支传导阻滞等。

2．心肌病变：

冠状动脉闭塞20～30 min后即有少数心肌细胞坏死，1～2 h大部分心肌凝固性坏死，间质充血、水肿、炎症浸润。心肌纤维逐渐溶解，肉芽组织形成。常发生于单支冠状动脉狭窄的供血区域内，绝大部分合并有急性冠状动脉血栓形成。心肌坏死累及到心室壁的全层。心电图多出现Q波，波及心包引起心包炎症，内膜可有附壁血栓。

梗死后1～2周后心肌开始吸收，逐渐纤维化。梗死后6～8周心肌形成瘢痕，称陈旧性或愈合性心肌梗死。

第四节　病 理 生 理

主要出现左心室受累的血流动力改变，心脏收缩力减弱、顺应性降低，心搏量和心排血量立即下降（常降至原来的60%～80%，有休克者可降至30%～50%）；动脉血压迅速降低，数小时后才逐渐回升；心率增快，可出现心律失常；左心室射血分数（LVEF）降低，舒张末期压增高，舒张期和收缩期容量增高，射血高峰和平均射血率降低，其压力曲线最大压力随时间变化率（dp/dt）降低；周围动脉阻力开始时无改变，以后数小时由于小动脉收缩而增加，然后又恢复或降低；静脉血氧含量明显降低，动、静脉血氧差增大；心脏收缩出现动作失调，可为非同步收缩运动、运动机能减退（部分心肌虽然参与收缩但无力）、局部无运动（部分心肌不参与收缩）、矛盾运动（收缩期部分心肌向外膨出）。异常收缩运动超出左心室肌的15%便可出现射血分数降低，左心室舒张末期的压力和容积增加；超出25%可发生心力衰竭；超出40%则可出现致命性的心源性休克。如果梗死不继续扩展，受损心肌的功能可能恢复，室壁运动可以改善。左心室收缩功能不全的严重程度随左心室室壁异常运动面积的增加而加重。

心肌缺血性损害达一定量时，则左心室泵功能受抑制，每搏量、心输出量、血压和LVEF值下降，而左心室收缩末期容积增加。心室壁收缩运动降低或不能运动，尤其见于透壁性心肌梗死者。心脏在损失了大块有收缩力的心肌并发生收缩动作失调之后，较为正常的其他心肌必须代偿地增加收缩强度以维持循环，心脏进行重构（remodeling）。但当时发生的心肌严重缺血使心室作功降低；低血压又使冠状动脉灌流减少，酸中毒、全身缺氧和心律失常又进一步影响心室功能，以致心肌不能代偿，心脏扩大（以室壁变薄和显著的心室腔扩大为特征），甚至出现心力衰竭。先发生左心力衰竭然后右心衰竭，但右心室心肌梗死时，可首先出现右心衰竭。左心室代偿性扩张或二尖瓣乳头肌梗死可致乳头肌功能失调，引起二尖瓣关闭不全，后者又可加重心力衰竭。

发生于急性心肌梗死的心力衰竭称为泵衰竭：根据killip的分级，第Ⅰ级泵衰竭是左心衰竭代偿阶段；第Ⅱ级为左心衰竭；第Ⅲ级为肺水肿；第Ⅳ级为心源性休克。肺水肿和心源性休克可以同时出现，是泵衰竭的最严重阶段。

其次，急性心肌梗死可引起肺通气、换气功能障碍和气体交换异常。左心室功能不全产生的低氧血症和左心室充盈压增加，可引起肺动脉高压，肺毛细血管静水压增加，肺间质水肿，支气管受挤压而使肺泡通气受阻，肺活量下降。此外，低氧血症亦可造成一氧化碳的弥散能力下降。某些心肌梗死病人尤其是剧烈胸痛伴有烦躁不安、焦虑者，可出现过度通气，引起低碳酸血症和呼吸性碱中毒。同时，可出现内脏血管收缩，胰腺血流量减少，胰岛素分泌功能障碍而产生高血糖症和葡萄糖耐量降低。此外，交感神经系统活性增加，肾上腺髓质释放儿茶酚胺类物质分泌增加，抑制胰岛素的分泌和促进糖原降解，亦使血糖增高。高儿茶酚胺血症可引起严重心律失常，增加心肌耗氧量和血液中游离脂肪酸浓度，从而造成心肌广泛性损害、心源性休克、早期和晚期死亡率增加等后果。急性心肌梗死（AMI）时，血浆与尿液中17-羟类固醇、17-酮类固醇和醛固酮明显增加，血清T_3可呈明显的短暂性降低，并伴有反T_3水平的升高。AMI患者，血小板均有高度聚集现象，血小板被激活后，凝血功能增强；AMI常伴有白细胞增加，增加程度与心肌坏死的程度有关；AMI患者的血黏度均有不同程度的增加；AMI并发心源性休克，心输出量降低，可导致氮质血症和肾功能不全。

第五节　临床表现

一、诱发因素

有超过一半的病人在发生ST段抬高型急性心肌梗死（STEMI）之前都会有诱发因素，

例如剧烈的运动（特别是对于疲惫的或者运动量较少的人）和情绪激动等。这样导致的心肌梗死通常是因为心肌耗氧量的突然升高和严重的冠状动脉狭窄。

非心脏性手术、呼吸系统的感染、任何原因的血氧浓度降低、肺栓塞、低血糖症、用可卡因、交感神经兴奋、免疫性疾病、过敏等等都是急性心肌梗死的诱发因素。此外，生理周期的变化也是引起STEMI的一个因素，有很多的心血管事件常常发生在早晨6点至中午12点之间。因为节律的变化影响人体的生理和生化，在早晨，人体血液中的儿茶酚胺和激素及血小板黏度通常升高。但是，对于服用β-受体阻滞剂或阿司匹林的患者来说，在发生STEMI之前这个生理现象是缺失的。

二、前驱症状

急性心肌梗死患者中，大约30%～40%于心肌梗死前一周内具有前驱症状，少则不到24 h，多则达4周左右。恶化性心绞痛和静息性心绞痛这2种不稳定型心绞痛是STEMI最常见的前驱症状。

1．不稳定型心绞痛：为最常见的先驱症状，包括初发劳力性心绞痛、恶化劳力性心绞痛等。疼痛通常是在胸骨后的压迫感、窒息感或者剧痛如针刺样、刀割样、烧灼样痛等。与一般心绞痛性质相同，但发作频繁，每次发作持续时间较长，多在休息或睡眠中发作。含服硝酸甘油疗效差。

2．其他前驱症状：突然严重的心绞痛发作，伴有恶心、呕吐、大汗、明显心动过缓；老年人突发心力衰竭，严重心律失常、昏厥或原有高血压而血压突然下降；心电图示ST段短暂性上升或降低，T波倒置或高耸，或出现心律失常。

三、症状

1．胸痛：大多数病人疼痛剧烈甚至难以忍受，有濒死感，持续时间超出30 min，多为数小时，甚至数日，休息和服用硝酸酯类药物不能缓解。疼痛可为束缚的、压榨的、阻塞的、钳紧样的，亦可为刀割和烧灼样，常位于胸骨后、心前区或前胸部两侧，向左肩或左前臂尺骨端放射，在左手腕部甚至手指亦可产生刺痛感或麻木感，亦可放射至食管、上腹部、颈部、上腭及肩胛区或左肩胛骨等部位。某些病人，尤其是老年人，可无胸痛而表现为急性左心衰竭，胸部紧缩感或极度虚弱等症状。

2．其他系统的症状：50%以上的透壁性心肌梗死和有严重胸病的病人出现恶心和呕吐，偶尔有腹泻，尤其多见于下壁心肌梗死者。其他尚有大汗淋漓、虚弱无力、眩晕、心悸等症状。脑栓塞或其他部位的栓塞可作为心肌梗死首发症状，但属罕见。

3．无痛性和不典型心肌梗死：无痛性心肌梗死约占20%，尤其多见于糖尿病、老年人或服用β-受体阻滞剂者，也可发生于手术后，大多数合并心源性休克、心力衰竭或严重心律失常，并可引起猝死。不典型者约占10%，疼痛可被充血性心力衰竭、脑血管意外、恐惧和精神紧张、躁狂、晕厥、极度虚弱、急性消化不良和周围动脉栓塞等症状所掩盖。还有疼痛部位不明确，疼痛性质和程度较既往的心绞痛无明显改变。

四、体格检查

1．一般情况：多数病人有焦虑、压抑、精神萎靡不振、极度虚弱、表情痛苦、烦躁不安、面色苍白、大汗淋漓，甚至有窒息或濒死感等表现。休克时伴发低血压、皮肤湿冷和常伴烦躁不安。呼吸急促见于左心衰竭和肺水肿。

2．心血管系统：

（1）脉搏：脉率可增快或减慢，节律可规则或不规则，多数最初表现为快而不规则，疼痛或烦躁不安缓解时，脉率可恢复正常。

（2）血压：除最早期血压可增高外，几乎所有病人都有不同程度的血压降低。起病前有高血压者，60%血压可降至正常，20%低于正常，约20%低于原高血压水平，但仍高于正常。起病前无高血压者，约50%患者血压可降至正常以下，但不一定出现休克症状与体征。大面积心肌梗死的病人，则因左心衰竭而使动脉血压急剧下降，甚至出现心源性休克。

（3）心脏体征：轻症病人可无异常心脏体征，即便心肌有广泛性损害或症状较为严重，心脏体征亦可不明显。心浊音界可轻度至中度增大。左心室顺应性降低时，心前区可触及收缩前搏动。左心室功能不全时则可于舒张早期触及左心室外向搏动。缺血及坏死区较大时，局部心肌收缩力丧失，心尖部能触及反常搏动。第一心音低钝甚或难以闻及，随着病情的恢复逐渐增强。第四心音奔马律，提示左心室顺应性降低，表现为左心室舒张末期压升高和左心房收缩力增强所致左心舒张功能减退。左心衰竭或左束支传导阻滞或梗塞后心绞痛的病人，可有第二心音反常分裂。少数舒张早期奔马律，提示心肌严重受损，心腔扩大，为左心衰竭早期表现。急性心肌梗死时，第三心音不如第四心音常见。乳头肌功能不全或乳头肌部分断裂、室间隔破裂时，可听到心尖部全收缩期杂音，强度易变，可短暂或呈持续性，沿胸骨左缘或右缘传导，常伴有全收缩期震颤。肺动脉高压、右心室梗死、右心室乳头肌梗死等伴有右心衰竭时，可闻及三尖瓣区收缩期杂音，亦可沿胸骨左缘传导，吸气时增强。可出现心包摩擦音，提示透壁性心肌坏死达心外膜后引起的纤维素性心包炎，多在第2～3天出现。可有各种心律失常。

五、实验室检查

（一）生化检查

1．酶学改变：

（1）肌酸磷酸激酶（creatine kinase ，CK）：在梗死后3～12 h开始升高，12～24 h达高峰，3～4天降至正常，敏感性为96%。CK有3种同功酶，即CK-MM、CK-BB和CK-MB，其中CK-MM、CK-MB主要存在于心肌，血清CK-MB升高目前仍可视为临床AMI诊断较为特异的生化指标，于梗死2～6 h开始升高，12～24 h达高峰，2～3天恢复。CK-MB定量有助于计算梗死范围及判断预后。

（2）天冬氨酸转氨酶（AST）：AMI发作后8～12 h开始升高，18～36 h达高峰，持续

3～4天后降至正常。

（3）乳酸脱氢酶（lactic dehydrogense，LDH）：在梗死24～48 h开始上升，3～6 h达高峰，8～14天恢复正常，敏感性为85%，但特异性较差。对可疑心肌梗死发作后数天方就诊者，该检查可能是一项有用的指标。LDH存在5种同工酶，其中LDH_1主要存在于心肌，而LDH_4、LDH_5主要存在于骨骼肌和肝脏，通过分析LDH同工酶可以进一步区别AMI与其他非心脏原因引起的总血清LDH升高。LDH_1/LDH_2，正常比值为0.6～0.7，AMI发作后8～12 h血清LDH_1开始升高，较总LDH升高更早出现。当血清$LDHL/DH_2$＞0.9，对AMI诊断的特异性和敏感性均超过90%。

（4）α-羟丁酸脱氢酶（HBDH）：梗死后12～24 h开始升高，2～3天达高峰，持续7～14天恢复正常。

2．肌红蛋白：梗死后2～3h开始上升，6～12 h达高峰，持续24 h后恢复正常。

3．心肌肌钙蛋白T和I（cTnT和cTnI）：梗死后2～8 h开始上升，cTnI 12～24 h出现峰值，持续5～10天；cTnT 12～96 h出现峰值，持续5～14天，临床上其特异性强，所以可用于AMI早期诊断，判定溶栓后闭塞冠状动脉再通情况、识别不稳定性心绞痛（UAP）的高危患者、判断心脏外科手术及心脏介入治疗后心肌损伤，尤其适用于合并骨骼肌损伤、多脏器病变病人AMI的诊断。

表21-1　AMI的血清心肌标记物及其检测时间

项目	肌红蛋白	心脏肌钙蛋白		CK	CK-MB	AST
		cTnI	cTnT			
出现时间（h）	1～2	2～4	2～4	6	3～4	6～12
100%敏感时间（h）	4～8	8～12	8～12		8～12	
峰值时间（h）	4～8	10～24	10～24	24	10～24	24～48
持续时间（d）	0.5～1	5～10	5～14	3～4	2～4	3～5

应同时测定丙氨酸转氨酶（ALT），AST＞ALT方有意义；CK：肌酸激酶；CK-MB：肌酸激酶同工酶；AST：天冬氨酸转氨酶

（二）影像学检查

1．心电图：

（1）心电图的特征性改变：①宽而深的Q波（病理性Q波），在面向心肌坏死区的导联上出现；②ST段抬高，呈弓背向上型，在面向坏死区周围心肌损伤区的导联上出现；③T波倒置，在面向损伤区周围缺血区的导联上出现。

在背向梗死区的导联，无病理性Q波，有普遍性ST段压低，但aVR导联（有时还有V_1导联）ST段抬高。

（2）定位：目前采用30个以上的心前区导联进行心前体表ST段等电位标测法有助于AMI的定位诊断。临床仍采用12导联心电图对AMI进行定位诊断（表21-2）。

表21-2　心肌梗死定位诊断

部　位	心　电　图
前间壁	$V_1 \sim V_3$
前　壁	$V_3 \sim V_4$
广泛前壁	$V_1 \sim V_5$
前侧壁	$V_3 \sim V_6$，I，aVL
下　壁	II，III，aVF
下间壁	II，III，aVF，$V_1 \sim V_2$
下侧壁	II，II，aVF，$V_5 \sim V_6$
高侧壁	I，aVL
正后壁	$V_7 \sim V_9$
心　尖	$V_3 \sim V_5$，II，III，aVF

1）右心室梗死：心电图诊断较为困难。心电图V_1、$V_3R \sim V_6R$的ST段抬高，可提示右心室梗死。偶尔V_2、V_3导联可出现ST段抬高，这一现象仅出现在左心室下微小损伤时。左心室下壁梗死合并有心室梗死时，通常右胸导联ST段压低。V_3R和（或）V_4R呈QS或QR型，亦可提示右心室梗死，但其准确性不如有胸导联的ST段抬高。

2）心房梗死：最常见的心电图变化为：①PQ段抬高或压低；②P波形态交替变化，如P波切迹呈W型或M型，P波暂时性增高或变尖等；③房性心律失常，如心房扑动或颤动等。

2．X线：胸片多为正常。可表现为左心衰竭和心脏扩大征象。CT可测量心室壁的厚度和心室腔大小，检出室壁瘤，对心室内附壁血栓检出的敏感性高于三维超声心动图。

3．放射性核素检查：静脉注射^{99m}锝焦磷酸盐（^{99m}Tc-Pyp），血流中的^{99m}Tc-Pyp与坏死心肌细胞中钙离子结合，能直接显示坏死的心肌组织，即梗死部位显影，称“热区”扫描或照相。利用缺血和坏死的心肌对放射性核素标记的钾及其同族元素失去摄取能力的特点，静脉注射^{201}TI、^{301}Cs、^{43}K等放射性核素，在心肌灌注图像上梗死病变部位呈现放射性稀疏或缺失的“冷区”扫描或照相，心肌梗死诊断敏感性及特异性均较高，并可显示心肌梗死的部位和范围。

4．磁共振显像：急性心肌梗死部位因水肿和血小板聚集，质子密度增加，而陈旧性心肌梗死部位为瘢痕组织质子密度正常或低于正常心肌组织，故磁共振图像的密度不同，可对急性和陈旧性心肌梗死进行鉴别。此外，磁共振显像尚可对急性心肌梗死进行定位、定量、梗死与非梗死心肌灌注的判断，心肌厚度的识别，心室壁运动和心室腔大小的检测，缺血与梗死之间短暂变化的观测和冠状动脉狭窄程度判定等。

5．超声心动图：二维超声心动图可观察心脏各壁的运动情况。几乎全部ST段抬高型急性心肌梗死均示区域性室壁运动异常，约1/3非ST段抬高型急性心肌梗死的病人可不出现室壁运动异常。二维超声心动图对于鉴别真、假性室壁瘤，诊断心室间隔破裂、心肌破裂、二尖瓣反流、心包积液、左心室附壁血栓等急性心肌梗死的并发症极有帮助。此外，二维超声心动图还可较准确地评判心功能状态、识别陈旧性心肌梗死瘢痕等。

6. 冠状动脉造影：是诊断冠心病的金标准。造影提示左前降支闭塞者为前壁梗死，对角支或回旋支的钝缘支闭塞者临床多为侧壁梗死，右冠状动脉或左回旋支的后降支闭塞者多为下壁或后壁梗死。左心室造影可提供室壁运动情况。

7. 血管镜：血管镜显像可为冠状动脉造影所示的充盈缺损提供有价值的解释，可判断红血栓和白血栓类别，也可了解冠状动脉内动脉粥样硬化斑块的性状、纤维帽中纤维斑块早期为隆起于内膜表面的灰黄色斑块。由于斑块表层纤维帽中胶原纤维不断地增加及玻璃样变，使斑块变为瓷白色。血管镜下斑块的颜色分为黄色和白色，黄色斑块表示的纤维帽薄而不稳定，易于破裂，以此可预测心脏事件的发生。有人观察到斑块的颜色与冠状动脉狭窄程度之间无关。但发生心脏事件的危险性以黄色斑块为高。血管镜的不足是只能检测较大的冠状动脉。

8. 血管内超声：因能区分各种斑块的组成，从而能判别动脉粥样硬化斑块是否为易于破裂的斑块。冠状动脉内超声根据回声强度来决定斑块的性质。①软斑块，即易损斑块内含有大量脂质、增生内壁、血栓，超声回声低。②纤维斑块，超声回声高，无超声阴影。③钙化性斑块，超声回声强并有钙化性超声阴影。

六、诊断

心肌梗死的临床诊断需要综合判断，包括生化检查的心肌坏死的证据、心电图的变化和影像学的变化。临床工具对于诊断心肌梗死的敏感性和特异性不同。

20世纪50年代世界卫生组织和美国心脏病协会诊断心肌梗死的诊断标准一直常规应用于临床，必须至少具备以下3条标准中的两条：①典型或不典型缺血性胸痛的临床病史；②心电图的动态演变；③心肌坏死的血清心肌标记物浓度的动态演变。

目前，心电图变化及血清心肌坏死标记物已发生变化，尤其的血清心肌坏死标记物方面，肌钙蛋白敏感性和特异性远超过CK-MB等（表21-3，表21-4）。

表21-3　在不同技术层面诊断心肌梗死

检查项目	诊　断
病理学	心肌细胞的坏死
生化学	血液标本中的心肌细胞坏死的标志物
心电图	心肌缺血的证据（ST及T波异常）
	心肌组织丧失心电功能的证据（Q波）
影像	组织灌注减少或丢失
	心脏室壁运动异常

引自Alpert JS，et al. Definition of myocardial infarction—A global consensus document of The Joint ESC/ACC/AHA/WHF/WHO Task Force for the Redefinition of Myocardial Infarction. 2007

表21-4　修正心肌梗死定义

急性、进展性，最近的心肌梗死的诊断原则
下列情况对急性、进展性，最近的心肌梗死的诊断均适用：
1. 心肌细胞坏死的生化标志物典型升高和（或）下降，伴至少下列一种情况：
a）缺血症状
b）心电图出现病理Q 波
c）心电图有缺血改变（ST段抬高或压低）
d）心脏显像有新的存活心肌丢失或新的室壁运动异常证据
2. 病理学急性心肌梗死证据
正在康复或治愈的心肌梗死诊断原则
符合下列任何一项均可诊断正在康复或治愈的心肌梗死：
1. 心电图动态演变中有新的病理Q波。病人有或无既往症状。自从心肌梗死以来，根据心肌梗死的时间，心肌细胞坏死的生化标志物已经正常
2. 病理学上有正在愈合或已愈合的坏死心肌

引自Alpert JS，et al．Definition of myocardial infarction—a global consensus document of The Joint ESC/ACC/AHA/WHF/WHO Task Force for the Redefinition of Myocardial Infarction．2007

2006年第16届世界心脏病大会暨欧洲心脏病学会年会（WCC/ESC）上公布了全球心肌梗死工作组［欧洲心脏病学会（ESC）、美国心脏病学会（ACC）、美国心脏学会（AHA）、欧洲高血压学会（EHS）和世界卫生组织（WHO）］对心肌梗死进行了新的相关表现的定义

1．急性心肌梗死的病理学定义：为长时间的心肌缺血所导致的心肌细胞死亡。

2．不同类型心肌梗死的临床分类：

（1）Ⅰ型：自发性心肌梗死，与由于原发的冠状动脉事件如斑块破裂而引起的心肌缺血相关。

（2）Ⅱ型：心肌梗死是继发于心肌的供氧和耗氧不平衡所导致的心肌缺血，如冠状动脉痉挛、贫血、冠状动脉栓塞、心律失常或低血压。

（3）Ⅲ型：心脏性猝死，有心肌缺血的症状和新出现的ST段抬高或新的左束支传导阻滞（LBBB）但未及采集血样之前就死亡。

（4）Ⅳ型：心肌梗死与由于缺血性冠状动脉事件而进行的经皮冠状动脉介入术（PCI）相关。

（5）Ⅴ型：心肌梗死与由于缺血性冠状动脉事件而进行的冠状动脉搭桥术（CABG）相关。

3．心肌坏死生化标志物改变的定义：对于心肌坏死的生化标志物，建议采用cTn，即在症状发生后24 h内，cTn的峰值超过正常对照值的99%。如果不能测定cTn，也可用CK-MB，标准同上。需注意除外其他原因引起的cTn升高，包括：①急性和慢性充血性心力衰竭；②肾功能衰竭；③快速性或缓慢性心律失常，或心脏传导阻滞；④急性神经系统疾病包括卒中；⑤肺栓塞和肺动脉高压；⑥心脏挫伤、消融、起搏和心脏复律；⑦浸润性心脏疾病，如淀粉样变性和硬皮病；⑧炎性疾病，如心肌炎；⑨药物毒性，如阿霉素和5-氟尿嘧啶（5-FU）；⑩主动脉夹层或肥厚型心肌病，甲状腺功能减退，心尖球型综合征（apical ballooning syndrome）；⑪横纹肌溶解伴心肌损伤，严重疾病如败血症或烧伤。

4．心电图改变的定义：心肌缺血的心电图改变定义为：新发生的ST段抬高在V_2～V_3导联≥0.2 mV（男性）或≥0.15 mV（女性），和（或）其他导联≥0.1 mV；2个相邻导联新出现的ST段压低≥0.05 mV，和（或）在R波为主或R/S＞1的2个相邻导联T波倒置≥0.1 mV。

陈旧性心肌梗死的心电图改变定义为：V_2～V_3导联的Q波宽度≥0.02 s，或呈QS型，或在Ⅰ、Ⅱ、aVL、aVF或V_4～V_6导联Q波或QS波宽度≥0.03 s和深度≥0.1 mV。

注意除外假阳性和假阴性的情况。

5．急性心肌梗死影像学、生化学改变的定义：提示急性心肌梗死的影像学改变包括，新发生的存活心肌的丢失或节段性室壁运动异常伴有心肌生化标志物的升高。

PCI术后心肌生化标志物超过正常值3倍者可诊断PCI相关的心肌梗死。

CABG术后心肌梗死的诊断标准是心肌生化标志物超过正常值5倍，加上新发生的存活心肌丢失的影像学证据或者新出现的病理性Q波或新出现的LBBB，或造影证实新的桥血管或冠状动脉血管的堵塞；在无心肌生化标志物结果的情况下，有新发生的存活心肌丢失的影像学证据，伴有心肌缺血的症状，或新的桥血管或冠状动脉血管的堵塞或新出现的病理性Q波。

七、鉴别诊断

1．心绞痛：尤其是不稳定型心绞痛的症状可类似于心肌梗死，但胸痛性质轻，持续时间短，硝酸甘油效果好，无心电图动态演变及心肌酶的序列变化。

2．急性心包炎：心前区疼痛持久而剧烈，深吸气时加重，疼痛同时伴有发热和心包摩擦音。心电图除aVR外，其余多数导联ST段呈弓背向下型抬高，T波倒置，无Q波。

3．急性肺动脉栓塞：常有突发胸痛、咯血、呼吸困难、紫绀和休克，多有骨折、盆腔或前列腺手术或长期卧床史。有心室前负荷急剧增加，P_2亢进，颈静脉怒张、肝大等。心电图肺性P波、电轴右偏、呈$S_1Q_3T_3$型，即I导联出现S波，III导联有明显Q波（＜0.03 s）及T波倒置。X线胸片显示肺梗死阴影。放射性核素肺灌注扫描可见放射性稀疏或缺失区。

4．主动脉夹层：前胸出现剧烈撕裂样锐痛，常放射至背、肋、腹部及腰部。在颈动脉、锁骨下动脉起始部可听到杂音，两上肢血压、脉搏不对称。胸部X线示纵隔增宽，血管壁增厚。超声心动图和磁共振显像可见主动脉双重管腔图像。心电图无典型的心肌梗死演变过程。

5．急腹症：急性胰腺炎、消化性溃疡穿孔、急性胆囊炎和胆石症等均有上腹部疼痛，易与以上腹部疼痛为突出表现的心肌梗死相混淆，但腹部有局部压痛或腹膜刺激征。无心肌酶及心电图特征性变化。

八、危险分级

（一）增加死亡危险的因素

对到达急诊科的急性缺血性胸痛及疑诊急性心肌梗死的患者常用初始的 18导联心电图来评估其危险性。患者病死率随ST段抬高的心电图导联数的增加而增高。如患者伴有下列任何一项，如女性、高龄（ >70岁 ）、既往心肌梗死史、心房颤动、前壁心肌梗死、肺部啰音、低血压、窦性心动过速、糖尿病 、PCI、CABG史、合并右心梗死，则属于高危患者。

1. ACC/AHA指南建议所有LVEF＜40%（ESC指南为35%）的患者，均应接受冠状动脉造影。

2. LVEF≥40% 的患者，则需要进一步进行危险分层，高危的患者需要接受冠状动脉造影 。

（二）STEMI危险分层

TIMI 危险分层可预测心肌梗死后30天的死亡率，更适合在病床边的就诊快速评估，最大的好处是可以临床分拣和处理适合溶栓的STEMI病人（表21-5）。

表21-5　STEMI的TIMI危险评分

病史	分值
年龄≥75岁	3
65～74岁	2
既往有糖尿病或高血压或心绞痛病史	1
体检	
收缩压＜100 mmHg	3
心率＞100次/min	2
Killip分级　Ⅱ～Ⅳ	2
体重＜67kg	1
临床表现	
前壁ST段抬高或左束支传导阻滞	1
胸痛缓解的时间＞4h	1
危险评分＝总分值	（0～14分）

表21-6　STEMI的TIMI 危险评分30天病死率（STEMI在胸痛发作6h内行了溶栓治疗）

危险评分	30天死亡率（%）
0	0.8
1	1.6
2	2.2
3	4.4
4	7.3
5	12
6	16
7	23
8	27
＞8	36

入选标准：心绞痛＞30 min，ST段抬高，症状发作＜6 h

第六节　治　　疗

急性心肌梗死治疗的目的是抢救濒死的心肌，缩小梗死的面积及防治并发症。积极对急性心肌梗死的病人采用药物溶解血栓和介入治疗开通冠状动脉闭塞病变，达到血运重建。虽然在ST段抬高型急性心肌梗死（STEMI）的治疗方面有非常大的进步，但是仍然有发展的空间。特别是对特殊人群，如老年人、女性。急性心肌梗死同时伴有其他疾病对死亡率有很大的影响。

一、院前急救

院前急救对提高可疑STEMI的生存率至关重要。大多数死亡发生在梗死后第1h内，其死亡原因通常为心室颤动。不应当过分强调完成当即有效的心肺复苏和快速转运病人。病人延误从症状到冠状动脉血运重建的时间主要是由于：①病人对心肌梗死的严重性认识不足；②院前评估、治疗、转运问题；③诊断时间和“门针时间”（病人到急诊至注入溶栓剂时间）或“门球囊时间”（病人从急诊至急诊介入治疗球囊扩张的时间）；④开始恢复血流的时间。而影响病人就医的3个主要因素有：急诊医疗服务的派送，对病人的第一反应，急救车的反应。应当努力缩短STEMI病人从发病到就医的时间和从就医到开始治疗的时间。就我国而言，尽量扩大120急救系统的覆盖范围，包括像直升机救助系统。在重要的公共场所，如机场等配备有醒目标志的体外自动除颤系统。急救服务系统的急救车的协调反应，包括装备优良，训练有素，使得STEMI病人在转运的途中就可以得到确切的治疗。这些急救服务系统应合理地分布在各个社区，有良好的无线电联络，佩有蓄电池驱动的心电监视仪、直流除颤装置、吸氧、气管插管、吸痰装置、常用的心血管抢救药物。希望将来无线电话系统可以传输心电信号，以帮助对STEMI病人进行分类。简单的指标，如年龄、心率、血压等可以帮助对STEMI病人分成高危和低危。

二、院前溶栓治疗

一些临床试验评估过院前溶栓治疗及院内溶栓治疗的潜在益处，但是还没有一个单独的临床试验显示院前溶栓治疗能显著减少死亡率。只有一般的观察共识和荟萃分析提示院前溶栓治疗能降低约17%的死亡率。也许病人在心肌梗死发作2h内可以明显降低死亡率。普遍认为如果60～90 min能实施再灌注治疗会极大地减少死亡率，因此，必须考虑衡量社区的救护车和急诊转运系统能力。与西方国家比较，我国的急诊制度亟待提高，可喜的是有些大城市已经建立了心肌梗死的绿色通道。绿色通道的建立有利于在急诊分拣出心肌梗死的病人，并在30 min内给予溶栓治疗。另外院前溶栓治疗还必须考虑人员的良好培训和设备的完善，以及必需药物的配备。如果病人转运会耽搁60～90 min，甚至更长，救护车上又有良好培训的人员，院前溶栓治疗会有益处。

三、急诊的处理

急诊科医生在接诊胸痛病人时必须尽快鉴别是否心肌梗死，决定是否进行再灌注治疗；分拣出低危的病人到适当的医院；避免让高危病人离开医院。病人的胸痛病史和心电图的改变是判断病情的最初手段，也是决定是否溶栓治疗的重要因素，因此，当有胸痛的病人到达急诊室时应迅速地在10 min之内行全导联心电图检查。

1. 倾向于选择溶栓治疗方案：①病人早期出现胸痛症状（发作时间≤3 h，而且介入治疗方案延迟）；②无法选择介入治疗方案：无导管室或正被占用、无穿刺途径、无法送病人到有经验的介入治疗中心；③延迟介入治疗方案：长途转运、门到球囊时间减门针时间>1 h、医护人员接触到球囊时间或门到球囊时间>90 min。

2．倾向于选择介入治疗的方案：①有外科支持的、成熟的冠状动脉介入治疗导管室；②有熟练的冠状动脉介入治疗队伍；③医护人员接触到球囊时间或门到球囊时间<90 min；④门到球囊时间减门针时间<1 h；⑤高危的STEMI；⑥心源性休克；⑦心力衰竭Killip分级≥Ⅲ级；⑧有溶栓的禁忌证：包括出血风险增加和颅内出血；⑨晚期出现胸痛症状；⑩症状发作>3 h；⑪STEMI的诊断可疑。

3．溶栓治疗的绝对禁忌证：

（1）任何脑出血或蛛网膜下腔出血史。

（2）已知有颅内血管疾病者，如动静脉血管畸形者。

（3）已知有颅内恶性肿瘤，不论原发或转移的。

（4）有3个月内的缺血性脑卒中史，除外3h内的脑缺血性卒中。

（5）怀疑主动脉夹层。

（6）活动性出血或出血倾向者（除外月经）。

（7）3个月内的严重头部闭合性创伤或面部创伤。

4．溶栓治疗的相对禁忌证：

（1）慢性、严重、没有得到良好控制的高血压。

（2）目前血压严重控制不良（收缩压≥180 mmHg或者舒张压≥110 mmHg）。

（3）超过3个月的缺血性脑卒中、痴呆、或者已知的其他颅内病变没有在禁忌证范围内。

（4）创伤或者持续>10 min的心肺复苏，或者3周内进行过大手术。

（5）近期（2～4周）肠道出血。

（6）不能压迫的血管穿刺。

（7）曾经有用链激酶史（>5天前），或者既往有过敏史。

（8）妊娠。

（9）活动性消化系统溃疡。

（10）目前正应用抗凝剂：国际标准化比值（INR）水平越高，出血风险越大。

（11）≥75岁患者首选介入，选择溶栓时剂量酌情考虑减量。

5．出血并发症：溶栓治疗最重要的危险是出血，尤其是颅内出血（intracerebral hemorrhage，ICH），致死率很高。一旦患者在开始治疗后24h内出现神经系统状态变化，应怀疑颅内出血。处理：

（1）应当停止溶栓治疗、抗血小板和抗凝治疗。

（2）立即进行影像学检查排除ICH。

（3）神经科和（或）神经外科和血液学专家会诊。

（4）根据临床情况，ICH患者应当输注冻干血浆、鱼精蛋白、血小板或冷沉淀物。一旦明确脑实质出血或脑室内出血或蛛网膜下出血或硬膜下血肿或硬膜外血肿，给予10 U冷凝蛋白质，新鲜冰冻血浆可以提供Ⅴ因子和Ⅷ因子，并能增加血容量。使用普通肝素的患者，用药4 h内可给予鱼精蛋白（1 mg鱼精蛋白对抗100 U普通肝素）。如果出血时间异常，可输入6～8U的血小板。

（5）同时控制血压和血糖；使用甘露醇、气管内插管和高通气降低颅内压力；考虑外科抽吸血肿治疗。

6．疗效评估：溶栓开始后60～180 min应当监测心电图ST抬高程度、心律和临床症状。血管再通的指标包括症状缓解、评价冠状动脉和心肌血流和（或）心电图。临床主要的间接判定指标包括：症状、再灌注心律失常、心肌酶学峰值前移、心电图，其中心电图和心肌损伤标志物峰值前移最重要。最为简便的方法是治疗后60～90 min ST段抬高至少降低50%。心肌损伤标志物的峰值前移，血清CK-MB酶峰提前到发病12～18 h内，肌钙蛋白峰值提前到12 h内。患者在溶栓治疗后2 h内胸痛症状明显缓解，但是症状不典型的患者很难判断。溶栓治疗后的2～3 h内出现再灌注心律失常，如加速性室性自主心律、房室或束支传导阻滞突然改善或消失、或者下壁梗死患者出现一过性窦性心动过缓、窦房阻滞伴有或不伴有低血压。

总而言之，临床判断血管再通有一定的局限性。冠状动脉造影是血管再通的金标准，冠状动脉血流灌注达到TIMI2级或3级血流可视为溶栓成功。但临床中并非常规用于评价是否溶栓成功。

四、一般治疗

1．阿司匹林：该药不仅是冠心病的一级预防用药，而且是最有效的急性冠状动脉综合征用药及STEMI的起始用药。当病人出现STEMI时，最主要的目标是尽快抑制血小板的血栓素A_2的形成。低剂量的阿司匹林（40～80 mg）需要数天的时间才能完全达到抑制血小板的效果，所以急诊时应首次给162～325 mg的剂量。为了迅速达到血液的治疗浓度水平，病人应该嚼服，以利于口腔黏膜吸收。

2．止痛与镇静：在急性心肌梗死中止痛是非常重要的。疼痛会加重交感神经兴奋，特别是在心肌梗死早期，会增加心肌梗死的死亡率。止痛往往采取综合的措施，采用硝酸甘油、止痛剂（通常是吗啡）、吸氧、β-受体阻滞剂等。有些医生担心止痛后会影响观察病人对缺血和再灌注治疗的反应，这种担心是不必要的。

除非对吗啡过敏，吗啡一般是止痛的第一选择。一般静脉注射4～8 mg，再过5～15 min给予2～8 mg，直到缓解疼痛。吗啡的副作用是低血压、呼吸抑制、严重呕吐，出现副作用时应避免使用。有些病人需要的很大累积剂量（2～3 mg/kg）。由于非类固醇类抗炎药（NSAIDS）增加死亡、再梗死、高血压、心力衰竭及心肌破裂危险，故在发生急性STEMI时应停用NSAIDS，阿司匹林除外。

3．给氧：国内的经验为吸氧是抢救病人最重要的措施。心肌梗死的病人没有吸氧，往往会引起医疗纠纷。国外的同行也往往给予24～48 h的吸氧。实际上心肌梗死造成的低氧血症往往是由于左心衰竭造成的通气灌注失常。肺炎和本身的肺部疾病也是低氧血症原因。增加吸氧可以保护缺血心肌多数是经验的做法，这种做法其实得不偿失，对于无低氧血症的病人，增加吸入空气的氧成分并不能显著提高氧的肺交换，反而增加血管床的阻力和动脉压力，从而轻度降低心排量。

所以，血氧饱和度的监测很重要，通常应用甲床血氧饱和度监测仪。当血氧饱和度正常时可以不吸氧（注意：如果医疗环境允许的话）。临床上如果有低氧血症的表现，或血氧饱和度为90%就应该吸氧。可经面罩或鼻管给予每分钟2～4 L的100/%氧6～12 h，大多数轻度低氧血症可以得到纠正。如果低氧血症仍然得不到纠正，可以加大氧流量，同时必须寻找其他低氧血症的原因。如果病人有肺水肿，则需要气管插管和正压通气。目前，我国很多基层医院没有冠心病监护病房（CCU），而是重症监护病房（ICU），气管插管和使用呼吸机的过多、时间过长的情况时有发生。

4. 预防和控制心律失常：不再提倡常规使用利多卡因预防心室颤动，在CCU监护期间低钾血症增加心室颤动的风险，应及时处理。虽然没有确切的证据提示血钾水平在4.5 mEq/L可以减少心室颤动的风险，但是还是提倡在此水平有保护作用及减少风险。尽管没有确切的证据提示低镁血症和心室颤动的关系，但是STEMI患者的细胞内缺镁或低镁血症可导致心室颤动。临床生化检查不一定完全反映细胞内血镁的水平。在缺镁的状态下，恢复细胞内的钾水平是比较困难的，因此，提倡常规提高血镁水平至2 mEq/L。

在特殊情况下可应用利多卡因预防心室颤动，在STEMI的第一个12 h，既没有心电监护，又没有即时的除颤设备时，可以考虑应用1.5 mg/kg 起始量，然后20 ~ 50 mg/（kg · min）静脉注射。

急性下壁心肌梗死患者易发生心动过缓，可使心排血量降低，出现低血压甚至休克，心率＜50次/min，或出现第二度I型房室传导阻滞时，应静脉注射阿托品0.5 mg或肌肉注射1mg，无效时，隔5 ~ 10 min，可重复注射。窦性心动过缓＞50次/min，而无低血压的患者不宜常规应用阿托品，因其使心率增快，甚至发生心动过速，加重心肌缺血。

五、住院期间治疗

住院期间治疗包括冠心病监护病房（CCU）治疗及普通病房的治疗。显然，CCU配有训练有素的医护人员，有心电监测及除颤仪、起搏器、主动脉腔内反搏装置（intraaortic balloon pump）、各种抢救药物等，显著减少了STEMI的死亡率。所有初发的STEMI均应在CCU监护治疗。无复杂情况的STEMI病人，如无既往心肌梗死病史、持续的心肌缺血症状、充血性心力衰竭、低血压、窦性心动过缓、影响血流动力学的室性心律失常，可以在CCU监护和治疗24 ~ 36h转入普通病房。如有严重并发症，应适当延长监护时间，等病情稳定转入心脏内科普通病房继续治疗。目前，对于无并发症的STEMI患者是否收入CCU治疗有不同的看法，特别是医疗资源紧张，经济上的效价比值得研究。临床医生可以考虑把低危的病人放在中度监护的病房，病房应配有心电监护和复苏设备。

1. 一般治疗：

（1）休息与护理：除非是有血流动力学障碍，无发并症者不应该限制在床上12 h，入院时即可应用床头柜的物品，活动度的增加应根据病人的年龄、临床状态、体能等。早期活动包括在床边摇摇腿、坐到椅子上、站立、在床边慢走。总的原则是不要引起心率、血压和肺动脉毛细血管楔压的重大变化。早期的活动可以带来心理上和体力上的益处，而不会增加医疗风险。在开始的24 ~ 48 h，患者常有精神过度紧张或恐惧，可给予安定2.5 ~ 5 mg，每日4次。在病人精神状态不正常时应尽量避免激惹病人，也可使用抗焦虑药物和中枢镇静药物。

（2）饮食：入院4 ~ 12 h病人应禁食或纯流食。后予含50% ~ 55%卡路里，最多含30%单饱和脂肪或不饱和脂肪食物。食物中应富含钾、镁、纤维，少钠为宜。选择清淡，易消化食物，少吃多餐，禁绝烟酒。有高脂血症、糖尿病患者需用低脂、低胆固醇、低血糖饮食。便秘者可用缓和的液体石蜡油等轻泻剂或肛门注入开塞露。有尿潴留者应插导尿管并留置数天，但必须注意严格消毒，防止感染。无临床研究显示支持“冠状动脉预防措施”，像禁止冷饮、热饮、咖啡因饮料、肛检、擦背等。

（3）心电连续监测：无并发症患者可持续监测24～36 h，病情严重或不稳定者可酌情延长。心电监测不仅能反映心肌梗死的演变过程，而且对STEMI早期恶性室性心律失常能得到及时发现和治疗，使STEMI早期病死率明显下降。

（4）血压监测：收缩压＜100 mmHg或＞150 mmHg 均需处理。并发严重低血压或心源性休克者，应用主动脉球囊反搏及升压药物治疗；泵功能不全患者静脉滴注硝酸甘油或硝普钠。

（5）血流动力学监测：高危病人，如合并有心源性休克、心力衰竭等可行有创性的血流动力学监测，包括床边swan-Ganz气囊导管测定肺动脉舒张末期压及肺毛细血管楔压，以求出左心室舒张末期、直接动脉穿刺监测动脉压和中心静脉压测定等。超声心动图能测定与计算左心室收缩末期及舒张末期的容量、每搏量、心输出量、射血分数及室壁运动。

（6）吸氧：连续吸氧监测，稳定的病人鼻导管持续低流量（2 L/min）给氧6h后重新评估氧的需要，如果氧饱和度在90%以下，继续吸氧并找出低氧血症的原因。否则停止吸氧。急性左心衰竭、肺水肿及心源性休克者，由于严重低氧血症导致呼吸中枢抑制，需及时行气管插管及呼吸机械通气。

（7）其他：应尽快建立一条静脉输液通道，以保证在应用血管活性药物或抗心律失常药物时，迅速达到有效的血浆浓度；维持水电解质平衡，调整血容量。有条件宜在血流动力学监测下进行补液、利尿等治疗。

2．止痛：疼痛与心肌缺血有关，剧烈的疼痛往往有可能进一步导致休克与心律失常，引起冠状动脉痉挛，促进儿茶酚胺类物质的分泌，进一步使心肌缺血加重，形成恶性循环，故应在积极改善心肌缺血的治疗措施（早期溶栓、硝酸甘油、β-受体阻滞剂、ACEI等治疗），同时，尽量迅速给予有效止痛剂以解除疼痛。常用药物有：

（1）吗啡：其作用在中枢神经水平阻断交感神经介质释放，使外周动脉及静脉扩张，从而降低心脏前、后负荷，降低心肌耗氧量，同时，吗啡的中枢镇痛作用，可有效解除疼痛，减轻焦虑，从而降低血中儿茶酚胺水平，可间接降低心律失常发生的可能。

（2）杜冷丁：50～100 mg生理盐水稀释后静脉注射。必要时15 min后可重复1次。

3．抗心肌缺血药物：

（1）硝酸甘油：舌下含服很少有机会开通闭塞的冠状动脉，但在STEMI病人中可以减少左心室充盈压，减少心脏做功以改善冠状动脉血流。硝酸甘油对缩小心肌梗死面积、预防心肌梗死后心肌重构以及降低与心肌梗死相关的并发症和死亡率等具有潜在临床意义。舌下含服，适用于缺血性疼痛。一般可舌下含服0.6 mg，注意血压和心率变化；继以静脉滴注，开始5～10 μg/min静脉滴注，在严密监测血压和心率情况下，每5～10 min增加5～10 μg/min，直至症状控制及平均压不低于80 mmHg为止，静脉滴注维持。当AMI早期有明显窦缓或窦速、低血压或血容量不足时禁用。低血压是硝酸甘油最严重的潜在副作用，如不注意可导致心肌缺血恶化。对下壁心肌梗死者需仔细掌握剂量及静脉滴注速度，对疑似右心室梗死者用药更需谨慎，因此类患者维持其心输出量特别需依赖充足的右心室前负荷。个别患者应用小剂量硝酸甘油后即可发生严重心动过缓和低血压。此时应立即停止用药，抬高下肢，迅速补液及静脉注射阿托品，必要时可给予多巴胺治疗。

虽然硝酸甘油有缓解持续的胸痛和纠正心力衰竭的作用，但是如果病人无反复发作的胸痛及充血性心力衰竭，没有必要常规给予病人硝酸甘油。高风险的病人，如大面积的透壁心肌梗死，尤其是前壁，硝酸甘油可以减少心室的重构。应常规给病人静脉注射24 ~ 48 h。对于无症状的病人，长效皮肤贴剂或口服硝酸甘油没有明确的效果。除非病人有反复发作的胸痛或充血性心力衰竭，不应该48h后继续使用硝酸甘油。

（2）β－受体阻滞剂：通过拮抗过多的儿茶酚胺以减慢心率、降低血压及减弱心肌收缩力，使心肌氧耗量降低。此外，尚有增加侧支循环、改善葡萄糖的利用及抑制血小板聚集等作用，限制早期心肌梗死范围的扩展。无心力衰竭、低心输出量、心源性休克危险增加（心源性休克危险因子包括：年龄＞70岁、收缩压＜120 mmHg、窦性心动过速＞110次/min或心率＜60次/min以及距STEMI症状发作的时间较长），应在24 h内开始口服β－受体阻滞剂治疗。

STEMI患者如果无禁忌证，不管是否接受溶栓治疗或PCI治疗，均应早期（24 h内）应用口服β－受体阻滞剂，在有心动过速或高血压的病人也应该静脉使用β－受体阻滞剂治疗。通常应用每2 ~ 5 min给美托洛尔5 mg，共3次，心率不低于60次/min，收缩压不低于100 mmHg，然后根据病人的情况调整口服量。

β受体阻滞剂的禁忌证：①心率＜60次/min；②收缩压＞100 mmHg；③中至重度的左心力衰竭；④PR 间期＞0.24 s；⑤严重的阻塞性肺病；⑥有哮喘病史；⑦有外周血管病史；⑧有胰岛素依赖性糖尿病史。

（3）血管紧张素转换酶抑制剂（ACEI）：ACEI能改善心功能，预防或减轻AMI后心室重构。大量的多中心随机对照试验提示ACEI可降低STEMI的死亡率。ACEI治疗原则是从小剂量开始，逐渐增加至患者能耐受的剂量，避免发生低血压副作用，需长期维持治疗。主要禁忌证包括：①前负荷正常时的低血压；②对ACEI敏感；③孕妇。副作用包括低血压、咳嗽、血管源性水肿。

（4）钙离子拮抗剂：尽管临床及实验研究发现钙离子拮抗剂有抗缺血作用，但是对STEMI病人无益处，临床大组试验尚未证实可降低STEMI死亡率。并且在常规应用中，是否会引起总的死亡率增高也引起关注。当然二氢吡啶类钙拮剂类（如硝苯地平）和非二氢吡啶类钙拮剂（如地尔硫 䓬、维拉帕米）有所不同。二氢吡啶类钙拮剂已列为STEMI的禁忌证。

（5）抗血小板、抗凝治疗：早期应用血小板抑制剂和抗凝剂的目的为：①预防早期再梗塞或梗塞面积扩大，降低死亡率；②预防心室附壁血栓及动脉栓塞的发生；③预防深部静脉血栓形成和肺动脉栓塞；④预防心肌梗死晚期的再梗死和死亡。

阿司匹林通过不可逆地抑制血小板环氧合酶以阻断血栓素A_2的生成，从而达到抗血小板的作用。阿司匹林治疗急性心肌梗死，具有降低死亡率、预防再梗死发生等显著疗效。20世纪80年代中期开展的大规模临床试验ISIS–2，共入选急性心肌梗死病人17 000余人，其中半数接受阿司匹林治疗，半数服用安慰剂。研究发现，入院治疗5周后，阿司匹林组死亡率较对照组下降23%（9.4% vs 11.9%；$P<0.000\,01$）。此外，非致死性再梗死/卒中的发生率，阿司匹林组较安慰剂对照组下降50%（1.3% vs 2.6%；$P<0.000\,01$）。对急性

心肌梗死病人进行为期数周的早期抗血小板治疗，可使严重心血管病事件（死亡或非致死性再梗死/卒中）发生的危险率下降近1/3。其绝对疗效相当于每治疗1 000个急性心肌梗死病人，可减少40例严重心血管病事件的发生。对研究对象进行的长期随访发现，早期抗血小板治疗所取得的积极疗效至少可持续10年时间。由于上述研究结果，目前无论在发达国家，还是在医疗条件有限的发展中国家，阿司匹林已成为急性心肌梗死治疗中使用最为广泛的药物。

氯吡格雷是一种新型抗血小板药，为噻吩并吡啶类衍生物，化学结构与噻氯匹定属于同一类。已经完成的几项国际大规模临床试验CAPRIE和CURE研究已经证实了其安全性和有效性。它主要通过抑制二磷酸腺苷所诱导的血小板聚集而达到抗血小板的治疗效果。由于血小板素A_2及ADP是血小板聚集反应中的2个相互独立的重要环节，同时抑制这两个环节较单独抑制其中一个环节可能具有更好的抗血小板功效。因此，联合使用氯吡格雷加阿司匹林较单独使用阿司匹林具有更强的抗血小板作用，但在AMI时两者联合使用是否具有降低病死率和预防再梗死等作用还需通过大规模随机临床试验加以验证。对于行PCI治疗病人来说，应给予氯吡格雷75mg，负荷量300 mg。COMMIT/CCS-2 Clopidogrel study和the CLARITY-TIMI 28研究表明：对于溶栓病人和非溶栓的病人，都应该给予氯吡格雷。

抗凝治疗适用于血液高凝状态、再梗死、梗死病变发展、梗死前有心房颤动或心力衰竭及心脏明显扩大的病人。对于所有未接受溶栓治疗的急性心肌梗死患者，如无禁忌证，在入院时可给予皮下注射低分子肝素每12 h一次或静脉注射肝素5 000 IU，再持续静脉滴注600～800 IU/h，48～72 h。使凝血时间保持在正常对照的1～1.5倍。对于前壁心肌梗死，并且超声心动图发现有附壁血栓形成者，应改用华法林长期口服。

对年老体弱、活动性消化道溃疡、严重高血压、出血性疾病、近期脑出血、感染性心内膜炎、肝肾功能不全和有新手术创面者，禁用抗凝疗法。

溶栓再灌注治疗者应至少接受48h抗凝治疗，最好于住院期间一直使用，最长8天［48 h以后的抗凝，由于长期应用普通肝素（UFH）可引起血小板减少，故推荐使用UFH以外的药物］。可将疗效确定的抗凝方案归纳为3种。①UFH（静脉推注60 U/kg，最大4 000 U），然后静脉注射12 U/（kg·h），最大1 000 U/h，调整部分凝血活酶（APTT）时间为正常值的1.5～2.0倍（约50～70 s）。②依诺肝素：如血清肌酐男性＜221.25 μmol/L（2.5 mg/dl）、女性＜177 μmol/L（2.0 mg/dl）。应用于＜75岁的患者，静脉推注30 mg，15 min后每12 h予以皮下注射1.0 mg/kg；≥75岁的患者，无需静脉推注，皮下注射剂量减至每12h 0.75 mg/kg。无论年龄，如治疗时肌酐清除率＜30 ml/min，皮下注射剂量应为每24h 1.0 mg/kg。③戊糖（fondaparinux）：血清肌酐＜265.5 μmol/L（3.0 mg/dl）者，静脉推注2.5 mg，而后每天1次皮下注射2.5 mg。

对于已接受抗凝、拟行PCI的患者，可推荐3种方案。①术前使用UFH者，根据手术需要可予以UFH再次静脉推注，但同时应考虑血小板糖蛋白（GP）Ⅱb/Ⅲa受体拮抗剂的协同抗凝效应；也可应用比伐卢定。②术前使用依诺肝素者，如距最后一次皮下注射的时间＜8 h，无需额外给药；如介于8～12 h，则应静脉给予依诺肝素0.3 mg/kg。③术前使用戊糖者，在使用其他具有抗Ⅱa活性的抗凝剂时应考虑是否已使用GPⅡb/Ⅲa受体拮抗剂。

GPⅡb/Ⅲa受体拮抗剂：在血栓形成过程中，血小板首先在血管壁损伤部位黏附、激活，然后通过纤维蛋白原与血小板GPⅡb/Ⅲa受体结合，使相邻的血小板连在一起，这是血小板聚集的共同最后通路。血小板GPⅡb/Ⅲa受体拮抗剂通过阻断纤维蛋白原与GPⅡb/Ⅲa受体结合，抑制血小板的聚集，被认为是目前最强的抗血小板聚集的药物。许多溶栓联合血小板GPⅡb/Ⅲa受体拮抗剂的早期临床试验采用了全剂量，结果再灌注率提高，但是出血风险明显增加。后来的临床试验采用了部分剂量溶栓药和血小板GPⅡb/Ⅲa受体拮抗剂合用，虽然开通率增加、死亡率减少、再梗死率下降，但出血仍显著高于单纯溶栓组，因此仍应慎重考虑联合用药方案，特别是年龄>75岁的患者。

冠状动脉介入治疗（PCI）造成血管壁内皮损伤，凝血酶和血小板激活，是PCI围手术期血栓形成的关键环节。PCI术后血栓形成可导致死亡或心肌梗死等严重后果，联合应用静脉GPⅡb/Ⅲa受体拮抗剂，可以“钝化”不稳定的、机械性的损伤，逆转支架血栓，防止微血栓导致的无血流现象，因此可以降低PCI术后的缺血事件和死亡率。阿昔单抗（Abciximab）可能改善微循环的灌注，可以改善早期的ST段的下降，缩小PCI后的梗死面积。对于中高危的NSTEMI/UA病人，建议在PCI之前尽可能开始使用GPⅡb/Ⅲa拮抗剂。

4．降脂治疗：早期已有学者发现在AMI发病24～48 h后TC、LDL-C和TG开始降低。目前AMI发病早期血脂水平降低的确切机制尚未完全明了，可能为以下原因所致：AMI产生的应激反应及治疗AMI的某些药物对血脂的影响；AMI早期食欲减退，热量摄入不足；静脉输液治疗可能使血脂稀释。而4周时血脂水平升高可能与急性期以后应激反应消除、AMI后活动量减少致消耗降低以及疾病本身恢复使血脂恢复其真实水平有关。因此AMI早期测定血脂可能掩盖其真实水平，从而低估了血脂风险。正常稳定可能要到AMI后2个月；因此定期检测血脂变化，有助于准确评价患者的血脂风险，使病人获得最佳的早期降脂治疗和长期的二级预防方案，使患者长期获益。临床研究已经证实他汀类药物治疗可改善急性冠心病的预后，但近年来降脂治疗研究多在急性冠心病心脏事件发生后3～6个月才开始使用他汀类治疗。MIRACL研究和PROVE IT研究中ACS患者，采用大剂量他汀类强化降低LDL- C，分别与安慰剂和常规剂量的他汀类比较，均显示与对照组相比，强化他汀类降脂在急性冠状动脉综合征（ACS）患者可以使主要终点显著降低（相对危险性降低均为16%，$P<0.05$），说明强化降脂在ACS可以取得更大临床益处。尽管在ACS 的临床研究中，强化他汀类降脂并不能显著降低ACS 急性期的总心血管事件，但证据表明可以显著抑制急性期的炎症反应、稳定冠状动脉斑块，并认为这是患者长期获益的基础，而且早治疗既能够早获益，同时对提高患者长期坚持他汀类治疗的依从性又具有积极的意义。

2007欧洲心脏病学会及2007《中国成人血脂异常防治指南》对ACS和缺血性心血管病合并糖尿病人群的降脂目标值确定为LDL-C<2.07mmol/L（80mg/dl）。若仅能检测TC，则可考虑TC降低达标即可。

血脂异常的药物治疗及选择：临床上供选用的调脂药物可分为5类：①他汀类；②贝特类；③烟酸类；④树脂类；⑤胆固醇吸收抑制剂（依折麦布）；⑥其他：普罗布考、ω23脂肪酸。首选他汀类药物，所采用的药物剂量是以LDL-C达标为度，当单一降脂药物疗效欠佳时，可考虑联合用药。

降脂药物常见的不良反应包括消化不良、胆石症、高尿酸等，也可引起转氨酶升高和肌病。对于严重肾病和严重肝病绝对禁忌证。相对禁忌证包括溃疡、肝毒性和高尿酸血症。

根据病人的心血管疾病和等危症、心血管危险因素、血脂水平决定降脂治疗，并确定治疗的目标值。根据病人血中LDL-C或TC的水平与目标值间的差距，考虑是否单用一种他汀类的标准剂量可以达到治疗要求，如可能，按不同他汀类的特点（作用强度、安全性、药物相互作用）、病人的具体条件选择合适的他汀类药物。如血中LDL-C 或TC水平甚高，估计单用一种他汀类的标准剂量不足以达到治疗要求，可以选择他汀类与其他降脂药合并治疗。《指南》所强调的降低LDL-C并达标治疗原则，并没有对各种他汀类的具体使用剂量作出推荐，在启用他汀类时，要检测谷丙转氨酶（ALT）、谷草转氨酶（AST）和肌酸肌酶（CK），治疗期间定期监测复查。轻度的转氨酶升高（>3倍正常上限值）并不看作是治疗的禁忌证。无症状的轻度CK升高常见。在用药过程中应询问病人有无肌痛、肌压痛、肌无力、乏力和发热等症状，血CK升高超过5倍正常上限值应停药。用药期间如有其他可能引起肌溶的急性或严重情况，如败血症、创伤、大手术、低血压和抽搐等，应暂停给药。建议患者在服用他汀类药物期间出现肌肉不适或无力症状以及排褐色尿时应及时报告，并进一步检测CK。如果发生或高度怀疑肌炎，应立即停止他汀类药物治疗。

5．主动脉球囊反搏术（Intraaortic Balloon Counterpulsation，IABP）：经股动脉插入顶端带有气囊的导管至胸主动脉，使心脏舒张期气囊快速膨胀，阻塞胸主动脉管腔的80%，提高主动脉弓内舒张压以增加冠状动脉的灌注；心脏收缩末期则气囊快速放气，减少心室排血阻力，使心脏的后负荷减轻而降低心肌耗氧量，从而缩小心肌梗死范围。

IABP应用于下列病人：①血流动力学不稳定，病人需要行冠状动脉造影检查或需行冠状动脉搭桥术或PCI；②病人存在心源性休克，药物治疗无效；③病人持续性心绞痛，吸入百分之百的纯氧及β-受体阻滞剂、硝酸甘油等均无效。当然，IABP能暂时改善病人的心源性休克，但也容易出现“球囊依赖”现象。对于有机械性并发症的患者，IABP 不能改善死亡率。

6．经皮冠状动脉介入治疗（Percutaneous Coronary Intervention，PCI）：直接PCI策略包括对STEMI患者施行冠状动脉造影，然后根据造影结果实施直接PCI（90%~95%）、外科CABG（ 2%~4%）或药物治疗（3%~5%）。在所有治疗STEMI患者的策略中，直接PCI的成本效益最佳，虽然保守治疗花费最少，但是事件发生率最高。一项比较直接PCI与静脉溶栓的研究显示，直接PCI组的30天死亡、再梗死、卒中和联合终点发生率均低于静脉溶栓组。PRAGUE-2试验显示直接PCI的5年无事件存活率明显高于静脉溶栓组。DANAMI-2试验显示，与原地直接溶栓相比，从小医院转运到大医院做直接PCI，30天主要终点降低5.7%。

STEMI患者就诊于可行经皮冠状动脉介入治疗的医院时，应在就诊90 min内行直接PCI；STEMI患者就诊于不具备PCI能力的医院，且不能在90 min内转入PCI中心实施PCI时，除非具有禁忌证，应在入院30 min内接受溶栓治疗。

（1）易化PCI：足量溶栓后立刻行PCI的再灌注策略可能有害。一般情况下不主张易化PCI。有下列情况时可考虑将非足量溶栓治疗的易化PCI作为再灌注策略：①高危患者；②不能在90 min内行PCI；③出血风险较低（年龄较小、无控制不佳的高血压、体重正常）。

（2）紧急有创治疗策略和挽救性PCI：已行溶栓治疗并具有以下任一情况的患者，建议采用冠状动脉造影并拟行PCI或CABG的治疗策略：①<75岁适宜血运重建的心源性休克患者；②重度充血性心力衰竭和（或）肺水肿；③导致血流动力学不稳定的室性心律失

常。对于：年龄≥75岁、已接受溶栓治疗且发生心源性休克的患者，如适宜血运重建，有理由采用冠状动脉造影并拟行PCI或急诊CABG的治疗策略。伴有以下一项或多项情况的患者有理由接受挽救性PCI：①血流动力学或电活动不稳定；②持续的缺血症状；③溶栓治疗失败（初始损伤导联ST段在溶栓治疗90 min后回落幅度<50%）且具有中度或大面积心肌梗死风险（前壁心肌梗死、合并右心室心肌梗死或心前区ST段压低的下壁心肌梗死）。已接受溶栓者，如不愿进一步接受介入性治疗或具有禁忌证，不推荐行冠状动脉造影。

（3）成功溶栓后PCI治疗或非直接再灌注治疗：具有1支或2支冠状动脉病变的无症状患者，如血流动力学和电生理情况较稳定且没有严重缺血的证据，在STEMI发生24 h后对完全闭塞冠状动脉不建议行PCI。

（4）远端保护装置：尽管行PCI后血管复通，但是一个普遍现象是仍然有心肌的损害和其并发症。在The Zwolle研究中，冠状动脉造影发现约有15.2 %的PCI病人存在远端栓塞现象。有远端栓塞者，手术成功率（即血流达TIMI3级者）及心肌血液灌注（blush评分）明显减少。梗死面积增大，左心室射血分数降低，5年的死亡率明显增高（44%比9%。$P<0.001$）。因此，应用远端保护装置能最大程度获得PCI术后TIMI 3级血流；最大程度获得PCI术后组织灌注血流；将远端栓塞的风险降低到最低程度；尽可能降低慢血流风险。目前市场上的远端保护装置包括GuardWire、Proxis、Filter Wire、AngioGuard、SpideRx和EmboShield等，各有特点。但是早期临床结果并不理想，可能与应用的时机太晚，应用时造成远端栓塞，不能保护分支，不能防止碎片漏走，太多小栓子，或其他原因引起的微血管功能失调。临床不主张常规应用，但这些装置在高危患者应用可能具有价值，今后需要进一步的研究来确定抗血栓装置的适应证和最佳装置。

多支血管病变约占STEMI的40%～50%，多支血管病变与复发的缺血事件有关。处理方法为紧急外科手术、分次PCI、晚期外科手术等。现代PCI技术可以考虑在急诊PCI的同时进行多支血管的PCI。但是当今的ACC/AHA指南还是认为在没有血流动力学障碍的情况下，不应干预非梗死血管。

7. 冠状动脉搭桥术（CABG）：尽管冠状动脉溶栓和PCI是非常有效的方法，但是还是有10%～20%的病人需要冠状动脉搭桥术。其指征是：①药物溶栓和经皮冠状动脉腔内成形术治疗无效，仍然有持续或复发的心绞痛；②高危的解剖结构（如左主干病变）；③并发心室破裂或乳头肌断裂等，然而，在持续进展性心肌缺血和伴有心源性休克的情况下进行手术，则手术死亡率大大增加。

8. 极化液（GIK）的治疗：Sodi-Pallares等最早于1962年提出关于在AMI患者中输注GIK进行代谢调节的概念。最初学者们认为，这种治疗方法简单易行、花费少，如果确实有效，将可以在全世界范围内广泛应用，尤其适合于中低收入患者。结合既往的一些研究结论，GIK输注可能减少AMI患者的死亡率，机理有：①减少游离脂肪酸以及心肌组织对其摄取，稳定细胞膜，而游离脂肪酸对缺血心肌和细胞膜有害；②AMI时输注高浓度葡萄糖和胰岛素可以增加缺血心肌组织的能量供给和改善心肌能量代谢效率，理论上减少心肌缺血发生，增加心肌收缩力；③提高心肌细胞内钾的水平，提高室性心律失常的发生阈值；④改善冠状动脉舒张功能和心肌灌注，降低冠状动脉阻力，潜在降低无复流现象发生率，降低再灌注损伤；⑤促进自发性血栓溶解；⑥促进心肌损伤愈合及减轻组织水肿等；⑦胰岛素还能激活细胞内信号旁路，促进细胞生存，抑制凋亡相关事件。

但是GIPS II试验及CREATE-ECLA研究等证实，与常规治疗相比，在STEMI患者中应用GIK 24 h对30天死亡率、心脏事件和心源性休克无额外的益处，并且输注GIK对次要终点也无益处，极化液治疗组较生理盐水对照组对左心室射血分数的改善无差异。目前认为STEMI患者输注高浓度GIK对死亡率、心脏事件和心源性休克的作用是中性的。但是，最近在不同危险层次病人上，其疗效仍然存在争论。

9. 机械性心肌保护：实验显示心肌温度可影响心肌梗死面积。一些下腔静脉导管冷却装置用来降低体温，在心肌再灌注时，达到减少心肌细胞坏死的目的。但是临床试验没有显示其效果。笔者2008年在加拿大学术交流时该国医生仍在尝试。

10. 干细胞移植治疗心肌梗死：干细胞是一类无任何特定功能和特性的细胞，可无限增殖，也可被诱导分化一种或多种特定功能的细胞。大多数人认为，急性心肌梗死发生后7～10天为细胞移植的最佳时机。干细胞移植治疗心肌梗死的途径包括干细胞动员、外周血管内注射、通过导管心肌内直接注射、冠状动脉内直接注射和开胸直接注射移植技术等。干细胞动员即“自我移植”或“原位移植”移植技术是一种简便、非侵入性的治疗策略。但是其主要缺点是回输干细胞全身弥散到其他器官，心肌细胞内干细胞浓度下降。外周血管内注射方法简便、易行，干细胞能否到达病变部位受众多因素的影响如注入量、冠状动脉血流量等。通过导管心肌内直接注射和冠状动脉内直接注射属微创手术，损伤小，可确切的判断梗死区域，更准确地将干细胞注射到缺血的心肌组织内。冠状动脉内直接注射法可以与经皮冠状动脉腔内成形术一并完成。开胸直接注射移植技术是一种最直观的方法，可在直视下完成，从而能保证植入部位的准确和植入细胞的数量。虽然干细胞移植是一种治疗急性心肌梗死的新方法，但是针对干细胞移植的细胞来源、最佳治疗途径、最佳治疗时机和评价手段等存在着质疑。干细胞移植有无引起肿瘤的危险一题仍然没有答案。随着大规模随机临床试验的开展，目前存在的难题将得到解决，相信在不久的将来干细胞移植将成为血管成形术后另一个治疗心肌梗死的革命性突破。

近30年的循证医学表明急诊PCI的优势，因此完善建立有效的急诊体系，减少就诊至溶栓时间，以及就诊至球囊扩张时间，能够使STEMI患者等到最大的益处，挽救病人的生命。技术的不断创新也可以使得各种病变得到圆满的处理，使远端栓塞现象或有微血管循环障碍者得到更好的治疗结果。支架的发展也将使得急诊PCI更加安全，更加好的远期效果。药物和机械方法的心肌保护将更多的心肌得到保存。干细胞移植等心肌细胞再生方法的不断改进给心肌梗死的治疗带来光明的前途。

（张　斌　柴仁杰　陈小琳）

参考文献

1. Mazzini MJ, Stevens GR, Whalen D, et al. 2008. Effect of an American Heart Association Get With the Guidelines program-based clinical pathway on referral and enrollment into cardiac rehabilitation after acute myocardial infarction. Am J Cardiol, 101（8）: 1084-1087.
2. Libby P, Bonow O R, Mann L D, et al. Braunwald's Heart Disease: A Textbook of Cardiovascular Medicine, 8th ed.
3. Morrison LJ, Verbeek PR, McDonald AC, et al. 2000. Mortality and prehospital thrombolysis for acute myocardial infarction: A meta-analysis JAMA, 283: 2686-2692.

4. Kitakaze M, Ueda I, Gabbiani G, et al. 2007. Increased Endoplasmic Reticulum Stress in Atherosclerotic Plaques Associated With Acute Coronary Syndrome. Circulation, 116: 1226–1233.
5. White H. 2002. Further evidence that antithrombotic therapy is beneficial with streptokinase: improved early ST resolution and late patency with enoxaparin. Eur Heart J, 23: 1233–1237.
6. Ahmed S, Antman EM, Murphy SA, et al. 2006. Poor outcomes after fibrinolytic therapy for ST–segment elevation myocardial infarction: Impact of age (a meta–analysis of a decade of trials) J Thromb Thrombolysis, 21: 119–129.
7. Bjorklund E, Stenestrand U, Lindback J, et al. 2006. Pre–hospital thrombolysis delivered by paramedics is associated with reduced time delay and mortality in ambulance–transported real–life patients with ST–elevation myocardial infarction. Eur Heart J, 27: 1146–1152.
8. Brener SJ. 2006. Insights into the pathophysiology of ST–elevation myocardial infarction. Am Heart J, 151: 4.
9. Liem SS, van der Hoeven BL, Oemrawsingh PV, et al. 2007. MISSION!: optimization of acute and chronic care for patients with acute myocardial infarction. Am Heart J, 153 (1): 14. 1–11.
10. Rosenson RS. 1993. Myocardial injury the acute phase response and lipoprotein metabolism. J Am Coll cardiol, 22 (3): 933
11. Sacks FM. 2001. Lipid lowering therapy in acute coronary syndrome. JAMA, 285 (13): 1758
12. Prevention of cardiovascular events and a broad range of initialcholesterol levels. 1998. The Long term Intervention with Provastatin in Ischaemic Disease (LIPID) Study Group. N Engl J Med, 339 (19): 1349
13. Schwartz GG, Olsson AG, Ezekowitz MD, et al. 2001. Effects of Atorvastatin on Early Recurrent Ischemic Events in Acute Coronary Syndromes. The MIRACL Study: A Randomized Controlled Trial. JAMA, 285: 1711– 1718
14. Cannon CP, Braunwald E, McCabe CH, et al. 2004. Intensive versus Moderate Lipid Lowering with Statins after Acute Coronary Syndromes. N Engl J Med, 350: 1495– 1504

第二十二章
不稳定型心绞痛和非ST段抬高型心肌梗死

Chapter 22　Unstable Angina and Non-ST Elevation Myocardial Infarction

概　言

不稳定型心绞痛（unstable angina pectoris，UAP）和非ST段抬高型心肌梗死（non-ST-segment elevation acute myocardial infarction，NSTEMI）通常是冠状动脉内不稳定的粥样斑块破裂，激活外源性凝血通路，血栓形成，血管痉挛及远端血管栓塞所导致的一组临床综合征。两者病因和临床表现相似但程度不同，主要不同表现在缺血是否严重到有足够心肌受到损害。不稳定型心绞痛没有ST段抬高型心肌梗死的特征性心电图动态演变。许多年来，认为不稳定型心绞痛是介于稳定型心绞痛与急性心肌梗死之间的中间综合征，近年来本病的病理生理得到进一步明确，对指导治疗起到重要作用。

全世界每年有100万以上非ST 段抬高急性冠状动脉综合征患者入院，这些患者的30 天死亡率和心肌梗死发生率分别为5.9%和15%。NSTEMI患者具有发病年龄大、死亡率高、远期预后差等特点，严重危害人类健康，因此，越来越受到人们的重视。

第一节　发病机制

易损斑块破裂、血小板聚集、血栓形成是造成不稳定型心绞痛（UAP）和非ST段抬高型心肌梗死（NSTEMI）的主要发病机制。

一、易损斑块破裂

易损斑块定义为易导致血栓形成或能快速发展为病变的所有斑块（图22-1）。易损斑块的破裂是急性冠状动脉综合征（ACS）发生中最重要的始动环节。斑块在循环系统或斑块内部血流动力学改变、冠脉痉挛、涡流、应切力的波动或狭窄远端血流不稳定等因素的作用下，很容易发生破裂。钙化的纤维帽因顺应性降低也容易发生破裂。破裂后如果血栓不完全阻塞冠脉则引起UAP，最终可能发展到完全阻塞则导致NSTEMI或ST段抬高型心肌梗死（STEMI）。导致斑块对破裂敏感性加重的因素包括：巨噬细胞浸润、炎症细胞聚集、旁分泌所产生的各种酶造成的冠脉内斑块纤维帽退化、剪切应力、生理节奏改变所造成的应急激素分泌及感染性物质等。

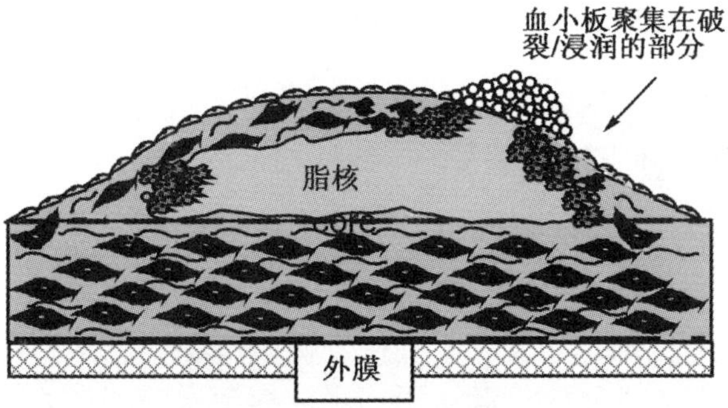

图22-1　不稳定性斑块

二、血小板聚集和血栓形成

血小板在损伤、溃破的内皮表面黏附、聚集导致内皮细胞进一步损伤，并促发凝血过程形成，血栓加重甚至完全阻塞冠状动脉管腔。在UAP/NSTEMI患者冠状动脉内血栓主要为富含血小板的“白血栓”，而STEMI患者冠状动脉内血栓则为富含红细胞和纤维蛋白的“红血栓”，这使得两者的治疗有很大的差异。血栓形成（thrombosis）通常发生在斑块破裂或糜烂处，从而导致管腔狭窄程度的急剧变化，进一步导致管腔的不完全性或完全性闭塞（图22-2）。

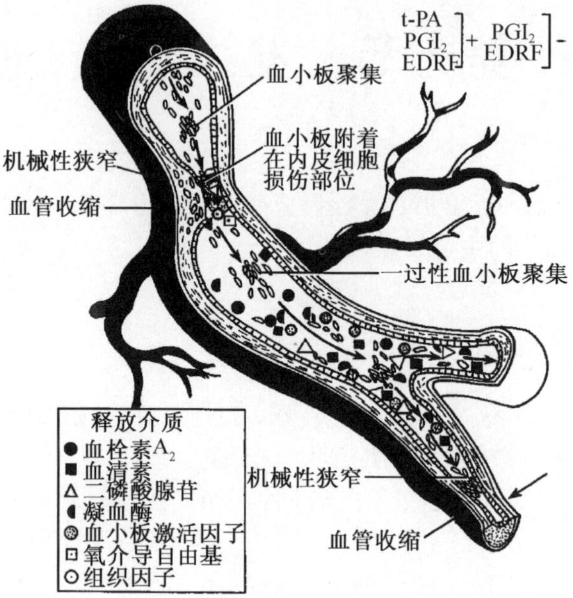

图22-2　斑块溃疡和斑块裂隙处血小板黏附和聚集，释放或激活的介质促进血小板聚集和机械性阻塞

TXA_2、5-HT、凝血酶、血小板激活因子（platelet activating factor，PAF）有收缩血管的作用。二磷酸腺苷（adenosine diphosphate，ADP）、5-HT和组织因子促进内膜增殖。前列环素I_2（prostacyclin I_2，PGI_2）、组织纤溶酶激活因子（tissue-type plas minogen activator，t-PA）和内皮舒张因子（endothelium derived relaxing factor，EDRF，如一氧化氮）在损伤部位的相对缺乏导致血栓形成、血管收缩和内膜增殖

三、血管收缩、血管痉挛

形成血栓的血小板释放的一些强缩血管物质如血清素、血栓素（TXA_2）、5-羟色胺（5-HT）、凝血酶、血小板活化因子（platelet active factor，PAF）等，在冠状动脉狭窄的基础上使斑块破裂部位、远端血管及微血管发生痉挛、收缩。此外，血管内皮功能障碍促进血管释放收缩介质（如内皮素-1）或释放抑制血管舒张的物质如前列环素和内皮衍生的舒张因子，导致血管收缩，以上因素引起的血管收缩、血管痉挛是变异型心绞痛发病的主要机制。

四、炎症参与

冠状动脉斑块中存在泡沫细胞、巨噬细胞、淋巴细胞和肥大细胞，其中巨噬细胞和淋巴细胞是破裂斑块中细胞的主要成分。巨噬细胞越多，斑块越脆弱，这与巨噬细胞分泌基质金属蛋白酶，降解细胞外基质导致纤维帽变薄有关。同时，斑块破裂过程受到TNF-α、IFN-γ、IL-1等多种细胞因子、组织因子的调节。

五、心肌缺血或坏死

UAP心肌可无坏死，但部分患者可以发现病变血管所供应区域的心肌发生不同程度的坏死，小的灶性坏死可能与反复多次的血栓栓塞有关，通常的心肌酶学检查（CK，CK-MB）不能检测到。但是心脏肌钙蛋白（cardiac troponin，cTn）T或I可反映有不同程度的心肌细胞坏死，血栓负荷增加，以及微小冠状动脉血管的栓塞，是UAP/NSTEMI患者危险分层的重要评估指标。

第二节　临床表现与检查

一、症状和体征

UAP胸部不适的性质与典型的稳定型心绞痛相似，通常程度更重，持续时间更长，可达30 min，胸痛可在休息时发生。典型缺血性胸痛多为心前区或胸骨后压榨性疼痛或有窒息感，部分表现为闷痛、烧灼感。但症状不典型也不少见，尤其在老年人、女性、糖尿病患者，可能仅仅为胸闷，针刺样疼痛，无明显的放射痛，甚至可能表现为上消化道症状或胸膜刺激征。若患者疼痛持续12 h以上无缓解时应考虑NSTEMI。

表22-1　不稳定型心绞痛的临床表现

静息型心绞痛	发作于休息时，持续时间通常＞20 min
初发型劳力型心绞痛	病程在2个月内新发生的心绞痛（既往无心绞痛或有心绞痛病史但在近半年内未发作过）
恶化型心绞痛	病情突然加重，表现为胸痛发作次数增加，持续时间延长，诱发心绞痛的活动阈值明显降低，按加拿大心脏病学会劳力型心绞痛分级（CCSC I-IV）加重1级以上并至少达到III级，硝酸甘油缓解症状的作用减弱，病程在2个月以内
梗死后心绞痛	指急性心肌梗死发病24 h后至1个月内发生的心绞痛
变异型心绞痛	休息或一般活动时发生的心绞痛，发作时心电图显示ST段暂时性抬高

对每一例拟诊ACS的患者，均应检查其生命体征，并且进行完整的心血管和胸部检查。合并有心功能不全时或血流动力学不稳定时，可有肺部啰音、心率增快或血压下降等，出现第三心音（S_3）、心动过缓或心动过速，以及新出现二尖瓣关闭不全等体征。心脏外的血管疾病病史也很重要，检查周围血管也可以提供重要的预后信息。

二、实验室和辅助检查

（一）心电图

胸痛患者到达急诊科后10 min内应当完成心电图记录。心电图有ST段变化对诊断及预后有重要价值。UAP时静息心电图可出现2个或更多的相邻导联ST段下移≥0.1 mV。静息状态下症状发作时记录到一过性ST段改变，症状缓解后ST段缺血改善，或者发作时倒置T波呈伪性改善（假性正常化），发作后恢复原倒置状态更具有诊断价值，提示急性心肌缺血，并高度提示可能是严重冠状动脉疾病。NSTEMI的心电图ST段压低和T波倒置比UA更明显和持久，并有系列演变过程，如T波倒置逐渐加深，再逐渐变浅，部分还会出现异常Q波。通常这些心电图变化随着心绞痛的缓解而完全或部分消失，如果心电图变化持续12 h以上，则提示非ST段抬高型心肌梗死（图22-3）。胸痛明显发作时心电图完全正常，应该考虑到非心源性胸痛。

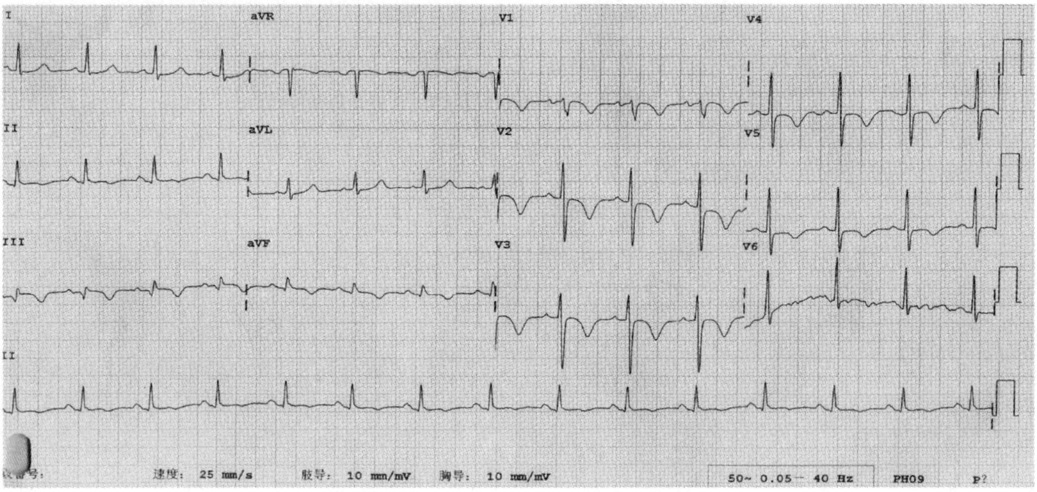

图22-3　急性NSTEMI的心电图

图示Ⅱ、Ⅲ、aVF、V_1～V_4导联T波倒置

不稳定心绞痛时，当心肌耗氧量不增加时（即休息时胸痛伴血压不增高及心率不增快），心电图示ST 段压低>0.1 mV 为预后不良的表现。而孤立性T波倒置或无心电图改变者则预后较好。在胸前导联，凹面向下的近乎水平压低的ST 段继而过渡到深倒的T 波，常提示左前降支严重狭窄，并在随后的数周内有较高的发生广泛前壁心肌梗死的危险性。非ST 段抬高ACS 伴严重心律失常（持续性室性心动过速、心室颤动）者，预后较差。当非ST 段抬高ACS 患者新发生传导阻滞时，其住院期死亡率增高。

（二）心肌损伤标志物检查

心肌损伤标志物的检测主要用于心肌缺血坏死的诊断及临床预后的判断。目前临床常用的有：磷酸肌酸激酶同工酶（CK-MB），肌钙蛋白（TNT，TNI）。根据CK-MB诊断标准，若CK-MB≥正常上限的2倍，即为NSTEMI，反之则为UAP；若以肌钙蛋白为诊断标准，肌钙蛋白阳性支持NSTEMI，肌钙蛋白阴性支持UAP，至于对部分出现CK-MB并不升高，而肌钙蛋白超过正常上限的ACS患者，称之为微小心肌损伤。肌钙蛋白（尤其是TnI）是目前判断微小心肌损害的特异性血清标志物。在有ACS症状的患者，优先选择肌钙蛋白作为生化标志物。

临床研究证明，肌钙蛋白、CK-MB增高与非ST段抬高ACS 患者近期和远期心脏事件危险性密切相关。GUSTO ⅡA 试验结果显示，初诊后2 h内的单次肌钙蛋白测定对30 天内死亡率及其他严重并发症均有较高的预测价值。TIMI ⅢB 试验中，TnI 增高的非ST 段抬高ACS 患者42天的死亡率高达7.5%。研究也证实，C-反应蛋白、血清细胞黏附分子、IL-6、TNF、B型脑钠肽（BNP）、内皮素-1（ET-1）、血管性血友病因子（vWF）、氧化低密度脂蛋白（oxLDL）、纤溶酶原激活物抑制因子-1（PAI-1）、血清尿酸等浓度均有不同程度的增高，且对预后产生一定的影响。

（三）其他非创伤性检查

在患者病情允许的情况下可行其他非创伤性检查，其目的是为了判断患者病情的严重性及近、远期预后。项目包括冠状动脉CT、活动平板、运动同位素心肌灌注扫描、超声心动图及药物负荷试验等。对于低危险组的UAP患者病情稳定1周以上可考虑行运动试验检查，若诱发心肌缺血的运动量超过Bruce Ⅲ级或6 代谢当量（METs），可采用内科保守治疗，若低于上述的活动量即诱发心绞痛，则需作冠状动脉造影检查以决定是否行介入性治疗或外科手术治疗。对于中危和高危险组的患者在急性期的1周内应避免做负荷试验，病情稳定后可考虑行症状限制性运动试验。如果已有心电图的缺血证据，病情稳定，也可直接行冠状动脉造影检查。对于冠状动脉疾病（CAD）和ACS可能性低的患者，还可以采用CT血管显像替代负荷试验进行评估。

（四）冠状动脉造影和其他有创性检查

冠状动脉造影在冠心病的诊断和治疗上占重要地位，对于中危险组和高危险组的UAP/NSTEMI患者，若条件允许，应作冠状动脉造影检查。冠状动脉造影的适应证有①复发静息性心绞痛；②动态ST段改变，包括ST段压低≥0.1 mV；③或一过性（<30 min）ST段抬高≥0.1 mV；④TnI、TnT或CK-MB升高；⑤血流动力学不稳定；⑥室性心动过速或心室颤动；⑦早期梗死后UAP；⑧糖尿病。

冠状动脉造影还可以帮助评价预后和指导治疗。血管病变的严重性和复杂性提示患者处于高危状态，尤其是冠状动脉内有血栓者，预示近期可能会发生急性冠状动脉闭塞事件。在冠状动脉造影正常或无阻塞性病变的不稳定型心绞痛患者中，有些患者的心绞痛诊断可能是错误的；还有一些患者，不稳定型心绞痛由冠状动脉痉挛、冠状动脉内血栓自发性溶解、微循环灌注障碍引起，但冠状动脉造影检查时病变被遗漏而漏诊。

冠状动脉内超声显像（IVUS）的应用常可以准确地了解斑块的性质，破溃的大小及位置，斑块内有无血栓形成。冠状动脉内镜检查能够发现斑块破裂处所形成的血栓的性质（白色血栓或红色血栓）。

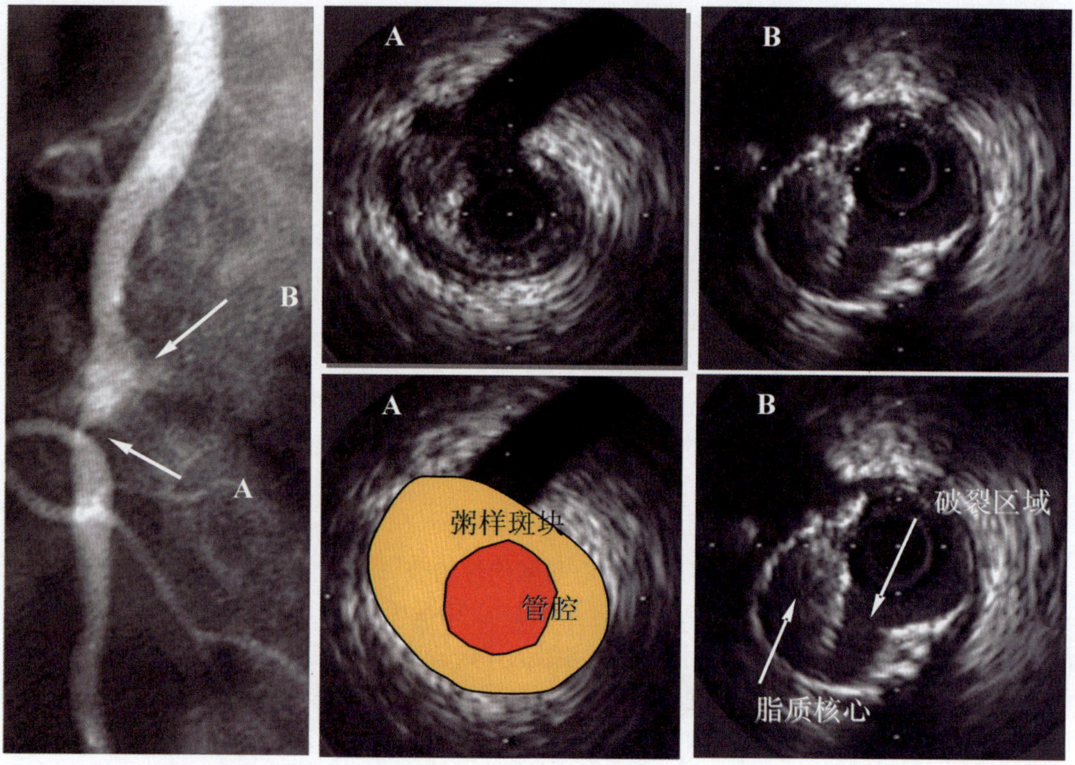

图22-4　冠状动脉内超声显像

A：血管造影显示狭窄，但IVUS显示此处病变高度纤维化，为较稳定斑块。此处的狭窄与患者慢性稳定性心绞痛有关，但与急性事件无关。B：IVUS显示不稳定斑块破裂，因引起急性冠状动脉综合征

三、诊断和鉴别诊断

UAP/NSTEMI大约60%的住院患者以UAP为诊断而入院，且年龄＞65岁。在所有年龄组的患者中，46%为女性。

UAP/NSTEMI的诊断应根据心绞痛发作的性质、特点、发作时体征和发作时心电图、心肌标记物的动态改变以及冠心病危险因素等，结合临床综合判断，以提高诊断的准确性。由于UAP/NSTEMI和STEMI的治疗原则不同，因此需要进行鉴别诊断。与其他疾病的鉴别诊断参见稳定型心绞痛和STEMI。

四、危险分层

由于UAP/NSTEMI的发病机制复杂，临床表现多样，因此对这些患者进行危险分层（表2-2），并据此制定适当的治疗策略，对改善患者的临床预后十分重要。NSTEMI早期危险评估对拟定早期最佳治疗方案是极为重要的。

表22-3　NSTEMI的危险性分层

分级	分组	临床特点
Ⅰ	低危险组	无合并症、血流动力学稳定、不伴有反复缺血发作的患者
Ⅱ	中危险组	伴有持续性胸痛或反复发作心绞痛的患者
		a．心绞痛发作时ECG ST↓≤0.1 mV
		b．心绞痛发作时ECG ST↓>0.1 mV
Ⅲ	高危险组	并发心源性休克，急性肺水肿或持续性低血压

第三节　治　　疗

UAP/NSTEMI治疗目的是即刻缓解缺血症状和避免严重不良后果。抗血小板治疗、抗凝治疗和溶栓治疗是治疗的三大策略。

可疑UAP/NSTEMI第一步关键性治疗就是在急诊室中作出恰当的检查评估，按轻重缓急送适当的部门治疗，并立即开始抗心肌缺血治疗；心电图和心肌标志物正常的低危患者在急诊经过一段时间治疗观察后可进行运动试验，若运动试验结果阴性，可以考虑出院继续药物治疗，反之，大部分不稳定型心绞痛患者应入院治疗，如血流不稳定或持续胸痛的患者，应在监护病房至少观察24 h。

一、一般治疗

卧床休息，消除情绪负担和顾虑，保持环境安静，应用小剂量的镇静剂和抗焦虑药物是极其重要的。约半数病人通过上述处理可减轻或缓解静息时心绞痛。疼痛发作期或有发绀者应吸入纯氧，维持血氧饱和度在90%以上。应连续监测心电图，多次测定血清心肌酶CK-MB和肌钙蛋白。

二、药物治疗

UAP/NSTEMI的治疗在过去10年发展迅速，根据ACC/AHA 心肌缺血处理原则，所有非ST段抬高ACS患者均应给予常规抗血小板、抗凝和缓解心肌缺血治疗，包括阿司匹林、低分子肝素、硝酸酯类和β-受体阻滞剂。ACS患者入院时应当停用非类固醇类抗炎药（COX-1或COX-2抑制剂）。

1．抗凝治疗：普通肝素是最常用的抗凝剂，其与抗凝血酶Ⅲ（ATⅢ）所含的赖氨酸结合后引起ATⅢ构象改变，使ATⅢ所含的精氨酸残基更易与凝血酶的丝氨酸结合，从而发挥抗凝血酶作用，因此是间接的抗栓剂。对国人常采用60 ~ 70 IU/kg，静脉团注（bolus），最大剂量5 000 IU。然后静脉滴注12 ~ 15 IU/（kg・h），最大剂量1 000 IU/h，调整肝素剂量使激活的部分凝血活酶时间（aPTT）延长至对照的1.5～2倍。静脉肝素治疗2～5天为宜，后可改为皮下肝素7 500 U 12 h 1次，再治疗1～2天。停用肝素后出现可能加重胸痛的反跳现象是普通肝素的常见缺陷。这是因为停用肝素后引起继发性凝血酶活性的增高，通过逐渐停用肝素可能会减少上述现象。约1/4患者可引起一过性血小板降低，因此在肝素使用过程中需监测血小板。肝素对富含血小板和凝血块的血栓作用较小，并且肝素的作用可由于肝素结合血浆蛋白而受影响。

低分子肝素（LMWH）是20世纪70年代发展起来的一种新型抗凝药物，在药动学及抗凝疗效上均优于普通肝素，蛋白结合率及血小板降低发生率较低，具有更好的抗血小板作用，防止动脉粥样硬化斑块破裂引起血栓形成；具有更强的促进纤维蛋白溶解作用；抑制动脉平滑肌增生等。LMWH较少地激活血小板，较少引起肝素诱发的血小板减少症，不需监测凝血功能、停药无反跳、使用方便，已经成为UAP/NSTEMI患者首选的抗凝药物。常用药物包括依诺肝素（enoxaparin）、达肝素（dalteparin）和那曲肝素（fraxiparin或nadm-parin）等，使用剂量为120 IU/kg，皮下注射，每12 h 1次。

低分子肝素对降低非ST 段抬高ACS 患者死亡率和总心脏事件发生率的显著有益作用已被大规模临床试验证实。TIMI 11B 、 ESSENCE、SYNERGY、NICE等8项研究直接比较了低分子肝素与普通肝素的疗效，结果显示，依诺肝素与普通肝素相比，前者使非ST 段抬高ACS 患者急性期临床事件（死亡、非致死性心肌梗死和急症血运重建）发生率降低20%，这些有益的作用在1年后仍持续存在，而且高危患者（ TnT 或TnI 增高，或ST 段压低）的受益更为明显。但是用于肾功能不全的病人时（肌酐清除率<60 ml/min ［1.0 ml/s］），监测抗Xa因子水平以确定合适的剂量很重要。

2007年美国不稳定性心绞痛和非ST段抬高心肌梗死诊断与治疗指南明确指出，在采取保守治疗的患者，可以排序优先选择磺达肝素、依诺肝素或普通肝素进行抗凝；在采取有创治疗的患者，依诺肝素或普通肝素方案有最强的支持证据；在采用冠状动脉旁路移植术（CABG）的患者，术前12～24 h应当停用依诺肝素，术前24 h应当停用磺达肝素并且开始使用普通肝素。

对于出院后延长低分子肝素治疗，与急性期相比，目前无证据证实对患者有益。因此延长抗凝治疗暂未纳入治疗推荐建议。

直接抗凝血酶制剂：理论上直接凝血酶原抑制剂较低分子或普通凝血酶原抑制剂更具有抗凝效应，后者仅阻断循环中的凝血酶，而前者对循环中和血栓中的凝血酶均具有阻断效应。尚无临床试验证明水蛭素作用优于普通肝素，直接抗凝血酶制剂通过抑制多种凝血因子形成，间接抑制血栓形成，通常不用于UAP/NSTEMI患者的治疗。

2．抗血小板治疗：是治疗 UA/NSTEMI 的基石，可改变 UA/NSTEMI 的自然发展过程、降低心肌梗死或再梗死率、降低死亡率。导致血小板聚集可以有多条途径，当斑块破裂发生时，内皮下基质被暴露在循环血小板和凝血因子中，而在内皮下基质中存在包括von Willebrand因子和胶原在内的各种血小板黏附分子，黏附将导致血小板的激活、聚集、血小板钙动员及去颗粒反应。到最后引起血小板膜表面 GP IIb/IIIa 受体激活、血小板聚集，随之产生各种交互反应。破裂斑块中巨噬细胞和平滑肌细胞表达的组织因子将激活凝血反应，糖蛋白Ⅱb/Ⅲa受体及凝血反应阻断剂对阻止这些反应具有重要作用。

（1）环氧化酶抑制剂：阿司匹林通过不可逆抑制血小板内环氧化酶1，阻断TXA_2的合成，来发挥抗血小板聚集作用。通过抑制血小板活化和聚集，阿司匹林可降低非ST段抬高型急性冠状动脉综合征（NSTE-ACS）患者的心肌梗死发生率和死亡率70%，而主要的出血率仅增加0.2%。高剂量的阿司匹林（＞100mg）并不能获得更多的益处，事实上，由于增加了出血，特别和氯比格雷联合使用时而效果不令人满意。因此，目前的指导方针推荐NSTE-ACS的病人急性期阿司匹林使用剂量应在150～300 mg/d之间，可达到快速抑制血小板聚集的作用，3天后可改为小剂量即50～150 mg/d维持治疗，除非有禁忌证，所有UAP/NSTEMI患者均应尽早使用阿司匹林并长期维持。

（2）ADP受体拮抗剂：以噻氯吡啶和氯吡格雷为代表。作用机制为抑制血小板表面的ADP受体，不影响阿司匹林阻滞的环氧化酶通路，联合应用阿司匹林可以提高抗血小板疗效。噻氯吡啶250 mg，每日2次，可以用于对阿司匹林不能耐受患者的长期口服治疗。噻氯吡啶因其存在粒细胞减少的副作用，已被氯吡格雷所替代。氯吡格雷75 mg，每日1次，副作用小，作用快，首剂可用300～600 mg的负荷量。CURE研究结果发现，阿司匹林联用氯吡格雷治疗ACS患者可显著降低其主要心血管不良事件（心血管死亡、心肌梗死和中风）的发生率。氯吡格雷的治疗益处在应用300 mg负荷剂量后即可体现出来。

在不准备行早期经皮冠状动脉介入治疗（PCI）的住院患者，入院时除了使用阿司匹林外，应联合使用氯吡格雷9～12个月。准备行PCI的住院患者，置入裸金属支架者，除阿司匹林外还应该使用氯吡格雷1个月以上，置入药物支架者除使用阿司匹林外应该使用氯吡格雷12个月。

（3）血小板糖蛋白Ⅱb/Ⅲa受体拮抗剂（platelet GPⅡb/Ⅲa receptor antagonists）：其特异性抑制血小板表面的纤维蛋白原受体，后者是血小板聚集的最终共同通道。GP IIb/IIIa抑制剂能够防止PCI后缺血性并发症的发生，它们可用于早期侵入性操作的NSTE-ACS的病人。目前临床使用的血小板GPⅡb/Ⅲa受体拮抗剂有以下2类：①阿昔单抗（abciximab）是直接抑制糖蛋白Ⅱb/Ⅲa受体的单克隆抗体，该药与血小板表面的糖蛋白Ⅱb/Ⅲa受体不可逆结合，从而抑制血小板的聚集。②非抗体复合物（替罗非班tirofiban、依替非巴肽eptifibatide和lamifiban等），与受体竞争性结合，静脉注射停止后数小时作用消失。依替非巴肽（eptifibatide，integrilin）是一种环状七肽，含有KGD（赖氨酸-甘氨酸-天冬氨酸）。替罗非班（tirofiban）是纤维蛋白原RGD（精氨酸-甘氨酸-天冬氨酸）序列的非肽类物。与阿司匹林和肝素单独使用比较，GPⅡb/Ⅲa 受体拮抗剂可使非ST段抬高ACS 患者心肌梗死的死亡率降低25 %。非ST 段抬高ACS 患者无论是否接受冠状动脉介入治疗，GPⅡb/Ⅲa拮抗剂均可应用，且出血并发症不增高。

对于早期行保守治疗的病人，GP IIb/IIIa拮抗剂益处并不显著。替罗非班仅在那些持续缺血、生化标志物阳性、或高风险（TIMI＞4级）的病人才持续输注。而对不准备行PCI的低危患者不建议使用GPⅡb/Ⅲa受体拮抗剂。

（4）华法林治疗：CARS等试验显示，华法林低强度或中等强度抗凝不能使UA/NSTEMI患者受益，因而不宜使用。但是如果有明确指征，如合并心房颤动和人工机械瓣，则应当使用华法林。TIMI-IIIB、ISIS-2、GISSI-1等试验均证明UA/NSTEMI时使用溶栓疗法不能明显获益，相反会增加心肌梗死的危险。因此不主张在UA/NSTEMI时使用溶栓疗法。

3．抗缺血治疗：主要目的是减少心肌耗氧量（减慢心率、降低血压、减弱左心室收缩力）或扩张冠状动脉，缓解心肌缺血，防止心肌梗死的发生。目前应用的药物包括以下几种：

（1）硝酸酯制剂：常规抗心绞痛药物（尤其是静脉滴注硝酸甘油）已被广泛用于控制非ST 段抬高ACS 患者的临床症状。这类药物最常应用的是硝酸甘油。心绞痛发作时应舌下含硝酸甘油。初次含硝酸甘油的患者以先含1片为宜，对于已有含服经验的患者，心绞痛症状严重时也可1次含服2片。心绞痛发作时若含1片无效，可在3～5 min之内追加1次，若连续含硝酸甘油3～4片仍不能控制疼痛症状，需应用强镇痛剂以缓解疼痛，并随即采用硝酸甘油或硝酸异山梨酯静脉滴注，硝酸甘油的剂量以5 μg/min开始，以后每5～10 min增加5 μg/min，直至症状缓解或收缩压降低10 mmHg，最高剂量一般不超过80～100 μg/min，一旦患者出现头痛或血压降低（收缩压＜90 mmHg）应迅速减少静脉滴注的剂量。维持静脉滴注的剂量以10～30 μg/min为宜。对于中危险和高危险组的患者，硝酸甘油持续静脉滴注24～48 h即可，以免产生耐药性而降低疗效。

常用的口服硝酸酯类药物为硝酸异山梨酯（消心痛）和5–单硝酸异山梨酯。硝酸异山梨酯作用的持续时间为4～5 h，故以每日3～4次口服为妥，对劳力型心绞痛患者应集中在白天给药。5–单硝酸异山梨酯可采用每日2次给药。若白天和夜间或清晨均有心绞痛发作者，硝酸异山梨酯可采用每6 h给药1次，但宜短期治疗以避免耐药性。对于频繁发作的UAP患者口服硝酸异山梨酯短效药物的疗效常优于服用5–单硝酸异山梨酯类的长效药物。硝酸异山梨酯的使用剂量可以从每次10 mg开始，当症状控制不满意时可逐渐加大剂量，一般不超过每次40 mg。

（2）β–肾上腺素能受体阻滞剂：β–受体阻滞剂通过交感神经阻滞作用，降低心脏工作负荷，进而减少心肌氧需量。β–受体阻滞剂使急性心肌梗死进程的相关的危险性下降13%，对于那些有先兆或进展中的心肌梗死高危病人，使其死亡率降低29%。在已服用硝酸酯或钙拮抗剂仍发生不稳定型心绞痛的病人加用β–受体阻滞剂可减少有症状和无症状心肌缺血发作的频度和持续时间。

使用β–受体阻滞剂的禁忌证为：一度房室传导阻滞（AVB）（P–R间期＞0.24 s）、任何形式的二度或三度AVB而无起搏器保护、严重的心动过缓（每分钟＜50次）、低血压［收缩压（SBP）＜90 mmHg］、有哮喘病史或严重慢性心力衰竭。慢性阻塞性肺病（COPD）患者应当非常小心地使用β_1–受体阻滞剂。

β–受体阻滞剂的剂量应个体化，可调整到患者安静时每分钟心率50～60次。如果没有禁忌证的话，目前推荐在低、中危心绞痛的病人和所有高危的病人长期使用口服β–受体阻滞剂。

（3）钙离子拮抗剂：能有效地减轻心绞痛症状，可以作为治疗持续性心肌缺血的次选药物。钙离子拮抗剂为变异型心绞痛的首选药物，能有效降低心绞痛的发生率。足量β–受体阻滞剂与硝酸酯治疗后仍不能控制缺血症状的患者可口服长效钙离子拮抗剂。频发性心肌缺血并且β–受体阻滞剂为禁忌时，在没有严重左心室功能受损或其他禁忌时，可以开始非二氢吡啶类钙拮抗剂（如维拉帕米或地尔硫 䓬）治疗。钙离子拮抗剂与β–受体阻滞剂联合应用或二者与硝酸酯联合应用，可有效地减轻胸痛，减少近期死亡的危险，减少急性心肌梗死和急症冠状动脉手术的需要。

体内和体外研究均表明，氨氯地平（amlodipine）通过影响细胞膜组分而降低氧化反应对脂质的影响。PREVENT研究表明不稳定性心绞痛患者应用氨氯地平可延缓冠状动脉和颈动脉粥样硬化的进展。CAPARES研究结果表明氨氯地平可降低患者再次血运重建及临床不良事件发生率。

4．他汀类药物：通过抑制胆固醇合成中的限制酶，3-羟基-3-甲基戊二酰辅酶A（HMG-CoA）抑制剂（他汀类）成为大多数NSTE-ACS病人的常规治疗。他汀类药物能有效降低低密度脂蛋白胆固醇（LDL-C）水平，同时可降低甘油三酯。而氧化的LDL-C可诱导或增加胶原酶等各种酶的释放。他汀类治疗的益处不仅见于胆固醇升高患者，也见于胆固醇正常的冠心病患者。不论性别、年龄（60岁以上）、是否合并高血压、糖尿病或吸烟，患者使用他汀类治疗均可受益。

他汀类药物在急性期应用可促使内皮细胞释放一氧化氮（NO），有类硝酸酯作用，远期有抗炎症和稳定斑块作用，能降低冠状动脉疾病的死亡和心肌梗死发生率。对于LDL-ch＞100 mg/dl或总胆固醇水平增高的患者，推荐尽早使用他汀类调脂药物。长期治疗观察安全有效。推荐LDL-C降至70 mg/dl（1.8 mmol/L），NSTE-ACS病人在住院期间开始给予高剂量、有效的他汀类治疗。

对于那些LDL-C水平不能＜70 mg/dl，应该加用另一种降脂剂（胆汁酸多价螯合剂）。同样地，如果高密度脂蛋白胆固醇水平＜40 mg/dl（1.0 mmol/L）或甘油三酯＞150 mg/dl（1.7 mmol/L），考虑加用烟酸或氯贝特。所有接受高剂量强的他汀类治疗的病人应该密切监测肌酸激酶或转氨酶水平。如有肌肉或肝脏毒性应调整剂量或停用。

5．血管紧张素转换酶抑制剂（ACEI）：血管紧张素Ⅱ可作用于多种导致斑块不稳定的血管系统成分，可导致内皮功能不全及动脉硬化性斑块的形成，同时也可诱导血管细胞黏附分子1的表达，促进单核细胞与内皮细胞黏附并产生氧自由基。这均会导致机体进入炎症前状态并使斑块失去稳定性。ACEI或血管紧张素Ⅱ受体拮抗剂有助于改变这一状况并促进斑块稳定。尽管ACEI在动脉粥样硬化、糖尿病、左心室收缩功能不全或心力衰竭的病人作为常用药，但是没有评估NSTE-ACS病人中安慰对照试验。对年龄＜75岁、前壁梗死、有明显心力衰竭或左心室收缩功能显著受损而收缩压＞100 mmHg的患者应长期服用ACEI。可选用一种ACEI从小剂量开始逐渐加量到临床试验推荐的靶剂量或最大耐受量。

6．血管紧张素受体拮抗剂：目前的治疗指南并不推荐在NSTE-ACS使用血管紧张素受体拮抗剂。但是，VALIANT试验的结果提示在心肌梗死、左心室收缩功能不全（射血分数＜40%）、或心力衰竭的病人可以代替ACEI而不是和它联合使用。在慢性左心室收缩功能不全和心力衰竭的病人使用ACEI的基础上加用血管紧张素受体拮抗剂可以从中获益，这些发现与之形成对比。

三、冠状动脉血供重建术

对于非ST段抬高的ACS患者进行血运重建的目的是治疗反复发作的心肌缺血以防进展为心肌梗死或猝死。造影所示的病变程度和特征将决定有无血运重建的指征和血管重建的首选方式。

目前对于药物治疗12～48 h后病情稳定的患者，临床处理有2种倾向：一种是早期干预策略（early invasive strategy），即对于无禁忌证的患者常规早期施行冠状动脉造影检查，合适的病例实施血运重建。另一种是早期保守策略（initially conservative strategy），即对于大多数患者可首先使用药物治疗，经优化的药物治疗后仍存在缺血或再发缺血者，可考虑冠状动脉造影。

目前提倡在药物干预的前提下，对患者进行危险分层，从而决定是否早期进行介入干预，对低危患者推荐保守治疗，对高危患者则推荐有创性治疗。如果心绞痛反复发作、ST段压低、TnT或TnI增高、血流动力学或心电不稳定、心肌梗死后早期不稳定型心绞痛，则应尽早行冠状动脉造影，并根据冠状动脉病变情况决定行介入治疗（最好联合应用血小板GPⅡb/Ⅲa受体阻滞剂）。如入院时或12 h后TnT 或心电图正常或无ST 段压低，则可先行内科保守治疗。但当在保守治疗期间，患者出现再发心绞痛、心力衰竭或严重心律失常，则需早期冠状动脉造影或介入治疗。

一系列的研究证明，早期的介入治疗具有一定的优越性。尽管早期的TIMI Ⅲb和VANQWISH研究未能显示介入治疗较保守治疗在死亡率或心肌梗死发生率方面的优点，但最近FRISC Ⅱ研究显示，接受介入治疗的非ST段抬高型ACS患者的死亡或心肌梗死发生率

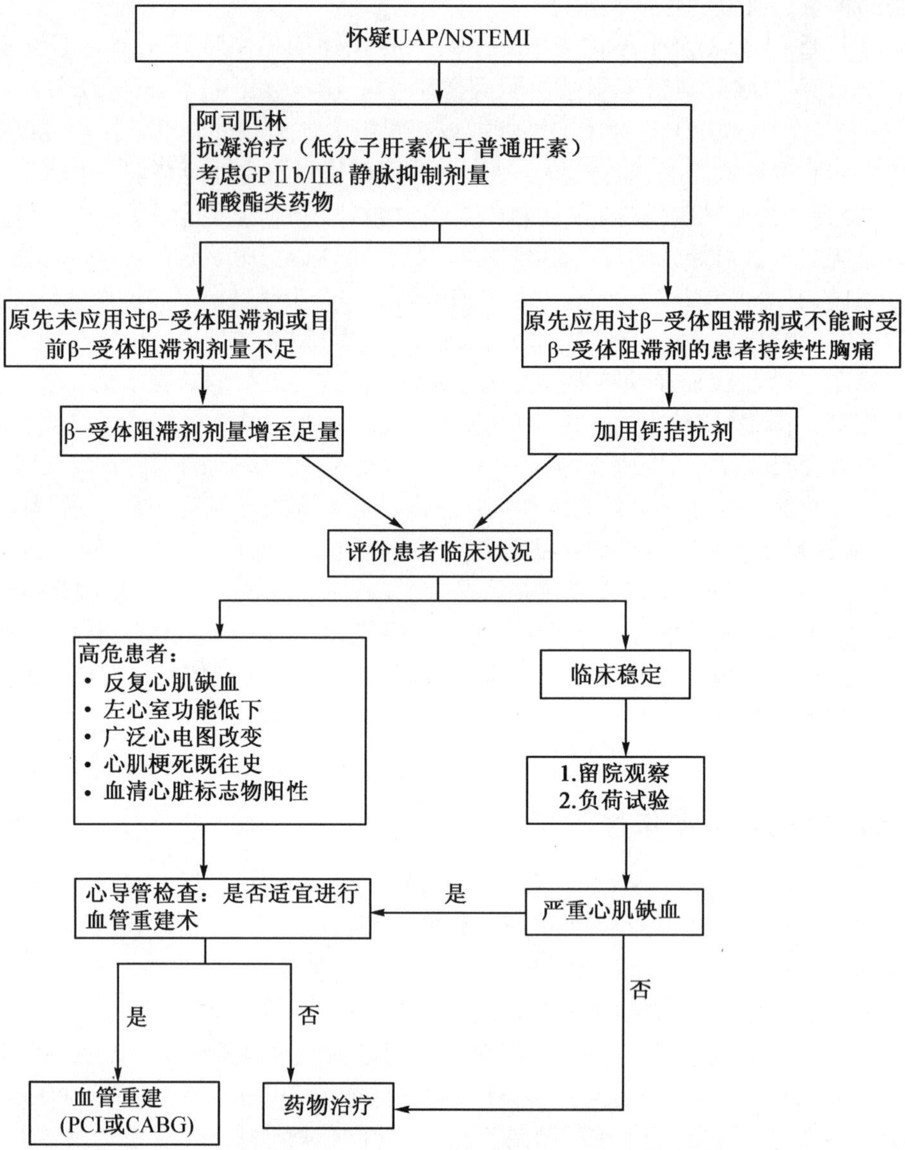

图22-5　不稳定性心绞痛和非ST段抬高型AMI患者的治疗方案

明显低于内科保守治疗者，Diderholm 等分析了FRISC Ⅱ心电图资料，进一步证实非ST段抬高型ACS 患者存在ST 段压低时，早期介入治疗更显著降低死亡和（或）心肌梗死发生率。2007中国不稳定性心绞痛和非ST段抬高心肌梗死诊断与治疗指南指出，对于非ST段抬高型ACS特别是高危ACS患者，选择早期PCI辅以充分的抗缺血及抗血小板药物和强化降脂治疗，较之选择保守治疗有更良好的临床疗效（图22-5）。

第四节　评估、随访和危险分层

一、初步评估和治疗

应缩短开始评估、诊断及选择治疗方式的时间。所有的患者应当采用风险评分来确定患者的风险状态。医生应依据一系列无创检查（例如负荷试验、心电图、心脏核素检查），对患者的危险情况做出初步判断，然后再将相应的治疗策略用于适宜患者。静息性胸痛时间＞20 min、血流动力学不稳定或近期有晕厥或晕厥前兆而怀疑ACS的患者，应立即送往急诊科或专门的胸痛门诊。其他怀疑ACS的患者可以送到急诊科、胸痛门诊或普通门诊治疗。

二、早期危险分层

早期危险分层的建议：①全部胸部不适的患者，应该确定CAD引起急性缺血的可能性；②对有胸部不适的患者应给予早期危险度分层，分层的重点集中于心绞痛的症状、物理检查发现、心电图发现和心脏损伤的生化标记物；③对发作的胸痛患者应立即（10 min以内）做12导联心电图；④所有表现为ACS胸痛的患者，均应测定心脏损伤的生物标记物。胸痛发作6 h以内心脏标志物阴性的患者，应在6～12 h内采集其他样本；⑤症状发作6h以内的患者，除心脏肌钙蛋白以外，还应测定心脏损伤的早期标志物（如肌红蛋白或CK-MB）。

三、出院和出院后随访

UAP/NSTEMI患者在发病后2个月发生死亡或再次心肌梗死的危险性最高，3个月时回复到与那些稳定型CAD患者相当的基线水平。年龄增大、心力衰竭、持续的ST段压低、肾功能不全、肌钙蛋白、C-反应蛋白和尿钠肽的升高都预示着心血管事件复发率增加。低危险组的患者1～2个月随访1次，中、高危险组的患者无论是否行介入性治疗应2周内再次评估，如果病情无变化，随访半年即可。

鉴于非ST段抬高型ACS 的发病机制，控制冠心病易患因素、稳定动脉粥样斑块、防止血栓形成是其二级预防的关键。冠心病二级预防的ABCDE方案对于指导治疗有帮助：①阿司匹林和抗心绞痛；②β-受体阻滞剂和控制血压；③胆固醇和吸烟；④饮食和糖尿病；⑤教育和运动。在冠心病的二级预防中阿司匹林和降胆固醇治疗是最重要的。其他二级预防的措施包括向患者宣教戒烟、治疗高血压和糖尿病、控制危险因素、改变不良的生活方式、合理安排膳食、适度增加活动量、减轻体重等。

由于高血压增加心肌氧需量，血压控制的治疗在NSTE-ACS病人的处理中是一个很重要的目标。虽然ACEI和β-受体阻滞剂在NSTE-ACS病人中优先使用，氨氯地平在稳定性的冠心病病人可以作为降低血压的一个重要的药物。

吸烟证实有促进心血管疾病发展的作用，是将来心血管事件的重要预测因子。由于发现戒烟很大程度上降低将来冠状动脉事件的危险，应该鼓励所有吸烟的NSTE-ACS病人立即戒烟。行为上的支持（安非拉酮或用烟碱代替）在帮助病人戒烟非常有效，因而，应提供给病人以便长期戒烟。

除了上面的治疗外，所有糖尿病的病人应进行严格的血糖、血脂控制，要求糖基化血红蛋白<7.0%。应该强烈的鼓励所有的病人遵守这样的饮食：富含蛋白质、复杂的碳水化合物、蔬菜、水果、坚果和谷类，并且限制食用富含脂肪、胆固醇和盐的饮食。

（马依彤）

参考文献

1. 胡大一，马长生. 2004. 心脏病学实践. 北京：人民卫生出版社.
2. 中华医学会心血管病学分会，中华心血管病杂志编辑委员会. 2007中国不稳定性心绞痛和非ST段抬高心肌梗死诊断与治疗指南.
3. 颜红兵，马长生. 2007美国不稳定性心绞痛和非ST段抬高心肌梗死诊断与治疗指南. 中国环境科学出版社.
4. 吕树铮. 2007. 从指南更新看NSTE-ACS抗凝治疗的新动态. 美国医学会杂志中文版，26（6），374-375.
5. 胡大一，马长生. 2005. 心脏病学实践. 北京：人民卫生出版社.
6. 胡大一，马长生. 2006. 心脏病学实践. 北京：人民卫生出版社.
7. 胡大一，马长生. 2007. 心脏病学实践. 北京：人民卫生出版社.

第二十三章
心脏瓣膜病

Chapter 23 Valvular Heart Disease

概　言

心脏瓣膜病是由于炎症、黏液样变性、退行性改变、先天性畸形、缺血性坏死、创伤等原因引起的单个或多个瓣膜结构（包括瓣叶、瓣环、腱索或乳头肌）的功能或结构异常，导致瓣口狭窄及（或）关闭不全，心脏血流动力学显著变化，并出现一系列的临床症候群。可累及心脏各个瓣膜，或同时累及多个瓣膜。心脏瓣膜病是心脏病中的常见病种，在我国最常见的仍然是风湿性心脏瓣膜病。近20年来，心脏瓣膜病在诊断技术、自然病程的理解、内科介入治疗及外科手术治疗方面都有了很大的进展，诊断的准确率亦明显提高，从而使患者在选择外科手术治疗、以心导管为基础的介入治疗以及内科药物治疗方面都有了更科学的依据，并由此改善了患者的生活质量，延长了患者的生存时间。

心脏瓣膜病（valvular heart disease）是由于炎症、黏液样变性、退行性改变、先天性畸形、缺血性坏死、创伤等原因引起的单个或多个瓣膜结构（包括瓣叶、瓣环、腱索或乳头肌）的功能或结构异常，导致瓣口狭窄及（或）关闭不全，心脏血流动力学显著变化，并出现一系列的临床症候群。最常受累的瓣膜为二尖瓣，其次为主动脉瓣。正常的心脏瓣膜见图23–1。

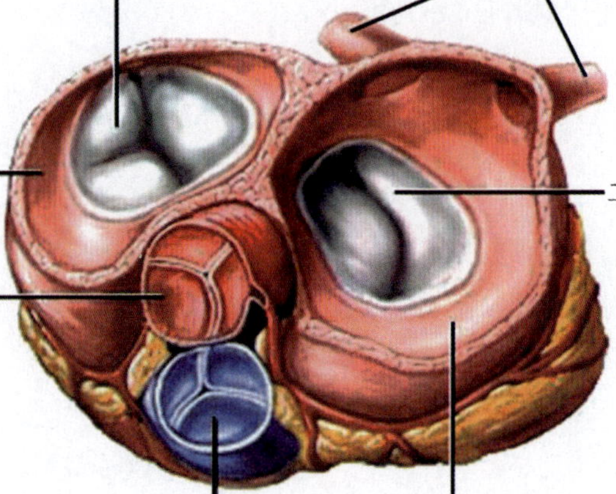

图23–1　正常心脏瓣膜

心脏瓣膜病是心脏病中的常见病种，在我国最常见的仍然是风湿性心脏瓣膜病。近20年来，心脏瓣膜病在诊断技术、自然病程、内科介入治疗及外科手术治疗方面都有了很大的进展，从而使患者在选择外科手术治疗、以心导管为基础的介入治疗以及内科药物治疗方面都有了更科学的依据，并由此改善了患者的生活质量，延长了患者的生存时间，特别是最近几年来，指导临床治疗的研究资料迅速增多，治疗方法不断改善和完善。

风湿性心脏病（rheumatic heart disease）简称风心病，是风湿性炎症过程中导致瓣膜的损害，主要累及40岁以下人群，其中2/3为女性，多有风湿热史。自20世纪以来，发达国家风湿热的发病率显著下降。例如，20世纪初美国风湿热发病率为100/10万人，1935～1960年间为45～65/10万，而目前发病率大约为2/10万。风湿热发病率的降低反映了社会经济水平提高、人类居住条件和医疗条件的改善，特别是抗生素的应用。当前美国和日本的风湿热发病率为0.6‰～0.7‰，而在一些发展中国家，如非洲、亚洲和南美，其发病率仍高达15‰～21‰，发达国家与发展中国家在风湿热发病率方面存在显著差异。我国风心病的人群患病率在20世纪70年代成人为1.9‰～2.9‰，儿童为0.4‰～2.7‰，80年代分别为1.99‰和0.25‰，已有所下降。但风心病仍是我国常见的心脏病之一。瓣膜黏液样变性和老年人的瓣膜钙化和退行性瓣膜病在我国日渐增多。

第一节　二尖瓣狭窄

虽然青霉素在预防链球菌感染的应用，使风湿热和风湿性瓣膜病的发病率有所下降，但风湿性二尖瓣狭窄（mitral stenosis，MS）仍是我国主要的瓣膜病。

一、病因及解剖

二尖瓣狭窄的最常见病因为风湿热。约半数患者无急性风湿热史，但多有反复链球菌扁桃腺炎或咽峡炎史。急性风湿热后，至少需2 年始形成明显二尖瓣狭窄，多次发作急性风湿热较一次发作出现狭窄早。单纯二尖瓣狭窄占风心病的25%，二尖瓣狭窄伴有二尖瓣关闭不全占40%。主动脉瓣常同时受累。先天性畸形、老年退行性二尖瓣环钙化、左房黏液瘤或结缔组织病，如系统性红斑狼疮心内膜炎等为二尖瓣狭窄的罕见病因。

根据新的概念，二尖瓣并非由2个半月形瓣膜所组成，而是一个管筒形瓣膜，由房室环向下延伸悬垂，前内部分较宽而稍呈方形，称为大瓣，后外部分窄小，称为小瓣。大瓣的最大宽度为1.8 ~ 2.2 cm，小瓣仅0.7 ~ 1.0 cm。故大瓣最宽处约为小瓣的2倍多。大瓣和小瓣连接于后内角处，其膜宽度仍有0.7 cm，几与小瓣相等，但在前外角只有0.5 cm。室环的前内部分较后外部分高出水平面1 cm。当心室舒张时，瓣膜下垂；瓣孔呈椭圆形，并非正圆形。当心室收缩时，瓣膜上边缘对拢，形成一大弧线交界，长约4 cm（图23-2）。前外角朝向左腋前线或左冠状动脉前降支，而后内角则朝向脊椎右边缘，这是手术分离时的解剖标志。后内角和前外角处因仍有瓣膜组织没有腱索附着，在瓣膜关闭时，可形成另一副瓣，在交界分离时常易误伤而产生关闭不全。

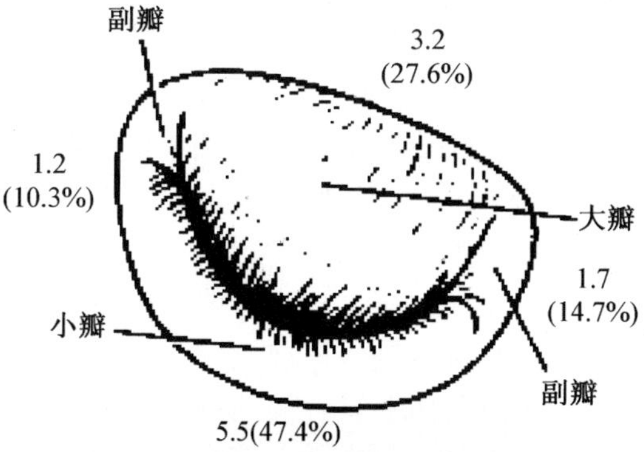

图23-2　二尖瓣关闭状态（心房面观）

二尖瓣瓣膜由腱索和乳头肌与心室壁联系。乳头肌和腱索分为2组：前外乳头肌，起源于左心室的前外壁，末端接连腱索，由2组腱索再分别联系于大瓣和小瓣的前半部边缘；后内乳头肌由左心室后壁与室间隔会合处起源，分出腱索附着于大瓣和小瓣后半部的边缘。当心室收缩时，乳头肌和腱索都向上移动，而且大瓣膜和小瓣膜的总面积约为二尖瓣孔的2倍，有足够的接触面能使二尖瓣瓣膜紧密关闭，防止血液回流到左心房。此外，大瓣还有引导血液进入主动脉的作用，手术时略有撕破即容易引起严重关闭不全。

二、病理解剖和类型

在风湿热的病变过程中，约有3/4的病例累及心脏，可引起全心炎，包括心肌、心内膜、心包和瓣膜，其中以二尖瓣的发病率最高。

二尖瓣的早期病变，是在瓣膜交界面和瓣膜底部发生水肿和渗出物（赘生物），后期在愈合过程中，由于纤维蛋白的沉积和纤维性变，使瓣膜边缘相互黏连融合，逐渐增厚而形成瓣孔狭窄。这种病变过程一般需2年以上。病变较重者，炎症可涉及瓣膜下的腱索和乳头肌，结果亦使其融合和缩短，因而限制了瓣膜的活动。二尖瓣发生黏连时，都是从前外角和后内角开始，逐渐向中央蔓延，所以残留的瓣孔常在中间的1/3部分，但有时亦可因腱索和乳头肌的瘢痕畸形，致使狭窄的瓣孔移向前部或后部。成人二尖瓣孔的长度约为4 cm，宽度约为长度的一半，形成椭圆形（图23–3）。当狭窄形成后，其宽度仍为长度的一半，故在临床上常用长度数字以表示瓣孔的大小。根据瓣孔缩小的程度可分为3种：①轻度狭窄，其长度在1.2 cm以上；②中度狭窄，在0.8 ~ 1.2 cm；③重度狭窄，在0.8 cm以下，可小到0.3 cm。

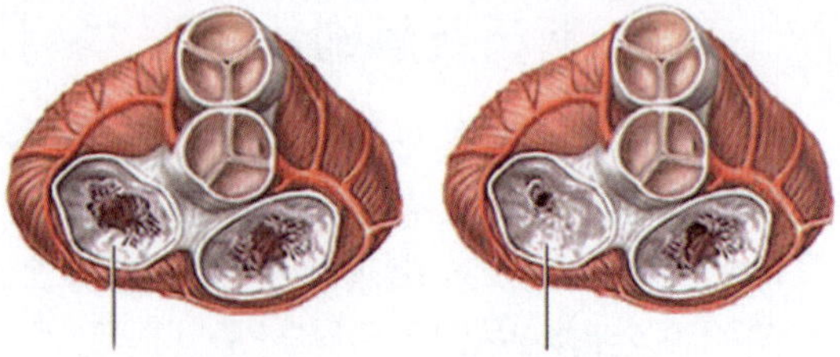

图23–3　正常二尖瓣与二尖瓣狭窄

根据手术时的发现，绝大多数二尖瓣的病变，不仅局限于边缘，而且累及瓣膜本身，常有程度不等的纤维增厚，甚至累及腱索和乳头肌。在病变程度上，小瓣常较大瓣严重。小瓣显著增厚、缩短、钙质沉积，完全失去活动力，而大瓣尚能自由上下活动者，并不少见。二尖瓣狭窄的典型体征，是心尖区的第一心音亢进，同时有开放拍击音，从手术时用示指轻压大瓣可使这些声音消失来看，充分说明大瓣的上凸、下凹活动是产生这些声音的来源。第一心音亢进的程度和开放拍击音的高低，与大瓣病变的轻重成反比；大瓣病变愈轻，则第一心音亢进和开放拍击声音愈响；反之亦然，甚至消失。故根据临床听诊可以推测瓣膜病变程度。不仅大瓣和小瓣的病变程度不等，即在前外角和后内角亦有不同，纤维增厚或钙化沉积常在一角偏重，另一角则较轻微。病变的不对称性常是影响闭式手术瓣膜不能获得彻底分离的主要原因，尤其是纤维块状结节和钙化，如局限于一角，则在使用扩张器分离时，首先在黏连融合比较轻的一侧分开，纤维结节和钙化则因阻力大不易分离。钙化沉积可分为三类：①钙盐与纤维组织掺混，形成硬化结节；②大片钙化结石堆积于瓣膜边缘，甚至瓣膜本身，形成崎岖不平或有尖峰的表面；③砂样结石黏附瓣膜边缘。

瓣膜下的腱索黏连、融合、增厚和钙化，亦有多种形式，有时其病变程度可较瓣膜严重，形成所谓瓣膜下狭窄，腱索的黏连、融合和缩短，常严重地影响瓣膜的活动力。

根据病变程度，结合临床体征，二尖瓣狭窄可分为隔膜型、隔膜漏斗型和漏斗型三类（图23–4）。

1. 隔膜型：大瓣和小瓣的边缘呈纤维性增厚、黏连，偶有钙化点，使瓣孔狭窄。瓣膜的病变较轻，上下活动一般不受限制。腱索偶有轻度黏连。在听诊检查时，心尖区第一心音亢进、响亮、清脆，持续时间较短，伴有明显的开放拍击音；伴心房颤动者较少。

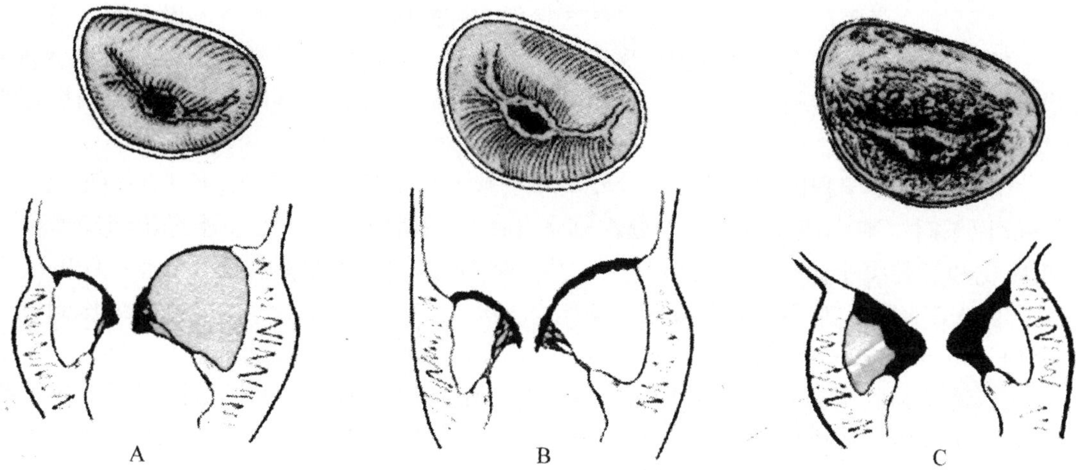

图23-4 二尖瓣狭窄的病理类型

A 隔膜型 B 隔膜漏斗型 C 漏斗型

2. 隔膜漏斗型：除瓣孔狭窄外，大瓣本身尤其小瓣都有较严重病变，同时腱索也发生黏连、缩短，使瓣膜边缘和部分组织受到牵拉，形成漏斗状。大瓣的大部分仍可活动，但受到一定限制。在听诊检查时，心尖区第一心音亢进，脆性多不明显，开放拍击音不清晰，甚至听不到。

3. 漏斗型：大瓣和小瓣的病变都发展为极严重的纤维化，腱索和乳头肌异常缩短使整片瓣膜僵硬而呈漏斗状狭窄。由于大瓣失去弹性活动，心尖区第一心音无脆性而低闷，开放拍击音消失，常伴有关闭不全的收缩期杂音。

病程较长，伴有心房颤动的病例，由于血液在心房内滞留，常在心耳尖开始有血栓形成，并可沿心房外侧壁蔓延，直达瓣环。在其形成过程中，陈旧的血栓则机化和纤维化，较牢固地黏附于房壁，而新的血块堆积于表面，易被血流冲击脱落，或在心房内手术操作时发生脱落，引起栓塞。绝大多数血栓形成于左心耳，使之萎缩、硬化。在心房颤动的病例中，左心耳血栓发生率约占40%，右心耳亦偶有血栓形成。

二尖瓣狭窄患者，心脏可有不同程度的扩大，但不一定与狭窄程度成比例，心肌本身有否被病变累及，也是确定心脏扩大程度的因素。左心房首先扩大和肥厚，在少数病例出现巨大心房。在病程长和狭窄较显著的病例左心室则见萎缩，尤其是流出道部分。右心室一般均见扩大肥厚，在肺动脉高压的病例则更为显著，可占据整个心前区而将左心尖推向后。

肺脏由于长期淤血和纤维化而发硬呈棕红色。显微镜检查肺泡壁层明显增厚至30～50nm，并有间质性水肿，胶原质增加以及表皮底层细胞膜增宽现象；毛细血管则见扩大、淤血和曲张；肺小动脉壁增厚，管腔窄小，形成肺动脉高压。部分病例可见到在肺泡中有内含铁血黄素的心力衰竭细胞。

三、病理生理

成人的二尖瓣孔长度为4 cm，瓣口面积为4～6 cm^2。当瓣孔狭窄到2 cm，即减少到2 cm^2，将产生明显的血流动力学改变；可使血液不能顺利地通过二尖瓣孔，引起左心房的血液滞留，房腔扩大，压力增高，并直接促使肺静脉和肺毛细血管的淤血和扩张，增加肺循环血容量，使肺泡内气体交换失常。一般说来，早期轻度狭窄由于心脏和肺小动脉的代偿作用，尚不致出现明显症状。但当剧烈运动时，肺部淤血逐渐加重，则会出现呼吸困难和咯血。

随着瓣孔狭窄程度的加重，血流动力学的改变愈加显著。当瓣孔长度缩小到1 cm，或1 cm^2以下时，肺小动脉由于长期处在痉挛和高压的情况下，管壁发生纤维组织增生，引起硬化和管腔窄小而形成肺动脉高压，并促使右心室扩大肥厚（图23-5）；中度狭窄时（0.8 ~ 1.2 cm），左心房和肺静脉收缩压可上升至20 ~ 25 mmHg，肺动脉收缩压则可上升至40 ~ 50 mmHg；重度狭窄时（<0.8 cm），左心房和肺静脉收缩压上升至30 ~ 35 mmHg以上，肺动脉收缩压可上升至90 mmHg以上。在这种情况下，无论是体力劳动或情绪激动，都易引起急性肺水肿，症状愈加严重，另一方面，由于左心排血量减少，以致大循环中的血量不足，血压相应降低，患者又有头昏、乏力等表现。

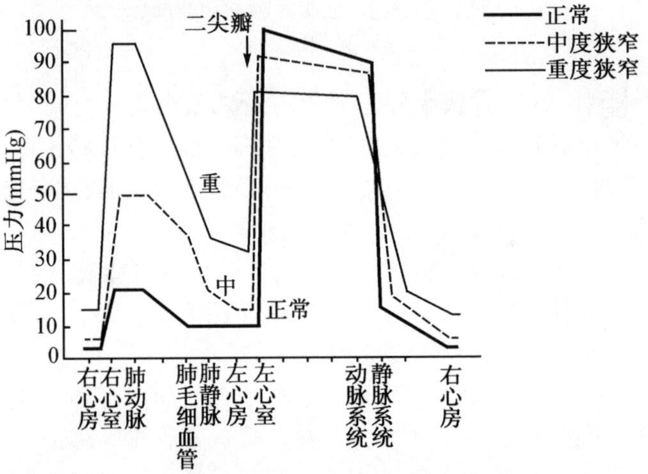

图23-5　二尖瓣孔正常和狭窄时各部位收缩压的改变

当右心代偿作用逐渐丧失时，即出现肝脏肿大、下肢水肿和颈静脉怒张等右心衰竭表现。

四、临床表现

（一）症状

一般在二尖瓣中度狭窄（瓣口面积<1.5 cm^2）时方有明显症状。

1．呼吸困难：为最常见的早期症状。患者首次呼吸困难发作常以运动、精神紧张、性交、感染、妊娠或心房颤动为诱因，并多先有劳力性呼吸困难，随狭窄加重，出现静息时呼吸困难、端坐呼吸和阵发性夜间呼吸困难，甚至发生急性肺水肿。

2．咯血：有以下几种情况：①突然咯大量鲜血，通常见于严重二尖瓣狭窄，可为首发症状。支气管静脉同时回流入体循环静脉和肺静脉，当肺静脉压突然升高时，黏膜下淤血、扩张而壁薄的支气管静脉破裂引起大咯血，咯血后肺静脉压降低，咯血可自止。多年后支气管静脉壁增厚，而随病情进展肺血管阻力增加及右心功能不全使咯血减少；②阵发性夜间呼吸困难或咳嗽时的血性痰或带血丝痰；③急性肺水肿时咳大量粉红色泡沫痰；④肺梗死伴咯血，为本症晚期并发慢性心力衰竭时少见的情况。

3．咳嗽：常见，尤其在冬季明显，有的患者在平卧时干咳，可能与支气管黏膜淤血水肿易患支气管炎或左心房增大压迫左主支气管有关。

4．声嘶：较少见，由于扩大的左心房和肺动脉压迫左喉返神经所致。

（二）体征

重度二尖瓣狭窄常有“二尖瓣面容”，双颧绀红。

1．二尖瓣狭窄的心脏体征：①心尖搏动正常或不明显；②心尖区可闻第一心音亢进和开瓣音，提示前叶柔顺、活动度好；如瓣叶钙化僵硬，则第一心音减弱，开瓣音消失；③心尖区有隆隆样舒张中晚期杂音，局限、不传导，常可触及舒张期震颤。窦性心律时，由于舒张晚期心房收缩促使血流加速，使杂音相应增强，心房颤动时，由于无有效的心房收缩，故不再有舒张晚期加强的杂音。

2．肺动脉高压和右心室扩大的心脏体征：右心室扩大时可见心前区搏动弥散，肺动脉高压时肺动脉瓣区第二心音亢进或伴分裂。当肺动脉扩张引起相对性肺动脉瓣关闭不全时，可在胸骨左缘第2肋间闻及舒张早期吹风样杂音，称Graham Steell杂音。右心室扩大伴相对性三尖瓣关闭不全时，在三尖瓣区闻及全收缩期吹风样杂音，吸气时增强。

3．其他体征：发热、关节炎、贫血、栓塞等。

（三）化验检查

主要是辅助诊断风湿热活动情况，决定能否进行手术治疗。

①测定血清中链球菌抗体，如常用的抗链球菌溶血素O（antistreptolysin O，ASO）；抗链球菌激酶（ASK）；抗透明质酸酶；抗脱氧核糖梳酸酶B（ADNA-B）。②疾病急性期中血清成分改变的试验，即所谓非特异性活动性试验，常用的是红细胞沉降率、C-反应蛋白（C-reaction protein，CRP）等。在这3种化验中，红细胞沉降率的测定虽不是特异性的，因为它在许多疾患中均可增加，但仍为临床上常用的风湿热活动化验指标之一。ADNA-B的特异性最高。应该指出，这些化验必须结合临床表现才有诊断价值。

（四）X线检查

早期病例并无异常表现。轻度狭窄者仅显示左心房扩大，肺部轻度淤血。中度以上狭窄者则可在放射线照片显示主动脉弓缩小、肺动脉圆锥突出、左心房扩大和右心室扩大，以及肺门阴影加深和右肺动脉降支增宽，超过正常值1.4 cm。在心脏右缘常可见到左、右心房的双重阴影，心胸比率增大至60%～80%。在肋膈角尤其是右侧有时可见细直的水平线条，称为肋膈间线（或Kerley B线），这是由于肺淋巴淤积所致。肺动脉高压的患者有时在肺野中可见含铁血黄素的斑点沉着。年龄较大（超过40岁）和体力劳动较强的患者，主动脉弓可无缩小现象。单纯性二尖瓣狭窄患者，除非过去是体力劳动者或运动员，一般左心室并不扩大，否则应考虑二尖瓣关闭不全等其他病变。钡剂食管摄影在左前斜位照片中可显示左心房扩大，压迫食管下段，使后者移向后侧（图23-6）。在左前斜位照片中除显示左总支气管抬高而提示左心房扩大外，更可观察到膈肌上、心脏后和食管下段之间的三角透明区是否存在，对判断左心室扩大有一定参考价值。放射线影像增强透视有时可发现二尖瓣有钙化沉着及左心房收缩期搏动，则表示二尖瓣有严重关闭不全。

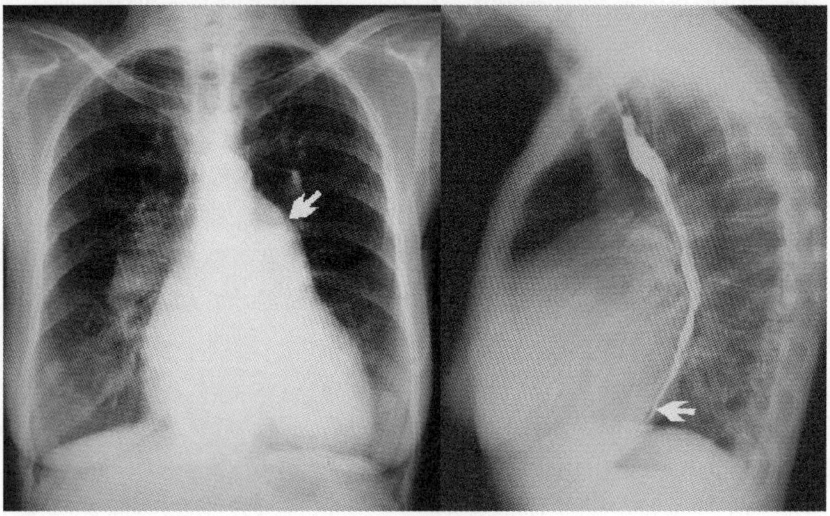

图23-6　二尖瓣狭窄X线改变

（五）心电图检查

心电图表现与狭窄程度有一定的关系。轻度狭窄，心电图可以正常或仅示电轴右偏，P波间期增宽和出现切迹（即二尖瓣型P波），部分病例亦可示有右心室肥大，甚而可伴有右心劳损和（或）出现P波振幅增高（图23-7）。后两者的表现在伴有肺动脉高压和相

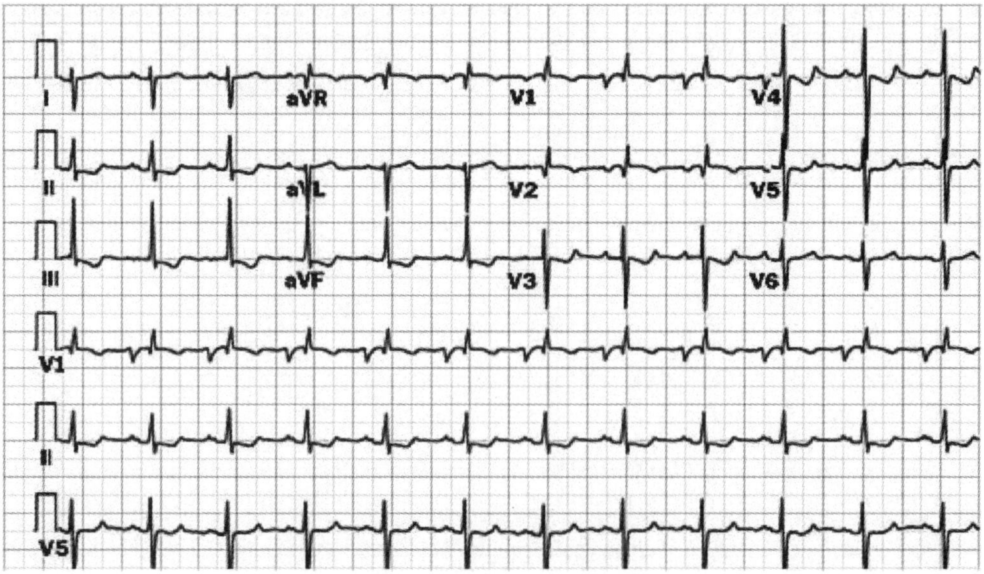

图23-7　二尖瓣狭窄心电图改变

对二尖瓣关闭不全的病例中尤为多见，而极少见于伴有较明显的二尖瓣关闭不全的病例，故在这两类病例的鉴别诊断上有一定的参考价值。此外，心房颤动极为常见，尤其病程较长、病变较严重的病例。若出现有电轴左偏、逆钟向转动或左心室肥大者，应注意除外伴有较明显的二尖瓣关闭不全或主动脉瓣病变，但在轻度狭窄患者，发病前系从事重体力劳动者，则偶尔亦可出现左心室肥大。

（六）超声心动图检查

超声心动图是一种非损伤性检查，对二尖瓣狭窄的诊断有特殊意义。它不仅能显示出二尖瓣狭窄的程度，而且能了解大瓣、小瓣和瓣下结构的病理形态以及其活动受限的功能状态，为二尖瓣狭窄的诊断和功能估计提供了定性和定量的客观依据。M型超声心动图可示二尖瓣曲线形态改变，大瓣的M样双峰曲线转为城墙样曲线，大瓣与小瓣呈同向运动（图23-8）。二维超声心动图示二尖瓣回声增粗，反光增强，舒张期大瓣呈圆顶状凸起（doming征）且失去正常的柔软度，腱索增粗、缩短，二尖瓣开放面积缩小（图23-9）。彩色多普勒于二尖瓣口显示舒张期各色镶嵌湍流（图23-10），脉冲多普勒示峰值流速增快的舒张期湍流频谱，连续多普勒则示舒张期射流频谱。利用该技术可定量测算二尖瓣瓣口面积，并估计狭窄程度（瓣口面积）：正常4 ~ 6 cm^2；轻度2.0 ~ 1.5 cm^2；中度1.5 ~ 1.0 cm^2；重度<1.0 cm^2。

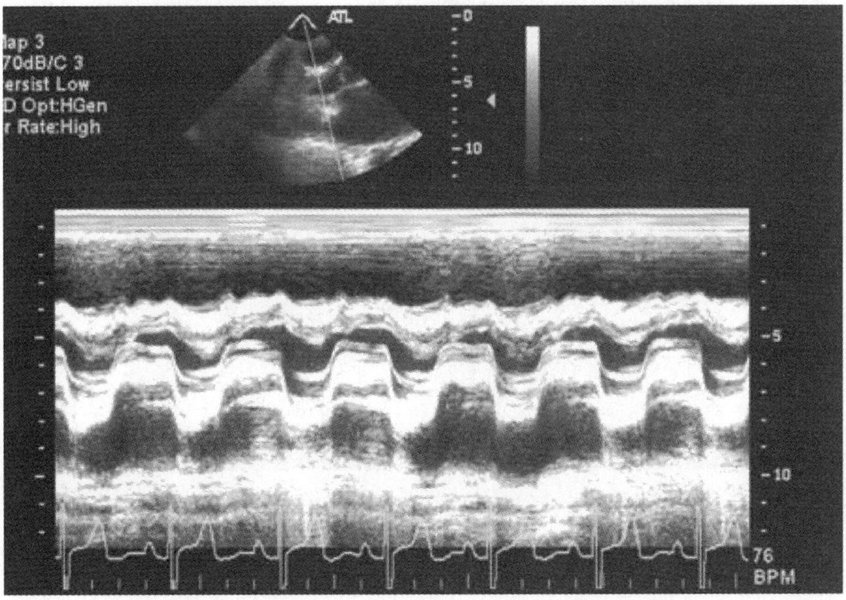

图23-8　二尖瓣狭窄时的M型超声波改变（显示城墙改变）

（七）右心导管检查

一般的二尖瓣狭窄患者，不必施行心导管检查，其血流动力学的改变可根据临床表现、X线、心电图和超声心动图等检查加以估计。但在下列情况考虑手术时心导管检查则具有很大的临床意义：①患者的自觉症状和客观检查不符合时，只要肺动脉平均压在30 mmHg以上，即使无临床症状，亦应考虑手术治疗。②联合瓣膜病变时，确定

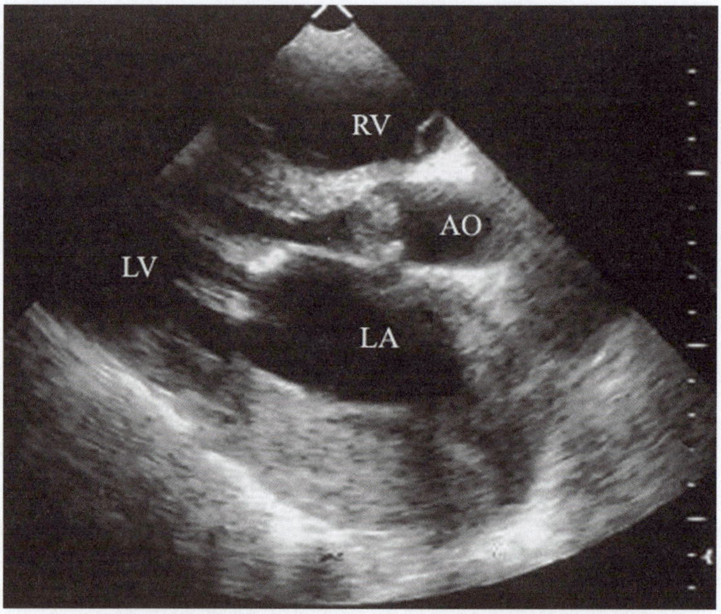

图23-9　二尖瓣狭窄二维超声改变

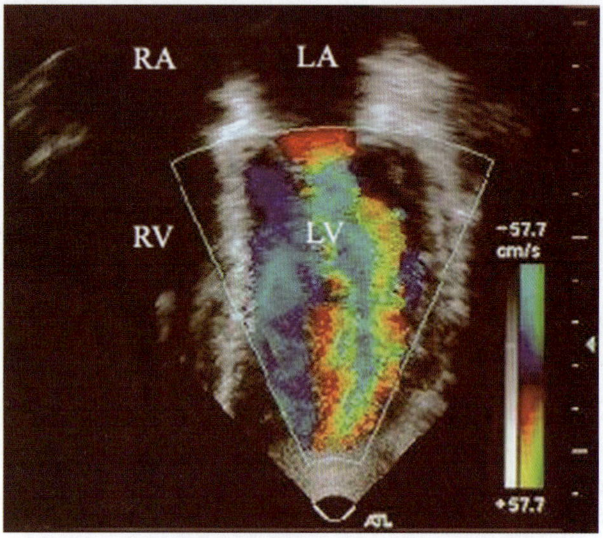

图23-10　二尖瓣狭窄时的彩色多普勒超声改变
（显示二尖瓣口舒张期湍流）

二尖瓣狭窄是否为主要病变，临床表现是否主要由二尖瓣狭窄所引起，这对于决定手术适应证和手术方式起很大的作用。③分离后症状未见好转或又恶化，帮助确定是否再度狭窄。

在二尖瓣狭窄患者施行右心室导管检查，主要是测定右心室、肺动脉和肺毛细血管压力、非循环阻力以及计算心排血量等。根据检查结果可推测瓣孔狭窄的程度，如轻度狭窄，各项压力、阻力读数仅轻度增高，心排血量正常；中度狭窄，各项读数为中度上升，心排血量于休息时正常，运动后下降；重度狭窄，各项读数显著升高，心排血量在休息和运动后均见降低。

五、诊断和鉴别诊断

心尖区有隆隆样舒张期杂音伴X线或心电图示左心房增大，一般可诊断二尖瓣狭窄，超声心动图检查可确诊。当心尖区杂音不肯定时，运动后左侧卧位或用钟形胸件听诊杂音强度增加。当快速心房颤动心排出量降低时，心尖区舒张期杂音可明显减弱以至于不能闻及，心功能改善，心室率减慢时杂音又可出现。

鉴别诊断：

1．功能性二尖瓣狭窄：主要见于：①通过二尖瓣口的血流量及流速增加，见于有较大量左致右分流的先天性心脏病，如动脉导管未闭、室间隔缺损等；②由于主动脉瓣舒张反流血液冲击二尖瓣叶，可在心尖部听到舒张期杂音，称Austin–Flint杂音。功能性二尖瓣狭窄杂音较轻，无细震颤，也无第一心音亢进及开瓣音。用亚硝酸异戊酯后杂音减轻或消失。

2．左心房黏液瘤：为良性肿瘤，常有蒂附着于房间隔，当心室收缩时瘤体在左心房，心室舒张时瘤体移至二尖瓣附近，可部分阻塞二尖瓣口引起类似二尖瓣狭窄的表现，但其症状与体征，如杂音变化、呼吸困难、眩晕，呈间歇性，与体征改变有关。超声心动图可发现左心房内有云雾样光团。心血管造影显示左心房充盈缺损。另外黏液瘤可有发热、血沉快、贫血等，需注意与风湿热鉴别，超声心动图和心血管造影有助于鉴别。

3．先天性二尖瓣狭窄：较少见，二尖瓣呈降落伞样畸形，亦可位于腱索及乳头肌平面多在幼儿期出现，常早期死亡。

六、并发症

1．心房颤动：为相对早期的常见并发症，可能为患者就诊的首发症状，也可为首次呼吸困难发作的诱因和患者体力活动明显受限的开始。房性期前收缩常为其前奏。初始为阵发性心房扑动和颤动。心房颤动时，舒张晚期心房收缩功能丧失，可使左心室充盈量减少20%左右，此时左心室充盈更加依赖于舒张时间，但一般心房颤动时心室率均明显增快，使舒张期缩短而大大减少左心室的充盈量。与此同时左房压可迅速增高，这可解释事先毫无症状的二尖瓣狭窄患者一旦发生心房颤动，可突然出现严重呼吸困难，甚至急性肺水肿。心房颤动的发生率随左心房增大和年龄增长而增加。

2．急性肺水肿：为重度二尖瓣狭窄的严重并发症。患者突然出现重度呼吸困难和发绀，不能平卧，咳粉红色泡沫痰，双肺漫布干湿性啰音。如不及时救治，可能致死。

3．血栓栓塞：20%的患者发生体循环栓塞，偶尔为首发病征。血栓来源于左心耳或左心房。心房颤动、大左心房（直径>55 mm）、栓塞史或心排血量明显降低为发生体循环栓塞的危险因素。80%的体循环栓塞患者有心房颤动。2/3的体循环栓塞为脑动脉栓塞，其余依次为外周动脉和内脏（脾、肾和肠系膜）动脉栓塞。1/4的体循环栓塞为反复发作和多部位的多发栓塞。偶尔左心房带蒂球状血栓或游离漂浮球状血栓可突然阻塞二尖瓣口，导致猝死。心房颤动和右心衰竭时，可在右心房形成附壁血栓导致肺栓塞。

4．右心衰竭：为晚期常见并发症。右心衰竭时，右心排血量明显减少，肺循环血量减少，左心房压相对下降，加之肺泡和肺毛细血管壁增厚，呼吸困难可有所减轻，发生急性肺水肿和大咯血的危险减少，但这一“保护作用”的代价是心排血量降低。临床表现为右心衰竭的症状和体征。

5. 感染性心内膜炎：较少见，在瓣叶明显钙化或心房颤动患者更少发生。

6. 肺部感染：常见。

七、治疗

（一）一般治疗

1. 预防风湿热复发。近年来风湿热的临床表现常不典型。有风湿活动的患者应长期甚至终身应用苄星青霉素（benzathine penicillin）120万U，每月肌注1次。

2. 预防感染性心内膜炎。

3. 无症状者避免剧烈体力活动，定期（6～12个月）复查。

4. 呼吸困难者应减少体力活动，限制钠盐摄入，口服利尿药，避免和控制诱发急性肺水肿的因素，如急性感染、贫血等。

（二）并发症的处理

1. 大量咯血：应取坐位，用镇静剂，静脉注射利尿剂，以降低肺静脉压。

2. 急性肺水肿：处理原则与急性左心衰竭所致的肺水肿相似。但应注意：① 避免使用以扩张小动脉为主、减轻心脏后负荷的血管扩张药物，应选用扩张静脉系统、减轻心脏前负荷为主的硝酸酯类药物；② 正性肌力药物对二尖瓣狭窄的肺水肿无益，仅在心房颤动伴快速心室率时可静脉注射毛花苷丙，以减慢心室率。

3. 心房颤动：治疗目的为有效控制心室率，争取恢复和保持窦性心律，预防血栓栓塞。急性发作伴快速心室率，如血流动力学稳定，可先静脉注射毛花苷丙，以减慢心室率，该药起效较慢，且常不能满意控制心室率，此时应联合经静脉使用地尔硫䓬、维拉帕米或β-受体阻滞剂；如血流动力学不稳定，出现肺水肿、休克、心绞痛或晕厥时，应立即电复律，如复律失败，应尽快用药减慢心室率。

慢性心房颤动应首先争取介入或手术治疗解决狭窄。在此前提下，①如心房颤动病程<1年，左心房直径<60 mm，无高度或完全性房室传导阻滞和病态窦房结综合征，可行电复律或药物转复，成功恢复窦性心律后需长期口服抗心律失常药物，预防或减少复发。复律之前3周和成功复律之后4周需服抗凝药物（华法林），预防栓塞；②如患者不宜复律、或复律失败、或复律后不能维持窦性心律且心室率快，则可口服地高辛，每日0.125～0.25 mg，控制静息时的心室率在每分钟70次左右，日常活动时的心率在每分钟90次左右。如心室率控制不满意，可加用β-受体阻滞剂；③ 如无禁忌证，应长期服用华法林，预防血栓栓塞。

4. 右心衰竭：限制钠盐摄入，应用利尿剂和地高辛。

（三）介入和手术治疗

介入与手术治疗为本病的有效方法。当二尖瓣口有效面积<1.5 cm^2，伴有症状，尤其

症状进行性加重时，应用介入或手术方法扩大瓣口面积，减轻狭窄。如肺动脉高压明显，即使症状不重，也应及早干预。

1. 经皮球囊二尖瓣成形术：由日本心脏科医生Inoue于1984年首先用于临床。其治疗机制与二尖瓣闭式分离术相似，即在高压球囊作用下，使黏连的二尖瓣交界区分离，二尖瓣口面积扩大。因其方法相对简单、疗效可靠、创伤小、并发症低，目前已广泛用于二尖瓣狭窄的治疗，对有适应证者是理想的外科手术替代方法，为缓解单纯二尖瓣狭窄的首选方法。在瓣叶（尤其是前叶）活动度好，无明显钙化，瓣下结构无明显增厚的患者效果更好。对高龄、伴有严重冠心病、因其他严重的肺、肾、肿瘤等疾病不宜手术或拒绝手术、妊娠伴严重呼吸困难、外科分离术后再狭窄的患者也可选择该疗法。术前可用经食管超声探查有无左心房血栓，对于有血栓或慢性心房颤动的患者应在术前充分用华法林抗凝。术后症状和血流动力学立即改善，严重并发症少见，主要应注意避免发生二尖瓣关闭不全、脑栓塞和心房穿孔所致的心脏压塞，手术死亡率<0.5%。其近期与远期（5年）效果与外科闭式分离术相似，基本可取代后者。

适应证的选择要根据病人性别、年龄、心功能情况、各瓣膜结构、有无合并症、术者的经验和技术水平以及外科支持等多种因素综合考虑。根据国内外文献，病例选择标准见表23-1。

表23-1　二尖瓣球囊扩张术病例选择标准

病人条件		适应证与禁忌证
瓣膜超声积分	超声心动图积分<8	适应证
	超声心动图积分8～12	相对适应证
	超声心动图积分>12	相对适应证或禁忌证
二尖瓣瓣口面积	>1.5 cm^2	相对适应证
	0.5～1.5 cm^2	适应证
	<0.5 cm^2	适应证
合并二尖瓣反流	轻度	相对适应证
	中度 瓣膜条件好	相对适应证
	中度 瓣膜条件差	禁忌证
	重度	禁忌证
合并主动脉瓣病变	轻度反流或狭窄	相对适应证
	轻至中度反流或狭窄	相对适应证
	中度以上反流或狭窄	禁忌证
中度肺动脉高压	左心室舒张末内径≤35 mm	相对适应证或禁忌证
	左心室舒张末内径>35 mm	适应证
左心房血栓	抗凝治疗后血栓消失	适应证
	抗凝治疗后仍有血栓	禁忌证

续表

病人条件		适应证与禁忌证
	有栓塞史，TEE无左心房血栓	适应证
	外科闭式分离术后再狭窄	适应证
	风湿活动	禁忌证
其他情况	老年或未成年人	适应证
	妊娠 预测影响分娩	适应证
	妊娠 预测不影响分娩	禁忌证
	外科手术高危患者人群	适应证

注：TEE：经食道超声心动图

2. 闭式分离术：经开胸手术，将扩张器由左心室、心尖部插人二尖瓣口分离瓣膜交界处的黏连融合。适应证和效果与经皮球囊二尖瓣成形术相似，目前临床已很少使用。

3. 直视分离术：适于瓣叶严重钙化、病变累及腱索和乳头肌、左心房内有血栓的二尖瓣狭窄的患者。在体外循环下，直视分离融合的交界处、腱索和乳头肌，去除瓣叶的钙化斑，清除左心房内血栓。较闭式分离术更有效解除瓣口狭窄，因而血流动力学改善更好。手术死亡率<2%。

4. 人工瓣膜置换术：适应证为：①严重瓣叶和瓣下结构钙化、畸形，不宜作分离术者；②二尖瓣狭窄合并明显二尖瓣关闭不全者。手术应在有症状而无严重肺动脉高压时考虑。严重肺动脉高压增加手术风险，但非手术禁忌，术后多有肺动脉高压减轻。人工瓣膜置换术手术死亡率（3%~8%）和术后并发症均高于分离术。术后成活者，心功能恢复较好。

第二节　二尖瓣关闭不全

一、病因

收缩期二尖瓣关闭依赖二尖瓣装置（瓣叶、瓣环、腱索、乳头肌）和左心室的结构和功能的完整性，其中任何部分的异常均可致二尖瓣关闭不全（mitral incompetence，MI）。

1. 瓣叶

（1）风湿性损害最为常见，占二尖瓣关闭不全的1/3，女性为多；

（2）二尖瓣脱垂；

（3）感染性心内膜炎破坏瓣叶；

（4）肥厚型心肌病；

（5）先天性心脏病，心内膜垫缺损常合并二尖瓣前叶裂导致关闭不全。

2. 瓣环扩大：

（1）任何病因引起左心室增大或伴左心衰竭都可造成二尖瓣环扩大而导致二尖瓣相对关闭不全。若心脏缩小，心功能改善，二尖瓣关闭不全可改善；

（2）二尖瓣环退行性变和瓣环钙化，多见于老年女性。

3. 先天性或获得性的腱索病变，如腱索过长、断裂缩短和融合。

4. 乳头肌：乳头肌的血供来自冠状动脉终末分支，冠状动脉灌注不足可引起乳头肌功能失调。①如乳头肌缺血短暂，可出现短暂的二尖瓣关闭不全；②急性心肌梗死发生乳头肌坏死，则产生永久性二尖瓣关闭不全，乳头肌坏死是心肌梗死的常见并发症，而乳头肌断裂在心肌梗死时的发生率<1%，乳头肌完全断裂可发生严重致命的二尖瓣关闭不全；③其他少见的疾病为先天性乳头肌畸形，如一侧乳头肌缺如，称降落伞二尖瓣综合征；④罕见的乳头肌脓肿、肉芽肿、淀粉样变和结节病等。

瓣叶穿孔如发生在感染性心内膜炎时、创伤损伤二尖瓣结构或人工瓣损坏等可发生急性二尖瓣关闭不全。

二、病理解剖和类型

风湿性二尖瓣关闭不全的主要病理改变是瓣膜和瓣膜下腱索、乳头肌反复炎性反应和纤维化的后果。其病理过程与狭窄相似，但一般以狭窄病变为重。主要改变是瓣膜不均匀的纤维增厚、瘢痕形成，使瓣膜面积相应变小，尤其瓣孔边缘呈不规则的纤维硬化、卷缩甚至钙化沉积，使边缘参差不平，大、小瓣膜边缘不能紧密对合，产生部分关闭不全或完全性关闭不全。同时腱索和乳头肌也有纤维化增厚、缩短、融合，甚至与瓣膜融合，将病变的瓣膜向下牵拉，使其活动度受到限制而加重关闭不全。在二尖瓣关闭不全病例中，瓣孔大多数有不同程度的狭窄，形成关闭不全和狭窄同时存在。为什么有的患者形成二尖瓣狭窄，有的患者形成关闭不全，或关闭不全伴有狭窄，其机制尚不明白。

二尖瓣关闭不全常先发生在交界的后内部分，这与二尖瓣在关闭时后内部分瓣膜接触面积（约10%～20%）较前外部分（约30%～40%）少的有关。二尖瓣关闭不全形成后，左心室收缩时部分血反流入左心房，增加左心房负荷，同时为了代偿搏出量，左心室负荷亦需增大。左心房和左心室两者都因容积增大而逐渐增大。左心房压力亦逐渐增高，导致房室环也扩大，房室环的扩大更加重关闭不全的程度，两者互为因果，因而造成左心房的逐渐扩大，这常是二尖瓣关闭不全的特征。据Carpentier统计，正常二尖瓣房室环的周径平均为11.6 cm，瓣孔呈椭圆形，横径大于前后径，而风湿性关闭不全周径的扩大，平均为14.6 cm，主要向小瓣的后内部分扩大，失去其椭圆形，近似圆形（图23-12）。

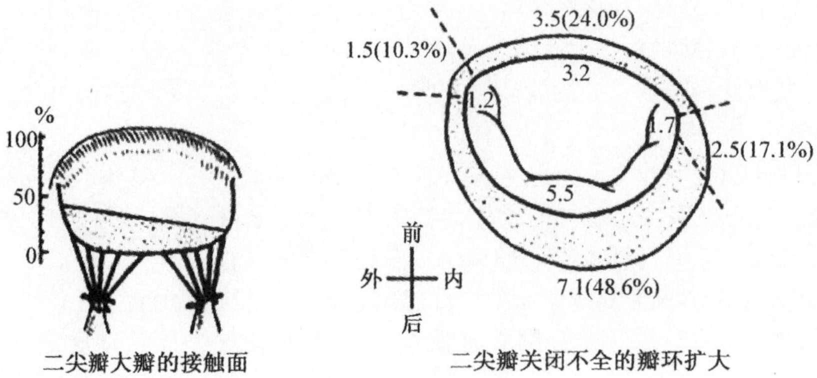

图23-12　二尖瓣关闭不全瓣环改变

此外，二尖瓣狭窄的闭式扩张术所造成的关闭不全，多由于大瓣瓣膜撕裂和（或）腱索断裂，引起不同程度的关闭不全。

综合上述病理改变，二尖瓣关闭不全大致可分为3种类型：①混合型关闭不全，主要是瓣膜和瓣膜下纤维化病变严重，兼有狭窄存在，有的以关闭不全为主，有的以狭窄为主；②单纯性关闭不全，主要是二尖瓣房室环有明显扩大；③创伤性关闭不全，主要是由闭式手术所引起的瓣膜破裂和（或）腱索断裂。

三、病理生理

二尖瓣关闭不全形成后，在心脏收缩时必然有一部分血液回流人左心房，这是因为左心室和左心房之间有显著的收缩期压力阶差。血液回流量的多少，与关闭不全的程度成正比，也与临床表现成正比。Fiedberg按估计回流量，分为三度：①在10 ml以内者，属于轻度关闭不全，不会引起明显临床症状；②回流量在10～30 ml之间者，属于中度关闭不全，可出现临床症状；③回流量超过30 ml者，属于重度关闭不全，症状更加显著。

左心房压力在心脏收缩时虽极度升高，但舒张时迅速下降。故其压力增高的程度不如二尖瓣狭窄严重，肺淤血和肺血管变化也较轻。因此，呼吸困难、咯血等肺部症状也较不明显。

心脏收缩时，由于左心房和左心室间的压力阶差大，回流量相当多，以致左心室有效心搏血量明显降低，出现疲倦、乏力症状。舒张时，二尖瓣孔没有阻塞，血液仍可迅速充盈左心室，其充盈容量除原有的肺静脉回流血量外，还要容纳上次反流入左心房的额外回流量，致使舒张期延长；增加左心室负荷，心肌进而扩大和肥厚。由于左心房、左心室的扩大和压力的增高，导致肺部淤血、肺动脉高压和右心负荷增大，而使右心室、右心房肥大，终于引起右心衰竭（图23-13）。

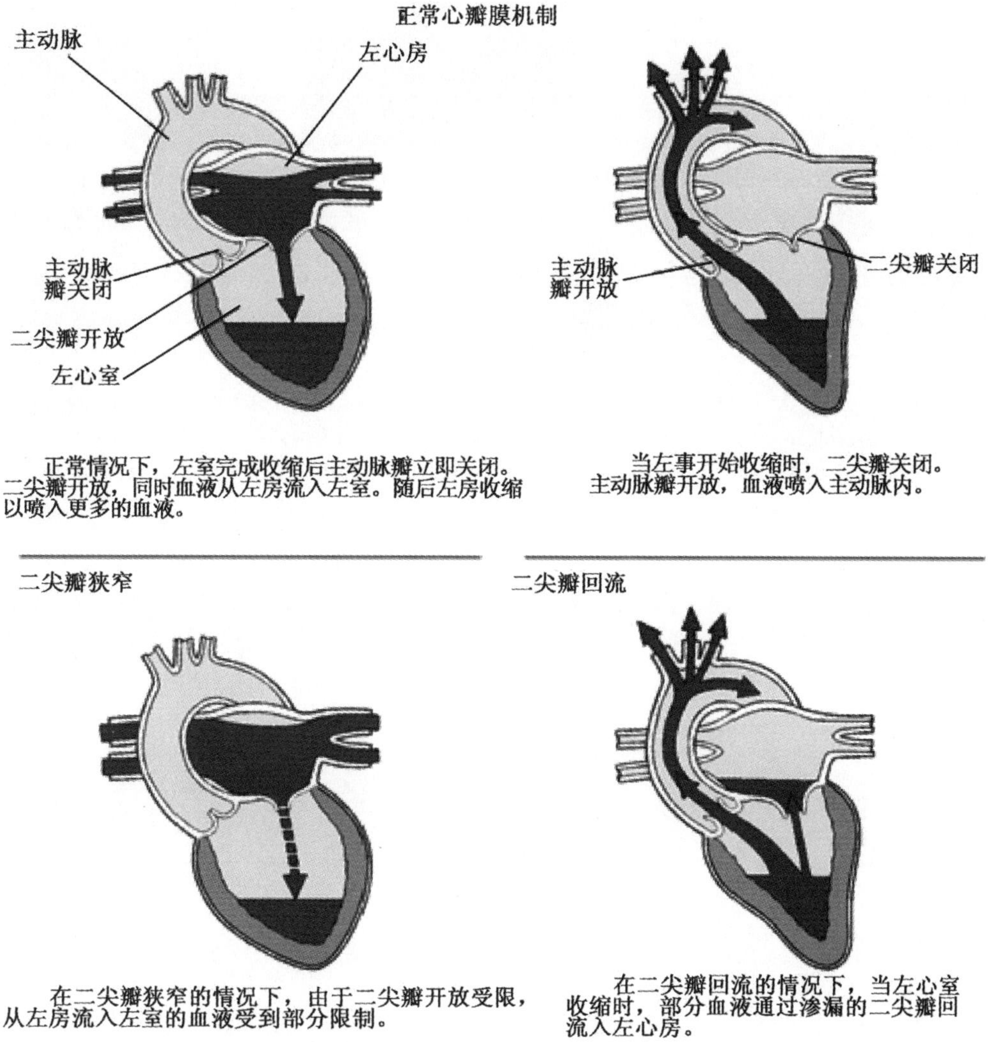

图23-13　二尖瓣狭窄或关闭不全时的血流动力学改变

四、临床表现

（一）症状

1. 急性二尖瓣关闭不全：轻度二尖瓣反流仅有轻微劳力性呼吸困难。严重反流（如乳头肌断裂）很快发生急性左心衰竭，甚至出现急性肺水肿或心源性休克。

2. 慢性二尖瓣关闭不全：轻度二尖瓣关闭不全可终身无症状。严重反流有心排血量减少，首先出现的症状是疲乏无力，肺淤血的症状较呼吸困难出现较晚。

（1）风心病：从首次风湿热后，无症状期远较二尖瓣狭窄长，常超过20年。一旦出现明显症状，多已有不可逆的心功能损害。急性肺水肿和咯血较二尖瓣狭窄少见。

（2）二尖瓣脱垂：一般二尖瓣关闭不全较轻，多无症状，或仅有不典型胸痛、心悸、乏力、头晕、体位性晕厥和焦虑等，可能与自主神经功能紊乱有关。严重的二尖瓣关闭不全晚期出现左心衰竭。

（二）体征

1．急性二尖瓣关闭不全：心尖搏动为高动力型。肺动脉瓣区第二心音亢进。非扩张的左心房强有力收缩所致心尖区第四心音常可闻及。由于收缩末左心房室压差减少，心尖区反流性杂音于第二心音前终止，而非全收缩期杂音，低调，呈递减型，不如慢性者响。严重反流也可出现心尖区第三心音和短促舒张期隆隆样杂音。

2．慢性二尖瓣关闭不全：

（1）心尖搏动：呈高动力型，左心室增大时向左下移位。

（2）心音：风心病时瓣叶缩短，导致重度关闭不全时，第一心音减弱，二尖瓣脱垂和冠心病时第一心音多正常。由于左心室射血时间缩短，主动脉瓣区第二心音（A_2）提前，第二心音分裂增宽。严重反流时心尖区可闻及第三心音。二尖瓣脱垂时可有收缩中期喀喇音。

（3）心脏杂音：瓣叶挛缩所致（如风心病），全收缩期吹风样高调一贯型杂音，在心尖区最响。杂音可向左腋下和左肩胛下区传导。后叶异常时，如后叶脱垂、后内乳头肌功能异常、后叶腱索断裂，杂音则向胸骨左缘和心底部传导。在典型的二尖瓣脱垂为随喀喇音之后的收缩期杂音。冠心病乳头肌功能失常时可有收缩早期、中期、晚期或全收缩期杂音。腱索断裂时杂音可似鸥鸣或乐音性。反流严重时，心尖区可闻及紧随第三心音后的短促舒张期隆隆样杂音。

（三）影像学检查

1．X线检查：急性者心影正常或左心房轻度增大伴明显肺淤血，甚至肺水肿征。慢性重度反流常见左心房、左心室增大，左心衰竭时可见肺淤血和间质性肺水肿征。二尖瓣环钙化为致密而粗的C形阴影，在左侧位或右前斜位可见。

2．心电图检查：急性者心电图正常，窦性心动过速常见。慢性重度二尖瓣关闭不全主要为左心房增大，部分有左心室肥厚和非特异性ST-T改变，少数有心室肥厚，心房颤动常见。

3．超声心动图检查：M型和二维超声心动图不能确定二尖瓣关闭不全（图23-14）。

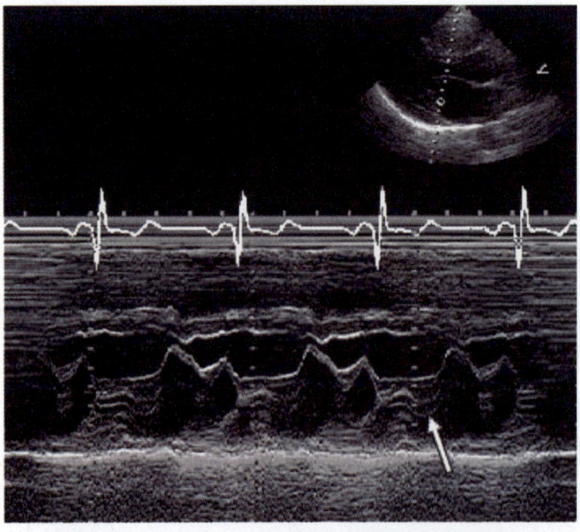

图23-14　二尖瓣关闭不全M型超声改变

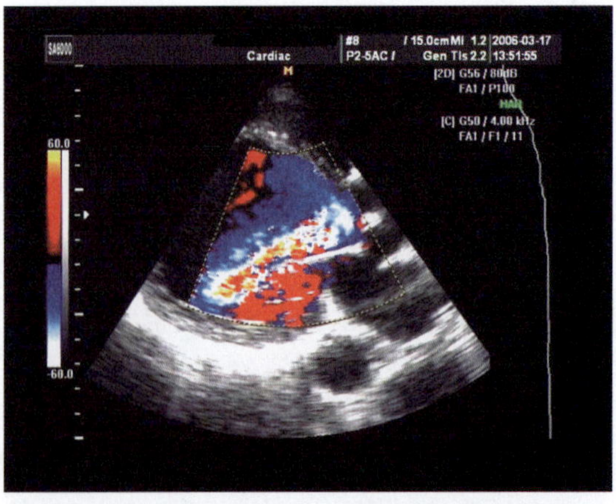

图23-15　二尖瓣关闭不全彩色多普勒超声检查

脉冲式多普勒超声和彩色多普勒血流显像可于二尖瓣心房侧和左心房内探及收缩期反流束，诊断二尖瓣关闭不全的敏感性几乎达到100%，且可半定量反流程度（图23-15）。后者测定的左心房内最大反流束面积，<4 cm^2为轻度；4～8 cm^2为中度；>8 cm^2为重度反流。二维超声可显示二尖瓣装置的形态特征，如瓣叶和瓣下结构增厚、融合、缩短和钙化，瓣叶冗长脱垂、连枷样瓣叶、瓣环扩大或钙化、赘生物，左心室扩大和室壁矛盾运动等，有助于明确病因。超声心动图还可提供心腔大小、心功能和合并其他瓣膜损害的资料。

4．放射性核素心室造影：可测定左心室收缩、舒张末容量和静息、运动时射血分数，以判断左心室收缩功能。通过左心室与右心室心搏量之比值评估反流程度，该比值>2.5提示严重反流。

5．左心室造影：经注射造影剂行左心室造影，观察收缩期造影剂反流入左心房的量，为半定量反流程度的"金标准"。

五、诊断、鉴别诊断与并发症

急性者，如突然发生呼吸困难，心尖区出现收缩期杂音，X线心影不大而肺淤血明显和有病因可寻者，如二尖瓣脱垂、感染性心内膜炎、急性心肌梗死、创伤和人工瓣脱置换术后，诊断不难。慢性者，心尖区有典型杂音伴左心房室增大，诊断可以成立，确诊有赖超声心动图。由于心尖区杂音可向胸骨左缘传导，应注意与以下情况鉴别：

1．三尖瓣关闭不全：为全收缩期杂音，在胸骨左缘第4、5肋间最清楚，右心室显著扩大时可传导至心尖区，但不向左腋下传导。杂音在吸气时增强，常伴颈静脉收缩期搏动和肝收缩搏动。

2．室间隔缺损：为全收缩期杂音，在胸骨左缘第4肋间最清楚，不向腋下传导，常伴胸骨旁收缩期震颤。

3．主动脉瓣、肺动脉瓣狭窄：血流通过狭窄的左心室或右心室流出道时，产生胸骨左缘收缩期喷射性杂音。杂音自收缩中期开始，于第二心音前终止，呈吹风样和递减型。主动脉瓣狭窄的杂音位于胸骨右缘第2肋间；肺动脉瓣狭窄的杂音位于胸骨左缘第2肋间；肥厚型梗阻型心肌病的杂音位于胸骨左缘第3、4肋间。以上情况均有赖超声心动图确诊。

心房颤动可见于3/4的慢性重度二尖瓣关闭不全患者；感染性心内膜炎较二尖瓣狭窄常见；体循环栓塞见于左心房扩大、慢性心房颤动的患者，较二尖瓣狭窄少见；心力衰竭在急性者早期出现，慢性者晚期发生；二尖瓣脱垂并关闭不全的患者除上述并发症外尚有猝死发生。

六、治疗

（一）急性二尖瓣关闭不全

治疗目的是降低肺静脉压、增加心排血量和纠正病因。内科治疗一般为术前过渡措施，尽可能在床旁Swan-Ganz导管血流动力学监测指导下进行。静脉滴注硝普钠通过扩张小动、静脉，降低心脏前后负荷，减轻肺淤血，减少反流，增加心排血量。静脉注射利尿剂可降低前负荷。药物治疗无效时，可采用主动脉内球囊反搏术，后者可降低收缩期的动脉压和左心室压力，促进前向流量而减少反流，增加舒张期主动脉压和改善左心室收缩力。外科治疗为根本措施，视病因、病变性质、反流程度和对药物治疗的反应，采取紧急、择期或选择性手术（人工瓣置换术或修复术）。部分患者经药物治疗后症状可基本控制，进入慢性代偿期。

（二）慢性二尖瓣关闭不全

1. 内科治疗：

（1）预防感染性心内膜炎，风心病者需预防风湿热活动。

（2）无症状、心功能正常者无需特殊治疗，但应定期随访。

（3）心房颤动的处理同二尖瓣狭窄，但维持窦性心律不如在二尖瓣狭窄时重要。除因心房颤动导致心功能显著恶化的少数情况需恢复窦性心律外，多数只需满意控制心室率。慢性心房颤动，有体循环栓塞史、超声检查见左心房血栓者，应长期抗凝治疗。

（4）心力衰竭者，应限制钠盐摄入，药物治疗有：①动脉血管扩张剂：此类药物能减轻心脏后负荷，使前向搏出量增加，反流容积减少，从而降低左心房压力。此外，心腔容积的减少，还可缩小二尖瓣环和反流口大小。可用血管紧张素转换酶抑制剂或肼苯哒嗪等药物降低后负荷，这可改善慢性严重二尖瓣关闭不全病人的临床状态达几个月甚至几年。②强心剂：在二尖瓣关闭不全病人中，使用地高辛等强心剂比在二尖瓣狭窄时重要，特别是有心房颤动伴快速心室率者。洋地黄类药物既可减慢心室率，又可增强心肌收缩力，能起到增加前向搏出量和缓解临床症状的疗效。③利尿剂：对窦性心律而有心脏增大者尤为适用，可改善肺淤血的症状。

2. 外科治疗：

（1）适应证与手术时机的选择：急性或慢性中重度二尖瓣反流的病人，最终都需要外科治疗，关键在于外科治疗的时机。如果等到因伴有左心收缩功能减退和重度肺动脉高压的左心衰竭而出现显著症状时才选择外科治疗，术后往往症状不能得到明显的缓解且左心室功能仍然不能改善。在器质性二尖瓣反流病人，外科适应证已朝向较早实施外科干预的方向发展，这样可以改善预后。现在广泛认可的观点是，一些无症状的亚组病人也应考虑外科治疗。外科适应证的选择应该个体化，但可大致归纳为3个方面：①传统的适应证：有严重症状（心功能NYHA分级Ⅲ或Ⅳ级）的病人，即使这些症状是暂时的或药物治疗可以改善的。这些病人可以获益于术后心功能的显著改善，但在术后，独立于其他基础因素的死亡率较高。②近来的适应证：没有或仅有轻微症状（NYHA心功能分级Ⅰ级或Ⅱ级），但有明显左心室功能异常；如左心室射血分数降低（LVEF＜60%）、左心室收缩末内径增大（LVESD＞45 mm）、左心室收缩末容量指数增加（LVESVI＞50 ml/m^2）、肺动脉收缩压＞50 mmHg的病人。在这些病人中，容量负荷过重改善的能够防止心功能的进一步恶化，但明显左心室功能异常的患者在术后，独立于其他基础因素的死亡率过高。③早期的适应证：是指那些有严重二尖瓣反流、无或仅有轻微症状（心功能NYHA分级Ⅰ级或Ⅱ级）、没有左心室功能不全征象（LVEF＞60%）的病人。因为继发于容量负荷过重的左心室功能异常预后不良，但又没有简单、精确和敏感的方法进行检测；在保守治疗的情况下死亡率显著升高，特别是猝死的危险性相对较高；对于严重的二尖瓣反流病人来说，几乎最终难免手术；外科技术的发展可以提供更多的彻底治愈；这些病人可期待手术的最好结果，特别是在急性期过后，其生存率与总人群的生存率相同。在这个亚组中，外科手术是一个理性的选择，但仍有待于广泛讨论。在这些病人，术前应使用多种无创伤性的检查手段系统地进行二尖瓣反流定量，以客观地决定二尖瓣反流的程度，确认手术的正当依据。

（2）术前心导管和心血管造影检查：拟手术治疗的患者和那些经充分的内科治疗仍不能有效地控制临床症状，且心脏进行性增大的患者，应进行左右心导管、左心室造影及冠状动脉造影检查。其目的是：①了解血流动力学变化情况；②证实二尖瓣关闭不全的存在并确定其程度；③帮助诊断原发性心脏病，应强调那些源于左心室扩大的相对性轻度二尖瓣关闭不全，其从外科获益不大，且手术风险加大；④确定和评价其他瓣膜病变及程度；⑤了解冠状动脉的病变及程度。对有明确冠状动脉旁路移植适应证的病人，对二尖瓣反流手术的要求就没有那么严格，为了纠正中度的二尖瓣反流，即使它不直接引起现有的症状，进行冠状动脉搭桥和二尖瓣联合手术以同时纠正二尖瓣反流和冠状动脉血流重建也是可以接受的。

（3）手术方法：

1）瓣膜修补术：如瓣膜损坏较轻，瓣叶无钙化，瓣环有扩大，但瓣下腱索无严重增厚者可行瓣膜修补术，如二尖瓣脱垂、腱索断裂、乳头肌断裂的病人可采用修补术。瓣膜修复术死亡率低，能获得长期临床改善，作用持久，术后发生感染性心内膜炎和血栓栓塞少，不需长期抗凝（并发慢性心房颤动者除外），且左心室功能恢复较好（这可能归功于腱索和乳头肌的保留）。手术死亡率为1%～2%，与换瓣相比，病程较早期和较晚期（心功能较差时）均可考虑瓣膜修补术，但LVEF＜15%～20%时亦不应行此手术。

2）人工瓣膜置换术：瓣叶钙化、瓣下结构病变严重（如风湿性心脏病引起瓣叶变形和腱索融合），感染性心内膜炎或合并二尖瓣狭窄者必须置换人工瓣。目前换瓣手术死亡率在5%左右。严重左心室功能不全（LVEF≤30%～35%）或左心室重度扩张（左心室舒张末内径（LVEDD）≥80 mm，左心室舒张末容量指数（LVEDVI）≥300 ml/m^2），已不宜换瓣。如果必须进行瓣膜置换术，可通过保留腱索的完整性、乳头肌与腱索的缝合来改善左心室功能。瓣膜置换术涉及生物瓣或机械瓣的选择问题。一般来说，更愿意选择机械瓣是因为它的长期可靠性。当不需要考虑瓣膜的使用年限或病人想避免长期使用抗凝剂时可选用生物瓣。后者常常为年轻的、窦性心律的、想要怀孕的妇女。她们更愿意接受无抗凝剂治疗——置换生物瓣是可行的方法。然而，这些病人必须知道，因为瓣膜的衰退，生物瓣使用10～15年后必须再次置换。总的来说，没有使用抗凝剂禁忌证的病人，不管采用何种类型的瓣膜都应长期抗凝治疗。二尖瓣置换术比主动脉瓣置换术全身性血栓的发生率高（尽管生物瓣发生率较低）；在未抗凝治疗的二尖瓣置换生物瓣病例中，每年血栓的发生率仍有1%～3%。一些临床医生建议不愿使用抗凝剂的生物瓣置换病人可服用阿司匹林。一些数据提示阿司匹林治疗有效，但是否与华法林的抗凝效果相同，目前还不清楚。

第三节　主动脉瓣狭窄

一、病因与病理

（一）病因

1. 风湿性心瓣膜病：几乎无单纯的风湿性主动脉瓣狭窄（aortic stenosis，AS），大多伴有关闭不全和二尖瓣损害。

2. 先天性畸形：先天性二叶瓣畸形为最常见的先天性主动脉瓣狭窄的病因。先天性二叶瓣畸形见于1%～2%的人群，男多于女。单叶、四叶主动脉瓣畸形偶有发生。

3. 退行性老年钙化性主动脉瓣狭窄：为65 岁以上老年人单纯性主动脉瓣狭窄的常见原因。

（二）病理解剖

风湿性主动脉瓣狭窄是慢性风湿性主动脉瓣炎的后果。风湿性内膜炎不断进展，使主动脉瓣叶增厚、瓣叶交界处黏连，导致瓣的开口缩小，主动脉瓣狭窄的程度与有几个交界黏连以及每个瓣叶的增厚缩短程度有关。如果3个交界处都发生黏连，瓣叶重度缩短、增厚，收缩期不能良好开启，瓣口狭窄常十分严重，而且多数患者同时可伴有主动脉瓣关闭不全。如2个交界处黏连，瓣口狭窄常比较轻。由于风湿性病变的不断进展，受侵的瓣叶及黏连的瓣交界，均会有钙的沉积，甚至形成较大的钙化结节。钙化结节常常在右冠瓣和无冠瓣交界处最为明显。如果黏连交界两侧的瓣叶缩短和硬化都不严重，瓣口狭窄可能较轻，也不会伴有关闭不全。由于主动脉瓣口的狭窄，左心室排血受阻会引起左心室的向心性肥厚，心脏增大而心腔扩大并不明显。重症晚期患者，由于心力衰竭，会出现左心室肌源性扩张，心脏明显扩大，甚至引起二尖瓣相对关闭不全。实际上，大多数风湿性主动脉瓣狭窄常合并二尖瓣的器质性病变。对于年龄较大的患者，还应警惕合并冠状动脉硬化性心脏病的可能。

二、病理生理

成人主动脉瓣口$>3.0\ cm^2$。当瓣口面积减少一半时，收缩期仍无明显跨瓣压差。瓣口$<1.0\ cm^2$时，左心室收缩压明显升高，跨瓣压差显著。

左心室对慢性主动脉瓣狭窄所致的压力负荷增加的主要代偿方式是通过进行性室壁向心性肥厚以平衡左心室收缩压升高，维持正常收缩期室壁应力和左心室心排血量。左心室肥厚使其顺应性降低，引起左心室舒张末压进行性升高，因而使左心房的后负荷增加，左心房代偿性肥厚。肥厚的左心房在舒张末期的强有力收缩有利于僵硬左心室的充盈，使左心室舒张末容量增加，达到左心室有效收缩时所需水平，以维持心搏量正常。左心房的有力收缩也使肺静脉和肺毛细血管压力免于持续升高。左心室舒张末容量直至失代偿的病程晚期才增加。最终由于室壁应力增高、心肌缺血和纤维化等导致左心室功能衰竭。

严重主动脉瓣狭窄引起心肌缺血。其机制为：①左心室壁增厚、心室收缩压升高和射血时间延长，增加心肌氧耗；②左心室肥厚，心肌毛细血管密度相对减少；③舒张期心腔内压力增高，压迫心内膜下冠状动脉；④左心室舒张末压升高致舒张期主动脉-左心室压差降低，冠状动脉灌注压降低。后二者减少冠状动脉血流。心肌耗氧增加、供血减少，如加上运动负荷将导致严重心肌缺血。

三、临床表现

（一）症状

出现较晚。呼吸困难、心绞痛和晕厥为典型主动脉瓣狭窄常见的三联征。

1．呼吸困难：劳力性呼吸困难为晚期肺淤血引起的常见首发症状，见于90%的有症状患者。进而可发生阵发性夜间呼吸困难、端坐呼吸和急性肺水肿。

2．心绞痛：见于60%的有症状患者。常由运动诱发，休息后缓解。主要由心肌缺血所致，极少数可由瓣膜的钙质栓塞冠状动脉引起。

3．晕厥或接近晕厥：见于1/3的有症状患者。多发生于直立、运动中或运动后即刻，少数在休息时发生，由于脑缺血引起。其机制为：①运动时周围血管扩张，而狭窄的主动脉口限制心排血量的相应增加；②运动致心肌缺血加重，使左心室收缩功能降低，心排血量减少；③运动时左心室收缩压急剧上升，过度激活室内压力感受器通过迷走神经传入纤维兴奋血管减压反应（vasodepressor response），导致外周血管阻力降低；④运动后即刻发生者，为突然体循环静脉回流减少，影响心室充盈、左心室心搏量进一步减少；⑤休息时晕厥可由于心律失常（心房颤动、房室传导阻滞或心室颤动）导致心排血量骤减所致。以上均可引起体循环动脉压下降，脑循环灌注压降低，以至发生脑缺血。

（二）体征

1．心音：第一心音正常。如主动脉瓣钙化僵硬，则第二心音主动脉瓣成分减弱或消失。由于左心室射血时间延长，第二心音常为单一性，严重狭窄者呈逆分裂。肥厚的左心房强有力收缩产生明显的第四心音。先天性主动脉瓣狭窄或瓣叶活动度尚佳者，可在胸骨右、左缘和心尖区听到主动脉瓣喷射音，不随呼吸而改变，如瓣叶钙化僵硬，喷射音消失。

2．收缩期喷射性杂音：在第一心音稍后或紧随喷射音开始，止于第二心音前，为吹风样、粗糙、递增-递减型，在胸骨右缘第2或左缘第3肋间最响，主要向颈动脉传导，常伴震颤。老年人钙化性主动脉瓣狭窄者，杂音在心底部粗糙，高调成分可传导至心尖区，呈乐音性，为钙化瓣叶震动所引起。狭窄越重，杂音越长。左心室衰竭或心排血量减少时，杂音消失或减弱。杂音强度随每搏间的心搏量不同而改变，长舒张期之后，如期前收缩后的长代偿间期之后或心房颤动的长心动周期时，心搏量增加，杂音增强。

3. 其他：动脉脉搏上升缓慢、细小而持续（细迟脉，pulsus tardus），在晚期，收缩压和脉压均下降。但在轻度主动脉瓣狭窄合并主动脉瓣关闭不全的患者以及动脉床顺应性差的老年患者，收缩压和脉压可正常，甚至升高。在严重的主动脉瓣狭窄患者，同时触诊心尖部和颈动脉可发现颈动脉搏动明显延迟。心尖搏动相对局限、持续有力，如左心室扩大，可向左下移位。

四、影像学检查

（一）X线检查

严重狭窄或心力衰竭的患者显示心脏外形扩大，以左心室大为主，如合并心力衰竭可有肺间质水肿（图23-16）。放射线影像增强透视检查，能发现某些严重的狭窄主动脉瓣钙化。左心室造影显示主动脉有狭窄后扩张，瓣膜增厚，开口面积减少，收缩期造影剂呈喷射状湍流。

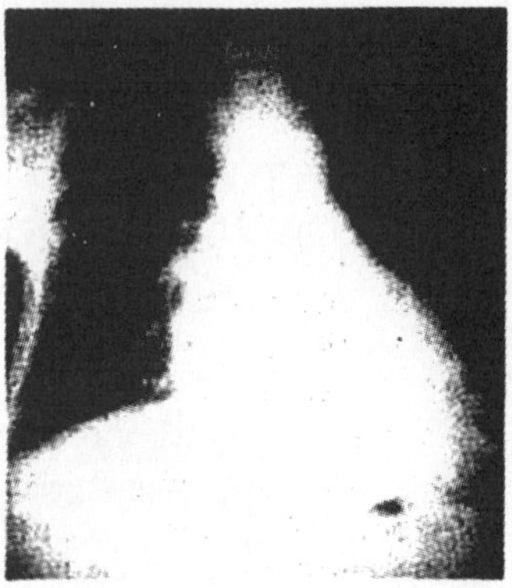

X线示左心室扩大，升主动脉扩张

图23-16　主动脉瓣狭窄X线改变

（二）心电图检查

严重主动脉瓣狭窄的心电图为左心室肥厚，电轴左偏，V_5、V_6导联的ST段低平和T波倒置。有时有左心房型波。此外，心电图还常示左束支传导阻滞。老年患者如伴有心房颤动、心动过缓及室性早搏，应想到合并有冠状动脉硬化性心脏病的可能性。

（三）超声心动图

超声心动图是明确诊断和判定狭窄程度的重要方法。M型诊断本病不敏感和缺乏特异性。二维超声心动图（图23-17）探测主动脉瓣异常十分敏感，有助于显示瓣叶数目、大小、增厚、钙化、活动度、交界处融合、瓣口大小和形状及瓣环大小等瓣膜结构，有助于确定狭窄的病因，但不能准确定量狭窄程度。用连续波多普勒（图23-18）测定通过主动脉瓣的最大血流速度，可计算出平均和峰跨膜压差以及瓣口面积，所得结果与心导管检查相关良

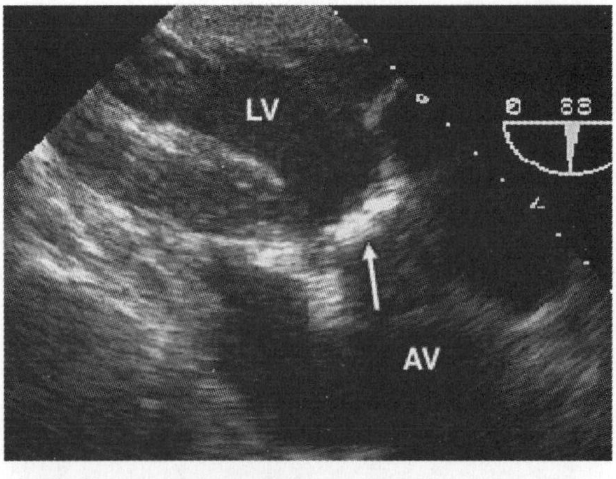

图23-17　主动脉瓣狭窄二维超声心动图，箭头所示为钙化

好。超声心动图还提供心腔大小、左心室肥厚及功能等多种信息。

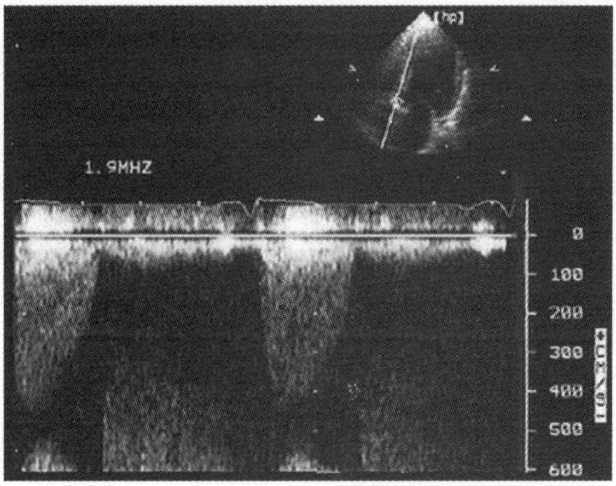

图23-18 主动脉瓣狭窄连续波多普勒改变

（四）心导管检查

当超声心动图不能确定狭窄程度并考虑人工瓣膜置换时，应行心导管检查（图23-19）。最可靠的方法是用双腔导管经股动脉逆行通过狭窄主动脉瓣口进入左心室，同步测定左心室及主动脉内压力并计算压差。如无双腔导管也可应用单腔导管连续测定左心室及主动脉内压力。常以左心室-主动脉收缩期压差判断狭窄程度，平均压差>50 mmHg或峰压差>70 mmHg为重度狭窄。

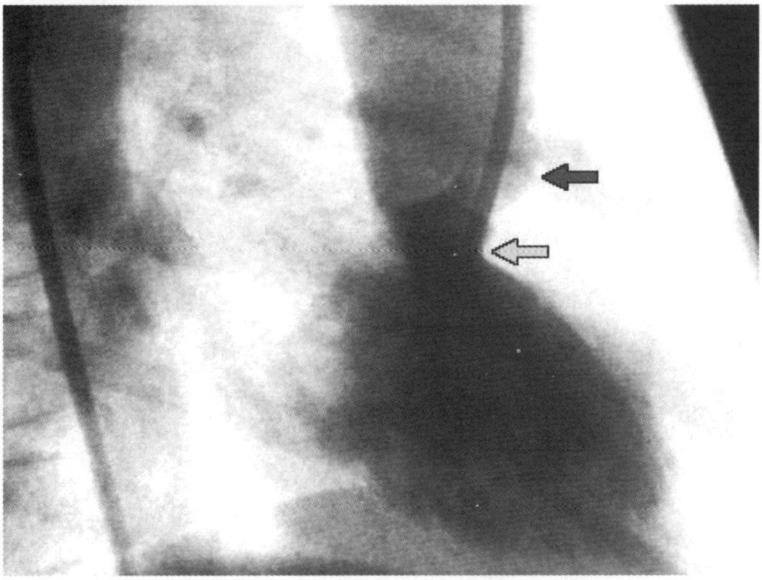

图23-19 左心室造影示主动脉瓣下狭窄

五、诊断和鉴别诊断

典型的主动脉瓣狭窄患者的诊断常不困难，根据典型的心脏杂音，结合超声心动图、心脏放射线以及心电图的检查即可确诊。主动脉瓣狭窄的心音图、 颈动脉和主动脉压力曲线的特征，对临床诊断帮助也较大。主动脉瓣狭窄的典型菱形收缩期杂音反映出左心室收缩期喷血速度的改变：轻微的瓣口狭窄，心杂音足占据收缩期的前一半；如果杂音在收缩期中期或晚期达到高峰，常常反应有严重狭窄。心音图能区分出递升增强的第一心音和第四心音。第四心音在P波之后出现越早，狭窄也越严重。可疑患者，如确有第四心音即可诊断为严重的主动脉瓣狭窄。

主动脉瓣狭窄的杂音如传导至胸骨左下缘或心尖区时，应与二尖瓣关闭不全、三尖瓣关闭不全或室间隔缺损的全收缩期杂音区别。此外，还应与胸骨左缘的其他收缩期喷射性杂音鉴别。

主动脉瓣狭窄与其他左心室流出道梗阻疾病的鉴别：①先天性主动脉瓣上狭窄的杂音最响在右锁骨下，杂音和震颤明显传导至胸骨右上缘和右颈动脉甚至右上臂，喷射音少见。②先天性主动脉瓣下狭窄难与主动脉瓣狭窄鉴别。前者常合并轻度主动脉瓣关闭不全，无喷射音。③梗阻性肥厚型心肌病有收缩期二尖瓣前叶前移，致左心室流出道梗阻，产生收缩中或晚期喷射性杂音，胸骨左缘最响，不向颈部传导，有快速上升的重搏脉。

以上情况的鉴别有赖于超声心动图。

六、并发症

1．心律失常：10%可发生心房颤动，致左心房压升高和心排血量明显减少，临床症状迅速恶化，可致严重低血压、晕厥或肺水肿。主动脉瓣钙化侵及传导系统可致房室传导阻滞；左心室肥厚、心内膜下心肌缺血或冠状动脉栓塞可致室性心律失常。上述情况均可导致晕厥，甚至猝死。

2．心脏性猝死：一般发生于先前有症状者。无症状者发生猝死少见，仅见于1%～3%的患者。

3．感染性心内膜炎：不常见。年轻人较轻的瓣膜畸形较老年人的钙化性瓣膜狭窄发生感染性心内膜炎的危险性大。

4．体循环栓塞：少见。栓子可来自钙化性狭窄瓣膜的钙质或增厚的二叶瓣上的微血栓。

5．心力衰竭：发生左心衰竭后，自然病程明显缩短，因此终末期的右心衰竭少见。

6．胃肠道出血：因特发性或胃肠道（右半结肠）血管发育不良（angiodysplasia），可合并胃肠道出血。多见于老年瓣膜钙化患者，出血多为隐匿性和慢性。人工瓣膜置换术后出血常可停止。

七、治疗

1．内科治疗：主要目的是确定狭窄程度、观察狭窄进展情况，为有手术指征的患者选择合理手术时间。治疗措施包括：①预防感染性心内膜炎：如为风心病合并风湿活动，应预防风湿热。②无症状的轻度狭窄患者每2 年复查一次，应包括超声心动图定量测定。中度和重度狭窄的患者应避免剧烈体力活动，每6～12个月复查1次。③如有频发房性期前收缩，应予抗心律失常药物，预防心房颤动。主动脉瓣狭窄患者不能耐受心房颤动，一旦出现，应及时转复为窦性心律。其他可导致症状或血流动力学后果的心律失常也应积极治疗。④心绞痛可试用硝酸酯类药物。⑤心力衰竭者应限制钠盐摄入，可小心应用洋地黄类药物和利尿剂。过度利尿可因低血容量致左心室舒张末压降低和心排血量减少，发生直立性低血压。不可使用作用于小动脉的血管扩张剂，以防血压过低。β-受体阻滞剂等负性肌力药物亦应避免应用。

2．外科治疗：人工瓣膜置换术为治疗成人主动脉瓣狭窄的主要方法。无症状的轻度、中度狭窄患者无手术指征。重度狭窄（平均跨瓣压差>50 mmHg）伴心绞痛、晕厥或心力衰竭症状为手术的主要指征。无症状的重度狭窄患者，如伴有进行性心脏增大和（或）明显左心室功能不全，也应考虑手术。严重左心室功能不全、高龄、合并主动脉瓣关闭不全或冠心病，增加手术和术后晚期死亡风险，但不是手术禁忌证。手术死亡率<5%。有冠心病者，需同时做冠状动脉旁路移植术，术后的远期预后优于二尖瓣疾病和主动脉瓣关闭不全的换瓣患者。

儿童和青少年的非钙化性先天性主动脉瓣严重狭窄，甚至包括无症状者，可在直视下行瓣膜交界处分离术。

3．经皮球囊主动脉瓣成形术：经股动脉逆行将球囊导管推送至主动脉瓣，用生理盐水与造影剂各半的混合液体充盈球囊，裂解钙化结节，伸展主动脉瓣环和瓣叶，解除瓣叶黏连和分离融合交界处，减轻狭窄。

尽管此技术的中期结果令人失望（操作死亡率为3%，一年死亡率为45%），但主要的治疗对象为高龄、有心力衰竭和手术高危患者，因此在不适于手术治疗的严重钙化性主动脉瓣狭窄患者仍可改善左心室功能和症状，适应证包括：①由于严重主动脉瓣狭窄的心源性休克者；②严重主动脉瓣狭窄需急诊非心脏手术治疗，因有心力衰竭而具极高手术危险者，可作为过渡治疗措施；③严重主动脉瓣狭窄的妊娠妇女；④严重主动脉瓣狭窄，拒绝手术治疗的患者。与经皮球囊二尖瓣成形不同，经皮球囊主动脉瓣成形的临床应用范围局限。

第四节　主动脉瓣关闭不全

一、病因

（一）急性主动脉瓣关闭不全

1．感染性心内膜炎致主动脉瓣瓣膜穿孔或瓣周脓肿。

2．创伤穿通或钝挫性胸部创伤致升主动脉根部、瓣叶支持结构和瓣叶破损或瓣叶急性脱垂。

3. 主动脉夹层（图23-20）。通常发生于马凡氏综合征（Marfan综合征），特发性升主动脉扩张、高血压或妊娠。

4. 人工瓣撕裂。

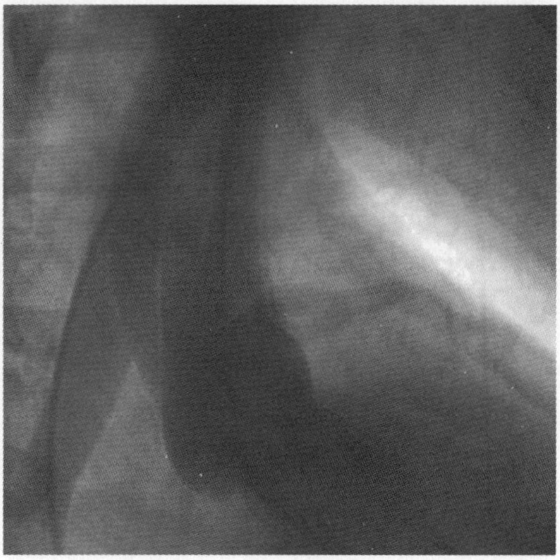

图23-20 造影示主动脉夹层

（二）慢性主动脉瓣关闭不全

1. 主动脉瓣疾病：

（1）风心病：约2/3的主动脉瓣关闭不全为风心病所致。风心病时单纯主动脉瓣关闭不全少见，常合并二尖瓣损害。

（2）感染性心内膜炎：视损害进展的快慢不同，可表现为急性、亚急性或慢性关闭不全，为单纯性主动脉瓣关闭不全的常见病因。

（3）先天性畸形：① 二叶主动脉瓣占临床单纯性主动脉瓣关闭不全的1/4。② 室间隔缺损时由于无冠瓣失去支持可引起主动脉瓣关闭不全，约占室间隔缺损的15%。

（4）主动脉瓣黏液样变性。

（5）强直性脊柱炎。

2. 主动脉根部扩张：

（1）梅毒性主动脉炎。

（2）马凡氏综合征：为遗传性结缔组织病，通常累及骨、关节、眼、心脏和血管。典型者四肢细长，韧带和关节过伸，晶体脱位和升主动脉呈梭形瘤样扩张（图23-21，图23-22）。后者由于中层囊性坏死所致，即中层弹力纤维变性或缺如，由黏液样物质呈囊性沉着。常伴二尖瓣脱垂。只有升主动脉瘤样扩张而无此综合征的其他表现者，称为此综合征的顿挫型。

（3）强直性脊柱炎，升主动脉弥漫性扩张。

（4）特发性升主动脉扩张。

（5）严重高血压和（或）动脉粥样硬化导致升主动脉瘤。

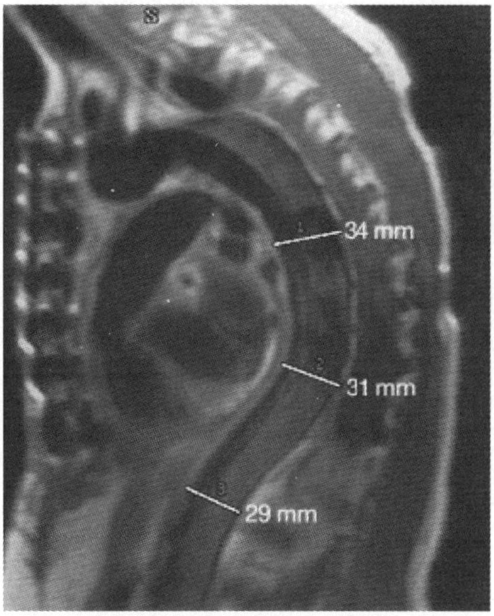

图23-21 马凡氏综合征患者MR提示主动脉扩张

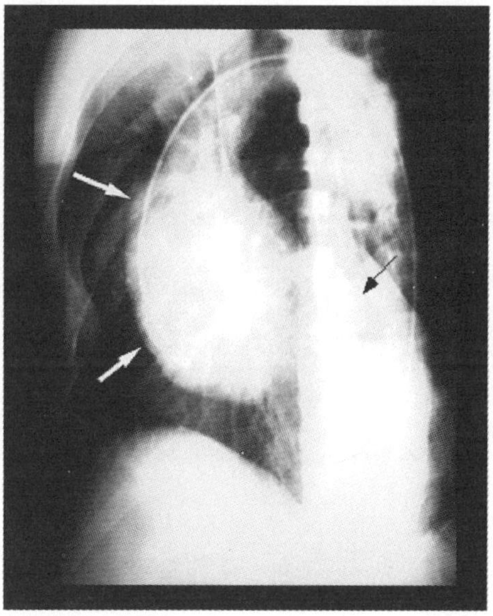

图23-22 主动脉瘤

二、病理生理

风湿病变侵蚀主动脉瓣叶后，使瓣叶增厚，形成瘢痕和收缩，因瓣叶短缩和卷曲不能向中心靠拢，互相之间对合不全。关闭不全的瓣口略呈三角形，舒张期可有大量的血液经关闭不全的瓣口反流入左心室，使左心室扩张和室壁肌肥厚。反流的血液冲击在二尖瓣前瓣的心室面上或左心室流出道的室间隔上，可形成冲击瘢。长期的主动脉反流会使主动脉瓣环扩大，主动脉根部因而扩大增粗，从而使反流进一步加重。

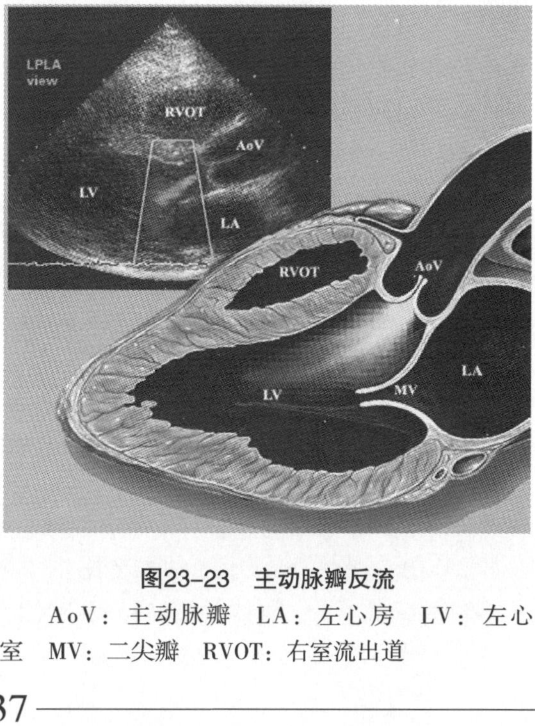

图23-23 主动脉瓣反流

AoV：主动脉瓣 LA：左心房 LV：左心室 MV：二尖瓣 RVOT：右室流出道

主动脉瓣关闭不全使左心室容量负荷增加。在舒张期，左心室要额外接受从主动脉反流回左心腔的血流（图23-13）。在收缩期，左心室要排出超出正常充盈量的血液。由于舒张期左心室与主动脉之间的压力阶差达数十毫米汞柱，因此即使关闭不全的面积不大（0.3～0.7 cm^2），回流量却很大。大部分患者的血流动力学在10年期间逐渐发生变化。早期，左心室舒张末压力正常或轻度升高，左心室可代偿性扩大，以增加每搏排血量（高心排血量）保持循环的稳定，左心室进行性扩大，慢性容量过度负荷，使心肌顺应性下降，左心室舒张末期压力明显升高；出现心力衰竭，使心排血量减少，同时引起左心房和肺毛细血管压力升高，以致发生肺水肿。

在心力衰竭期间，由于心排血量减少，从主动脉反流至左心室的血量减少，有时可听不到舒张期杂音。

严重的关闭不全，回流量比正常心排血量高出2.4倍，使舒张期左心室充盈压迅速升高，甚至高达30～50 mmHg，超过左心房压力，引起保护性二尖瓣提早关闭，称之为功能性二尖瓣狭窄。晚期严重患者，由于左心房室环扩大，使二尖瓣乳头肌移位，产生功能性二尖瓣关闭不全。

主动脉瓣关闭不全的左心排血能力受主动脉-左心室压力阶差、外周动脉血管阻力、心肌顺应性和心率快慢或舒张期长短等因素的影响。多数患者外周血管床扩张（脉压增宽）有利于心脏向外周排血和相对减少左心室回流。一般主动脉瓣关闭不全合并狭窄的程度较轻，否则高心排血量通过狭窄的瓣口，对左心室将产生严重的负担。

三、临床表现

（一）症状

1. 急性主动脉瓣关闭不全：轻者可无症状，重者出现急性左心衰竭和低血压。

2. 慢性主动脉瓣关闭不全：可多年无症状，甚至可耐受运动。最先的主诉为与心搏量增多有关的心悸、心前区不适、头部强烈搏动感等症状。晚期始出现左心室衰竭表现。心绞痛较主动脉瓣狭窄时少见。常有体位性头晕，晕厥罕见。

（二）体征

1. 急性主动脉瓣关闭不全：收缩压、舒张压和脉压正常或舒张压稍低，脉压稍增大，无明显周围血管征，心尖搏动正常，心动过速常见。二尖瓣舒张期提前关闭，致第一心音降低或消失。第二心音肺动脉瓣成分增强，第三心音常见。主动脉瓣舒张期杂音较慢性者短和调低，是由于左心室舒张压上升使主动脉与左心室间压差很快下降所致。如出现Austin-Flint杂音，多为舒张中期杂音。

2. 慢性主动脉瓣关闭不全：

（1）血管：收缩压升高，舒张压降低，脉压增大。周围血管征常见，包括随心脏搏动的点头征（De Musset征）、颈动脉和桡动脉扪及水冲脉，股动脉枪击音（Traube征）、听诊器轻压股动脉闻及双期杂音（Duroziez征）和毛细血管搏动征等。主动脉根部扩大者，在胸骨旁右第2、3肋间可扪及收缩期搏动。

（2）心尖搏动：向左下移位，呈心尖抬举性搏动。

（3）心音：第二心音主动脉瓣成分减弱或缺如（但梅毒性主动脉炎时常亢进）；第二心音多为单一音。心底部可闻及收缩期喷射音，与左心室心搏量增多突然扩张致扩大的主动脉有关。由于舒张早期左心室快速充盈增加，心尖区常有第三心音。

（4）心脏杂音：主动脉瓣关闭不全的杂音为与第二心音同时开始的高调叹气样递减型舒张早期杂音，坐位并前倾和深呼气时易听到。轻度反流时，杂音限于舒张早期，音调高；中度或重度反流时，杂音粗糙，为全舒张期。杂音为乐音性时，提示瓣叶脱垂、撕裂或穿孔。由主动脉瓣损害所致者，杂音在胸骨左中下缘明显；升主动脉扩张引起者，杂音在胸骨右上缘更清楚，向胸骨左缘传导。老年人的杂音有时在心尖区最响。心底部常有主动脉瓣收缩期喷射性杂音，较粗糙，强度2/6～4/6级，可伴有震颤，与左心室心搏量增加和主动脉根部扩大有关。重度反流者，常在心尖区听到舒张中晚期隆隆样杂音（Austin-Flint杂音），其产生机制目前认为系严重的主动脉瓣反流使左心室舒张压快速升高，导致二尖瓣处于半关闭状态，相对于快速前向跨瓣血流构成二尖瓣狭窄。与器质性二尖瓣狭窄的杂音鉴别要点是Austin-Flint杂音不伴有开瓣音、第一心音亢进和心尖区舒张期震颤。

（三）影像学检查

1. X线检查：正位胸片示左心缘延长，升主动脉扩张（图23-24）。侧位片左心室向后扩大，重症患者左心房也可扩大。荧光透视可见左心室和主动脉搏动增强。主动脉瓣关闭不全瓣叶钙化较为少见。

选择性升主动脉造影显示主动脉根部扩张，造影剂反流入左心室。按反流量可分为3级：Ⅰ级为左心室流出道有少量反流的造影剂；Ⅱ级为2/3的左心腔充满造影剂；Ⅲ级为整个左心室腔充满造影剂。左心室造影可判断左心腔的扩张程度，并可根据左心室收缩、舒张容积，计算每搏左心室射血分数。病变早期的关闭不全，射血分数轻度增加或不变，晚期则低于正常。

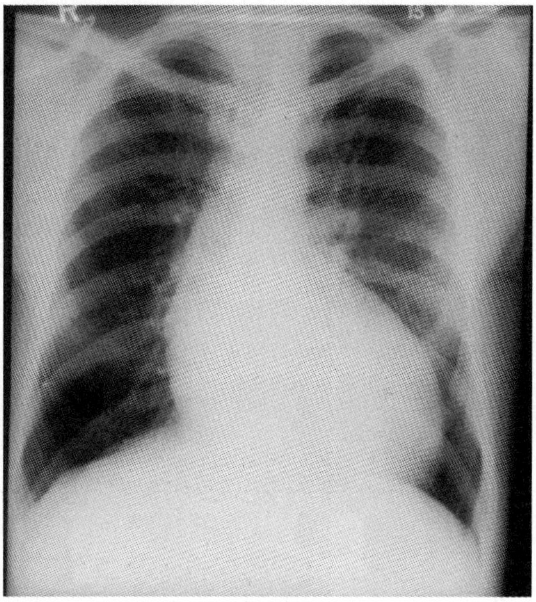

图23-24　主动脉瓣关闭不全X线改变

2. 心电图检查：轻度主动脉瓣关闭不全的心电图改变不明显。早期心电图的改变为V5导联的QRS波电压增高和ST段的改变。多数病例的心电图电轴正常或稍左偏，重症者出现左心室肥厚。

3. 超声心动图检查：M型显示舒张期二尖瓣前叶或室间隔纤细扑动，为主动脉瓣关闭不全的可靠诊断征象（图23-25），但敏感性低（43%）。急性者可见二尖瓣提前关闭，主动脉瓣舒张期纤细扑动为瓣叶破裂的特征。脉冲式多普勒和彩色多普勒血流显像在主动脉瓣的心室侧可探及全舒张期反流束，为最敏感的确定主动脉瓣反流方法，并可通过计算反流血量与搏出血量的比例，判断其严重程度（图23-26）。二维超声可显示瓣膜和主动脉根部的形态改变，有助于病因确定。经食管超声有利于主动脉夹层和感染性心内膜炎的诊断。

4. 放射性核素心室造影：可测定左心室收缩、舒张末容量和静息、运动的射血分数，判断左心室功能。根据左心室和右心室心搏量比值估测反流程度。

5. 磁共振显像：诊断主动脉疾病如主动脉夹层极为准确。可目测主动脉瓣反流射流，可靠地半定量反流程度（图23-27）。

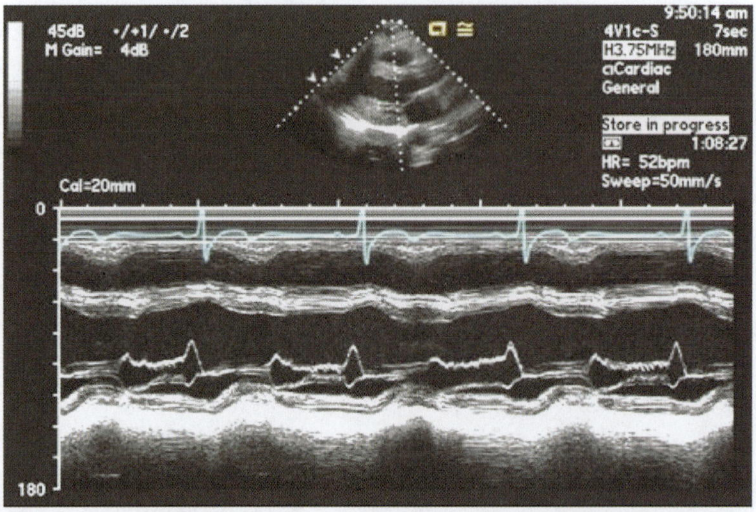

图23-25 主动脉瓣关闭不全M型超声图像

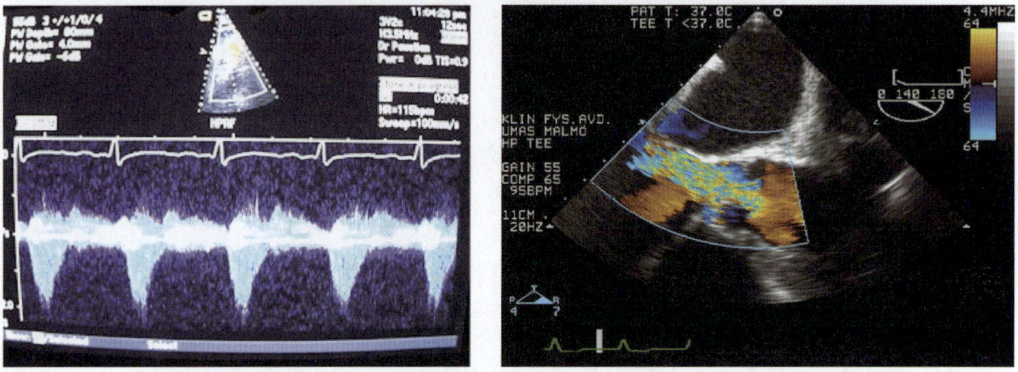

图23-26 主动脉瓣关闭不全彩色超声多普勒图像

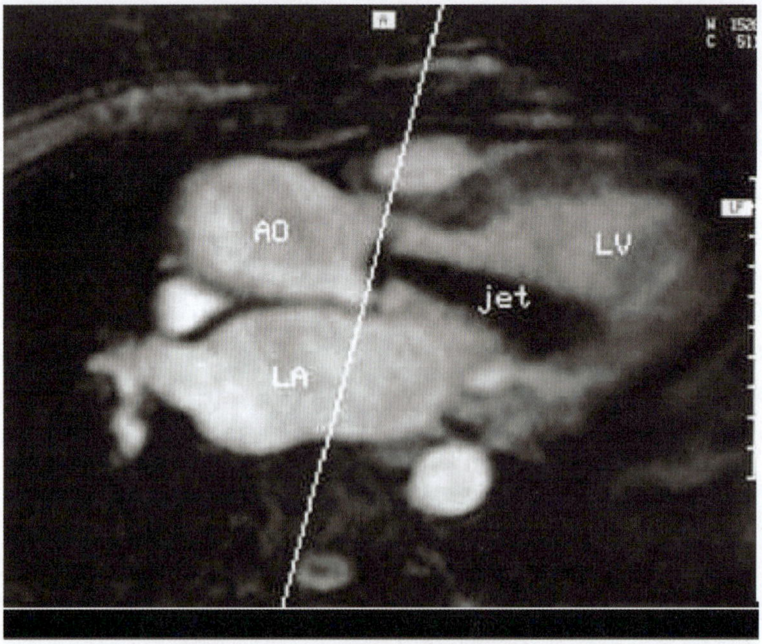

图23-27 主动脉瓣反流MR图像

6．主动脉造影：当无创技术不能确定反流程度，并考虑外科治疗时，可行选择性主动脉造影，半定量反流程度（图23–28）。

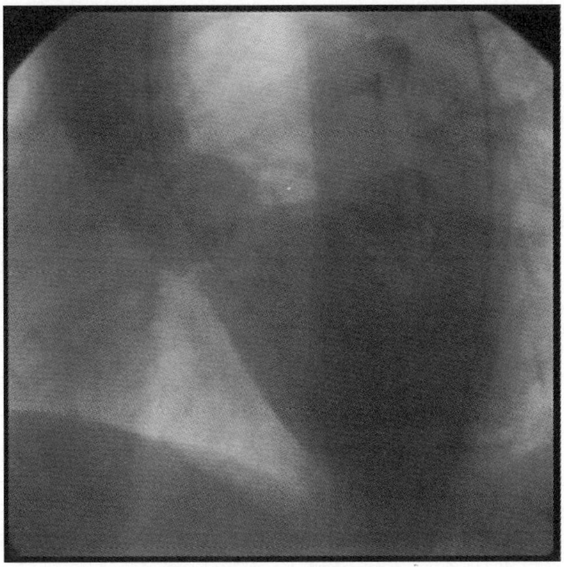

图23–28　主动脉造影

四、诊断、鉴别诊断与并发症

有典型主动脉瓣关闭不全的舒张期杂音伴周围血管征，可诊断为主动脉瓣关闭不全。急性重度反流者早期出现左心室衰竭，X线心影正常而肺淤血明显。慢性如合并主动脉瓣或二尖瓣狭窄，支持风心病诊断，超声心动图可助确诊。主动脉瓣舒张早期杂音于胸骨左缘明显时，应与Graham Steell杂音鉴别。后者见于严重肺动脉高压伴肺动脉扩张所致相对性肺动脉瓣关闭不全，常有肺动脉高压体征，如胸骨左缘抬举样搏动、第二心音肺动脉瓣成分增强等。

并发症为感染性心内膜炎较常见；可发生室性心律失常，但心脏性猝死少见；心力衰竭在急性者出现早，慢性者于晚期始出现。

五、治疗

（一）急性主动脉关闭不全

外科治疗（人工瓣膜置换术或主动脉瓣修复术）为根本措施。内科治疗一般仅为术前准备过渡措施，目的在于降低肺静脉压，增加心排血量，稳定血流动力学，应尽量在Swan–Ganz导管床旁血流动力学监测下进行。静脉滴注硝普钠对降低前后负荷、改善肺淤血、减少反流量和增加排血量有益。也可酌情经静脉使用利尿剂和正性肌力药物。血流动力学不稳定者，如严重肺水肿，应立即手术。主动脉夹层即使伴轻度或中度反流，也需紧急手术。活动性感染性心内膜炎患者，争取在完成7～10天强有力抗生素治疗后手术。创伤性或人工瓣膜功能障碍者，根据病情采取紧急或择期手术。个别患者，药物可完全控制病情，心功能代偿良好，手术可延缓。但真菌性心内膜炎所致者，无论反流轻重，几乎均需早日手术。

（二）慢性主动脉瓣关闭不全

1．内科治疗：①预防感染性心内膜炎，如为风心病有风湿活动应预防风湿热。②梅毒性主动脉炎应予1个疗程青霉素治疗。③舒张压>90 mmHg 者应用降压药。④无症状的轻度或中度反流者，应限制重体力活动，并每1~2年随访1次，应包括超声心动图检查。在有严重主动脉瓣关闭不全和左心室扩张者，即使无症状，可使用血管紧张素转换酶抑制剂，以延长无症状和心功能正常时期，推迟手术时间。⑤左心室收缩功能不全出现心力衰竭时应用血管紧张素转换酶抑制剂和利尿剂，必要时可加用洋地黄类药物。⑥心绞痛可用硝酸酯类药物。⑦积极纠正心房颤动和治疗心律失常，主动脉瓣关闭不全患者耐受这些心律失常的能力极差。⑧如有感染应及早积极控制。

2．外科治疗：人工瓣膜置换术为严重主动脉瓣关闭不全的主要治疗方法，应在不可逆的左心室功能不全发生之前进行，而又不过早冒手术风险。无症状（呼吸困难或心绞痛）和左心室功能正常的严重反流不需手术，但需密切随访。下列情况的严重关闭不全应手术治疗：①有症状和左心室功能不全者。②无症状伴左心室功能低下者，经系列无创检查（超声心动图、放射性核素心室造影等）显示持续或进行性左心室收缩末容量增加或静息射血分数降低者应手术；如左心室功能测定为临界值或不恒定的异常，应密切随访。③有症状而左心室功能正常者，先试用内科治疗，如无改善，不宜拖延手术时间。手术的禁忌证为LVEF <0.15~0.20，LVEDD>80 mm或LVEDVI>300 ml/m^2。术后存活者大部分有明显临床改善，心脏大小和左心室重量减少，左心室功能有所恢复，但恢复程度不如主动脉瓣狭窄者大，术后远期存活率也低于后者。部分病例（如创伤、感染性心内膜炎所致瓣叶穿孔）可行瓣膜修复术。主动脉根部扩大者，如Marfan综合征，需行主动脉根部带瓣人工血管移植术。

第五节　三尖瓣狭窄

一、病因、病理和病理生理

最常见病因为风湿性心脏病（简称风心病）。病理改变与二尖瓣狭窄相似，但损害较轻。三尖瓣狭窄（tricuspid stenosis）单独存在者极少见，常伴关闭不全、二尖瓣和主动脉瓣损害。尸检风心病的15%有三尖瓣狭窄，但临床诊断者仅5%。女性多见，其他罕见病因有先天性三尖瓣闭锁和类癌综合征等。

三尖瓣狭窄使右心房与右心室之间出现舒张期压力阶差。当运动或吸气使三尖瓣血流量增加时，舒张期右心房和右心室之间的压力阶差即增大；当呼气使三尖瓣血流减少时，此压力阶差可减小。若平均舒张期压力阶差>4 mmHg时，即可使平均右心房压升高而引起体静脉淤血，表现为颈静脉充盈、肝肿大、腹水和水肿等。窦性心律时右心房α波极度增高，可达到右心室收缩压的水平。静息心排血量下降，运动时亦无增加；因此左心房压、肺动脉压和右心室压可无明显升高。右心室心排血量减少，不随运动而增加，右心室容量正常或减少。

二、临床表现与诊断

1．症状：三尖瓣狭窄所致低心排血量引起疲乏，体静脉瘀血可引起顽固性水肿、肝脏肿大、腹水等消化道症状及全身不适感，由于颈静脉搏动的巨大“α”波，使病人感到颈部有搏动感。虽然病人常同时合并有二尖瓣狭窄，但二尖瓣狭窄的临床症状如咯血、阵发性夜间呼吸困难和急性肺水肿却很少见。若病人有明显的二尖瓣狭窄的体征而无肺充血的临床表现时，应考虑可能同时合并有三尖瓣狭窄。可并发心房颤动和肺栓塞。

2．体征：①颈静脉扩张。②胸骨左下缘有三尖瓣开瓣音。③胸骨左缘第4、5肋间或剑突附近有紧随开瓣音后的，较二尖瓣狭窄杂音弱而短的舒张期隆隆样杂音，伴舒张期震颤。杂音和开瓣音均在吸气时增强，呼气时减弱。④ 肝大伴收缩期前搏动。⑤腹水和全身水肿。

3．X线检查：心影明显增大，后前位右心缘见右心房和上腔静脉突出，右心房缘距中线的最大距离常>5 cm，但无肺动脉扩张。

4．心电图：右心房肥大，Ⅱ及V_1导联P波高尖；由于多数三尖瓣狭窄患者同时合并有二尖瓣狭窄，故心电图亦常示双心房肥大。无右心室肥大的表现。

5．超声心动图：二维超声心动图确诊三尖瓣狭窄具有高度敏感性和特异性，其特征为舒张瓣叶呈圆顶状，增厚、瓣叶活动受限。通过连续多普勒测定的经三尖瓣口最大血流速度，可计算出跨瓣压差。彩色多普勒血流显像可见三尖瓣口右心室侧高速“火焰形”射流。

6．心导管检查：同步测定右心房和右心室压以了解跨瓣压差。

具典型听诊表现和体循环静脉淤血而不伴肺淤血，可诊断三尖瓣狭窄。风心病二尖瓣狭窄者，如剑突处或胸骨左下缘有随吸气增强的舒张期隆隆样杂音，无明显右心室扩大和肺淤血，提示同时存在三尖瓣狭窄。房间隔缺损如左至右分流量大，通过三尖瓣的血流增多，可在三尖瓣区听到第三心音后短促的舒张中期隆隆样杂音。以上可经超声心动图确诊。

三、治疗

1．内科治疗：限制钠盐摄入，应用利尿剂，控制心房颤动的心室率。

2．外科治疗：舒张期跨三尖瓣压差>5 mmHg或瓣口面积<2.0 cm^{2}时，应手术治疗。风心病可作瓣膜交界分离术或人工瓣膜置换术。三尖瓣置换术死亡率2～3倍于二尖瓣或主

动脉瓣置换术。

3. 经皮球囊三尖瓣成形术：虽易行，但适应证尚不明。

第六节　三尖瓣关闭不全

一、病因、病理和病理生理

三尖瓣关闭不全（tricuspid incompetence）远较狭窄多见。罕见于瓣叶本身受累。

1. 功能性三尖瓣关闭不全：常见。由于右心室扩张，瓣环扩大，收缩时瓣叶不能闭合，多见于有右心室收缩压增高或肺动脉高压的心脏病，如风湿性二尖瓣病、先天性心血管病（肺动脉瓣狭窄、艾森曼格综合征）和肺源性心脏病等。

2. 器质性三尖瓣关闭不全：较少见。包括三尖瓣下移畸形（Ebstein畸形）、风心病、三尖瓣脱垂、感染性心内膜炎、冠心病、类癌综合征、心内膜心肌纤维化等。

三尖瓣关闭不全引起右侧心脏的病理生理变化与二尖瓣关闭不全对左侧心脏的影响相似，但代偿期较长；严重的三尖瓣关闭不全的血流动力学特征为体循环静脉高压和运动时右心室心搏量相应增加的能力受限，病情若逐渐进展，最终可导致右心室和右心房肥大，右心室衰竭。显著肺动脉高压引起者，病情发展较快。如无肺动脉高压或右心室收缩期高压，不致引起上述血流动力学异常。

二、临床表现

1. 症状：三尖瓣关闭不全合并肺动脉高压时，可出现心排血量减少和体循环淤血的症状。三尖瓣关闭不全合并二尖瓣疾患者，肺淤血的症状可由于三尖瓣关闭不全的发展而减轻，但乏力和其他心排血量减少的症状可更加重。并发症有心房颤动和肺栓塞。

2. 体征：

（1）血管和心脏：①颈静脉扩张伴明显的收缩期搏动，吸气时增强，反流严重者伴颈静脉收缩期杂音和震颤。②右心室搏动呈高动力冲击感。③重度反流时，胸骨左下缘有第三心音，吸气时增强。④三尖瓣关闭不全的杂音为高调、吹风样和全收缩期在胸骨左下缘或剑突区最响，右心室显著扩大占据心尖区时，在心尖区最明显。杂音随吸气增强，当右心室衰竭，心搏量不能进一步增加时，此现象消失。⑤严重反流时，通过三尖瓣血流增加，在胸骨左下缘有第三心音后的短促舒张期隆隆样杂音。⑥三尖瓣脱垂有收缩期喀喇音。⑦可触及肝脏收缩期搏动。

（2）体循环淤血体征：见右心衰竭。

3. X线检查：可见右心室、右心房增大（图23-29）。右心房压升高者，可见奇静脉扩张和胸腔积液；有腹水者，横膈上抬。透视时可看到右心房收缩期搏动。

4. 心电图：右心房增大、不完全性右束支传导阻滞和心房颤动常见。

5. 超声心动图：二维超声心动图对三尖瓣关闭不全的病因诊断有帮助。确诊反流和半定量反流程度有赖脉冲多普勒和彩色多普勒血流显像，后者尤为准确。超声心动图检查可见右心室、右心房增大，上下腔静脉增宽及搏动；连枷样三尖瓣。二维超声心动图声学造影可证实反流，多普勒超声检查可判断反流程度和肺动脉高压。

6. 放射性核素心室造影：测定左心室和右心室心搏量比值，估测反流程度，<1.0提示有三尖瓣反流，比值越小，反流越大。

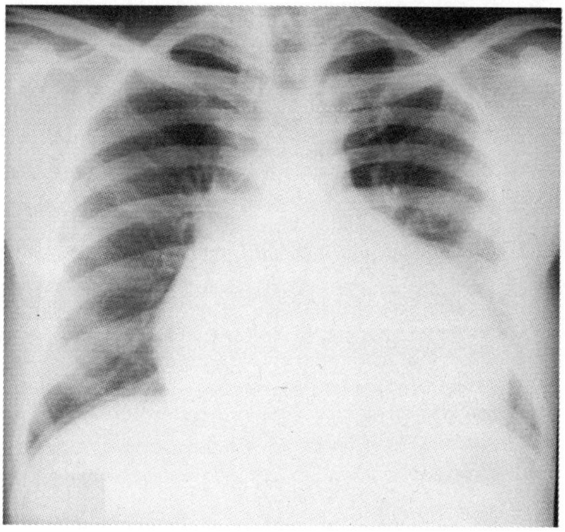

图23-29 三尖瓣关闭不全X线改变

7. 右心室造影：确定三尖瓣反流及其程度。

典型者诊断不难。应与二尖瓣关闭不全低位室间隔缺损相鉴别。

三、治疗

1. 内科治疗：无肺动脉高压的三尖瓣关闭不全无需手术治疗。右心衰竭者，限制钠盐摄入，用利尿剂、洋地黄类药物和血管扩张药，控制心房颤动的心室率。

2. 外科治疗：①继发于二尖瓣或主动脉瓣疾病者，在这些瓣膜的人工瓣膜置换术时，术中探测三尖瓣反流程度，轻者不需手术，中度反流可行瓣环成形术，重者行瓣环成形术或人工瓣膜置换术。②三尖瓣下移畸形、类癌综合征、感染性心内膜炎等需作人工瓣膜置换术。

第七节 肺动脉瓣狭窄

广义的肺动脉瓣狭窄（pulmonary stenosis）包括肺动脉瓣上的肺动脉主干或主要分支狭窄（瓣上型）、肺动脉瓣膜狭窄（瓣膜型）和肺动脉瓣下的右心室流出道狭窄（瓣下型）。

一、病因、病理和病理生理

肺动脉瓣狭窄的最常见病因为先天性畸形。风湿性极少见，且极少严重者，总是合并其他瓣膜损害，临床表现为后者掩盖。类癌综合征为罕见病因。

肺动脉瓣狭窄既肺动脉口的狭窄，占先天性心脏病的5%～8%，其中90%为瓣的狭窄，即3个肺动脉瓣增厚，交界处融合心脏收缩时，由于瓣膜打不开，而呈圆顶征。

二、临床表现

除重度肺动脉瓣狭窄之外，患者临床症状很轻，有时可有运动后气喘等。重度病人因右心室、右心房压力升高，在有房间隔卵圆孔来闭或缺损时，出现右心房的血流入左心房，而表现口唇及指趾甲青紫。重度狭窄患者亦可伴有心力衰竭，如浮肿、腹水、肝大等。心脏杂音是主要体征，心电图表现右心室肥厚，心脏X线片示肺血流量少，右心扩大，肺动脉段垂直样扩张，超声心动图可明确诊断。

三、诊断及治疗

肺动脉瓣狭窄可根据右心室与肺动脉之间的压力差分为轻、中、重。压差50～80 mmHg为中度；压差>80 mmHg为重度；压差<50 mmHg为轻度。

肺动脉瓣狭窄的治疗，目前越来越倾向于球囊导管成形术。扩张术使黏连的肺动脉瓣撕开而解决了狭窄问题，除个别病例失败外基本成功，再狭窄复发率极低，因此目前基本替代了手术治疗。只有瓣膜发育不良、瓣环过小的病例，可能需手术治疗。

第八节　肺动脉瓣关闭不全

一、病因、病理和病理生理

最常见病因为继发于肺动脉高压的肺动脉干根部扩张，引起瓣环扩大，见于风湿性二尖瓣疾病、艾森曼格综合征等。少见病因包括特发性和Marfan综合征的肺动脉扩张。肺动脉瓣原发性损害少见，如可发生于感染性心内膜炎、肺动脉瓣狭窄或法洛四联征术后、类癌综合征和风心病。肺动脉瓣关闭不全导致右心室容量负荷过度。如无肺动脉高压，可多年无症状；如有肺动脉高压，则加速右心室发生衰竭。

二、临床表现

1. 症状：多数病例因原发病的临床表现突出，肺动脉瓣关闭不全的表现被掩盖，仅偶然于听诊时发现。

2. 体征

（1）血管和心脏搏动：胸骨左缘第2肋间隙扪及扩大的肺动脉收缩期搏动，有时可伴收缩或舒张期震颤。胸骨左下缘扪及右心室高动力性收缩期搏动。

（2）心音：肺动脉高压者，第二心音肺动脉瓣成分增强。由于右心室心搏量增多，射血时间延长，第二心音呈宽分裂。有心搏量增多致已扩大的肺动脉突然扩张产生收缩期喷射音，在胸骨左缘第2肋间隙最明显。胸骨左缘第4肋间隙常有右心室第三和第四心音，吸气时增强。

（3）心脏杂音：继发于肺动脉高压者，在胸骨左缘第2～4肋间隙有随第二心音后立即开始的舒张早期叹气性高调递减型杂音，吸气时增强，称为Graham Steell杂音。无肺动脉高压者，舒张期杂音在第二心音后开始晚些，短促并可呈隆隆样，吸气时增强。由于肺动脉扩大和右心搏量增加，在胸骨左缘第2肋间隙紧随喷射音后有收缩期喷射性杂音。

3．X线检查：右心室和肺动脉干扩大。

4．心电图：肺动脉高压者有右心室肥厚。

5．超声心动图多普勒超声：对确诊肺动脉瓣关闭不全极为敏感，可半定量反流程度。二维超声心动图有助于明确病因。

Graham Steell杂音有时难以与主动脉瓣关闭不全的舒张早期杂音鉴别，有赖超声心动图确诊。

三、治疗

以治疗导致肺动脉高压的原发性疾病为主，如缓解二尖瓣狭窄。仅在严重的肺动脉瓣反流导致难治性右心衰竭时，方考虑对该瓣膜进行手术治疗。

第九节　联合瓣膜病

2个或2个以上瓣膜同时受累者称为联合瓣膜病（multivalvular heart disease）。常见的联合瓣膜病有二尖瓣狭窄伴主动脉瓣关闭不全、二尖瓣狭窄伴主动脉瓣狭窄、主动脉瓣狭窄伴二尖瓣关闭不全、主动脉瓣关闭不全伴二尖瓣关闭不全、二尖瓣狭窄伴肺动脉瓣和三尖瓣关闭不全、二尖瓣关闭不全伴肺动脉瓣和三尖瓣关闭不全等。

一、病因

本病绝大部分是由风湿性心脏病引起，也有细菌性心内膜炎、退行性变、外伤等原因引起的瓣膜病变。

联合瓣膜病变有以下几种组合形式：

1．同一病因累及2个或2个以上瓣膜，最常见的为风湿性引起的二尖瓣和主动脉瓣或其他瓣膜病变；其次为感染性心内膜炎可同时侵犯二尖瓣、主动脉瓣或三尖瓣肺动脉瓣。

2．病变源于一个瓣膜，随病情发展可影响或累及另一个瓣膜，导致相对性狭窄或关

闭不全如风湿性二尖瓣狭窄可引起肺动脉高压，肺动脉高压使右心室压力负荷过重，引起右心室肥大扩张而致三尖瓣关闭不全

3．2种或2种以上病因累及不同瓣膜，如风湿性二尖瓣病变并发感染性主动脉瓣炎。

在联合瓣膜病变中二尖瓣狭窄合并主动脉瓣关闭不全最常见，约有10%二尖瓣狭窄患者伴有严重风湿性主动脉瓣关闭不全。当二尖瓣狭窄合并主动脉瓣狭窄时，二尖瓣狭窄常可掩盖主动脉瓣狭窄的临床表现。但二尖瓣狭窄所造成的临床表现，如肺淤血、咯血、心房颤动和全身栓塞等发生率远较单纯主动脉瓣狭窄多见。二尖瓣关闭不全合并主动脉瓣关闭不全是一相对常见组合，此时往往以主动脉瓣反流的临床表现为主。二尖瓣关闭不全和主动脉瓣狭窄同时存在是一种危险情况，一方面可使左心房失代偿及肺淤血提早发生，另一方面可产生脏器供血不足的症状。

二、病理生理

血流动力学特征和临床表现取决于受损瓣膜的组合形式和各瓣膜受损的相对严重程度。

1．严重损害掩盖轻损害：各瓣膜损害程度不等时，严重者所致血流动力学异常和临床表现突出，常掩盖轻的损害，导致后者漏诊。

2．近端瓣膜损害较显著：各瓣膜损害程度大致相等时，近端（上游）瓣膜对血流动力学和临床表现的影响较远端者大。例如二尖瓣和主动脉瓣的联合病变时，二尖瓣对血流动力学和临床表现更为有影响。

3．总的血流动力学异常：明显联合瓣膜受损时，总的血流动力学异常较各瓣膜单独损害者严重。2个体征轻的瓣膜损害可产生较明显的症状。

三、常见联合瓣膜病

1．二尖瓣狭窄伴主动脉瓣关闭不全：常见于风心病。由于二尖瓣狭窄使心排血量减少，而使左心室扩大延缓和周围血管征不明显，易将主动脉瓣关闭不全的胸骨左缘舒张早期叹气样杂音误认为Grallam Steell杂音，诊断为单纯二尖瓣狭窄。约2/3严重二尖瓣狭窄患者有胸骨左缘舒张早期杂音，其中大部分有不同程度的主动脉瓣关闭不全，并非Grallam Steell杂音。

2．二尖瓣狭窄伴主动脉瓣狭窄：严重二尖瓣狭窄和主动脉瓣狭窄并存时，后者的一些表现常被掩盖。二尖瓣狭窄使左心室充盈受限和左心室收缩压降低，而延缓左心室肥厚和减少心肌氧耗，故心绞痛不明显。由于心排血量明显减少，跨主动脉瓣压差降低，可能导致低估主动脉瓣狭窄的严重程度。

3．主动脉瓣狭窄伴二尖瓣关闭不全：为危险的联合瓣膜病，相对少见。前者增加左心室后负荷，加重二尖瓣反流，心搏量减少较二者单独存在时明显，肺淤血加重。X 线见左心房、左心室增大较二者单独存在时重。

4．主动脉瓣关闭不全伴二尖瓣关闭不全：左心室承受双重容量过度负荷，左心房和左心室扩大最为明显，这可进一步加重二尖瓣反流。

5．二尖瓣狭窄伴三尖瓣和（或）肺动脉瓣关闭不全：常见于晚期风湿性二尖瓣狭窄。

四、临床表现

1．劳力性心悸、气促。

2．心绞痛。

3．呼吸困难。

4．二尖瓣膜听诊区可闻舒张期隆隆样杂音或收缩吹风样杂音，主动脉听诊区可闻收缩期或舒张期样杂音。

5．肝大、肝颈静脉回流征阳性、腹水等。

6．辅助检查：2个瓣哪一个病损重则该瓣病损引起的病理改变起主导地位，故最适宜检查为超声心动图（UCG），可明确看出各瓣膜的病损程度。

五、诊断和鉴别诊断

根据症状、体征，结合心脏彩色超声多普勒检查多可确诊。

有一些疾病由于临床表现与联合瓣膜病变极为相似故应进行严格地鉴别。

1．动脉导管未闭合并重度肺动脉高压：动脉导管未闭是一种左向右分流的先天性心脏病，由降主动脉分流至肺动脉的血液经肺静脉回流到左心房，主要增加左心前负荷，引起左心房左心室扩大，严重者出现主动脉瓣、二尖瓣关闭不全动脉。导管未闭发展至重度肺动脉高压，经动脉导管的血液分流变小，其杂音变轻甚至消失。尤其是以前未曾明确诊断的农村病人，未详细询问病史进行全面仔细的检查，可能误诊为联合瓣膜病。

2．干下室间隔缺损引起主动脉瓣二尖瓣反流：随着病情加重先天性心脏病干下型室间隔缺损可发展到主动脉无冠瓣脱垂及主动脉瓣反流，随着左心室腔的扩大，出现二尖瓣关闭不全，尤其是脱垂的主动脉瓣遮盖室间隔缺损时，易被误诊为联合瓣膜病。

3．冠心病：联合瓣膜病可同时合并冠心病而被漏诊，冠心病本身也可引起瓣膜功能障碍而被误诊。心脏瓣膜病合并冠心病的临床表现主要是瓣膜病的症状和体征，只有部分患者有心绞痛的表现，严重主动脉瓣狭窄有心绞痛表现者，25%有明确的冠状动脉病变；而无心绞痛症状者，也不能完全排除冠心病的存在。瓣膜病合并冠心病患者，因瓣膜病引起左心室压力或容量负荷过重，且多数患者口服地高辛治疗，两者均可引起心电图的非特异性改变，故此时心电图对于冠心病的诊断意义并不大。冠状动脉造影是目前临床上确诊冠状动脉狭窄唯一准确的方法，因心脏瓣膜病合并冠心病直接影响瓣膜手术的死亡率和手术效果。一旦瓣膜病合并冠心病漏诊，冠心病或由冠心病引起的瓣膜病误诊为瓣膜病，其后果都不堪设想，手术死亡率极高故检查时应详细分析。

六、治疗

1．内科治疗同单瓣膜损害者。

2．手术治疗为主要措施。联合瓣膜病变与单瓣膜病变的主要区别是病情发展快，心脏功能差，病情较重。另外，联合瓣膜病变的手术时间长，术后并发症较多。联合瓣膜病变的手术治疗要严格遵循尽早手术、准备充分、心肌保护、术后监护的原则。联合瓣膜人工瓣膜置换术死亡危险高，预后不良，术前确诊和明确相对严重程度对治疗决策至关重要。

第十节　重症心脏瓣膜病

重症心脏瓣膜病有以下标准：

1．巨大左心室：左心室短轴舒张末内径（LVEDD）>70 mm，左心室短轴收缩末内径（LVESD）>50 mm，左心室射血分数（EF）<50%，X线检查心胸比>0.70。

2．左心室缩小：左心室舒张末容积指数（LVEDVI）≤60 ml/m^2，左心室重量指数（LVWI）≤70 g/m^2，提示左心室萎缩。

3．心脏恶液质，心功能不全：伴内分泌、代谢、营养、凝血机制等功能障碍。心功能Ⅲ～Ⅳ级，肝肿大，腹水，心胸比0.80以上。实际体重为标准体重的85%以下。肝、肾、肺等脏器中度以上功能不全。

重症心脏瓣膜病变应积极准备，择期手术，但由于病情危重，手术死亡率较高，长期预后不佳。

第十一节　高危心脏瓣膜病

高危心脏瓣膜病有以下标准：

1．超标巨大左心室，左心室短轴舒张末内径（LVEDD）>80 mm，左心室短轴收缩末内径（LVESD）>60 mm，左心室射血分数（EF）<0.50，X线检查心胸比>0.70。

2．小左心室同时伴左心室萎缩及严重肺动脉高压。左心室短轴舒张末内径（LVEDD）<35 mm，肺动脉压（PH）> 60 mmHg。余同重症心脏瓣膜病。

3．心脏恶液质，心功能不全：心功能通常为IV级，肝肿大，腹水，心胸比 0.80以上。实际体重为标准体重85%以下。肝、肾、肺等脏器中度以上功能不全。免疫功能低下。极度营养不良。

高危心脏瓣膜病变患者是否手术应视病人具体情况而定。认真术前准备后，可慎重选择手术。内科正规治疗无效应放弃手术。对于急性左心室扩大病人应短期准备后限期或急诊手术。此类手术死亡率更高。经心脏专科医院全面治疗，可望能够降低死亡率。

第十二节 瓣膜病与妊娠

对于有风湿瓣膜性心脏病的育龄期患者，必须经过药物治疗或手术治疗，成功获得心脏功能最大改善后方可受孕。已有的研究表明，对于心脏功能Ⅰ级或Ⅱ级的妇女，妊娠中死亡的危险性没有增加；而对于那些心脏功能Ⅲ级或Ⅳ级的患者（有呼吸困难，疲劳和少量活动后或休息时就会出现心动过速症状），母亲和胎儿死亡的危险性均明显增加。几乎所有风湿瓣膜病合并妊娠病人的死亡都出现在Ⅲ级或Ⅳ级患者中。

临产和分娩对有风湿瓣膜性心脏病的母亲很危险，因为在临产后第二产程中的宫缩、紧张和由于宫缩引起的回心血量的增加，显著改变了心脏的血流动力学。每次宫缩时心排出量骤然增加约20%，极大加重了心脏负荷，常导致急性心力衰竭，是导致孕妇死亡的关键原因。

一、常见瓣膜病变对妊娠的影响

1. 二尖瓣狭窄：二尖瓣狭窄严重威胁妊娠的安全。妊娠期间的心动过速、血容量增加和心排出量增加造成了肺部毛细血管压力增高，加之常有心房颤动的发生等，均会增加肺水肿的危险，这是二尖瓣狭窄最易致死的并发症。二尖瓣切开术可以在妊娠期间进行，但打开心脏的手术会增加临产和胎儿的危险。

2. 主动脉狭窄：有主动脉瓣狭窄的患者，其母儿的死亡率增高，如果有严重的狭窄，应告之于手术纠正后方可妊娠。

3. 二尖瓣或主动脉瓣关闭不全：没有症状或有轻度症状的二尖瓣或主动脉瓣关闭不全的患者通常可以顺利地耐受妊娠过程，而那些有严重症状的患者通常在妊娠前就被告之需行瓣膜置换手术，以最大可能保证妊娠顺利。

4. 二尖瓣脱垂：二尖瓣脱垂好发于年轻妇女，且有家族遗传趋势。这通常是一个单一的疾病，但有时可能与马方综合征或房间隔缺损有关。二尖瓣脱垂的妇女通常可以耐受妊娠。因为二尖瓣脱垂一般预后良好，病人应放心，无症状的患者不需要治疗，这种微小的异常不需要引起过度的焦虑。

二、相关防治建议

1. 在妊娠期间，患者的情况可能随时恶化，需要妇产科和心内科医生共同参与治疗。

2. 患者要充分休息，避免紧张，纠正贫血，预防性地使用抗生素，控制体重等。

3. 二尖瓣狭窄的患者如果伴有心房颤动应给予地高辛口服治疗。

4. 在最近有心律失常发生的患者，则有指征使用β–受体阻滞剂。

5．很少有孕妇发生全身和肺部栓塞，但应该使用抗凝剂。

6．心脏功能Ⅲ级患者在妊娠20周以后需要洋地黄治疗和卧床休息；而心脏功能Ⅳ级的患者应该建议早期行治疗性人工流产。

7．出现心律失常和肺水肿的患者需要住院治疗。

8．对于妊娠28～34周，以及分娩过程中和产后初期的孕产妇需要特别的照顾，因为此阶段她们的心脏负荷最大。

9．分娩过程应有熟悉心脏生理学和妊娠期疾病的麻醉师在场。有二尖瓣疾病的患者应该使用传导阻滞麻醉；而有主动脉疾病的患者由于其不能忍受传导阻滞麻醉过程中短暂时间的循环停滞和偶然发生的血压下降，必须给予局部麻醉；根据实际情况需要，必要时可给予全身麻醉；如果有指征，可以行剖宫产；因为产钳对病人损伤少，所以值得推荐。

10．分娩时需要预防性地使用抗生素，因为细菌性心内膜炎是一个可能发生的并发症。

11．分娩后仍应密切观察病人，因为体液的动员可使心脏功能发生广泛的变化，故产后数周内心脏病人尚未脱离危险，仍应受到心脏病专家的监护。

（陈次滨）

参考文献

1．叶任高，陆再英．2005．内科学．6版，北京：人民卫生出版社．

2．陈灏珠．2005．实用内科学．12版，北京：人民卫生出版社．

3．陈灏珠．2007．心脏病学．12版，北京：人民卫生出版社．

4．ACC/AHA 2006 guidelines for the management of patients with valvular heart disease．2006．Circulation，114：84–231．

5．Stollerman GH．1997．Rheumatic fever．Lancet，349：935–942．

6．Community control of rheumatic heart disease in developing countries：2．Strategies for prevention and control．WHO Chron，1980．34：389–395．

7．Da Silva NA，Pereira BA．1997．Acute rheumatic fever．Still a challenge．Rheum Dis Clin North Am 23：545–568．

8．Gibofsky A，Khanna A，Suh E，et al．1991．The genetics of rheumatic fever：relationship to streptococcal infection and autoimmune disease．J Rheumatol Suppl，30：1–5．

9．Guilherme L，Weidebach W，Kiss MH，et al．1991．Association of human leukocyte class II antigens with rheumatic fever or rheumatic heart disease in a Brazilian population．Circulation，83：1995–1998．

10．Weidebach W，Goldberg AC，Chiarella JM，et al．1994．HLA class II antigens in rheumatic fever．Analysis of the DR locus by restriction fragment–length polymorphism and oligotyping．Hum Immunol，40：253–258．

11．Olmez U，Turgay M，Ozenirler S，et al．1993．Association of HLA class I and class II antigens with rheumatic fever in a Turkish population．Scand J Rheumatol，22：49–52．

12．Guedez Y，Kotby A，El Demellawy M，et al．1999．HLA class II associations with rheumatic heart disease are more evident and consistent among clinically homogeneous patients．Circulation，99：2784–2790．

13．Stollerman GH．1991．Rheumatogenic streptococci and autoimmunity．Clin Immunol Immunopathol，61：

131–142.

14. Guilherme L, Cunha–Neto E, Coelho V, et al. 1995. Human heart–infiltrating T–cell clones from rheumatic heart disease patients recognize both streptococcal and cardiac proteins. Circulation, 92: 415–420.
15. Guilherme L, Oshiro SE, Fae KC, et al. 2001. T–cell reactivity against streptococcal antigens in the periphery mirrors reactivity of heart–infiltrating T lymphocytes in rheumatic heart disease patients. Infect Immun, 69: 5345–5351
16. Da Silva CH. 1999. Rheumatic fever: a multicenter study in the state of Sao Paulo. Pediatric Committee–Sao Paulo Pediatric Rheumatology Society. Rev Hosp Clin Fac Med Sao Paulo, 54: 85–90.
17. Kiss MHB. 1993. Articular involvement in rheumatic fever. Rev. Soc. Cardiol. Estado de Sao Paulo, 3, 26–31.
18. Ayoub EM, Majeed HA. 2000. Poststreptococcal reactive arthritis. Curr Opin Rheumatol, 12: 306–310.
19. Pomerance A. 1975. Cardiac involvement in rheumatic and 'collagen' diseases. In: Pomerance A, Davies MJ, editors. The pathology of the heart. Oxford: Blackwell Scientific Publications, 279–306.
20. Narula J, Chopra P, Talwar KK, et al. 1993. Does endomyocardial biopsy aid in the diagnosis of active rheumatic carditis? Circulation, 88: 2198–2205.
21. Guidelines for the diagnosis of rheumatic fever. 1992. Jones Criteria, 1992 update. Special Writing Group of the Committee on Rheumatic Fever, Endocarditis, and Kawasaki Disease of the Council on Cardiovascular Disease in the Young of the American Heart Association. JAMA, 268: 2069–2073.
22. Essop MR, Wisenbaugh T, Sareli P. 1993. Evidence against a myocardial factor as the cause of left ventricular dilation in active rheumatic carditis. J Am Coll Cardiol, 22: 826–829.
23. Dajani AS, Bisno AL, Chung KJ, et al. 1989. Prevention of rheumatic fever: a statement for health professionals by the Committee on Rheumatic Fever, Endocarditis and Kawasaki Disease of the Council on Cardiovascular Disease in the young, the American Heart Association. Pediatr Infect Dis J, 8: 263–266.
24. Asbahr FR, Negrao AB, Gentil V, et al. 1998. Obsessive–compulsive and related symptoms in children and adolescents with rheumatic fever with and without chorea: a prospective 6–month study. Am J Psychiatry, 155: 1122–1124.
25. Mercadante MT, Busatto GF, Lombroso PJ, et al. 2000. The psychiatric symptoms of rheumatic fever. Am J Psychiatry, 157: 2036–2038.
26. Terreri MT, Roja SC, Len CA, et al. 2002. Sydenham's chorea––clinical and evolutive characteristics. Sao Paulo Med J, 120: 16–19.
27. Berrios X, Quesney F, Morales A, et al. 1985. Are all recurrences of "pure" Sydenham chorea true recurrences of acute rheumatic fever? J Pediatr, 107: 867–872.
28. Secord E, Emre U, Shah BR, et al. 1992. WW. Picture of the month: Erythema marginatum in acute rheumatic fever. Am. J. Dis. Child, 146: 637.
29. Tan EM, Cohen AS, Fries JF, et al. 1982. The 1982 revised criteria for the classification of systemic lupus erythematosus. Arthritis Rheum, 25: 1271–1277.
30. Machado CSM, Ortiz K, Martins ALB, et al. 2001. Antistreptolysin O titer profile in acute rheumatic fever diagnosis. J Pediatr (Rio J), 77 (2): 105–111.
31. Stollerman GH. 2001. Rheumatic fever in the 21st century. Clin Infect Dis, 33: 806–814

32. Soares Jr. 1990. J, Snitcowsky R, Meneghetti JC, et al. Gallium-67 imaging in the diagnosis and follow-up of rheumatic carditis. Eur. J. Nucl. Med, 16, 5.

33. Soares Jr. 1992. J, Snitcowsky R, Assis RV, et al. Carditis in rheumatic fever – importance of scintigraphic diagnosis. J. Nucl. Med, 33, 995.

34. Kao CH, Hsieh KS, Wang YL, et al. 1992. 99Tcm-HMPAO-labelled white blood cell scanning for the detection of carditis in the differentiation of rheumatic fever and inactive rheumatic heart disease in children. Nucl Med Commun, 13: 478-481.

35. Davies C, Sahn D. 2001. Detection and significance of subclinical mitral regurgitation by colour Doppler techniques. Heart, 85: 369-370.

36. Figueroa F, Berrios X, Gutierrez M, et al. 1992. Anticardiolipin antibodies in acute rheumatic fever. J Rheumatol, 19: 1175-1180.

37. Narula J, Chandrasekhar Y, Rahimtoola S. 1999. Diagnosis of active rheumatic carditis. The echoes of change. Circulation, 100: 1576-1581.

38. Wilson NJ, Neutze JM. 1995. Echocardiographic diagnosis of subclinical carditis in acute rheumatic fever. Int J Cardiol, 50: 1-6.

39. Dajani A, Taubert K, Ferrieri P, et al. 1995. Treatment of acute streptococcal pharyngitis and prevention of rheumatic fever: a statement for health professionals. Committee on Rheumatic Fever, Endocarditis, and Kawasaki Disease of the Council on Cardiovascular Disease in the Young, the American Heart Association. Pediatrics, 96: 758-764.

40. Albert DA, Harel L, Karrison T. 1995. The treatment of rheumatic carditis: a review and meta-analysis. Medicine (Baltimore), 74: 1-12.

41. DiSciascio G, Taranta A. 1980. Rheumatic fever in children. Am Heart J, 99: 635-658.

42. Herdy GV, Pinto CA, Olivaes MC, et al. 1999. Rheumatic carditis treated with high doses of pulsetherapy methylprednisolone. Results in 70 children over 12 years. Arq Bras Cardiol, 72: 601-606.

43. Voss LM, Wilson NJ, Neutze JM, et al. 2001. Intravenous immunoglobulin in acute rheumatic fever: a randomized controlled trial. Circulation, 103: 401-406.

44. Thatai D, Turi ZG. 1999. Current guidelines for the treatment of patients with rheumatic fever. Drugs, 57: 545-555.

45. Pomerantzeff PM, Brandao CM, Faber CM, et al. 2000. Mitral valve repair in rheumatic patients. Heart Surg Forum, 3: 273-276.

46. Marques-Dias MJ, Mercadante MT, Tucker D, et al. 1997. Sydenham's chorea. Psychiatr Clin North Am, 20: 809-820.

47. Daoud AS, Zaki M, Shakir R, et al. 1990. Effectiveness of sodium valproate in the treatment of Sydenham's chorea. Neurology, 40: 1140-1141.

48. Genel F, Arslanoglu S, Uran N, et al. 2002. Sydenham's chorea: clinical findings and comparison of the efficacies of sodium valproate and carbamazepine regimens. Brain Dev, 24: 73-76.

49. Harel L, Zecharia A, Straussberg R, et al. 2000. Successful treatment of rheumatic chorea with carbamazepine. Pediatr Neurol, 23: 147-151.

50. Ghaisas NK, Foley JB, O' Briain DS, et al. 2000. Adhesion molecules in nonrheumatic aortic valve

disease: endothelial expression, serum levels and effects of valve replacement. J Am Coll Cardiol, 36: 2257-2262.

51. Mohler ER III, Gannon F, Reynolds C, et al. 2001. Bone formation and inflammation in cardiac valves. Circulation, 103: 1522- 1528.

52. Rajamannan NM, Sangiorgi G, Springett M, et al. 2001. Experimental hypercholesterolemia induces apoptosis in the aortic valve. J Heart Valve Dis, 10: 371-37 4.

53. O' Brien KD, Shavelle DM, Caulfield MT, et al. 2002. Association of angiotensin-converting enzyme with low-density lipoprotein in aortic valvular lesions and in human plasma. Circulation, 106: 2224-2230.

54. Wallby L, Janerot-Sjoberg B, Steffensen T, et al. 2002. T lymphocyte infiltration in non-rheumatic aortic stenosis: a comparative descriptive study between tricuspid and bicuspid aortic valves. Heart, 88: 348 -351.

55. Rajamannan NM, Subramaniam M, Rickard D, et al. 2003. Human aortic valve calcification is associated with an osteoblast phenotype. Circulation, 107: 2181- 2184.

56. Otto CM, Burwash IG, Legget ME, et al. 1997. Prospective study of asymptomatic valvular aortic stenosis: clinical, echocardiographic, and exercise predictors of outcome. Circulation, 95: 2262-2270.

57. Vaturi M, Porter A, Adler Y, et al. 1999. The natural history of aortic valve disease after mitral valve surgery. J Am Coll Cardiol, 33: 2003-2008.

58. Rosenhek R, Klaar U, Schemper M, et al. 2004. Mild and moderate aortic stenosis. Natural history and risk stratification by echocardiography. Eur Heart J, 25: 199 -205.

59. Cosmi JE, Kort S, Tunick PA, et al. 2002. The risk of the development of aortic stenosis in patients with "benign" aortic valve thickening. Arch Intern Med, 162: 2345.

60. Olsen MH, Wachtell K, Bella JN, et al. 2005. Aortic valve sclerosis relates to cardiovascular events in patients with hypertension (a LIFE substudy) Am J Cardiol, 95: 132-136

61. Taylor HA., Clark BL, Garrison RJ, et al. 2005. Relation of aortic valve sclerosis to risk of coronary heart disease in African-Americans. Am J Cardiol, 95: 401- 404.

62. Vincentelli A, Susen S, Le Tourneau T, et al. 2003. Acquired von Willebrand syndrome in aortic stenosis. N Engl J Med, 349: 343-349.

63. Pellikka PA, Sarano ME, Nishimura RA, et al. 2005. Outcome of 622 adults with asymptomatic, hemodynamically significant aortic stenosis during prolonged follow-up. Circulation, 111: 3290 -3295.

64. Amato MC, Moffa PJ, Werner KE, et al. 2001. Treatment decision in asymptomatic aortic valve stenosis: role of exercise testing. Heart, 86: 381-386.

65. Das P, Ri mington H, Chambers J. 2005. Exercise testing to stratify risk in aortic stenosis. Eur Heart J, 26: 1309 -1313.

66. Christ M, Sharkova Y, Geldner G, et al. 2005. Preoperative and perioperative care for patients with suspected or established aortic stenosis facing noncardiac surgery. Chest, 128: 2944 -2953.

67. Khot UN, Novaro GM, Popovic ZB, et al. 2003. Nitroprusside in critically ill patients with left ventricular dysfunction and aortic stenosis. N Engl J Med, 348: 1756-1763

68. Iung B, Cachier A, Baron G, et al. 2005. Decision-making in elderly patients with severe aortic stenosis: why are so many denied surgery? Eur Heart J, 26: 2714 -2720.

69. Tornos P, Sambola A, Permanyer-Miralda G, et al. 2006. Long-term outcome of surgically treated aortic

regurgitation: influence of guideline adherence toward early surgery. J Am Coll Cardiol, 47: 1012-1017.

70. Evangelista A, Tornos P, Sambola A, et al. 2005. Long-term vasodilator therapy in patients with severe aortic regurgitation. N Engl J Med, 353: 1342-1349.

71. Davies RR, Goldstein LJ, Coady MA, et al. 2002. Yearly rupture or dissection rates for thoracic aortic aneurysms: simple prediction based on size. Ann Thorac Surg, 73: 17-27.

72. Svensson LG, Kim KH, Lytle BW, et al. 2003. Relationship of aortic cross-sectional area to height ratio and the risk of aortic dissection in patients with bicuspid aortic valves. J Thorac Cardiovasc Surg, 126: 892-893.

73. Elefteriades JA. 2002. Natural history of thoracic aortic aneurysms: indications for surgery, and surgical versus nonsurgical risks. Ann Thorac Surg, 74: S1877-1880.

74. Mathew RK, Gaasch WH, Guilmette NE, et al. 2003. Anthropometric normalization of left ventricular size in chronic mitral regurgitation. Am J Cardiol, 91: 762-764.

75. Kallenbach K, Hagl C, Walles T, et al. 2002. Results of valve-sparing aortic root reconstruction in 158 consecutive patients. Ann Thorac Surg, 74: 2026 -2032.

76. Zehr KJ, Orszulak TA, Mullany CJ, et al. 2004. Surgery for aneurysms of the aortic root: a 30-year experience. Circulation, 110: 1364-1371.

77. McDonald ML, Smedira NG, Blackstone EH, et al. 2000. Reduced survival in women after valve surgery for aortic regurgitation: effect of aortic enlargement and late aortic rupture. J Thorac Cardiovasc Surg, 119: 1205-1212.

78. Borger MA, Preston M, Ivanov J, et al. 2004. Should the ascending aorta be replaced more frequently in patients with bicuspid aortic valve disease? J Thorac Cardiovasc Surg, 128: 677- 683.

79. Snopek G, Pogorzelska H, Rywik TM, et al. 2002. Usefulness of endothelin-1 concentration in capillary blood in patients with mitral stenosis as a predictor of regression of pulmonary hypertension after mitral valve replacement or valvuloplasty. Am J Cardiol, 90: 188 -189.

80. Krasuski RA, Assar MD, Wang A, et al. 2004. Usefulness of percutaneous balloon mitral commissurotomy in preventing the development of atrial fibrillation in patients with mitral stenosis. Am J Cardiol, 93: 936 -939.

81. Hilton TC. 2000. Aortic valve replacement for patients with mild to moderate aortic stenosis undergoing coronary artery bypass surgery. Clin Cardiol, 23: 141-147.

82. Eitz T, Kleikamp G, Minami K, et al. 2002. The prognostic value of calcification and impaired valve motion in combined aortic stenosis and coronary artery disease. J Heart Valve Dis, 11: 713-718.

第二十四章 感染性心内膜炎

Chapter 24 Infective Endocarditis

概 言

感染性心内膜炎是指因细菌、真菌和其他微生物（如病毒、立克次体、衣原体、螺旋体等）直接感染而产生心瓣膜或心室壁内膜的炎症，有别于由于风湿热、类风湿、系统性红斑性狼疮等所致的非感染性心内膜炎。过去将本病称为细菌性心内膜炎，由于不够全面现已不沿用。其特征性病理改变是赘生物形成。最常累及心脏瓣膜，也可累及间隔缺损部位、腱索。有时动脉内膜也可发生感染，导致动脉内膜炎，其临床表现与感染性心内膜病相似。感染性心内膜病是一种严重的感染性疾病，近期和远期病死率和复发率均高。尽管卫生保健水平不断提高，抗菌药的开发与应用取得了长足的进步，但是感染性心内膜炎的发病率在过去的二、三十年内没有明显的下降，随着心血管手术和心导管检查的广泛开展，静脉留置管的普遍应用，新的高危人群主要是静脉毒品成瘾者、伴有瓣膜硬化的老年人、血管内人工器械置入（如人工机械瓣膜置换者、伞片封堵和起搏器植入者）、院内感染者、血透病人等。近年来，对感染性心内膜炎的病因学、病理机制的认识及药物防治等都有了很大的进展。

第一节　分类及流行病学特点

感染性心内膜炎（infective endocarditis，IE）根据病程可分为急性和亚急性。亚急性IE（subacute IE）常由毒性较低的微生物如草绿色链球菌感染引起，特征为起病缓慢（几周到几个月），中毒症状轻，感染迁移少见；而急性IE（acute IE）常为全身感染的一部分，由毒力强的微生物如金黄色葡萄球菌引起，特征为起病急（数天至1～2周），中毒症状明显，并发症出现早，感染迁移多见。

根据病因分为四类：自体瓣膜心内膜炎（native valves endocarditis，NVE）（包括先天性心脏病瓣膜病变和风湿性心脏病瓣膜病变）、人工瓣膜心内膜炎（prosthetic valves endocarditis，PVE）、静脉毒品成瘾者心内膜炎（endocarditis in intravenous drug abuser）、院内获得性心内膜炎（nosocomial IE）。另外，血液透析病人IE的发病率也不断提高，这意味着不久的将来可能会出现新的分类。

IE中有1%～5%为人工瓣膜心内膜炎（PVE），人工瓣膜置换术者每年患病率为0.3%～0.6%，对于机械瓣膜和生物瓣膜哪个更易致IE尚未有定论。PVE分为2种，发生于人工瓣膜置换术后60天以内者为早期人工瓣膜心内膜炎，60天以后发生者为晚期人工瓣膜心内膜炎。在人工瓣膜置换术后的前2个月是发病的高峰期，主要病原菌为表皮葡萄球菌和金黄色葡萄球菌。晚期PVE以链球菌为常见，其他尚有HACEK属的革兰阴性细菌、嗜血杆菌、放线杆菌、人心杆菌、啮蚀艾肯氏菌和金氏菌等。

静脉毒品成瘾者的IE多见于年轻男性（平均年龄30～40岁）。大多累及正常心瓣膜，三尖瓣受累占50%以上，其次为主动脉瓣占25%，二尖瓣占20%，少数病人同时有左右心瓣膜受累。60%～80%病人发病前无瓣膜病变。致病菌最常来源于皮肤，主要为金黄色葡萄球菌，还有铜绿假单胞菌和真菌也产生严重IE。HIV-1阳性的静脉毒品成瘾者IE的危险性和死亡率与CD4数目负相关，CD4超过500/μl时，IE的危险性没有受到较大影响，但如果CD4记数<200/μl时，则IE危险性增加4倍，其致病菌有时候非常罕见，如巴尔通体、沙门菌、李斯特杆菌。

医院内获得性IE呈不断增长趋势，常见致病菌是葡萄球菌和肠球菌，且通常与导管或外科操作有关。革兰阴性菌和真菌感染的院内获得性IE虽然不常见，但其发生率在逐渐增加。接受骨髓移植的病人中同时有中心静脉置管的右侧心内膜炎的发生率为5%。医院获得性心内膜炎的死亡率远远超过50%，应该高度重视。

另一个医源性IE的危险因素是血液透析。在透析人群中，血液透析IE的发生率是腹膜透析者的2～3倍，50%以上的致病菌为金黄色葡萄球菌。

此外根据感染部位的不同，IE分为左心IE和右心IE。根据不同的微生物感染又可将IE分为细菌性、真菌性、酵母菌性心内膜炎等。

IE是一个不断变化着的疾病，随着时间的推移，IE的发生在人口统计学和微生物学方面都有了明显的改变。

第二节　病　因

感染性心内膜炎（IE）常多发于原已有病的心脏，近年来发生于原无心脏病变者日益增多，尤其见于接受长时间经静脉治疗、静脉注射麻醉药成瘾、由药物或疾病引起免疫功能抑制的患者。人工瓣膜置换术后的感染性心内膜炎也有增多。自体瓣膜心内膜炎（NVE）的病原菌入侵与患者经受拔牙、皮肤损伤、泌尿生殖系手术或操作时发生的暂时性菌血症有关；人工瓣膜心内膜炎（PVE）早期发病（距心血管手术时间≤2个月）者，与手术时或术后病原菌自患者伤口、留置导管及周围环境入血导致菌血症有关，迟发病者（>12个月）则与NVE的发病情况相仿，因此病原菌分布亦相似。3～12个月发病者病原菌分布介于早期发病及迟发病者之间（表24-1）。

革兰阳性细菌，尤其是链球菌和葡萄球菌仍是IE的主要致病菌。但巴尔通体属（Bartonella）、伯纳特柯克斯体（Coxiella burnetii）、布氏杆菌属、军团菌属及HACEK组微生物（包括嗜血杆菌属、放线共生放线杆菌、心杆菌、埃肯菌和金氏杆菌属）感染逐渐增多。其他革兰阴性杆菌及真菌感染常见于注射毒品者（IDUs）及免疫抑制的病人。

1．链球菌：在较大的儿童和成人，30%～65%的自身瓣膜心内膜炎由草绿色链球菌（也称α溶血性链球菌）感染引起。在非IDUs人群，草绿色链球菌是社区获得性NVE的常见病因。草绿色链球菌是耳咽部的常居菌，在牙或齿龈损伤后很容易进入血循环。草绿色链球菌由多种菌属组成，包括轻型链球菌（Smitis）、血链球菌（S sanguis）和唾液链球菌（S salivarius）等，对青霉素极其敏感，最小抑菌浓度（MIC）≤0.1 μg/ml。咽峡炎链球菌属（包括中间链球菌、咽峡炎链球菌等），以前称米勒链球菌属，与其他α溶血性链球菌不同，咽峡炎链球菌易形成脓肿及引起血循环播散性感染（即心肌和脊椎脓肿、脓毒性关节炎、脊椎骨髓炎等），因此其抗生素治疗时间要长些。营养缺陷链球菌的生长需要特殊的分离和培养技术（培养基中要补充硫醇化合物或活化型维生素B_6），占链球菌性IE的5%～7%，对青霉素敏感性较差MIC>0.12 μg/ml，需要合用氨基糖苷类治疗。

牛链球菌（S bovis）为胃肠道的常居菌，牛链球菌引起的IE，高度提示胃肠道恶性肿瘤、结肠息肉或憩室。60%牛链球菌IE的病人有胃肠道病变，牛链球菌对青霉素高度敏感。

表24-1　IE病原体谱的构成　（%）

病原体	自身瓣膜				人工瓣膜		
	新生儿	2个月～15岁	16～60岁	>60岁	<2个月	2～12个月	>12个月
链球菌	15～20	40～50	45～65	30～45	1	7～10	30～33
金黄色葡萄球菌	40～50	22～27	30～40	25～30	20～24	10～15	15～20
凝固酶阴性葡萄球菌	8～12	4～7	4～8	3～5	30～35	30～35	4～12

续表

病原体	自身瓣膜				人工瓣膜		
	新生儿	2个月~15岁	16~60岁	>60岁	<2个月	2~12个月	>12个月
肠球菌	<1	3~6	5~8	14~17	5~10	10~15	8~12
革兰阴性杆菌	8~12	4~6	4~10	5	10~15	2~4	4~7
真菌	8~12	1~3	1~3	1~2	5~10	10~15	1
血培养阴性和HACEK	2~6	0~15	3~10	5	3~7	3~7	3~8
类白喉丙酸杆菌	<1	<1	<1	<1	3~7	2~5	2~3
多种病原微生物感染	3~5	<1	1~2	1~3	2~4	4~7	3~7

其他链球菌属也可引起IE，但较少见。由于抗生素治疗的进展，肺炎球菌心内膜炎不常见，但可引起急性心内膜炎，常累及原先正常的主动脉瓣，由于主动脉瓣关闭不全和心力衰竭，常需立即行瓣膜置换术。在衰弱的慢性酒精中毒的病人，肺炎球菌引起的肺炎常合并IE和脑炎，预后极差。β溶血性链球菌极少引起IE，但有报道，一组31例β溶血性链球菌性IE中，1/3有糖尿病，3/4有明显的并发症，1/2需要外科手术。A组链球菌可感染正常心瓣膜，引起少见的IE。在注射毒品者（IDUs），A组链球菌引起的三尖瓣IE与金黄色葡萄球菌引起者相似。B组链球菌性心内膜炎也少见，可见于产科手术或流产，或IDUs。

2．葡萄球菌（staphylococci）：引起IE的葡萄球菌可以是凝固酶阳性（金黄色葡萄球菌）或凝固酶阴性（如表皮葡萄球菌）。一般认为凝固酶阳性葡萄球菌主要导致NVE，而凝固酶阴性葡萄球菌（coagulase-negative staphylococci，CoNS）主要导致PVE，但有相对的重叠。

金黄色葡萄球菌是急性IE的主要致病菌。在非IDUs患者，金黄色葡萄球菌主要感染左侧心瓣膜，其死亡率达25%~40%，主要由于它可破坏正常或异常的瓣膜组织，及引起其他脏器（如脾、中枢神经系统）的栓塞和局灶性迁移性感染。多达50%的左侧金黄色葡萄球菌NVE需要手术治疗。在IDUs，金黄色葡萄球菌常累及三尖瓣，局限于三尖瓣的心内膜炎并发症较少，死亡率仅2%~4%，化脓性肺栓塞见于75%的病人。在IDUs的右心IE治愈率可达85%以上，疗程不超过4周。持续性金黄色葡萄球菌菌血症及发热的病人需行超声心动图检查。90%以上来自医院或社区的金黄色葡萄球菌可产生β内酰胺酶，因而对青霉素耐药，应采用半合成的耐β内酰胺酶的抗生素治疗，如萘夫西林（nafcillin）。然而，医院感染的金黄色葡萄球菌有40%对甲氧西林（methicillin）耐药，且有对万古霉素中度敏感甚至耐药的菌株。

CoNS是PVE的主要病因，特别是在瓣膜置换术后一年。也是医院感染性IE的重要病因，占NVE的3%~8%，常有瓣膜异常的基础。CoNS引起的NVE常呈亚急性，在整个病程中低热或不发热。相比之下，lugdunensis葡萄球菌有别于其他CoNS，常为社区获得性，可导致瓣膜破坏和迁移性感染并致命。

3．肠球菌（enterococci）：曾被归为链球菌属，但现在归为肠球菌属。10%~20%的IE由肠球菌引起，其中大多数为粪肠球菌（85%）和酵母肠球菌（10%）。肠球菌可感染正常的心瓣膜。肠球菌是肠道正常菌群，可引起泌尿生殖道感染。老年人泌尿、生殖系统手术后，青年妇女产后、流产后或进行妇科诊治后可产生肠球菌菌血症，其中10%左右产生IE，抗生素治疗常耐药，对青霉素、氨基糖苷类高度耐药以及对万古霉素耐药的肠球菌株被认为是医院感染的病因。

4. 革兰阴性杆菌（gram-negative bacteria）：HACEK组微生物是难培养的革兰阴性杆菌，为胃肠道和咽喉的常居菌丛，易感染异常的心瓣膜，占非IDUs患者社区获得性NVE的5%～10%。嗜血杆菌属（嗜沫嗜血杆菌、继副流感嗜血杆菌、流感嗜血杆菌）是HACEK组中的主要致病菌。HACEK组细菌所致的NVE伴有大的赘生物，栓塞发生率高，其生长需要CO_2，生长慢，需要培养3～4周。在无明显感染灶时，HACEK组微生物菌血症应高度怀疑IE，即使无典型的IE体征。

肠杆菌科微生物常引起菌血症，但较少引起IE。大肠杆菌、克雷伯杆菌属、肠杆菌属、沙门菌属可感染正常或异常瓣膜，沙门菌属可感染动脉粥样硬化斑块及动脉瘤。

绿脓杆菌可黏附于受损内膜和人工植入物的表面，是IDUs左或右侧NVE最常见的革兰阴性杆菌。

布氏杆菌属（Brucella）、不动杆菌属（Acinetobacter）及其他革兰阴性杆菌也可引起IE。布氏杆菌心内膜炎在地中海盆地多见，其他地区少见。厌氧菌引起的IE少见（>1%），可能是由于对这些细菌的生长来说，心脏的氧张力太高。

淋病双球菌为抗生素年代前的IE常见致病菌，青霉素应用后，淋病双球菌很少引起心内膜炎，偶可导致急性IE，常累及正常的右心瓣膜。

5. 真菌（fungi）：尽管许多酵母菌和其他真菌可感染心内膜，但绝大多数IE由念珠菌属和曲霉菌属引起。在IDUs及胃肠外营养者，念珠菌属可致自身瓣膜IE。真菌性PVE的致病菌多为曲霉菌属。在非静脉药物成瘾者，正常瓣膜的真菌感染罕见。

6. 其他微生物：许多少见的微生物偶可引起心内膜炎。伯纳特柯克斯体（Coxiella burnetii）是Q热及相关IE的致病菌，大约7%的Q热患者合并IE。患者往往到过农场或接触过临产的猫，临床表现为间歇性发热（91%）或充血性心力衰竭（77%），97%的病人有基础瓣膜性心脏病。诊断较困难，主要根据血清学检查或心脏组织的免疫染色而证实。伯纳特柯克斯体很难被抗生素清除，在抗生素治疗数年后仍可在心脏瓣膜组织分离到，故有人认为需要终生抗生素治疗。巴尔通体属如引起五日热的巴尔通体（quintana bartonella）、伊丽莎白巴尔通体和海斯（henselae）巴尔通体是猫抓热及战壕热的致病菌，目前已成为无家可归的酗酒者及HIV感染病人IE的重要病因，由于需要特殊的培养方法，这些病人常是“血培养阴性”。通过血清学检查、特殊的分离培养方法及PCR检查可确诊。鹦鹉热衣原体偶可引起IE，病人常合并肺炎，有鸟类接触史。有超过50例的单核细胞增多性李斯特杆菌（Listeria monocytogenes）性心内膜炎的报道，死亡率达37%。其他少见的微生物偶可感染人工瓣，包括人型支原体、军团菌属及分支杆菌等。

第三节 发 病 机 制

在健康人，尽管经常发生短暂的菌血症，但IE很少见。病原微生物定居于心脏瓣膜并发展形成赘生物需要经过多个步骤。简单来说IE的发病机制为心脏瓣膜的内皮受损后，血小板沉积，产生非细菌性血栓性心内膜炎（nonbacterial thrombotic endocarditis，NBTE）；病原微生物进入血循环定居于NBTE，从而导致IE。

一、非细菌性血栓性心内膜炎

许多临床情况下，在心瓣膜可产生无菌性血栓。在正常的心瓣膜可出现小的血小板聚集，但血小板聚集更常见于先天性、风湿性损伤的心瓣膜的表面，这些可看作是最初的赘生物或微赘生物。

导致血小板沉积的主要因素是内皮受损，使内皮下的胶原纤维暴露，血小板聚集，形成血小板微血栓。这些血小板微血栓可产生无害性栓塞，也可稳定并引起纤维蛋白沉着及更多的血小板聚集，形成结节样无菌性赘生物，称为NBTE，是细菌定居在瓣膜表面的重要因素。

3种血流动力学状态易于损伤心内膜：①血流从高压腔室快速流入低压腔室时，侧面压力下降而形成涡流，有利于病原体的沉积和生长。如二尖瓣关闭不全时的瓣膜左心房内膜面、室间隔缺损时右心室间隔缺损处的内膜面和主动脉瓣关闭不全的瓣膜左心室内膜面。②血流高速流经狭窄的瓣膜口，因Venturi效应，病原体在瓣口的另一侧或血流射向的心内膜或血管内膜表面大量附着，如主动脉瓣狭窄的主动脉壁和动脉导管未闭的肺动脉壁。③高速喷射性血流冲击内膜，导致局部损伤。如小型室间隔缺损面对的右心室心内膜、二尖瓣关闭不全面对的左心房壁、主动脉瓣关闭不全面对的二尖瓣前叶、腱束、乳头肌。这些血流动力学的改变破坏了正常的层流，导致涡流等血流的紊乱是IE的高危因素。异常瓣膜不规则的表面也可产生涡流。IE主要累及二尖瓣，其次为主动脉瓣，三尖瓣和肺动脉瓣较少，这种分布与瓣膜在关闭时的压力阶差有关，在左心室收缩时，二尖瓣的压力阶差最大。

NBTE的赘生物常是易碎的白色或黄褐色的团块，形成于特定的受损部位，如沿着瓣叶的关闭线，大小不等，可导致供应心脏、大脑、脾、肾、肢体的动脉栓塞和引起感染。由于在赘生物黏附处炎症反应很轻，新鲜的赘生物常脱落导致栓塞。消耗性心内膜炎的赘生物常见于晚期恶性肿瘤的病人，也可见于慢性消耗性疾病如结核或尿毒症。无菌性赘生物也称为Libman-sacks心内膜炎（非典型性疣状心内膜炎），有时可见于系统性红斑狼疮和（或）抗心磷脂综合征的病人。典型的Libman-sacks赘生物位于二尖瓣叶心室侧，较小、无蒂。

二、感染性心内膜炎

感染性心内膜炎（IE）的产生必须具备2个条件。首先，微生物必须黏附到心瓣膜表面，细菌黏附到微血栓和纤维蛋白的能力各不相同；其次，菌血症需持续存在，微生物多次黏附以躲避机体的防御机制。

IE发病机制的初始关键步骤是循环微生物附着或黏附到沉积有纤维蛋白和血小板的心内膜表面。病原微生物对心瓣膜的黏附能力并不相同，常引起心内膜炎的细菌比不易引起心内膜炎的细菌，在体外能更强地黏附于心脏瓣膜。早期研究表明，草绿色链球菌表面的葡聚糖产物是一个重要的黏附因子。其他微生物因素包括纤维联接蛋白（fibronectin）、肠球菌聚集物质、肠球菌结合物质及FimA等。FimA是在口腔链球菌和肠球菌发现的一种表面相关蛋白，其抗体可减少细菌对心瓣膜的黏附及IE，FimA见于80%的链球菌和肠球菌。结合到纤维联接蛋白是许多（但非全部）引起IE的细菌的特性。在心瓣膜损伤处的纤维联接蛋白是由内皮细胞、血小板和纤维母细胞在血管损伤时反应性产生的，以可溶性形式与内皮下暴露的胶原纤维结合。纤维联接蛋白的受体存在于金黄色葡萄球菌，草绿色链球菌，A、C和G组链球菌，肠球菌，肺炎球菌及白色念珠菌的表面。纤维联接蛋白有许多结合位点，能同时与纤维、胶原、细胞和细菌结合，有助于细菌黏附于瓣膜的损伤处及NBTE部位。凝固酶阳性的葡萄球菌产生的凝集因子有利于结合到纤维联接蛋白，黏附于血小板-纤维凝块引起IE。CoNS产生的细胞外粘质物有利于其定居于人工瓣膜。因此，由一系列不同的表面物质和受体介导的微生物黏附，是细菌定居于心内膜的致病因素。

细菌定居后迅速繁殖，促使血小板进一步聚集和纤维蛋白沉积，感染性赘生物增大，厚的纤维蛋白层覆盖在赘生物外，阻止吞噬细胞进入，为其内的细菌生存繁殖提供了良好的环境。

以上为NVE的发病机制。PVE多从缝合处开始，即机械瓣与自身组织交界处，然后穿入瓣环，机械瓣叶蛋白质少，不利于细菌的黏附，因而很少产生赘生物。

三、免疫的作用

细菌刺激宿主的体液免疫系统和细胞免疫系统，临床上出现高γ球蛋白血症、脾肿大和巨噬细胞增多。部分病例可出现冷球蛋白或巨球蛋白血症，类风湿因子和抗核抗体阳性。免疫球蛋白对肾小球基底膜、血管壁和心肌有特殊的亲和力。类风湿因子可通过Fc片段反应，阻断IgG的调理活性，刺激细胞吞噬作用，加速微血管的损害。抗核抗体与骨骼肌症状、低热和胸膜疼痛有关。特异的凝集抗体能使侵入血流的相应细菌凝聚，增强其黏附性和致病能力。病程较长的患者可检出免疫复合物伴低补体血症，可能与心血管以外的临床表现如关节炎、Osler结和肾小球肾炎有密切联系，免疫复合物的浓度在成功治疗后降低或消失，治疗失败或复发时则上升。

急性IE在发病机制上与亚急性IE有所不同，前者50%～60%发生在正常的心瓣膜上。病原菌一般来自皮肤、肌肉、骨骼或肺等部位的活动性感染灶。病原微生物一般毒力较强，具有高度的侵蚀性（如金黄色葡萄球菌、A组链球菌、肺炎链球菌、流感嗜血杆菌等）和黏附力，由其直接侵犯瓣膜引起感染，而血流动力学异常与无菌性血栓性心内膜炎不一定是发生急性IE的必备环节。

第四节　病　　理

本病的特征性病理改变是在心瓣膜附着由血小板、纤维蛋白、红细胞、白细胞和病原微生物构成的赘生物。赘生物通常位于房室瓣的心房面和主动脉瓣的心室面，主要在瓣膜的闭合线上。IE的赘生物大小和形态各不相同，从<1 mm到数厘米，可引起瓣膜的功能性狭窄。真菌性心内膜炎的赘生物常大于细菌性，但病因与赘生物的大小并不相关。颜色可为白色、黄褐色或灰绿色。镜检示赘生物由病原微生物、纤维蛋白、红细胞、白细胞和血小板构成。通常分三层，①内层最厚，先由红细胞、白细胞、血小板-纤维蛋白、胶原纤维等构成无菌的血栓，随后循环中的微生物在血栓上形成菌落并与坏死组织组成内层；②中层只含病原微生物；③外层大部分为纤维蛋白及少量的病原微生物。当病变愈合时，在赘生物表面有纤维组织增生和内皮细胞覆盖。在未治愈的病例，愈合现象和新发展的病变可相互交织在一起。

NVE的病理改变可以是局部（心脏）改变，包括瓣膜和瓣周结构；也可以是由于带菌赘生物脱落导致栓塞、迁徙性感染及败血症引起的远处（心外）改变。

左心IE与右心IE的心外表现不同，也与导致栓塞的赘生物是否具感染性有关。右心IE可导致肺栓塞和肺梗死、肺炎及肺脓肿。左心IE形成的栓子，随体循环血流播散到身体各部位产生栓塞，尤以脑、肾、脾和肢体动脉为多，引起相应脏器的梗死或脓肿。栓塞阻碍血流或使血管壁破坏，血管壁囊性扩张可形成感染性动脉瘤，一旦破裂可产生致命性出血。

迁徙性感染可引起脑膜炎、心肌炎及肾盂肾炎。败血症可导致弥散性血管内凝血。循环免疫复合物沉积可致局灶性或弥漫性肾小球肾炎。“真菌性动脉瘤”可累及大、中动脉，小血管的Oslers结表示免疫介导的坏死性小血管炎。

瓣尖破坏如撕裂、穿孔、肿胀等多见于葡萄球菌感染者。急性瓣膜关闭不全和随后充血性心力衰竭（CHF）是IE最常见的心脏并发症。炎症的局部扩散包括感染延伸到主动脉壁，可导致Valsava窦动脉瘤、瓣环脓肿、假性动脉瘤、形成到周围心腔（左、右心房，左、右心室）及心包腔的瘘道，导致心脏破裂和心包填塞。IE从主动脉瓣扩散到二尖瓣主要通过主动脉-二尖瓣纤维体或主动脉瓣尖的赘生物与二尖瓣前叶直接接触（二尖瓣接吻赘生物）。心脏传导阻滞与传导系统受累有关。在房室瓣的IE，除瓣叶赘生物及穿孔外，还可有腱索和乳头肌的感染，导致腱索或乳头肌断裂。

PVE的心内病理改变不同于NVE。如为机械瓣受累，感染部位为瓣周组织，常见的并发症有瓣周漏及裂开，瓣环脓肿及瘘道形成，传导系统破坏及化脓性心包炎。赘生物可干扰瓣膜闭合运动，导致急性人工瓣阻塞。如为生物瓣，活动部分也是组织成分（尽管用戊二醛固定过），可发生感染引起瓣尖穿孔及赘生物形成。瓣环脓肿及瓣周漏也可出现。

第五节 临床表现

多数患者无前驱病史，部分近期有手术、器械检查或感染史。由于致病菌毒力不同、基础心脏病不同以及其他因素等，感染性心内膜炎（IE）的临床表现错综复杂、变化多端。

急性IE常发生于正常心脏，在静脉药瘾者发生的右侧心内膜炎也倾向于急性。病原菌常为高毒力的细菌，如金黄色葡萄球菌或真菌。起病急骤，高热、寒战、全身毒血症症状显著，类似败血症，常是全身感染的一部分。由于多数患者原无基础心脏病，发病开始可无杂音，但由于瓣膜迅速破坏及瓣膜附件断裂等，在病程中可出现新的杂音，以主动脉瓣反流性杂音居多，杂音在短时间内可出现明显变化为其特点。患者一般情况差，皮肤黏膜淤点可见于2/3患者，脾大也较为多见，其他微血栓栓塞征象比较少见，肺脏、皮肤等处可出现迁徙性脓肿。

亚急性IE仍为目前临床上最多见的IE，多数患者原有器质性心脏病。起病隐袭，常以发热、出汗、全身中毒症状和进行性贫血为主要表现。少数以并发症的方式起病，如栓塞、不能解释的卒中、心瓣膜病的进行性加重、顽固性心力衰竭、肾小球肾炎和手术后出现心脏杂音等。

（一）全身感染的症状

发热最常见，热型多变，以不规则者多见，也可为间歇型或驰张型，伴有畏寒和出汗，体温大多在37.5～39 ℃，约3%～15%的患者体温正常，多见于老年患者和伴有栓塞或真菌性动脉瘤破裂引起脑出血或蛛网膜下腔出血，以及严重心力衰竭、尿毒症，使用过抗生素、皮质激素、退热药者也可暂时不发热。亚急性IE患者入院时或在某一阶段可不出现发热，但在整个病程中均不出现发热者十分少见。

发热是观察抗生素疗效的重要指标，在无并发症的IE，抗生素治疗后5～10天，体温应恢复正常。草绿色链球菌较葡萄球菌、肠球菌对抗生素治疗的反应更快。治疗一周后仍持续发热常表示出现了并发症，如进行性瓣膜损害、感染扩散到瓣环或出现瓣周脓肿。败血症栓塞引起的局部感染也是出现发热的原因。热退后第3～4周再次发热，常为抗生素的不良反应，可伴皮疹。也可见于心脏并发症、关节炎及败血症性全身栓塞。

常有全身不适、食欲减退、疲乏、体重减轻等。可有头痛、肌痛、关节痛及背痛。70%～90%的病例有进行性贫血，多为轻、中度贫血，晚期患者可有重度贫血，主要由于感染抑制骨髓所致。1/3的病人有杵状指，一般无紫绀。

（二）心脏病变

心脏听诊可出现基础心脏病的杂音或原有的心脏杂音性质改变，或原来正常的心脏出现杂音，由于瓣叶和瓣叶支持结构的损害，多出现瓣膜关闭不全的反流性杂音。在病程中杂音性质的改变往往是由于贫血、心动过速或其他血流动力学改变所致，大约15%患者在治疗期间出现杂音。右侧心内膜炎由于瓣膜损害相对轻微，杂音出现明显变化者比较少见。

有时左心房内球形血栓可堵塞二尖瓣口引起心排血量急剧减少，可出现休克、四肢紫绀、肺水肿等表现。球形血栓可间歇性阻塞二尖瓣口，症状在间歇期消失。

IE引起的心律失常除心房颤动外多为早搏。心脏传导阻滞以一度房室传导阻滞多见，感染延伸到室间隔时，可导致房室、束支或分支传导阻滞。新的、不稳定的传导异常的出现表明感染已扩散到房室结区，可伴有瓣周脓肿，预后差。

（三）皮肤、黏膜病损

皮肤黏膜微血栓及微小动脉炎目前已比较少见，但若出现，为诊断IE的重要依据，常见的有：①皮肤黏膜淤点，多见于结合膜、前胸、腹部、手足背部皮肤，也可见于口腔、咽腭等处黏膜。淤点常成群出现，发生率最高，但也从应用抗生素前的85%降低到目前的10%～40%；②Roth点：为眼底出现一直径数毫米椭圆形中心苍白的出血点，在金黄色葡萄球菌及真菌性IE较多见；③Osler结节：分布于手指和足趾末端的掌面、足底或大小鱼际肌处，红色或紫红色，有明显的压痛，直径小者1～2 mm，大者5～15 mm，高于皮面，既往认为是IE的特征性表现，此征偶尔也见于系统性红斑狼疮、消耗性心内膜炎；④Janeway损害：为无痛性出血性斑疹，位于手掌及足底，多见于金黄色葡萄球菌性IE；⑤指甲下条纹状出血：出现与手指平行的甲下裂隙出血，也可见于脚趾甲下，其远端不达到指甲床前沿，发生率很低。

（四）栓塞

栓塞是IE最常见的临床表现，由赘生物、感染组织或无菌性/感染性心内血栓碎片的脱落引起，见于40%的病人。虽然栓塞可出现在抗生素治疗期间或治疗后，但经有效的抗菌治疗，其发生率迅速下降。

1．脑栓塞：常发生在大脑中动脉，引起偏瘫、失语等症状，在IE中占15%～20%。

2．肾栓塞：可无症状或出现腰痛，并可引起肉眼或镜下血尿，但在临床上极少出现明显的肾功能不全。

3．脾梗死：可引起左上腹疼痛、左肩疼痛和少量左侧胸腔积液，左上腹疼痛在呼吸或体位改变时加重。腹部CT或MRI检查是诊断脾受累的最好方法，敏感性和特异性达90%～95%。

4．肺栓塞：常出现突然的胸痛、气急、紫绀、咯血和虚脱。

5．血管栓塞：症状取决于栓塞的部位，冠状动脉栓塞可产生突然的胸痛、休克、心力衰竭、严重心律失常等心肌梗死的表现；肠系膜动脉栓塞可产生腹痛、肠绞痛和大便潜血阳性；肢体动脉栓塞表现为受累肢体变白、发冷、疼痛和脉搏消失；少部分（$<3\%$）病人发生中央视网膜动脉的栓塞性梗死，引起突发性单盲。

（五）与免疫系统激活有关的表现

持续菌血症刺激机体免疫系统引起脾大，质软并有轻度压痛。还可导致肾小球肾炎

（循环免疫复合物沉积在肾小球基底膜）、关节炎、腱鞘炎、心包炎和微血管炎等。

第六节　实验室检查

1．常规检查：亚急性病例常有轻至中度贫血。白细胞计数正常或轻度升高，有时可见到核左移。血片中有时可找到吞噬单核细胞，直径为20～30 μm，胞浆中可含有细菌及退变的红细胞，对诊断有参考价值。急性感染心内膜炎（IE）的患者贫血较少见，除在疾病的极早期或合并心力衰竭、肾衰竭外，有白细胞计数升高和明显的核左移。90%以上IE的患者血沉增快，如血沉正常，不支持IE的诊断。抗生素治疗1～2周后白细胞应回复正常。长期大剂量β－内酰胺类抗生素可抑制粒细胞生成，导致粒细胞减少。

半数以上的患者有蛋白尿和镜下血尿，在并发急性肾小球肾炎、间质性肾炎或肾梗死时，可出现肉眼血尿、脓尿以及血肌酐和尿素氮的增高。肠球菌性心内膜炎常可导致肠球菌菌尿，金葡菌性心内膜炎亦然，故尿培养也有助于诊断。

2．血培养：血培养阳性是诊断IE最直接的证据，对所有怀疑IE的病人，均应作血培养检查。国外血培养阳性率可高达95%，国内一般为40%～60%。IE的菌血症为持续性的，故无需在体温升高时采血。在亚急性IE的病例，血中细菌的数目相差很大，通常为每毫升静脉血1～200个菌落。因为在未治疗的病人血培养通常为阳性，一般抽取3次血标本就够了，但对用过抗生素治疗的病人，需反复作血培养。

在抗生素治疗前，如临床条件允许，在24 h内于不同静脉穿刺部位采血3次进行培养，每次采血5～10 ml，在应用过抗生素治疗的患者，取血量不宜过多，因为血液中过多的抗生素不能被培养基稀释，影响细菌的生长。每次采血至少间隔1 h，常规作需氧菌和厌氧菌培养，在人造瓣膜置换，较长时间留置静脉插管、导尿管或有药瘾者，应加做真菌培养。培养基大约50 ml应能支持难培养的营养变异细菌的生长，最好含有能灭活或中和抗生素的酶或树脂。观察时间至少2周，当培养结果阴性时应保持到3周，一旦血培养阳性，进行革兰染色和次代培养。如第2、3天培养阴性，再采血2次行血培养。确诊必须2次以上血培养阳性。如用过抗生素治疗的病人，在随后的几周中需多次作血培养，以发现不彻底治疗后的菌血症复发。对急性IE患者，采血3次后即应给予抗生素经验性治疗，不必等待血培养的结果。一般作静脉血培养，动脉血培养阳性率并不高于静脉血。罕见情况下，血培养阴性患者，骨髓培养可阳性。培养阳性者应作各种抗生素单独或联合的药物敏感试验，以便指导治疗。

因为皮肤常见的细菌如类白喉杆菌、凝固酶阴性的表皮葡萄球菌可导致IE，在采血时应注意皮肤严格消毒，抽血操作者应戴无菌手套。不要轻易地将上述细菌当作污染菌。如怀疑为这些细菌导致的心内膜炎，应延长培养时间至21天，即使肉眼检查无明显生长，也应在第5天、14天、21天时作革兰染色。定量血培养有时可区别污染或真阳性。

对血培养阴性的IE，作布鲁杆菌、军团菌、科克斯立克次体或鹦鹉热的血清学检查可能会有帮助。

3．血清学检查：①本病的血清总补体、C_3、C_4均降低，这在其他感染性疾患十分少见。如患者有发热、心脏杂音等提示IE时，上述补体的变化对IE的诊断是有力的支持。②血C–反应蛋白（CRP）升高，CRP可用于判断治疗反应。治疗第1～2周CRP下降很快，4～6周仍稍高于正常。持续CRP升高说明感染控制不好。③血清中壁酸抗体含量增高，若其效价增高4倍以上，提示葡萄球菌感染的可能性很大。临床高度怀疑IE而血培养阴性者，此项检查对明确致病菌和选用抗生素治疗有较大的参考价值。④亚急性IE病程超过6周者，50%患者类风湿因子阳性，经治疗后效价迅速降低，如效价持续不降，提示预后不良。

4．心电图检查：一般无特异性。在治疗过程中出现传导阻滞提示感染扩散到心肌，这种扩散可由于局灶性心肌炎或靠近传导系统的脓肿所致。如为室间隔脓肿或瓣环脓肿导致房室传导阻滞，提示可能需要换瓣。心电图还可发现由于冠状动脉栓塞所致的无症状性心肌梗死。颅内细菌性动脉瘤破裂，可出现神经源性的T波改变。

5．放射影像学检查：胸部X线检查对并发症如心力衰竭、肺梗死的诊断有帮助。肺部多处小片状浸润影提示脓毒性肺栓塞所致的肺炎。主动脉细菌性动脉瘤可致主动脉增宽。透视下见人工心瓣膜有异常的摇动和移位时，提示可能合并IE。

计算机X线断层显像（CT）或螺旋CT及磁共振显像（MRI）可帮助确定IE时局灶性神经损害的原因，尤其是脑梗死、脑脓肿和脑出血的诊断，对较大的主动脉瓣周脓肿也有一定的诊断价值。大脑或其他部位细菌性动脉瘤的诊断有时需行血管造影检查。

6．超声心动图检查（UCG）：在IE的诊断、治疗中有重要的作用。根据临床情况选择经胸超声（TTE）或经食管超声（TEE）检查。所有怀疑IE的病人都应尽早行TTE检查（在初始诊断的12 h内）。如图像质量好，在IE可能性不大的病人，经胸超声（TTE）检查阴性，可排除IE的诊断。但在高度怀疑IE而TTE检查阴性的患者、怀疑为PVE的患者、TTE阳性但怀疑或可能有并发症的患者以及活动性IE患者，外科手术之前应行TEE检查。如TEE仍阴性，临床仍怀疑IE时，一周内复查TEE。复查TEE阴性可排除IE。

简言之，对人工心瓣膜、临床诊断为“可疑IE”或有并发症的IE（瓣周脓肿）等推荐TEE；其他患者选TTE。对慢性阻塞性肺病、以前胸腔手术史及极度肥胖等影响图像质量者，应考虑选择TEE。

UCG发现：①心腔内团块状回声或赘生物；②瓣周脓肿及人工瓣部分撕裂及③新出现的瓣膜反流是诊断IE的主要标准。

UCG可明确赘生物的大小和部位，赘生物附着于一个瓣叶或多个瓣叶上，随瓣膜而活动，一般为一个，偶尔为2个或以上。TTE可检出50%～80%的赘生物，自身瓣膜病变及赘生物>5 mm者易于显示；人工瓣膜病变及赘生物<5 mm者难以显示，因此，未发现赘生物不能排除IE。赘生物虽为确诊IE的重要依据，但对判断预后价值不大，随着病情好转，赘生物不一定消失，有时反而增大和密度增高，这可能是由于愈合过程中瓣膜纤维组织增生，且逐渐钙化。除赘生物外，超声心动图检查还能发现瓣膜损害情况（如瓣膜穿孔、破裂、腱索断裂），有无化脓性并发症（如瓣周脓肿、室间隔脓肿），评估瓣膜病变引起的血流动力学改变及瓣膜反流程度和协助诊断基础心脏病。

TEE更易发现赘生物、瓣周脓肿及真菌性动脉瘤等。90%的病例可发现赘生物，能检出直径1～1.5 mm的赘生物，不受机械瓣回声的影响。

7．心导管检查和心血管造影：对抗生素治疗反应良好的IE患者通常不必行此项检查，心导管检查和心血管造影对原有的心脏病，尤其是冠心病的诊断价值很大，由于有赘生物脱落的危险，需严格掌握适应证。

其他检查尚有真菌感染时的沉淀抗体测定、凝集素反应和补体结合试验。金黄色葡萄球菌的胞壁酸抗体测定等。

第七节　诊断和鉴别诊断

（一）诊断

感染性心内膜炎（IE）的临床表现错综复杂，一些患者缺乏典型的征象如发热、心脏杂音等，另有一些患者以并发症如大动脉栓塞、肾功能衰竭或贫血为主要表现，故很容易发生误诊和漏诊。下列情况应高度怀疑IE诊断：

1. 新的瓣膜损害/反流性杂音；
2. 不明原因的栓塞事件；
3. 不明原因的败血症；
4. 血尿、肾小球肾炎及怀疑肾梗死；
5. 发热，并伴发①心内植入人工材料；②IE高危基础心脏病；③新出现的室性心律失常或传导紊乱；④首次心力衰竭；⑤血培养阳性（如致病菌为IE常见菌）；⑥皮肤（Osler’s结、Janeway损害）或眼底改变（Roth点）；⑦多发、变化快的肺浸润（右心IE）；⑧不明原因的外周脓肿（肾、脾、脊椎）；⑨可导致菌血症的诊断/治疗操作。不合并上述情况者，IE可能性小。

外科手术或尸检取得的心内膜赘生物或大动脉栓塞的栓子，经革兰染色或培养发现致病微生物，是诊断IE的“金标准”。但大部分的病例只能依靠临床表现、血培养和超声心动图等作出诊断。

IE的诊断可参照改良的Duke诊断标准，此标准易于掌握并且很实用（表24-2、表24-3）。

表24-2　IE的Duke诊断标准

确诊的IE
病理学标准：
微生物：赘生物、脱落的赘生物栓子或心内脓肿进行培养或组织学检查发现病原微生物，或
病理改变：组织病理证实赘生物或心内脓肿有活动性心内膜炎
临床标准：见下表所示定义
2个主要标准，或
1个主要标准加3项次要标准，或
5项次要标准

续表

可疑的IE
1个主要标准加1项次要标准，或
3项次要标准
排除诊断
肯定的其他诊断可解释患者的临床症状，或
抗生素治疗<4天而心内膜炎症状完全消失者，或
抗生素治疗<4天，手术或尸检没有发现IE的病理学证据者

表24-3　IE的Duke诊断标准中术语的定义

主要标准
阳性血培养结果
在无原发感染灶，2次不同的血培养中均分离出可致IE的典型的微生物，如草绿色链球菌、牛链球菌、葡萄球菌属、HACEK族细菌、或社区获得性肠球菌，或持续血培养阳性，定义为①血培养采血间隔12h以上；或②3次或3次以上的血培养多数阳性（首次和末次采血时间至少相隔1h以上）
伯氏考克斯体一次培养阳性，或抗IgG抗体滴度>1：800
心内膜受累的证据
心脏超声阳性（对人工瓣膜、临床诊断为“可疑IE”或有并发症的IE（瓣周脓肿）等推荐经食管超声检查；其他患者选经胸超声）：
1. 在瓣膜或其支持结构上，或瓣膜反流血液冲击部位或人工植入的瓣膜上出现振荡的块状物而不能用其他解剖上的原因解释者，或
2. 脓肿，或
3. 人工瓣膜出现新的部分撕裂或新出现的瓣膜反流（既往存在的杂音加重或改变不是充分依据）
次要标准
1. 易患因素：基础心脏病或静脉注射毒品
2. 发热≥38℃
3. 血管征象：大动脉栓塞、感染性肺栓塞、真菌性动脉瘤、颅内出血、结膜出血、Janeway损害
4. 免疫学异常：肾小球肾炎、Osler结节、Roth点、类风湿因子阳性
5. 细菌学证据：血培养阳性但不符合上述主要标准，或与IE相符的致病菌的血清学检查
6. 超声心动图的发现符合IE，但不具备上述主要标准

不包括CoNS和不引起心内膜炎的细菌的一次培养阳性

HACEK由5种细菌组成：嗜血杆菌、放线共生杆菌、心杆菌、埃肯菌和金氏菌

IE的Duke诊断标准的特异性为99%，阴性预测值>92%。

（二）鉴别诊断

由于本病的临床表现多样，常易与其他疾病混淆。急性者需与金黄色葡萄球菌、淋球菌、肺炎球菌、革兰阴性杆菌败血症鉴别。亚急性者应与急性风湿热、系统性红斑狼疮、淋巴瘤腹腔内感染、结核病等相鉴别。

1. 与其他发热性疾病鉴别：

（1）风湿热：二者都有发热和心脏表现，但风湿热发热时间一般为2～3周，短于IE。

风湿热病人在用水杨酸制剂治疗后可于数天退热，而IE病人用水杨酸治疗后体温虽可暂时下降，但几天后会再升高。IE病人可有全身关节酸痛，但与发热有密切关系，少数为游走性。风湿热无进行性贫血、脾脏肿大及皮肤淤点及其他栓塞现象。心脏超声发现赘生物与血培养阳性对IE与风湿热有明确的鉴别意义。

（2）系统性红斑狼疮：可表现为长期发热，并有心脏、肾脏的病变表现，不易与IE鉴别。但其特有的皮肤损害，可能伴有的雷诺现象，白细胞数降低，抗核抗体等特异的血清免疫学阳性结果以及心脏超声和血培养阴性，有助于两者的鉴别。

（3）心房黏液瘤：与IE相似点有发热、易改变的心脏杂音、关节痛、血沉增快、贫血与栓塞现象等。心房黏液瘤有以下特点：①症状和体征呈间歇性；②可有体位性晕厥；③可闻及肿瘤扑落音；④心脏超声有黏液瘤特征性的表现；⑤血培养阴性。

（4）心脏病并发其他感染：患者在风湿性心脏病、先天性心脏病基础上合并肺部、胃肠道或泌尿生殖道感染伴发热时，亦需与IE鉴别。此时除有基础心脏病的表现外，还有感染灶的症状与体征，结合病史和超声、血培养等检查不难鉴别。

（5）以发热为主要表现而心脏体征轻微者需与伤寒、疟疾及结核等疾病区别。周围体征、心脏超声和血培养等检查有助于鉴别。

2．其他原因所致栓塞：IE如以并发栓塞为突出的临床表现时，需注意与相应的其他疾病进行鉴别。如脑栓塞需与脑血栓形成、脑卒中等鉴别；肾栓塞，需与肾结石、急性肾小球肾炎等鉴别；肢体动脉栓塞，需与脉管炎鉴别；肠系膜动脉栓塞，需与其他急腹症相鉴别；冠状动脉栓塞，需与冠状动脉粥样硬化或冠状动脉炎等所致心绞痛、心肌梗死相鉴别。

第八节　治　　疗

一、治疗原则

治愈本病的关键在于杀灭心内膜或心瓣膜赘生物中的病原菌。因此，抗生素治疗是IE的首要治疗措施。应选用杀菌力强的药物，用药原则是早期、足量、联合、长程。早期治疗可降低并发症的发生率和病死率，一旦怀疑感染性心内膜炎（IE），在血培养后应尽早治疗。用药剂量要求维持抗生素血浓度在杀菌水平的4～8倍。一般疗程4～6周，血培养持续阳性，有并发症者应＞8周，真菌性IE为3个月。而明确病原体，采用最有效的抗生素是治愈本病的最根本的因素。

1．尽早进行病原学检查：在给予抗菌药物前即应送血培养，获病原菌后进行药敏试验，按药敏试验结果调整抗菌治疗。对无并发症的患者，应延迟48h开始抗生素治疗，以等待初步的血培养结果，尤其是对过去8天内使用过抗生素的患者。凡能培养出致病微生物者，应测定微生物对某种抗生素的最小抑菌浓度（MIC）和最小杀菌浓度（MBC）和能杀死99.9%接种细菌的最大稀释血清，即血清杀菌滴度（SBT）。当治疗少见的病原菌和使用不常用的抗生素或治疗失败时，SBT对临床治疗很有帮助。还要作药物敏感试验，以供用药时参考。病情危急不能等待血培养结果者，可在抽血送培养后作经验性治疗，待得到血培养结果后再作调整。

2. 根据病原体选用杀菌剂：应选择具协同作用的2种抗菌药物联合应用。青霉素、头孢菌素、庆大霉素和万古霉素等抗生素均有较强的杀菌活性。而抑菌性药物如四环素类、氯霉素、大环内酯类等，一般仅用于Q热立克次体、鹦鹉热衣原体、布氏杆菌等病原微生物引起的IE。杀菌剂和抑菌剂联合应用有时可获得良好的疗效，而且可以减少耐药性的产生。

3. 应采用最大治疗剂量：赘生物中病原微生物浓度很高（每克组织中高达$10^9 \sim 10^{10}$），但是代谢和增殖相对低下，对机体防御系统有很强的抵抗力。病原微生物隐藏于赘生物的纤维蛋白和血栓中，而且赘生物中无血管分布，抗生素很难渗透。因此需要应用大剂量的抗生素，使其血清浓度达到体外试验最低抑菌浓度的8倍以上，才能保证有足量药物渗入赘生物内，彻底杀灭病原微生物。2种以上抗生素联合应用，不但有协同作用，还可减少耐药性，杀灭其他细菌。

4. 静脉给药：可以达到较高的血浆浓度，明显优于口服给药。分次静脉注射或快速静脉滴注较持续滴注可取，因其血浆内药物的高峰浓度较高，可彻底地杀灭赘生物中的病原微生物，且对病人的生活与活动影响小。链霉素等药物则采用肌肉注射给药。给药次数取决于病原微生物和抗生素的种类，原则是使病原微生物在2次给药之间不能进行增殖。青霉素、头孢菌素和万古霉素对革兰阳性球菌有2 h的抗生素后效应，即应用抗生素后，即使抗菌活性消失，病原微生物在2 h内仍不能增殖。但以上药物对革兰阴性杆菌则没有抗生素后效应，因此青霉素G需每4 h给药1次。

5. 疗程宜充足：一般4～6周；有严重栓塞、迁徙性脓肿、人工瓣膜心内膜炎、真菌性心内膜炎疗程需6～8周或更长，以降低复发率。

6. 部分患者尚需配合外科手术治疗。

二、抗生素疗法

（一）经验性治疗

鉴于国内血培养阳性率较低或因病情危急不能等待血培养结果，可根据以往的临床经验采用适当的抗生素。对IE患者应尽可能区分为急性或亚急性，前者使用的抗生素应能覆盖金黄色葡萄球菌、多种链球菌和革兰阴性杆菌；后者使用的抗生素应能覆盖绝大多数的链球菌及肠球菌。Durak的治疗方案如下：

1. 疑为急性IE：萘夫西林（nafcillin）2 g，每4 h静脉注射或滴注1次，加庆大霉素1 mg（1 000 U）/kg，肌肉注射或静脉滴注，每8 h 1次，再加氨苄西林2 g，静脉注射，每4 h 1次。

2. 疑为亚急性IE：氨苄西林加庆大霉素，剂量同上。

（二）根据血培养结果选用抗生素

选用抗生素前应测定最小抑菌浓度（MIC）和最小杀菌浓度（MBC）。使用抗生素后应测定血中抗生素峰浓度（静脉注射药物后0.5 ~ 1 h）和谷浓度（下次注射药物前），以监测抗生素作用和毒性。根据多中心研究，峰浓度和谷浓度的抗生素稀释1∶8能达到MBC者，治愈可能性为93% ~ 97.5%。

1. 链球菌性IE的抗生素治疗：大多数链球菌性IE可单用抗生素治愈，死亡率不超过10%。

（1）抗生素种类及剂量选择：

1）青霉素、头孢菌素、万古霉素和替考拉宁（teicoplanin）：对青霉素敏感的链球菌，青霉素的剂量为1 200 ~ 2 000万U/24 h，分4 ~ 6次静脉滴注。由于肾小球滤过、肾小管分泌及青霉素失活（半衰期20 ~ 30 min），最初的峰浓度下降很快，故应多次给药。为减少副作用，单剂不宜超过500万U。仅在特殊情况下及难治性微生物感染时需持续静脉滴注。

头孢菌素治疗IE具有极佳的药代动力学。常用头孢曲松2g/d静脉注射，不宜肌肉注射，如必须肌肉注射，每个部位不超过1 g。

治疗IE时，万古霉素的剂量30 mg/（kg·d），分2次静脉注射，为达到疗效，要求在注射完毕后1 h血浆峰浓度为30 ~ 45 μg/ml，谷浓度为10 ~ 15 μg/ml。为减少副作用，注射时间不少于45 min。长期静脉使用万古霉素可导致血栓性静脉炎、皮疹、发热、贫血、血小板减少症及耳毒性反应。

替考拉宁可每天一次给药，治疗一周才达到稳态浓度。为尽快起效，先应用10 mg/kg每天2次静脉注射（共9剂），随后每天10 mg/kg。

2）氨基糖苷类：庆大霉素与青霉素G（或头孢曲松）合用可产生协同杀菌作用，能迅速杀灭赘生物内的病原菌。每天2 ~ 3次给药，如分3次给药，庆大霉素的剂量应调整到峰浓度3 ~ 4 μg/ml，谷浓度＜1 μg/ml。

（2）抗生素治疗方案：青霉素、头孢菌素、万古霉素和替考拉宁可单独用于链球菌性IE的治疗，但习惯上常与氨基糖苷类合用。表24-4列举了常用的链球菌性IE治疗方案，鉴于对青霉素的MIC多在0.1 ~ 0.5 μg/ml，采用青霉素4周加庆大霉素2周的方案是可行的。

表24-4　自身瓣膜及人工瓣膜链球菌性IE的治疗[a]

方案A：NVE，对青霉素高度敏感（MIC≤0.1 μg/ml）	
·年龄≤65岁，血肌酐正常	青霉素1 200 ~ 2 000万U/24h，分4 ~ 6次静脉滴注，共4周；加庆大霉素3mg/（kg·24h），分2 ~ 3次静脉注射（每天不超过240mg），2周
·情况如上，无并发症，治疗反应好	青霉素1 200 ~ 2 000万U/24 h，分4 ~ 6次静脉滴注，共2 ~ 4周，住院治疗7天后可门诊治疗
·年龄＞65岁和（或）血肌酐升高	按肾功能调整青霉素剂量治疗4周；或头孢曲松2g/d，静脉注射，4周
·对青霉素过敏	头孢曲松2g/d，静脉注射，4周
·对青霉素或头孢菌素过敏	万古霉素30 mg/（kg·d），分2次静脉注射，4周

续表

方案B：对青霉素中度敏感（MIC 0.1～0.5 μg/ml）或PVE	
	青霉素2 000～2 400万U/24 h，分4～6次静脉滴注，或[b]头孢曲松2g/d，静脉注射（肌肉注射[c]），共4周；加庆大霉素3mg/（kg·24h），分2～3次静脉注射[d]，2周。随后再用头孢曲松2g/d，静脉注射2周。
	万古霉素治疗4周，剂量如上
方案C：对青霉素耐药（MIC ≥0.5 μg/ml）[e]	
	治疗见肠球菌

a：包括软弱贫氧菌，以往称营养缺陷链球菌

b：对青霉素过敏者

c：在活动性IE，避免肌肉注射；如不可避免，分2剂肌肉深部注射

d：奈替米星2～3 mg/kg，每天一次（血浆峰浓度＜16 mg/L），可代替庆大霉素

e：对青霉素、头孢菌素高度耐药（MIC＞0.8 μg/ml）及对庆大霉素高度耐药（MIC ＞500 mg/L）或万古霉素耐药或替考拉宁耐药（MIC≥4 mg/L）的链球菌少见。如有，应行广泛的药物敏感试验，密切与临床微生物家合作

近年国外认为符合以下条件者可采用2周治疗方案：①或住院治疗1～2周，随后家庭治疗；②对青霉素高度敏感的链球菌性NVE（MIC≤0.1 μg/ml），对抗生素治疗反应快者（＜7天）；③TEE检查赘生物＜10 mm；④无心血管并发症如瓣膜反流、心力衰竭、传导异常、败血症及栓塞事件；⑤病人家庭环境适合院外治疗。

对满足上述条件，但对青霉素中度敏感（MIC 0.1～0.5 μg/ml）者也可考虑家庭治疗。此时，先在医院青霉素加庆大霉素治疗2周，随后用头孢曲松2 g/d家庭治疗2周（表24-4）。

2．葡萄球菌性IE：大约1/3IE由葡萄球菌引起，其中金黄色葡萄球菌占90%，10%为凝固酶阴性葡萄球菌（congulase-negative staphyloccal species，CoNS）引起。

（1）自身瓣膜葡萄球菌性IE：大部分导致NVE的葡萄球菌可以灭活β-内酰胺酶，因此，对青霉素耐药。＜10%的金黄色葡萄球菌对青霉素敏感。金黄色葡萄球菌引起的社区获得性IE常对青霉素耐药但对甲氧西林敏感（Methicillin-sensitive Staphylococcus aureus，MSSA），可选用半合成的耐青霉素酶的青霉素（如萘呋西林），疗程4周。对青霉素呈速发型过敏反应（IgE型）者，应避免使用β-内酰胺类抗生素，此时可用万古霉素。体外试验表明万古霉素对葡萄球菌的抗菌活性差于耐青霉素酶的青霉素，因此，仅用于对青霉素过敏者。

临床研究表明加用庆大霉素可加速杀灭细菌，减少瓣膜损害和预防脓肿形成。因此可联合使用萘呋西林（或万古霉素）加庆大霉素3～5天。庆大霉素剂量见表24-5，在萘呋西林（或万古霉素）之后静脉给药。也有人认为加用庆大霉素不增加受益。

甲氧西林耐药葡萄球菌（Methicillin- resistant Staphylococcus aureus，MRSA）性IE的治疗比较困难。由于大多数MRSA对庆大霉素也耐药，加用后对病程及预后影响不大。无并发症的NVE不宜使用利福平。如有并发症如心肌脓肿，按PVE治疗。

CoNS引起NVE的治疗应根据对β-内酰胺类抗生素的敏感性，如为社区获得性，大多

数菌株对甲氧西林敏感；如为医院获得性感染50%以上对β-内酰胺类抗生素耐药。CoNS引起NVE可参照金黄色葡萄球菌NVE的治疗。

表24-5 葡萄球菌性IE的抗生素治疗

方案A：NVE	
甲氧西林敏感的葡萄球菌（MSSA）	苯唑西林8～12 g，分4次静脉注射，至少4周；头3～5天加庆大霉素3 mg/（kg·24 h）（最大240 mg/d），分3次静脉注射。
MSSA，对青霉素过敏	万古霉素30 mg/（kg·d），分2次静脉注射，4～6周；头3～5天加庆大霉素3 mg/（kg·24 h）（最大240 mg/d），分3次静脉注射。
甲氧西林耐药的葡萄球菌（MRSA）	万古霉素30 mg/（kg·d），分2次静脉注射，6周。
方案B：人工瓣膜或其他人造材料葡萄球菌性IE	
MSSA	苯唑西林8～12g，分4次静脉注射，加利福平900mg/d，分3次，均6～8周；加庆大霉素3mg/（kg·24h）（最大240mg/d），分3次静脉注射，2周。
MRSA，CoNS*	万古霉素30 mg/（kg·d），分2次静脉注射；加利福平900mg/d，分3次；加庆大霉素**3mg/（kg·24h），分3次静脉注射，6～8周。

注：*甲氧西林敏感的CoNS，应用苯唑西林替代万古霉素

**如庆大霉素敏感，在MRSA治疗中全程加用；但对CoNS仅前2周加用庆大霉素。如庆大霉素耐药，用氟喹诺酮类药物替换庆大霉素

（2）人工瓣膜或其他人造材料葡萄球菌性IE：金黄色葡萄球菌引起的PVE或人工材料感染的死亡率很高。常用耐青霉素酶的青霉素6～8周，全程加利福平，前2周加庆大霉素。由于预后差，应尽早手术治疗。MRSA引起的PVE应联合万古霉素、利福平及庆大霉素治疗。

手术后1年内的凝固酶阴性葡萄球菌（CoNS）引起的PVE多对甲氧西林耐药，30%的菌株还对庆大霉素耐药，但对万古霉素敏感。其最佳治疗为万古霉素加利福平6周，加庆大霉素2周。如对庆大霉素耐药，换用氟喹诺酮类药物。CoNS引起的PVE早期常伴瓣周、心肌脓肿及易瓣周漏，因而，应在第1周手术治疗。对甲氧西林敏感的CoNS引起的感染，应使用甲氧西林（或同类药）代替万古霉素。

3．肠球菌及青霉素耐药的链球菌：属于Lancefield's分类的D组，最常引起IE的是粪肠球菌（E faecalis）和屎肠球菌（E faecium）。在体外，应行肠球菌对青霉素、万古霉素的药物敏感性测定。与链球菌相比，肠球菌对青霉素、氨苄西林和万古霉素相对耐药，单用青霉素、能抑制但不能杀灭肠球菌，需联合应用敏感的氨基糖苷类抗生素（庆大霉素或链霉素）。

庆大霉素和链霉素的治愈率相当。选择哪一种药物，视体外药物敏感试验而定。如对两者都敏感，应选庆大霉素，其药物血药浓度较易测定。在NVE，症状出现<3个月可用4周疗程，而病程超过3个月者需要6周治疗。PVE者至少治疗6周。对高浓度庆大霉素耐药的肠球菌常对其他氨基糖苷类耐药，但某些菌株对链霉素敏感。链霉素的用法：

15 mg/（kg·24 h）。对肾功能正常的患者，链霉素每12h给药一次（静脉注射或肌肉注射）。给药后1 h血浆峰浓度要求20～35 μg/ml，谷浓度＜10 μg/ml。

表24-6　肠球菌性IE及青霉素耐药的链球菌性IE的治疗

青霉素MIC≤8 mg/L及庆大霉素MIC＜500 mg/L	青霉素G 1 600～2 000万U/24 h，分4～6次静脉滴注；加庆大霉素3 mg/（kg·24 h），分2次静脉注射，共4周
青霉素过敏而青霉素/庆大霉素敏感的菌株	万古霉素30 mg/（kg·d），分2次静脉注射；加庆大霉素（剂量如上），6周
青霉素耐药菌株（MIC＞8mg/L）	万古霉素加庆大霉素（剂量如上），6周
对万古霉素耐药或中度敏感（MIC4～16 mg/L）或对庆大霉素高度耐药	临床微生物学家会诊，如治疗失败，尽早手术

如MIC≤4 μg/ml，认为肠球菌对万古霉素敏感。MIC 8～16 μg/ml为中度耐药；MIC ＞16 μg/ml为高度耐药。对万古霉素耐药（MIC ＞4 μg/ml）的肠球菌，尤其是屎肠球菌，常为多重耐药；而对万古霉素耐药的粪肠球菌常对青霉素敏感。利奈唑烷（Linezolid）可抑制屎肠球菌和粪肠球菌的生长，用量为1 200mg/24 h分2次静脉注射或口服，疗程8周以上；而喹奴普丁-达福普丁仅抑制屎肠球菌的生长，用量22.5 mg/（kg·24 h），分3次静脉注射，疗程8周以上。粪肠球菌对喹奴普丁-达福普丁天然耐药，可选用亚胺培南-西司他丁2 g/24 h，分4次静脉注射，加氨苄西林12 g/24 h，分6次静脉注射；或头孢曲松2 g/24 h，静脉注射，加氨苄西林，用药8周以上。由于治疗效果差，对药物治疗反应不好者，外科瓣膜置换术可能是病人唯一的治愈机会。

4．其他微生物性IE的治疗：

（1）HACEK微生物（表24-7）：以前这组微生物对氨苄西林敏感，然而，近年产β-内酰胺酶的菌株逐渐增多。由于难行药敏试验，这组微生物应考虑为氨苄西林耐药，不能用于HACEK微生物心内膜炎的治疗。无论是否产生β-内酰胺酶菌株，HACEK微生物均对头孢曲松（或其他三代、四代头孢菌素）、氨苄西林-舒巴坦及氟喹诺酮类敏感。这些药物可用于HACEK微生物导致的心内膜炎的治疗。自身瓣膜IE的疗程为4周，人工瓣膜IE 6周。不再推荐合用庆大霉素。氟喹诺酮类仅用于不耐受头孢菌素和氨苄西林的患者，可选用环丙沙星、左旋氧氟沙星、加替沙星及莫西沙星等。

表24-7　HACEK微生物引起IE的治疗

抗生素方案	剂量和途径	用药时间（周）
A．头孢曲松	2 g，静脉注射或肌注，每天1次	4
或		
B．氨苄西林-舒巴坦	12 g/24 h，分4次静脉注射	4
或		
C．环丙沙星	1 000 mg/24 h，口服；或800 mg/24 h，分2次静脉注射	4

（2）肠杆菌科：大多数革兰阴性杆菌引起的IE需要联合手术治疗和抗生素治疗，尤其是左心IE。对多数革兰阴性杆菌，青霉素或头孢菌素与氨基糖苷类合用有协同杀菌作用。大肠杆菌或奇异变形菌敏感菌株引起的IE，可联合应用氨苄西林（2 g静脉注射，每4 h 1次）或青霉素（2 000万U，每天1次）或一种广谱头孢菌素加庆大霉素（1.7 mg/kg，每8 h 1次）。第3代头孢菌素对沙门氏菌引起的IE有效。对克雷白菌属引起的IE，推荐使用3代头孢菌素加氨基糖苷类（庆大霉素或丁胺卡那）。

（3）假单胞菌属：治疗比较困难，有报道大剂量妥布霉素（每天8 mg/kg，静脉注射或肌肉注射），维持峰浓度在15～20 μg/ml，谷浓度≤2 μg/ml；同时加用超广谱青霉素（如替卡西林、哌拉西林、阿洛西林）或全剂量的头孢他啶或头孢吡肟。

其他革兰阴性杆菌治疗比较困难，常需联合用药治疗，如青霉素或第三代头孢菌素或亚胺培南（imipenem），加氨基糖苷类抗生素，疗程4～6周。最终治疗方案取决于药物敏感试验的结果。

（4）奈瑟菌属：青霉素200万U，每6 h 1次；或头孢曲松1 g，每天1次，疗程3～4周。

（5）真菌性IE：75%的真菌性IE由白色念珠菌引起，近年是因为使用免疫抑制病人增多、静脉药物成瘾者增多、心脏外科手术增加及常用广谱抗生素及胃肠外营养，使真菌性IE增多。由于单用抗真菌药死亡率高，而外科围手术期死亡率下降，因此，外科治疗是主要选择。药物治疗可选用两性霉素B或两性霉素脂质体（ambisome），每天剂量1mg/kg。持续滴注可减少副作用（发热）。5-氟胞嘧啶在体外有协同作用，体内未证明。

内科治疗对大多数IE有效，但25%的患者需要手术治疗。抗生素治疗期间赘生物缩小提示治疗有效，赘生物增大提示治疗失败，并有手术治疗的指征。在有效的抗生素治疗后3～7天应退热，持续或反复发热是治疗失败的临床表现。治疗过程中应行血培养，以确保清除病原菌。

5. 治疗监测：

（1）血药浓度监测：因为常规给药方案能达到较高血药浓度，β-内酰胺类抗生素不必常规监测血药浓度。一般来说，峰浓度增加并不增加抗菌疗效，抗菌疗效与维持在MIC以上的时间有关。青霉素由于半衰期为20～30 min，峰浓度下降较快，因此，至少给药4次。在严重肾功能衰竭的患者，青霉素半衰期延长，需按肌酐清除率调整剂量。对肾小球滤过率较高的年轻病人或肠球菌性IE患者，需要较大剂量青霉素，因为肠球菌的MIC较草绿色链球菌高1～50倍。

氨基糖苷类抗生素治疗时推荐监测药物浓度，为避免肾毒性，庆大霉素谷浓度应＜0.1mg/L。

万古霉素浓度持续保持在致病菌MIC以上2～4倍时疗效最好。谷浓度最少10～15 mg/L。肾功能正常者，血药浓度每周监测1次，如与氨基糖苷类合用，每周监测2～3次。肾功能受损者每周监测2～3次，必要时每天监测。

常规剂量的利福平不需监测，肝功能不全者需减量。

（2）临床观察及疗效评价：随访包括每天体格检查，测体温，定期血检查监测感染征象及肾功能。在怀疑有并发症者，需血培养、心电图及超声心动图检查。

临床体检要注意心脏杂音、血压、心力衰竭体征及栓塞征象（中枢神经系统、肺、脾和皮肤）。也可发生关节和脊髓的迁徙性感染。心脏和全身并发症多出现在适当抗生素治疗的第1天。有胸膜摩擦音、胸腔积液及胸痛的患者，要注意脾脓肿，高危患者可定期腹部超声或CT/MRI检查。葡萄球菌性及真菌性IE患者，眼底检查有无Roth点。

发热是非常重要的观察指标，无并发症的IE患者，体温应在治疗后5～10天正常。链球菌感染治疗反应快于葡萄球菌或肠球菌。治疗1周后持续发热提示产生了并发症，如进行性瓣膜损害，炎症扩散到瓣环或出现瓣周脓肿（表24-8）。败血症栓子栓塞并局部感染也是持续发热的原因。退热、病情稳定后再发热多出现在第3～4周，常由于β-内酰胺酶抗生素的副作用，可伴或不伴皮疹。然而，也可见于心脏并发症、关节炎及败血症全身栓塞。

表24-8 IE病人持续发热的可能原因

1. 心脏并发症：不适当的抗生素治疗，瓣周脓肿和（或）心肌脓肿，大的赘生物，心包炎/心肌炎（常由于冠状动脉栓塞所致）
2. 肾并发症：肾小球肾炎，细菌尿
3. 神经系统并发症：脑栓塞，真菌性动脉瘤，脑炎
4. 肺并发症：肺栓塞，渗出性胸膜炎
5. 其他栓塞并发症：脾、关节、脊椎
6. 静脉炎

在实验室检查中，C-反应蛋白（CRP）是判断疗效最好的标准。在治疗1～2周后CRP下降很快，但在4～6周甚至更长时间仍稍高于正常。持续高水平CRP提示感染控制不佳，出现心脏或其他并发症。血沉不适合疗效评价，因为在良好控制数周后血沉仍快。

白细胞计数在治疗1～2周后正常。出现白细胞升高提示活动性感染。长期β-内酰胺酶抗生素治疗抑制粒细胞生成，导致粒细胞减少。血小板及红细胞也应常规监测。

反复测定肌酐监测肾功能对早期发现肾功能不全很重要。肾功能不全是IE的常见并发症，也是抗生素治疗（尤其是氨基糖苷类及万古霉素）的常见不良反应。

如怀疑心脏并发症时，超声心动图检查最有价值。因为尽管强力抗生素的应用，瓣膜损害及瓣周脓肿的发生率仍高。在抗生素治疗结束后，超声心动图检查可了解瓣膜损害的位置和程度，有助于长期随访及IE复发或再感染的诊断。

三、手术治疗

瓣膜置换手术、瓣膜修补手术和其他外科手术方式的引入，是近年来IE治疗的一个重大进展，其重要性和意义仅次于抗生素应用。有报道表明，一组IE患者仅用抗生素治疗病死率高达53%，其中83%死于充血性心力衰竭，及早进行换瓣手术可使病死率降至9%～14%。不论抗生素治疗的长短，在产生心脏病理改变及病人一般情况恶化之前行外科治疗，预后较好。年龄不是手术禁忌证。

1. 基本原则：IE手术的基本原则包括感染组织清创术，清除心内全部感染病灶及无活力的组织，并保证病变部位的重建。在合适抗生素的支持下，修复其他损伤的同时恢复瓣膜的功能。修补原已存在的先天性畸形如动脉导管未闭、室间隔缺损等。

过去认为，即使IE病人的病情危重，瓣膜置换手术也应尽可能地推迟，直到应用抗生素治愈IE。目前认为，活动性IE不是手术疗法的禁忌证。无论IE病人在术前是否接受过抗生素治疗，置入的人工瓣膜发生破裂和感染的概率很低。因此，在活动性IE的早期，有瓣膜置换手术适应证的病人，应在抗生素完全治愈IE之前早行手术，避免在抗生素治疗阶段发生死亡和其他并发症。

2. 自体瓣膜心内膜炎（NVE）的手术治疗：对NVE病人的手术治疗，应考虑的因素包括：①目前的血流动力学状态，急性瓣膜功能不全的恶化及充血性心力衰竭（CHF）的严重程度；②持续存在感染/败血症；③局部或全身未控制的感染；④致病微生物；⑤赘生物的形态及栓塞事件；⑥神经系统并发症。

（1）IE患者出现CHF是手术治疗最强、最常见的指征。IE患者出现CHF，反映瓣膜附件有严重破坏，特别是主动脉瓣病变引起的心力衰竭，单用抗生素很难控制，必须及早行瓣膜置换术。文献报道IE合并CHF时，单纯内科治疗的死亡率可高达51%。手术时患者的血流动力学状态是手术死亡率的主要决定因素。最佳手术时机为出现严重血流动力学异常及感染扩散到瓣周组织之前。在活动性IE患者新植入瓣膜的感染率为2%～3%。

当严重或进行性心力衰竭发生时，活动性IE病人应立即手术治疗。该疗法唯一的相对禁忌证是新近发生的脑梗死。在心功能许可的情况下，新近有大脑病变者最好推迟手术。引致神经系统病变的术前危险因素包括中风的严重程度、颅内出血、脑血管事件和外科手术之间的时间间隔。脑栓塞的病例，应延迟手术到中风发生后1～2周；当存在脑出血时，应推迟更长些。

（2）尽管经7～10天适当的抗生素治疗，仍持续发热及持续性菌血症提示保守治疗失败，增加死亡率。由于多重耐药及“难治性”微生物引起的IE复发患者，也有手术指征。

（3）感染扩散到瓣周，如心肌或瓣环形成心肌或瓣环脓肿，表明局部感染未控制，必须尽快手术治疗。手术类型（瓣膜置换或瓣膜修复）不影响手术死亡率。细菌性动脉瘤特别是发生于主动脉和主动脉窦者，亦应及早手术根治。腹部脓肿（常见于脾）应在心脏外科前手术治疗。

（4）抗生素难治愈的微生物如真菌、布鲁氏菌属及贝氏立克次体引起的IE，及对快速破坏心脏结构的微生物路邓葡萄球菌（S.lugdunensis）引起的IE，可考虑手术治疗。

（5）尽管经抗生素治疗，仍反复发生栓塞事件的病人可手术治疗。二尖瓣赘生物直径＞10～15 mm，并具有一定的活动度及梗阻性赘生物应考虑早期手术。

（6）严重自体瓣膜破坏少见，是紧急手术指征。

（7）40%的活动性IE患者出现神经系统并发症，外科治疗可受益。单一的脑栓塞宜在感染控制且中枢神经系统病变稳定后再行手术。对新近出现神经系统并发症的患者，由于术后有引起神经系统症状恶化甚至死亡的潜在危险，瓣膜置换术应视为相对禁忌。如病情许可，对中枢神经系统栓塞性脑梗死的病人，施行瓣膜置换术应延迟至梗死后10天，最好在2～3周后进行。对颅内出血的患者，手术应推迟到21～30天后。一些有再梗死高危的患者，尽管近期发生了脑卒中也需尽早手术，如真菌性动脉瘤，并采用术后不需长期抗凝的生物瓣。

NVE的手术适应证：

（1）急性二尖瓣或主动脉瓣关闭不全及CHF。

（2）感染有瓣周扩散的证据（局部感染未控制）。

（3）经7～10天适当的抗生素治疗，感染仍持续。

（4）抗生素治疗效果差的微生物（真菌、布鲁氏菌属、贝氏立克次体、路邓葡萄球菌、庆大霉素高度耐药的肠球菌及革兰阴性细菌）引起的感染。

（5）抗生素治疗前或治疗第一周，二尖瓣赘生物直径＞10 mm并具有一定的活动度。

（6）尽管抗生素治疗，反复发生栓塞事件。

（7）梗阻性赘生物。

3. PVE的手术治疗：尽管NVE和PVE患者手术治疗的死亡率较高，但已证明手术治疗优于内科治疗。早期PVE患者应考虑外科治疗。晚期PVE合并人工瓣膜功能不全，包括瓣周漏、持续性菌血症、脓肿形成、传导异常或大的赘生物，尤其是左心IE及葡萄球菌引起的IE应手术治疗。PVE的手术适应证包括：早期PVE；人工瓣功能不全导致明显的血流动力学障碍；其他适应证同NVE［（2）～（7）］。人工瓣机械梗阻是紧急手术的指征。

4. 围手术期处理：

（1）术前准备：经食管超声评估感染的部位及瓣膜反流程度，无需心导管检查。疑有冠状动脉栓塞、有缺血性心脏病症状及动脉粥样硬化高危的患者可考虑行冠状动脉造影。对主动脉瓣IE的患者，冠状动脉造影可能使赘生物脱落，应先行TEE检查。CT或MRT检查也可用于排除近端冠状动脉狭窄。

如找到了引起IE的原发病灶，在选择性外科手术前清除之，以预防复发。

（2）IE手术后的抗生素疗程：取决于术前治疗的时间、是否存在感染的瓣周扩散及手术时的微生物学和病理学发现。由相对耐药菌致病且手术标本培养阴性的自身瓣膜IE，术前加术后的抗生素疗程必须至少相当于推荐的全疗程。对术中培养阳性、心肌脓肿的病人或移除的人工瓣革兰染色阳性时，术后应给予全程的抗生素治疗。术前已完成全疗程抗生素治疗的患者，术后至少抗生素治疗7～15天。

四、特殊情况下的治疗

1. 血培养阴性IE：按严格诊断标准诊断的IE，20%血培养阴性。血培养阴性的原因包括：①培养方法不当；②某些病原菌对培养条件要求高，如HACEK菌群、营养变异型链球菌或致病菌为非细菌；③最近用过抗生素。后者是最重要的原因，因为很常见。非感染性原因引起的瓣膜赘生物可引起类似于血培养阴性IE的表现。最常见的是抗磷脂综合征。其他还有：①肿瘤（心房黏液瘤、消耗性心内膜炎、类癌等）；②自身免疫性疾病（风湿性心肌炎、系统性红斑狼疮、Behcet's病等）；③瓣膜手术后（血栓或其他术后改变）及其他（嗜酸粒细胞性心脏病、二尖瓣腱索断裂）。对血培养阴性IE治疗前，应重新审视诊断，详细询问病史（静脉药物滥用史、瓣膜置换史、是否为耐甲氧西林金黄色葡萄球菌高发区），及以前抗生素治疗情况。

在选择经验性治疗前，应考虑IE的流行病学特征（表24–9）。通常可将病人分2类。一类是血培养前用过抗生素，对这类病人急性自身瓣膜感染，抗生素治疗应覆盖金黄色葡萄球菌；亚急性感染者，治疗应覆盖金黄色葡萄球菌、草绿色链球菌及肠球菌。对术后一年内的人工瓣膜心内膜炎（PVE），选用万古霉素以覆盖苯唑西林耐药的金黄色葡萄球菌；如换瓣2个月内的感染，可选头孢吡肟2g，每8h 1次。另一类是由在普通培养基不生长的少见致病菌引起，其治疗比较困难。

欧洲选择学会认为：除非IE由巴尔通体、支原体、Q热立克次体、军团菌、诺卡菌属或真菌引起，目前最有效的治疗见表24–9。

表24–9　血培养阴性感染性心内膜炎病原菌的诊断线索

流行病学特征	常见病原菌
静脉药物成瘾者	金黄色葡萄球菌，包括社区获得性苯唑西林耐药菌株、CoNS、β溶血性链球菌、真菌、革兰阴性杆菌，包括绿脓杆菌、多种致病菌
植入心血管设备	金黄色葡萄球菌、CoNS、真菌、革兰阴性杆菌、棒状杆菌属
泌尿生殖道疾病，感染，操作包括妊娠、分娩和流产	肠球菌、B组链球菌（无乳链球菌）、李斯特菌、革兰阴性杆菌、淋病奈瑟球菌
慢性皮肤病，包括反复感染	金黄色葡萄球菌、β溶血性链球菌
牙齿不洁者及牙科操作	草绿色链球菌、“营养变异型链球菌”、软弱贫氧菌、颗粒链菌属、孪生球菌、HACEK菌群
长期酗酒者、肝硬化	巴尔通体、气单胞菌、李斯特菌、肺炎双球菌、β溶血性链球菌
烧伤病人	金黄色葡萄球菌、革兰阴性杆菌、绿脓杆菌、真菌
糖尿病	金黄色葡萄球菌、β溶血性链球菌、肺炎双球菌
早期瓣膜置换术后（≤1年）	CoNS、金黄色葡萄球菌、革兰阴性杆菌、真菌、棒杆菌属、军团菌
早期瓣膜置换术后（>1年）	CoNS、金黄色葡萄球菌、草绿色链球菌、肠球菌、真菌、棒杆菌属
接触猫、狗	巴尔通体、巴氏杆菌、二氧化碳噬纤维菌
接触污染的奶和感染的动物	布氏杆菌属、伯纳特柯克斯体、丹毒丝菌属
无家可归者	巴尔通体
AIDS	沙门氏菌、肺炎双球菌、金黄色葡萄球菌
肺炎、脑膜炎	肺炎双球菌
实体器官移植	金黄色葡萄球菌、烟曲菌、肠球菌属、假丝酵母菌
胃肠道损害	牛链球菌、肠球菌属、败毒梭菌

表24-10　血培养阴性感染性心内膜炎的经验性治疗

NVE	用法用量	用药时间
万古霉素+	15.0 mg/kg，iv，q12 h*	4~6周
庆大霉素PVE	1.0 mg/kg，iv，q8 h	2周
万古霉素+	15.0 mg/kg，iv，q12 h	4~6周
利福平+	300~450 mg，po，q8 h	4~6周
庆大霉素	1.0 mg/kg，iv，q8 h	2周

*最多2 g/d。可加氨苄西林

2．心腔内人工植入物及PVE：

（1）PVE：在早期PVE，CoNS最多见，其次为金黄色葡萄球菌、肠球菌。晚期PVE的致病菌与NVE类似。围手术期抗生素预防明显减少了早期PVE。

（2）其他心脏异物感染：永久性起搏器和植入性心脏变律除颤器（ICD）感染的标志是发热和持续性菌血症，感染可位于皮下和（或）血管内。血管内膜炎伴赘生物可见于动脉内膜壁、电极尖、右心、三尖瓣或从锁骨下静脉到上腔静脉的任何部位。金黄色葡萄球菌感染占50%，其次为CoNS占25%，其他微生物包括革兰阴性细菌、真菌及肠球菌。植入后12个月内的感染以金黄色葡萄球菌为主。

抗生素治疗应个体化，大多数病人4~6周。尽管无循证医学证据，推荐取出原起搏系统，可在对侧重新植入新的起搏系统，或等感染控制后二期手术。

3．注射毒品者（IDUs）心内膜炎：甲氧西林敏感的金黄色葡萄球菌者最多（60%~70%），其他包括链球菌和肠球菌（15%~20%），绿脓杆菌、粘质沙雷氏菌及其他革兰阴性杆菌（<10%），及白色念珠菌。多种微生物感染占5%，血培养阴性为5%~10%。三尖瓣最常受累（70%），其次为左心瓣膜，肺动脉瓣感染罕见。5%~10%患者可左、右心瓣膜同时受累。大多数病人无基础心脏病。

IDUs心内膜炎特征性损害为金黄色葡萄球菌引起的三尖瓣IE。赘生物的细菌数少于左心IE；预后好于左心IE（2%需手术，死亡率<5%）。

经验性治疗取决于：怀疑的微生物种类、所用的毒品及溶剂和心脏受累的部位。治疗应包括耐青霉素酶的青霉素或万古霉素。如病人为喷他佐辛成瘾，应加用抗铜绿假单胞菌的药物。使用溶解于柠檬汁的棕色海洛因者，应考虑白色念珠菌感染，需加抗真菌治疗。另一方面，有潜在瓣膜损害或左心受累的IDUs，应加针对链球菌及肠球菌的抗生素。

一旦分离到致病菌，采用标准的方案治疗。对甲氧西林敏感菌，有资料表明2周疗程足够。但下列情况仍应治疗4~6周：①对抗生素治疗的临床或微生物学反应慢（超过96h）；②右心IE伴右心衰竭，赘生物>20 mm，急性呼吸衰竭，肺外迁徙感染灶或心外并发症如急性肾衰竭；③使用耐青霉素酶青霉素以外的其他抗生素治疗；④严重免疫抑制（CD4细胞<200/μl），伴或不伴AIDS。

由于IDUs心内膜炎复发率高，外科治疗应更保守，指征为：由难于清除的微生物（真菌）引起的IE或尽管抗生素治疗，菌血症持续至少7天（金黄色葡萄球菌，绿脓杆菌）；或三尖瓣赘生物>20 mm，反复肺栓塞，伴或不伴右心衰竭。

4．妊娠：由于生理性后负荷降低和（或）心率增快，妊娠时对急性左心瓣膜反流耐受较好，而血浆胶体渗透压降低易加重肺淤血和促发肺水肿。由于血容量增加，右心瓣膜反流增加。可用利尿剂减少血容量和降低静脉高压。

抗生素治疗要考虑药代动力学改变。由于高动力状态，有效肾血浆流量、小球滤过率、肌酐清除率及肾药物清除率增加50%。大多数治疗IE的抗生素都可安全有效地用于妊娠妇女。青霉素、氨苄西林、阿莫西林及氟氯西林可安全应用；头孢菌素对胎儿无不良反应；大环内酯类无致畸性；氨基糖苷类由于对胎儿颅神经的毒性作用，仅用在特殊指征；亚胺培南及利福平无致畸报道；常规剂量的万古霉素，似不增加胎儿的耳毒性和肾毒性；喹诺酮类禁用于妊娠妇女。两性霉素B不致畸形，但氟康唑有剂量依赖的致畸作用，每天＜150 mg似安全。

可行心脏手术，但难度大，有导致胎儿死亡的可能。对边缘性适应证，应推迟手术，与剖腹产手术一并进行。活动性IE不是终止妊娠的绝对适应证，急性瓣膜反流导致的心力衰竭，单纯终止妊娠不能改善血流动力学。对妊娠妇女而言，除ACEI外，其他治疗心力衰竭的药物和外科手术都可使用，尽管某些药物可能增加胎儿危险。

五、并发症的处理

1．栓塞并发症：栓塞是活动性IE最常见的并发症，与预后有关，临床见于40%的患者，脑栓塞多于周围血管栓塞。尸检栓塞发生率更高，包括肾60%、脾44%、脑40%、冠状动脉30%。下列因素与栓塞并发症有关：①致病菌：与链球菌相比，肠球菌、葡萄球菌、软弱贫氧菌、HACEK菌群及真菌引发栓塞的发生率高2～3倍。②形态特征：自身瓣膜赘生物＞10 mm、可移动、低密度有预测价值。TEE发现任何位置＞15 mm赘生物有预测价值。右心心内膜炎肺栓塞发生率高可能与右心赘生物较大有关。③病程长短：栓塞事件多出现在入院前及抗生素治疗的头2周。④感染的部位：自身二尖瓣IE栓塞发生率高于主动脉瓣。

快速有效的抗生素治疗有助于预防栓塞并发症。大量证据表明血小板在赘生物的形成中有重要作用。实验性金黄色葡萄球菌性IE，水杨酸制剂可减小赘生物大小、减少栓塞事件。但在临床上，仍无使用肝素等抗拴治疗的指征。如病人一直口服抗凝药华法林，一旦诊断IE，必须立即停药，改用标准肝素治疗。发生一次栓塞后，再发的危险性高，尤其是仍有赘生物及活动性感染者。50%的再次栓塞出现在第一次栓塞后30天内。

关于脑栓塞后的外科治疗，一般认为脑栓塞后72 h内，在CT排除脑出血后，为预防再次栓塞事件，心脏手术并非禁忌。对严重心力衰竭、持续败血症或抗生素耐药者，如有神经系统定位征，排除脑出血后，即使超过72h也应手术治疗。

2．右侧心内膜炎的肺部并发症：不明原因的反复肺栓塞或多发性肺浸润、贫血及微量血尿，应考虑右侧心内膜炎。在静脉药物成瘾者、心内植入人工材料及医院内感染伴肺浸润者，更要警惕右侧心内膜炎。

右侧心内膜炎伴肺栓塞者预后良好。抗生素对＜10 mm的赘生物疗效好。与左心IE治疗的主要不同是不需要抗凝治疗。反复发生的肺浸润不是外科手术的指征。如适当的抗生素治疗3周仍发热，需在考虑其他原因（如肺脓肿）。

3．心力衰竭：

（1）急性瓣膜反流：在严重、急性二尖瓣反流患者应手术治疗。如急性二尖瓣反流时间较长，心脏指数＜1.5 L/（min·m^2），射血分数＜35%，急诊外科手术不能改善预后。如不能手术治疗，内科治疗可改善心力衰竭的症状。静脉滴注硝普钠0.5 μg/（kg·min），或硝酸甘油，逐渐加量直至收缩压为90～95 mmHg。在血压下降明显，或心脏指数＜1.8 L/（min·m^2）的患者，应加多巴酚丁胺（必要时再加多巴胺）。药物治疗效果不佳者可行主动脉内球囊反搏。

（2）严重的急性主动脉反流：肺水肿对内科治疗反应不佳者，应紧急手术治疗。较轻的病人可行内科治疗，为减少主动脉瓣反流，心率应提高到120次/min。不能增快心率者应考虑临时起搏治疗，尤其合并房室传导阻滞者。急性三尖瓣反流无需紧急手术治疗。

（3）心肌炎：除瓣膜反流外，心肌炎也可以引起心力衰竭，这在尸检时较常见，有时伴心肌脓肿。冠状动脉栓塞可致心肌坏死，这可能是IE时乳头肌断裂的原因。活动性IE时，广泛的心肌受累应外科治疗。

4．急性肾衰竭：肾受累及出现急性肾衰竭提示预后不良，尤其是自身瓣膜或人工瓣膜非葡萄球菌性IE患者。

肾受损（肌酐＞2 mg/dl）常见，快速进展的肾小球肾炎可以是IE的首发症状。IE时急性肾衰竭的原因有：①免疫复合物性肾小球肾炎，最常见。除肌酐升高外，常有蛋白尿、血尿。②败血症时血流动力学不稳定导致肾衰竭，可单独出现或作为多脏器衰竭的一部分。③抗生素毒性，多由于大剂量、长时间使用氨基糖苷类药物，万古霉素，甚至青霉素（高敏患者）也可致肾衰竭。④手术后肾衰竭是多因素的，活动性IE外科术后要特别注意。⑤肾梗死和全身栓塞仅在尸检时发现。⑥造影剂的使用。

急性肾衰竭的治疗取决于临床状况及疾病状态。在严重败血症和（或）术后病人，需要血液透析渡过危重期。在多数病人肾衰竭是可逆的。肾衰竭的预防在于早期诊断和选择适当的抗生素。氨基糖苷类抗生素仅用在需要时或血培养结果之前使用。仔细调整和监测抗生素的剂量，尤其是在需要长期给药者。尽可能避免造影检查。

5．心律失常：心律失常常是败血症播散的结果（来自邻近心肌）或冠状动脉栓塞致缺血损伤所致。传导紊乱常是由于感染影响到传导系统引起。在PVE及自身主动脉瓣IE，特殊传导系统受累较自体瓣膜心内膜炎（NVE）和二尖瓣IE常见。

出现传导紊乱提示感染的瓣周扩散，预后不良。可行24 h心电图及TEE监测瓣周扩散。尽管在某些病人单用药物治疗可逆转传导紊乱，但对传导紊乱加重或PVE证实瓣周感染者应手术治疗。室性心律失常表示心肌受累，预后差。如证实心肌受累或脓肿应手术治疗。

6．心内膜炎复发：IE经过正规的治疗，临床症状和体征基本恢复后，停药一段时间仍可复发，通常出现在停用抗生素治疗2个月内，也可长达一年（在布鲁氏杆菌及Q热心内膜炎甚至更长）。与复发有关的因素包括：难治性微生物，即布鲁氏杆菌、军团菌、衣原体、支原体等；难治性微生物加心腔内人工材料；多种微生物引起的IDUs者心内膜炎；培养阴性IE的经验治疗。NVE的病人，青霉素敏感的草绿色链球菌复发率＜2%，肠球菌引起者复发率达8%～20%。而绿脓杆菌、肠杆菌科、真菌引起的IE治疗失败多于复发。瓣膜置换术时血培养阳性，尤其金黄色葡萄球菌性心内膜炎是随后复发的危险因素。PVE的复发率为10%～15%，这种感染的复发常是手术治疗的指征。复发最常见原因是抗生素治疗时间不够，或最初抗生素选择不当。由于抗生素使用时间太短导致的复发，可重复使用原抗生素4～6周，除非产生了耐药；如为最初抗生素选择不当，应重新按药物敏感试验选择抗生素。对难治性微生物感染及心腔内异物的患者，考虑手术治疗。对不能手术者，考虑终生抗生素治疗。

在最初发作已治愈6个月以后，IE所有的临床表现和阳性血培养再现称为再感染（re-infection），通常由不同的微生物引起，再感染的死亡率高于初发者。

六、其他治疗

1. 一般处理：包括卧床休息、限制体力活动、支持疗法及降温等。

2. 抗凝治疗：未能证明抗凝治疗可预防IE的血栓栓塞事件，反而可能增加颅内出血的危险。对自身瓣膜心内膜炎患者，抗凝治疗仅限于IE以外的其他指征。有人推荐PVE患者继续抗凝治疗。然而，对金黄色葡萄球菌性PVE患者，如近期有中枢神经系统栓塞事件，至少在抗生素治疗的头2周停用抗凝治疗。

第九节　预防与预后

感染性心内膜炎（IE）的一级预防非常重要，决定是否给予预防性抗生素治疗的因素有2个：即原有心脏病发生IE的危险性及拟采取的医疗措施。下列心脏病不增加发生IE的危险：不合并瓣膜损害的冠心病、冠状动脉旁路移植术（CABG）或经皮冠状动脉介入治疗（PCI）术后病人；房间隔缺损、室间隔缺损及动脉导管未闭术后无左心瓣膜异常者、单纯肺动脉瓣狭窄、未治疗的Ebstein's畸形或Fontan或Mustard术后患者。然而，对房间隔缺损、卵圆孔未闭导管封堵术后的患者，建议预防性抗生素治疗1年。有心脏杂音但无结构性心脏病的患者无需预防性抗生素治疗。二尖瓣脱垂患者，如无反流或瓣叶增厚、钙化者，不增加IE的危险性。除围术期抗生素预防外，植入起搏器和ICD患者不需要抗生素预防。

需要预防IE的基础心脏疾病见表24-11，这些病人拟采取的医疗操作（表24-12）有导致IE的潜在危险时，建议给予预防性抗生素治疗。

表24-11　需要预防IE的基础心脏病（AHA，ESC）

高危
人工心脏瓣膜（包括机械瓣、生物瓣）
既往IE病史
复杂紫绀型先天性心脏病（如单心室、大动脉转位、法洛四联征等）
手术构建的体循环-肺循环分流或通道（如Blalock分流）

续表

中危
除高危中所列的其他先天性心脏病
获得性心瓣膜病（如风湿性心脏病、老年瓣膜退行性病变）
二尖瓣脱垂伴反流或严重的瓣膜增厚
大多数先天性心脏畸形（单纯房间隔缺损除外）
肥厚型心肌病
极低危
单纯房间隔继发孔缺损
手术修复房间隔缺损、室间隔缺损或动脉导管未闭
冠状动脉旁路手术史
二尖瓣脱垂不伴二尖瓣反流
生理性、功能性或良性心脏杂音
风湿热史，但无瓣膜功能障碍
川崎病史
心脏起搏器及植入式心脏自动除颤器

表24-12　建议给予预防性治疗的手术或操作（高、中危心脏病）

口腔操作：可引起牙龈或黏膜出血的牙科手术；扁桃腺切除和（或）增殖腺切除术
使用硬支气管镜的支气管镜检查
胃肠道操作（高危病人预防，中危病人随访）：涉及肠黏膜的外科手术、食管静脉曲张的硬化剂治疗、食管狭窄扩张术、胆道手术、胆道梗阻时内镜下插管术
泌尿生殖道手术：膀胱镜检查、尿道扩张术、前列腺手术、混合性手术
感染组织的切除和引流

除老年外，易于产生IE的非心脏因素包括：①非细菌性血栓赘生物（NBTV），NBTV是微生物黏附到心内膜的必要前提。白血病、肝硬化、引起高凝状态的肿瘤（消耗性心内膜炎）、炎症性肠病、系统性红斑狼疮及使用糖皮质激素者，常有新鲜、富含血小板的血栓，微生物较易黏附。②全身免疫功能受损［细胞免疫和（或）体液免疫］的患者。静脉药物成瘾者的IE危险较非静脉药物成瘾者高12倍。③局部非免疫防御机制受损，黏膜受损（如炎症性肠病）增加跨膜通透性，IE危险性增加。慢性血透患者，由于动静脉瘘致毛细血管清除减弱，增加IE危险性。④下列情况增加菌血症的危险或频率：皮肤破损（糖尿病、烧伤）、ICU、多处外伤、牙齿卫生差、血液透析及静脉药物成瘾者。

口腔黏膜的有创性检查发生菌血症的概率最高，其次为泌尿生殖道的有创性检查。胃肠道的诊断性检查引起菌血症的可能性最低。口腔、牙齿、呼吸道及食道操作的预防性治疗主要针对草绿色链球菌及HACEK组微生物；胃肠道及泌尿生殖道操作的预防性治疗主要对肠球菌、牛链球菌及肠杆菌。高危病人或口腔卫生情况差的病人，可在牙科手术前用洗必泰（15 ml，漱口30s）作为预防性治疗的辅助措施。

1．口腔、牙齿、呼吸道及食道手术操作：对青霉素不过敏者，术前1 h口服阿莫西林2.0 g（儿童50 mg/kg）。如不能口服，操作前1/2～1 h静脉注射阿莫西林或氨苄西林2.0 g（儿童50 mg/kg）。不需要重复给药。

青霉素过敏者，术前1 h口服克林霉素600 mg（儿童20 mg/kg）或阿齐霉素或克拉霉素500 mg（儿童15 mg/kg）。

2．泌尿生殖道和胃肠道手术：

（1）高危病人：术前1/2～1 h静脉注射氨卞西林或阿莫西林2 g，加庆大霉素1.5 mg/kg，静脉注射或肌肉注射。6 h后，口服氨卞西林或阿莫西林1 g。青霉素过敏者，万古霉素1.0 g静脉滴注，加庆大霉素1.5 mg/kg，静脉注射或肌肉注射。

（2）中危病人：术前1/2～1 h静脉注射氨卞西林或阿莫西林2 g，或术前1 h口服阿莫西林2 g。青霉素过敏者，万古霉素1.0 g静脉滴注1～2 h。

（3）由于其他原因用过抗生素者：主要问题是耐药，可用克林霉素、阿齐霉素或克拉霉素代替阿莫西林/氨苄西林。

3．心脏外科或涉及感染组织的操作：在感染的软组织、骨关节及心脏外科，抗生素治疗应覆盖葡萄球菌；在泌尿道应覆盖肠杆菌。前者可用第一代头孢菌素，克林霉素或万古霉素。预防性治疗应在手术之前即刻给予，操作时间延长时应重复给药，持续治疗不超过24 h。在手术前应仔细检查牙齿的情况，口腔治疗应在瓣膜性心脏手术前完成。后者要加氨基糖苷类抗生素。

感染性心内膜炎（IE）的预后主要取决于下列因素，①致病菌的种类：草绿色链球菌和牛链球菌感染的死亡率为4%～16%，肠球菌感染为15%～25%，金黄色葡萄球菌感染为25%～47%，Q热感染为5%～37%，绿脓杆菌、肠杆菌科、真菌感染的死亡率超过50%。②是否存在并发症或合并其他疾病如心力衰竭、神经系统并发症、肾衰竭或HIV感染引起的严重免疫抑制。③感染扩散到瓣周或形成心肌脓肿。④治疗是否恰当。未治疗的急性IE几乎均在4周内死亡，亚急性患者从症状出现到死亡平均6个月。细菌学治愈后5年存活率为60%～70%。老年患者病死率高达50%～70%，比非老年患者高2～3倍，人工瓣膜病例死亡率更高。主要死亡原因是中枢神经系统栓塞事件和充血性心力衰竭，静脉药瘾者的右侧IE的死亡率较低，大约为10%。早期人工瓣膜心内膜炎的死亡率（40%～80%）远高于晚期病例（20%～40%）。复发通常发生于停用抗生素6周内，复发率为10%，有逐年升高的趋势。复发常与病原体对药物不敏感、药物剂量和疗程不足、严重栓塞等因素有关。

（何兆初）

参考文献

1．彭文伟．2000．感染性疾病与传染病学，北京：科学出版社，1862-1890．

2．Mylonakis E，Calderwood SB．2001．Infective endocarditis in adults．N Engl J Med，345（18）：1318-1330．

3．Baddour LM，Wilson WR，Bayer AS，et al．2005．Infective endocarditis：diagnosis，antimicrobial therapy，and management of complications．Circulation，111：394-433．

4．Horstkotte D．2000．Endocarditis：epidemidogy，diagnosis and treatment．Z Kardiol，89（14）：2～11．

5. Horstkotte D, Follath F, Gutschik E, et al. 2004. Guidelines on prevention, diagnosis and treatment of infective endocarditis. Eur Heart J, 25 (3): 267-276.

6. Bonow RO. 1998. ACC/AHA Guidelines for the management of patients with valvular heart disease (executive summary): A report of the American College of Cardiology/American Heart Association Task Force on Practice Guidelines (Committee on Management of Patients with Valvular Heart Disease) Circulation, 98: 1949-1984.

7. Piper C, Körfer R, and Horstkotte D. 2001. Valve disease: prosthetic valve endocarditis. Heart, 85: 590-593.

8. Oakley CM and Hall RJC. 2001. Valve disease: Endocarditis: problems-patients being treated for endocarditis and not doing well. Heart, 85: 470-474.

9. Beynon R P, Bahl V K, Prendergast B D. 2006. Infective endocarditis. Br Med J, 333: 334.

10. Horstkotte D, Follath F, Gutschik E, et al. 2004. Guidelines on prevention, diagnosis and treatment of infective endocarditis executive summary; the task force on infective endocarditis of the European society of cardiology. Eur Heart J, 25 (3): 267-276.

11. Larry M. Baddour, MD. Chair, Walter R, et al. 2005. Infective endocarditis: diagnosis, antimicrobial therapy, and management of complications: a statement for healthcare professionals from the Committee on Rheumatic Fever, Endocarditis, and Kawasaki Disease, Council on Cardiovascular Disease in the Young, and the Councils on Clinical Cardiology, Stroke, and Cardiovascular Surgery and Anesthesia, American Heart Association: endorsed by the Infectious Diseases Society of America. Circulation, 111 (23): 394-434.

12. Wilson W, Taubert KA, Gewitz M, et al. 2008. Prevention of infective endocarditis: guidelines from the American Heart Association: a guideline from the American Heart Association Rheumatic Fever, Endocarditis and Kawasaki Disease Committee, Council on Cardiovascular Disease in the Young, and the Council on Clinical Cardiology, Council on Cardiovascular Surgery and Anesthesia, and the Quality of Care and Outcomes Research Interdisciplinary Working Group. J Am Dent Assoc, 139: 3-24.

第二十五章
心　肌　病

Chapter 25　Cardiomyopathy

概　言

心肌病是指伴心功能不全的心肌疾病，分为原发性和继发性二大类，原发性心肌病包括扩张型心肌病、肥厚型心肌病、致心律失常性右心室心肌病、限制型心肌病和未定型心肌病。近年一种特殊的心肌病即Tako-Tsubo心肌病被人们发现和逐渐重视。总体上看，心肌病发病呈上升趋势，已逐渐成为常见病。十多年来心肌病的基础和临床研究均有长足进展。心肌病的遗传学研究揭示了许多患者发病的根本原因，病毒在某些类型心肌病发病中的作用基本得到证实。基因诊断和基因筛查已成为心肌病研究的新领域，影像学检查给心肌病的诊断和分类提供重要依据。临床治疗手段有了多种选择，包括药物、介入和外科手术等方法。药物治疗学水平明显提高，β受体阻滞剂、血管紧张素转换酶抑制剂和血管紧张素Ⅱ受体阻滞剂等新药的临床益处由循证医学证明并得以广泛应用。介入疗法如心脏再同步治疗、埋藏式心脏复律除颤器、化学消融等的出现和快速发展给心肌病的治疗增添了巨大的活力。外科手术对某些心肌病患者效果良好，心脏移植是心肌病终末期的最后的有效手段。由于可供选择的治疗方法增多和治疗效果明显提高，心肌病的年死亡率呈降低趋势。

心肌病是指伴心功能不全的心肌疾病。1995年世界卫生组织（WHO）/国际心脏病学会联合会（ISFC）将其分为原发性和继发性二大类，原发性心肌病包括扩张型心肌病（DCM）、肥厚型心肌病（HCM）、致心律失常性右心室心肌病（ARVC）、限制型心肌病（RCM）和未定型心肌病。近年一种特殊的心肌病即Tako-Tsubo心肌病被人们发现和逐渐重视。总体上看，心肌病发病呈上升趋势，已逐渐成为常见病。10多年来心肌病的基础和临床研究均有长足进展。基因诊断和基因筛查已成为心肌病研究的新领域，影像学检查给心肌病的诊断和分类提供了重要依据。临床治疗手段有了多种选择，包括药物、介入、外科手术和心脏移植等方法，心肌病的年死亡率呈降低趋势。

1995年WHO/ISFC心肌病分类法被临床和病理医生广泛接受和应用。但随着人们对心肌病认识的深入，新的分类应运而生。心肌病的基因研究显示，心肌肌节蛋白基因突变导致的HCM超过总HCM患者的50%，甚至高达85%，因此HCM被定义和分类为遗传性心肌疾病。青少年和运动员猝死与基因突变相关，已列入心肌病的范畴，欧美已形成“标准”和“指南”性文件。2003年底美国心脏学会（AHA）/欧洲心脏学会（ESC）和2006年AHA的2个文件对心肌病的分类、发病和临床有更多描述，其中“当代心肌病定义和分类”（Contemporary Definitions and Classification of the Cardiomyopathies）强调以基因和遗传为基础，将心肌病分类为遗传性、混合性和继发性三大类，完全革新了WHO/ISFC的分类方法。2007年中华心血管病杂志发表了中华医学会心血管病学分会、中华心血管病杂志编辑委员会和中国心肌病诊断与治疗建议工作组共同撰写的“心肌病诊断与治疗建议”。在这个文件中，我国仍将原发性心肌病分类和命名为扩张性心肌病（DCM）、肥厚性心肌病（HCM）、致心律失常右心室心肌病（ARVC）、限制型心肌病（RCM）和未定型心肌病五类；由病毒性心肌炎演变而来的扩张型心肌病属继发性心肌病；左心室心肌致密化不全纳入未定型心肌病。有心电紊乱和重构但尚无明显心脏结构和形态改变者，如遗传背景明显的WPW综合征、长QT综合征、短QT综合征、Brugada综合征等离子通道病，暂不列入原发性心肌病分类。需要说明的是，DCM也有继发性的，这与原发性心肌病分类中有DCM这一类型并不矛盾。

第一节　扩张型心肌病

扩张型心肌病（dilated cardiomyopathy，DCM）是一类既有遗传又有非遗传原因造成的复合型心肌病，以左心室、右心室或双心腔扩大和收缩功能障碍等为特征，通常经二维超声心动图诊断。DCM是心肌疾病的常见类型。美国报道DCM的患病率为36.5/10万。我国南京地区心肌病调查显示DCM的年发病率为1.3/10万。北京调查全国9个地区8 080例DCM患者，报道我国DCM患病率约为19/10万。DCM的临床表现主要为进行性心力衰竭、心律失常、血栓栓塞和猝死。DCM的5年病死率为15%～50%。

一、病因和分类

引起DCM的原因很多。根据病因学，DCM分类如下。

1．特发性DCM：原因不明，需要排除全身疾病和有原发病的DCM，有文献报道约占DCM的50%。

2．家族遗传性DCM（FDCM）：DCM中约30%～50%有基因突变和家族遗传背景。部分原因不明，与下列因素有关：①除家族史外，尚无临床或组织病理学标准来对家族性和非家族性的患者进行鉴别，一些被认为是散发的病例实际上是基因突变所致，能遗传给后代。②由于疾病表型，与年龄相关的外显率，或没有进行认真全面的家族史调查，易导致一些家族性病例被误诊为散发病例。③DCM在遗传上的高度异质性，即同一家族的不同基因突变可导致相同的临床表型，同一家族的相同基因突变也可能导致不同的临床表型，除了患者的生活方式和环境因素可导致该病的表型变异外，修饰基因可能也起了重要的作用。

3．继发性DCM：是指由其他疾病、免疫或环境等因素引起的DCM。常见的类型有：①缺血性心肌病：冠状动脉粥样硬化是最主要的原因，有些专家认为不应使用“缺血性心肌病”这一术语，心肌病的分类也不包括这一名称。②感染/免疫性DCM：由多种病原体感染，如病毒、细菌、立克次体、真菌、寄生虫等引起心肌炎而转变为DCM已有了充分的依据，如有成功的动物模型、患者心肌活检证实存在炎症浸润、检测到病毒RNA的持续表达、随访到心肌炎自然进展到心肌病阶段等。病毒性心肌炎最终转化为DCM，最常见的病毒有柯萨奇病毒、流感病毒、腺病毒、巨细胞病毒、人类免疫缺陷病毒等，在克山病患者心肌中曾检测出肠病毒。③中毒性DCM：包括了长时间暴露于有毒环境，如酒精性、化疗药物、放射性、微量元素缺乏致心肌病等。④围产期心肌病：发生于妊娠最后1个月或产后5个月内，发生心脏扩大和心力衰竭，原因不明。⑤部分遗传性疾病伴发DCM：见于多种神经肌肉疾病，如Duchenne和Backer肌肉萎缩症均可累及心脏，出现DCM临床表现。⑥自身免疫性心肌病：如系统性红斑狼疮、胶原血管病等。⑦代谢内分泌性和营养性疾病：如嗜铬细胞瘤、糖尿病、甲状腺疾病、肉毒碱代谢紊乱、硒缺乏、淀粉样变性、糖原累积症等。

二、发病机制

（一）病毒感染与自身免疫

近10余年研究证实，DCM的发生与持续性病毒感染和自身免疫反应有关，病毒感染后的自身免疫机制在病毒性心肌炎和DCM的发生中起重要作用，2种疾病可能是同一病理过程的不同阶段。病毒感染与DCM关系最为密切，尤其是柯萨奇B病毒所致的病毒性心肌炎可最终转化为DCM。病毒感染可能触发了一种过度的免疫反应，不仅抗病毒抗原而且抗自身组织。这种抗自身组织的异常免疫应答是由于病毒诱导心肌细胞抗原暴露，人类白细胞抗原-Ⅱ异常表达，并将自身抗原信息传递给T淋巴细胞，引起心脏自身的免疫损伤。血循环中抗心肌自身抗体的存在对DCM的发生和发展起重要作用。抗心肌抗体如抗ANT抗体、抗β$_1$受体抗体、抗肌球蛋白重链（MHC）抗体和抗M_2受体抗体等被公认为是DCM的免疫学标志物。目前认为病毒持续感染对心肌组织造成的持续损害和诱导免疫介导的心肌损害可能是重要致病原因与发病机制，但仍然有一些DCM患者病因和发病机制不明。

（二）遗传因素

DCM常呈现家族性发病趋势，即FDCM。不同的基因产生突变和同一基因的不同突变都可引起DCM并伴随不同的临床表型，发病可能与环境因素和病毒感染等有关。FDCM的遗传方式可能有以下3种：①常染色体显性遗传，其特点是有近50%的外显率，即患者的双亲之一往往是患者，家族成员中常有多人患病，可达半数左右，男女患病几率相似；②常染色体隐性遗传，即患者的双亲都不是DCM患者，但均是致病基因的携带者；③X染色体连锁遗传，特点是女性携带DCM相关基因，但不发病，患者均为男性。FDCM有2个显著的遗传特点：①遗传异质性，即不同基因的多种突变可以导致同样的DCM，相同的基因突变也可以产生疾病特点的不一致性；②遗传基因外显率的变化，即家族成员中的患病比例不一致。

至今为止，在DCM的家系中采用候选基因筛查和连锁分析已定位了26个染色体位点与该病相关，并从中成功找出22个致病基因。研究表明，不伴有传导障碍或骨骼肌病变的DCM致病基因通常定位于1q32（肌钙蛋白T）、2q31（肌联蛋白）、2q35（结蛋白）、4q12（β-肌糖蛋白）、5q33（δ-肌糖蛋白）、9q13-22、10q21-23、14q11（β-肌球蛋白重链）、15q2（α-原肌球蛋白）、15q14（肌动蛋白）；伴传导障碍的DCM致病基因绝大多数定位于1q21的核纤层蛋白基因（lamin A/C）；伴随骨骼肌病变的DCM通常是X染色体连锁的遗传方式，由定位于X染色体的Xp21的肌营养不良蛋白基因（dystrophin）及Xq28的tafazzin基因缺陷所致。

DCM的心腔扩大以左心室扩大为主，心肌细胞减少、间质增生、心内膜增厚及纤维化，常有附壁血栓形成。心肌纤维化导致心肌收缩力减弱，左心室射血分数（LVEF）降低，收缩期末容积增大，舒张期末压增高，静脉系统淤血，晚期出现继发性肺动脉高压。心肌纤维化病变累及传导系统，常致各种类型心律失常。

三、临床表现

1．症状：起病缓慢，常有心慌、气短、不能平卧等左心衰竭的表现，然后出现肝脏肿大，浮肿、尿少，亦可起病即表现为全心衰竭。可有各种类型的心律失常，可因严重心律失常而突然死亡。由于心搏出量减少，脑供血不足而头晕甚或晕厥。心腔内易形成附壁血栓，脱落可致肺、脑、肾、四肢动脉栓塞。

2．体征：心脏扩大最常见，听诊可发现心尖部第一心音减弱、第三心音、第四心音、奔马律或心律失常。由于相对性二尖瓣关闭不全，心尖常有收缩期杂音，心衰加重时杂音增强，心衰减轻时杂音减弱或消失，少数患者血压升高，可能与心衰时儿茶酚胺分泌增高、水钠潴留有关。心衰控制后，血压恢复正常，亦有并存高血压病者。

四、实验室及辅助检查

1．X线检查：心脏扩大为突出表现，以左心室扩大主，伴以右心室扩大，也可有左心房及右心房扩大。心衰时扩大明显，心衰控制后，扩大的心脏可缩小。心脏搏动幅度普遍减弱。肺动脉轻度扩张，肺淤血较轻。

2．心电图：可有各种心律失常，以室性期前收缩最多见，常有不同程度的房室传导阻滞及左右束支传导阻滞，心房颤动发生率较低。广泛ST-T改变，左心室肥大，由于心肌纤维化少数病例可出现病理性Q波。

3．超声心动图：早期左心室扩大，以后全心长大，心室壁变薄，室间隔及左心室后壁搏动幅度减弱。

4．放射性核素检查：核素血池扫描，表现有心腔扩大，尤其两侧心室扩大，心肌灌注显影呈弥漫性稀疏，但无局限性缺损区，心室壁搏动幅度减弱，射血分数降低。

5．心内膜心肌活检：扩张型心肌病临床表现及辅助检查均缺乏特异性，心内膜心肌活检诊断本病敏感性较高，但特异性较低。

五、诊断

DCM的诊断标准：①临床常用左心室舒张期末内径（LVEDD）>5.0 cm（女性）或5.5 cm（男性）；②LVEF<45%和（或）左心室缩短率（FS）<25%；③更为科学的是LVEDD>2.7/m^2体表面积。体表面积（m^2）=0.006 1×身高（cm）+0.012 8×体重（kg）-0.152 9。更为保守的标准是LVEDD大于按年龄和体表面积预测值的117%，即比预测值高2倍SD+5%。临床上主要以超声心动图作为诊断依据，X线胸片、放射性核素检查有助于诊断，磁共振检查对于一些心脏局限性肥厚的患者，具有确诊意义。在进行DCM诊断时需要排除引起心肌损害的其他疾病，如高血压、冠心病、心脏瓣膜病、先天性心脏病、酒精性心肌病、心动过速性心肌病、肺源性心脏病、心包疾病、系统性疾病和神经肌肉性疾病等。

1．特发性DCM的诊断：符合DCM的诊断标准，排除任何引起心肌损害的其他疾病。考虑到国内多数基层医院现有设备和条件所限，我国“心肌病诊断与治疗建议2007”建议暂保留特发性DCM的临床诊断，有条件的单位应尽可能进行病因诊断。

2．家族遗传性DCM的诊断：符合DCM的诊断标准，家族性发病是依据在一个家系中包括先证者在内有2个或2个以上DCM患者，或在DCM患者的一级亲属中有不明原因的35岁以下猝死者。仔细询问家族史对于DCM的诊断极为重要。北美、欧洲已发布了多个相关指南、专家共识或声明，评估了基因筛选、基因诊断的现状和重要性。

3．继发性DCM的诊断：继发性心肌病特指心肌病变是由其他疾病、免疫或环境因素等引起心脏扩大的病变，心脏受累的程度和频度变化很大。我国“心肌病诊断与治疗建议2007”仅列举临床常见的继发性DCM。

（1）感染/免疫性DCM：由多种病原体感染，如病毒、细菌、立克次体、真菌、寄生虫等引起心肌炎而转变为DCM已有了充分的依据。诊断依据：①符合DCM的诊断标准；

②心肌炎病史或心肌活检证实存在炎症浸润、检测到病毒RNA的持续表达、血清免疫标志物抗心肌抗体等。

（2）酒精性心肌病诊断标准：①符合DCM的诊断标准；②长期过量饮酒（WHO标准：女性>40 g/d，男性>80 g/d，饮酒5年以上）；③既往无其他心脏病病史；④早期患者戒酒6个月后DCM临床状态得到缓解。饮酒是导致心功能损害的独立原因，建议戒酒6个月后再作临床状态评价。

（3）围产期心肌病诊断标准：①符合DCM的诊断标准；②妊娠最后1个月或产后5个月内发病。

（4）心动过速性心肌病诊断标准：①符合DCM的诊断标准；②慢性心动过速发作时间超过每天总时间的12%～15%以上，包括窦房折返性心动过速、房性心动过速、持续性交界性心动过速、心房扑动、心房颤动和持续性室性心动过速等；③心室率多在每分钟160次以上，少数可能只有在每分钟110～120次，与个体差异有关。

部分患者因心力衰竭就诊，超声心动图检查心脏扩大、心室腔内存在粗大突起肌小梁和深陷隐窝，将其诊断为心肌致密化不全（遗传性心肌病），由于这些患者临床表现与DCM相似，应当重视DCM致密化不全病因的识别。

六、治疗

治疗目标是阻止基础病因介导的心肌损害，有效控制心力衰竭和心律失常，预防猝死和栓塞，提高DCM患者的生活质量和生存率。

（一）病因治疗

对于不明原因的DCM要积极寻找病因，排除任何引起心肌疾病的可能病因并给予积极的治疗，如控制感染、严格限酒或戒酒、改变不良的生活方式等。有些DCM类型病因和发病机制基本明了，也具有循证医学的证据，其病因治疗方法见后述探索性治疗部分。

（二）抗心衰治疗

2005年美国慢性心力衰竭诊断与治疗指南将心力衰竭分为4个阶段。DCM初次诊断时患者的心功能状态各异，近年来由于DCM得到早期诊断和治疗，使患者的预后有了明显改善。因此，有必要针对DCM心力衰竭各个阶段进行治疗，国内多中心资料将DCM分为3期。

1．早期阶段：仅仅是心脏结构的改变，超声心动图显示心脏扩大、收缩功能损害但无心力衰竭的临床表现。此阶段应积极地进行早期药物干预治疗，包括β-受体阻滞剂、血管紧张素转换酶抑制剂（ACEI），可减少心肌损伤和延缓病变发展。在DCM早期针对病因和发病机制的治疗更为重要。

2．中期阶段：超声心动图显示心脏扩大、LVEF降低并有心力衰竭的临床表现。此阶段应按慢性收缩性心力衰竭的治疗方法进行治疗。①液体潴留的患者应限制盐摄入和合理使用利尿剂：利尿剂通常从小剂量开始，如呋塞米每日20 mg或氢氯噻嗪每日25 mg，并逐渐增加剂量直至尿量增加，体重每日减轻0.5～1.0 kg。②所有无禁忌证者应积极使用ACEI，不能耐受者使用血管紧张素受体拮抗剂（ARB）。ACEI治疗前应注意利尿剂已维持在最合适的剂量，从很小剂量开始，逐渐递增，直至达到目标剂量，滴定剂量和过程需个体化。③所有病情稳定、LVEF<40%的患者应使用β-受体阻滞剂：目前有证据用于心力衰竭的β-受体阻滞剂是卡维地洛、美托洛尔和比索洛尔，应在ACEI和利尿剂的基础上加用β-受体阻滞剂（无液体潴留、体重恒定），需从小剂量开始，患者能耐受则每2～4周将剂量加倍，以达到静息心率不小于每分钟55次为目标剂量或最大耐受量。④在有中、重度心力衰竭表现又无肾功能严重受损的患者可使用螺内酯20 mg/d、地高辛0.125 mg/d或0.25 mg/d。

3．晚期阶段：超声心动图显示心脏扩大、LVEF明显降低并有顽固性终末期心力衰竭的临床表现。此阶段在上述利尿剂、ACEI/ARB、地高辛等药物治疗基础上，可考虑短期应用cAMP正性肌力药物3～5天。推荐药物和剂量为多巴酚丁胺2～5 μg/（kg·min）；磷酸二酯酶抑制剂米力农50 μg/kg负荷量，继以0.315～0.750 μg/（kg·min）。药物不能改善症状者建议考虑心脏移植等非药物治疗方案。

能量代谢药可能有一定辅助治疗作用。家族性DCM由于存在与代谢相关酶缺陷，改善心肌代谢紊乱可应用能量代谢药。辅酶Q10参与氧化磷酸化及能量的生成过程，并有抗氧自由基及膜稳定作用，用法为辅酶Q10片10 mg，每日3次。曲美他嗪通过抑制游离脂肪酸β氧化，促进葡萄糖氧化，利用有限的氧，产生更多ATP，优化缺血心肌能量代谢作用，有助于心肌功能的改善，可以试用于缺血性心肌病，曲美他嗪20 mg口服，每日3次。

（三）抗心律失常治疗

DCM患者可发生各种心律失常，尤其恶性室性心律失常导致猝死是常见原因，因此预防猝死是重要治疗目标之一。控制诱发室性心律失常的可逆性因素能有效降低猝死的发生率。预防猝死的具体措施主要有：①纠正心力衰竭，降低室壁张力。②纠正低钾、低镁。③改善神经激素功能紊乱，选用ACEI和β-受体阻滞剂。④避免药物因素如洋地黄、利尿剂的毒副作用。⑤抗心律失常药物如胺碘酮（200 mg/d）能有效控制心律失常，对预防猝死有一定作用；β-受体阻滞剂已被证实是能有效降低猝死率的药物。对有植入置入性心脏复律除颤器（ICD）适应证而无条件接受ICD治疗者，可联合应用β-受体阻滞剂和胺碘酮，其预防猝死的疗效仅次于ICD。⑥如果患者有危及生命的严重室性心律失常，建议在药物治疗的基础上置入ICD，预防猝死的发生。

DCM患者常发生心房扑动、心房颤动等快速性室上性心律失常，可针对性地选择抗心律失常药物如胺碘酮转复和维持窦性心律，或选用洋地黄、β-受体阻滞剂减慢心室率。少数DCM患者心率过于缓慢，可置入永久性起搏器，有助于改善心功能。

（四）抗栓治疗

DCM患者扩大的心腔内形成附壁血栓很常见，栓塞是本病的常见合并症，因此应积极预防栓塞。对于有心房颤动或深静脉血栓形成等发生栓塞性疾病风险且没有禁忌证的患者口服阿司匹林75～100 mg/d，预防附壁血栓形成。对于已经有附壁血栓形成和发生血栓栓塞的患者必须长期抗凝治疗，口服华法林，调节剂量使国际化标准比值（INR）保持在

2.0～2.5之间。

（五）心脏再同步化治疗（CRT）

LVEF降低和纽约心脏学会（NYHA）心功能Ⅲ～Ⅳ级的心力衰竭患者中，大约1/3的病例QRS增宽（>120 ms），提示心室收缩不同步。有证据表明，心室收缩不同步导致心力衰竭死亡率增加，通过双腔起搏器同步刺激左、右心室即CRT，可纠正不同步收缩，改善心脏功能和血流动力学而不增加氧耗，并使衰竭心脏产生适应性生化改变，能改善严重心力衰竭患者的症状、提高6 min步行能力和显著改善生活质量。8个全球大范围随机临床试验资料提示，LVEF<35%、NYHA心功能Ⅲ～Ⅳ级、QRS间期>120 ms伴有室内传导阻滞的严重心力衰竭患者是CRT的适应证。

（六）外科治疗

近年来，由于药物治疗的进步和介入治疗的广泛开展，多数DCM患者生活质量和生存率提高，但部分患者尽管采用了最佳的治疗方案仍进展到心力衰竭的晚期，需要考虑特殊治疗策略。

1．左心室辅助装置（left ventricular assist device，LVAD）：可提供可靠的血流动力学支持，对那些等待心脏移植，或不适于心脏移植且估计药物治疗1年死亡率>50%的患者，给予永久性或“终生”LVAD治疗。目前报道的主要有TCI和Navaco 两种可埋藏式LVAD。但安置LVAD可能出现多种并发症如出血、血栓栓塞、感染、脑卒中、败血症等，这些并发症多发生于术后3个月以内。

2．心脏移植：对于常规内科或介入等方法治疗无效的难治性心力衰竭，心脏移植是目前惟一已确立的外科治疗方法。心脏移植的绝对适应证：①心力衰竭引起的严重血流动力学障碍，包括难治性心源性休克、明确依赖静脉正性肌力药物维持器官灌注、峰耗氧量<10 ml/(kg·min）达到无氧代谢；②所有治疗无效的反复发作的恶性室性心律失常。相对适应证：①峰耗氧量<11～14 ml/(kg·min）（或预测值的55%）及大部分日常活动受限；②反复发作症状又不适合其他治疗；③反复体液平衡/肾功能失代偿，而不是由于患者对药物治疗依从性差。未证实的适应证：①LVEF低；②有心功能Ⅲ或Ⅳ级的心力衰竭病史；③峰耗氧量>15 ml/(kg·min）（大于预测值的55%）而无其他指征。Marelli等回顾性分析1984～2001年1 083例心脏移植患者，1995年后患者60个月生存率0～18岁组为80.7%，19～61岁组为75.3%，>61岁组为76.2%，认为存活率的提高得益于较好的器官保护、免疫抑制的加强、感染的控制和较好的心脏供体。目前，心脏移植技术日益成熟，是晚期DCM患者有效治疗方法之一，但仍存在供体缺乏、费用昂贵及术后排斥反应等一系列问题亟待解决。

（七）其他治疗方法

目前DCM的治疗主要针对心力衰竭和心律失常，现有的抗心力衰竭药物能在一定程度上提高患者的生存率，但至今仍无有效的治疗措施从根本上逆转心肌细胞损害、改善心脏功能。对于DCM病因及发病机制的阐明，有助于探索针对DCM的早期防治。

1．免疫学治疗：DCM患者抗心肌抗体介导心肌细胞损害机制已阐明，临床常规检测抗心肌抗体进行病因诊断，有助于对早期DCM患者进行免疫学治疗。

（1）阻止抗体效应：DCM患者血清中存在抗ADP/ATP载体抗体，检出频率高达60%～95%。实验研究发现，该抗体通过增加心肌细胞膜钙电流和胞浆游离钙浓度，引起心肌细胞损伤，应用钙拮抗剂地尔硫䓬可以防止该效应的发生。β-受体阻滞剂可能具有免疫调节作用，针对DCM患者抗β_1-受体抗体可选用β-受体阻滞剂，可以阻止抗体介导的心肌损害，防止或逆转心肌病的进程。

（2）免疫吸附抗体：临床试验证明自身抗体在DCM发病中有作用，免疫吸附清除抗β_1-受体抗体可使DCM患者心功能明显改善。

（3）免疫调节：新近诊断的DCM（出现症状时间在6个月内）患者静脉注射免疫球蛋白，通过调节炎症因子与抗炎因子之间的平衡，产生良好的抗炎症效应和改善患者心功能。

（4）抑制抗心肌抗体的产生：实验研究发现抗CD4单抗可以抑制$CD4^+$Th2细胞介导产生抗心肌自身抗体，可望早期阻止DCM的进展。

2. 生长激素：近年来发现生长激素/胰岛素生长因子对心血管系统具有特殊效应。生长激素直接或间接通过血浆中的胰岛素生长因子发挥其作用。观察发现，DCM患者接受生长激素/胰岛素生长因子皮下注射后，症状和峰值氧耗量显著改善，左心室后壁、室间隔厚度和左心室重量显著增加，LVEF显著增加，循环中炎性因子如肿瘤坏因子（TNF）-α水平显著降低。生长激素/胰岛素生长因子治疗DCM的短期疗效较为肯定，但长期疗效还不明确，且费用昂贵，有待进一步研究。

3. 细胞移植：骨髓干细胞具有多向分化能力，可产生与亲代表型和基因一致的子代细胞。有报道骨髓干细胞移植到心脏可以分化为含连接蛋白（connexin 43，CX43）的肌细胞而与原心肌细胞形成缝隙连接，参与心脏的同步收缩，抑制左心室重构，还可分化为内皮祖细胞（EPC）在缺血区能形成新的营养血管，促使心脏功能的恢复。在美国，DCM心力衰竭细胞治疗已初步形成规则，部分市场化。用统一的细胞株培养、扩增后由导管或手术时注入心脏，主要用肌原细胞作为研究实践应用，部分进入Ⅱ期临床。

4. 基因治疗：基因缺陷是部分DCM患者发病机制中的重要环节，基因疗法也成为了目前DCM研究热点。近年实验研究发现补充正常delta-SC基因、肝细胞生长因子基因治疗DCM仓鼠，可改善心功能、延长寿命；转染单核细胞趋化蛋白-1基因治疗可明显减轻自身免疫性心肌炎。基因治疗方法的探索将有助于寻找治疗家族遗传性DCM的方法。

5. 中医药疗法：临床实践发现生脉饮、真武汤等中药可以明显改善DCM患者心功能。黄芪具有抗病毒、调节免疫和正性肌力的功效。

第二节 肥厚型心肌病

肥厚型心肌病（hypertrophic cardiomyopathy，HCM）是一种原发于心肌的常染色体隐性遗传性疾病，主要是由于编码肌小节的基因突变所引起，人群患病率约为0.2%，心室肥厚是诊断依据，需排除高血压等疾病和运动员心脏肥厚。临床表现多样，可无症状，或轻度胸闷、心悸、呼吸困难，也可表现为恶性室性心律失常、心力衰竭、心房颤动伴栓塞，青少年时期猝死等。病理改变涉及心肌细胞和结缔组织2个方面，心肌结构紊乱、间质纤维化，肥大心肌细胞与无序的细胞核相互卷曲，局限性或弥散性间质纤维化，胶原骨架无序和增厚，心肌内小血管壁增厚等形态异常。

19世纪中期Liouville和Halloupeau分别描述了室间隔不对称肥厚。1958年TEARE报道了38例临床猝死患者尸检结果，其室间隔或室壁明显肥厚，心肌细胞排列高度紊乱，周围结缔组织增生。这些描述奠定了HCM的形态基础，是HCM概念的里程碑性发现。M型超声的出现和应用能够无创确定室间隔肥厚、主动脉梗阻、二尖瓣前叶收缩期前向移动。二维超声技术的应用能更准确辨认多种类型的心肌肥厚和确定静态时流出道梗阻。磁共振、PET-CT技术能准确显示心肌代谢及功能状态。20世纪80年代始，临床医师和分子生物学家注意到HCM的家族性，并第一次报道β-肌球蛋白重链基因突变致HCM。目前，至少已有15个突变基因、超过400个位点突变与HCM的临床表型相关，中国汉族人中至少有6个基因变异与HCM发病相关。心肌肌钙蛋白I（cTnI）Rl45W突变致HCM基因已经克隆，并制备出含突变基因位点的HCM小鼠模型，并进行了突变蛋白质等功能改变的研究。

美国报道HCM的患病率为200/10万。20世纪90年我国南京地区心肌病调查显示HCM的年发病率为1.5/10万，近年北京报道的8 080例心肌病流行病资料显示HCM患病率为180/10万。如将尚未就诊的HCM患者、家族性肥厚型心肌病（family hypertrophic cardiomyopathy，FHCM）家族成员无症状但心肌肥厚基因突变的患者计算在内，患病率会更高。多数HCM是已知原因、可以治疗的心脏病之一。

HCM诊断依靠二维超声心动图资料，HCM的定义不依赖左心室流出道是否梗阻或有无临床症状。流出道梗阻是一个不变性的描述，而HCM时左心室与流出道压力阶差是可变的参数，有利于评估梗阻存在及梗阻严重程度，指导诊疗。大部分HCM患者安静状态压差正常，运动或药物应激可能出现异常升高，甚至超过30 mmHg。对拟诊HCM患者超声检查时，必须报告左心室流出道压力阶差参数。心尖肥厚型心肌病包含在大的HCM范畴之内，临床诊断统一用名为肥厚型心肌病。少数HCM患者（约5%）最后出现收缩功能下降，室壁变薄，左心室腔扩大，类似DCM，为终末期疾病，治疗与DCM相同，是心脏移植的适应证。

基于欧美指南和文献已将HCM定义为遗传性疾病，在临床确诊HCM后，将其分为散发性和家族性两类。HCM先证者的三代直系亲属中有2个或以上的HCM临床表型，或有与先证者具有同一基因同一位点变异但无心脏表型的家族成员，诊断为FHCM。诊断FHCM后，对患者直系三代成员基因筛选，阐明其基因背景并随访临床发病。

一、自然病程

HCM的自然病程可以很长，呈良性进展，最高年龄超过90岁，75岁以上的达到23%。HCM心脏表型见于从婴幼儿到成年年龄段，男、女临床表型差异显著，女性发病高于男性、早于男性，多表现流出道梗阻、心力衰竭，心力衰竭伴卒中高于男性患者，猝死终点发生率男女相同。死亡高峰年龄在儿童和青少年。HCM死亡危险因素包括诊断时的年龄、症状、流出道梗阻、特殊的基因缺失等。HCM的主要死亡原因是心源性猝死（51%），心力衰竭（36%），卒中（13%）。16%猝死发生在中等到极量体育活动时。HCM是一种病因已明确、有多种途径治疗和预防的疾病。

二、临床表现

1．呼吸困难：90%以上有症状的HCM患者出现劳力性呼吸困难，阵发性呼吸困难、夜间发作性呼吸困难较少见。

2．胸痛：1/3的HCM患者表现劳力性胸痛，但冠状动脉造影正常，胸痛可持续较长时间或间发，或进食过程引起。HCM患者胸痛与以下因素相关：心肌细胞肥大、排列紊乱、结缔组织增加，供血、供氧不足，舒张储备受限，肌桥压迫冠状动脉，小血管病变。

3．心律失常：HCM患者易发生多种室上性心律失常如室上性心动过速、心房颤动、心房扑动，也可发生室性心动过速、心室颤动、心源性猝死。

4．晕厥：15%～25%的HCM患者至少发生过一次晕厥。约20%患者主诉黑蒙或瞬间头晕。左心室舒张末容量降低、左心室腔小、不可逆性梗阻和肥厚，非持续性室性心动过速等因素与晕厥发生相关。

5．猝死：HCM是青少年和运动员猝死的主要原因，占50%。恶性心律失常、室壁过厚、流出道压力阶差超过50 mmHg是猝死的主要危险因素。

三、诊断

诊断HCM应包括临床诊断、基因表型和基因筛查、猝死高危因素评估等方面。

（一）临床诊断HCM

1．主要标准：①超声心动图左心室壁或（和）室间隔厚度超过15 mm；②组织多普勒、磁共振发现心尖、近心尖室间隔部位肥厚，心肌致密或间质排列紊乱。

2．次要标准：①35岁以内患者，12导联心电图I、aVL、$V_{4\sim6}$导联ST下移，对称性深倒置T波；②二维超声室间隔和左心室壁厚11～14 mm；③基因筛查发现已知基因突变，或新的突变位点，与HCM连锁。

3．排除标准：①系统疾病，高血压病，风湿性心脏病二尖瓣病，先天性心脏病（房间隔、室间隔缺损）及代谢性疾病伴发心肌肥厚；②运动员心脏肥厚。

4．临床确诊HCM标准：符合以下任何一项者：1项主要标准+排除标准；1项主要标准+次要标准③即阳性基因突变；1项主要标准+排除标准②；次要标准②和③；次要标准①和③。

（二）诊断FHCM

已发现15个基因、400个以上的突变位点可以导致HCM。仍有新的基因突变位点作为HCM的疾病相关基因被报道。FHCM占HCM病例65%以上。诊断FHCM依据如下：①依据临床表现、超声诊断的HCM患者，除本人（先证者）以外，三代直系亲属中有2个或以上被确定为HCM或HCM致猝死患者。②HCM患者家族中，2个或以上的成员发现同一基因、同一位点突变，室间隔或左心室壁厚度超过13 mm，青少年成员11～14 mm。③HCM患者及三代亲属中有与先证者相同基因突变位点，伴或不伴心电图、超声心动图异常者。符合3条中任何一条均诊断为FHCM，该家族为FHCM家系。

FHCM的家庭成员和亲属有基因突变者不影响婚姻和生育。HCM妇女，除有恶性型表现外，妊娠和分娩不受HCM影响和限制。

（三）HCM猝死高危因素评估

1. 超声心动图检查HCM患者时，必须测定左心室流出道与主动脉之间的压力阶差，判断HCM是否伴梗阻。安静时压力阶差超过30 mmHg为梗阻性HCM，该类患者呼吸困难、胸痛明显，是发生晕厥和猝死的HCM高危人群。安静时压力阶差低于30 mmHg而负荷运动时超过30 mmHg为隐匿型梗阻性HCM，安静或负荷时压力阶差均低于30 mmHg为非梗阻性HCM。

2. 识别和评估高危HCM患者。判断高危患者的主要依据是：①主要危险因素：心脏骤停（心室颤动）存活者；自发性持续性室性心动过速；未成年猝死的家族史；晕厥史；运动后血压反应异常（收缩压不升高或反而降低，运动前至最大运动量负荷点血压峰值差＜20 mmHg）；左心室壁或室间隔厚度≥30 mm；流出道压力阶差＞50 mmHg。②次要危险因素：非持续性室性心动过速或心房颤动；FHCM恶性基因型，如α-MHC、cTnT和cTnI的某些突变位点。

（四）心尖HCM的诊断

肥厚病变集中在室间隔和左心室心尖部，心电图I、avL、$V_{4\sim6}$导联有对称性深倒置T波是重要诊断依据，确定诊断依靠二维超声心动图、多普勒、磁共振等影像检查。

四、治疗

许多HCM甚至梗阻性HCM患者常无明显症状，即便存在静息时主动脉瓣下梗阻亦具有良好的临床过程，并可达正常人的寿命，无需治疗干预。对仅有轻度症状的患者可予以药物控制，但对少数中、重度症状的患者，在药物治疗无效时则需考虑其他干预方式如外科手术、化学消融或双腔起搏治疗等，以达到减轻流出道梗阻、缓解症状、预防并发症的目的。

（一）药物治疗

1. β-受体阻滞剂：虽然没有进行大规模的长期随机对照试验，然而一般把β-受体阻滞剂作为治疗有梗阻症状患者的首选药物，它对于60%～80%的患者是有效的。其作用机制是β-受体阻滞剂降低心肌收缩力，减轻室间隔突出部收缩期增厚，从而减轻流出道梗阻；减弱心肌变时性反应，降低心肌耗氧量，且能减慢心率，使心室舒张期延长，增加心室扩张，增加充盈量，通过增加舒张末期容积来增加左心室流出道面积和室间隔与二尖瓣之间的距离，从而使运动时升高的左心室流出道压力下降。另外，β-受体阻滞剂还具有抗心律失常作用，对预防此病猝死有益。

2．钙拮抗剂：非二氢吡啶类钙拮抗剂维拉帕米、地尔硫䓬可用于治疗HCM。二氢吡啶类钙拮抗剂如硝苯吡啶，因具有明显的扩血管作用，可引起体位性低血压而加重左心室流出道梗阻，故不宜选用。钙通道阻断剂主要用于那些不能耐受β-受体阻滞剂的患者，疗效与β-受体阻滞剂相似的。钙拮抗剂既有负性肌力作用以减弱心肌收缩力，又可改善心肌顺应性，还能减慢心率，这些作用使流出道梗阻减轻，增加心室充盈，减轻心肌缺血缺氧症状，在动力性梗阻的患者可使由某些诱因诱发的压差减少。在降低静息状态下压差方面，维拉帕米的疗效优于普萘洛尔，但有研究报道在那些具有严重症状、肺动脉高压和严重的左心室流出道梗阻的患者应用维拉帕米会增加病死率。

3．丙吡胺：此药可减少收缩期二尖瓣前向运动、流出道梗阻和二尖瓣反流，从而改善伴有静息状态下左心室流出道梗阻的重症患者的症状。但丙吡胺可以缩短房室传导时间，在有室上性心动过速的患者可能会增加心室率，建议与小剂量的β-受体阻滞剂合用。需特别注意，丙吡胺与β-受体阻滞剂合用时对心肌收缩功能的抑制可能会有协同作用，应警惕心衰肺水肿的发生。

4．洋地黄类：由于洋地黄类药物增加心肌收缩力，从而可增加梗阻性HCM患者的左心室流出道压力阶差，故一般认为应禁忌使用洋地黄。但对于少数出现收缩功能障碍，或终末期患者，由于心肌坏死、心腔扩大、室壁变薄、收缩功能障碍者，可以酌情使用洋地黄类强心药。

5．利尿剂及血管紧张素转换酶抑制剂（ACEI）：利尿剂可以减少血容量，降低心脏前负荷，增大流出道压力阶差，故一般不宜应用。对于β-受体阻滞剂、钙拮抗剂治疗后仍有明显心力衰竭症状者，加用利尿剂、ACEI可减轻心力衰竭、肺淤血等症状。

6．生长抑素类药物：国外有报道应用生长抑素八肽治疗此类患者4周后左心室后壁、室间隔厚度明显降低，左心室舒、缩末内径均增加，心功能明显改善。其机制尚不明确，临床价值尚待进一步证实。

7．其他药物：HCM急性梗阻由二维超声心动图确定后，应紧急卧位，抬高双腿，如有贫血应予纠正，可静脉给予苯肾上腺素升高血压，也可静注β-受体阻滞剂。HCM伴心房颤动患者易形成附壁血栓和发生栓子脱落，推荐用华法林抗凝。HCM患者二尖瓣最易患心内膜炎，10年随访资料统计发生率1.4‰，梗阻性HCM者发生率4.3‰，此类患者在手术前应预防性应用抗生素。

（二）非药物治疗

药物疗法在大多数患者可以改善症状，但有些患者药物治疗无效。如果静息左心室流出道压差＞30 mmHg（或者应激后压差＞50 mmHg），并且有晕厥或缺血等限制日常活动的症状时，应考虑进行非药物疗法，包括肥厚间隔切开-切除术、起搏器治疗和经皮经腔心肌化学消融术。

1．肥厚间隔切开-切除术：切除最肥厚部分心肌，解除机械梗阻，修复二尖瓣反流，能有效降低压力阶差，明显解除或缓解心力衰竭，延长寿命，是有效治疗的标准方案。术后流出道梗阻和二尖瓣反流的症状明显改善，90%的患者术后不再有劳力性呼吸困难、心肌缺血和晕厥等症状。一项随访30余年的研究显示，患者进行该手术后可以获得长期持续性的症状改善和良好的进行日常正常活动的能力，并且不会有流出道梗阻复发。由于手术难度大，死亡率高（在有经验的心脏中心，手术死亡率<1%），40年来全球只有1 000多例采用手术切除，故目前尚应严格控制适应证。药物治疗无效、有明显心功能不全、左心室流出道压差在静息时≥50 mmHg或应激后压差≥ 100 mmHg、青少年>75 ~ 100 mmHg、伴室间隔极厚者，可考虑手术。

2. 心脏起搏治疗：双腔起搏器是治疗HCM的另一种选择，其治疗的机制仍不明确，目前主要认为它改变了室间隔的收缩顺序，即置于右心室心尖部的电极使心室除极和收缩时，心尖部先收缩，室间隔后收缩，从而减轻流出道梗阻和减小流出道压差。虽然在某些观察试验中，双腔起搏器可以明显地改善症状和降低压差，但是在随机临床试验中并未能改善日常生活能力，起搏后的平均压差仍为30 ~ 50 mmHg，术后5年随访中只有不到40%的患者获得了持续性的症状改善，并且改善的程度要低于其他疗法。对于发生急性呼吸困难、胸痛、超声证实流出道压力阶差>30 mmHg患者，双腔起搏能降低压力阶差。双腔起搏治疗只限于那些不适于其他治疗或者需要治疗心动过缓的患者。不鼓励置入双腔起搏器作为药物难治性HCM患者的首选方案。临时双腔起搏可用于HCM急性梗阻患者。

置入埋藏式自动心脏复律除颤器（implantable cardioverter and defibrillator，ICD）是预防HCM患者发生猝死最有效的措施。资料显示HCM猝死高危患者，尤其青少年和竞赛运动员，其恶性室性心律失常是主要猝死原因。置入ICD能使25%HCM高危患者生存。ICD置入后，还能有效地改善心功能，缓解流出道梗阻。辨认出那些猝死高危的患者是采取预防措施最重要的一步。为此需要综合考虑到某些恶性基因和临床危险因素。梗阻性HCM猝死的临床危险因素分为主要的和次要的，主要危险因素包括心脏骤停、持续性室性心动过速和猝死家族史，次要危险因素包括不明原因的晕厥、左心室壁厚度≥30 mm、运动时不正常的血压改变、非持续性室性心动过速、微血管阻塞和恶性致病基因。电生理研究并不能辨认出那些猝死高危的患者，因为在电生理研究时室性心律失常一般都可以诱发。我国2007年指南关于HCM置入ICD的适应证：心脏骤停存活者、有家族成员猝死记录、恶性基因型患者、晕厥、多形反复发作持续性室性心动过速、运动时低血压。其他如终末阶段心脏、酒精消融致恶性室性心律失常、冠状动脉疾病、弥散性肥厚。排序越前，适应证越强。在置入ICD前观察脑钠肽（BNP）水平，可作为定量参照指标。

3. 经皮经腔间隔心肌化学消融术（percutaneous transluminal septal myocardial ablation，PTSMA）：这是近年出现的治疗梗阻性HCM的方法，由Sigwart于1995年首次应用于临床。其操作方法主要是把无水酒精1 ~ 3 ml经导管注入供血给肥厚室间隔的冠状动脉分支（通常为前降支的第一间隔支）。PTSMA治疗的主要机制是间隔支闭塞而造成人为的间隔心肌缺血坏死，使间隔心肌的收缩力下降或丧失，达到减轻或消除流出道梗阻的目的。术后间隔心肌坏死变薄而减轻流出道梗阻虽起一定作用，但可能不是主要的。研究显示，它可以改善血流动力学和症状，使左心室流出道压差从60 ~ 70 mmHg降到20 mmHg，可以提高日常运动耐力，但效果不如肥厚间隔切开-切除术。即刻发生完全性房室传导阻滞是其常见的主要并发症，可见于30% ~ 40%的患者，术中应用心肌声学造影指导可使房室传导阻滞的发生率减低到15% ~ 20%。其他并发症如大面积心肌梗死、室间隔缺损、顽固性严重室性心律失常也曾有报道。PTSMA适应证与外科手术相同。但下列患者不建议做消融治疗：40岁以下、室间隔30 mm以下、左心室流出道压力阶差<50mmHg、无心力衰竭的患者。伴二

尖瓣疾病、心室中部梗阻或主动脉瓣下梗阻等患者也不适合进行该疗法。此外，约有20%的患者不存在灌注肥厚间隔的冠状动脉分支，PTSMA对这些患者显然起不到作用。

4．心内膜间隔心肌射频消融术：2004年6月德国Lawrenz等首次报道了这种方法，他们通过射频消融肥厚间隔的右心室心内膜面而达到消除流出道压差和改善患者运动耐力的目的。这种新疗法可能会成为外科手术和PTMSA的另一替代疗法，但尚需大规模临床试验的进一步支持。

5．心脏移植：这是最后选择的有效疗法。但供体不足、费用过高、排斥反应等制约了其普遍开展。

（三）危险分层治疗

诊断HCM后，按危险因素分层将治疗分为三类：室间隔或左心室肥厚不伴明显自觉症状，运动负荷不受限制的患者的治疗；胸闷、心悸、运动受限、压力阶差30 mmHg以内，无晕厥、无严重室性心律失常患者的治疗；流出道梗阻、心肌缺血、二尖瓣反流、恶性心律失常等药物难治，高危的HCM患者的治疗。

1．无症状HCM患者治疗：对无症状的HCM患者是否用药目前观点存在分歧，部分学者主张不用药。HCM病程呈现典型的心室重构进程，为了延缓和逆转重构，建议服用β-受体阻滞剂或非二氢吡啶类钙拮抗剂，小到中等剂量。普萘洛尔、美托洛尔等25～50 mg/d。地尔硫䓬30～90 mg/d，维拉帕米240～480 mg/d，缓释片更好。

2．症状明显HCM患者治疗：对已出现呼吸困难、运动受限患者，建议用丙吡胺（disopyramide），100～150 mg每天4次，治疗流出道梗阻效果优于β-受体阻滞剂。最长观察用药3.1年，HCM患者伴前列腺肥大者不宜用或慎用。对有症状又有室上性心动过速的HCM患者建议用胺碘酮，通常不与丙吡胺合用。不推荐ACEI，但出现明显心功能不全或心脏扩张的终末阶段疾病时可适当应用。不用硝酸甘油、利尿剂等降低前后负荷药。

3．药物难治性HCM和HCM特殊问题的治疗：HCM患者出现严重呼吸困难、心绞痛、晕厥前期和晕厥表示存在或出现明显梗阻，通常由于前负荷下降，β-受体阻滞剂、维拉帕米减量或停药等引起。药物治疗后不能改善，并有主要危险因素如心脏骤停、持续性室性心动过速、流出道压差＞30 mmHg、心室壁厚度＞30 mm等，属于药物难治性患者。药物难治性HCM只占总数的5%左右，他们是HCM患者中高危人群，其中大部分发生心源性猝死、心力衰竭及卒中等生命终点事件。对这类患者应采取上述非药物治疗措施。

五、几个特殊问题

青少年、未成年HCM患者处于高危猝死年龄阶段。已存在HCM的青少年运动员，训练前未获诊断，他们极易在高运动量训练时猝死。美国和欧洲对青少年运动员训练和HCM的问题已发布多个指南和建议，2005年AHA、ACC专家共识明确规定，一旦诊断HCM，青少年不得参加竞赛性体育活动和训练。我国有千百万现职运动员，但心脏肥厚与猝死问题研究资料很少，可开展青少年和运动员HCM猝死的回顾性和前瞻性研究，现时参照2005年AHA相关文件执行。

妇女HCM发病、临床、妊娠和分娩。美国和意大利2个地区资料比较性别与HCM的临床，女性发病高于男性，猝死和心力衰竭表现明显大于男性，终点时间相似。生育期妇女诊断HCM前（FHCM成员）或后，面对婚姻、妊娠、分娩后代的问题，国内缺乏可参考资料。依据国外较大范围女性HCM患者妊娠的随访发现（100例），猝死和死亡率为1%，绝大部分患者能顺利完成妊娠和分娩。建议对无明显呼吸困难、缺血、心功能不全的女性HCM患者不限制妊娠和分娩。妊娠前从病史、临床、心电图、超声心动图及家族成员猝死记录等多方面评估其心脏结构和功能状态，由心脏科随访。对HCM患者本人和直系亲属基因检测和筛查，努力找到已知和未知的相关突变位点。按FHCM患者诊断和随访原则，产后对婴儿进行基因检测，确定有无与父母或家族中相关突变基因。对未婚和已婚未妊娠HCM妇女及配偶确认某个突变基因后，建议用基因检测、基因控制和试管婴儿技术优生优育，确认受精卵不含有与父或母相同的突变基因。

第三节　致心律失常性右心室心肌病

致心律失常性右心室心肌病（arrhythmogenic right ventricular cardiomyopathy，ARVC）又称为右心室心肌病、致心律失常性右心室发育不良，是一种右心室发育不良导致的心肌疾病。1977年Fontaine等首次描述该病。ARVC是一种以心律失常、心力衰竭及心源性猝死为主要表现的非炎性非冠状动脉心肌疾病，多见于青少年时期。患者右心室常存在功能及结构异常，以右心室心肌，特别是右心室游离壁心肌逐渐被脂肪及纤维组织替代为特征。ARVC遗传和家族背景明显。1995年WHO在心肌疾病的分型中将ARVC列出，作为心肌病的一类。

一、病程

ARVC的患病率估计在0.02%～0.1%之间，在青年人群中男女患病率之比约为2.7∶1。我国尚缺乏大样本流行病学资料。根据长期的临床资料观察，ARVC的病程发展分为4个时期。

1．隐匿期（concealed phase）：右心室结构仅有轻微改变，室性心律失常可以存在或不存在，突发心源性猝死可能是首次表现，且多见于剧烈活动或竞争性体育比赛的年轻人。

2．心律失常期（overt arrhythmia phase）：表现为症状性右心室心律失常，这种心律失常可以导致猝死，同时伴有明显的右心室结构、功能异常。

3．右心功能障碍期（global right ventricular dysfunctional phase）：由于进行性及迁延性心肌病变导致症状进一步加重，左心室功能相对正常。

4．终末期（final phase）：由于累及左心室导致双室泵功能衰竭，终末期患者较易与双室扩张的DCM混淆。左心室受累与年龄、心律失常事件及临床出现的心力衰竭相关，病理研究证实大多数患者均存在不同程度左心室内脂肪和纤维组织的浸润现象。

二、病因及病理改变

ARVC常表现为家族性，家族性发病约占30%～50%。由于此病常无临床症状，因此需要亲属接受心血管系统的检查以排除家族史，避免得出散发的错误结论。家系研究已经证实9种不同的染色体显性遗传与本病相关，已确定5种基因突变与ARVC发病相关。

心肌雷诺丁受体基因（ryanodine receptor-2，RYR-2）是首先被发现的致病突变基因，该基因突变使细胞内钙调控蛋白功能失衡而导致心律失常的发生。其他4个突变基因是desmoplakin-2（ARVC8）、plakophilin-2（ARVC9）、plakoglobin（Naxos病）以及TGF β-3（ARVCI）。所有基因中除了TGF β-3外都涉及细胞桥粒板的形成，推测ARVC可能是由细胞桥粒病变所致。

炎症反应在ARVC的发病中起相当大的作用，显示约2/3 ARVC患者的心肌组织内存在散发或弥漫性炎性细胞浸润，纤维和脂肪浸润可能是慢性心肌炎症的修复现象。动物实验证实柯萨奇B3病毒的感染可出现选择性右心室心肌细胞死亡以及右心室室壁瘤形成等ARVC特征性表现，但在临床研究中，对心肌细胞病毒基因片段的检测结果尚不一致，家族性病例中检测到病毒基因片段的阳性率低于散发病例。病毒的类型多为肠道病毒、腺病毒、巨细胞病毒、丙型肝炎病毒以及细小病毒B19等。

仅根据目前已知的ARVC基因突变尚不能完全解释本病的发病机制。不同的致病基因可以导致不同类型的ARVC，但有相似的组织和电生理变化。有多种理论解释发病机制，包括基因发育不良假说、转分化假说以及凋亡假说。ARVC中发生的室性心律失常可能涉及多种机制，通常认为常见的持续单形性室性心动过速是由于纤维脂肪组织替代了心肌细胞，产生了折返所致。

典型病理变化呈现透壁的脂肪或纤维脂肪组织替代了右心室心肌细胞。脂肪或纤维脂肪组织主要位于流出道、心尖或在前下壁即所谓的“发育不良三角”区。也可以发现瘤样扩张或膨胀，瘢痕及室壁变薄等病理改变。病理表现主要可分为2种，即单纯脂肪组织和纤维脂肪组织。孤立的脂肪浸润较为罕见。心室扩张较为常见。

三、诊断及鉴别诊断

ARVC临床表现复杂多变，约半数以上患者有不同程度心悸，1/3患者发生过晕厥，近1/10的患者以恶性心脏事件为首发症状，家系患者中半数左右可出现心源性猝死，心力衰竭较为少见，发生率不足1/10。诊断ARVC应排除右心室心肌梗死、瓣膜病、左向右分流及其他先天性心脏病如Ebstein畸形等。部分患者可出现胸痛和呼吸困难等非特异性症状，所有症状易出现于运动时。

当出现下列情况之一者临床拟诊ARVC：①中青年患者出现心悸、晕厥症状，排除其他心脏疾病；②无心脏病史而发生心室颤动的幸存者；③患者出现单纯性右心衰竭，排除引起肺动脉高压的其他疾病；④家族成员中有已临床或尸检证实的ARVC患者；⑤家族成员中有心源性猝死，尸检不能排除ARVC；⑥患者亲属中有确诊DCM者；⑦无症状患者

（特别是运动员）心脏检查中存在ARVC相应表现者，通过超声心动图、磁共振等临床确诊，心电图作为重要辅助证据。

1．常规及24 h动态心电图：ARVC的主要心电图特征包括除极异常和复极异常。除极异常的表现有：①不完全性或完全性右束支传导阻滞；②无右束支传导阻滞患者右胸导联（$V_{1\sim3}$）QRS波增宽，超过110 ms，此项标准由于具有较高的特异性，已作为主要诊断标准之一；③右胸导联R波降低，出现率较低；④部分患者常规心电图可以出现epsilon波，是由部分右心室纤维延迟除极形成，使用高倍放大及校正技术心电图可以在75%的患者中记录到epsilon波。复极异常的心电图表现为：右胸导联（$V_{1\sim3}$）出现倒置的T波，与右束支传导阻滞无关。诊断标准中排除了右束支传导阻滞引起的T波改变，并规定年龄＞12岁，因为这种变化在儿童中可以作为正常变异出现，T波的异常改变也可在正常加勒比黑人的后裔中出现。ARVC患者常存在室性心律失常，严重程度可存在个体差异。多数患者Holter检查有频发室性早搏（＞1 000个/24 h），伴有非持续性和（或）持续性室性心动过速，多呈左束支传导阻滞形态，但这并非ARVC的特征，因为许多其他的疾病室性心动过速也呈左束支阻滞形态，故在诊断标准中作为次要标准。信号平均心电图晚电位异常发生率50%～80%，提示存在引起折返性心动过速的先决条件——缓慢传导区。室性心律失常由儿茶酚胺刺激引起，半数患者运动试验可诱发室性心动过速，应用异丙肾上腺素后诱发率增加到85%。

2．影像学检查：采用多种影像学手段检测ARVC患者右心室结构和功能异常，这些改变从小的室壁瘤伴有局限性室壁运动异常直到明显的心腔扩张伴有普遍性收缩功能异常，功能异常从轻度室壁运动障碍直至广泛室壁运动功能减退，右心室肥厚及小梁形成也见于报道。

（1）二维超声心动图：是临床广泛使用的影像学方法，在图像质量不理想（如存在胸部畸形或肥胖时）或结构异常较为局限时，其敏感性和特异性会降低。因此，二维超声心动图通常作为疑似患者的筛查，对中度以上病变效果最佳，结合脉冲组织多普勒技术可以提高诊断的准确性。

（2）右心室造影可以发现多种异常：弥漫或局限性扩张、舒张期膨隆、室壁运动异常以及其他非特异性表现。心肌活检对于证实脂肪的存在具有较好的特异性，但敏感性较低，活检时需要采集到异常的区域，往往错过了小的纤维脂肪组织，且活检多在室间隔上取样，该部位少有病变累及，而右心室游离壁活检易引起穿孔及心脏压塞，右心室游离壁活检的敏感性约为67%，特异性约为92%。

（3）电子束计算机断层扫描（CT）及多层CT：可以发现脂肪组织的浸润、血流动力学异常及心腔的扩张。多层CT比电子束CT具有更高的空间清晰度，可以减少移动伪差，由于尚未广泛应用，诊断的精确性缺乏相应的临床资料。

（4）心脏磁共振检查（CMR）：较早应用于ARVC的诊断，该检查可揭示右心室流出道的扩张，室壁的厚薄程度，发现舒张期膨隆以及左右心室游离壁心肌脂肪浸润，在临床广泛应用。CMR被证实能准确描述诊断标准中各种形态及功能异常。但对于脂肪浸润特别是孤立脂肪组织的判断须谨慎，50%以上的健康老年人也可以出现类似表现，且CMR由心电图门控，频发室性早搏同样会使得图像的质量降低。所有影像学检查在诊断ARVC中均有一定的局限性，正常的影像学检查结果并不能排除ARVC，对微小室壁运动异常的判定较为困难，且具有一定的主观性，与操作者的经验密切相关。

欧洲心脏协会1994年制定了ARVC的诊断标准，有2项主要标准，或1项主要标准加2项次要标准，或4项次要标准时可诊断本病。具体诊断标准如下：

1．主要标准：①家族史中外科或尸检证实为家族性疾病。②心电图除极/传导异常：右胸导联（$V_{1\sim3}$）的QRS波群终末部分出现epsilon波，或QRS波群局部性增宽（＞110 ms）。③普遍性及（或）局限性右心室功能障碍与结构改变：右心室严重扩张，右心室射血分数降低，无或仅有轻度左心室异常；右心室局限性室壁瘤（运动丧失或运动障碍呈舒张期膨出）；右心室严重节段性扩张。④心室壁组织学特征：心内膜活检显示心肌被纤维脂肪组织取代；证据由心脏二维超声、心脏造影、磁共振或心肌核素扫描获得。

2．次要标准：①家族史有早年猝死者（＜35岁），临床疑似ARVC导致；存在家族史（临床诊断由目前诊断标准确定）。②心电图除极/传导异常：平均信号心电图提示晚电位阳性。③心电图复极异常：右胸导联（V_2，V_3）T波倒置（年龄12岁以上，且无右束支传导阻滞）。④心律失常：室性心动过速伴持续或非持续左束支阻滞形态，可为体表心电图、动态心电图或运动试验记录；频发室性早搏，动态心电图＞1 000个/24 h。⑤普遍性及（或）局限性右心室功能障碍与结构改变：右心室轻度普遍性扩张及（或）射血分数降低，左心室正常；右心室轻度节段性扩张；右心室节段性活动减弱。

有症状患者不符合诊断标准时可以置入事件记录器，特别是心悸或晕厥呈散发性而不易被心电监护或动态心电图捕捉到者。

ARVC需与尤尔（Uhl）畸形及特发性右心室流出道室性心动过速鉴别，特别是早期ARVC患者。起源于右心室流出道的特发性室性心动过速多数预后良好，12导联心电图、信号平均心电图及超声心动图均正常，应用β-受体阻滞剂或非二氢吡啶类钙离子拮抗剂可能有效。Uhl畸形较为少见，临床表现为充血性心力衰竭，病程进展快，病理上右心室游离壁呈羊皮纸样改变，尚无证据表明有家族性倾向。Brugada综合征多见于东南亚地区，男性多见，常于夜间发病，心电图有特征性改变，心脏组织学检查无异常，与ARVC不难鉴别。此外，尚需与侵犯右心室的扩张型心肌病（DCM）相鉴别。

四、危险度分层

危险度分层主要是评估ARVC患者心源性猝死的危险度，以下情况属于高危患者：①以往有心源性猝死事件发生；②存在晕厥或者记录到伴血流动力学障碍的室性心动过速；③QRS波离散度增加；④经超声心动图或心脏磁共振证实的严重右心室扩张；⑤累及左心室，如局限性左心室壁运动异常或扩张伴有收缩功能异常；⑥疾病早期即有明显症状，特别是有晕厥前症状者。

五、治疗

1．抗心律失常药物治疗：主要目的在于减轻症状，例如频发室性早搏导致的反复性心悸。目前尚缺乏前瞻性对照研究。由于缺乏循证医学的证据，药物治疗往往根据经验。室性心律失常通常出现于快速心室率之后，提示交感神经的兴奋是一个重要的参与因素，所以临床常常使用β-受体阻滞剂以抑制交感神经。如果β-受体阻滞剂无效，可以应用或加用胺碘酮以抑制室性心律失常。索他洛尔对于治疗室性心律失常的效果也较好，但需要监测QT间期，有专家认为其效果可能优于胺碘酮及β-受体阻滞剂。少数患者可考虑应用Ⅰ类抗心律失常药物或几种抗心律失常药物联用，应在有经验的专家指导下进行，不推荐常规使用。患者如出现心房颤动、明显的心室扩张或室壁瘤时应抗凝治疗。

2. ICD治疗：可以增加生存率，是目前惟一明确有效预防心源性猝死的治疗措施。临床研究证实ICD治疗可以改善预后，降低死亡率。建议在高危患者，特别是存在室性心动过速或晕厥证据患者中安装ICD，推荐等级拟为IIa类，其他高危患者拟为IIb类。ARVC患者的ICD在参数设置中应注意区分室上性心动过速及接近正常窦性心率的室性心动过速。

3. 射频消融：可以用于治疗ARVC室性心动过速，但成功率多数不到50%，往往易复发或形成新的室性心动过速，因此不作为首选治疗措施。由于相关研究病例数少，缺乏统一的入选标准及前瞻对照随机研究，目前推荐仅在有经验的大中心应用，高危患者在安装ICD下行射频消融，以减少ICD放电次数，延长ICD使用寿命。

以上治疗无效的终末期患者建议外科心脏移植治疗。

第四节　Tako-Tsubo心肌病

Tako-Tsubo心肌病（Tako-Tsubo cardiomyopathy）于1990年由日本的Sato等首先提出，其主要临床特征为急性出现的胸痛、心电图ST段抬高和T波倒置、血心肌损伤标志物升高、可逆性左心室功能障碍、左心室心尖部可逆性气球样膨出和冠状动脉造影结果基本正常。日语中Tako的意思是墨鱼，Tsubo为罐子。由于此类患者左心室造影可发现心尖部气球样扩张和基底段缩窄，形态类似日本用来捕捉墨鱼的罐子，因此被称为Tako-Tsubo心肌病。近年来Tako-Tsubo心肌病逐渐引起重视，并有多种名称，如短暂左心室心尖气球样变（transient left ventricular apical ballooning）、左心室心尖球囊综合征（left ventricular apical ballooning syndrome）、壶腹心肌病（ampulla cardiomyopathy）、应激性心肌病/心肌顿抑（stress induced cardiomyopathy / stunning）、伤心综合征（broken heart syndrome）等。此病与急性心肌梗死的临床表现非常相似，容易误诊，但两者治疗措施差别很大。国内鲜有Tako-Tsubo心肌病的报道，临床医生对此病也缺乏足够的重视和全面的了解。

一、流行病学

本病的患病率和发病率还不很清楚，但估计其发生率极低，主要见于绝经期女性。日本、捷克、意大利、德国等的资料显示，Tako-Tsubo心肌病约占所有行冠脉造影患者的0.2%，占急性冠状动脉综合征患者的0.7%～2%，在拟诊急性冠状动脉综合征的女性患者中本病所占的比率达7.5%以上，尤其在提示为前壁心肌梗死的女性患者中此病所占的比率更高达12%。此病多见于女性，男女比率为1∶6～1∶9。老年人多见，常见的发病年龄为58～75岁，发病平均年龄为66～68岁。偶见青年男女病例的报道。虽然本病最早在日本发现，但近年欧美国家报告的病例明显增多，提示本病的发病可能不具有种族差异。发病以夏季为多，约50%此病患者在夏季发病。常在白天发病，发病时间集中于晨6时至晚6时之间。最常与本病并存的其他疾病为慢性阻塞性肺疾病或支气管哮喘，高血压也是经常并存的疾病之一。

二、发病学

绝大部分患者有诱发因素，应激是发生Tako-Tsubo心肌病的关键性诱因。60%的患者发病前曾有强烈的精神刺激如亲属亡故、车祸、激烈争吵、法庭出庭、医疗诊疗措施前的惊恐状态、驾车迷路、遭遇抢劫、惊喜聚会、过量饮酒、过度兴奋等，或有生理性应激如哮喘发作、脑血管意外、癫痫发作、细菌性脑膜炎、心内膜炎、急腹症、胃肠道出血、大手术、嗜铬细胞瘤、低钠性抽搐或低钠血症、严重的过敏反应、血液系统疾病、甲状腺功能亢进及吸毒等。少部分患者可以复发，复发时仍多有诱发因素。再次发生时，室壁运动异常的部位不一定与首次发病时一致。

本病的发生机制尚不清楚，目前多认为系由于心肌发生顿抑所致，导致心肌顿抑的可能机制包括儿茶酚胺急剧升高、急性冠状动脉综合征早期再灌注、冠状动脉微血管痉挛、多支大冠状动脉痉挛及病毒感染等。

1．儿茶酚胺毒性说：神经性心肌顿抑可能是本病的主要发病机制。此病多由精神因素诱发，而且患者血中儿茶酚胺浓度大幅度升高，提示此病最主要的病因可能是交感神经功能紊乱。儿茶酚胺在短时间内的大量分泌促进了一磷酸腺苷相关钙超载和氧自由基释放，尽管心肌组织是存活的，但其收缩功能发生障碍，即发生心肌顿抑。以往有研究结果提示左心室心尖部和基底部心肌内的β-肾上腺素受体密度和儿茶酚胺含量有所不同，这也有助于解释此病发生心尖部球形变的局部特点。有学者对此病患者进行了心肌活检，结果显示心肌病变高度符合儿茶酚胺水平过高所致的心肌改变。但有观察显示，此病发病第4天时血肾上腺素浓度仍然较正常值高20倍，而左心室射血分数却已经从20%上升至45%，触发因素依然存在而室壁运动和症状已经得到了明显的改善；其次，儿茶酚胺水平明显增高而心动过速（心率每分钟>100次）和高血压（平均动脉压>105 mmHg）的发生率却仅为18%和9%；也有研究报道本病患者血儿茶酚胺水平不高。这些都是很难完全用儿茶酚胺发病假说解释清楚的。

2．急性冠状动脉综合征早期再灌注：急性冠状动脉综合征病人自身的早期再灌注引起广泛左心室心肌顿抑是近来提出的另一可能发病机制。有人对5例Tako-Tsubo心肌病患者行血管内超声检查发现，在左前降支中段均见到单个破裂的动脉粥样硬化斑块，同时这5例患者前降支的供血范围均涉及心尖部和左心室隔面大范围心肌，其余血管未见明显异常。虽然这一结果支持上述假说，但缺乏大型病例报告证实。

3．其他可能机制：微血管功能障碍、多支冠状动脉痉挛、左心室流出道一过性痉挛、心肌结构功能和前降支结构异常、病毒感染等等，但都缺乏足够的证据。

Tako-Tsubo心肌病多发生于绝经期妇女的原因目前未明，对此的解释包括：性激素可能对交感的神经激素轴和冠状动脉的血管反应性具有重要影响；女性可能更容易发生交感神经介导的心肌顿抑；女性绝经后雌激素水平的降低对内皮功能也有一定的影响。

本病的病理改变主要表现为心肌细胞的损伤和溶解、单核及多核细胞的浸润、轻度疏松结缔组织增生及急性期间质纤维化等。

三、临床表现

胸痛或胸部不适常为首发表现，也可表现为背部疼痛、呼吸困难、心悸、恶心、呕吐、晕厥、左心衰竭、急性肺水肿、心源性休克，类似急性心肌梗死的表现。荟萃分析显示，胸痛和气短的发生率分别为67.8%和17.8%，心源性休克的发生率为4.2%，心室颤动的发生率为1.5%。有报告肺水肿发生率为22%，心源性休克发生率为15%，室性心动过速/心室颤动的发生率为9%。心律失常的发生率相对较低，但可包括窦性心动过缓、房室传导阻滞、阵发性心房颤动、室性心动过速及心室颤动等。值得注意的是，少数患者可在心室解剖学改变完全恢复后出现较严重的室性心律失常。部分患者可出现二尖瓣关闭不全及三尖瓣关闭不全，但多为轻至中度，重度二尖瓣关闭不全少见，且在随访中二、三尖瓣关闭不全的程度可明显减轻。部分患者也可因伴发于其他系统疾病而上述症状被忽视。

四、实验室和特殊检查

1．心电图特征：主要表现为ST-T改变，而且本病心电图的动态演变有其特点。ST段抬高、T波倒置、病理性Q波分别见于80%～85%、64%、30%的患者。急性阶段典型者出现胸前导联ST段抬高，常以$V_{4\sim6}$为主（ST段$V_{4\sim6}/V_{1\sim3}\geqslant 1$），且缺乏对应导联改变；肢体导联罕见ST段抬高，如果有肢体导联ST段抬高则几乎均合并胸前导联ST段抬高；ST段抬高通常在入院时最为明显，以后逐渐回落，ST段抬高只存在几个小时。ST段回落正常后，T波变为倒置；T波倒置不但见于胸前导联，也常见于肢体导联；T波倒置呈2个高峰时期，第一个倒置最深的时间多在起病后3天左右，以后逐渐变浅，再后又逐渐加深，于起病后第3周左右达到第二个倒置最深的时期；T波倒置可持续几周到几个月。病理性Q波消失在本病发生率可达90%，也就是说绝大多数患者的病理性Q波是暂时性的。此外，明显的QT间期和QTc延长（400～450 ms）也是本病的一个心电图特征。有学者发现，尽管Tako-Tsubo心肌病患者QT及QTc较急性前壁心肌梗死或健康对照人群明显延长，但QT/RR比值却明显低于前壁心肌梗死患者。较低的QT/RR比值提示心室复极更趋一致和更好的电稳定性，这可能是Tako-Tsubo心肌病患者较少出现严重室性心律失常的原因。在开始阶段QT间期和QTc经常是延长的，延长也常在发病第3天达到高峰，几周后可以恢复。在平均6个月的随访期内，82%的患者心电图最终可以完全恢复正常。

2．心肌损伤标志物的变化：血浆肌酸激酶（CK）、心肌型肌酸激酶同工酶（CK-MB）和肌钙蛋白均可升高或正常。损伤标志物升高的发生率为86%，以肌钙蛋白升高最为多见（85%），其次为CK-MB升高（73%），CK升高约见于56%的患者。通常此病患者的心肌酶水平仅轻度升高，明显低于心肌梗死患者的水平。本病时大面积左心室功能失调而酶学只是有限升高，这一点有助于和急性心肌梗死的相鉴别。有研究表明，在Tako-Tsubo心肌病和急性前壁心肌梗死患者的各项临床指标中，仅有先前的应激事件和CK-MB峰值（<50 U/L）这2项具有预测其为Tako-Tsubo心肌病诊断的独立价值。心肌酶学改变的另一重要特点是峰值水平多在入院时，且不随病情的好转或恶化而改变，即缺乏心肌梗死患者酶学曲线规律。

3．影像学特点：左心室解剖学的特征性改变是诊断Tako-Tsubo心肌病的最重要依据。此病典型的影像学特征为左心室心尖部及中段呈气球样膨出，运动明显减弱或消失或呈矛盾运动，同时伴基底段收缩力增强，形成圆底和窄颈（图25-1）。左心室心尖部及中段运动减弱的范围超过单支冠状动脉供血的区域，左心室基底部收缩力增强可能是代偿性的。左心室收缩功能通常为轻中度异常，左心室射血分数多在20%～50%左右。这种特征性左心室解剖学改变可通过X线左心室造影、超声心动图、心脏磁共振成像及心脏CT等影像学检查证实。

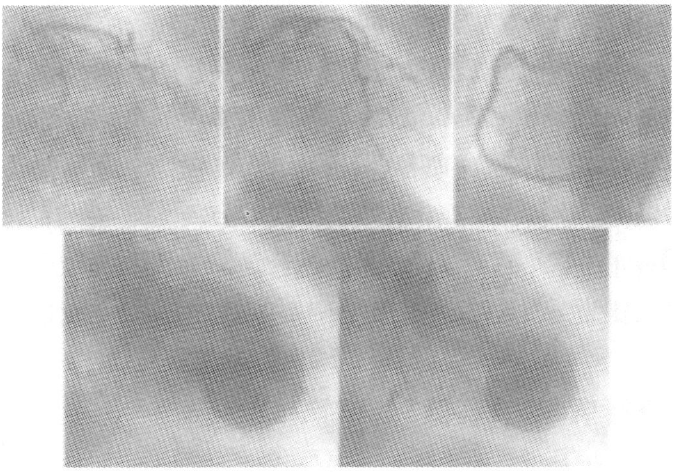

图25-1　Tako-Tsubo心肌病患者冠脉造影和心室造影

上图示冠脉造影未见狭窄病变，从左至右分别为正常的左回旋支、左前降支和右冠脉；下图左心室造影示异常的室壁运动：心尖部运动消失伴基底部运动增强

（引自Mayo Clin Proc，2004，79：821-824.）

在Tako-Tsubo心肌病患者，部分暂时出现左心室心腔内压力阶差，压力阶差主要出现于运动异常部位与左心室流出道之间，压力阶差的范围介于50～100 mmHg。部分患者表现二尖瓣收缩期前移，轻中度二尖瓣关闭不全。出现这种现象的机制目前仍无满意的解释，可能与心底部代偿性收缩增强导致二尖瓣收缩期前移，从而造成左心室流出道狭窄及二尖瓣关闭不全。此点与肥厚型梗阻性心肌病时出现左心室流出道梗阻和二尖瓣关闭不全的机制类似。

左心室的这种特征性解剖学改变通常可以在1～2周内恢复，最快完全恢复仅需41 h。偶可见左心室附壁血栓（3.8%）及左心室破裂及室间隔穿孔（1%）。室壁运动异常的部位和范围通常难以与某一支冠状动脉的供血范围一致，此亦为本病的特点之一。

尚不清楚为什么左心室心尖部最易受累，但以下几个解剖学和生理学因素有助于解释：①左心室心尖部缺少3层的心肌结构；②在过度膨胀后心尖部弹性降低；③心尖部处于冠状动脉供血的边界地带；④在气球样变功能失调后其功能恢复较慢。

需要注意，部分患者亦可表现其他部位的室壁运动异常，比如左心室基底段和中段室壁运动低下而心尖部收缩明显增强；在约1/3的Tako-Tsubo心肌病患者右心室也可受累，造成右心室室壁运动异常，这类患者合并胸腔积液的发生率较高（67%）。不累及心尖者多为绝经前妇女，左心室射血分数较高，复发率也较低。

Tako-Tsubo心肌病患者冠状动脉造影结果一般不存在有意义的冠状动脉狭窄，此为本病的诊断前提之一。但也有报告本病可发生于有冠心病的患者。有学者发现，本病患者的左前降支通常较大、较长并包绕心尖。

五、诊断

本病由于定义不完全清楚，故尚无统一的诊断标准，目前基本上为排除性诊断。下述几个诊断标准可以供临床上参考。

1．Abe等认为本病可分为原发性和继发性2种，由全身性疾病诱发者称之为继发性，并于2003年提出“原发性Tako-Tsubo心肌病”的诊断标准。这套诊断标准包括主要标准和次要标准两部分，主要标准包括：①短暂的左心室心尖部气球样变、运动异常伴基底段收缩增强；②心电图异常，类似急性心肌梗死的改变。次要标准：①躯体和精神诱发因素；②心肌酶中度升高；③胸痛。排除标准：①缺血性心肌顿抑；②蛛网膜下腔出血；③嗜铬细胞瘤危象；④急性心肌炎；⑤心动过速性心肌病。

2．Bybee等于2004年提出的诊断标准为：①新发现的心电图异常ST段抬高或T波倒置；②冠状动脉造影未见闭塞性病变；③暂时的左心室运动消失或减弱；④无心肌病、头颅创伤、脑出血或嗜铬细胞瘤。

3．Mayo Clinic Tako-Tsubo心肌病诊断标准，满足所有4条标准者可诊断本病：①短暂的左心室心尖部运动减弱或消失，且累及范围与单支冠状动脉的供血区域不一致；②冠状动脉造影无明显的狭窄性病变，也无斑块急性破裂的征象；③新出现的心电图异常（ST段抬高或T波异常）或血肌钙蛋白水平升高；④除外近期严重的头颅外伤、颅内出血、嗜铬细胞瘤、心肌炎、肥厚性心肌病。

六、治疗

本病的治疗没有特异性，目前也无标准化治疗方案。无症状者不需要特殊治疗。如果患者存在明显症状，主要措施是对症和支持性疗法。明显血流动力学紊乱如心源性休克的患者可以加用主动脉内球囊反搏治疗（IABP）。由于与急性冠状动脉综合征鉴别有相当的难度，因此在未确定诊断之前应按急性冠状动脉综合征处理，包括β-受体阻滞剂、肝素及阿司匹林。早期应用β-受体阻滞剂可能有助于心功能改善和预防心脏破裂，并建议长期服用。过高的儿茶酚胺刺激及儿茶酚胺毒性可能是造成本病发生的重要原因之一，这是本病患者需长期服用β-受体阻断剂的主要理论依据。存在流出道梗阻的患者也建议加用β-受体阻滞剂。但应注意，早期有心衰肺水肿者禁忌β-受体阻滞剂。一旦本病诊断确立，阿司匹林即可停用。通常，不建议在本病患者使用正性肌力药物，但在严重心力衰竭或心源性休克患者例外。也不建议使用硝酸盐类药物。当出现心力衰竭时，还可以使用利尿剂及血管紧张素转化酶抑制剂。在严重的室壁运动异常患者，可考虑使用抗凝剂以预防附壁血栓形成及继发的栓塞并发症。当本病恢复后，血管紧张素转化酶抑制剂类药物亦可考虑停用。鉴于多数ST 段抬高的胸痛均为急性心肌梗死，在没有诊断清楚之前，为不延误病情，仍建议先行溶栓治疗。当然，如能进行紧急冠状动脉造影时，则应在冠状动脉造影完成后再决定是否溶栓或行其他方式的血运重建手术。

七、预后

本病预后一般良好，患者左心室功能常在7天至7周后恢复正常，但也有报道发病41 h后左心室射血分数（LVEF）即从原先的42%恢复至74%的病例。住院病死率<1%。Parodi 等报告一组Tako-Tsubo心肌病6个月的生存率为97%，无事件生存率为92%。极少数患者可复发。

总之，目前对Tako-Tsubo心肌病的认识还很有限，因本病相对少见，目前尚缺乏大规模临床试验研究，对其病因、发病机制、诊断等仍待进一步探讨。

第五节　围产期心肌病

围产期心肌病（peripartum cardiomyopathy，PPCM）是指孕期最后1个月到产后5个月之内发生的有左心室功能障碍（LVEF<45%）证据和心力衰竭症状而可除外其他原因的心肌疾病。人们对PPCM发病的时间有了进一步的认识，发现少部分患者发病的时间超出了上述定义的时间窗。一项研究报道100例PPCM患者，75%在产后1个月内被诊断，另外有23例“妊娠相关心肌病”是在妊娠17~36周之间诊断的。所以有学者提出PPCM的时间窗为孕期后3个月和产后6个月之内。PPCM是少见而严重的妇女生育期疾病，常常出乎意料地发生在那些未意识自己会患心脏病的妇女。由于此病少见，故没有大型随机临床试验。人们对此病的认识也主要是根据一些有限的回顾性的研究，有不少问题尚待回答，如病因学问题、治疗问题和长期预后问题。

一、流行病学

在美国每3 000~4 000个活婴出生大约1例产妇发生PPCM。海地PPCM的发病率比美国高10倍。在Kaiser Permanente研究中，241 497例次分娩中有60例妇女患PPCM。据估计，PPCM占全部心肌病的5%，占女性心肌病的10%~13%。

二、病因和发病机制

此病的确切病因尚不清楚。孕期相关因素如血流动力学改变、血管活性激素、胎儿期微嵌合体以及免疫和遗传因素，均可能与此病有关。危险因素包括：30岁以上高龄孕妇、经产妇、多胎或双胞胎妊娠、妊娠高血压、使用子宫收缩松解药、先兆子痫、非洲裔妇女。然而，没有上述危险因素的妇女亦可发病，可能与病毒感染、自身免疫因素有关。

目前认为，PPCM的发生与自身免疫有关，但其确切的病理生理机制尚不清楚。研究发现，此病患者心肌活检发现有循环自身抗体的证据，而特发性扩张型心肌病妇女却未发现。其他的可能机制包括心肌炎、病毒感染、对妊娠的异常免疫反应、对妊娠或分娩应急的不良适应性反应。PPCM的发病是否有遗传机制，目前尚不清楚。

此外，与正常妊娠者相比，PPCM患者胚胎微嵌合体异常率较高，$CD4^+$细胞减少，血浆黄体酮、雌二醇、松弛肽明显降低。还有研究认为，诱导型一氧化氮合酶产生的一氧化氮可能也参与了该病患者心室扩张和心肌收缩功能损害的发生。此外，有报道血浆硒水平下降在PPCM的发病中可能也起潜在作用，但没有证据证实缺硒是PPCM的病因或危险因素。

三、临床表现和诊断

PPCM在发病前常无心脏病史或缺乏任何心脏异常体征，发生于妊娠后期、分娩期或产后半年内。临床表现和组织病理学改变与扩张型心肌病相似，主要表现为较严重的左心室功能障碍。此病并发心房或心室血栓的可能性与扩张型心肌病相似，此外，心肌炎发生率高。超声心动图检查显示中、重度左心室功能减低，心室扩张。

PPCM的诊断属排除性诊断，即需要排除其他原因引起的左心室功能障碍，故确诊常有一定困难。诊断需结合临床特点和超声心动图表现，如围产期病史、心脏扩大、左心室功能减退，并除外其他心脏病。

四、治疗

PPCM尚无特异性治疗方法，与特发性扩张型心肌病的充血性心力衰竭的治疗相似，可采取标准的抗心衰治疗和支持性疗法。由于此病并发动、静脉血栓的风险高，应行抗凝治疗，可用华法林或低分子肝素。长期治疗应包括β-受体阻滞剂和ACEI。产妇急性左心衰竭可导致胎儿心动过缓，应立即结束分娩。需特别注意，所用药物必须是在妊娠期和哺乳期安全的药物。药物治疗究竟应持续多久，是否左心室功能恢复后就可逐渐停药，这些问题均有待进一步研究。

左心室功能障碍伴心室不同步者可考虑心脏同步治疗（CRT）治疗。病情严重或心源性休克者可植入左心室辅助装置，经过数周至数月的支持，母体心脏功能可望恢复。严重充血性心力衰竭常规治疗无效，以及左心室辅助装置治疗心室功能恢复失败者，可考虑行心脏移植治疗。研究报道大约4%～10%的PPCM患者进行了心脏移植。然而PPCM患者心脏移植后发生排斥和感染的风险可能高于特发性扩张型心肌病，应采取更谨慎和完善的措施。

免疫抑制、免疫调节、抗病毒药物和细胞移植等其他疗法用于PPCM的效果有待进一步研究。

五、预后

传统认为PPCM的预后差，病死率可高达50%。近年由于早期诊断和早期治疗，特别是治疗方法的进步，病死率已有大幅度降低，有报道住院病死率低至1.36%，总病死率为2.05%。一项研究随访4.7年，病死率为3.3%。另一项研究报道2年病死率为9%。海地PPCM发病率较高，病死率也较高，为15%。

与特发性扩张型心肌病相比，PPCM的转归相对较好，尤其无并发症者预后相对较好，且左心室大小与功能自行恢复正常的几率较高。此病的预后主要取决于左心室功能恢复情况，所以应用超声心动图随访，评估心脏大小和功能改变有助于预后判断。患病时LVEF＞30%者，6个月后半数以上的患者左心室功能会恢复正常。有研究显示，多巴酚丁胺负荷超声心动图检查有收缩储备者，日后左心室功能恢复较好，预后也较好。心脏大小恢复正常者预后较好，长期存活率约50%。应用心内膜活检评估是否存在心肌炎，但发现有或无心肌炎与此病预后无关。近年认为某些生物标志物有助于预后判断，如脑钠肽、C-反应蛋白、心肌肌钙蛋白、IgG和IgA抗肺炎衣原体抗体。

药物治疗的进步和心脏移植大大改善了患者生活质量、存活率和预后。PPCM妇女当左心室功能恢复正常后，可以再次怀孕、正常生育，常能较好耐受，左心室功能障碍复发的风险低，当然风险仍存在。患者在心功能恢复后间隔至少3年以上再次怀孕才较安全。患过一次PPCM的妇女再次怀孕可能导致此病复发，但也有报告复发患者再次怀孕可能不再复发。

（罗 义）

参考文献

1. 中华医学会心血管病学分会，中华心血管病杂志编辑委员会，中国心肌病诊断与治疗建议工作组. 2007. 心肌病诊断与治疗建议.中华心血管病杂志，35（1）：5-16.
2. Maron BJ，Towbin JA，Thiene G，et al. 2006. Contemporary definitions and classification of the cardiomyopathies：an American Heart Association Scientific Statement from the Council on Clinical Cardiology，Heart Failure and Transplantation Committee；Quality of Care and Outcomes Research and Functional Genomics and Translational Biology Interdisciplinary Working Groups；and Council on Epidemiology and Prevention. Circulation，113（14）：1807-1816.
3. Karkkainen S，Peuhkurinen K. 2007. Genetics of dilated cardiomyopathy. Ann Med，39（2）：91-107.
4. Fatkin D，CSANZ Cardiovascular Genetics Working Group. 2007. Guidelines for the diagnosis and management of familial dilated cardiomyopathy. Heart Lung Circ，16（1）：19-21.
5. Poller W，Kuhl U，Tschoepe C，et al. 2005. Genome-environment interactions in the molecular pathogenesis of dilated cardiomyopathy. J Mol Med，83（8）：579-586.
6. Burkett EL，Hershberger RE. 2005. Clinical and genetic issues in familial dilated cardiomyopathy. J Am Coll Cardiol，45（7）：969-981.
7. Caforio AL，Tona F，Bottaro S，et al. 2008. Clinical implications of anti-heart autoantibodies in myocarditis and dilated cardiomyopathy. Autoimmunity，41（1）：35-45.

8. Okazaki T, Honjo T. 2005. Pathogenic roles of cardiac autoantibodies in dilated cardiomyopathy. Trends Mol Med, 11 (7): 322-326.

9. Jahns R, Boivin V, Lohse MJ. 2006. beta (1)-Adrenergic receptor function, autoimmunity, and pathogenesis of dilated cardiomyopathy. Trends Cardiovasc Med, 16 (1): 20-24.

10. Basso C, Carturan E, Corrado D, et al. 2007. Myocarditis and dilated cardiomyopathy in athletes: diagnosis, management, and recommendations for sport activity. Cardiol Clin, 25 (3): 423-429.

11. Spotnitz MD, Lesch M. 2006. Idiopathic dilated cardiomyopathy as a late complication of healed viral (Coxsackie B virus) myocarditis: historical analysis, review of the literature, and a postulated unifying hypothesis. Prog Cardiovasc Dis, 49 (1): 42-57.

12. Towbin JA, Bowles NE. 2006. Dilated cardiomyopathy: a tale of cytoskeletal proteins and beyond. J Cardiovasc Electrophysiol, 17 (8): 919-926.

13. Chang AN, Potter JD. 2005. Sarcomeric protein mutations in dilated cardiomyopathy. Heart Fail Rev, 10 (3): 225-235.

14. Vitarelli A, Franciosa P, Conde Y, et al. 2005. Echocardiographic assessment of ventricular asynchrony in dilated cardiomyopathy and congenital heart disease: tools and hopes. J Am Soc Echocardiogr, 18 (12): 1424-1439.

15. Jayaraj P, Monahan KM. 2005. Sudden cardiac death and the role of device therapy in dilated cardiomyopathy. Curr Heart Fail Rep, 2 (3): 124-127.

16. Klein GJ, Krahn AD, Skanes AC, et al. 2005. Primary prophylaxis of sudden death in hypertrophic cardiomyopathy, arrhythmogenic right ventricular cardiomyopathy, and dilated cardiomyopathy. J Cardiovasc Electrophysiol, 16 (1): 28-34.

17. Felix SB, Staudt A. 2006. Non-specific immunoadsorption in patients with dilated cardiomyopathy: mechanisms and clinical effects. Int J Cardiol, 112 (1): 30-33.

18. 廖玉华，袁璟. 2006. 扩张型心肌病分子免疫治疗靶点的研究进展. 中华医学杂志，86 (17): 1158-1160.

19. 张寄南，曹克将. 2005. 肥厚型心肌病诊断与治疗—美国心脏病学学会/欧洲心脏病学学会、美国心脏病协会专家共识导读. 中华心血管病杂志，33 (6): 491-494.

20. 安贵鹏，张澄，安丰双，等. 2005. 肥厚型梗阻性心肌病的治疗进展.医学综述，11 (9): 804-806.

21. Elliott P, McKenna WJ. 2004. Hypertrophic cardiomyopathy. Lancet, 363 (9424): 1881-1891.

22. Maron BJ. 2002. Hypertrophic cardiomyopathy: a systematic review. JAMA, 287 (10): 1308-1320.

23. Rick A, David R. 2004. Hypertrophic obstructive cardiomyopathy. N Engl J Med, 350 (10): 1320-1327.

24. Keren A, Syrris P, McKenna WJ. 2008. Hypertrophic cardiomyopathy: the genetic determinants of clinical disease expression. Nat Clin Pract Cardiovasc Med, 5 (3): 158-168.

25. Kubo T, Gimeno JR, Bahl A, et al. 2007. Prevalence, clinical significance, and genetic basis of hypertrophic cardiomyopathy with restrictive phenotype. J Am Coll Cardiol, 49 (25): 2419-2426.

26. El Masry HZ, Yadav AV. 2008. Arrhythmogenic right ventricular dysplasia/ cardiomyopathy. Expert Rev Cardiovasc Ther, 6 (2): 249-260.

27. Dokuparti MV, Pamuru PR, Thakkar B, et al. 2005. Etiopathogenesis of arrhythmogenic right ventricular

cardiomyopathy. J Hum Genet, 50（8）: 375–381.

28. van Tintelen JP, Hofstra RM, Wiesfeld AC, et al. 2007. Molecular genetics of arrhythmogenic right ventricular cardiomyopathy: emerging horizon? Curr Opin Cardiol, 22（3）: 185–192.

29. Calabrese F, Basso C, Carturan E, et al. 2006. Arrhythmogenic right ventricular cardiomyopathy/dysplasia: is there a role for viruses? Cardiovasc Pathol, 15（1）: 11–17.

30. Buja G, Estes NA 3rd, Wichter T, et al. 2008. Arrhythmogenic right ventricular cardiomyopathy/dysplasia: risk stratification and therapy. Prog Cardiovasc Dis, 50（4）: 282–293.

31. Sen-Chowdhry S, Syrris P, McKenna WJ. 2007. Role of genetic analysis in the management of patients with arrhythmogenic right ventricular dysplasia/ cardiomyopathy. J Am Coll Cardiol, 50（19）: 1813–1821.

32. Basso C, Corrado D, Thiene G. 2007. Arrhythmogenic right ventricular cardiomyopathy in athletes: diagnosis, management, and recommendations for sport activity. Cardiol Clin, 25（3）: 415–422.

33. Peters S. 2006. Advances in the diagnostic management of arrhythmogenic right ventricular dysplasia-cardiomyopathy. Int J Cardiol, 113（1）: 4–11.

34. Corrado D, Thiene G. 2006. Arrhythmogenic right ventricular cardiomyopathy/dysplasia: clinical impact of molecular genetic studies. Circulation, 113（13）: 1634–1637.

35. Kies P, Bootsma M, Bax J, et al. 2006. Arrhythmogenic right ventricular dysplasia/ cardiomyopathy: screening, diagnosis, and treatment. Heart Rhythm, 3（2）: 225–234.

36. Calkins H. 2006. Arrhythmogenic rightventricular dysplasia/cardiomyopathy. Curr Opin Cardiol, 21（1）: 55–63.

37. Frances RJ. 2006. Arrhythmogenic right ventricular dysplasia/cardiomyopathy. A review and update. Int J Cardiol, 110（3）: 279–287.

38. 周益锋，王勇. 2007. Tako-Tsubo心肌病研究进展. 心血管病学进展，28（3）: 429–431.

39. 崔炜. 2007. Tako-Tsubo心肌病研究进展. 临床荟萃，22（13）: 926–929.

40. Sato H, Tateishi H, Uchida T, et al. 1990. Tako-Tsubo-like cardiomyopathy due to multivessel spasm［M］. In: Kodama K, Haze K, Hon M, ed. Clinical aspect of myocardial injury: From ischemia to heart failure. Japanese Tokyo: Kagakuhyoronsha Co, 56–64.

41. Dhar S, Koul D, Subramanian S, et al. 2007. Transient apical ballooning: sheep in wolves' garb. Cardiol Rev, 15（3）: 150–153.

42. Prasad A. 2007. Apical ballooning syndrome: an important differential diagnosis of acute myocardial infarction. Circulation, 115（5）: 56–59.

43. Parodi G, Del-Pace S, Carrabba N, et al. 2007. Incidence, clinical findings, and outcome of women with left ventricular apical ballooning syndrome. Am J Cardiol, 99（2）: 182–185.

44. Buchholz S, Rudan G. 2007. Tako-Tsubo syndrome on the rise: a review of the current literature. Postgrad Med J, 83（978）: 261–264.

45. Song ZZ, Ma J. 2007. Right ventricular involvement in Tako-Tsubo cardiomyopathy. Eur Heart J, 28（8）: 1037–1038.

46. Azzarelli S, Galassi AR, Amico F, et al. 2006. Clinical features of transient left ventricular apical ballooning. Am J Cardiol, 98（9）: 1273–1276.

47. Wittstein IS, Thiemann DR, Lima JA, et al. 2005. Neurohumoral features of myocardial stunning due to

sudden emotional stress. N Engl J Med, 352（6）: 539-548.

48. Gianni M, Dentali F, Grandi AM, et al. 2006. Apical ballooning syndrome or Tako-Tsubo cardiomyopathy: a systematic review. Eur heart J, 27（13）: 1523-1529.

49. Abe Y, Kondo M, Matsuoka R, et al. 2003. Assessment of clinical features in transient left ventricular apical ballooning. J Am Coll Cardiol, 41（5）: 737-742.

50. Bybee KA, Kara T, Prasad A, et al. 2004. Systematic review: transient left ventricular apical ballooning: a syndrome that mimics ST-segment elevation myocardial infarction. Ann Intern Med, 141（11）: 858-865.

51. Bonnemeier H, Ortak J, Burgdorf C, et al. 2007. "The artichoke heart": the inverse counterpart of left ventricular apical ballooning. Resuscitation, 72（3）: 342-343.

52. Haghi D, Athanasiadis A, Papavassiliu T, et al. 2006. Right ventricular involvement in Tako-Tsubo cardiomyopathy. Eur Heart J, 27（20）: 2433-2439.

53. Rasmusson KD. 2007. Current Understanding of Peripartum Cardiomyopathy. Prog Cardiovasc Nurs, 22（4）: 214-216.

54. Sundstrom JB, Fett JD, Carraway RD, et al. 2002. Is peripartum cardiomyopathy an organ-specific autoimmune disease? Autoimmun Rev, 1（122）: 73-77.

55. Ferrero S, Colombo BM, Fenini F, et al. 2003. Peripartum cardiomyopathy. A review. Minerva Ginecol, 55（2）: 139-158.

56. Pearson GD, Veille JC, Rahmtoola S, et al. 2000. Peripartum cardiomyopathy: National Heart, Lung, and Blood Institute and Office of Rare Diseases National Institutes of Health workshop recommendations and review. JAMA, 283: 1183-1188.

57. Elkayam U, Akhter MW, Singh H, et al. 2005. Pregnancy-associated cardiomyopathy. Clinical characteristics and a comparison between early and late presentation. Circulation, 111: 2050-2055.

58. Mielniczuk LM, Williams K, Davis DR, et al. 2006. Frequency of peripartum cardiomyopathy. Am J Cardiol, 97（12）: 1765-1768.

59. Brar SS, Khan SS, Sandhu GK, et al. 2007. Incidence, mortality, and racial differences in peripartum cardiomyopathy. Am J Cardiol, 100（2）: 302-304.

60. Lamparter S, Pankuweit S, Maisch B. 2007. Clinical and immunologic characteristics in peripartum cardiomyopathy. Int J Cardiol, 118（1）: 14-20.

61. Hu CL, Li YB, Zou YG, et al. 2007. Troponin T measurement can predict persistent left ventricular dysfunction in peripartum cardiomyopathy. Heart, 93（4）: 488-490.

第二十六章 心 肌 炎

Chapter 26 Myocarditis

概 言

心肌炎是指各种原因所导致的心肌炎症，1/3的扩张型心肌病患者是心肌炎演变而来。病毒性心肌炎的病理生理学改变主要包括病毒直接介导的损害效应、触发的急性–慢性自身免疫反应和并发的不良重构。新近的研究热点主要是持续性的病毒基因组表达、fas配体、肿瘤坏死因子–α受体1和抗肌凝蛋白抗体在慢性收缩性和舒张性心功能不全发生发展中所起的作用。急性心肌炎的临床表现各式各样，特别是部分患者可有类似急性心肌梗死的表现或发生心源性猝死。心内膜心肌活检、心脏磁共振成像和细胞因子检测等诊断方法的进步使得心肌炎的现行诊断模式得以改进。旨在中断肌细胞损害和细胞凋亡的新的特异性免疫抑制疗法，包括干扰素–β，在小规模临床研究中似乎显示出良好前景；心室辅助装置作为重症患者等待恢复或心脏移植的过渡措施是最有用的。影响急性心肌炎预后的因素和有助于预后判断的指标主要包括发病时临床表现的严重程度、心肌炎的组织学类型、生物标志物、血流动力学、病毒清除与否等。

心肌炎是指在没有明显急性或慢性缺血的情况下，由感染、免疫和毒物等各种原因所导致的心肌炎症。在流行病学上，心肌炎是相当一部分扩张型心肌病患者的发病基础。心肌炎是心脏移植的常见适应证，也是年轻人无法解释的心源性猝死的重要原因。新近的研究揭示了导致免疫介导性肌细胞损害的根本基因途径和细胞途径，并证实了可能的治疗靶标。心内膜心肌活检、心脏磁共振成像（MRI）和细胞因子检测等方法的进步促进了心肌炎现行诊断模式的改进。虽然免疫抑制疗法的大型随机临床试验的结果多半令人失望，但旨在中断肌细胞损害和细胞凋亡的新的免疫抑制剂如西罗莫司（sirolimus）和干扰素-β在小规模临床研究中似乎显示出良好前景。

第一节　心肌炎的定义与预后

心肌炎是指由感染性、免疫性、中毒性损害等多种原因引起的心肌炎症浸润。检出非缺血性心肌炎症即心肌炎的金标准仍然是由尸体解剖或心内膜心肌活检直接见到受累心肌。为了使心肌炎的组织学诊断标准化，达拉斯标准（Dallas criteria）于1986年提出，目前仍广被采用。心内膜心肌活检标本如果光镜发现有淋巴细胞浸润和肌细胞溶解，那么可考虑诊断活动性心肌炎。

一、流行病学

鉴于发病隐匿和临床表现差别巨大，心肌炎的真正发病率和患病率仍未清楚。在日常尸检中，1%～9%可检出心肌炎。一项为期25年的新兵非外伤性死亡观察研究显示，126名猝死者中64名尸解证实与潜在的心脏异常有关，这64名中有13名（占心脏原因的20%）是心肌炎所致。病毒性心肌炎在儿童和青少年中的发病率呈逐年上升趋势，已逐步成为儿童和青少年猝死的一个重要原因，据国外统计，已占青少年猝死的10%～44%。

二、预后

影响急性心肌炎预后的因素和有助于预后判断的指标较多，包括发病时临床表现的严重程度、心肌炎的组织学类型、生物标志物、血流动力学、病毒清除与否等。

1. 临床表现的严重程度：一般来说，发病时症状和体征越严重，预后越差。但自相矛盾的是，临床表现心衰较重的患者其总体临床预后较好。在132例活检证实的原发性淋巴细胞性心肌炎患者中，11年存活率为45%，而15例暴发型心肌炎患者无移植存活率为93%。此外，在没有心衰的症状和体征的情况下，炎性浸润可作为致心律失常性病灶引起心源性猝死。

2. 组织学类型：巨细胞心肌炎是一种罕见类型，未治疗者存活期中位数为5.5个月，死亡或移植的发生率高达89%。活检可鉴别心脏类肉瘤病和特发性巨细胞心肌炎，前者常见肉芽肿和纤维化，后者常见嗜酸性粒细胞浸润、肌细胞损害和淋巴细胞性心肌炎病灶。两者预后明显不同，一项研究显示心脏类肉瘤病5年无移植存活率69.8%，而特发性巨细胞心肌炎仅为21.9%。一项171例活检证实的继发性心肌炎患者的回顾性研究表明，与原发性淋巴细胞性心肌炎相比，围产期心肌病者存活率相对较高，艾滋病病毒（HIV）或结缔组织相关性继发性心肌炎存活率则相对较低。

3. 血流动力学：急性心肌炎患者如果有低血压和肺动脉契嵌压升高，则预后比较凶险，常发生死亡。

4. 生物标志物：新近关于细胞凋亡通路生化标志物的研究显示，急性心肌炎患者血清可溶性Fas和Fas配体的水平升高，死亡病例比存活病例升高幅度更大。暴发型心肌炎患者血清白细胞介素（IL）-10显著升高，这些患者常进展到心源性休克，需要机械支持或者死亡。Fas和肿瘤坏死因子（TNF）-α受体1表达增加可预示6个月和12个月左心室射血分数（LVEF）恢复最小。同样，心肌炎患者抗肌凝蛋白抗体（AMAAB）阳性可预示以后左心室功能不改善、心肌僵硬度增加。

5. 病毒清除与否：宿主是否发生自发的病毒清除与心功能的改善相关。研究显示，肠病毒、腺病毒、细小病毒B_{19}和人类疱疹病毒（HHV）-6的持续性病毒基因组表达与LVEF的进行性损害相关。在172例活检证实的心肌炎和逆转录聚合酶链反应（RT-PCR）证实为亲心性病毒（细小病毒B_{19} 36.6%，肠病毒32.6%，HHV-6 10.5%，腺病毒8.1%，HHV-6和细小病毒B_{19}联合感染12.2%）感染患者，6.8个月时病毒被自发性清除者LVEF改善7.9%，而持续表达病毒基因组者LVEF继续降低3.1%。

6. 遗传因素：遗传因素对心肌炎的易感性或存活率是否有影响，至今尚缺乏人的研究。在CD4 T细胞缺乏的Ⅱ类主要组织相容性复合物（major histocompatibility complex，MHC）敲除的小鼠和IL-4敲除的小鼠，柯萨奇B_3病毒感染引起严重急性心肌炎后，在感染后第7～21天间即发生严重的心肌纤维化。持续性病毒基因表达和血循环抗体缺乏可能是导致上述情况的原因，这也提示人类心肌炎的严重性和后遗症可能与Ⅱ类MHC基因表达有关。

第二节　病因学和发病学

心肌炎发病的原因有很多，包括生物性病因如病毒、细菌、真菌、原虫和寄生虫等感染，免疫性病因如系统性红斑狼疮、多发性肌炎、硬皮病、巨细胞心肌炎、类肉瘤病、Chagas氏病、Kawasaki氏病、Wegener氏肉芽肿和同种异体抗原（心脏移植受体）等，药物或毒素。从全球来看，心肌炎最常见的病因仍是cruzi锥虫（Trypanosoma cruzi），年感染人数近1 800万，死亡5万。

2005年对活检证实的急性心肌炎患者进行心肌病毒基因组PCR检测，发现最常见的病毒包括腺病毒、柯萨奇B病毒（肠病毒）、巨细胞病毒、细小病毒B_{19}、流感病毒A、HHV-6、单纯疱疹病毒（HSV）-1、HIV和呼吸道合胞病毒。

脑心肌炎病毒感染的小鼠血流动力学研究显示，第7天心衰高峰时左心室舒张末压和容积增加，左心室收缩末压、心脏指数和LVEF降低；第14天时，心衰的临床征兆消失了，但左心室收缩末压和LVEF仍低，左心室舒张末压和容积仍高，提示慢性病毒表达可导致收缩性和舒张性心衰。近年用于病毒基因组分离的PCR技术揭示不少扩张型心肌病患者的病因是病毒而非以前假想的特发性。

非感染性病因最常见的是乙醇、蒽环类抗生素、曲妥单抗（trastuzumab，尤其与蒽环类抗生素合用时）、类肉瘤病、硬皮病和系统性红斑狼疮，其他还有四环素、青霉素、头孢克洛、秋水仙碱、氯氮平、呋塞米、噻嗪类、异烟肼、利多卡因、苯妥英、破伤风类毒素和电休克等等。

在免疫趋化激活信号和细胞凋亡触发的分子生物学方面，近年有一些新发现，这增加了对参与自身免疫性和病毒性心肌炎的细胞路径的理解。在自身免疫性心肌炎Lewis大鼠模型上，在树突状细胞表达心脏肌凝蛋白后，IL-10在运输T细胞方面起着关键作用。单核细胞化学趋化蛋白（MCP）-1和巨噬细胞炎性蛋白（MIP）-1a是将记忆性T细胞和活化的杀伤性T细胞引诱到炎症区的强效趋化剂。心脏肌凝蛋白免疫接种小鼠后，MCP-1和MIP-1a通过CCR_2和CCR_5受体诱导发生实验性自身免疫性心肌炎。用一种抑制剂减少MCP-1基因的表达可显著减轻疾病的严重度、IL-1和IL-10表达。在呼肠病毒脑炎和心肌炎小鼠模型，在干扰素-β存在的情况下核因子（NF）-κB激活可防止病毒介导的细胞凋亡，并且伴有储备性的NF-κB表达。心肌中缺乏这些保护性因子则导致显著的病毒感染和随后的细胞死亡。

第三节 诊断评价

对可疑心肌炎患者均应详细询问病史，全面体格检查，描记12导联心电图，测定血清心肌标志物，超声心动图检查，必要时行冠状动脉造影检查。

急性心肌炎的临床表现各式各样，可表现为急性心衰的症状和体征，也可仅有非特异性的全身不适，还可表现为无先兆的心源性猝死。心肌炎也可有类似急性心肌梗死（MI）的表现，如胸痛、急性缺血或损伤的心电图改变、血清心肌损伤标志物升高。典型的情况是，这种表现见于年轻患者，很少有通常所说的心血管病危险因素，有前驱病毒性疾病，冠状动脉造影正常。一项对55例临床病史提示急性MI患者进行的前瞻性试验显示，31例证实为急性MI，24例证实为心肌炎，心肌炎患者较年轻（平均年龄44岁），多有先前发热或最近感染史，少有心血管危险因素（24例中23例无心血管危险因素），多数冠状动脉造影结果正常（24例中23例正常）。

1. 核素心肌显像：有报道抗肌凝蛋白心肌闪烁显像（^{111}铟抗肌凝蛋白抗体）诊断心肌炎的敏感性为83%～100%，阴性预测值为92%～100%，特异性为55%。此项检查还未用于临床，而且价格太昂贵。一项诊断急性心肌梗死（MI）而冠状动脉正常的45例ICU患者研究显示，联合采用^{111}铟抗肌凝蛋白抗体和静息^{201}铊扫描诊断弥漫性心肌炎占38%，局灶性心肌炎40%，6个月时81%患者左心室功能完全恢复。

2．心脏MRI：注射钆造影剂后早期和晚期心脏MRI正成为诊断可疑急性心肌炎的重要手段，特别有助于鉴别急性MI和急性心肌炎。普遍性早期显影增强表明为弥漫性充血、毛细血管通透性增加和炎症，而晚期增强表明为心内膜下、心外膜瘢痕或不可逆心肌损害。急性MI患者MRI的特点为早期首次通过缺损，心内膜下或透壁性受累，带状、血管节段性分布。急性心肌炎患者MRI的特点为结节状、斑片状和心外膜下延迟性增强，且主要在侧壁和下壁区域（图26-1，图26-2）。T2-加权图像（T2-weighted images）还可以显示出心肌组织水肿。2005年一项研究采用3个心脏MRI序列对比分析了25例可疑急性心肌炎患者和23名健康对照者，发现任何2个序列阳性诊断心肌炎的敏感性为76%，特异性为95.5%，诊断准确率为85%，结合临床、实验室、心电图和血管造影结果作为金标准。

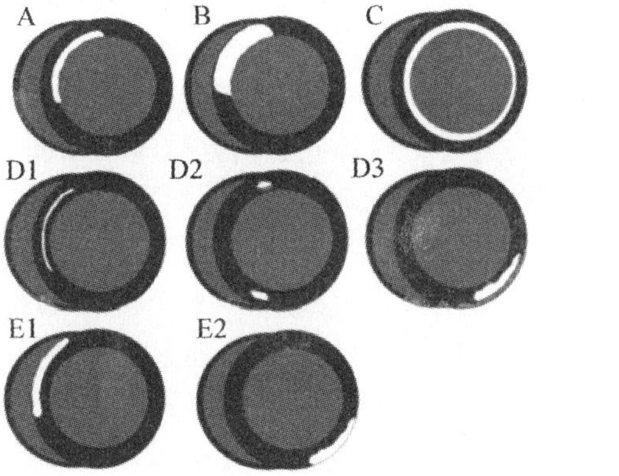

图26-1　缺血性和非缺血性心肌损害MRI增强的特征

（改编自Clinical Magnetic Resonance Imaging．3rd ed．Philadelphia，PA：Saunders Elsevier，2006.）

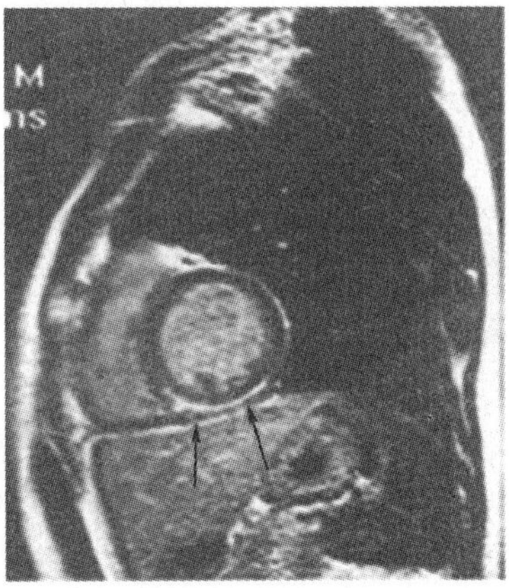

图26-2　急性淋巴细胞性心肌炎心脏MRI

箭头示心外膜下显影增强

（引自J Am Coll Cardiol，2006，47：1649-1654.）

3．心内膜心肌活检：急性或慢性心肌炎的患者哪些该进行心内膜心肌活检，长期以来都有争议。心肌炎治疗试验的阴性结果使许多医生不再做心内膜心肌活检。PCR病毒基因组检测阳性者预后较差，但这类患者采用干扰素-β治疗可能获益，这方面的证据越来越多，这重新激起了人们对心内膜心肌活检的兴趣。最近美国心脏学院（ACC）/美国心脏学会（AHA）建议当有强烈的理由相信活检结果对随后决定治疗有意义时可进行心内膜心肌活检。Jonhs Hopkins医院一组845例患者的资料显示，活检结果直接改变最后诊断者176例（21%），而且特异性高。活检的并发症包括静脉路径损伤（占所有并发症的50%）、心律失常、穿孔（200例中发生1例）、穿孔后外科引流（400例中发生1例）。Jonhs Hopkins医院提出的活检指证：①新发左心室功能不全，6个月内LVEF＜20%；②心脏移植前诊断仍不明；③充血性心力衰竭常规药物治疗失败者；④限制型心肌病与缩窄性心包炎相鉴别；⑤可疑或已知心肌炎的患者；⑥病重不能进行心导管检查的患者（活检可证实缺血性心肌病）；⑦诊断特异性肌肉疾病（如淀粉样变、血色素沉着症）；⑧基因和蛋白组学研究。

第四节　对心肌炎治疗的研究

心肌炎的处理开始是传统的抗心衰治疗和支持性治疗，后来出现了激进的疗法如应用机械辅助装置直至恢复，置入性心脏复律除颤器（ICD），不能改善者进行心脏移植。尽管人们对心肌炎病理学的深入理解是通往有前景的新疗法的大门，但旨在逆转潜在的活动性心肌炎症的免疫抑制试验大多令人失望，不过这方面仍有希望。

一、药物治疗

1．减轻心脏负荷和增加心肌收缩力的药物：在急性和慢性心肌炎患者，如果出现心功能不全，应使用利尿剂、血管扩张剂和正性肌力药物，以降低心内充盈压和增加心排量。

2．肾素-血管紧张素系统抑制剂：血管紧张素转换酶抑制剂（ACEI）或血管紧张素Ⅱ受体阻滞剂（ARB）应早期开始使用。有一项研究探讨了血管紧张素Ⅱ在急性脑心肌炎病毒诱导的心肌炎动物模型中的作用，结果显示，血管紧张素Ⅱ 1型受体（AT1R）基因敲除小鼠14天存活率提高。AT1R敲除小鼠NF-κB、IL-1和TNF-α表达显著减少，伴有细胞浸润减少和心肌坏死减少，提示血管紧张素Ⅱ刺激是急性心肌炎进展到扩张型心肌病的重要信号。卡托普利具有独特的分子结构，对病毒性心肌炎尤其是轻型病毒性心肌炎有明显的疗效。其机制可能与卡托普利能减轻心脏后负荷、减少氧自由基、扩张冠状动脉以及对机体淋巴细胞的作用有关。该药能减轻渗出性纤维蛋白沉积，保持连接组织结构、阻止肌球蛋白从α构型转变为β构型，防止扩张性心肌病的发生。

3．β-受体阻滞剂：在急性失代偿期过去后应尽早开始使用。在急性脑心肌炎病毒诱导的心肌炎小鼠，使用肾上腺素会增加TNF-α、IL-6和IL-10的表达，伴炎症浸润增加和病死率升高，而普萘洛尔可显著降低病死率，减少心肌坏死，抑制TNF-α、IL-6和IL-10的表达，表明肾上腺素能激活与炎症之间存在重要的相互作用。与此相似，卡维地洛在柯萨奇病毒鼠心肌炎模型可减少IL-1和基质金属蛋白酶-8 mRNA的表达，伴CD4 T细胞浸润减少和LVEF改善。这些研究提示，至少在动物模型上应用神经激素阻断剂可减少炎症基质降解和纤维化沉积。

4．免疫抑制剂：免疫抑制剂如肾上腺皮质激素、环孢霉素、环磷酰胺、硫唑嘌呤等是一类能够抑制机体免疫应答的药物。关于病毒性心肌炎进行免疫抑制治疗一直是有争议的。免疫抑制剂一方面可以抑制引起心肌损伤的免疫反应；另一方面也抑制机体对病原的免疫反应，这势必导致机体的免疫力下降及病毒扩散，也增加了机体对其他疾病的易感性。因此，免疫抑制剂的不恰当应用会使病情加剧，甚至病死率增加。在使用时期上，认为在病毒性心肌炎的第二阶段应用比较适合，应用过早会引起病毒复制和感染扩散。尽管免疫抑制疗法在急性和慢性心肌炎已进行了广泛的探索，但至今尚没有一项随机试验表明其具有持续稳定的临床益处或可降低病死率。

动物实验显示，应用肾上腺皮质激素可使严重病毒性心肌炎的心力衰竭好转，严重心律失常减轻或消除，其作用机制可能是抑制炎症和水肿、消除变态反应、减轻毒素作用。使用肾上腺皮质激素治疗病毒性心肌炎，可使患者左心室收缩功能明显改善，心室扩张显著减轻，心率恢复正常，肺毛细血管楔压明显降低，60%～70%经免疫病理检查确诊者临床症状、血流动力学及心肌病理变化得以改善。1989年有一项102例扩张型心肌病的前瞻性随机试验，应用泼尼松，每天60 mg，为期3个月，结果显示，在有成纤维细胞或淋巴细胞浸润、免疫球蛋白沉积或血沉加快的病人可使左心室射血分数（LVEF）获得4.3%的暂时性改善，随访6个月时LVEF的改善已不存在。研究者结论认为，虽然以皮质激素的显著副作用为代价，但某些患者可获得短期（3个月）的临床益处。有些学者不主张早期使用激素，认为早期应用激素能增加心肌中病毒滴度，可能提高死亡率，因为它抑制中和抗体的合成。目前仍只建议用于伴急性肺水肿、心源性休克、严重致命性心律失常患者。

其他免疫抑制剂如环孢霉素、硫唑嘌呤、环磷酰胺和普乐克复等药物，有较强的免疫抑制效应，虽能减轻病毒性心肌炎动物模型心肌中的细胞浸润，但可能引起血清中和抗体滴度降低、心肌中病毒滴度增高、病死率增高。1995年，心肌炎治疗试验在111例活检证实的心肌炎且LVEF＜45%的患者比较了免疫抑制疗法（皮质激素加环孢霉素或硫唑嘌呤）与常规疗法的临床效果。该试验显示，28周时LVEF并无改善，随访4.3年存活指标也无改善。与这些试验不同的是，特发性巨细胞心肌炎患者采用免疫抑制疗法（皮质激素、环孢霉素、硫唑嘌呤）可改善存活，使平均存活期从3个月增加到12.3个月。

静脉输注免疫球蛋白不但可抑制免疫反应，还可替换抗体，促进病毒清除，中和抗原，促进炎性细胞因子清除，也就是说，除具有免疫抑制作用外，还有抗病毒、抗炎作用。动物实验显示，大剂量免疫球蛋白可减轻病毒性心肌炎的心脏病理改变，提高动物存活率。但最近一篇综述分析了现有的扩张型心肌病或心肌炎静脉应用免疫球蛋白的临床试验的Cochran数据库，结论认为，虽然儿童的随机对照试验仍有待进行，但目前尚无证据支持静脉应用免疫球蛋白。

自身免疫性心肌炎实验模型的最新研究显示，应用雷帕霉素、吗乙基麦考酚酯和过氧化物酶体增殖子激活物受体-γ激动剂可得到显著的益处，这个结果令人兴奋。这些药物可减轻心肌炎的严重程度，改善心功能，阻断关键性细胞因子IL-1、TNF-α的mRNA表达，阻止NF-κB的激活。这些试验还只是初步的，多数还只在动物模型上进行，要应用或推广到临床病人还为时过早。

5. 抗病毒药：用于治疗病毒性心肌炎的抗病毒药主要有干扰素、利巴韦林、阿昔洛韦、普来可那立（pleconaril）等。干扰素是目前常用的广谱抗病毒药，同时还有免疫调节作用。它可以选择性地抑制病毒mRNA与宿主细胞核蛋白体的结合，使病毒蛋白质合成障碍，从而抑制病毒复制；对免疫活性细胞有调节作用，通过促进MHC-Ⅰ类分子表达而增强细胞毒性T细胞对病毒感染细胞的识别和杀伤作用，还可抑制抗心肌抗体的产生，从而减轻炎症反应和心肌损害。注射干扰素-β以增强机体内在的病毒清除作用已在心肌炎中进行了研究。在22例持续性LVEF减低和PCR肠病毒或腺病毒DNA基因组阳性表达患者，应用干扰素-β，每周1次，在24周时22例患者全部获得病毒清除成功，15例LVEF平均改善8.7%伴左心室舒张末内径和收缩末内径减小。尽管在活检证实有持续性病毒基因组表达者这种靶向抗病毒治疗的方法至今好像是最有前景的，但对干扰素-β-1b慢性病毒性心肌病研究（Betaferon in Chronic Viral Cardiomyopathy study）的结果翘首以待。

利巴韦林属于一种人工合成的核苷类似物，具有广泛的抗（RNA和DNA）病毒的作用。1985年首次报道早期使用利巴韦林对病毒性心肌炎有一定疗效。病毒感染早期应用利巴韦林能阻止因病毒感染引起的总T细胞和辅助性T淋巴细胞减少，抑制心脏中病毒复制、降低心肌内病毒滴度，减轻心肌损害，降低病毒性心肌炎小鼠死亡率。动物研究显示，小剂量联合应用利巴韦林和干扰素-α有协同作用，能抑制心肌内病毒复制，提高感染小鼠存活率，而单独小剂量应用则无抑制作用。这2种制剂小剂量联合应用还可能减少各自的不良反应的发生率。利巴韦林的一般用量为每日10～15 mg/kg体重，分2次肌肉注射或静脉滴注。巨细胞病毒也是引起心肌炎的常见病毒，更昔洛韦对此病毒有效。

二、非药物疗法

1．机械性循环支持：心室辅助装置可用于在大剂量药物（通常包括2种或以上正性肌力药）治疗后仍持续存在循环衰竭者、主动脉内球囊反搏治疗无效者。该装置作为等待恢复或心脏移植的过渡措施是最有用的。

暴发型心肌炎（fulminant myocarditis）起病急、病情凶险、发展迅速，临床表现为心源性休克、心力衰竭和恶性心律失常，死亡率极高。目前无有效的药物治疗方法。经皮心肺支持系统（percutaneous cardiopulmonary support system，PCPS）是一种近年来开展的有效的床旁辅助循环支持系统。适时应用PCPS可能是暴发型心肌炎目前最有效的抢救治疗措施之一。

2．心脏移植：每年的心脏移植病例中有大约一半是特发性扩张型心肌病，这些病例中至少10%有心肌炎表现。急性心肌炎患者中约1%～8%最终行心脏移植。1990年一项12例患者的研究显示，与年龄和性别匹配的对照组相比，心肌炎患者心脏移植后排斥反应增加2.2倍，1年存活率减低（58%：82%）。然而，一项研究回顾了器官分享数据联合网（United Network for Organ Sharing data）1995年14 055例成人移植患者的临床结果，发现移植前患心肌炎的患者长期存活优于缺血性、瓣膜性、先天性或限制型心肌病。心肌炎患者急性排斥反应在组织学上好像与特发性扩张型心肌病患者类似，排斥反应与T细胞浸润程度、MHC-Ⅱ抗原表达和IL-2受体表达直接相关。特发性巨细胞心肌炎可再发于移植心脏，但对强化免疫抑制治疗有反应。心脏类肉瘤病和超敏反应心肌炎（嗜酸性细胞心肌炎）行心脏移植后常常不会在移植心脏中再发，临床后果较好，对免疫抑制治疗常有良好反应。

3．休息：对于急性心肌炎患者应特别强调休息。为减轻心脏负荷，应尽早卧床休息，急性期卧床不少于1个月，以后如果症状、体征和实验室检查都有好转，可缓慢逐步增加起床时间。如恢复不顺利，特别是反复上呼吸道感染者，除采取药物预防措施外，应适当增加休息时间。关于心肌炎患者的体育运动，建议在临床发病后6个月内不要参加竞争性运动，而应精心安排康复。运动员患者，如果左心室的功能、室壁运动和内径恢复正常，分级运动试验或Holter检查无心律失常，血清炎症标志物水平正常，12导联心电图正常，可恢复训练。

心肌炎是指由感染性、免疫性、中毒性损害等多种原因引起的心肌炎症浸润。临床病史对具体病因的确定有一定提示意义，但确诊需靠心内膜心肌活检，活检还常常改变临床诊断，也会影响预后，可能还指导治疗方法的选择。心脏MRI的快速发展有助于心肌炎的诊断。越来越多的证据显示，用PCR技术检出持续性病毒基因组表达可能直接影响预后。急性心肌炎行活检常能提供重要信息，不应延误，因为由有经验的操作者行活检一般是安全的，并发症发生率低而且可以预见。持续性病毒基因组的检出有助于甄别出一类可能从注射干扰素-β获益的患者。特发性巨细胞心肌炎、心脏类肉瘤病和超敏反应心肌炎患者对免疫抑制治疗可能有反应。检测IL-10、TNF-α受体、AMAAB和细胞凋亡通路信号分子Fas及Fas配体可能有助于预后判断。如何将这些新的发现和治疗方法有机地融合在一起，制订出一个诊治规范，仍需进一步研究。

（罗　义）

参考文献

1. Ellis CR，Di Salvo T. 2007. Myocarditis：basic and clinical aspects. Cardiol Rev，15（4）：170–177.
2. Daubeney PE，Nugent AW，Chondros P，et al. 2006. Clinical features and outcomes of childhood dilated cardiomyopathy：results from a national population–based study. Circulation，114（24）：2671–2678.
3. Moloney ED，Egan JJ，Kelly P，et al. 2005. Transplantation for myocarditis：a controversy revisited. J Heart Lung Transplant，24（8）：1103–1110.
4. Ardehali H，Kasper EK，Baughman KL. 2005. Diagnostic approach to the patient with cardiomyopathy：whom to biopsy. Am Heart J，149（1）：7–12.
5. Liu PP，Yan AT. 2005. Cardiovascular magnetic resonance for the diagnosis of acute myocarditis：prospects for detecting myocardial inflammation. J Am Coll Cardiol，45（11）：1823–1825.
6. Magnani JW，Dec GW. 2006. Myocarditis：current trends in diagnosis and treatment. Circulation，113（6）：876–890.
7. Chau EM，Chow WH，Chiu CS，et al. 2006. Treatment and outcome of biopsy–proven fulminant myocarditis in adults. Int J Cardiol，110（3）：405–406.
8. Pulerwitz TC，Cappola TP，Felker GM，et al. 2004. Mortality in primary and secondary myocarditis. Am Heart J，147（4）：746–750.
9. Nishii M，Inomata T，Takehana H，et al. 2004. Serum levels of interleukin–10 on admission as a prognostic predictor of human fulminant myocarditis. J Am Coll Cardiol，44（6）：1292–1297.
10. Sheppard R，Bedi M，Kubota T，et al. 2005. Myocardial expression of fas and recovery of left ventricular function in patients with recent–onset cardiomyopathy. J Am Coll Cardiol，46（6）：1036–1042.
11. Kuhl U，Pauschinger M，Seeberg B，et al. 2005. Viral persistence in the myocardium is associated with progressive cardiac dysfunction. Circulation，112（13）：1965–1970.
12. Kuhl U，Pauschinger M，Noutsias M，et al. 2005. High prevalence of viral genomes and multiple viral infections in the myocardium of adults with “idiopathic” left ventricular dysfunction. Circulation，111（7）：887–893.
13. Goser S，Ottl R，Brodner A，et al. 2005. Critical role for monocyte chemoattractant protein–1 and macrophage inflammatory protein–1alpha in induction of experimental autoimmune myocarditis and effective antimonocyte chemoattractant protein–1 gene therapy. Circulation，112（22）：3400–3407.

14. O' Donnell SM, Hansberger MW, Connolly JL, et al. 2005. Organ-specific roles for transcription factor NF-kappa B in reovirus-induced apoptosis and disease. J Clin Invest, 115 (9): 2341-2350.
15. Sarda L, Colin P, Boccara F, et al. 2001. Myocarditis in patients with clinical presentation of myocardial infarction and normal coronary angiograms. J Am Coll Cardiol, 37 (3): 786-792.
16. Abdel-Aty H, Boye P, Zagrosek A, et al. 2005. Diagnostic performance of cardiovascular magnetic resonance in patients with suspected acute myocarditis: comparison of different approaches. J Am Coll Cardiol, 45 (11): 1815-1822.
17. Laissy JP, Hyafil F, Feldman LJ, et al. 2005. Differentiating acute myocardial infarction from myocarditis: diagnostic value of early- and delayed perfusion cardiac MR imaging. Radiology, 237 (1): 75-82.
18. Edelman RR, Hesselink J, Zlatkin M, et al. 2006. Clinical Magnetic Resonance Imaging. 3rd ed. Philadelphia, PA: Saunders Elsevier.
19. De Cobelli F, Pieroni M, Esposito A, et al. 2006. Delayed gadoliniumenhanced cardiac magnetic resonance in patients with chronic myocarditis presenting with heart failure or recurrent arrhythmias. J Am Coll Cardiol, 47 (8): 1649-1654.
20. Ardehali H, Qasim A, Cappola T, et al. 2004. Endomyocardial biopsy plays a role in diagnosing patients with unexplained cardiomyopathy. Am Heart J, 147 (5): 919-923.
21. Yamamoto K, Shioi T, Uchiyama K, et al. 2003. Attenuation of virus-induced myocardial injury by inhibition of the angiotensin Ⅱ type 1 receptor signal and decreased nuclear factor-kappa B activation in knockout mice. J Am Coll Cardiol, 42 (11): 2000-2006.
22. Wang JF, Meissner A, Malek S, et al. 2005. Propranolol ameliorates and epinephrine exacerbates progression of acute and chronic viral myocarditis. Am J Physiol Heart Circ Physiol, 289 (4): 1577-1583.
23. Pauschinger M, Rutschow S, Chandrasekharan K, et al. 2005. Carvedilol improves left ventricular function in murine coxsackie virus-induced acute myocarditis association with reduced myocardial interleukin-1beta and MMP-8 expression and a modulated immune response. Eur J Heart Fail, 7 (4): 444-452.
24. Liu C, Chen J, Liu K. 2005. Immunosuppressive treatment for inflammatory cardiomyopathy: meta-analysis of randomized controlled trials. Int Heart J, 46 (1): 113-122.
25. Brunetti L, DeSantis ER. 2008. Treatment of viral myocarditis caused by coxsackievirus B. Am J Health Syst Pharm, 65 (2): 132-137.
26. Mason JW, O' Connell JB, Herskowitz A, et al. 1995. A clinical trial of immunosuppressive therapy for myocarditis. The Myocarditis Treatment Trial Investigators. N Engl J Med, 333 (5): 269-275.
27. Robinson J, Hartling L, Vandermeer B, et al. 2005. Intravenous immunoglobulin for presumed viral myocarditis in children and adults. Cochrane Database Syst Rev, (1): CD004370.
28. Kamiyoshi Y, Takahashi M, Yokoseki O, et al. 2005. Mycophenolate mofetil prevents the development of experimental autoimmune myocarditis. J Mol Cell Cardiol, 39 (3): 467-477.
29. Maeda K, Shioi T, Kosugi R, et al. 2005. Rapamycin ameliorates experimental autoimmune myocarditis. Int Heart J, 46 (3): 513-530.
30. Yuan Z, Liu Y, Liu Y, et al. 2005. Cardioprotective effects of peroxisome proliferator activated receptor gamma activators on acute myocarditis: anti-inflammatory actions associated with nuclear factor kappa B blockade. Heart, 91 (9): 1203-1208.

31. Kuhl U, Pauschinger M, Schwimmbeck PL, et al. 2003. Interferon–beta treatment eliminates cardiotropic viruses and improves left ventricular function in patients with myocardial persistence of viral genomes and left ventricular dysfunction. Circulation, 107 (22): 2793–2798.

32. Maejima Y, Yasu T, Kubo N, et al. 2004. Long – term p rognosis of fulminant myocarditis rescued by percutaneous cardiopulmonary support device. Circ J, 68 (9): 829–833.

33. Maron BJ, Ackerman MJ, Nishimura RA, et al. 2005. Task Force 4: HCM and other cardiomyopathies, mitral valve prolapse, myocarditis, and Marfan syndrome. J Am Coll Cardiol, 45 (8): 1340–1345.

第二十七章 心包疾病

Chapter 27 Pericardial Diseases

概　言

心包为一圆锥形浆膜囊，由外纤维层和单层间皮细胞组成的内浆膜层所构成。正常情况下，心包有助于保持心脏在胸腔内几何位置的相对固定，可减少心脏活动时与周围组织的摩擦，防止邻近脏器疾病，如炎症等波及心脏，防止过多或过少的血液流入心脏，心包还可调节心室的压力、容积等作用。心包疾病时，心包以上作用受到影响，从而产生相应的病理生理变化。本章主要对急性心包炎、缩窄性心包炎以及一些特殊的心包炎、少见类型的心包疾病进行介绍。

第一节 心包的结构功能与病因学分类

心包（pericardium）为一圆锥形浆膜囊，由外纤维层和单层间皮细胞组成的内浆膜层所构成。内浆膜层紧贴于心脏和心外膜脂肪表面，构成脏层心包，并折返于外纤维层内面共同构成壁层心包。

心包有2个主要的浆膜通道：①横窦，位于大动脉后、心房及上腔静脉前。②斜窦，位于左心房后方，因而左心房后壁实际上不在心包腔内。脏层心包通过薄薄的一层伴有弹力纤维的结缔组织与壁层心包黏附在一起。壁层心包主要由胶原纤维和大量弹力纤维交织而成。

正常心包内含不超过50 ml的液体，蛋白质浓度较低，类似血浆的超滤液，主要来自脏层心包。心包液体引流有以下2条通道，即通过壁层心包引流至胸导管和经右侧胸膜腔引流至淋巴导管。

正常情况下，心包腔压力与胸膜腔压力相等，压力在含有液体的心包腔内均匀传递，有助于保持心脏在胸腔内几何位置的相对固定。此外，心包还有减少心脏活动时与周围组织的摩擦，防止邻近脏器疾病，如炎症等波及心脏，防止过多或过少的血液流入心脏，调节心室的压力、容积等作用。

心包疾病大体上包括：先天性心包缺如、心包炎（干性、渗出性、渗出-缩窄性与缩窄性）、肿瘤性与囊性。心包完全缺如极少见，小部分缺如较常见，尤其在左侧。心包囊肿为良性的心包结构异常。

心包疾病的病因学分类包括：感染性（病毒、细菌、真菌等）、自身免疫性疾病伴心包炎（风湿热、系统性红斑狼疮等）、邻近器官疾病伴心包炎（急性心肌梗死、胸膜炎等）、代谢性疾病伴心包炎（尿毒症、痛风等）、妊娠合并原因不明心包积液、外伤性心包炎、肿瘤性心包疾病（原发性、继发性）等。

第二节 急性心包炎

急性心包炎（acute pericarditis）是心包炎症导致的综合征，表现为胸痛、心包摩擦音和一系列的心电图异常变化。急性心包炎原因很多，从病毒、细菌感染到非感染的肿瘤、免疫性疾病、外伤、肾功能衰竭、甚至AIDS等。也可由某些药物的副作用所引起，包括：抗凝剂、青霉素、普鲁卡因酰胺、苯妥英和保泰松等。

一、发病机制与病理改变

任何原因的心包炎均可导致心包腔内大量液体渗出。心包渗液使心包腔内压力上升，当达到一定程度时就限制心脏的扩张，心室舒张期充盈量减少，心搏量降低。心包腔内压力进一步增高，心搏量下降达临界水平时，代偿机制衰竭，升高静脉压已不能增加心室充盈，不再增加每分钟心排血量，使动脉压下降，循环衰竭而产生急性心包堵塞。心包压塞症状，决定于渗液积聚速度。如渗液快速增加，心脏来不及代偿，即可引起心包压塞。心包压塞时，吸气时脉搏强度可明显减弱或消失，引起原因有：①心包渗液限制右心室充盈，排血量减少，肺静脉回流减少，左心室充盈也减少；②吸气时右心室血液充盈增加，体积增大，室间隔向后移位，使左心室容积和充盈减少；③吸气时膈肌下降牵拉心包，使心包压力增高，进一步减少左心室充盈。3种原因使左心室排血量锐减，动脉压下降（> 10 mmHg）而出现奇脉。

心包炎症反应的范围和特征随病因而异。病因变化有纤维蛋白性（干性）和渗出性（湿性）2种。急性发作时，在心包的壁层和肺层之间，心包浆膜充血水肿，有大量白细胞、内皮细胞和纤维蛋白组成渗出物。可为局限性或弥漫性。渗出物中液体增加，转为浆液纤维蛋白性渗液，量由100 ml至2～3 L。外观黄色清晰，可有白细胞和脱落的内皮细胞而混浊不清，偶有较多的红细胞而呈血性，渗液多在2～3周内被吸收。心包下心肌被累及，愈合后可留有细小斑块和不同程度的粘连。如治疗不当，心包内肉芽机化，为结缔组织所代替或形成疤痕，束缚心脏，则导致缩窄性心包炎。

二、临床表现

1．症状：急性心包炎最主要的症状是心包胸膜性胸痛。由于心包脏层无痛觉神经，故病变累及到壁层时才会出现胸痛。胸痛多位于心前区，可放射到颈肩部。咳嗽、深呼吸、转动体位时疼痛加重，前倾体位可减轻，这种疼痛性质和部位易变的特点是与缺血性胸痛鉴别的重要依据（表27–1）。多数患者在胸痛前后出现全身症状如发热、畏寒、食欲不振和全身乏力，其中以化脓性心包炎最为严重。

表27–1　急性心包炎与心绞痛的鉴别

鉴别要点	心　包　炎	心　绞　痛
疼痛部位	心前区	胸骨后、左肩、前臂
疼痛性质	锐痛、钝痛、闷痛	压榨样、烧灼样
胸廓运动	随呼吸、胸部转动而加剧	无影响
持续时间	数小时或数天	数分钟至半小时
与劳累关系	无关	常有关
体位	前倾坐位缓解、卧位加重	不影响

呼吸困难是另一突出的症状。其产生的部分原因是为避免心包和胸膜疼痛而呼吸变浅变速。另外，肺、气管、支气管和大血管受压迫可引起肺淤血，肺活量减少，通气受限，从而加重呼吸困难。大量的心包积液可出现心脏压塞的症状，表现为呼吸急促、面色苍白、烦躁不安、发绀、乏力、上腹部疼痛、浮肿，甚至休克。

2. 体检：心包摩擦音是急性心包炎最特异的体征，对诊断具有确诊价值。心包摩擦音在心前区特别是胸骨左下缘最易闻及，呈抓刮样刺耳的高频音。典型的心包摩擦音可听到与心房收缩、心室收缩、心室舒张相一致的3个成分，但大多为心室收缩和舒张2个成分，也可能为单一成分。心包摩擦音持续时间较短，应及时听诊，有时心包摩擦音时隐时现，需多次反复听诊方可闻及。

随着心包积液的增多，心包摩擦音消失，出现心包积液体征。心包积液量在200～300 ml以上或渗液迅速积聚时可以产生心脏压塞体征。出现明显的心动过速，血压下降和静脉压上升，可产生颈静脉怒张，呈现Kussmaul征，即吸气时颈静脉充盈更明显。如心排量显著下降可出现休克。积液可使左肺受压引起左肺下叶不张。左肩胛角下有浊音区、语颤增强，并可听到支气管呼吸音（Ewart征）。少数患者在胸骨左缘第三、四肋间可听到心脏舒张早期额外音，即心包叩击音（pericardial knock）。

三、影像学及实验室检查

1. 心电图检查：60%～80%患者可出现心电图改变。急性心包炎的主要心电图改变为ST-T变化，可分为以下4个期。第一期（2天至2周）：除aVR和V_1外多数导联出现ST段弓背向下抬高，T波高尖。第二期（1～3周）：ST段回复到基线，T波开始降低、变平。第三期（3周至数周）：绝大多数导联T波普遍倒置。第四期（数周至3个月）：T波逐渐正常或回到等电位线。如心包发生缩窄，T波可持续倒置。

2. 胸部X线检查：心包积液量超过250 ml或心包增厚时可出现心影增大，肺野清晰。心影增大伴有肺野清晰为心包积液与心衰鉴别的重要依据。短期内几次X线检查显示心影迅速扩大常可为心包积液早期诊断提供可靠线索。

3. 超声心动图检查：液体的声学特征明显不同于心肌，围绕心脏的积液较心肌回声低，所以超声心动图能敏感、准确地诊断心包积液。通过定量围绕心脏无回声区的大小可估计积液量。通常在少量积液时（约50 ml左右），仅见心脏后方的无回声区，大量积液时，由于心脏向后方下沉，心脏前方的液体较后方更多。发生心脏压塞时，超声心电图表现包括：①二尖瓣E/A幅度下降；②舒张期右心室前壁和右心房塌陷，它们是超声诊断心脏压塞最敏感而特异的征象；③左右心室呼吸时相变化显著：吸气时三尖瓣血流量增多，二尖瓣流量减少，呼气时相反。可见舒张末期右心房塌陷和舒张期右心室游离壁塌陷，此外，超声心动图还能探测出心包内肿瘤、凝块、气体、心包钙化及增厚等。

4. CT及磁共振检查：能清晰显示心包积液的容量和分布情况，并可分辨积液的性质。对肿瘤性心包炎有较大的诊断价值，可发现原发性或转移性肿瘤的存在。

5. 心包积液检查及心外膜活检：心包穿刺是确定心包炎的可靠方法，抽取心包液进行化验检查对病因诊断很有价值。可采用胸骨左旁途径或斜突下左肋缘途径。穿刺抽出液体除常规检查、培养和找病理细胞外，对疑有恶性肿瘤者，应测定癌胚抗原（CEA）、血清甲胎蛋白（AFP）、糖类抗原CA125、CD-30、CD-25等。心包积液腺苷脱氨基酶（ADA）活性≥30 U/L，对诊断结核性心包炎具有高度特异性。疑有细菌感染者，应同时做心包液和周围血液厌氧菌培养3次。必要时可在心包腔内注入100～200 ml CO_2，立即进行X线检查，了解心包腔大小和厚度，有无块状物突入心包腔。个别病例需通过纤维心包/心外膜活检协助诊断。

6. 血常规及血生化检查：白细胞计数在化脓性心包炎明显增高。由于急性心包炎累及心外膜下心肌，心肌酶（如乳酸脱氢酶、肌钙蛋白、磷酸肌酸激酶及同工酶）均可升高，但多不如急性心肌梗死明显，且无其典型的酶谱改变。如合并ST段弓背向上抬高及第三心音奔马律，提示可能存在心包心肌炎，^{111}铟标记的抗肌球蛋白抗体固定实验可协助诊断。血沉在多数急性心包炎均可升高，在恶性肿瘤及结核增高特别明显。

四、诊断与鉴别诊断

根据病人对疼痛的描述以及胸部听诊听到心包摩擦音，可作出急性心包炎的诊断。如出现胸痛、呼吸困难、心动过速和病因不明的体静脉淤血或心影扩大，应考虑心包炎伴有渗液的可能。胸片和超声心动图可以提示心包腔内有大量液体存在。超声心动图也可以提示心包炎的基础病因并能够显示右心心包腔内液体的压力；压力增高常常是发生心包填塞的预警信号。血液检查可以发现引起心包炎的病因，如白血病、艾滋病、感染、风湿热和肾衰竭等。

渗液性心包炎的心影扩大应与其他原因引起的心脏扩大相鉴别。颈静脉扩张伴有奇脉、心尖搏动和心音减弱、无瓣膜杂音、有舒张期额外音、X线示心脏正常轮廓消失和搏动微弱、心电图示低电压和ST-T改变等有助于前者的诊断，超声心动图提示有心包渗液存在可确立诊断。非特异性心包炎的胸痛应与心肌梗死相鉴别。依据心电图演变、动态酶学改变等有助于诊断。急性心包炎诊断确立后，尚需进一步明确病因，以利于治疗。不同病因的心包炎在病史、临床表现、体格检查和辅助检查方面不尽相同。

五、治疗与预后

急性心包炎经过及时有效的治疗，包括原发病病因治疗和解除心脏压塞的对症治疗，可望获得痊愈。部分病例可遗留心肌损害或发展成缩窄性心包炎。患者宜卧床休息，胸痛首选非甾体类抗炎药吲哚美辛，但对老年人它能减少冠状动脉血流，故宜用布洛芬，初始剂量为300～800 mg，每8h 1次，用至心包积液消失。单用秋水仙碱或与非甾体抗炎药合用亦有效。皮质激素仅适用于结缔组织疾病、自身免疫性或尿毒症性心包炎。癌性心包炎患者需要化疗或放疗，但是这类患者常需进行外科手术切除心包。如为尿毒症所致，常需进行透析治疗。结核性心包炎应尽早开始抗结合治疗并坚持足够长的疗程。化脓性心包炎应及时使用足量的抗生素治疗，反复心包穿刺抽脓并予心包内注入抗生素，必要时可心包切开引流。

心包渗液引起心脏压塞时应立即行心包穿刺放液。穿刺方法有2种：①胸骨左旁途径；患者取半卧位，左前胸消毒铺巾，局部麻醉下于前胸左侧第四或第五肋间距胸骨

2～3 cm处刺入穿刺针。向后内方推进，推入时抽吸注射器，抽到渗液时停止推入，避免损伤心脏和冠状血管。②剑突下左肋缘下途径：病人采取半卧位，于下背部垫一薄枕，消毒铺巾。局部麻醉下用长10 cm的穿刺针，从剑突和左肋缘间的尖角处插入。针和腹壁呈45° 向上后内推进，同时吸引注射器，直至心包腔内抽出渗液。胸骨左旁途径易穿破胸膜和污染胸腔，并有刺伤冠状血管的可能，剑突下左肋缘途径方便安全。为了预防损伤心脏，可将心电图胸前导联夹在穿刺针根部，连续记录心电图，当针尖与心脏表面接触时，QRS波变为倒置，而穿刺针退出时QRS波恢复正常。为安全起见，最好在超声引导下穿刺，条件许可在导管室X线监视下进行。抽液不宜过快，每次抽液量不应超过1 L，以防止急性右心室扩张。如需持续引流，可经导丝引入扩张管后插入多孔的猪尾巴导管，待心包引流液每天<25 ml后拔出导管。

预后与心包炎的病因有关。如心包炎是因为病毒引起或原因不明时，常常在1～3周恢复；如有并发症或复发病例，恢复较慢。如癌症侵犯心包，患者存活很少超过12～18个月。

第三节 缩窄性心包炎

缩窄性心包炎（constrictive pericarditis ）指心包纤维化、增厚、钙化、粘连，导致心脏舒张期充盈受限而产生一系列循环障碍的特殊临床征象。常起始于急性心包炎，逐步演变到机化和积液吸收，继而心包纤维瘢痕形成和增厚造成心包腔消失的慢性期。慢性缩窄性心包炎的主要病因是结核菌感染，其次是化脓性感染，但有许多病人病因未明。外伤性及非外伤性心包积血引起缩窄性心包炎者约占10%。近年来，心脏手术后并发本病者有所增加。

一、发病机制与病理改变

缩窄的心包限制双侧心室的正常活动。患病早期，主要表现为心室舒张晚期心脏舒张受到限制，随病情进展，舒张中期也受到明显影响，此时由于血液充盈受阻，心室内压力迅速上升，出现静脉压升高，表现为颈静脉怒张、肝肿大、腹水、胸水及全身水肿。由于呼吸时胸腔内的压力变化不能传递到心包腔和心腔内，吸气时进入右心房的静脉血流不能相应增多，出现Kussmaul征。同时，流入心室而突然受到限制的血液，冲击心室壁产生振动，使在听诊时闻及舒张早期额外音，即心包叩击音。由于心排血量比正常略低，每搏量明显减少。在体力活动时，主要靠增加心率来维持每分钟心排血量，因此出现呼吸困难和血压下降。在房室沟及大血管根部出现环形缩窄时，可产生相应部位的瓣膜功能障碍的杂音和体征。

心包普遍增厚，厚度一般为0.3～0.5 cm，甚至1 cm或以上，不同部位增厚的程度不一致，以双侧心室及膈面增厚较为显著。值得注意的是，Mayo医院大外科组手术病例分析显示18%病人并无心包增厚。增厚的心包由纤维组织构成。钙盐的沉积可形成斑块或条带状钙化，也可形成完整的骨性外壳。早期心包腔可有积液，心外膜上附着一层很薄的纤维素或纤维组织。随着病情进展，心包腔脏层之间逐渐发展为轻微粘连，紧密粘连，乃至紧密融合。心包病变常累及心外膜下心肌，严重时导致广泛性萎缩，心室壁厚度明显比正常薄。也可由于慢性炎症浸润，发生局灶性心肌炎，造成部分心肌纤维化。少数情况下，在房室沟部位可出现环形狭窄。

二、临床表现

1．症状：起病常隐匿，半数患者发病是缓慢的，不自觉地出现症状，没有急性心包炎的发作史。30%的病人几个月前有急性心包炎病史，经过治疗症状缓解后又逐渐加重。患者的病程长短不一，长者达10余年。劳累性呼吸困难为最早期的症状，是由于心排血量相对固定，在活动时不能相应增加所至。此外还有腹胀、周围水肿、疲劳无力咳嗽、心悸及心前区隐痛等。晚期因胸水或者腹水伴膈肌升高引起肺容量减少，轻微体力活动即出现气促，严重者可表现为端坐呼吸。虽然肺静脉压力有所升高，但很少出现肺间质水肿。因此，阵发性夜间呼吸困难和急性肺水肿比较少见。

2．体征：颈静脉怒张是缩窄性心包炎最重要的体征之一，认真并正确地做颈部检查有助于减少漏诊。当缩窄严重影响右心室回心血流量，吸气时可观察到Kussmaul征。半数病人心尖搏动减弱或消失，心界叩诊正常或稍增大。约2/3的患者可听到舒张早期第三心音，是由于舒张早期心室快速充盈所致。部分患者在胸骨左缘第三至第四肋间闻及一个在第二心音后0.1 s左右的舒张早期额外音。所有的患者都有腹部膨隆，肝脏肿大，腹水征阳性。约10%的患者出现脾肿大。血压正常或偏低，表现为收缩压降低，静脉压升高，大小循环时间均延长。患者常有奇脉，为吸气时脉搏减弱或者摸不清。

三、影像学及实验室检查

1．心电图检查：QRS波低电压及T波低平或倒置是提示诊断的强力佐证。约50%的病人出现P波异常，P波增宽或P波有切迹，或二者兼有之。1/3～2/3的病人有房性心律失常，房性心律失常中75%为心房颤动。

2．超声心动图：可见心包膜明显增厚、粘连、回声增强，心房增大而心室不大。左心室壁舒张中晚期运动呈平直外形，二尖瓣早期快速关闭，肺动脉瓣提前开放，室间隔舒张期矛盾运动。下腔静脉及肝静脉异常扩张。心室舒张早期快速充盈是诊断心包缩窄的有力佐证之一。

3．X线检查：心影正常或稍大，或偏小。心脏轮廓不规则、僵直。上纵隔增宽，为上腔静脉扩大所致。周围肺野清晰。50%～90%的病人可见胸腔积液，如单侧胸腔积液而无纵隔移位则是缩窄性心包炎的重要征象。心包钙化也是X线改变的主要证据。钙化部位广泛为其特点。大约70%的病人有钙化征象。常见的钙化部位是冠状沟、右心室的膈面与胸骨面以及除心尖以外的左心室面。

4．CT及磁共振：CT检查对心包增厚有很高的特异性和较高的分辨率，可评估心包的形状和心脏大血管的形态。磁共振可准确测量心包厚度以及右心房扩张与右心室缩小的程度。

5. 心导管检查：右心导管检查显示右心房、肺动脉及左心房在舒张末期压力相等。右心房压力曲线呈M波，a波与v波高度几乎相等。右心室压力曲线呈现舒张早期下陷，舒张中、晚期高原波。

6. 实验室检查：无特征性改变。部分病人可表现为严重的低蛋白血症，并有贫血改变。个别病例可有肝功能异常及黄疸。

四、诊断与鉴别诊断

依据病人有呼吸困难、肝肿大、腹水、静脉压升高、脉压差减小及奇脉，周围凹陷性水肿等临床表现，以及X线检查，心电图和超声心动图等辅助方法，一般可得出正确诊断。部分病人症状和体征与限制性心肌病相似，需要加以鉴别（表27-2）。正确诊断缩窄性心包炎十分重要，因为心包切除术可使大部分患者的症状发生逆转。而限制性心肌病目前尚无有效的治疗方法。此外，本病还需与肝硬化、结核性腹膜炎、及其他心脏病变引起的心力衰竭相鉴别。

表27-2 缩窄性心包炎与限制性心肌病

鉴别要点	缩窄性心包炎	限制性心肌病
S_3奔马律	无	可有
心包叩击音	可有	无
奇脉	可有	可有
可触及的收缩期心尖搏动	无	可有
心包钙化	50%	无
心包增厚	80%	无
收缩时间间期测定	正常	异常（PEP延长，LVET缩短）
左右心室舒张期相等	常有	左心室>右心室
左心室充盈率	80%在舒张前半期	40%在舒张前半期
舒张早期二尖瓣血流速度	有明显的呼吸变化	随呼吸变化极小
心内膜组织活检	正常	异常

五、治疗与预后

一旦确定诊断，应及早进行外科手术，切除缩窄的心包。如手术选择在纤维钙化形成之前进行，因心肌损害较轻，术后心功能恢复较好。手术宜在病情相对稳定的条件下实施。术前应进行充分的内科治疗。结核菌引起的缩窄性心包炎应给予系统的抗结核药物治疗，在体温、血沉及全身营养状况接近正常或比较稳定后实施手术。

如能及早进行心包剥除手术，大部分患者经手术可获满意的效果。少数患者病程较久因心肌纤维化和萎缩以及心源性肝硬化等导致预后较差。

第四节　特殊病因类型的心包炎

一、病毒性心包炎

病毒性心包炎（virus pericarditis）是一种浆液纤维蛋白性心包炎，可为病毒直接侵犯或免疫反应所致。引起急性病毒性心包炎最常见的病毒是柯萨奇病毒、流感病毒（A、B型）、埃可病毒等。其临床特点与特发性心包炎难于区别。半数以上免疫获得者的特发性心包炎是由于许多尚不认识的病毒感染引起的。多数病毒性心肌炎（尤其柯萨奇病毒引起的心肌炎）除心肌病变外，往往引起心包炎症，并常发生钙化，形成钙化性缩窄性心包炎。水痘可并发严重的病毒性肺炎和急性心包炎。支原体肺炎也可并发心肌炎及心包炎。巨细胞病毒和其他不常见的病原体，可在一些免疫力低下的患者中引起心包炎。

1．病理改变：病毒性心包炎引起脏层和壁层心包膜的炎症，开始是多形核白细胞浸润，继而淋巴细胞围绕小血管浸润，纤维蛋白沉积在心包间隙使心包表面粗糙充血。有些病例，炎症可引起浆液性、纤维蛋白性、化脓性及血性渗出液。柯萨奇B病毒、埃可病毒均可产生化脓性渗液，可致心包增厚形成缩窄性心包炎。

2．临床表现：发病前数日至数周多有上呼吸道感染。发病较急，剧烈胸痛，最突出的症状为心前区或胸骨后疼痛，常较其他心包炎剧烈，可为刀割样痛，反射到颈、左肩、左肩胛、上腹部等处，咳嗽，呼吸及体位变动均可使疼痛加剧。多数患者伴有发热，可为稽留热或驰张热，持续数日或数周。其他症状还包括呼吸困难、咳嗽、无力、食欲不振等。

约在70%的患者中可以听到心包摩擦音，常在起病第一天就出现，持续数日至数周。心包渗液一般为小量或中等量，很少产生严重心包压塞症状。检查常有血沉加快、白细胞升高、心电图ST段抬高、X线心影增大。如果心肌受累，可形成急性心肌心包炎。

3．诊断：有上呼吸道感染前驱症状和急性胸痛的青年人或成年人伴心包炎的临床特点、心电图改变及心肌酶升高，应疑诊病毒性心包炎。发病后3周内血清病毒中和抗体升高4倍以上有提示诊断价值，但不能确诊病毒性心包炎。确诊依靠对心包积液、心包组织采用原位杂交技术或PCR技术检测病毒核酸。

4．治疗：本病自然病程一般为2～6周，多数患者可自愈。急性期应卧床休息、止痛、镇静及预防继发感染等。密切观察心包积液的增长情况，出现心脏压塞即行心包穿刺。不推荐使用皮质激素治疗病毒性心包炎，可使用干扰素或免疫球蛋白。病情进展至心包缩窄时，可行心包切除术。

5．预后：本病具有明显的自限性特点。但也有少数可迁延数年，大约15%～40%病人在数周后可再发心包炎，可能是对最初病毒损伤的免疫反应。本病较少发生心包填塞及发生缩窄性心包炎。

二、细菌性（化脓性）心包炎

细菌性（化脓性）心包炎（bacterial/purulent pericarditis）多由胸内感染直接蔓延、膈下或肝脓肿穿破、或心包穿透性损伤感染而引起，也可由血行细菌播散所致。致病菌以金黄色葡萄球菌最为多见，其次为链球菌、革兰阴性杆菌等。

1. 病理改变：心包渗出液最初为浆液纤维蛋白性的，其后转为化脓性，随着病程进展，炎症可使渗液黏稠、机化导致心包粘连，使心包腔间隙消失，心包增厚或钙化，极易发展成缩窄性心包炎。肉眼可见整个心外膜表面被一层厚的纤维素性脓性渗出物覆盖。

2. 临床表现：常为急性、暴发性疾病，前驱症状平均3天，通常都有高热、寒战、全身中毒症状及呼吸困难，多数患者没有典型的胸痛。几乎所有的患者有心动过速，少数患者有心包摩擦音。颈静脉怒张及奇脉可能是心包积液的首先表现，脓性心包积液可发展为心包压塞和心包缩窄。

外周检查血白细胞升高、核左移。心包液检查呈脓性，多核白细胞增高，糖定量水平降低、蛋白含量增高，乳酸脱氢酶明显增高。心包液细胞学检查和需氧、厌氧培养约半数以上可发现致病菌生长。

3. 诊断：根据起病急骤，恶寒高热，明显的中毒症状，持续性胸痛和发现心包积液等，应考虑细菌性心包炎的可能。结合外周血白细胞升高，血培养阳性，心电图ST-T改变，X线心影轮廓增大，心脏超声提示心包积液，特别是抽出的心包液呈脓性或心包液培养出细菌可作出肯定诊断。心包液细菌学检查可确定致病菌，有利于指导合理使用抗生素。值得注意的是，由于全身症状明显，心包炎可被掩盖而漏诊。

4. 治疗：一旦细菌性心包炎的诊断成立，除全身使用足量的抗生素外，还需立即施行心包切开。抗生素治疗应遵从足量、充分的原则，根据心包积液的性质和血培养结果及药物敏感实验选用抗生素。在感染控制后仍需维持2周。

心包切开引流可采用胸骨左旁弧形切口，切除第四至五肋软骨后向外侧推开胸膜。切开心包前需穿刺确诊后用十字形切口切开心包膜并切除一块心包活检，吸净脓液后再用手指分离间隔的脓腔和放橡皮条引流脓液。此外也可采用剑突下心包引流术。

5. 预后：抗生素的运用使化脓性心包炎的发生率降低，但总的存活率仍仅30%左右。大部分预后差的原因是患者生前未及时作出临床诊断，仅用抗生素而未行心包引流，心包积液迅速发展导致心脏压塞而死亡。合适的抗生素治疗及早期外科彻底的心包引流能大大降低死亡率，并有助于减少缩窄性心包炎的发生率。

三、结核性心包炎

结核性心包炎（tuberculous pericarditis）通常由气管、支气管周围及纵隔淋巴结结核直接蔓延而来，或者有原发性肺结核或胸膜结核感染血源性播散，少见的心包受累是远隔的泌尿系统结核、骨结核血行播散而至。临床上少数患者找不到原发病灶。随着抗生素和化学治疗的进展，结核性心包炎的发病率已明显减少，特别是在发达国家。但在非洲地区由于人免疫缺陷病毒（HIV）的广泛流行，结核性心包炎的发病率正随之增加。在我国，结核性心包炎仍是最常见的心包炎之一。

1．病理改变：开始为弥漫性的纤维素沉着、肉芽肿形成，可有活的结核杆菌存在。随后出现浆液性心包渗液，并常呈血性，含较多的淋巴细胞、单核白细胞和浆细胞。积液吸收后，心包增厚，肉芽肿增生，心包壁层沉积着一层厚纤维，可能有干酪样坏死，一般无活的结核菌。晚期肉芽肿反应被纤维组织和胶原替代出现心包钙化，发展成缩窄性心包炎。

2．临床表现：多见于中青年人。临床上结核性心包炎可分为渗出性及缩窄性2型，渗出性心包炎多发生在初染后，缩窄性病例大都自渗出性演变而来。渗出性结核性心包炎起病可急可缓，多数有发热、食欲不好、无力等全身中毒症状。早期症状主要为疼痛，多位于胸骨下，可为锐痛、钝痛或胸部紧迫感，有时痛可放射到颈、肩、臂及上腹部，在吸气、咳嗽或胸部运动时加剧。随着渗出液积聚，疼痛可减轻或消失。心包渗液大量时可导致心脏压迫症状，表现为呼吸困难、干咳、声音嘶哑及下肢水肿等。体征方面常见心脏中等度以上增大，心尖搏动减弱，心音遥远、奔马律，肝脏增大，腹水，下肢浮肿，颈静脉怒张，奇脉、脉压变小，颈静脉吸气时扩张，肝–颈静脉回流征阳性。由于心包积液压迫左肺底部，可在左下背部出现浊音、支气管呼吸音等肺实变体征。但在起病较缓、渗液较少或虽大量而积聚甚慢时，可无明显心脏填塞症状。约半数患者多在炎症初期可听到心包摩擦音。检查静脉压明显升高。

缩窄性心包炎起病缓，可为急性渗出性持续所致。但多数病例因急性阶段隐匿未被发觉，就诊时已成缩窄性。形成缩窄性心包炎的时间可自数月至数年。临床症状外主要为呼吸困难及一系列心脏填塞症状及体征。主要为肝肿大，其次为腹水、下肢浮肿、颈静脉怒张、肺底啰音及口唇发绀等。心血管体征为心尖搏动减弱、心音减轻、心浊音界多不增大、脉压变小、奇脉、静脉压升高等。

3．诊断：存在明确的结核病史并伴随无法解释的心包炎，淋巴细胞性心包渗出液伴随腺苷脱氢酶的升高，和（或）对试验性抗结核化学治疗有反应高度提示结核性心包炎。心包液为浆液性和血性，心包液涂片或培养发现结核菌，心包活检发现结核性病变可确定诊断。另外，痰培养、结核菌素试验也有助于诊断。心包液腺苷脱氨酶活性明显增高（>40 U/L），诊断结核性心包炎的敏感性为93%，特异性为97%。PCR有相似的敏感性，特异性可高达100%。

4．治疗：结核性心包炎的治疗主要包括6个月的标准4联抗结核治疗。至于联合皮质激素治疗在减少死亡率和延缓心包缩窄的依据仍不充分。目前为止外科心包切除术依旧是缩窄性心包炎的有效治疗方法。虽然外科治疗的时机仍存在争论，但多数专家仍主张对非钙化性缩窄性心包炎先行试验性药物治疗，而后对于经 4～8 周抗结核化疗无反应者进行心包切除术。

5．预后：在抗结核化疗以前的年代里，结核性心包炎可迅速致命，死亡率高达80%。部分患者病程迁延数月数年，最后死于粟粒性结核或缩窄性心包炎。自从有了抗结核化学疗法以来，结核性心包炎的死亡率下降了50%。

四、肾功能衰竭合并心包炎

肾功能衰竭是心包炎的常见病因，20%的患者可产生大量心包积液。肾功能衰竭合并心包炎可分两类：①尿毒症性心包炎：见于进展性的急性或慢性肾功能衰竭；②透析相关性心包炎：见于13%接受持续性透析的患者，本型亦偶见于腹膜透析不充分和（或）液体过载的病人。心包炎形成的病因尚不清楚，可能与下列因素有关，包括①代谢异常；②废物与毒性物质的积聚，尿酸沉积，容量负荷过度、感染、抗体形成、甲状旁腺水平增高；③中分子量物质积聚和肝素应用等。

1. 病理改变：肾功能衰竭合并心包炎的特征是心包的脏层和壁层出现绒毛状、血性、纤维素样渗出，伴少量急性炎症细胞反应。一些患者心包表面可能出血，形成血性心包渗液，进而发展成亚急性或慢性缩窄性心包炎。

2. 临床表现：肾功能衰竭合并心包炎大多数无症状，心包炎的症状常被尿毒症和其他合并症，如被心力衰竭所掩盖，仅少数有胸痛与发热。由于合并电解质紊乱，心电图亦无典型心包炎的ST-T改变。透析相关的心包炎患者中较多见发热和心包积液，表现为心动过速和呼吸困难；也可在透析时出现低血压、急性循环障碍甚至死亡。

3. 诊断：闻及心包摩擦音及心包积液的体征，超声心动图可确定诊断。心包积液量一般为小、中等量，少数患者心包积液量大而发生心脏压塞。尿毒症性心包炎患者血肌酐、尿素氮均明显升高。如出现典型心包炎的心电图改变，应考虑合并心包感染。

4. 治疗：尿毒症性心包炎对加强透析治疗反应良好，对透析反应差者应考虑感染、炎症及免疫因素。透析相关性心包炎需改变透析治疗方案，透析时尽量减少肝素用量，低分子肝素抗血栓效果好，对凝血参数影响小，可能是一种更好的替换品。注意防治低血钾、低磷血症。心包压塞或顽固性大量积液可行心包引流并腔内注射氟羟强的松龙50 mg，每6 h 1次，治疗2～3天。难治性心包炎伴严重症状者可施行心包切除术，但死亡率较高。

5. 预后：在没有血液透析时期，慢性肾功能衰竭患者出现尿毒症性心包炎，通常是死亡的先兆。近来广泛采用血液透析，改善了慢性肾功能衰竭预后，尿毒症性心包炎发生率明显降低，死亡率也降低。但在维持血液透析患者中，因出血性心包炎致死者占死因的5.5%～6.0%，是少见但极为严重的并发症，常是因全身肝素化引起。

五、全身免疫性疾病合并心包炎

系统性红斑狼疮（SLE）、类风湿性关节炎、急性风湿热等均可引起心包炎症甚至大量心包积液，其中以SLE发病率最高，约17%～50%患者可发生心包炎，而尸检显示发生率约为43%～100%。类风湿性关节炎患者在尸检时发现心包炎的比例也较高，但有症状的心包炎仅10%～25%。急性风湿热曾经是心包炎的常见病因，但近年来随着风湿热发病率降低，风湿性心包炎也日趋少见，它在风湿热患者中的发病率约为10%。混合性结缔组织疾病并发心包炎的比例较低，强直性脊柱炎、韦格氏肉芽肿等一般较少并发心包炎。

1. 红斑狼疮性心包炎（lupus erythematosus pericarditis）：是系统性红斑狼疮心血管受累的最常见表现，常出现在疾病的暴发期，也可能为首发症状。红斑狼疮性心包炎可表现为纤维素样心包炎或渗液性心包炎。心包积液可是浆液性或血性，可迅速增加甚至发展成心脏压塞，部分患者可反复发作而形成粘连性心包炎或慢性缩窄性心包炎。少数患者在心包积液内可找到狼疮细胞。

红斑狼疮性心包炎的主要表现有发热、窦性心动过速、短暂的心包摩擦音及呼吸困难等，心包积液中等至大量，常出现心脏压塞。结合系统性红斑狼疮本身表现及X线、超声心动图检查，一般容易作出诊断。

治疗主要针对原发病，加强营养，维持水分及电解质平衡，必要时使用镇痛剂。出现心脏压塞及时予心包穿刺引流，通常不需外科介入。少数发展成慢性缩窄性心包炎者可施行心包切除术。

2. 类风湿性心包炎（rheumatoid pericarditis）：常出现在有严重类风湿关节炎表现，包括广泛的关节变形、类风湿皮下小结、局限性肺炎和血清类风湿因子阳性的患者中。典型的病理变化是脏层心包血管炎伴非特异性纤维性增厚且壁层心包粘连。心包渗液常为浆液性或血性。

类风湿性心包炎常表现发热、心前区疼痛、呼吸困难伴心包摩擦音。患者往往出现关节炎症状加重和胸膜炎，X线显示单侧或双侧胸腔积液。约3%～25%的患者可突发心脏压塞。少数患者出现进展迅速的渗出–缩窄性心包炎。

类风湿性心包炎通常为自限性。对有症状的患者可用阿司匹林或其他非甾体抗炎药。心脏压塞可予心包穿刺并在心包内注入激素。外科手术治疗适用于渗出–缩窄性心包炎患者。

3. 风湿性心包炎（rheumatic pericarditis）：病理特征是纤维蛋白沉着并伴有心包积液。在活动期心包炎者，心包表面可有IgG、IgM沉积，但确切的发生机制仍未清楚。

风湿性心包炎在急性风湿热发病的早期可无症状，也可表现为典型的心包炎样胸痛伴发热、不适和关节痛等。心包炎的存在常提示有较广泛的全心炎。风湿性心包炎的诊断主要依据以下几点：有心前区疼痛、心包摩擦音或超声心动图心包渗液的证据，同时符合急性风湿热的Jones临床诊断标准。

风湿性心包炎的治疗与急性风湿热相似，包括卧床休息、青霉素、阿司匹林等治疗。少数患者需要糖皮质激素治疗。少量或中等量的心包积液通常能自动吸收，一般不需要心包穿刺引流。

六、心脏损伤后综合征

心脏损伤后综合征（post-pericardiostomy syndrome）是指在心脏手术、心脏创伤后1周或数月出现发热、心包炎、胸膜炎等临床症候群。发病机制不甚清楚，目前认为可能与高敏反应或自身免疫反应有关，抗原来自受损的心肌组织。

1. 病理改变：心包组织无特异性改变，心包损伤和积血可能引起心包粘连和增厚。心包炎可以是纤维蛋白性、渗出性，积液常为浆液血性，可发生心包压塞。

2. 临床表现：常在手术后1周开始出现发热、不适和胸痛等典型急性心包炎表现及白细胞增高、血沉加速等。体检常发现心包摩擦音。多数患者胸片见心影增大及单侧或双侧胸腔积液。超声心动图检查有助于本病的诊断。但必须注意的是，多数患者在心脏手术后会出现心包摩擦音和心包渗液，但一般在1周至10天内缓解或消失，因此，诊断须结合患者手术背景并排除其他原因（如感染）引起的发热。本病有自限性，但可反复发作，约

5%病人复发常出现在手术后头3个月内。

3. 治疗：一般只需休息及对症治疗，胸痛可使用非甾体类抗炎药治疗；糖皮质激素对消除症状较为有效；如有心脏压塞，可行心包穿刺抽液。

七、心肌梗死后心包炎

心肌梗死后心包炎（post-myocardial infarction pericarditis）可呈现2种形式。一种为急性心肌梗死，尤其穿壁性梗死常伴随的急性心包炎症，称为急性心肌梗死后心包炎。于梗死后的2 h至5天，一般在10天内出现。另一种形式的心包受累发生于急性心肌梗死7～10天后，可持续数周或数月，称为Dressler综合征。急性心肌梗死心包炎是因心肌坏死累及心包膜而产生的局限的纤维性心包炎症。Dressler综合征是机体对坏死心肌组织的一种自身免疫反应。

1. 病理改变：心包常显示非特异性炎症伴纤维素沉着。急性心肌梗死后心包炎常呈斑块状，Dressler综合征中的心包炎常是弥漫的。

2. 临床表现：早期的心包炎多于发病后24～96 h出现，患者可能无症状，也可能出现胸痛。体检可闻及心包摩擦音，心电图可能出现ST段抬高，心肌酶一般无明显升高。胸痛一般持续3～5天后消失。虽然尸检结果显示急性透壁性心肌梗死心包炎发生率为30%～50%，但临床诊断率不足10%。

Dressler综合征可出现反复发作性胸痛、发热和关节痛，有些患者还可出现肺浸润和胸腔积液。体检可闻及心包摩擦音。心电图描记除原有的心电图改变外可出现广泛性ST段抬高。超声心动图检查可发现心包积液。血沉通常加快。Dressler综合征罕见出现大量心包积液、心脏压塞和心包缩窄。少数病例可反复发作。

3. 治疗：心肌梗死后心包炎具有自限性，一般用止痛药或非甾体抗炎药即可控制症状。Dressler综合征是自限性疾病，但易复发，预后良好。发热、胸痛应予卧床休息，治疗可选用布洛芬，因其增加冠状动脉血流；阿司匹林剂量可达650 mg，每4 h 1次，共治疗2～5天。Dressler综合征为中等或大量心包积液或复发者，可短期内用肾上腺皮质激素治疗，但皮质激素可延缓心肌愈合，仅适用于顽固性积液病例。有报道秋水仙碱可治愈Dressler综合征复发性激素依赖性心包炎，其效果有待进一步证实。心脏压塞者即行心包穿刺。Dressler综合征引起缩窄性心包炎则行心包切除术。

八、外伤性心包积液与主动脉夹层伴心包出血

1. 外伤性心包积液：是心脏、心包内大血管和心包损伤引起的并发症，可导致急性心包填塞。心脏外科手术后或介入性心脏检查治疗，也偶尔引起心脏穿孔而致出血性心包。外伤性心包积液常可危及生命。

外伤性心包积液主要表现低血压、休克。对于胸部损伤患者，血压下降、颈静脉怒张、严重的休克与胸伤的失血量不成比例，均强烈提示有急性心包填塞。心脏直视手术后，当胸液引流量多、尿少、血压随体位改变而有波动者，应诊断为心包填塞。如有怀疑，可行超声心动图或二维B型超声检查。穿通性心脏损伤并有心包填塞，60%心包

内有凝血块，故心包穿刺诊断有15%～25%为阴性，心包穿刺阴性不能排除心包填塞存在。

对急性心包填塞强调早期诊断，果断处理。若等待动脉压下降才诊断，则病程已至晚期。对急性心包填塞行抗休克和治疗性心包穿刺，在处理上强调要减少不必要的诊断性检查和缩短手术前准备时间，为手术争得时机，尽快手术治疗解除心脏受压，挽救生命。

医源性心脏压塞见于各种导管操作中，最常见于二尖瓣瓣膜成形术，如导管尖刺破心脏游离壁可立即发生胸痛，如该侧心腔压力高，则迅速发生心脏压塞症状，但心房壁穿破后症状可延迟至4～6 h才出现。一旦诊断即应做心包穿刺。冠状动脉穿孔与急性或亚急性心脏填塞可发生在经皮冠状动脉介入治疗中。覆膜支架是治疗冠状动脉穿孔的突破。由导引钢丝引起的冠状动脉穿孔并非少见，但极少引起相关的心包出血。右心室活检或消融或冠状静脉窦插管亦可诱发心脏压塞。其突出症状不是胸痛而是突然出现心搏无力、窦性心动过缓，继之低血压，应当机立断立即做心包穿刺引流，并中和肝素作用，同时请胸外科会诊。

2. 主动脉夹层伴心包出血：主动脉夹层（aortic dissection）指主动脉腔内的血液通过内膜的破口进入主动脉壁中层而形成的血肿。部分病例因外膜破裂引起大出血，破裂处在升主动脉，出血容易进入心包腔内；破裂部位较低者亦可进入纵隔、胸腔及心包腔内。由于心包穿刺引流可使夹层扩展与加重心包出血，故属禁忌。合理的治疗是尽快作外科手术。

九、肿瘤性心包炎

肿瘤性心包炎（neoplastic pericarditis）近年来有增多趋势，已成为心包炎最常见的原因。原发的心包肿瘤很少见，最典型的是心包间皮瘤、恶性纤维肉瘤、血管肉瘤及良性或恶性畸胎瘤。大多数为继发性心包肿瘤，其中约80%为肺癌、乳腺癌、白血病、霍奇金病和非霍奇金淋巴瘤引起的肿瘤性心包炎，此外胃肠道肿瘤、卵巢癌、肉瘤和黑色素瘤也可引起肿瘤性心包炎。

1. 临床表现：肿瘤性心包炎产生血性心包积液，且发展异常迅速，引起急性或亚急性心脏压塞。心包间皮瘤以及肉瘤、黑色素瘤也能侵蚀心室或心包内血管，引起心包扩张和迅速致死的心脏压塞。

2. 治疗：肿瘤性心包炎的治疗方案取决于患者的一般情况和有无心脏压塞，以及恶性肿瘤的组织学阶段。全身性抗肿瘤治疗可预防67%的心包积液复发。大量心包积液者应作引流。可在心包内滴注细胞增殖抑制药或致硬化药物。继发于肺癌者，心包腔内注射顺铂最有效；继发乳腺癌者塞替派最有效。使用四环素作为硬化剂可控制85%病人的恶性心包渗液，药物副作用有发热（19%）、胸痛（20%）与房性心律失常（10%）等。使用硬化剂注射的长期存活者，心包缩窄发生率很高。放射治疗对放射敏感的肿瘤如淋巴瘤、白血病等有效率高达93%，但可诱发心肌炎与心包炎。经皮球囊心包切开术可造成胸膜–心包直接通道，使液体引流到胸膜间隙，适用对于大量恶性心包积液与复发性心脏填塞，有效率达90%～97%且相对安全。

第五节 少见的心包疾病

一、霉菌性心包炎

霉菌性心包炎多见于免疫功能障碍者，心包涂片与培养可明确诊断，血清抗霉菌抗体有助于诊断。组织胞浆菌病合并心包炎宜使用非甾体类抗炎药；诺卡菌感染可用磺胺制剂；放线菌病使用包括青霉素在内的三联抗生素治疗。

二、放射性心包炎

各种放射治疗，尤其是胸部的放射治疗（如乳腺癌、霍奇金病及非霍奇金淋巴瘤的放射治疗等），若照射心脏的放射剂量超过4 000 rad，可产生较明显的心脏副作用，常可引起心脏及心包的放射性损伤，其中以心包炎最为常见。放射性心包炎（radiation pericarditis）的发生率与放疗的疗程、持续时间、放射剂量以及心脏在照射区域内所占据的范围大小有关。放射性心包炎可呈急性心包炎（伴或不伴心包积液）、慢性心包积液、亚急性心包炎和慢性缩窄性心包炎等改变，亚急性、急性以及慢性心包积液的病例可出现心脏压塞。

有恶性肿瘤基础并接受放射治疗的病人，若出现心包炎及心包积液即可诊断为放射性心包炎。根据心包炎出现的时间可分为急性和慢性，前者多于放疗过程中或放疗后数周、数月内出现；后者可在放疗后数年出现。75%的放射性心包炎可发生心包缩窄。诊断本病时，应除外肿瘤的心包转移。由于放射性心包炎的临床表现、心包液的实验室检查以及心包的组织学改变均无特异性，故需排除其他疾病方可下诊断。

治疗原则同其他心包炎，约20%演变为缩窄性而需作心包切除，但死亡率高，术后5年存活率仅10%左右，因心肌多有严重广泛性纤维化之故。

三、乳糜心包

乳糜心包是指心包有乳糜液的渗出。乳糜心包可以为特发性、创伤性、胸部术后、心包切开术后、或肿瘤侵及心包。乳糜心包可产生急性或慢性的心脏压塞，最常见的心包切开术后发生乳糜心包，原因是在术中损伤了淋巴管，如Fontan、Glenn手术，常合并残余的体静脉压上升。乳糜心包也可见上腔静脉阻塞，例如在Mustard和Senning手术后。

乳糜心包的治疗需要引流心包积液，加强利尿，普通饮食更改为低脂饮食，中等链甘油三酯饮食。难治性病例用非肠道的营养。药物治疗10～14天无效，则需要再探查，缝合破裂的淋巴管和结扎胸导管。如果乳糜心包是由于腔静脉梗阻造成，则必须解除腔静脉的梗阻。也可用胸腔镜沿着心包窗，结扎和分离胸导管，作为治疗乳糜心包的措施。

四、甲状腺疾病合并心包积液

甲状腺患者出现心包积液与甲状腺素分泌降低，局部粘蛋白、粘多糖堆积使毛细血管通透性增加，组织液渗出增多有关。甲状腺疾病合并心包积液一般不引起心脏压塞。遇到原因不明心包积液而心包压塞症状不明显，同时伴有或不伴有心动过缓均应想到甲状腺功能减退的可能，甲状腺功能减退性心包积液不应行常规心包穿刺抽液，应早期强心利尿，使用甲状腺素片治疗，心包积液即可消失。

（区文超　刘世明）

参考文献

1. Braunwald E. 1997. heart Diseases. 5th ed. Philadelphia：WB Saunder Company，1478-1523.

2. 陈灏珠. 2005. 实用内科学. 12版. 北京：人民卫生出版社，1561-1568.

3. Joseph G. 2000. Murphy. Mayo Clinic Cardiology Review. 2th ed. America：Lippincott Williams & Wilkins，347-362.

4. Chairperson BM，Seferovic PM，Ristic AD，et al. 2004. Guidelines on the diagnosis and management of pericardial disease. European Heart Journal，1-28.

第二十八章 主动脉夹层

Chapter 28 Aortic Dissection

概　言

主动脉夹层是一种严重威胁生命的主动脉疾病，其特点是发病急、病情复杂多变、进展迅速、病死率高。随着人口的老龄化，高血压患者的增多，主动脉夹层患者也越来越多。尽管由于治疗方法的改进使其病死率较前明显降低，但远远不能令人满意。降低主动脉夹层病死率的关键在于选择合适的影像技术进行早期诊断，并选择适当的治疗方法。

主动脉夹层（aortic dissection，AD）是指主动脉腔内血液通过主动脉内膜裂口处进入主动脉中层，使中层分离形成血肿，并沿主动脉壁延伸剥离导致严重的心血管急症。AD起病急，进展快，是一类病情凶险、死亡率高的疾病。如未及时诊治，患者发病48 h 内，病死率以每小时增加1%的速度增长，1周时达到70%，3个月可高达90%。根据美国1980年以前的资料估计，AD的年发病率约5～10例/百万，近20年来随着人口老龄化和心血管影像诊断技术的提高，主动脉夹层的发病率呈逐年上升的趋势。AD以男性多见，男女性别比约3：1。好发于50～70岁，平均发病年龄约为65岁。

第一节　病因与发病机制

各种原因（表28-1）导致主动脉中层薄弱，使主动脉壁的应力增高，在血流冲击下，首先出现内膜破裂，血流从裂口处注入动脉中层，从而发生主动脉扩张并形成动脉瘤，最终导致主动脉夹层或破裂。

1. 高血压和动脉粥样硬化：主动脉夹层病人中80%合并高血压，除血压绝对值增高外，血压变化率（dp/dt_{max}）增大也是引发主动脉夹层的重要因素。动脉粥样硬化可使动脉内膜增厚，从而导致动脉壁中膜营养不良，这是主动脉夹层的重要诱发因素。

2. 特发性主动脉中层退性性变：30%～35%的病人主动脉夹层的中层弹力纤维和胶原呈进行性退变，并出现黏液样物质，称为中层囊性坏死。中层退变的另一种类型是平滑肌细胞的缺失，这种类型的病变多见于主动脉夹层的高龄病人。

3. 遗传性疾病：在主动脉夹层病人中常见3种遗传性疾病：马方（Marfan）综合征、Ehlers-Danlos综合征、Turner综合征，这些遗传性疾病均为常染色体遗传病，具有家族性，常在年轻时发病。

表28-1　主动脉夹层的危险因素

高血压
动脉硬化性疾病
心脏手术史
主动脉瘤
结缔组织疾病（如Marfan综合征、Ehlers-Danlos综合征）
主动脉瓣二叶瓣畸形
主动脉缩窄
Turner综合征
大血管炎症（如巨细胞、Takayasu's、梅毒性动脉炎）
吸食可卡因
胸部创伤
医源性损伤，特别是主动脉内导管损伤

4．先天性主动脉畸形：最常见的是先天性主动脉瓣二叶瓣畸形、狭窄和主动脉缩窄。主动脉缩窄病人夹层发生率是正常人的8倍，其夹层多出现在主动脉缩窄的近端。几乎从不发展至缩窄以下的主动脉。

5．创伤：主动脉的钝性创伤、心导管检查、主动脉内球囊反搏、主动脉钳夹阻断乃至腔内隔绝术的不恰当操作均可引起主动脉夹层。腔内操作造成的夹层常为逆行撕裂，随访中常发现夹层逐渐缩小至完全血栓形成，多数不需要手术治疗。

6．主动脉壁炎症反应：虽然梅毒性动脉炎引发主动脉夹层的概率不高，但巨细胞动脉炎病人自身免疫反应引起的主动脉壁损害与夹层的发生密切相关。

高血压、动脉粥样硬化以及心脏手术史是动脉夹层发生的主要的危险因素，其中，高血压最为重要，约有72%的患者有高血压。但在40岁以下的患者，与高血压和动脉粥样硬化相比，Marfan综合征则是最为主要的危险因素。

第二节　分期与分类

根据主动脉夹层的病程进展时间，可将其分为急性期和慢性期：起病2周以内为急性期，病程超过2周以后为慢性期。急性期患者死亡率最高。

主动脉夹层可根据发生的解剖部位进行分类，分类的基本依据是累及主动脉的近端（主动脉根部或升主动脉）或远端（左锁骨下动脉开口后）。在临床上常有2种分类方法，①Stanford分类分为A型和B型：A型为夹层累及升主动脉，而B型则不累及升主动脉。②DeBakey分类分为3型：Ⅰ型，内膜破口位于升主动脉近端，而夹层剥离扩展至腹主动脉，此型最为常见；Ⅱ型，内膜破口位于升主动脉近端，病变局限于升主动脉而不累及降主动脉，多见于Marfan综合征患者；Ⅲ型，内膜破口位于降主动脉峡部（主动脉左锁骨下动脉开口远端），夹层仅限于降主动脉者，为Ⅲa型，夹层扩展累及腹主动脉者，为Ⅲb型。

Stanford分类与DeBakey分类并不十分完善，新近的研究认为管壁内出血、管壁内血肿和主动脉溃疡可能是发展成动脉夹层或夹层亚型的征象，因而提出一种新的病理生理分类法（表28-2）。

表28-2　主动脉夹层病理生理分类

分类	特　征
1类	典型的主动脉夹层，撕脱的内膜片将主动脉分为真假两腔
2类	中层破裂伴管壁内血肿/出血
3类	分离/细小夹层，在夹层处没有血肿，在撕裂部位偏心性膨出
4类	斑块破裂导致主动脉溃疡形成，穿透性的主动脉粥样硬化溃疡，伴有周围血肿，通常在外膜下层
5类	医源性和创伤性夹层

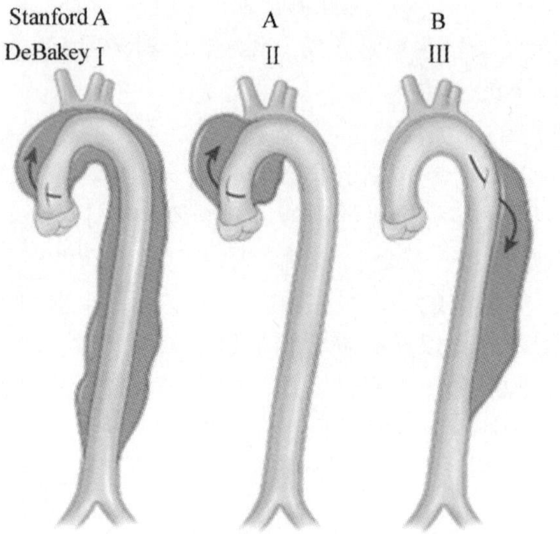

图28-1　主动脉夹层的解剖分型示意图

第三节　临床表现

1. 疼痛：为本病最先出现和最突出的表现，约见于96%的患者。部位多位于胸前部近胸骨，并可扩展到背部特别是肩胛间区，沿夹层的方向可放射到头颈部、腹部或下肢，波及肾动脉时可有腰痛；从疼痛发作一开始即极为剧烈，不能耐受，疼痛的高峰一般较急性心肌梗死的更为早，且为持续性，疼痛的强度比其部位更具特征性，多为撕裂样或刀割样尖锐性疼痛或反跳痛，伴有窒息感甚至濒死感；疼痛与体位或活动无关。吗啡等强效镇痛剂的常用剂量往往不能使疼痛完全缓解，有的因夹层远端内膜破裂使夹层血肿中的血液重新回到主动脉管腔而使疼痛消失。疼痛消失后如再反复出现，应警惕主动脉夹层又继续扩展并有向外膜破裂的危险。极少数无疼痛的患者多系慢性主动脉夹层或是发病早期即出现了晕厥而掩盖了疼痛症状。

主动脉夹层疼痛的重要特征是其疼痛可由起始部位移向其他部位，往往是沿着剥离血肿的路径走行。疼痛的部位有助于提示剥离起始的部位，前胸疼痛常为近端剥离，而肩胛间区最剧烈的疼痛更多见于起始远端的剥离。虽然前后同时疼痛提示剥离同时累及近端和远端，但如果后背肩胛间区没有疼痛则基本上可排除远端剥离，因为90%以上的远端剥离都有这样的疼痛。颈部、咽部、颌或牙齿的疼痛常提示剥离累及升主动脉或主动脉弓部。

2. 休克：约有1/3～1/2的患者在急性发病后出现额面苍白、大汗淋漓、皮肤湿冷、脉搏快而弱及呼吸急促等休克表现，但血压常不低或增高，这可能与肾缺血、主动脉阻塞、主动脉减压神经受损有关。若外膜破裂出血则血压降低，并常伴有晕厥。

血压异常在起病初期约70% B型患者均伴有高血压，临床表现有面色苍白，烦躁不安、大汗淋漓、心动过速和呼吸急促等症状，严重者如外膜破裂出血，则血压迅速下降，患者晕厥甚至死亡。

3．心血管系统症状：夹层病变始于升主动脉者约半数患者可因夹层血肿扩展至主动脉瓣环或影响心瓣叶的支撑，瓣环扩大，瓣膜移位等导致主动脉瓣关闭不全。主动脉瓣区可出现舒张期吹风样杂音，脉压增大，突发反流常引起急性左心衰竭；若冠状动脉口受累及可致急性心肌缺血甚至心肌梗死。夹层破裂入心包腔，出现急性心包填塞，病情恶化，甚至死亡。起病后数小时尚可出现周围动脉阻塞征象，颈、肱或股动脉一侧脉搏减弱或消失；夹层部位闻及杂音或有震颤。

4．神经系统症状：主动脉夹层延展至颈总动脉或肋间动脉，造成脑或脊髓急性缺血，引起失语、嗜睡、神志模糊、肢体麻木、晕厥、昏迷、截瘫、视力和大小便障碍等。主动脉夹层压迫喉返神经时出现声嘶，累及髂动脉时动脉搏动减弱或消失、肌痛或完全性麻痹等。

5．压迫症状：主动脉夹层压迫腹腔动脉及其分支时出现腹痛、恶心、呕吐、黑便等；压迫颈交感神经节引起霍纳（Horner）综合征；累及肾动脉出现血尿、尿闭、血压明显增高；如破入气管或支气管，引起咳嗽、呼吸困难、大咯血、窒息甚至死亡。

第四节　实验室和辅助检查

一、实验室检查

生化指标的改变是近些年逐渐被人们所认识并越来越受到重视的一种诊断学方法，它可以协助对AD的诊断与鉴别诊断，并对病情有一定的提示意义。当主动脉夹层发生时，主动脉中层平滑肌受损，平滑肌肌动蛋白重链蛋白释放入血，检测循环血中平滑肌肌动蛋白重链蛋白（smooth-muscle myosin heavy chain protein）可能有助于主动脉夹层的诊断，特别是对主动脉近端的主动脉夹层且在发病3h内的患者诊断价值较大，在这些患者，其敏感性为90.9%，与健康患者比较，其特异性达98%，与急性心肌梗死患者比较，其特异性为83%，但其不适于主动脉夹层发病超过3h的患者。可溶性弹性蛋白片段（soluble elastin fragments，sELAF）可能有助于筛选急性主动脉夹层，且可用于鉴别急性主动脉夹层与急性心肌梗死，但该项血清学指标的检测需要3 h才能完成，而且，在血栓性假腔形成的患者sELAF并不升高。急性主动脉夹层的患者，血D-二聚体水平升高。荟萃分析发现，D-二聚体诊断主动脉夹层的特异性为97%（95% CI为94%～98%），阴性似然比为0.06（95% CI为0.02～0.13），特异性为59%（95% CI为53%～64%），阳性似然比为2.58（95% CI为1.76～3.78），因此，D-二聚体并不能增加急性主动脉夹层的确诊率，但研究发现，当D-二聚体＜0.1 μg/ml时，可排除急性主动脉夹层的可能性。可溶性弹性蛋白片断、金属基质蛋白（MMP）等均在AD患者血浆中升高，这些标志物的意义还需要进一步大量的临床研究得到验证。由此看来，目前尚无在较宽的时间窗内有足够敏感性和特异性的诊断主动脉夹层的生化标志物。

患者在发病后数小时内白细胞可升高至（10～20）$\times 10^9$/L，偶尔可高达30 $\times 10^9$/L以上，中性粒细胞也增多。随着病程进展，红细胞比积逐渐下降，常见正常细胞性贫血。尿常规检查多数可有蛋白尿管型及红细胞，肾功能受损时可出现肉眼血尿以及血尿素氮、肌酐水平升高。除非夹层血肿累及冠状动脉发生心肌梗死，血清转氨酶一般不升高，血沉无明显增快。胸腔积液在夹层未明显穿破前呈淡红色，穿破后为血性。血清淀粉酶有时可升高，系由于肠系膜上动脉受损而引起胰腺头部出血所致。

二、辅助检查

1．心电图：本病无特异性的心电图改变，有时可有非特异性ST–T改变。累及冠状动脉时出现急性心肌缺血，甚至急性心肌梗死心电图改变；破入心包时出现急性心包炎改变。

2．X线胸片：可见上纵隔增宽，主动脉弓影增大，外形不规则，或局部有隆起。如有主动脉内膜钙化影，且与外膜间距＞10 mm以上（正常2～3 mm），其他尚有气管移位，心包或胸腔积液等征象。

3．超声心动图：可在床边无创进行，无需造影剂，对主动脉夹层分离的诊断具有重要意义，可明确显示主动脉瓣关闭不全、心包、胸腔积血等；M型超声示主动脉根径＞40 mm，主动脉壁回声带＞15 mm；二维超声可见主动脉分裂的内膜片，呈内膜摆动征及主动脉真假双腔征，多普勒超声除了能检出主动脉夹层内双重回声之间的端流信号，对主动脉夹层的分型、内膜裂口定位及主动脉瓣反流的定量都有重要诊断价值。经食管超声心动图（transesophageal echocardiography，TEE）几乎可显示整个胸主动脉，可准确分型，确定夹层破口，区分真假腔，判定假腔内有无血栓，并可了解主动脉瓣的反流情况。血管腔内超声血管腔内超声可清楚显示主动脉腔内的三维结构，对主动脉夹层诊断的准确性高于经胸超声心动图（transthoracic echocardiography，TTE）和TEE，对全面了解主动脉夹层及辨别真假腔等较为可靠，对判断夹层裂口和内漏具有较高使用价值。血管腔内超声可清楚显示主动脉腔内的三维结构，对AD诊断的准确性高于TTE和TEE。目前腔内超声探头的口径已可减小至8.2F，可通过0.035 in的导丝经穿刺导入。常在腔内隔绝术中应用，对判断夹层裂口和内漏具有较高使用价值。

4．CT：是最常用的诊断手段，可显示病变主动脉的扩张，是目前最常用的术前影像学评估方法，其敏感性达90%以上，其特异性接近100%。发现主动脉钙化优于X线平片，可清楚显示主动脉夹层的真假两腔。在评估主动脉弓是否受累方面优于超声以及磁共振，但CT对内膜破口的定位及确定主动脉分支血管的情况有困难，因此，在CT确诊主动脉夹层后，还应进一步检查获取更多的信息以指导手术或介入治疗。其主要缺点是造影剂产生的副作用和主动脉搏动产生的伪影干扰。

5．MR：可从任意角度显示主动脉夹层真、假腔和累及范围，清楚显示内膜裂口位置，确定夹层范围及与主动脉分支的关系，识别主动脉反流及心包积液等。其诊断主动脉夹层的准确性和特异性均接近100%，有替代动脉造影成为诊断主动脉夹层金标准的趋势，但由于扫描时间较长，不适宜血流动力学不稳定的患者，禁用于装有人工心脏起搏器及人工关节的患者。

6．主动脉造影：包括选择性主动脉造影和数字减影血管造影（digital substraction angiography，DSA）2种方法。尽管无创诊断技术发展迅速，多数仍然认为主动脉DSA是诊断主动脉夹层的“金标准”，可全面评估主动脉夹层裂口的数量、分布、大小及与分支血管受累的程度和范围及主动脉瓣关闭不全等情况，结合MR和（或）CT精确评估瘤颈的口径、长度及扭曲度等，以最终选定手术方案。但急危重者主动脉造影有较大风险，需谨慎考虑。DSA的缺点是其有创操作及应用造影剂均有导致并发症的可能。

各种影像学检查在主动脉夹层诊断中的敏感性及其诊断价值见表28-3、表28-4。

表28-3　影像学检查对诊断主动脉夹层的敏感性比较

影像学检查	近段主动脉夹层（%）	远段主动脉夹层（%）	总体敏感性（%）
TEE	90	80	88
CT血管造影术	93	93	93
MR血管造影术	100	100	100
主动脉造影术	87	87	87

表28-4　主动脉夹层的影像学检查的诊断价值比较

	超声心动图	CT	MRI	主动脉血管造影	血管内超声
敏感性	++	++	+++	++	+++
特异性	+++	++	+++	++	+++
夹层分类	+++	++	++	+	++
撕裂定位	+++	—	++	+	+
主动脉反流	+++	—	++	++	—
心包积液	+++	++	++	—	—
纵隔血肿	++	+++	+++	—	+
侧支受累	+	++	++	+++	+++
冠脉受累	++	—	+	+++	+++
随访研究	++	++	+++	—	—

第五节　诊断和鉴别诊断

一、诊断步骤

1．确定是否有AD：3项临床特征对主动脉夹层的诊断有重要的作用：突然发生的撕裂样胸痛或背痛、X线胸片显示纵隔或主动脉增宽以及两侧血压差异超过20 mmHg。当以上3项临床特征均缺如时，主动脉夹层的可能性很小；前2项同时存在时，主动脉夹层的可能性为31%～39%，其他临床特征的组合形式时，主动脉夹层的可能性高达83%～100%。根据上述临床特征，96%的患者可得以诊断。当然主动脉夹层的确诊有赖于其他影像学检查，其诊断流程见图28-2。

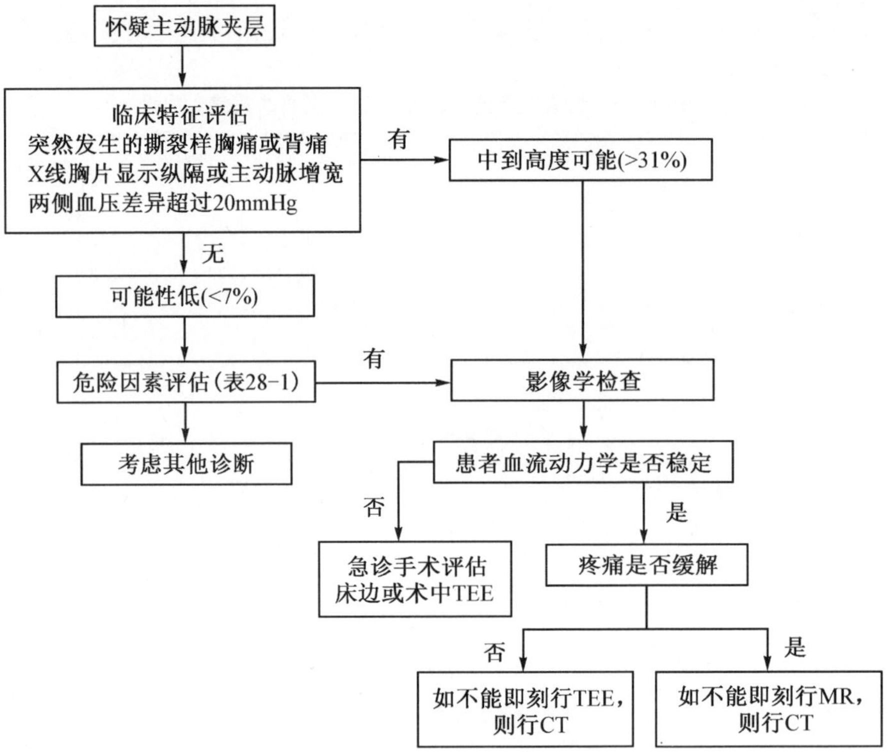

图28-2　主动脉夹层诊断流程图

2．确定AD的病因、分型、分区、分类和分期：确定AD的病因、分型、分区、分类和分期是决定其治疗策略的重要依据，在获得完整的病史和CTA或MRA等影像学资料后应尽快作出综合判断。其中确定AD裂口的位置和数量是其手术治疗的主要基础。传统开放手术旨在以人工血管置换病变动脉段；腔内隔绝术的原则是通过腔内移植物隔绝封闭破裂口，以彻底消除AD破裂的后患。

3．鉴别夹层的真假腔：夹层真假腔的鉴别是腔内隔绝术治疗成功的关键，但有时鉴别比较困难。经食管超声可明确降主动脉瘤破口位置并能清楚显示真、假腔情况。真假腔超声特征包括：多数情况下真腔直径小、血流速度快、在夹部位于内侧，而假腔直径大、血流速度慢、在夹部位于外侧。但确定夹层真假腔没有唯一确切的方法，应根据多种影像学检查的发现综合判断。

4．确定有无AD外渗和破裂预兆：夹层外渗导致的心包腔积液是急性AD病人死亡的主要原因之一。MRA和CTA检查中经常能发现纵隔和胸膜腔积液。夹层进行性外渗常常是其破裂的预兆，也是急诊行手术或腔内隔绝术的主要指征。

5．确定有无主动脉瓣反流及心肌缺血：脉压差增大和心脏舒张期杂音常提示主动脉瓣反流，彩色超声波可确定诊断。如彩超发现主动脉反流应同时测量反流量和主动脉瓣环直径，以作为判断有无手术指征的依据。AD累及冠状动脉开口时可导致心肌缺血，但需要排除并存的冠状动脉疾病，TEE可发现冠状动脉的开口是否被夹层遮蔽，DSA冠状动脉造影仍然是金标准。

6．确定有无主动脉分支动脉受累：主动脉分支动脉受累可导致受累靶器官缺血的各种临床症状，同时主动脉的重要分支动脉受累导致的脏器急性缺血也是AD急诊手术的指征之一。无名干或颈总动脉受累可导致脑梗死，肾动脉受累可导致肾梗死或肾缺血性高血压，髂动脉受累可导致急性下肢缺血，肋间动脉受累可导致截瘫。

二、鉴别诊断

本病尚需要考虑与以下疾病相鉴别。

1．急性心肌梗死（AMI）：①AMI可有先兆表现，疼痛可呈渐进加重，疼痛部位多位于心前区或胸骨后，相对较局限，吗啡一般均可止痛；而本病起病突然，可无先兆或诱因，疼痛更为剧烈，疼痛范围更广泛，多向后背放射，镇痛剂效果欠佳。②AMI发病时血压短暂升高，后逐渐自行降低，出现心源性休克时血压明显降低，双侧脉搏均等。上下肢血压对称，而本病起病时多伴有高血压，有休克征象时血压仍不一定降低，常出现双侧脉搏强弱不等，受累侧减弱或消失。上下肢血压不对称。③AMI时心电图多呈典型规律动态变化，心肌酶谱循一定时间规律呈现异常改变；而本病心电图及酶谱多为非特异性变化，但需警惕如本病累及冠状动脉时，即可出现心肌梗死之临床表现。

2．急腹症：急性胰腺炎、消化性溃疡穿孔、急性胆囊炎、胆石症、肠系膜动脉栓塞等均可出现较剧烈持续的腹痛，故应与本症累及腹主动脉及其分支时的临床症状相鉴别。仔细询问病史，体格检查，结合主动脉夹层疼痛特点，脉搏血压的特征性改变，并辅以超声心动图、CT等相关检查可资鉴别。

3．无夹层的急性主动脉瓣关闭不全：主动脉瓣穿孔或腱索断裂，主动脉窦瘤破裂均可导致急性主动脉瓣关闭不全，同时伴有突发胸痛，并出现急性左心衰竭。但这些病变的疼痛程度较轻、较局限、无主动脉夹层累及其他部位的相关表现，超声心动图等影像检查可作出鉴别诊断。

在确诊主动脉夹层后，应注意患者有无夹层外渗和破裂预兆、有无主动脉瓣反流及心肌缺血，并了解主动脉分支动脉受累的情况。

第六节 治　　疗

对拟诊或确诊主动脉夹层的患者，应绝对卧床休息，密切监测生命体征和血管受累的征象，立即入住CCU，给予有效止痛、镇静和吸氧等，忌用抗凝或溶栓治疗。

一、药物治疗

药物治疗既是一种独立的治疗方法，也是外科术前、术后的重要措施。对于B型主动脉夹层（AD）患者急性期内科药物治疗或外科手术治疗的存活率都在75%左右，长期生存率无显著性差异，而且，这类患者多为高龄，合并心、肺、肾等疾病，因此通常采取单纯药物保守治疗。此外，对于具有外科手术禁忌证的A型AD患者也应采取积极的药物治疗。

1．缓解疼痛：剧烈疼痛时需用吗啡或哌替啶，且用量较大（吗啡每次5 mg，或哌替啶每次100 mg），甚至给予冬眠疗法，以达到止痛镇静的效果。疼痛缓解常提示主动脉夹层扩展被遏制。但需注意该类药物相应的副作用。

2．降压治疗：血压偏高的患者应迅速使血压降至尚能维持脑、心、肾功能的最低血压水平，或将收缩压控制在大约100～120 mmHg，心率60～75次/min，以达到有效稳定地终止主动脉夹层的分离，并保障重要脏器的供血。原则上选择短效的静脉抗高血压制剂（表28–5），并逐渐增加剂量，待病情和血压稳定后渐改为口服降压药。常选用β–受体阻滞剂，其负性肌力和负性变时作用可降低血管内剪切力。当β–受体阻滞剂不能有效控制血压，可选择静脉注射血管扩张剂，如硝普钠或硝酸甘油，但由于血管扩张剂可引起反射性心动过速，从而增加血管内剪切力，故一般不单独使用。也可选用钙离子拮抗剂如维拉帕米。但原则上一般不选用血管紧张素转化酶抑制剂，以免咳嗽副作用加重病情，也禁用肼屈嗪、二氮嗪等强减压药，因其可同时增加心肌收缩力和心率，加重主动脉夹层的分离。

15%～30%的急性主动脉夹层的患者可合并低血压甚或休克，这类患者预后较差。有低血压的主动脉夹层患者死亡率增加5倍（55.0%：10.3%），进展为神经功能缺失以及心肌缺血、肠系膜缺血和肢体缺血的危险性亦增加。低血压可能与泵衰竭（急性主动脉反流、心包填塞或心肌缺血所致）、主动脉破裂、乳酸酸中毒或脊髓性休克有关。床边TTE

表28–5　主动脉夹层急性期降压药物选择

药　物	作用机制	剂　量	禁忌证与注意事项
艾司洛尔	选择性阻断心脏β_1受体	负荷量500 μg/kg，iv，之后50 μg/（kg·min），根据血压调整剂量（50 μg/min）	支气管哮喘或痉挛 心动过缓 2～3度房室传导阻滞 吸食可卡因
拉贝洛尔	阻断心脏β_1、β_2以及α_1受体	负荷量20 mg，iv，之后2 mg/min（总量＜300 mg）	支气管哮喘或痉挛 心动过缓 2～3度房室传导阻滞 吸食可卡因
硝普钠	直接扩张动脉	0.3 μg/kg开始iv，最大剂量为10 μg/（kg·min）	反射性心动过速 氰化物中毒
硝酸甘油	松弛血管平滑肌	5～200 μg/kg，iv	可降低前负荷，心包填塞时禁用 使用西地那非24 h内者禁用

可快速、无创性地了解主动脉瓣和心包情况，因此对于低血压患者的评估很有价值。对于主动脉夹层合并低血压的治疗，补充血容量只能使低血压一过性地得以改善，因此，应该对患者进行是否急诊手术治疗的评估。在心包填塞时，是否进行心包穿刺尚有争论，有研究发现心包腔内压力降低时，血容量减少加速，会使血流动力学进一步恶化。

二、手术治疗

手术治疗是主动脉夹层血管重建的重要治疗措施。A型夹层大约90%可发生主动脉破裂或心包填塞等致命并发症，病情允许，均应采取手术治疗；B型夹层手术死亡率高，术中引起脏器缺血、衰竭等并发症较多，在药物治疗无法控制病情或主动脉夹层破裂或重要脏器损害进行性加重等情况下采取手术治疗。外科手术指征为：①主动脉直径>5 cm的年轻患者；②急性A型AD；③慢性A型AD并重度主动脉瓣反流，局部主动脉瘤形成并进展，夹层血肿扩展延伸者；④急性B型AD并病情进展或重要脏器受累；⑤慢性B型AD出现血肿进展、动脉瘤形成、主动脉瓣反流、夹层动脉渗血、有破裂出血可能、持续性疼痛和不能控制的高血压、器官或肢体末梢供血障碍等；⑥Marfan综合征的任何类型AD患者。常见的术式有Bentall手术（适用于Marfam综合征合并Ⅰ型、Ⅱ型主动脉夹层）、Wheat手术（适用于非Marfan综合征合并Ⅰ型、Ⅱ型伴主动脉瓣关闭不全）、升主动脉移植术（适用于Ⅰ型、Ⅱ型伴主动脉瓣正常者）、次全主动脉弓移植术（适用于Ⅰ型伴弓部分支狭窄）和胸腹主动脉移植术（适用于Ⅲ型降主动脉及腹主动脉均有破口者）。

三、介入治疗

腔内修复术作为治疗主动脉夹层的一种新术式，成功率高，损伤小，并发症发生率低，有取代人工血管置换术的趋势。

1．经皮主动脉内膜开窗术：是在真假腔之间的内膜片上开窗，使假腔内血流通过开窗的破口返回真腔，降低假腔内压力，同时使真腔内压力增加，从而既降低了假腔扩张和破裂的危险性，又能改善被堵塞的分支血管的灌注，解决缺血并发症。经皮主动脉内膜开窗术主要用于治疗主动脉夹层分支血管缺血并发症。主动脉夹层约有30%的患者有分支血管缺血并发症，包括腹腔脏器、肾脏及四肢缺血者。有分支缺血并发症的患者总的死亡率高达51%，而无缺血并发症的总死亡率为29%。当临床上出现明显的缺血表现，如胃肠道等内脏缺血、急性肾功能衰竭、跛行或无脉症等，应行急诊经皮主动脉内膜开窗术。经皮主动脉内膜开窗术可使85%～93%的患者缺血症状得到缓解，病情初步稳定后可为患者进行择期的外科手术或支架介入治疗争取时间，从而明显改善主动脉夹层的预后。经皮主动脉内膜开窗术治疗后，有8%～13%的患者仍需要急诊手术，主要是解决经皮主动脉内膜开窗术前已经发生的不可逆的缺血并发症（如坏死肠管的切除等）。近年来，联合应用经皮主动脉内膜开窗术和分支血管内置入支架治疗分支血管缺血也取得了较好效果。经皮主动脉内膜开窗术操作较为简便，成功率高，并发症发生率较低，有报道术中出现主动脉壁穿孔，但并未造成严重后果。经皮主动脉内膜开窗术死亡率低，多见于急性主动脉夹层，死亡原因主要与开窗术前已经发生的不可逆的缺血并发症有关。

2．经皮主动脉腔内覆膜支架介入治疗：是在真腔内置入覆膜支架，封堵夹层原发破口，使假腔内血流失去交通，诱发血栓形成，降低假腔内压力，减少主动脉扩张或破裂的危险，同时真腔扩大，改善分支血管灌注，从而稳定主动脉夹层。经皮主动脉腔内覆膜支架置入术最初于1990年用于腹主动脉瘤的治疗，1994年经皮主动脉腔内覆膜支架置入术首次用于胸主动脉瘤及降主动脉夹层的治疗。目前所用的覆膜支架多为自弹性镍钛合金支架，外面覆以涤纶或聚酯材料。近年来，随着科技进步，覆膜支架的稳定性有了很大提高。支架型号的选择标准是其直径大于主动脉近端锚定部位直径的20%。

夹层的支架治疗是外科手术治疗的重大变革，它不仅缩短手术时间，损伤小，而且安全有效，成功率高，并发症发生率和死亡率较外科手术明显降低。有研究发现接受支架治疗的患者的死亡率和并发症发生率均为0%，而接受手术治疗者的死亡率和并发症发生率分别为33%和42%。接受支架治疗的12例患者术后假腔均达到完全的血栓化，并且假腔直径显著缩小。Dake等报道19例患者中有15例假腔完全血栓化，4例部分血栓化。早期死亡率为16%，主要与外周血管缺血等并发症有关。术后随访发现患者真腔直径明显增加，同时有76%的分支血管缺血症状得到缓解。

主动脉夹层覆膜支架治疗开始仅限于Stanford B型夹层，之后用于治疗破口位于降主动脉的Stanford A型夹层，覆膜支架治疗也取得了很好效果。目前，主动脉夹层覆膜支架治疗的适应证尚无统一标准。Shimono等总结的支架治疗主动脉夹层的解剖适应证如下：①原发破口位于降主动脉或距左锁骨下动脉以远1cm以上；②降主动脉破口位于胸10动脉近侧段；③与支架近端接合的主动脉无明显扩张（直径>38 mm）或动脉粥样硬化；④无严重的主动脉瓣反流；⑤无冠状动脉或头臂动脉缺血；⑥股动脉和髂动脉的直径和质量可以保证传输系统的进入（最小18Fr）。支架术的并发症包括：肠梗死、肾衰竭、下肢栓塞、假腔破裂和置入后综合征（即一过性的发热、C-反应蛋白和中性粒细胞升高）。

荟萃分析发现，覆膜支架植入的成功率超过95%，主要并发症的发生率为11.1%，30天死亡率约为5.3%，6个月、1年与2年的生存率分别为90.6%、89.9%、88.8%。对于急性B型主动脉夹层的患者，在降低急性期和中期死亡率方面，覆膜支架植入术优于手术治疗。IRAD研究得出同样的结果：接受手术治疗、覆膜支架介入治疗、药物治疗的急性B型主动脉夹层患者住院期间的死亡率分别为32%、7%、10%。但对存活的患者进行随访发现，接受手术治疗、覆膜支架介入治疗、药物治疗的患者3年期间的存活率分别为77.6%、82.8%、76.2%（P=0.61）。预测死亡的因素包括女性、主动脉瘤病史、住院期间肾功能衰竭、胸片显示胸腔积液、住院期间出现低血压或休克。

INSTEAD（Investigation of stent grafts in patients with type B aortic dissection）对无并发症的B型主动脉夹层患者进行了随机、对照、多中心研究，研究共纳入病例136例，其中支架治疗组76例，药物治疗组60例。中期研究结果发现1年后支架治疗组一级终点——全因死亡发生率为7/70，药物治疗组全因死亡发生率为2/66，支架治疗组约高于药物治疗组，但无统计学意义。由此看来，将支架治疗作为一线治疗手段不一定能使所有主动脉夹层患者获益，该研究的最终结果有待公布。

另外，近来还进行附加手术的覆膜支架术。对于瘤颈长度<1.5 cm的B型AD，可将腔内移植物近端放置于左颈总动脉开口与左锁骨下动脉开口之间，左锁骨下动脉开口就会被封闭，为了避免相关并发症，特别对左椎动脉为优势动脉且Willis环不完整的病人，可分

期或同期行左椎动脉或左锁骨下动脉与左颈总动脉旁路术并结扎左锁骨下动脉近心端，然后行腔内修复术。对主动脉弓处AD，可与腔内修复术分期或一期行右颈总动脉到左颈总动脉和左锁骨下动脉序列旁路术并结扎左颈总动脉和左锁骨下动脉的近心端，如此可将腔内移植物固定于无名动脉开口远端。另有半开放式腔内修复术的报道，在行升主动脉置换的同时，经开放的主动脉弓向远端真腔内导入腔内移植物，该方法和传统手术的“象鼻技术”有良好的继承性。缺点是不能在术中即时获得DSA对AD修复效果的评估。

四、长期治疗与随访

对于一些有结缔组织性疾病等原发病的主动脉夹层的幸存者，5年内约有1/3的患者会发生主动脉夹层进展甚至主动脉破裂，因此，对于这些患者应终身服用β-受体阻滞剂，并逐渐增加剂量使血压控制在120/80 mmHg以下，以降低血管内剪切力。即使没有高血压病史，也要长期β-受体阻滞剂治疗。不能耐受β-受体阻滞剂者，可使用钙离子拮抗剂如维拉帕米或地尔硫䓬。对于有主动脉瘤形成的患者，应进行随访，出院后1、3、6、12个月进行影像学检查，之后，每6～12个月随访检查1次，对于主动脉近端＞5.0 cm或远端＞6.0 cm者，应及时进行介入治疗或手术治疗。患者应限制体力活动，以免心率过快或血压升高，不应进行曲棍球、滑雪、足球等运动。

他汀类药物可调节主动脉的血管生物学功能，并可抑制中性粒细胞和巨噬细胞被激活，从而抑制金属基质蛋白-9的产生。有研究发现，对于腹主动脉夹层成功实施手术的患者，长期服用他汀类药物可降低全因死亡率和心血管死亡率，在调整了临床危险因素和使用β-受体阻滞剂的影像后，他汀类与全因死亡率和心血管死亡率降低之间的相关性更加明显。由此看来，他汀类药物治疗对预防或治疗主动脉瘤可能是有益的。对于主动脉夹层或主动脉瘤的患者，服用他汀类药物将血脂控制在理想的水平（低密度脂蛋白胆固醇＜70 mg/dl）可能是合理的，特别是对于主动脉粥样硬化斑块溃疡、主动脉壁内血肿形成的患者。

五、预后

主动脉夹层患者常常起病急骤，病情凶险，预后较差。对于怀疑主动脉夹层的患者，应尽快明确诊断，积极治疗。在48 h内，每延迟治疗1 h，死亡率增加近1%，1周内未进行治疗的患者死亡率达70%，而发病后3个月未进行治疗的患者90%将死亡。AD的不同类型预后不同，Stanford A型主动脉夹层的患者死亡率高于Stanford B 型主动脉夹层的患者，研究发现年龄≥70岁、突然发生的胸痛、低血压、休克、心包填塞、肾功能衰竭、脉搏消失以及心电图异常是主动脉夹层患者死亡的独立的预测因子。近年来随着诊断手段提高及治疗新技术的开展，主动脉夹层患者5年生存率可在50%以上。

（罗建方　刘　媛）

参考文献

1. Wheat MW Jr. 1980. Acute dissecting aneurysms of the aorta: diagnosis and treatment-1979. Am heart J,

99: 373.

2. Slater EE, DeSanctis RW. 1976. The clinical recognition of dissecting aortic aneurysm. Am J Med, 60: 625–633.
3. Suzuki T, Katoh h, Tsuchio Y, et al. 2000. Diagnostic implications of elevated levels of smooth–muscle myosin heavy–chain protein in acute aortic dissection. The smooth muscle myosin heavy chain study. Ann Intern Med, 133: 537–541.
4. Shinohara T, Suzuki K, Okada M, et al. 2003. Soluble elastin fragments in serum are elevated in acute aortic dissection. Arterioscler Thromb Vasc Biol, 23: 1839–1844.
5. Sangiorgi G, Trimarchi S, Mauriello A, et al. 2006. Plasma levels of metalloproteinases29 and 22 in the acute and subacute phases of type A and type B aortic dissection. J Cardiovascular Med, 7: 307.
6. Ince H, Nienaber CA. 2007. Diagnosis and management of patients with aortic dissection. Heart, 93: 266–270.
7. Erbel R, Alfonso F, Boileau C, et al. 2001. Diagnosis and management of aortic dissection. Eur Heart J, 22: 1642–1681.
8. Sodeck G, Domanovits H, Schillinger M, et al. 2007. D–dimer in ruling out acute aortic dissection: a systematic review and prospective cohort study. Eur Heart J, 28 (24): 3067–3075.
9. Gonzalez Fajardo JA, Gutierrez V, SanRoman JA, et al. 2002. Utility of intraoperative transesophageal echocardiography during endovascular stent–graft repair of acute thoracic aortic dissection. Ann Vasc Surg, 16: 297–303.
10. Shimono T, Kato N, Yasuda F, et al. 2002. Transluminal stent–graft placements for the treatments of acute onset and chronic aortic dissections. Circulation, 106: 1241–1247.
11. Eggebrecht H, Nienaber CA, Neuhäuser M, et al. 2006. Endovascular stent–graft placement in aortic dissection: a meta–analysis. Eur Heart J, 27 (4): 489–498.
12. Tsai TT, Fattori R, Trimarchi S, et al. 2006. Long–term survival in patients presenting with type b acute aortic dissection: insights from the International Registry of Acute Aortic Dissection. Circulation, 114: 2226–2231.

第二十九章
肺动脉高压

Chapter 29 Pulmonary Hypertension

概　言

肺动脉高压是一系列导致右心室后负荷和做功增加的临床情况的共同血流动力学异常。肺动脉高压的临床表现、病程及预后主要取决于肺血管损害的本质、病因及血流动力学异常的严重性。随着诊断水平的提高，肺动脉高压的发生率有增高的趋势。近年来，对肺动脉高压的病理学、病理生理学的认识及治疗等都有了长足的进步。

成人肺循环为一低阻力系统，仅相当于体循环血管床的1/10。在正常情况下，成人一生中静息肺动脉压相当恒定，海平面水平成人的正常肺动脉收缩压最高值为25 mmHg，舒张末期压力为10 mmHg，平均值为12～16 mmHg。

肺动脉高压（pulmonary hypertension）是由多种病因引起肺血管床受累而使肺循环阻力进行性增加，最终导致右心衰竭的一类病理生理综合征，实际上是肺动脉高压、肺静脉高压、混合性肺动脉高压的总称。肺动脉高压的诊断标准是：在海平面状态下，静息时肺动脉收缩压＞30 mmHg，和（或）肺动脉平均压＞25 mmHg，或者运动时肺动脉平均压＞30 mmHg。

由于肺小动脉原发病变而导致的肺动脉阻力增加，表现为肺动脉压力升高而肺静脉压力在正常范围内，也称肺动脉高压（pulmonary arterial hypertension，PAH）。其诊断标准除了上述肺动脉高压的标准之外，尚需包括肺毛细血管嵌顿压（PCWP）正常（≤15 mmHg）。本章主要讨论PAH。

第一节　肺动脉高压的发病机制

尽管对肺动脉高压的发病机制已有更深入的了解，但其确切机制仍不清楚。目前认为肺动脉高压的发生是一个多因素作用的过程，常常是遗传的患病倾向与一个或多个刺激因素相互作用的结果，这种相互作用可以是遗传基质与其他遗传情况（变异或多态性）、并存疾病或环境因素的相互作用，涉及多种细胞和生物化学途径（图29–1）。

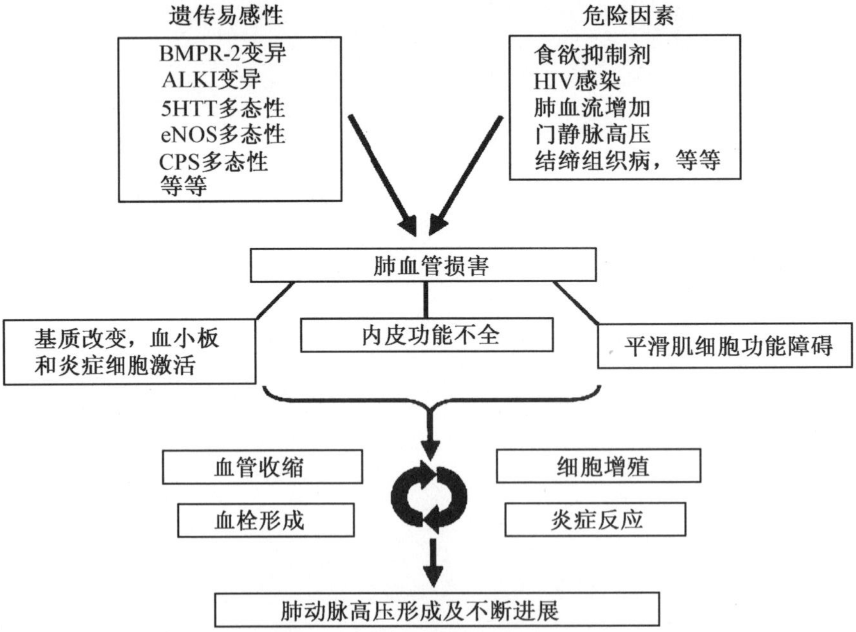

图29–1　肺动脉高压的发病机制

一、遗传基质

已经证实几类基因型与发生肺动脉高压相关。这些基因型的出现或者观察到在一个家系中出现一个以上的成员则代表肺动脉高压的一种形式。

1. 骨形成蛋白受体-2（bone morphogenetic protein receptor Ⅱ，BMPR2）：属于转化生长因子家族中的一员，它是血管平滑肌细胞的异源骨形态发生蛋白受体的组成成分。2000年发现其编码基因外显子的突变与家族性的肺动脉高压相关。BMPR2受体蛋白的一个突变能使肺血管平滑肌细胞信号传导的异常，并因此导致通常认为的程序化死亡途径的改变，从而促进细胞的增殖。

2. 激活素受体样激酶-1：在一些遗传性出血性毛细血管扩张症及PAH病人，发现另一种转化生长因子-β，内皮细胞表面的激活素样激酶-1（activin-like kinase type-1，ALK-1）受体突变。

3. 5-羟色胺（血清素）转运体：5-羟色胺转运体（5-hydroxytryptamine transporter，5-HTT）的活性与肺动脉平滑肌细胞的增殖相关，而且5-HTT编码基因的启动子的L等位基因的变异与5-HTT的增量表达相关，而该变异在65%的原发性肺动脉高压病人中表现为纯合状态，而在对照人群中仅27%表现为纯合。

二、分子和细胞机制

一系列的介导因子和生长因子参与PAH的发病过程。PAH患者，循环及局部内皮素（ET-1）表达增加，作为强大的血管收缩因子，ET-1通过作用与肺小动脉增加的ET_A和（或）ET_B受体，引起平滑肌细胞及成纤维细胞增殖。PAH患者，循环5-羟色胺水平也升高。5-羟色胺通过5-羟色胺受体，包括5HT2A，5HT2B及5HT1B刺激血管细胞有丝分裂。

在人类肺动脉平滑肌细胞，通过5-羟色胺转运体而激活丝裂原活化蛋白激酶（mitogen-activated protein kinase，MAPK）是重要的增殖途径。在肺动脉高压的动脉，发现有转运体表达的增加。

在严重的PAH，扩张血管途径相对缺乏，与促有丝分裂及缩血管途径之间不平衡。PAH患者前列环素等扩张血管因子产生减少，一氧化氮（NO）及缩血管因子血栓素表达也减少。新近研究表明PAH患者肺中缺乏神经肽类血管扩张剂，如血管活性肠肽。许多重要的扩张血管径路也表现为抗增殖作用。参与肺血管重构的其他重要的径路还包括钾通道（Kv1.5和2.1）表达的改变、弹性蛋白酶及炎症细胞因子、增加趋化因子表达的增加。

目前研究较多并获广泛认可的、与PAH有关的分子和细胞机制有3条主要通路（图29-2）：

1. 一氧化氮（NO）通路：在肺血管张力的调节中起重要作用。内皮细胞产生的NO是由精氨酸在NO合酶的作用下产生，NO通过血管平滑肌产生环磷酸鸟苷（cGMP）导致血管扩张。cGMP激活cGMP激酶，后者开放细胞膜的钾通道，使钾外流，细胞膜除极，同时抑制钙通道。减少钙流入细胞及减少肌浆网储存钙的释放，使得收缩装置激动减弱，导致血管扩张。cGMP还有抑制肺动脉平滑肌细胞增殖的作用。

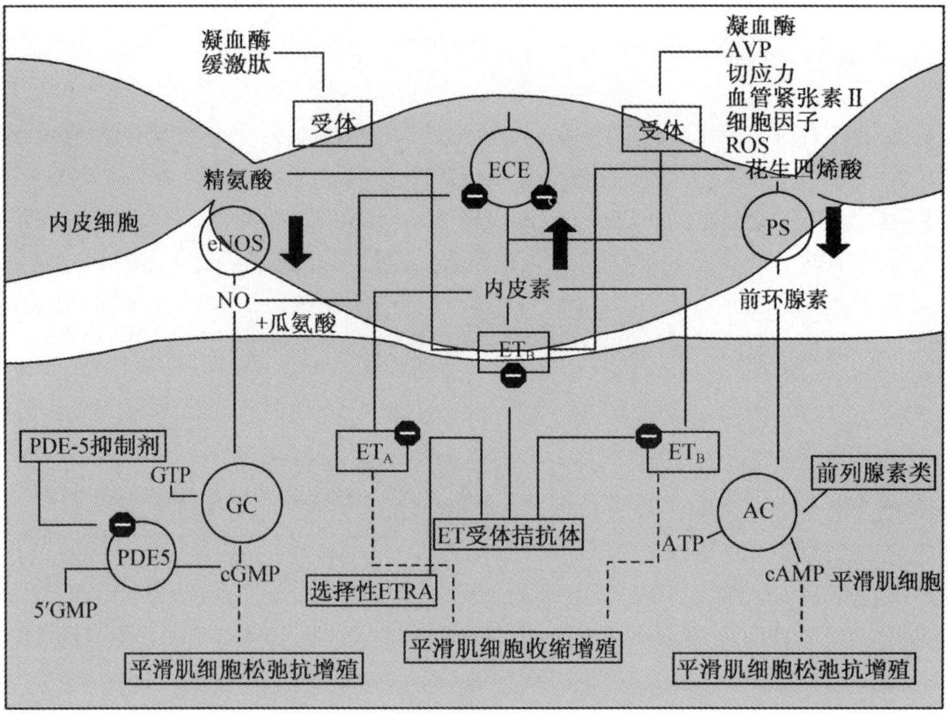

图29-2　肺动脉高压发病的主要径路

主要通路包括NO通路，内皮素通路及前列环素通路。如图所示，这些通路是相互作用的，从而调整单一通路的效应。这些通路也受到细胞膜上的受体发生作用的递质或刺激的影响，这些递质或刺激包括但并不限于凝血酶、血管缓激肽、精氨酸加压素、血管壁切应力、血管紧缩素Ⅱ（AngⅡ）、一些细胞因子和活性氧簇等。另外，递质的效应依赖于作用的特异位点（如血管平滑肌的ET_A和ET_B与内皮细胞的ET_B受体）。大的黑色箭头表示在肺动脉高压病人中观察到的这些通路的异常情况。ETRA，内皮素受体拮抗剂，如波生坦。⊖表示抑制作用。虚线箭头表示其他一些没有显示的已知的和未知的通路

磷酸二酯酶（phosphodiesterase，PDE）是PDE超家族的11个成员之一，降解cGMP，抵消NO的扩血管径路。PAH的病人NO合酶表达减少，因而促进血管收缩及细胞增殖。潜在的干预点包括增加底物（精氨酸），NO或硝酸酯类药物，抑制PDE-5及钙拮抗剂。

除强烈的血管扩张作用外，NO还有扩张支气管、神经递质、抗凝、抗增殖作用以及抑制血小板聚集的作用。肺动脉内皮细胞持续释放NO产生了人类特征性的低肺血管阻力。

2．内皮素通路：内皮素（ET-1）是一个21个氨基酸肽，大内皮素在内皮细胞内在内皮素转换酶作用下转换为ET-1。PAH患者内皮素水平升高，内皮素在肺血管床的清除减慢。ET-1作用于2种不同的受体：血管平滑肌细胞的ET_A受体及血管平滑肌细胞和肺血管内皮细胞的ET_B受体。这2种受体均介导平滑肌细胞增殖。ET_A受体介导血管收缩，ET_B受体可通过作用于平滑肌细胞使血管收缩；血浆ET-1水平与PAH的严重性及预后相关。

3．前列环素通路：前列环素为花生四烯酸的环氧化酶代谢产物，在内皮细胞中产生，是强力的血管扩张剂和血小板聚集抑制剂。PAH患者环氧化酶活性及前列环素水平降低，使得其强大的扩张血管作用及抗增殖作用相对缺乏。此外，缩血管的血栓素水平升高。

在内皮细胞中，前列环素合酶催化前列腺素Ⅰ$_2$（PGI_2）的产生。在肺动脉平滑肌细胞中，PGI_2激活腺苷酸环化酶，从而促进由cAMP转化为ATG，cAMP是作为第二信使维持肺动脉平滑肌细胞的舒张，并抑制肺动脉平滑肌细胞的增殖。这些通路是相互作用的，从而调整单一通路的效应。这些通路也受细胞膜上的受体发生作用的递质或刺激的影响（图29-2）。

一旦存在触发因素，通过激活各种机制，导致不同程度的血管收缩、肺血管壁闭塞性重构、炎症反应及血栓形成。

肺血管收缩在肺动脉高压的发生早期起主要作用，主要与血管平滑肌细胞K通道表达或功能异常以及内皮功能异常有关。血管扩张剂和抗增殖物如血管活性肠肽的血浆水平降低。内皮功能异常时缩血管物质血栓素A_2（TXA_2）和内皮素-1（ET-1）生成增多，而舒血管物质一氧化氮（NO）和前列环素生成减少。

肺血管重构累及血管壁各层，内皮细胞、平滑肌细胞、成纤维细胞等出现过度分化增生，导致闭塞性病变。血管壁外膜细胞外基质产物如胶原、弹性蛋白、纤维粘连蛋白以及肌糖蛋白（tenascin）增多。血管生成素-1（angiopoietin-1）是肺血管发育的关键细胞因子，肺动脉高压患者其浓度增高，且与病情成正相关。

炎症细胞和血小板在肺动脉高压的发生中也扮演了重要角色。炎症细胞在肺动脉高压的病变部位广泛存在，并且伴有促炎症介质明显升高。另外，观察到血小板中的缩血管物质5-羟色胺的代谢途径在肺动脉高压时也发生了改变。

研究证实PAH患者的凝血状态异常，在弹性动脉和微循环血管中常可见血栓。事实上，在特发性肺动脉高压（IPAH）患者反映凝血酶活性的纤维蛋白肽A水平以及TXA_2浓度均是升高的。

肺动脉高压初期，肺血管床扩张及未灌注的血管的开放能力丧失，导致静息时肺动脉压升高，运动时进一步升高。由于后负荷增加，右心室逐渐肥厚。在疾病的早期，右心室能维持心输出量在休息时保持正常，尽管运动时增加心输出量的能力受损。随疾病的进展，在休息时右心室也不能维持心输出量正常。随着右心功能不全的发展，右心室舒张压及右心房压增高，出现临床右心衰竭。尽管肺血管疾病不直接影响左心，右心室的不断扩张可损害左心室的顺应性，导致左心室舒张末压及肺毛细血管楔压（PCWP）升高。

第二节　肺动脉高压的病理

所有类型的PAH均可见肌性和弹力动脉中膜肥厚、弹力肺动脉扩张和内膜粥样斑、及负荷过重导致的右心室肥厚。肺动脉高压特征性损害是血管狭窄及复杂病变。丛样损害（plexiform lesions）指肺泡前和肺泡内血管分叉处的血管增殖，包括增殖的内皮细胞、平滑肌细胞、肌成纤维细胞及巨噬细胞，导致肺血管结构紊乱。最常见于IPAH或FPAH，或艾森曼格综合征，但不见于胶原血管病。IPAH患者丛样损害的细胞是单克隆起源，表达内皮生长因子（VEGF），可能代表肿瘤样紊乱性血管新生。其他病理发现包括内膜增生，外膜增厚及小动脉炎。右心室和右心房增大和肥厚见于严重肺动脉高压。

一、肺动脉病

肺动脉病（pulmonary arteriopathy）主要组织病理学特征包括中膜肥厚、内膜增生、外膜增厚以及混合性病变。中膜肥厚指的是肺泡前和泡内肺动脉中膜截面积增加，是由于肌性肺动脉中层平滑肌细胞肥厚、增生以及结缔组织基质和弹力纤维增多的结果。内膜增厚可呈向心性层状（concentric laminar）、非向心性或向心性非层状，增生的细胞呈成纤维细胞、肌成纤维细胞、平滑肌细胞的特征。外膜增厚可见于多数肺循环高压患者。丛样损害是指局灶性的内皮过度分化增生，并伴有肌成纤维细胞、平滑肌细胞、细胞外基质的增生。动脉炎可能与丛样损害有关，以动脉壁炎细胞浸润和纤维素样坏死为特征。

PAH最常见的血管改变是肺循环高血压性动脉病，见于85%的病人。这些改变包括肺动脉及肺小动脉的中层肥厚，常伴有其他血管的改变。单纯中膜肥厚少见，可能代表疾病的早期。内膜增殖可呈现为向心性层状内膜纤维化，偏心性内膜纤维化，或向心性非层状内膜纤维化。这些改变在不同的病人，及同一病人肺部不同部位的发生率各不相同。此外，整个肺部可能出现丛样或扩张性病变及坏死性动脉炎。丛样损害的本质还不清楚，形态学上指的是肺血管结构紊乱，包括增殖的内皮细胞、平滑肌细胞、肌成纤维细胞及巨噬细胞。

PAH另一主要的血管改变是血栓栓塞性肺动脉病。典型特征包括肺动脉及肺小动脉的中层肥厚，伴偏心性或向心性非层状内膜纤维化。血栓再通形成的滤器样损害（colander lesion）也是典型改变。这些改变主要是由于原位血栓形成的结果，而非反复发作的肺动脉栓塞。

许多PAH病人具有不同程度的上述2种肺动脉病的特征。

二、闭塞性肺静脉病

闭塞性肺静脉病（也称肺静脉闭塞症）的主要组织病理学特征是不同直径的肺小静脉和肺静脉出现弥漫性、不同程度的闭塞，可为完全闭塞或偏心性层状阻塞。常伴有含铁血黄素沉积于肺泡巨噬细胞、Ⅱ型肺泡上皮细胞的胞浆及细胞间质中。毛细血管常扩张，肺小动脉出现中膜肥厚和内膜纤维化。但不出现丛样病变和纤维素样动脉炎改变。肺间质小叶间隔常出现渗出（肺水肿），进一步发展可以出现肺间质纤维化。

三、肺微血管病

肺微血管病（又称肺毛细血管瘤）是一种罕见的以肺内毛细血管局限性增殖为特征的病理情况。常呈全小叶或部分小叶分布。异常增生的毛细血管还可穿过动静脉壁，侵犯肌层，引起管腔狭窄。在病变区域，可见含铁血黄素沉积于巨噬细胞和Ⅱ型肺上皮细胞。与肺静脉病相似的是肺微血管病时的肺动脉也出现明显的肌层肥厚和内膜增生。

第三节 肺动脉高压的分类

1998年以前，肺动脉高压仅分为原发性肺动脉高压（primary pulmonary hypertension）和继发性肺动脉高压（secondary pulmonary hypertension）两大类。1998年世界卫生组织（WHO）在法国Evian召开了第二次原发性肺动脉高压国际研讨会，制定了肺动脉高压临床分类标准，将肺动脉高压分为5大类。2003年威尼斯会议对Evian诊断分类标准进行修订，将肺动脉高压共分为5大类，21亚类（表29-1）；其中最大的变化是废除原发性肺动脉高压的概念，而将之细化为特发性肺动脉高压（idiopathic pulmonary arterial hyper-tension，IPAH）、家族性肺动脉高压及与危险因素或其他疾病相关的肺动脉高压（PAH related to risk factor or associated conditions，APAH）。另外，将肺静脉闭塞病及肺毛细血管瘤这两类疾病从肺静脉高压类里转到肺动脉高压类。

一、肺动脉高压

（一）特发性肺动脉高压

特发性肺动脉高压（IPAH）是原因不明的肺动脉高压。IPAH是肺血管床本身的病变，以持续性肺动脉压力增高、肺血管阻力增大为特征，最后导致右心室衰竭和死亡。组织病理特征为内皮细胞血管增殖性丛样损害，毛细血管前微动脉肌性化，内膜内皮细胞增殖，血管平滑肌细胞增殖使中层增厚。

IPAH罕见，实际发病率为（2～5）/100万。女性/男性为1.7：1，诊断时平均年龄37岁。最常见的临床表现为呼吸困难，其他包括疲劳、心绞痛、晕厥，最后出现右心衰竭。

（二）家族性肺动脉高压

大约6%～10%的PAH患者被怀疑或证实与遗传有关，诊断为家族性肺动脉高压（FPAH）的患者，50%～90%为BMPR2突变。IPAH患者25%存在BMPR2突变，而与使用芬氟拉明（fenfluramine）有关的肺动脉高压患者，15%存在BMPR2突变。

（三）与其他疾病或危险因素有关的肺动脉高压

与其他疾病有关的PAH称为APAH。结缔组织病，尤其是硬皮病是APAH的一个重要的亚组，采用多普勒超声估计右心室收缩压>40 mmHg作为肺动脉高压的标准，有23%的硬皮病或混合性结缔组织病有PAH。孤立的PAH更多见于局限性硬皮病，弥漫性硬皮病较少。早期常表现为肺纤维化，疾病后期才表现为PAH。早期症状不明显，主要表现为肺弥散功能的进行性降低，与无PAH的硬皮病比较，生存率明显降低。

表29-1 肺循环高压的临床分类（威尼斯，2003年）

1. 肺动脉高压（PAH）

1.1 特发性（IPAH）

1.2 家族性（FPAH）

1.3 与危险因素或其他疾病相关的肺动脉高压（APAH）

（a）胶原血管病

（b）先天性体循环-肺循环分流

（c）门静脉高压

（d）HIV感染

（e）药物和毒物

（f）其他（甲状腺疾病、糖原累积症、Gaucher' s病、遗传性出血性毛细血管扩张症、血红蛋白病、骨髓组织增生性疾病、脾切除术）

1.4 因严重的肺静脉或毛细血管病变所致

（a）肺静脉闭塞症（PVOD）

（b）肺毛细血管瘤（PCH）

1.5 新生儿持续性肺动脉高压（PPHN）

2. 与左心病变有关的肺动脉高压

2.1 左心房或左心室疾病

2.2 左心瓣膜病

3. 与呼吸系统疾病和（或）低氧血症有关的肺动脉高压

3.1 慢性阻塞性肺病

3.2 间质性肺病

3.3 睡眠性呼吸障碍

3.4 肺泡低通气疾患

3.5 慢性高原病

3.6 发育异常

4. 慢性血栓和（或）栓塞性疾病所致的肺动脉高压

4.1 近端肺动脉血栓性栓塞

4.2 远端肺动脉阻塞

4.3 非血栓性的肺栓塞（肿瘤、寄生虫、异物）

5. 其他

类肉瘤样病、组织细胞增多症、淋巴管瘤病、肺血管受压［腺病（adenopathy）、肿瘤、纤维性纵隔炎］

PAH是许多先天性心脏病自然史的一部分，是否存在PAH及其严重程度是先天性心脏病临床病程、手术可能性及预后的主要决定因素。左向右分流的先天性心脏病及动脉导管未闭常伴有肺动脉高压。先天性心脏病产生肺动脉高压的原因包括：血流增加和（或）血流阻力增加。在右向左分流的先天性心脏病，由于体循环低氧血症，肺血管收缩也增加血流的阻力。红细胞增多增加血液的黏度，增加血栓形成的机会也与血管阻力增加有关。尽管缺氧引起的肺血管张力增加与肺血管阻力增加有关，肺血管阻力增加的主要原因是肺小动脉壁解剖改变所致。

与肝病及门静脉高压有关的肺动脉高压见于进行肝移植评估病人的4%～15%，症状可能较轻，但影响存活率及增加围手术期死亡率。

暴露于某些毒物增加PAH的危险，苯丙胺类药物，如食欲抑制剂阿米雷司（aminorex），芬氟拉明（fenfluramine）及右芬氟拉明（dexfenfluramine）等由于导致PAH，均已退出市场。甲基苯丙胺（methamphetamine）、人类免疫缺陷病毒等也与PAH有关。

（四）因严重肺静脉或毛细血管病变所致的肺动脉高压

此类病人，在少见情况下，存在所有血管病变（pan-vasculopathy），包括PAH的典型发现。肺闭塞性静脉病（以前称肺静脉闭塞症）及肺微血管病（以前称肺毛细血管瘤）都可导致肺循环，也具有PAH的特征，如动脉内膜纤维化、中层肥厚及丛样损害，同时表现出肺静脉高压的标志（含铁血黄素沉积症、间质水肿及淋巴管扩张）。其临床表现与PAH难于区分，但在使用依前列醇后可出现快速起病的肺水肿。

二、左心疾病有关的肺动脉高压

左心疾病所致的肺动脉高压，最初为毛细血管后肺动脉高压，左心房压力升高通过逆向传递导致肺静脉压、肺毛细血管压升高，最后导致肺动脉压力升高。

三、与肺病或低氧血症有关的肺动脉高压

缺氧状态及通气紊乱疾病可导致肺动脉高压，尽管在COPD全球创意（GOLD）Ⅳ期的慢性阻塞性肺疾病（COPD）患者66%存在不同程度的肺动脉高压，但常常较轻。同样，睡眠呼吸暂停综合征患者合并的肺动脉高压也较轻，但在合并肥胖-低通气综合征或COPD时较重。目前认为，伴肺动脉高压的COPD患者预后较差；与COPD比较，伴肺动脉高压的亚组病人病情不成比例加重。其机制为NO合酶及前列环素缺乏，肺血管ET-1升高。

四、慢性血栓和（或）栓塞性疾病所致的肺动脉高压

急性肺栓塞幸存者多达3%罹患慢性血栓栓塞性肺动脉高压（chronic thromboembolic PH，CTEPH），其原因为持续血管腔面积减少、血小板激活及缩血管物质释放、复发性血栓栓塞，加之原位血栓形成，或产生小血管动脉病。未治疗的CTEPH预后差，但平均前列腺酸性磷酸酶（PAP）＞40 mmHg时，5年存活的可能性为30%。CTEPH可缺乏明显的

急性肺栓塞病史。在有急性肺栓塞病史者，在出现严重的动脉病或右心衰竭之前，可有一段相对无症状期。CTEPH的正确诊断极为重要，因为在选择的病人，成功行肺动脉内膜剥除术（thromboendarterectomy）后，患者的PH或右心衰竭可显著改善或逆转。手术的适应证是由于肺动脉近段闭塞（外科手术可达到的位置）导致症状及肺动脉阻力升高，无禁忌证，尤其是严重左心功能不全。

参照类同于纽约心脏协会的心功能分级方式，根据每个病人的运动能力，将肺动脉高压病人的心功能不全分为Ⅰ~Ⅳ级（表29-2）。

表29-2　肺循环高压的心功能分级（WHO 1998年）

Ⅰ级：	患者有肺动脉高压，但体力活动不受限制。日常活动不引起呼吸困难或疲劳，胸痛或近乎晕厥
Ⅱ级：	患者有肺动脉高压，体力活动轻度受限。休息时无症状，日常活动引起呼吸困难或疲劳，胸痛或近乎晕厥
Ⅲ级：	患者有肺动脉高压，体力活动明显受限。休息时无症状，轻于日常活动即可引起上述症状
Ⅳ级：	患者有肺动脉高压，不能从事任何体力活动。病人有明显的右心衰体征。即使在休息时亦可有呼吸困难和（或）疲劳症状，体力活动后加重

第四节　临床表现

一、症状

肺动脉高压本身没有特异性临床表现。最常见的症状是进行性运动耐量下降和劳力性呼吸困难，几乎见于所有严重肺动脉高压的病人，其次是胸痛和晕厥。

1．呼吸困难：是最常见的症状，其特征是劳力性。产生呼吸困难的原因有：①由于低氧血症及心输出量减少，使氧的输送减少；②肺的弥散能力降低；③混合静脉血氧饱和度低；④呼吸做功增加。

2．胸痛：可呈典型心绞痛发作，常于劳力或情绪激动时发生，是由于：①右心后负荷增加、心腔扩大、右心室心肌增厚，增加心肌需氧；②主动脉-右心室收缩期压力阶差减小，冠状动脉左主干受压等导致心肌缺血。

3．晕厥：包括近乎晕厥和晕厥，多于活动后发生，休息时也可出现，系脑组织供氧突然减少所引起。以下情况可以诱发：①由于肺血管阻力增高，使得心输出量低而固定，体循环扩张（运动、直立、血管减压反应）时可出现晕厥；②心律失常：心动过缓多见，也可见心房颤动、心肌缺血及室壁张力增加触发的恶性心律失常等。

4．疲乏：因心排血量下降，氧交换和运输减少引起组织缺氧。

5．咯血：与肺静脉高压咯血不同，肺动脉高压咯血多来自肺毛细血管前微血管瘤破裂。咯血量通常较少，也可因大咯血死亡。

二、体格检查

体格检查对肺动脉高压的诊断、严重性及潜在的病因可提供有价值的信息。肺动脉高压的体征与肺动脉压升高和右心功能不全有关，在产生严重肺动脉高压和右心衰竭之前，体检异常可局限于肺动脉第二心音（P_2）分裂和肺动脉成分亢进。通常肺动脉高压达中度以上，体格检查才有阳性发现。常见有呼吸频率增加，脉搏频速、细小，早期紫绀不明显。因右心肥厚顺应性下降，颈静脉搏动增强，右心衰竭时可见颈静脉充盈。胸骨左下缘有抬举性搏动，反映右心室增大。胸骨左缘第2肋间可看到或触及肺动脉收缩期搏动，并可扪及肺动脉瓣关闭振动，该区听诊可闻及收缩期喷射音及喷射性杂音、肺动脉第二音亢进和分裂。肺动脉压愈高，肺血管顺应性愈小，分裂愈窄，当右心衰竭时，分裂固定。严重的肺动脉高压，肺动脉明显扩张，可出现肺动脉瓣关闭不全的舒张早期反流性杂音，也称Graham Steell杂音。在胸骨左缘第4肋间，可闻及三尖瓣全收缩期反流性杂音，吸气时增强，通常来源于右心室扩张，也可见于乳头肌和腱索自发性断裂。右心性第四、第三心音分别反映右心室肥厚和右心功能不全（表29-3至表29-6）。

表29-3　提示严重PAH的体征

体　　征	意　　义
S2肺动脉成分增强（90%在心尖可听见）	肺动脉高压增加肺动脉瓣关闭力量
收缩早期喀喇音	肺动脉瓣开放突然中断
收缩中期喷射音	肺动脉流出道跨瓣湍流
左心室抬举性搏动	存在右心室高压及右心室肥厚
右心室S4（38%）	
颈静脉a波	右心室充盈压高

表29-4　提示PAH严重程度的体征

体　　征	意　　义
中到重度PAH	
全收缩期杂音，吸气增强	三尖瓣反流
颈静脉v波增强	
肝波动	
舒张期杂音	肺动脉反流
肝颈征阳性	中心静脉压高
晚期PAH伴右心衰竭	
右心室S3（23%）	右心室功能不全
颈静脉怒张	
肝大	右心室功能不全和（或）三尖瓣反流
外周水肿	
腹水	
低血压，脉压差小，四肢凉	心输出量下降，外周血管收缩

表29-5　提示严重PAH的体征

体　　征	意　　义
S2肺动脉成分增强（90%在心尖可听见）	肺动脉高压增加肺动脉瓣关闭力量
收缩早期喀喇音	肺动脉瓣开放突然中断
收缩中期喷射音	肺动脉流出道跨瓣湍流
左心室抬举性搏动	存在右心室高压及右心室肥厚
右心室S4（38%）	
颈静脉a波	右心室充盈压高

表29-6　提示肺动脉高压的病因的体征

体　　征	意　　义
中央性紫绀	低氧血症，右向左分流
杵状指	先天性心脏病，肺静脉病
心脏听诊杂音，开瓣音，奔马律	先天性或获得性心脏病或瓣膜病
啰音、浊音、呼吸音降低	肺淤血，胸腔积液
细啰音、使用辅助肌、喘鸣、呼气延长，排痰性咳嗽	肺实质性疾病
肥胖、脊柱后凸侧弯、扁桃体增大	通气异常的基础
指趾硬皮病、关节炎、皮疹	胶原血管病
外周静脉功能不全或阻塞	静脉血栓可能

第五节　辅 助 检 查

一、血液化学检查和免疫学检查

血常规、血生化、甲状腺功能检查应作为常规检查，而且应筛查有无易栓症，包括抗磷脂抗体检查（即狼疮抗凝物和抗心磷脂抗体）。肺循环高压患者常有高尿酸血症，与血流动力学异常相关。右心室负荷过重的肺循环高压患者脑钠肽（BNP）升高，并且与右心功能不全严重程度及病死率相关。神经内分泌激素如去甲肾上腺素和内皮素（ET-1）血浆水平与生存率相关。肺循环高压患者治疗前和治疗后肌钙蛋白升高提示预后不佳。

慢性缺氧可有继发性红细胞增多。肝功能异常表明右心室衰竭导致肝淤血，也提示肺循环高压由肝硬化或门静脉血栓形成引起的可能性。血沉升高提示血管炎或肺泡炎的可能性。血尿素氮和尿酸的升高常见于疾病的晚期，与心输出量的下降有关。

结缔组织病（CTD）的诊断主要根据临床和实验室检查。免疫组织化学检查包括抗核抗体、抗硬皮病抗体70（SCL70）。大约1/3的IPAH患者呈现阳性，但抗核抗体滴度低（≤1：80稀释度）。抗核抗体滴度有意义升高和（或）有可疑的CTD临床征象的患者都应进一步行血清学检查。此外，所有患者都应在征得同意后行HIV的血清学检查。

二、影像学检查

1．心电图：出现右心室肥厚或负荷过重、以及右心房扩大的改变，可作为支持肺动脉高压的诊断依据，但是心电图对诊断肺循环高压的敏感性和特异性均不高，分别为55%和70%，所以不能仅凭心电图正常就排除肺动脉高压。常见的异常有QRS电轴≥+100°；$RV_1>0.5$ mV；R/S $V_1>1$；R/S $V_6<1$；$S_{I}S_{II}S_{III}$征等。肺型P波及Ⅱ、Ⅲ、aVF及右胸导联ST-T改变也较常见。

2．X线胸片：胸部X线检查对肺动脉高压的判断有一定帮助，但无一征象能准确地反映肺循环高压的程度。X线检查对肺实质病变、纵隔或心脏原因引起的肺循环高压可提供有用的线索。肺循环高压主要X线征象有：①右下肺动脉横径增宽，正常值<15 mm；②肺门宽度与1/2胸廓横径比增加，即从前正中线至肺动脉段缘间的距离与1/2胸廓横径之比，正常值为28.1%±4.5%；③肺门胸廓指数增加，即从前正中线水平至左、右肺动脉主要分支间距离之和与整个胸廓横径之比，正常值为34%±4%；④肺动脉段凸出，正常值<3 mm；⑤肺门动脉扩张与远端外围分支纤细（“截断”征）；⑥右心房、右心室扩大；⑦心胸比率增加，正常<0.50。透视下见右下肺动脉搏动增强，也提示肺动脉高压。轻、中度肺动脉高压患者的胸部X线所见可无异常。

3．超声心动图：是筛查肺动脉高压最重要的无创性检查方法，在不合并肺动脉瓣狭窄及流出道梗阻情况时，肺动脉收缩压（PASP）等于右心室收缩压（RVSP）。可通过多普勒超声心动图测量收缩期右心室与右心房压差来估测RVSP。目前国际推荐超声心动图拟诊肺动脉高压的肺动脉收缩压标准为≥40 mmHg。

超声所测量的肺动脉收缩压（PASP）与右心导管所测值具有良好的相关性（0.57～0.93）。为减少诊断的假阳性，对PASP超声测值为36～50 mmHg的轻度肺动脉高压患者，必须结合临床资料和其他检查判断是否为肺循环高压。对于无临床症状的患者（WHO分级Ⅰ级者），应排除是否合并结缔组织疾病，并于6个月后复查心脏超声。对于有症状的患者（WHO心功能Ⅱ～Ⅲ级者），应行右心导管检查以确诊。此外心脏超声还可以发现一些有助于诊断、临床分类、评估病情的异常存在，如：左、右心室直径和功能，三尖瓣、肺动脉瓣和二尖瓣的异常，右心室射血分数和左心室充盈情况，下腔静脉直径以及心包积液等。除确定有无肺循环高压外，经胸超声心动图（TTE）还可以用于进行肺循环高压的临床分类以及临床评估。如TTE有助于左心瓣膜性心脏病和心肌病所致肺静脉高压以及先天性体-肺分流性心脏病的确诊。超声声学造影有助于卵圆孔开放或小的静脉窦型房间隔缺损的诊断。经食管超声检查可用于小的房间隔缺损的诊断和缺损大小的确定。

有些患者只有运动时才会发生肺动脉压升高，因此，对有危险因素的患者应进行运动负荷超声心动图检查。

4．放射性核素肺通气/灌注扫描：PAH患者的肺通气/灌注扫描结果可以完全正常。该检查主要用于诊断慢性栓塞性肺动脉高压（CTEPH），鉴别CTEPH与IPAH的敏感性和特异性分别高达90%～100%和94%～100%。需注意的是，肺静脉闭塞症亦可见通气/灌注不匹配现象，因此，需要进一步检查。

对CTEPH，V/Q扫描常可显示大的肺动脉阻塞的实际程度。在一次急性栓塞事件后，可发生机化、再通及闭塞血栓的各种复杂类型的部分溶解。尽管大的肺动脉血栓栓子可明显增加血管阻力，但在经闭塞栓子中的小隧道或栓子周围的部分血流使得放射性物质仍可到达肺的周围血管。取决于血流的分布不同，这些区域可呈正常或低灌注区。因此，肺灌注扫描尽管能提示慢性血栓闭塞的存在，但不能其确定程度、位置或近端病变的程度。在肺循环高压的病人，即使存在单个的肺段或较大的灌注缺损，也要考虑慢性血栓栓塞性的可能性，并考虑行右心导管和肺动脉造影明确诊断。

三、肺功能和血气分析

肺动脉高压患者的一氧化碳（CO）肺弥散量（DLco）通常是降低的，典型为预期值的40%～80%，肺容积常轻到中度降低。动脉血氧分压（PaO_2）通常正常或稍低于正常值，动脉血二氧化碳分压（$PaCO_2$）常因过度通气而降低。肺功能检查还可为慢性阻塞性肺病，肺气肿、间质性肺病（ILD）的诊断提供帮助。

气体交换的改变，可以是肺动脉高压的原因或结果。在不影响肺、胸壁或呼吸调节机制的疾病过程中，低氧血症通常系心排血量减少和心内分流、肺内分流所引起的混合静脉血氧分压下降的结果。慢性低氧血症导致肺血管收缩和血管重构，最终导致肺动脉高压。与之相比，存在高碳酸血症提示严重的阻塞性或限制性肺实质病变、胸壁疾患或中枢、神经肌肉疾病引起的肺泡低通气。

需要强调的是，阻塞性肺病患者的肺动脉高压的程度较其他肺血管疾病要轻，肺动脉高压的程度与PO_2负相关，与PCO_2正相关。即使存在严重的低氧血症，平均肺动脉压也极少超过40 mmHg。这与PAH、血栓栓塞性肺动脉高压等不同，在这些疾病的晚期，平均肺动脉压常超过50 mmHg，甚至可达体循环血压的水平。因此，肺动脉高压与气体交换受损程度不成比例者，或慢性阻塞性肺病患者原来轻度的肺动脉高压快速恶化者，应考虑是否合并有肺血栓栓塞或睡眠问题。

四、右心导管检查和肺动脉造影

右心导管检查可证实肺动脉高压的存在，并通过测定肺毛细血管楔压正常（＜15 mmHg）排除肺静脉高压。此外，血流动力学指标的测定还可预测PAH患者的生存率。最后，结合急性血管扩张剂试验可以确定最适合的治疗方案。右心导管检查时应测定的项目包括：心率、右心房压、肺动脉压（收缩压、舒张压、平均压）、肺毛细血管嵌楔压（PCWP）、心输出量（用温度稀释法，但有先天性体–肺循环分流时应采用Fick法）、血压、肺血管阻力（PVR）和体循环阻力、动脉及混合静脉血氧饱和度（如存在体循环分流，静脉血标本应取上腔静脉血）。

PAH的判定标准：静息mPAP＞25 mmHg，或运动时平均肺动脉压（mPAP）＞30 mmHg，并且PCWP≤15 mmHg，PVR＞3 mmHg/(L·min)（Wood单位）。

正常肺动脉逐级平滑地分支至外周肺野。一般有2种形态。①分叉分支：母血管于10°～60°夹角分成2支；②侧支分支：主干分2支，其中1支是主干的延续，与主干大小相当，另1支以30°～80°夹角分出。在这2种类型的分支中，血管分支的直径总和大于主干血管。肺动脉造影除仔细观察动脉像外，还应认真观察毛细血管和静脉像。因为肺静脉闭塞或异常的静脉回流对肺动脉高压的病因诊断有重要的价值。

由于大血管的慢性血栓栓塞性肺动脉高压可外科治疗，确诊尤为重要。血栓机化的造影形态（囊状缺损、丝样血流、内膜不规则、血管突然变窄等）明显不同于急性血栓栓塞时的管腔内充盈缺损，及PAH的远端血管外周渐细。尽管PAH的肺动脉造影危险较大，如加以小心仍可安全地进行。

通过吸氧维持充分的氧合以及避免血管迷走反应（如发生立即静脉注射阿托品治疗）能降低这组病人的造影相关危险。应做好血压和心电监测，采用非离子造影剂可更好耐受。注射最好局限于单个肺或特殊的肺叶以减少造影剂的用量。用分节造影技术，在球囊充气时手推造影剂，这种造影并不能取代肺动脉造影术。

五、急性血管扩张剂试验

急性血管扩张剂试验可用于确定PAH患者对长期血管扩张剂治疗的反应。由于需要有创血压监测，常与心导管一并进行。试验用药应选用安全、短效的扩血管药物。目前常用的试验药物是静脉注射前列环素或腺苷或吸入NO（表29-7）。

表29-7 用于PAH肺血管反应性测定的药物

药　物	起始剂量	递增剂量	间隔时间	半衰期
Epoprostenol	2～12 ng/（kg·min）iv	2 ng/（kg·min）	10 min	3 min
腺苷	50～350 μg/（kg·min） iv	50 μg/（kg·min）	2 min	2～10 s
NO	（10～20）ppm吸入	—	5 min	15～30 s

ppm即parts per million，百万分之几，也可10^{-6}表示

非对照试验显示，少数血管反应试验阳性的患者较血管反应试验阴性者，长期服用钙通道拮抗剂（CCB）能改善存活率。这部分患者有2个特征：即急性血管反应试验阳性和对长期CCB治疗能持续保持反应。其中急性血管反应试验阳性标准是：mPAP下降＞10 mmHg，绝对值下降至≤40 mmHg，伴心输出量不变或增加。通常仅10%～15%的IPAH患者为阳性。对长期大剂量CCB治疗能持续保持反应的标准是：经过几个月单独服用CCB治疗，IPAH患者能维持在NYHA功能Ⅰ～Ⅱ级状态，并且血流动力学指标接近正常。在血管反应试验阳性的患者中，仅有一半左右的患者能符合此标准。以上试验主要以IPAH患者为研究对象，对于结缔组织病（CTD）或先天性体-肺分流相关肺动脉高压患者的研究尚不多。

六、其他检查

胸部CT扫描对确定与肺动脉高压有关的肺门、纵隔及肺实质疾病有重要的价值。高分辨CT检查能发现间质性肺病、肺气肿，以及淋巴结疾病、胸膜阴影、胸腔积液。当出现双

侧小叶间隔线增厚，小叶中心边界不清的小结节状模糊影，常提示肺毛细血管瘤的诊断。

肺动脉高压患者如肺灌注显像提示段或亚段肺灌注缺损，而通气正常，即通气/灌注不匹配，应选择行增强螺旋CT检查。为更好判定CTEPH患者能否从肺动脉内膜剥除术中受益，肺动脉造影应作为CTEPH病人的常规检查。临床和肺核素显像均疑似CTEPH，经增强CT检查仍不能明确诊断的患者，也应行肺动脉造影检查。

磁共振成像技术在PAH患者的应用呈增加趋势，可以用来评价心肺循环病理改变和功能状态。但目前尚不成熟，还不能作为常规检查方法用于患者。

怀疑Kakayasu' s动脉炎或其他血管炎的患者，主动脉弓造影可了解体循环受累的证据。

肺血管镜检查对了解慢性血栓栓塞性肺动脉高压患者的近段血管机化血栓的情况及鉴别诊断中有用。目前所用的肺血管镜长120 cm，直径3 mm。远端可作90° 偏折。一个用不形成血栓材料制造的球囊，可充气到直径2 cm。在操作前用细线绑在血管镜的远端。气体用二氧化碳，以免气囊破裂时导致气栓。经鞘管从颈内静脉（右侧为好）或股静脉送入。在X线引导下，气囊充气，可观察到肺段水平的肺动脉。

肺活检的临床应用非常有限。应充分考虑肺活检的危险性及对将来肺移植的作用。对怀疑肺毛细血管瘤、肺泡蛋白沉积症及肺纤维化的患者，在创伤较小的方法不能明确诊断，及存在有效的治疗方法时可考虑肺活检。

七、运动耐量

客观评估患者的运动耐量，对于判定病情严重程度和治疗效果有重要意义。最常用检查包括：6 min步行试验（6MWT）和心肺运动试验。

6MWT简单易行且经济，其结果与WHO分级负相关，并能预测IPAH患者的预后。6MWT通常与Borg评分共同评估劳力性呼吸困难的程度。有研究显示在随访26个月（中位数）时6MWT中如动脉血氧饱和度降低＞10%则死亡危险增加2.9倍。此外，6MWT也是PAH大规模随机对照临床试验贯常采用的主要试验终点。

心肺运动试验通过测量运动时的肺通气和气体交换，能够提供更多的病理生理信息。PAH患者峰值氧耗、最大做功、无氧阈及峰值氧脉搏降低；而代表无效通气的VE/VCO_2斜率增加。峰值氧耗与患者的预后相关。心肺运动试验最近在几个多中心试验中采用，但它在反映病情好转方面不及6MWT，可能与其操作复杂有关，或是因为它对于亚极量运动耐量变化的灵敏性较差。

第六节　诊　　断

肺动脉高压（PAH）的诊断应包括4个步骤：①临床怀疑PAH；②证实PAH；③PAH的临床分类；④PAH的临床评估。

一、肺动脉高压的筛查及早期诊断

1. 症状：临床上无基础心肺疾病的人出现呼吸困难，或患者出现不能单纯用心肺疾病来解释的呼吸困难，都应考虑到PAH的可能。

PAH本身没有特异性临床表现，最常见的首发症状是活动后气促，晕厥或眩晕，胸痛，咯血等。其中以气促最为常见，标志右心功能不全的出现。而晕厥或眩晕的出现，标志患者心搏量已经明显下降。

如果患者有其他症状，如咳嗽、咳痰，尤其是症状已发生较长时间，往往提示为其他疾病所致的PAH。

2. 危险因素：要注意询问与可导致PAH的危险因素。

（1）既往史：慢性支气管炎、阻塞性肺气肿、先天性心脏病、肝病、贫血、左心疾病、睡眠呼吸障碍、静脉血栓病等都是提示PAH具体分类的重要线索，需要采集患者所有的既往疾病史，除了可帮助明确诊断分类，更可帮助发现新的危险因素。

（2）个人史：需要注意患者有无危险因素接触史，如印刷厂和加油站工人接触油类物品、接触HIV感染患者、同性恋、吸毒等特殊接触史。血吸虫疫区居住史。

（3）婚育史：女性要注意有无习惯流产，男性要注意其母亲、姐妹等直系亲属有无习惯流产等病史。

（4）家族史：家族有无任何类型的PAH患者是重点采集问题，有无其他家族遗传病史对于发现新的危险因素，帮助诊断分类具有重要帮助意义，比如：静脉血栓形成和毛细血管扩张症都有家族遗传倾向。

3. 体征：PAH的体征多与右心衰竭有关，常见有紫绀、颈静脉充盈或怒张、P2亢进，由于肺动脉瓣开放突然受阻出现的收缩早期喷射性喀喇音，血液反流通过三尖瓣引起的收缩期杂音；右心室肥厚导致胸骨左侧出现明显抬举性搏动；S3 出现代表右心室舒张充盈压增高及右心功能不全，38%的患者可闻及右心室S4 奔马律；右心室充盈压升高可出现颈部巨大“a”波等。

颈静脉检查可用于判断右心房压力：患者采取45° 半卧位，量取颈静脉搏动最高点位置到胸骨柄之间的距离，用厘米表示，再加上5 cm（代表右心房到胸骨柄的距离）即为估测的右心房压力。右心房压力是判断患者预后的重要参数。

当患者有发生PAH的高危因素时，如CTD、HIV感染、门静脉高压、先天性心脏病等，更应考虑到PAH的存在。

在大多数情况下，慢性阻塞性肺病、限制性肺病、杵状指、肥胖-低通气综合征、风湿热、胶原血管病、HIV感染和血栓栓塞的病史先于肺动脉高压出现，可提示PAH的可能病因。静脉注射药物及服用食欲抑制剂（如aminorex）也与发生PAH有关。如病人居留地是组织胞浆菌病的流行区，要想到纤维性纵隔炎的可能性。尽管家族性PAH极为罕见，对可疑病人要仔细询问家族史。如有严重打鼾和嗜睡症病史的超重患者，应进行睡眠研究以排除阻塞性呼吸暂停。另外，临床上部分患者是因为其他原因做心电图、胸片、心脏超声检查时发现PAH。

二、肺动脉高压的证实、分类与评估

1. 证实：PAH的诊断可通过心电图、胸片、经胸多普勒心脏超声等检查证实。

2. PAH临床分类：肺高压的临床分类所需的基本检查包括：肺功能检查、心脏超声、肺通气/灌注显像，必要时还应进行肺部高分辨率CT、螺旋CT和肺动脉造影。

3. 临床评估：一旦PAH的诊断成立，应进一步检查明确其所属类型，评估患者的运动耐量以及血流动力学情况。

第七节　治　　疗

如上所述，对肺动脉高压（PAH）患者进行诊断性评价时，要求对PAH患者的诊断必须定位清楚，才能制定下一步治疗方案。每一大类的PAH患者治疗基本原则都是有很大的区别，一旦分类明确，则应按照相应类别进行治疗（表29-8）。

表29-8　肺动脉高压临床分类对治疗的指导作用

分　类	治　疗
PAH	·疾病靶向治疗（注意静脉闭塞性疾病）
与左心病变有关的PAH	·对慢性心力衰竭、心血管疾病、瓣膜病及心包疾病，采用药物、介入及外科治疗
与呼吸系统疾病和（或）低氧血症有关的PAH	·针对肺病的治疗 吸氧 当PAH与肺病不成比例时，疾病靶向治疗
慢性血栓和（或）栓塞性疾病所致的PAH	·近端病变PEA治疗 远端病变、PEA术后残留的PAH或PEA术后晚期再出现的严重PAH：疾病靶向治疗
其他	·具体疾病具体治疗

一、一般治疗

1. 体力活动：PAH的诊断不一定意味着病人完全丧失活动能力。但患者体力活动强度应以不出现症状（如呼吸困难、晕厥和胸痛）为宜。然而，在体力活动时可伴有肺动脉压升高，因此，逐级运动如骑车或游泳比等长运动要安全，因为病人可逐渐增加运动负荷，容易限制运动量。体力活动应避免在餐后、气温过高及过低的情况下进行。目前尚不清楚体力活动能否延缓PAH的发展。

2．旅行：低氧能够加重PAH患者肺血管收缩。因此，应建议患者避免到海拔1 500～2 000 m以上的地区。商业飞机上的环境类似于海拔1 500～2 500 m的状态，应建议患者吸氧。

3．预防感染：PAH患者易发生肺部感染，且耐受性差。肺炎占总死亡原因的7%，因此，应及早诊断、积极治疗，推荐使用流感和肺炎球菌疫苗。采用静脉导管持续给予前列环素的患者，若出现持续发热，应警惕导管途径的感染。

4．怀孕、避孕、绝经期后激素替代治疗：怀孕和分娩会使患者病情恶化、导致死亡。其中重度肺血管病患者的病死率高达30%～50%，因此，育龄期妇女都应采取适宜的方法避孕。若怀孕应及时终止妊娠。对于何种避孕方法是最佳选择，目前尚无确切定论。若采用激素药物避孕，应考虑到对凝血功能的影响。绝经期妇女仅在症状无法耐受的情况下使用激素，并考虑加用抗凝剂。

5．血红蛋白水平：PAH患者对血红蛋白水平的降低耐受性很差，即使轻度贫血也应及时处理。另外，长期处于低氧血症患者（如存在右向左分流）往往出现红细胞增多症，红细胞比积升高。当患者出现头痛、注意力不集中等症状，伴有红细胞比积超过65%时，可考虑放血疗法以降低血液黏度，增加血液向组织释放氧的能力。

6．药物的合用：避免使用影响抗凝剂药效或增加胃肠道出血风险的药物，特别是心输出量降低和肾前性氮质血症的患者。绝对避免食欲抑制剂。新一代5-羟色胺相关食欲抑制剂对PAH的影响尚不清楚，至今尚无与肺相关的副作用的报道。治疗全心衰的药物，如血管紧张素转换酶抑制剂和β-受体阻滞剂，对于PAH的疗效还没有得到证实，而且，单凭经验给予这些药物，即使是小剂量也有可能引起严重的副作用，如低血压和右心衰竭，因此，不建议使用。

7．择期手术：PAH患者的手术风险增加，且随患者的NYHA功能分级升高而增大，胸、腹部手术时风险亦大。哪种麻醉方式更适合尚无定论，硬膜外麻醉的耐受性可能优于全身麻醉。采用口服或吸入前列腺素治疗的患者，用药会受到全身麻醉或辅助通气的影响，如预期手术时间较长（超过12～24 h），应暂时改为静脉给药。围手术期抗凝治疗的中断时间应尽量减少，同时注意预防深静脉血栓形成。

二、传统药物治疗

（一）抗凝治疗

抗凝治疗在慢性肺血管栓塞性肺动脉高压的治疗中具有重要作用。在特发性肺动脉高压（IPAH）及其他类型的PAH，尸检发现血管血栓发生率也较高，此外，这些病人还有凝血及纤溶途径异常，血小板功能异常。因而，抗凝治疗可减少血栓形成和延缓某些类型的PAH的进展。研究表明不使用抗凝治疗，IPAH诊断后3年存活率为31%，而使用华法林抗凝治疗后，IPAH诊断后3年存活率增加到62%。因此，对无禁忌证的IPAH及慢性血栓栓塞性肺动脉高压（CTEPH）患者，应使用华法林抗凝治疗，目标为国际标准化比率（international normalised ratio，INR）2～3。对IPAH患者，由于其出血风险较高，INR以1.5～2.5为宜。与硬皮病相关的PAH也可考虑采用华法林抗凝治疗。

肝素对平滑肌细胞的增殖有抑制作用，仍是IPAH和CTEPH的病人的合适的替代治疗。对于出血危险性较大或由于某种原因不能用华法林者，可用肝素，调节部分凝血活酶生成时间至对照值的1.3～1.5倍。

（二）氧疗

低氧血症引起肺血管收缩，可加重PAH。对慢性阻塞性肺病的患者，长期氧疗可降低PAH。绝大多数PAH患者（除与先天性心脏病有关者）在静息状态下仅呈现轻度低氧血症。低氧血症的发生机制包括低心输出量所致混合静脉血氧饱和度的降低和肺通气灌注不匹配。某些低氧血症明显的患者可能存在卵圆孔的开放。先天性心脏病出现右向左分流所致低氧血症，即使增加吸入氧浓度，低氧血症仍难以纠正。长期吸氧对PAH的作用未得到随机对照临床试验的支持。通常认为应将患者的血氧饱和度持续维持在90%以上，因此，对所有PAH的患者，应行夜间血氧饱和度监测，对夜间动脉血氧饱和度＜90%者，需吸氧治疗。

对所有心功能Ⅲ、Ⅳ级的PAH患者或静息血氧饱和度＜95%的患者，在乘飞机时应吸氧。

（三）利尿剂

右心衰竭导致的液体潴留，利尿剂适合于右心衰竭和体循环淤血的患者。利尿剂对左心充盈压升高引起的呼吸困难也有良好的疗效。对于合并三尖瓣关闭不全和容量负荷过重者，利尿剂可降低右心室壁张力。伴有严重静脉淤血的患者需要大剂量的袢利尿剂或联合应用利尿剂，此时，需仔细监测电解质以防低钠血症或低钾血症。

（四）正性肌力药

对地高辛在右心室收缩负荷过重的作用的动物试验研究表明，地高辛有助于防止由心室收缩力的下降；地高辛还有交感神经阻滞特性，可使充血性心力衰竭患者的压力感受器张力恢复正常。因此，对进行性PAH的心输出量下降、静息时心动过速及体循环淤血，在理论上地高辛有一定的价值。有报道地高辛可急性增加IPAH患者的心输出量。长期治疗可改善症状、减少住院、不增加死亡率。因此，在其他治疗后仍有症状的病人，可考虑用地高辛治疗。

严重右心衰竭的病人，在严密的监测血压（导管）和右心功能（UCG）时，可用多巴酚丁胺2～10μg/(kg·min)。如血压低，可换用同等剂量的多巴胺或去甲肾上腺素。

三、靶向治疗

靶向治疗的治疗目的是改善存活率，症状及生活质量。经随机临床试验证实在某些类型的PAH，应用依前列醇（epoprostenol）、伊洛前列环素（iloprost）、曲前列环素（treprostinil）、波生坦（bosentan）、司他森坦（sitaxsentan）及西地那非（sildenafil）等，不仅可改善症状、运动耐量、生活质量及血流动力学，而且延长生存期（图29-3）。

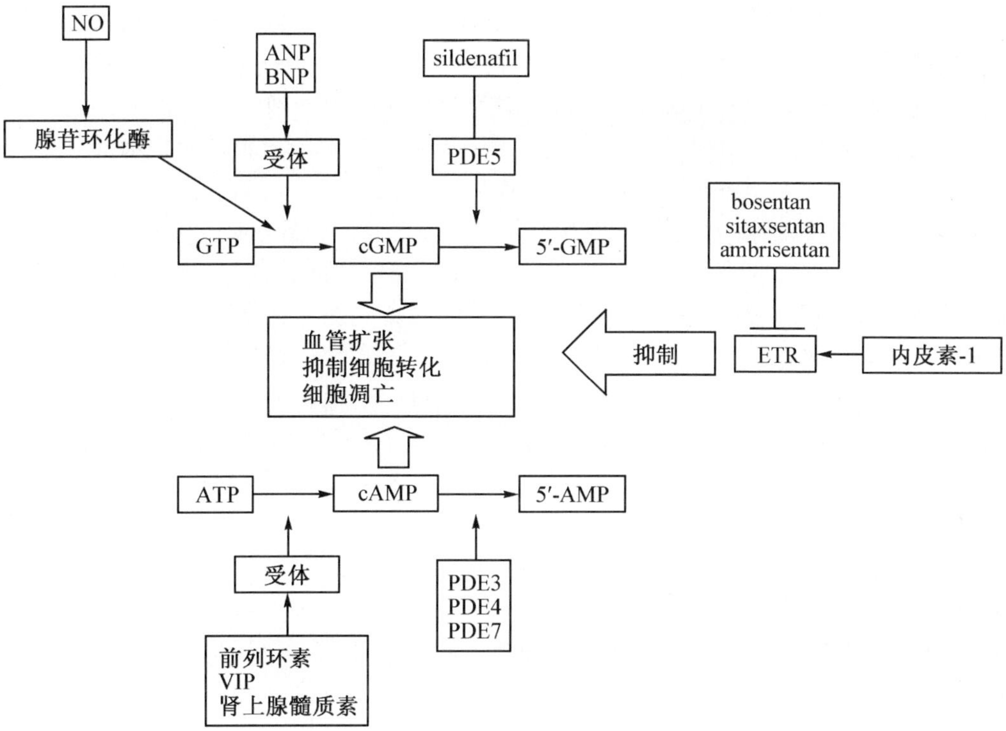

图29-3　肺动脉高压病理生理与治疗的关系

（一）钙通道阻滞剂

在急性血管反应试验阳性的部分IPAH，家族性肺动脉高压（FPAH）及食欲抑制剂性其他疾病相关的肺动脉高压（APAH）病人（<10%），大剂量钙通道阻滞剂（calcium channel blockers，CCB）治疗可受益，5年存活率得到改善。

常用的CCB有硝苯地平和地尔硫䓬。通常心率较慢时选择硝苯地平，心率较快时选用地尔硫䓬。IPAH患者的有效剂量通常较大，如硝苯地平为120～240 mg/d，地尔硫䓬为240～900 mg/d。通常在血管反应阳性患者治疗宜从较小剂量开始（如缓释硝苯地平30 mg，每天2次，地尔硫䓬60 mg，每天3次），数周内增加至最大耐受剂量。如病人治疗1个月后无改善，或治疗3个月后不能达到心功能Ⅰ或Ⅱ级伴血流动力学改善，视为无反应者。仅54%的急性血管反应试验阳性病人持续对CCB有效。未行急性血管反应试验者及试验阴性者，不宜用CCB治疗。

（二）合成的前列环素及其类似物

前列环素主要由血管内皮细胞产生，对所有血管具有强的扩张作用，是最强的内源性血小板聚集抑制剂，同时还具有细胞保护、抗增殖作用。

前列环素治疗肺动脉高压的确切机制尚不清楚，可能为多因素作用的结果，如：血管平滑肌细胞松弛（急性作用）、抑制血小板聚集、使已聚集的血小板解聚、修复损伤的内皮细胞、抑制细胞迁移、增殖而逆转肺血管的重塑、改善肺部对内皮素-1（ET-1）的清除能力、增加肌肉收缩力、增强外周骨骼肌的氧利用、改善运动时的血流动力学情况。

近年临床应用的前列环素类似物尽管与前列环素具有不同的药物代谢动力学特征，但药效学很相近。

1. 依前列醇（epoprostenol）：临床试验结果表明依前列醇能改善患者症状、运动耐量、血流动力学以及IPAH患者的生存率。最近公布的2项IPAH患者应用依前列醇的大规模临床试验结果也显示患者3年生存率可达65%。患者预后主要与治疗前患者的WHO心功能分级以及治疗3个月后患者病情改善情况有关。

（1）用法：依前列醇为粉剂，使用前用甘氨酸缓冲剂（pH 10.5）稀释，持续静脉注射，从2～4 ng/（kg・min）开始，每15 min加量一次，视不良反应的情况逐渐加量至目标剂量，最初2～4周的靶剂量为10～15 ng/（kg・min），为达到最佳疗效应继续加量，多数患者的理想剂量为25～40 ng/（kg・min）。用药过程中应避免突然停药，否则部分患者可能出现肺动脉高压反弹，使病情恶化甚至死亡。病人需要学会无菌的药物准备，泵的操作以及中心静脉导管的护理。

（2）常见不良反应包括：头痛、颌部疼痛、面部潮红、恶心、腹泻、皮疹及肌肉骨骼疼痛，偶见低血压和腹膜通透性增加所致的腹水。药物加量越快，发生不良反应的机会越多。通常不必因不良反应而减少剂量，仅在不良反应较严重时才考虑减量，而且再次加量时的不良反应常较轻。因依前列醇半衰期短（在循环中的半衰期仅3～5 min），需持续静脉泵入，因此与插管有关的不良事件常较严重，如局部感染、导管堵塞及脓毒症。偶尔插管过程中可能出现气胸、血胸等。严重者可造成死亡。

一些非对照研究表明，其他类型的PAH患者也可从依前列醇治疗中获益，如：儿童IPAH、系统性红斑狼疮等结缔组织疾病所致PAH、体-肺分流的先天性心脏病所致PAH、以及门静脉高压、HIV感染等所致PAH。

目前，美国FDA批准的适应证包括心功能Ⅲ、Ⅳ级的IPAH及硬皮病相关的PAH。

开始前列环素治疗后，仍要继续常规的药物治疗。如在前列环腺素治疗前，CCB治疗有使病人恶化的证据，在前列环素治疗后应停CCB。根据PAH的症状调整前列环素的剂量。

2. 伊洛前列环素（iloprost）：是一种化学性质稳定的前列环素类似物，可以通过静脉注射、口服和雾化吸入给药。理论上，雾化吸入具有一定的优势，可以选择性地作用于肺循环。事实上，由于泡内肺动脉被肺泡单位紧密包绕，因此经吸入沉积在肺泡的伊洛前列环素可以直接作用于肺泡壁上的小动脉，产生舒张作用。为确保药物能沉积在肺泡产生作用，应使雾化颗粒直径足够小（3～5 μm）。

研究显示，单次吸入伊洛前列环素可以使mPAP降低10%～20%，作用持续45～60 min。因此需频繁吸入才能维持疗效（每天6～12次）。一项随机对照临床试验选择PAH和CTEPH患者吸入伊洛前列环素，每次2.5～5 μg，每天6～9次（中位剂量30 μg/d）。结果与安慰剂相比，长期雾化吸入伊洛前列环素仅能提高IPAH患者的运动耐量，改善临床症状、PVR及临床事件。伊洛前列环素的不良反应常有频繁咳嗽、面部潮红和头痛。总体来说，该药的耐受性较好。

另有一项长期非对照研究观察了25例IPAH患者至少雾化吸入伊洛前列环素一年（100～150 μg/d）的效果。结果显示：6 min步行距离平均增加85 m，mPAP降低7 mmHg，心脏排血指数增加0.6 L/（min・m^2）。

几项小样本临床试验选择PAH和CTEPH患者持续静脉给予伊洛前列环素治疗，结果其疗效与依前列醇相当，但伊洛前列环素室温下稳定，无需临时配制和冷冻。

3．曲前列环素（treprostinil）：是一种三苯环的前列环素类似物，半衰期4 h，室温下仍保持稳定，可以采用皮下注射，以避免深静脉注射的不便和并发症。用法1.25 ng/（kg·min）开始，每周递增不超过1.25 ng/（kg·min），4周，此后，每周递增不超过2.5 ng/（kg·min）。国际性大规模随机临床试验证实，持续皮下注射曲前列环素能够减少患者的临床事件、改善运动耐量及血流动力学参数。最大运动耐量的改善更多见于能够耐受最大剂量>13.8 ng/（kg·min）的患者。曲前列环素的不良反应与依前列醇类似，最常见的是皮下注射部位的疼痛，不仅限制剂量的增加，且导致8%的患者停药。

曲前列环素可用于心功能Ⅱ、Ⅲ、Ⅳ级PAH患者。特别是不能耐受皮下持续给药的患者。

4．贝前列环素（beraprost）：是第一个化学性质稳定，口服具有活性的前列环素类似物。空腹吸收迅速，口服后30 min血药浓度达峰值，单剂口服的清除半衰期为35～40 min。在美国及欧洲进行的2项随机对照临床试验显示，每日4次（每次80 μg最大耐受中位剂量）给药IPAH患者在3、6个月时运动耐量得到改善，6个月时临床事件减少，但更长时间治疗并不能使患者进一步获益。

贝前列环素钠在日本、韩国已被批准用于IPAH患者。

（三）内皮素受体拮抗剂

内皮素-1（ET-1）主要由血管内皮细胞产生，是一强效血管收缩因子和平滑肌有丝分裂原。它通过ET_A和ET_B2种受体产生作用。ET_A受体存在于平滑肌细胞，而ET_B受体存在于内皮细胞和平滑肌细胞。平滑肌细胞上的ET_A受体和ET_S受体的激活介导了ET-1的缩血管和促有丝分裂作用。而内皮细胞上ET_A受体的激活能够促进ET-1清除，增加NO和PGI的释放。研究显示，PAH患者的血浆和肺组织中ET-1系统处于激活状态。尽管血浆ET-1水平增加是PAH的原因，抑或结果尚不清楚，但组织中ET系统的表达支持ET-1在PAH的发病过程中起了重要作用。

1．波生坦（bosentan）：是这类药中最早被合成，同时阻滞ET_A受体和ET_B受体，具有口服活性的非选择性内皮素受体拮抗剂。2项随机临床试验表明，长期口服波生坦可使PAH患者的运动耐量、功能分级、血流动力学参数、心脏超声多普勒指标以及病情出现恶化的时间得到明显改善。在规模较大的BREATHE-1研究中，按1∶1∶1将患者随机分为3组，分别给予安慰剂或波生坦62.5 mg，每天2次。4周后2组服波生坦患者分别增量至125 mg，每天2次或250 mg，每天2次，至少再服药12周。结果波生坦125 mg组和250 mg组均能产生显著的治疗效果，但与安慰剂相比250 mg组6 min步行距离较125 mg组增加更明显（分别为54 m和35 m）。不过，肝功能异常也更多见于大剂量（250 mg）组，且程度更严重。基于上述原因，推荐波生坦的目标剂量为250 mg，每天2次。

对不能耐受依前列醇的不良反应时，可将波生坦作为暂时代用品。有非随机对照试验表明，波生坦对儿童PAH患者也有良好的疗效。波生坦的疗效与剂量间的量效关系不明显，但其肝功能损害程度却与剂量成正比。故宜使用较小的治疗剂量。除肝损害外，它的不良反应还包括：贫血、致畸、睾丸萎缩、男性不育、液体滞留和下肢水肿。因此，服用此药患者在治疗前和治疗过程中，至少每月应检查肝功能一次，血红蛋白和红细胞比积也应定期复查，对育龄期妇女应作好避孕措施，并在治疗前检查是否怀孕，对青年男性患者应讲清对生殖系统的影响。

波生坦在美国和加拿大已被批准用于WHO心功能Ⅲ、Ⅳ级的PAH患者。在欧洲也被批准用于WHO功能Ⅲ级的IPAH和硬皮病（无明显肺间质纤维化）所致PAH患者。

2．司他森坦（sitaxsentan）：是一种具有口服活性的选择性内皮素受体拮抗剂。一项随机对照临床试验入选178例WHO心功能Ⅱ、Ⅲ、Ⅳ级PAH患者（包括IPAH、CTD和先天性心脏病所致PAH），按1∶1∶1将患者随机分为3组，分别给予安慰剂、司他森坦100 mg，每天1次或300 mg，每天1次共12周。结果显示司他森坦能明显改善患者的运动耐量、血流动力学状态，减少临床事件。肝功能损害的发生率与剂量明显相关，在此试验100 mg组的发生率为0%，而300 mg组为9.5%。另外一项入选20例PAH患者的研究显示了同样的结果。

由于司他森坦能够抑制华法林代谢过程中的肝酶CYP2C9 P450酶，与华法林合用可增加国际标准化比值（international normalized ratio，INR）和凝血酶原时间（PT）的数值，因此，与华法林同用时，应减少华法林剂量。

3．安博森坦（ambrisentan）：也是一种具有口服活性的选择性内皮素受体拮抗剂，初步研究显示，效果与其他内皮素受体拮抗剂类似，能改善患者的运动耐量、血流动力学状态。其确切疗效及不良反应正在进行随机临床试验。

（四）5型磷酸二酯酶抑制剂（phosphodiesterase-5，PDE-5）

西地那非（sildenafil）是具有口服活性的选择性环磷酸鸟苷（cGMP）-PDE-5的抑制剂，通过增加细胞内cGMP浓度使平滑肌细胞松弛、增殖受抑而发挥药理作用。PDE-5选择性富含于肺循环中，慢性肺循环高压时其基因表达增加、活性增强，这提示西地那非可能对肺血管作用更强。许多非对照研究已显示出口服西地那非对PAH、CTEPH和肺纤维化有关PH有效。25～75 mg，每天3次似乎均能改善心肺血流动力学状态和运动耐量，且副作用发生率很低（如头痛、鼻腔充血和视力异常）。一项自身交叉设计的随机对照试验表明，使用西地那非（25～100 mg每天3次）6周后，WHO心功能Ⅱ、Ⅲ级PAH患者的运动耐量和血流动力学状态得到改善。

表29-9　靶向治疗的效果比较

	血流动力学	6 min步行试验	WHO心功能分级	1年存活率	3年存活率	右心室重构※
CCB＃	是			是	是	
依前列醇	是	是	是	是	是	是
曲前列环素	是	是	是	是		
伊洛前列环素	是	是	是			
西地那非	是	是	是			
波生坦	是	是	是	是	是	是

※右心室重构采用超声检查；＃IPAH，血管扩张剂反应阳性者

（五）药物联合治疗

PAH的病理生理学涉及多种途径，因此，患者预后的进一步改善可能有赖于联合使用作用机制不同、作用相加甚至协同的药物，如同治疗高血压、心力衰竭、糖尿病的情况。联合治疗可以同时开始2种或多种治疗，抑或在一种治疗的基础上加用第2种或第3种治疗。

BREATHE-2研究入选33例WHO功能Ⅲ、Ⅳ级PAH患者，随机分为2组，分别给予依前列醇加安慰剂和依前列醇加波生坦。2组血流动力学参数、运动耐量和功能分级均得到改善。尽管波生坦加依前列醇组较单用依前列醇显示了更好的血流动力学效果，但无统计学意义，而且合用组的不良事件发生率反而更高。

鉴于波生坦已被欧洲心脏学会推荐为WHO心功能Ⅲ级PAH患者的一线用药，许多临床试验都选用波生坦为基础，与其他类药物联合应用。

非对照研究显示，在长期非注射给予前列环素类药物不能阻止病情恶化的情况下，加用波生坦或西地那非可使肺循环血流动力学状态和运动耐量得到改善。

目前临床试验涉及的药物组合包括：内皮素受体拮抗剂（ERAs）与前列环素类；ERAs与磷酸二酯酶5（PDE-5）抑制剂；PDE-5抑制剂与前列环素类；及三类药合用。由于目前临床资料有限，单剂治疗失败后，如何联合用药，目前指南还无推荐。

临床上，在单药治疗失败后最常见的做法是加用另一种药物，图29-4所示为考虑联合治疗的常用临床标准。对WHO心功能Ⅲ级的患者，最常用的组合是在ERA基础上加西地那非，或在西地那非的基础上加ERA，这种组合占英国联合用药的65%。小规模试验表明，这种治疗可改善心功能分级，6MWT距离及最大氧耗。前列环素加西地那非占英国联合用药的23%，也有相加作用。12%的患者用前列环素加ERA。

由于单剂治疗有失败的可能性，对WHO Ⅳ级的患者，有时初始治疗即采用联合治疗。对经3～4个月单剂治疗反应不好者应考虑两类或多类药物联合治疗。

（六）其他药物治疗

其他用于PAH的药物包括腺苷、磷酸二酯酶抑制剂、镁离子、肾上腺素能α-受体阻滞剂、5-羟色胺受体阻滞剂、ACE抑制剂和血管紧张素Ⅱ受体拮抗剂。这些药物治疗PAH的临床价值有待确定。

1．吸入型一氧化氮：一氧化氮是内皮源性的血管扩张剂。一氧化氮可通过激活鸟苷酸环化酶，使环磷酸鸟苷（cGMP）浓度增加，从而发挥扩血管作用。当雾化吸入时，由于一氧化氮具有很强的脂溶性，故可通过肺泡到达肺循环发挥作用，并在其到达体循环前已失活。故一氧化氮吸入具有选择性扩张肺血管的作用。一氧化氮吸入可用于多种PAH、新生儿持续PAH、体外循环手术后引起的PAH等的治疗。对成人呼吸窘迫综合征病人，一氧化氮吸入可降低肺动脉压并提高血氧含量。一氧化氮吸入还可用于心肺手术前后，使肺血管阻力降低。一氧化氮吸入常用剂为（10～40）$\times 10^{-6}$。$>80 \times 10^{-6}$无更大的益处。需注意的问题是：①该药可能增加出血时间（通过抑制血小板黏附、凝聚）；②该药有一定的负性肌力作用；③可能形成有害的毒性代谢产物。

2．腺苷：其作用也与激活腺苷酸环化酶、从而增加细胞内cAMP浓度有关。对原发性

PAH腺苷具有降低肺动脉压和肺血管阻力作用。其缺点是作用维持时间短，溶解度低。腺苷需持续静脉滴注给药。

3．磷酸二酯酶抑制剂：通过抑制cAMP分解从而使cAMP浓度升高。该药具有降低肺动脉压和肺血管阻力作用。代表药物为氨力农和米力农。

4．镁离子：具有抑制钙离子内流作用，并可改善动脉血氧饱和度。镁离子尚有促进一氧化氮合成、激活腺苷酸环化酶和增加前列腺素释放等作用。

5．肾上腺素能α-受体阻滞剂：通过抑制肾上腺素能α-受体而发挥作用，除降低肺动脉压外，尚有改善动脉血氧饱和度作用。本类药物特别适合于未足月新生儿。肾上腺素能α-受体阻滞剂尚可通过气管给药。

6．5-羟色胺：由于肺动脉内含有较多5-羟色胺受体，故有人使用5-羟色胺受体阻滞剂（如酮舍林）治疗PAH。

四、房间隔造口术

应用房间隔造口术（atrial sepostomy）治疗PAH的理论基础主要基于以下两方面的观察。①PAH患者的存活率主要受右心室功能状态的影响，右心室衰竭及反复晕厥的病人短期预后差。②实验和临床观察提示，在一些严重的肺动脉高压时，房内分流可能是有益的。早期的实验研究显示房内分流对右心室高压有一定代偿作用，并增加全身血流，尤其在运动时。临床研究显示伴卵圆孔未闭的原发性肺动脉高压患者寿命较无心内分流的患者要长。同样，艾森曼格综合征的患者较PAH的患者存活时间较长，心力衰竭较少。总之，这些观察提示PAH症状的恶化、右心衰竭及死亡与血流进入体循环受阻、右心室的扩张和衰竭有关。此时，如存在房间隔缺损，可产生右向左分流，增加体循环心输出量。尽管体循环动脉血氧饱和度下降，全身氧输送仍会增加。此外，房内分流对右心房和右心室有代偿作用，减轻右心衰竭的症状和体征。

充分使用上述内科治疗之后，患者仍无明显好转，可尝试进行房间隔造口术。操作方法有2种，切割球囊房间隔造孔术（blade bolloon atrial septostomy，BBAS）和球囊扩张房间隔造孔术（bolloon dilation atrial septostomy，BDAS），多使用BDAS。

1．入选标准：诊断为重度PAH（肺动脉收缩压>70 mmHg）的住院患者，经过充分的内科治疗仍然反复发生晕厥和（或）右心衰竭者；静息状态下动脉血氧饱和度>80%，红细胞压积>35%，确保术后能维持足够的系统血氧运输；患者及家属同意进行治疗并签署知情同意书。

2．排除标准：超声心动图或者右心导管证实存在解剖上的房间交通；右心房压>20 mmHg；对严重右心衰竭或左心功能明显受损的病人或临终的病人不能进行本手术。

目前国内报道较少，对没有条件使用前列环素的地区，应积极开展此项技术。主要目的是减轻右心负荷，增加左心搏出量而改善症状。

在心导管手术前，病人的基础体循环动脉血氧饱和度应>90%（室内空气），较好的心功能（适当的右心房压，必要时用正性肌力药治疗）。在心导管过程中给氧；焦虑的病人适当镇静；仔细监测左心房压、SaO_2及平均右心房压。术后要优化氧的递送，必要时可输注红细胞或使用促红细胞生成素来增加氧含量。

五、外科治疗

1．血栓动脉内膜剥离术（thromboendarterectomy）：反复发作或吸收不完全的肺动脉血栓可导致PAH。血栓在肺动脉机化可阻塞血流，增加肺血管阻力。病人预后差，肺动脉平均压＞50 mmHg者5年存活率仅10%。

肺动脉内膜剥离术为CTEPH的根治性治疗。肺血管闭塞导致休息或运动时的血流动力学或通气受损时考虑手术治疗。对休息时肺血流动力学正常或接近正常，但运动时有明显PAH的病人也可考虑手术治疗。近端血栓栓塞闭塞的位置和范围是外科手术最重要的决定因素。闭塞血栓必须在主肺动脉、叶或近端的段肺动脉，发生在更远端的肺动脉目前条件下无法手术。解剖学的发现阻塞位置应与血流动力学的发现应该相一致。血流动力学异常应该主要由手术可及的血栓栓塞所致。如血流动力学异常主要由外科不可及的血栓栓塞或由继发性的小动脉病变引起，术后仍将有持续的PAH。通常可先抗凝治疗6个月，无效者宜手术治疗。

肺动脉内膜剥离术的绝对禁忌证是存在严重的阻塞性或限制性肺病（FEV_1＜30%）。高龄、严重右心衰竭及伴同其他疾病影响危险性评估，但非绝对禁忌证。冠心病或心瓣膜病可考虑同时手术。对所有手术病人，推荐在术前放置下腔静脉滤器，除非明确血栓来源于非下肢深静脉。术后严重的并发症为灌注性肺水肿，在有经验的术者，手术死亡率为5%。术后需终生抗凝治疗。

2．心肺移植：对症状进行性加重的PAH患者，尽管最佳的内科、外科治疗，病人心功能仍为WHO Ⅲ、Ⅳ级者，肺移植或心肺移植是最后的治疗措施。出于伦理原因，肺移植及心肺联合移植的效果只是在前瞻性非对照临床试验中进行了评价。肺和心肺移植术后3年和5年存活率分别为55%和45%。PAH患者进行单肺或双肺移植，其存活率是相近的。然而，很多移植中心目前更多地实施双肺移植。部分原因双肺移植术后并发症较单肺移植少。对于存在艾森曼格综合征以及终末期心力衰竭的患者，应考虑施行心肺联合移植。对于某些复杂缺损以及某些室间隔缺损的患者，心肺联合移植存活率更高。

PAH患者肺移植或心肺联合移植适应证：晚期WHO功能Ⅲ、Ⅳ级，经现有治疗病情无改善的患者。

第八节　一些常见肺动脉高压的治疗原则

一、特发性、家族性及减肥药引起的肺动脉高压

特发性肺动脉高压（IPAH）、家族性肺动脉高压（FPAH）及减肥药引起的PAH的处理见图29-4。

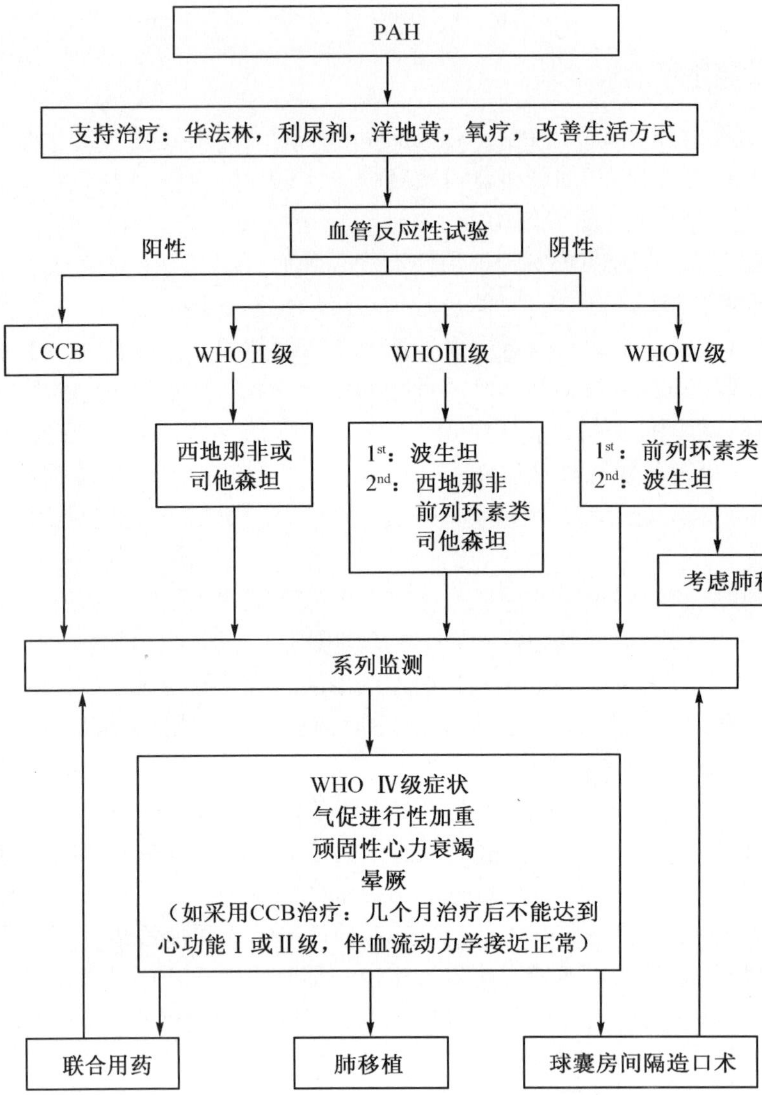

图29-4　PAH的处理流程

1st表示首选，2nd表示次选

二、胶原血管病相关的肺动脉高压

胶原血管病的治疗与上述相似。如胶原血管病为活动性，应予以控制。

1．支持治疗：氧疗可减轻中度缺氧。在部分病人，应用利尿剂和洋地黄可受益。

2．靶向治疗：结缔组织病（CTD）胶原血管病相关的肺动脉高压（APAH）患者血管扩张剂反应阳性率低，为2%～5%。在硬皮病患者，钙通道阻滞剂（CCB）可降低PVR，但不能预测后果，此类病人血管扩张剂试验与CCB反应之间无相关性，且硬皮病APAH患者常不能耐受大剂量的CCB治疗。因此，硬皮病APAH患者无需常规行血管扩张剂试验。

硬皮病患者皮肤、内脏及肺的内皮素水平均升高。内皮素对纤维化、有丝分裂、增殖的作用及缩血管作用提示内皮素拮抗剂可干预CTD APAH的病理生理过程。随机试验表明，波生坦可预防心功能恶化，改善6MWT距离，延缓临床恶化及减轻呼吸困难。与其他治疗相比，波生坦可明显改善存活率。因此，内皮素受体拮抗剂（ERAs）是目前CTD APAH的一线治疗。次选药物包括西地那非、前列环素类及司他森坦。必要时可联合用药。可试用波生坦或司他森坦加西地那非，下一步可加吸入性伊洛前列环素或改为静脉注射前列环素类药物。

3. 房间隔造口术及肺移植：适应证同上，但由于硬皮病APAH为全身性疾病，移植前要认真检查食道吞咽功能。

三、慢性血栓栓塞性肺动脉高压

慢性肺血栓栓塞性肺动脉高压是潜在可治愈的PAH。主要治疗是手术治疗，治疗后可明显改善血流动力学和功能状态，术前应放置下腔静脉滤器。不能手术治疗者需抗凝治疗，其他治疗同PAH。

四、成人艾森曼格综合征

某些类型的复杂性先天性心脏病伴PAH者肺血管病变出现早、进展快。进展的速度取决于心内分流的类型。对先天性心脏病的外科手术如在1岁内进行，可防止产生不可逆的肺血管病变——艾森曼格综合征。在1岁内手术者PAH通常很快降到正常，而2岁后手术，虽可降低PAH，但不能降至正常。对已有PAH的病人需通过心导管来测定肺血管阻力及对一氧化氮或其他血管扩张剂的反应性来确定手术的可能性。

艾森曼格综合征患者的主要症状为呼吸困难，继发性红细胞增多也非常常见。仅在缺铁的病人血红蛋白浓度与血氧饱和度呈负相关，而缺铁主要是由于为缓解高血液黏稠度的症状或血球压积>65%而采用静脉放血疗法，尽管这些症状也常见于缺铁时。血球压积较低的患者运动耐量也低，放血疗法本身也伴较高的脑血管意外发生率。因此，不宜将放血疗法作为常规治疗。缺铁应及时诊断，尽快纠正。

对不能手术的艾森曼格综合征的可参照PAH治疗。如采用华法林抗凝或阿司匹林抗血小板治疗。NO、前列环素及肺移植可改善患者心功能。在WHO心功能Ⅲ级的患者，波生坦明显改善血流动力学及运动耐量。经内科、外科治疗无效的患者应考虑肺移植。

五、肺动脉高压继发于慢性阻塞性肺部疾病

首先应用支气管扩张药物和皮质激素改善肺功能和通气并持续给氧。目前证明唯一能改善慢性阻塞性肺病患者预后的治疗是吸氧。尽管吸氧改善预后与改善血流动力学无明确的相关性，有研究表明吸氧可防止肺动脉压的进一步升高。氧疗的标准包括：呼吸室内空气时PaO_2<55 mmHg，或PaO_2<60 mmHg伴外周水肿者，血球压积>55%，或心电图有右心室肥厚证据者。

未能证明洋地黄可改善慢性阻塞性肺病的右心功能。洋地黄在缺氧的病人应用要小心，尤其与拟交感胺类药物合用时，可致心律失常。洋地黄特别适合于伴有室上性心律失常及伴左心收缩功能不全的慢性阻塞性肺病者。利尿剂的使用同样要小心，过度利尿可导致代谢性碱中毒，加重二氧化碳潴留，通过增加血球压积和血液黏稠度而增加肺动脉压力，对右心室前负荷和心输出量产生不利影响。产生电解质紊乱，增加心律失常。

血管扩张剂在这组病人未证明有益。尽管血管扩张剂可降低肺血管阻力，但也恶化气体交换，因为缓解了缺氧性血管收缩，使血液分流到肺的通气差的区域。此外，CCB由于其负性肌力作用，可降低心输出量。对选择性更强的血管扩张剂如一氧化氮，初步观察可增加血流到肺通气好的区域，有降低肺血管阻力及改善氧合的作用。

与其他肺实质性疾病有关的肺动脉高压的病人，治疗主要是改善肺血管阻力和右心功能，如肺血管炎症是PAH的主要原因（特发性肺间质纤维化、Takayasu's动脉炎）时，可用糖皮质激素，或免疫抑制剂治疗。慢性肺泡低通气的病人用辅助通气设备，阻塞性睡眠暂停者用鼻导管持续呼吸道正压设备治疗等可通过预防低氧血症和高碳酸血症，有效治疗肺血管收缩和右心室功能不全。

终末期慢性阻塞性肺病，尤其伴肺动脉高压的病人，可行单或双侧肺移植。除改善肺功能和气体交换外，肺血流动力学也可恢复到正常水平。即使严重的右心衰竭也是可逆的。

第九节　预　　后

1981～1985年，来自32个临床中心的194例患者进入了NIH注册研究，当时无任何疾病特异性的治疗，因此，代表了特发性肺动脉高压（IPAH）的自然史。中位存活2.8年，1、3、5年存活率分别为68%、48%和34%。其他研究也证明未治疗的IPAH预后类似。CTD及HIV相关的PAH预后更差，而先天性心脏病相关的PAH预后较好。

重要的预后的因素包括：症状（用功能分级表示）、运动耐量及血流动力学。这些预后因素多与右心功能有关（表29-10）。在NIH注册研究中，心功能Ⅰ、Ⅱ级者中位存活近6年，而心功能Ⅲ级者仅2.5年，Ⅳ 级者仅0.5年。两个大的回顾性研究也证实了心功能作为预后因素的重要性，即使在治疗后的病人也是如此。在静脉注射依前列醇治疗的IPAH患者，治疗前心功能差者预后也差。此外，经3～17个月治疗后，心功能改善到Ⅰ级或Ⅱ级者，预后好于心功能仍为Ⅲ或Ⅳ者。6MWD＜150 m者预后极差。在一个包括178例患者的依前列醇治疗IPAH的研究中，3个月治疗后，6MWD超过中位值380 m者预后好于不足380 m者。心肺运动试验测定最大氧耗量＞10.4 ml/（kg·min）及峰收缩压＞120 mmHg，是预后好的征象。NIH研究发现，3个血流动力学变量（右心房压、心指数及平均PAP）与死亡危险增加有关。

表29-10　PAH的预后因素

类　别	观　察
肺血管阻力和平均肺动脉压（mPAP）	mPAP<55 mmHg，中位存活48个月 mPAP≥85 mmHg，中位存活12个月
血管扩张剂反应	给予NO、依前列醇后肺动脉阻力下降者，存活较长，受益独立于随后的治疗 血管扩张剂治疗可增加受益
WHO心功能分级	Ⅰ～Ⅱ级：中位存活58.6个月 Ⅲ级：中位存活31.5个月 Ⅳ级：中位存活6个月
6 min步行距离	<332 m，4年存活率<20% >332 m，4年存活率～90%
右心房压力	<10 mmHg，中位存活46个月 >20 mmHg，中位存活1个月
心指数	CI≥4.0 L/(m^2·min)：中位存活43个月 CI<2.0 L/(m^2·min)：中位存活17个月
肺动脉（混合静脉）血氧饱和度（SvO_2）	SvO_2≥63%：3年存活率55% SvO_2<63%：3年存活率17%
脑钠肽（BNP）	依前列醇治疗后3个月，BNP>180 pg/ml，3年平均存活率～20% BNP<180 pg/ml，3年平均存活率～90%

（刘世明）

参考文献

1. Galie N，Torbicki A. 2001. Pulmonary arterial hypertension：new ideas and perspectives.Heart，85：475-480.
2. British Cardiac Society Guidelines and Medical Practice Committee. 2001. Recommendations on the management of pulmonary hypertension in clinical practice. Heart，86（1）：1-13.
3. Rich S，Dantzker DR，Ayres SM，et al. 1987. Primary pulmonary hypertension. A national prospective study. Ann Intern Med，107：216-223.
4. Rich S. 1998. Executive summary from the world symposium on primary pulmonary hypertension［C］<http：//www.who.int/ncd/cvd/pph.htm.
5. McGoon MD. 2001. The assessment of pulmonary hypertension. Clinics in Chest Medicine，22：493-508.
6. Sandoval J，Rothman A，Pulido T. 2001. Atrial septostomy for pulmonary hypertension. Clinics in Chest Medicine，22：547-560.
7. Gaine S. 2000. Pulmonary Hypertension. JAMA，284：3160-3168.
8. Mandegar M，Remillard CV，Yuan JX. 2002. Ion channels in pulmonary arterial hypertension. Prog Cardiovasc Dis，45：81-114.
9. Mandegar M，Yuan JX. 2002. Role of K^+ channels in pulmonary hypertension.Vascul Pharmacol，38：25-33.
10. Sitbon O，Humbert M，Simonneau G. 2002. Primary pulmonary hypertension：Current therapy. Prog Cardiovasc Dis，45：115-128.

11. Fagan KA, Badesch DB. 2002. Pulmonary hypertension associated with connective tissue disease. Prog Cardiovasc Dis, 45: 225–234.
12. Chin KM, Rubin LJ. 2008. Pulmonary arterial hypertension. J Am Coll Cardiol, 51（16）: 1527–1538.
13. Gomberg–Maitland M, Olschewski H. 2008. Prostacyclin therapies for the treatment of pulmonary arterial hypertension. Eur Respir J, 31（4）: 891–901.
14. Ghiadoni L, Versari D, Taddei S. 2008. Phosphodiesterase 5 inhibition in essential hypertension.Curr Hypertens Rep, 10（1）: 52–57.
15. Schannwell CM, Steiner S, Strauer BE. 2007. Diagnostics in pulmonary hypertension.J Physiol Pharmacol, 58（2）: 591–602.
16. National Pulmonary Hypertension Centres of the UK and Ireland. 2008. Consensus statement on the management of pulmonary hypertension in clinical practice in the UK and Ireland. Thorax, 63（2）1–41.
17. Mulligan–Kehoe MJ, Simons M. 2008. Vascular disease in scleroderma: angiogenesis and vascular repair. Rheum Dis Clin North Am, 34（1）: 73–79.
18. Park MH. 2008. Advances in diagnosis and treatment in patients with pulmonary arterial hypertension. Catheter Cardiovasc Interv, 71（2）: 205–213.
19. Humbert M. 2008. Update in pulmonary arterial hypertension 2007.Am J Respir Crit Care Med, 177（6）: 574–579.
20. Highland KB. 2008. Pulmonary arterial hypertension.Am J Med Sci, 335（1）: 40–45.
21. Badesch DB, Abman SH, Simonneau G, et al. 2007. Medical therapy for pulmonary arterial hypertension: updated ACCP evidence–based clinical practice guidelines. Chest, 131: 1917–1928.

第三十章
急性肺栓塞

Chapter 30 Acute Pulmonary Embolism

概　言

急性肺栓塞是指内源性或外源性栓子堵塞肺动脉而导致机体功能障碍的病理生理综合征。常见类型有急性肺血栓栓塞症（APTE）、脂肪栓塞综合征以及羊水栓塞等。其中APTE为肺栓塞最常见的类型，通常称为急性肺栓塞。如果肺栓塞导致肺出血或坏死则称之为肺梗死。肺栓塞的栓子多来源于下肢深静脉。在国外APTE发生率很高，我国APTE的流行病学国内尚缺乏大样本统计资料，但并非少见病，且有逐年上升趋势。APTE的危险因素包括原发性和继发性两大类。原发性危险因素由遗传变异引起，继发性危险因素是指后天获得的易发生静脉血栓栓塞症的多种病理生理异常，包括骨折、创伤、手术、恶性肿瘤和口服避孕药等。APTE与静脉血液淤滞、静脉系统内皮损伤和血液高凝状态等三大因素有关。肺栓塞为急性过程，可引起不同程度的血流动力学或呼吸功能改变，甚至死亡。APTE的症状主要取决于栓子的大小、数量、栓塞的部位及患者是否存在心、肺等器官的基础疾病。因其症状缺乏临床特异性，给诊断带来一定的困难，应注意与其他疾病相鉴别。对于疑诊APTE的患者，应根据适当的诊断策略及时完善相应的检查以明确诊断。治疗目的是使患者度过危险期，缓解栓塞引起的心、肺功能紊乱，预防深静脉血栓形成和APTE再发。包括予镇静、吸氧、止痛和呼吸循环支持等一般处理，严格掌握溶栓和抗凝治疗的适应证、绝对禁忌证和相对禁忌证等。必要时可行介入治疗、手术治疗和腔静脉滤器植入术等。

肺栓塞（pulmonary embolism，PE）是内源性或外源性栓子阻塞肺动脉或其分支引起肺循环障碍的临床和病理生理综合征。包括血栓栓塞症、脂肪栓塞综合征、羊水栓塞、空气栓塞和肿瘤细胞栓塞等。肺血栓栓塞症（pulmonary thromboembolism，PTE）是肺栓塞的一种类型。PTE为来自静脉系统或右心的血栓阻塞肺动脉或其分支所致的疾病，以肺循环和呼吸功能障碍为其主要临床和病理生理特征。PTE为PE最常见的类型，占PE中的绝大多数，通常所称的PE即指PTE。肺动脉发生栓塞后，若其支配区的肺组织因血流受阻或中断而发生坏死，称为肺梗死（pulmonary infarction，PI）。引起PE的血栓主要来源于深静脉血栓形成（deep venous thrombosis，DVT）。因此，PE和DVT属于同一疾病过程，即静脉血栓栓塞症（venous thromboembolism，VTE）。现在尤其强调树立“VTE”观，认识这一点对于正确理解DVT-PTE的病理生理、临床表现以及制定相应的治疗和预防策略具有重要价值。

急性肺栓塞的时限目前临床上尚无定论。由于急性肺栓塞实际上不是一种“静止”的疾病状态，而是一个动态、复杂的病理生理过程。对某些急性肺栓塞来说，可能不是单一时间点上的一次栓子脱落栓塞肺血管，而可能是反复栓子脱落栓塞肺血管的过程，这种反复栓子脱落的时间无法预计。另外，肺栓塞后出现相应的临床表现以及所致病情的严重程度取决于栓子的大小和数量、多个栓子的逐次栓塞间隔时间、是否同时合并其他心肺疾病、个体反应的差异及血栓溶解的快慢等以及上述各个环节对发病过程的影响程度不同。因此，急性与慢性PTE的时限和概念在临床上不好界定，从溶栓角度来看，一般认为14天左右是急性期的时限。但亦有学者将症状发生在1个月以内的PTE称为急性PTE。

第一节 流行病学

一、发病情况

西方国家总人群DVT和肺栓塞年发生率约1 ‰和0.5‰。美国 DVT和肺栓塞的发病率在心血管疾病中占第三位，仅次于冠心病和高血压。美国每年约新发 DVT 20万例，其中肺栓塞9.4万例。在法国肺栓塞每年新发患者超过10万例，英国约6.5万例，意大利约6万例。另有资料显示，老年患者更易患PTE，其发生率为25%左右，其中80岁以上患者达70%。目前我国有关DVT-PTE的流行病学资料相当匮乏，由于认识的不足，曾认为我国PTE是少见病。但按美国的发病率推测，PTE的人数每年应在300万以上。据初步研究资料证实，PTE在我国并不少见，而且发病率还有上升的趋势，其原因考虑：①人们饮食习惯和生活方式等环境因素变化及遗传因素的影响；②诊断意识和诊断水平提高，使漏、误诊病例明显减少，越来越多PTE能被正确诊断。中国医科大学附属第一医院肇冬梅等对住院PTE患者32年临床流行病学分析结果显示，近年来，尤其是2000年后，PTE的年住院人数显著上升。患者的男女比例为2：1，男性发病率明显高于女性。北京阜外医院连续900例尸检资料证实肺段以上肺栓塞占心血管疾病的11.0%，肺栓塞占肺血管病的第一位。然而，我国PTE的准确发病率有待探讨。

二、死亡情况

PTE的转归与病情严重程度、诊断的及时性和治疗密切相关，但缺乏确切的统计数字。由于受到所采用的流行病学研究方法及是否采用尸检分析死亡原因等多种因素的影响，故对PTE病死率的估计存在一定的难度。初步资料表明，在西方国家，其死因顺位占全部疾病死因的第三位，仅次于肿瘤和心肌梗死。DVT死亡病人中约有1/5死于肺栓塞，未经治疗的肺栓塞的死亡率约30%，适当治疗后死亡率可降至2%～8%。在我国，1998年北京协和医院报道52例PTE患者总的病死率为19.2%，未治疗者为77.8%，治疗者为7.0%。其主要死亡原因为右心衰竭、复发性PTE和急慢性肺动脉高压。

第二节　危险因素和危险度分层

目前，静脉血栓栓塞症（VTE）已被公认是一种多因素性疾病，受到遗传性因素和获得性因素的共同作用。20世纪Virchow提出的血栓形成的3个基本要素，即血流缓慢、血管壁改变和血液成分变化等迄今仍是公认的血栓形成的病理基础，危险因素最终通过这3个要素导致血栓形成。形成的血栓从血管壁脱落，经血循环到达肺动脉，则可发生PTE。易发生VTE的危险因素可分为原发性和继发性两类（表30–1）。但研究表明大约50%的DVT和PTE患者无典型的危险因素。

表30–1　肺动脉栓塞的危险因素

原发性危险因素	继发性危险因素
抗凝血酶缺乏症	创伤、骨折
先天性异常纤维蛋白原血症	外科手术
血栓调节因子异常	中风、脊髓损伤
高同型半胱氨酸血症	长期卧床、缺少活动
抗心磷脂抗体综合征	肥胖、高龄、吸烟
纤溶酶原激活物抑制因子过量	高血压
凝血酶原G20210A基因变异	恶性肿瘤、化疗
Ⅻ因子缺乏	口服避孕药、妊娠、产褥期
因子V Leiden突变（活化的C蛋白抵抗）	中心静脉插管
纤溶酶原缺乏	慢性静脉功能不全

续表

原发性危险因素	继发性危险因素
纤溶酶原不良血症	心力衰竭
蛋白S缺乏	长途旅行（乘车或飞机）
蛋白C缺乏	肾病综合征
	狼疮抗凝因子
	Crohn' s病
	血小板异常
	植入人工假体
	高黏滞状态（红细胞增多症、巨球蛋白血症）

原发性的危险因素主要是由遗传基因调控的，尽管缺乏严格的流行病学数据，但通常认为是较少见的。对<40岁出现原因不明的血栓栓塞事件的患者、以及反复发作DVT或PTE及有阳性家族史的患者要考虑其发病的可能性。已确定的最常见的遗传缺陷包括对激活的C蛋白抵抗（90%由V因子基因突变所致）、凝血酶原G20210A基因变异、抗凝血酶缺乏、先天性异常纤维蛋白原血症、蛋白C缺乏和蛋白S缺乏等。普通人群的4%～6%存在因子V Leiden突变，伴活化的C蛋白抵抗。这种变异的男性杂合子，初次特发性静脉血栓形成的相对危险性较无变异者高3～7倍。凝血酶原G20210A基因变异见于2%的普通人群，有这种凝血酶原基因缺陷者，DVT危险性增加2.7～3.8倍。同时有上述2种基因缺陷的携带者，在初次DVT后产生复发性DVT的危险性明显增加，常需终生抗凝治疗。目前因子V Leiden 突变和凝血酶原G20210A基因突变在白色人种静脉血栓形成中的作用已得到公认，而这2种基因异常在我国的北京和香港、台湾、日本已经实验证实是罕见的，因此亚洲人静脉血栓形成的遗传学基础尚有待进一步阐明。另外，参与同型半胱氨酸形成和代谢的胱硫醚β合成酶（cystathionine betasynthase，CBS）、亚甲基四氢叶酸还原酶（methylenetet-rahydrofolate reductase，MTHFR）等酶类的基因异常与VTE之间的关系也得到不同程度的研究和阐述。在体外，同型半胱氨酸有损伤血管内皮和拮抗一氧化氮的合成和功能。在因子V Leiden突变的病人，高同型半胱氨酸血症有增加血栓形成的危险。

继发性危险因素是指后天获得的易发生VTE的多种病理生理异常。包括制动、骨折、创伤、手术、恶性肿瘤和口服避孕药等。对于内科住院患者，VTE高危因素包括中风、充血性心力衰竭、休克、VTE病史和易栓症；中危因素包括无并发症急性心肌梗死、因急性疾病制动及进展期肿瘤。由于存在多种危险因素，如严重的心肺疾病、卧床、中心静脉留置管等，重症监护室的多数病人产生VTE的危险显著增高。低危因素指卧床但无并发症。第七届美国胸科医师学会根据年龄、手术类型和有无危险因素对外科患者进行VTE的危险分层：<40岁患者的较小手术，无其他危险因素为低度PTE危险。有危险因素的较小手术；或40～60岁，无危险因素的手术；或年龄<40岁无危险因素的大手术为中度危险。>60岁或有危险因素的非大手术；或40～60岁，有危险因素的大手术为PTE高度危险。>40岁，既往有静脉血栓病史的大手术；髋、膝关节置换术，重度创伤，脊髓损伤为PTE极高度危险。

恶性肿瘤病人易于产生VTE，大约有20%的静脉血栓栓塞都是由活动期癌症造成的。活动期癌症患者患静脉血栓栓塞的风险要比正常人高4～7倍。在有关特发性VTE和恶性肿瘤关系的12项研究提示1 209例特发性VTE患者中恶性肿瘤患者占11%。瑞典和英国报道的61 988例和26 610例VTE住院患者的追踪研究显示：恶性肿瘤远期发生率分别是4.0%和6.5%。说明DVT-PTE患者患肿瘤的危险明显高于一般人群，主要原因可能与肿瘤患者分泌促凝血物质增多以及患者患病后接受的医疗干预有关，如手术创伤、中心静脉留置管对血管内皮的损伤、长期卧床导致的静脉血流淤滞，抗肿瘤药物、激素类药物、促凝血药物治疗都直接或间接影响了机体凝血-纤溶系统的动态平衡，导致血栓形成。在与DVT-PTE相关的恶性肿瘤中以产生黏液的胰腺癌最多，其次为胃肠道肿瘤、肺癌、泌尿道癌、乳腺癌、卵巢癌、淋巴瘤、白血病等。

某些药物的使用也是引起PTE的高危因素。①抗肿瘤药物：环磷酰胺、丝裂霉素C、氟尿嘧啶、甲氨蝶呤、左旋天冬酰胺酶等抗肿瘤药物可通过药物引发的蛋白C、蛋白S、抗凝血酶Ⅲ减少而致血栓形成。②口服避孕药：特别是第三代避孕药（去氧孕烯、孕二烯酮），据报道35岁以上妇女服用避孕药后，血栓发生率升高9倍。避孕药致血栓形成机制是：激活凝血途径、血液高凝状态；血小板计数增高、红细胞变形能力下降，血黏度增加，血流减慢。雌激素替代治疗也增加静脉血栓形成的危险。③糖皮质激素类药物：通过刺激血小板生成、增加凝血因子浓度、增加α-纤溶酶抑制物浓度而产生血栓。④抗纤溶药物：6-氨基乙酸、止血环酸、对羟基-苄胺等氨基酸类化合物。导致血栓形成的机制为抑制纤溶酶原的活性及抑制纤溶酶对纤维蛋白、因子Ⅴ、Ⅶ、Ⅻ的水解作用。特别是当患者处于高凝状态、休克状态、肾功能不全时使用，更易促使血栓形成。⑤凝血酶原复合物：含有凝血因子Ⅱ、Ⅶ、Ⅸ、Ⅹ。在治疗中，血栓形成发生率高达30%。特别是肝脏疾病、外科手术病人。这可能是凝血酶原复合物延长了活化因子Ⅹ和凝血酶在血浆中的存在时间，从而过度激活凝血机制所致。⑥抗凝血药物：肝素作为抗凝血药物偶尔会诱导血小板减少性血栓形成，其发生率为0.4%～0.5%，可能原因与肝素依赖抗体对血管壁抗凝表面的破坏和血小板与血管壁的相互作用有关。

另外，长期卧床、长途汽车或飞机旅行有时是血栓栓塞的唯一危险因素。年龄可作为独立的危险因素，随着年龄的增长，VTE的发病率逐渐增高。妊娠和产褥期是40岁以下女性血栓栓塞的危险因素，较年龄相配女性高5倍。

原发性和继发性危险因素可以单独存在，也可同时存在，有协同作用。目前认为，PTE病人存在有高凝状态，在促发因素的作用下形成血栓。所以在临床上应加强对危险因素的识别，评价发生DVT和PTE的危险程度（表30-2），及时采取适当的预防措施。

表30-2　血栓形成的危险度分层

危险度类别	低　危	中　危	高　危
普通外科手术	年龄＜40岁	年龄＞40岁	年龄＞60岁
	手术时间＜30 min	＞30 min	＞60 min
	无危险因素	无其他危险因素	存在其他危险因素
矫外、创伤手术	小创伤	下肢石膏固定	髋、膝手术，髋骨骨折，多处创伤

续表

危险度类别	低 危	中 危	高 危
内科情况	妊娠	心衰、中风、肿瘤	长期卧床
发生率（%）			
远端DVT	2	10 ~ 40	40 ~ 80
近端DVT	0.4	6 ~ 8	10 ~ 15
症状性PE	0.2	1 ~ 2	5 ~ 10
致死性PE	0.002	0.1 ~ 0.8	1 ~ 5

第三节 发病机制

传统的"瀑布式凝血学说"将凝血过程分为内源、外源及共同途径，最终形成凝血酶，催化纤维蛋白原转变为纤维蛋白单体、聚合体，它解释了试管内的凝血过程，但对许多临床情况无法清楚解释。目前提出的"凝血新模式"学说更准确地解释了体内的凝血过程：血管壁受损后，组织因子表达、释放并形成组织因子途径抑制物（tissue factor pathway inhibitor，TFPI）-Ⅹa-Ⅶa-TF四合体，使Ⅶa-TF复合物迅速灭活。由于Ⅶa对Ⅸ起活化作用，以及凝血酶对Ⅷ及Ⅹ的激活从而维持了凝血过程。

Virchow提出的血栓形成的基本要素假说显示了血管内皮细胞在静脉血栓形成中的重要作用，而激活的肥大细胞影响着血栓的扩大过程。在形成血栓的静脉血管周围，肥大细胞的数量明显增加，并且很可能作为修复细胞参与静脉血栓的形成和发展过程。肥大细胞仅表达组织型纤溶酶原激活剂，而不表达纤溶酶原激活剂的抑制剂，表现出其特有的、强烈的纤溶功能。此外，肥大细胞特异性的蛋白酶能够降解纤维蛋白，并能激活前尿激酶原而参与纤维蛋白的降解；另一种肥大细胞的特异性酶能够灭活凝血酶；选择性贮存在肥大细胞中的肝素能够激活抗凝血酶而阻止凝血。总之，肥大细胞能够表达多种调控纤溶及凝血的物质。因此新观点认为，激活的血管内皮细胞能够通过细胞间作用机制，引起肥大细胞的聚集和激活，激活的肥大细胞产生多种修复分子以影响血栓的继续扩大。

PTE的动物实验研究结果提示，血栓栓塞引起的局部炎症反应和血栓的继续形成，可导致血小板、中性粒细胞、血管内皮细胞的激活，释放多种血管活性物质，参与PTE的发展。血栓素A_2（thromboxane A_2，TXA_2）是花生四烯酸的代谢产物，在PTE的发展过程中，TXA_2主要由活化的血小板产生、释放。TXA_2在PTE 早期（10 ~ 30 min）即明显升高，其主要作用是增强血小板的聚集，引起血管收缩和血管壁通透性增加；内皮素（endothelin，ET）主要来源于肺动脉的血管内皮细胞，由于肺血管床和细小支气管平滑肌均富含内皮素受体，肺栓塞后肺血管床内皮细胞释放大量内皮素，不但可以使肺血管床收缩和细小支气管痉挛，而且内皮素还介导血栓素A_2等其他炎性介质的释放。因此，内皮素具有对肺血管床和支气管平滑肌双重影响，从而引起肺通气/灌注严重失衡。ET除导致肺血管收缩等作用外，还有可以引起冠状动脉痉挛、慢性PTE的血管重塑等作用。此外，一氧化氮（nitric oxide，NO）、血小板活化因子（platelet activated factor，PAF）、5-羟色胺、血管内皮生长因子（vascular endothelial growth factor，VEGF）、前列环素以及多种黏附分子在PTE发生、发展中的作用都在动物实验中得到不同程度的研究。然而，目前多数的血管活性物质在PTE发生、发展中的作用的研究结果来源于动物实验，在临床病例中的意义尚有待进一步研究。

第四节　病理及病理生理改变

病理检查可发现静脉内或肺动脉内的游离和已脱落的血栓栓子，血栓通常由红细胞和血小板在纤维网上交织而成。超过90%的PTE患者发病30天内其血栓栓子全部溶解或仅残留少量血栓，肺血流动力学基本恢复正常。动物实验发现：血栓栓子开始栓塞于较大的肺动脉，栓塞后即启动血栓形成与纤溶2种过程。栓子远端由于血流中断或减缓、淤滞及血小板活化因子、血栓素A_2、前列环素、前列腺素E_2等物质释放，使栓子远端血液凝固而形成血栓。而栓子近心端，由于纤维蛋白溶解酶活性增高，使栓子和已形成的血栓溶解，因此表现为血栓栓子随时间推移逐渐移向远端小动脉。由于纤溶活性在个体间存在差异，另外血栓大小、血栓新旧程度，患者年龄及基础病变不尽相同，血栓溶解的过程和速度差异明显，但一般在1周至半年内完全或大部分溶解。较小栓子溶解较快；新鲜血栓溶解迅速，而陈旧血栓溶解速度较慢，且通常只是部分溶解；年龄在70岁以上、原有心肺疾患的病人血栓溶解较慢。另一方面，阻塞肺动脉的栓子可以在未发生溶解前即因机械作用而碎裂，随血流进入远端肺动脉细小分支，使完全阻塞的血管腔变为不完全阻塞，缩小肺血栓栓塞症（PTE）范围，从而在数分钟或数小时内恢复肺循环血流动力学稳定性。栓塞后的栓子如果不能自溶，则在1 h后即有纤维蛋白覆盖血栓表面，24 h后内皮细胞开始覆盖，局部肺动脉中膜水肿，血栓附着的肺动脉内膜面有中性粒细胞浸润，内弹力板破坏。1周后血栓中肌纤维母细胞、纤维母细胞、内皮细胞、新生毛细血管增生，吞噬细胞、单核细胞浸润。2～3周后血栓机化、再通。血栓内形成的血管与血管腔相通。所以，血栓再通类似血管增生，并影响血栓的溶解。深静脉内的血栓有时可充满整个管腔，并顺着静脉血流方向而蔓延生长。PTE常见多发及双侧性，下肺多于上肺，特别好发于右下肺叶，约达85%。栓子可从几毫米至数十厘米。按栓子的大小和阻塞部位可分为：①急性巨大肺栓塞：均为急性发作，肺动脉干被栓子阻塞达50%，相当于≥2个肺叶动脉被阻塞。当栓子完全阻塞肺动脉或其主要分支时，也称骑跨型栓塞。②急性次巨大肺栓塞：<2个肺叶动脉受阻。③中等肺栓塞：即肺动脉段和亚肺动脉段栓塞。④小肺动脉栓塞：即肺亚段动脉及其分支栓塞。

PTE大多数肺栓子来源于下腔静脉，特别是从腘静脉到髂静脉段的下肢深静脉血栓。颈内静脉和锁骨下静脉置管及化疗增加了上腔静脉径路的血栓。PTE引起的病理生理学改变主要包括血流动力学和呼吸功能2个方面。心肺功能改变的程度决定于肺动脉堵塞的范围、速度、原心肺功能状态及肺血管内皮的纤溶活性等。轻者可无明显改变；重者可导致肺循环阻力增加，肺动脉高压，急性右心功能不全及猝死。

一、对呼吸系统的影响

1．肺梗死：由于肺组织不仅接受肺动脉和支气管动脉的血流供应，而且还接受周围呼吸道供氧，同时肺静脉饱和动脉血反流也可在一定程度上营养肺组织，所以多数情况下不引起出血坏死。只有当存在心力衰竭、休克或原有心肺疾病时，使栓塞区域的通气、静脉回流和支气管动脉血流受到影响才会出现肺梗死。肺梗死的发生将导致梗死区域肺泡表面活性物质减少、呼吸膜通透性增加并可继发多种炎性介质的释放。肺梗死一般发生在栓塞后24～48h，梗死后的组织结构无法完全恢复，最终被纤维组织取代。

2．肺出血：肺栓塞可引起肺泡局部出血性改变。由于肺脏接受肺动脉、支气管动脉和肺泡内气体的三重氧供，且栓塞发生后数天内可出现栓子的部分溶解和肺动脉血流的部分恢复，因此很少发生真正的PI，而只出现肺泡内出血。肺出血是PTE早期（2天内）最常见的病理特征，可在PTE 的2～4天内完全消失。在临床诊断PTE 的过程中，肺出血可为螺旋CT、经食道超声等影像学检查提供PTE 的佐证。

3．支气管痉挛：急性PTE可引起反射性的支气管痉挛，同时由于血栓本身释放的5–羟色胺、组胺、缓激肽、PAF、TXA_2及ET等血管活性物质以及交感神经兴奋等也可导致支气管痉挛，使呼吸道阻力增加，肺通气量减少，引起呼吸困难。另外，由于应激性受体受到刺激也可反射性引起肺泡高通气。研究证实痉挛主要发生在小气道，而大气道变化不明显。小气道痉挛会造成肺容量下降和肺顺应性降低，影响呼吸功能。

4．肺水肿：急性PTE后的肺水肿并不常见，多于栓塞后1天出现。慢性PTE后的肺水肿则较急性PTE常见。肺水肿的发生一方面与非栓塞的肺组织血流代偿性增加，导致肺泡毛细血管压力升高有关。还与血栓栓塞后的血小板和白细胞激活，释放大量的组胺、5–羟色胺、TXA_2等血管活性物质有关，使血管通透性改变。血栓栓塞后肺泡表面活性物质的减少，又促进肺泡上皮通透性增加，大量炎性介质释放，引起局部甚至弥漫性肺水肿，最终导致肺泡–毛细血管通透性升高，大量蛋白和细胞成分进入间质和肺泡。肺水肿的发生是造成PTE后通气/血流比例失调的主要原因。再灌注后的肺水肿是肺动脉血栓清除术后的重要并发症，是术后患者死亡的主要原因，多发生在术后24 h内，也可在72 h后发生。发生机制与局部栓塞解除后，血流量突然增加，毛细血管压骤然提高有关；中性粒细胞等炎性细胞的聚集、激活等造成急性肺损伤的发生也参与其中。

5．肺不张：肺不张的发生是以下几种机制综合作用的结果，包括栓塞局部的肺组织血流灌注减少，发生区域性的低氧血症而导致支气管痉挛；肺泡表面活性物质合成减少及肺泡内水肿对表面活性物质的稀释作用使得肺泡表面张力增加，不能对抗肺泡张力而发生肺泡萎陷，肺顺应性下降，出现肺不张。即使局部肺动脉完全堵塞，支气管动脉的营养供应可以维持肺泡Ⅱ型上皮细胞的功能，局部肺血流的重建也可使肺泡表面活性物质的部分恢复，因此肺泡表面活性物质的减少多为缓慢而局限的。临床上，一般在栓塞1天后胸片或CT上可发现肺不张的表现。在栓塞后数日至数周内，肺不张可逐渐消失，不遗留任何结构和功能上的异常。

6. 肺泡通气/血流比例失调：正常的肺泡通气量（V）与肺血流量（Q）的比例（V/Q）为0.84，二者中任一变化均可影响肺泡气体交换。V/Q比例失调是PTE时最重要的呼吸病理生理改变，是低氧血症的基础。V/Q比例失调可表现为栓塞部位的高通气/血流区、肺不张及肺萎陷部位的低通气/血流区以及由于肺内血流再分布而在血流未被阻塞区域的相对低通气/血流区。栓塞部位可出现死腔通气，但由于多存在残留血流，因此完全性死腔通气很少见，而常形成高通气/血流区。由于肺内血流的重新分布，使得循环阻力相对正常的肺组织血流量相对增多，在这部分肺泡通气量无明显变化的情况下，即形成了低通气/ 血流区，出现功能性分流。在肺不张的区域，由于肺泡通气完全丧失，流经肺泡的血流完全未进行气体交换而直接掺入动脉血，形成真性分流。肺动脉阻塞引起肺动脉压力增加可进一步导致右心房压力升高，卵圆孔开放，出现心内右向左分流。PTE时还可引起肺部侧支血管形成，正常情况下处于闭合状态的侧支开放，主要是支气管–肺动脉吻合形成以及肺内动静脉分流使氧合血减少。另外，有资料表明，静脉血混合比可占心排血量10%～25%，心排血量减少和混合静脉血氧分压下降进一步加重了低氧血症。

二、对循环系统的影响

1. 肺动脉高压：急性肺栓塞后血流动力学改变首先表现为肺动脉压力及肺血管阻力增加，70%急性肺栓塞患者平均肺动脉压在25～30 mmHg之间，重症患者可达40 mmHg以上。随着肺动脉压力升高，右心后负荷进一步加重，右心输出量减少，严重者可导致体循环低血压及休克。肺动脉压力的高低反映了急性肺栓塞循环失代偿程度及血流动力学损害程度，肺动脉压力越高，临床预后越凶险。肺动脉的机械阻塞和神经–体液因素引起的肺血管痉挛是栓塞后形成肺动脉高压的基础。栓子堵塞肺动脉时，造成机械性肺毛细血管前动脉高压，肺血管床减少，肺循环阻力增加，肺动脉压力上升，右心室负荷增加，心排血量下降。肺动脉压力升高程度与血管阻塞程度有关，由于肺血管床具备强大的储备能力，对于原心肺功能正常的患者，肺血管截断面积堵塞30%以上才出现肺动脉压升高。当肺血管堵塞30%～40%时，肺动脉平均压可达30 mmHg以上；肺血管阻塞40%～50%，肺动脉平均压可达40 mmHg以上，右心室充盈压增加，心脏指数下降；肺血管阻塞50%以上时，肺动脉压力骤然升高，并出现持续性肺动脉高压，右心室后负荷明显升高；而肺血管阻塞≥85%则可致猝死。若患者存在明显的基础心肺疾病，即使是较小的栓子，只要导致肺动脉压力急剧升高超过40 mmHg，即可引起急性肺源性心脏病。另外，肺血管阻力上升也与神经体液因素和循环内分泌激素密切相关。肺栓塞发生后，肺血管内皮受损，释放出大量收缩性物质，如内皮素、血管紧张素，使肺血管收缩。此外，肺栓塞栓子在肺血管内移动时，血小板活化脱颗粒，释放出大量血管活性物质，包括组胺、5–羟色胺、二磷酸腺苷（ADP）、前列腺素H_2和12–脂氧化酶产物。同时血小板活化因子和12–脂氧化酶产物又可诱发中性粒细胞释放花生四烯酸代谢产物，如血栓素A_2、白三烯B4、白三烯C4、白三烯D4等。上述各种介质均可导致广泛肺小动脉收缩，同时反射性引起交感神经释放儿茶酚胺，加重肺动脉收缩。因此神经体液因素和循环内分泌激素可引起与机械阻塞程度不成比例的严重肺动脉高压。由于肺动脉急剧扩张可产生肺动脉瓣舒张期反流，也会对肺动脉压产生一定的影响。静脉血栓长期反复脱落引起的多发性PTE，可转化为慢性血栓栓塞性肺动脉高压。

2．心肌细胞损害与心功能不全：近年来大量研究发现急性肺栓塞可伴有心肌酶谱、肌钙蛋白及肌红蛋白指标等升高，证实了急性肺栓塞可继发心肌细胞损害。研究数据提示有30%～50%的急性肺栓塞患者继发心肌缺氧性损伤。急性肺栓塞后心肌血供减少存在理论上的影响机制，且已被多数学者所认同。但在急性肺栓塞临床或动物实验文献报道中，一直缺乏心肌血供减少的直接证据。急性肺栓塞心肌缺氧性损伤是心肌血供减少所致，还是由于急性肺栓塞产生的低氧血症引起，目前颇有争议。也有学者认为急性肺栓塞血流动力学及心功能失代偿所致低血压是继发心肌缺血的根本原因，只有在血压正常时才能保证心肌的充分灌注。但有学者在临床研究中发现血压正常的急性肺栓塞患者也伴有肌钙蛋白值升高，提出低血压并不是唯一致病因素，神经-体液反射性收缩冠状动脉作用及左心室舒张功能衰竭影响冠状动脉流量及心肌灌注可能也是致病原因之一。因此，尽管急性肺栓塞继发心肌缺血的机制尚不十分明确，但与血流动力学改变尤其右心室功能状况存在着内在的关联，共同反映疾病程度及预后。

临床上超过一半的急性肺栓塞患者伴有右心功能及形态上的改变。右心功能不全或右心衰竭反映了急性肺栓塞血流动力学变化程度，是整个病理生理改变过程的“枢纽”，是评估急性肺栓塞危险程度和预后的重要指标，也是目前溶栓治疗的重要指征。右心功能不全的产生与肺动脉高压直接相关。在轻症急性肺栓塞患者，由于心肌收缩力和心率的代偿作用，并不导致心室舒张末期压力升高，不出现右心室扩张，维持血流动力学相对稳定。在重症急性肺栓塞患者，右心压力可升高至50～60 mmHg，心率和心肌收缩力的代偿作用不足以维持有效的心输出量时，心室舒张末期压力显著升高，右心室急剧扩张，室壁张力增大，心肌做功及氧耗增加，进一步使右心室功能失代偿，心房扩大，导致回心血量减少，体循环淤血，心输出量明显下降。当右心输出量下降超过20%时，可继发急性左心功能不全及体循环低血压，预后凶险。另外，右心室压力升高后，主动脉与右心室压力阶差缩小，冠状动脉灌注减少；同时体内和冠状动脉局部内皮素均明显增加，导致冠状动脉痉挛，造成冠状动脉灌流进一步减少，诱发心肌缺血，心肌受损标志物，如肌钙蛋白和肌酸磷酸激酶同工酶等增高，甚至出现心肌梗死，尤其是右心室梗死。研究提示当肌钙蛋白值超过正常20倍时，常常提示心肌细胞存在不可逆缺血性损害而致不良预后，而PTE患者原有冠状动脉堵塞和心肌肥厚性疾病可能是心肌梗死的诱发因素。以上几方面改变同时存在、相互作用，如不能及时治疗，则可形成致死性恶性循环。国外大型临床调查报告结果显示：急性肺栓塞死亡率随右心功能损害加重而增加，并发右心功能不全时其死亡率增加2～3倍。

由于急性肺栓塞后肺血管“截留”效应，导致左心室充盈不足，以及低氧血症和血管活性物质对冠状动脉的收缩作用，左心功能亦会受损。其实早在20世纪40年代有学者根据心电图及组织病理学资料提出急性肺栓塞可引起左心室收缩及舒张功能的下降，但目前急性肺栓塞对左心功能的影响及其严重程度一直未引起人们足够重视。国外研究提示急性肺栓塞后随着右心室后负荷加重，室间隔左移，左心室几何形状发生改变，左心室舒张末容积下降，左心室充盈量明显减少，左心室舒张功能受损；同时，左心室收缩期时限缩短，室壁运动幅度减小，左心室收缩功能被抑制，心搏量下降，严重者可导致低血压甚至休克。

第五节　临床表现与检查

急性肺血栓栓塞症（PTE）患者的临床表现见表30-3。

表30-3　PTE的症状与体征

症　状	发生率（%）	体　征	发生率（%）
呼吸困难	73～90	呼吸急促（每分钟≥20次）	70
胸痛		心动过速（每分钟≥100次）	30～40
胸膜炎性胸痛	40～70	紫绀	11～16
心绞痛样胸痛	4～12	低热	43
咳嗽	20～37	颈静脉充盈或搏动	12
晕厥	11～20	肺部	
咯血	11～30	哮鸣音	5
心悸	10～18	细湿啰音	18～21
烦躁不安、惊恐或濒死感	55	胸腔积液	24～30
下肢肿胀	28	肺动脉瓣区第二音亢进	23
下肢疼痛	26	大汗	11
		临床明显的深静脉血栓形成	11
		Homans征	4
		右心室抬举	4
		胸膜摩擦音	3
		第三心音	3

一、症状

PTE的临床表现与肺血管栓塞面积的大小、栓塞发生的速度、部位、机体基础状态及栓塞继发的神经体液因素改变等有关。临床症状多种多样，不同病例常有不同的症状组合，但均缺乏特异性。不同病例所表现症状的严重程度亦有很大差别，可以从无症状到血流动力学不稳定，甚至发生猝死，但最重要的一点是"不明原因"的呼吸困难和（或）低氧血症，尤其是突发性者。

呼吸困难是PTE最常见的症状，约90%，活动后尤为明显。与呼吸、循环功能失调有关。迅速出现的单纯性呼吸困难多由肺动脉较中心部位的PTE所致。因此，当患者出现无其他原因解释的突发性呼吸困难时应考虑到PTE的可能；对既往有心力衰竭或肺疾病的病人，呼吸困难可能是提示PTE的唯一症状。胸痛常突然发生，多与呼吸有关，有2种性质，多数为胸膜炎性疼痛，约75%，较小的栓子常位于肺周边更易累及胸膜，较大的栓子可呈剧烈的挤压痛，位于胸骨后难以耐受，向肩和胸部放射酷似心绞痛发作。胸膜炎性胸痛的发作，不管是否合并咯血均提示可能有肺梗死存在。少数为心绞痛发作，可能与体循环低血压、冠状动脉痉挛和右心室张力增高使冠状动脉缺血，加之低氧血症和心肌耗氧量增加有关。胸痛除需与冠心病心绞痛鉴别外，也需与主动脉夹层相鉴别。咳嗽亦较常见，多为干咳，也可伴少许白痰或伴喘息。咯血提示存在肺梗死，多在梗死后24 h内发生，多是由于肺动脉高压后支气管黏膜下支气管动脉代偿性扩张破裂出血，量不多，鲜红色，数日后可变成暗红色。部分患者可出现惊恐，其原因尚不清楚，可能与胸痛或低氧血症有关。忧虑和呼吸困难有关，但要注意与癔症及焦虑症相鉴别。大面积肺栓塞所引起的脑供血不足是晕厥的主要原因，多数伴有低血压、右心衰竭和低氧血症。但较小的肺梗塞也可因一过性脑循环障碍而引起头晕。少数肺栓塞患者可出现腹痛，可能与膈肌受刺激或肠缺血有关。大面积肺栓塞可引起休克，常伴有烦躁、恶心、呕吐、出冷汗等。总体上来说，非大面积PTE者胸膜炎性疼痛多见，而大面积、次大面积栓塞者，呼吸困难、晕厥、发绀更为常见。传统上诊断肺栓塞的“三联征”（呼吸困难、胸痛及咯血）者不足30%。资料显示，50%以上的PTE患者同时存在呼吸困难和胸痛，如患者同时出现以上2种症状，PTE临床诊断的可能性明显增加。

慢性阻塞性肺部疾病（COPD）患者合并PTE时常缺乏胸痛、胸膜摩擦音、深静脉血栓形成等典型症状，而表现为呼吸困难加重、咯血等非特异性症状，极易认为是原发病加重，造成对PTE的漏诊。故当患者出现无明显感染的急性心功能和肺功能衰竭、包括支气管扩张在内的治疗不能缓解的呼吸困难或$PaCO_2$较前明显下降，同时低氧程度加重时应警惕PTE的可能。感染性心内膜炎所导致的PTE也多表现为高热、心悸、胸痛、气促、咳嗽等非特异性症状。由于如上所述的PTE患者临床表现的非特异性和多样性，因此提高认识和建立正确的PTE筛查程序具有重要的临床意义。

二、体征

1．一般检查：部分患者可有发热，多为低热，可持续1周，也可发生高热达38.5 ℃以上。发热多因肺梗塞后坏死物质吸收或肺出血、肺不张等引起。如表现为高热，应考虑感染或血栓性血管炎的可能。19%患者出现紫绀，多因肺内分流所致，也可能因卵圆孔开放而引起。

2．心血管系统体征：主要是急、慢性肺动脉高压和右心功能不全的一些表现。44%患者有窦性心动过速。也可出现心律失常（如早搏）。胸骨左缘第2、3肋间可有收缩期搏动，触及肺动脉瓣关闭性振动，肺动脉瓣区第二音亢进、分裂，$P_2>A_2$，闻及收缩期喷射性杂音。三尖瓣相对性关闭不全出现三尖瓣区收缩期反流性杂音，吸气时增强，当右心室明显扩大，占据心前区时，此杂音可传导到心尖区，甚至腋中线，易与风湿性心脏病二尖瓣关闭不全相混淆。也可听到右心房性奔马律和室性奔马律，分别反映右心顺应性下降（如右心室肥厚）和右心功能不全。右心衰竭时可出现颈静脉充盈、搏动增强、第二心音变为正常或呈固定性分裂，肝脏增大，肝颈静脉反流征阳性和下肢浮肿。其中最有意义的体征是反映右心负荷增加的颈静脉充盈、搏动。急性PTE可出现少至中等量心包积液。PTE后“类心肌梗死后综合征”也可发生心包积液和心包摩擦音。危重患者可出现低血压、休克或心跳骤停。低血压虽不常见，但通常提示为大面积肺栓塞。

3．呼吸系统体征：92%的肺栓塞患者呼吸急促，频率每分钟>20次，最高可达每分钟40～50次。一侧肺叶或全肺叶栓塞时可出现气管移向患侧，膈肌上移，病变部位叩诊浊音，肺栓塞部位可闻及哮鸣音和干湿啰音（15%），也可闻及肺血管性杂音，其特点是吸气过程杂音增强；部分患者有胸膜摩擦音，以及胸腔积液的相应体征，多发生在患侧。无心肺疾患PTE发生的胸腔积液，几乎都发生在非大面积肺栓塞或大面积肺栓塞的“栓塞后期”，由于栓子靠近肺的周边，易于发生“肺梗死”。肺梗死时的胸腔积液是渗出液。PTE时由于血管通透性增加和出血性肺不张的因素，使得PTE胸腔积液为血性。在有心肺疾患的患者发生PTE时，原有的心肺功能障碍会加重，如心衰的胸腔积液量会增加。

4．深静脉血栓形成的症状与体征：在考虑PTE诊断时，要注意是否存在深静脉血栓形成（DVT），特别是下肢，下肢DVT主要表现为患肢肿胀、周径增粗、疼痛或压痛、浅静脉扩张、皮肤色素沉着、行走后患肢易疲劳、僵硬度增加或肿胀加重。一侧小腿或大腿周径比另一侧长1cm即有诊断意义，前者为腘静脉堵塞，后者为髂股静脉堵塞所致。但半数或以上的下肢DVT患者无自觉症状和明显体征。

除以上心肺及静脉炎的体征外，可有诱发肺栓塞的其他慢性疾病的相应体征。

根据临床最近研究成果，将肺血栓栓塞症（PTE）分为7个类型：①轻型：临床上无症状或仅有轻度呼吸困难，胸闷或轻度咳血症状。②肺梗死型：由中等大小的栓子引起，多发生充血性心力衰竭，胸痛等。③急性肺源性心脏病型：由于巨大栓子或多个栓子同时引起50%～58%肺动脉横断而受阻。④急性肺源性休克型：此型多由巨大栓子引起心排血量锐减，导致血压下降，呈休克状态。⑤猝死型：多由巨大或巨大骑跨栓子突然阻塞肺动脉瓣、肺动脉主干或肺动脉分叉处或同时阻塞肺动脉的几个大分支所致。⑥矛盾型：因肺动脉高压使卵圆孔开放，静脉血栓可经卵圆孔进入体循环发生矛盾性（动脉）栓塞，对年轻或不明原因发生脑卒中患者应想到发生矛盾性栓塞的可能，此种类型临床少见，但易发生多脏器功能不全综合征。⑦腹痛型：此型多由小栓子、大栓子、微栓子联合阻塞肺循环所致急性反射型腹痛、恶心、呕吐，同时伴有肺动脉高压，但查体未有腹部压痛点及腹膜炎体征。此型误诊率达70%～82%，并且向大面积PTE发展。

三、实验室检查

1．一般检查：多数没有显著的异常，可有白细胞数增多，但很少超过1.5×10^9/L。血沉增快。血清胆红素升高。谷草转氨酶正常或轻度升高，乳酸脱氢酶和磷酸肌酸激酶升高。胸腔积液多为血性，也可呈浆液血性或浆液性，含红细胞、白细胞和蛋白质等。

2．动脉血气分析：有症状的患者，常有低氧血症（PO_2<80mmHg）、低碳酸血症（PCO_2<35mmHg）、及肺泡-动脉血氧分压差增大（$P_{A-a}O_2$>25mmHg），但20%患者的PaO_2正常，15%～20%患者的$P_{A-a}O_2$正常，故动脉血气正常也不能排除急性肺栓塞（PE）。但不能解释的低氧血症，尤其在有DVT危险因素的患者，常提示PTE的可能。

3．血浆D-二聚体（D-dimer）：血浆D-二聚体酶联免疫吸附分析（ELISA）是筛选PTE的最具前景的血液学检测方法。D-二聚体是交联纤维蛋白在纤溶系统作用下产生的可溶性降解产物，为一个特异性的纤溶过程标记物。其水平的升高常提示一定程度的凝血过程的活化或纤维蛋白降解产物的清除受损。D-二聚体对PTE诊断的敏感性达92%～100%，但其特异性较低，仅为40%～43%左右。手术、创伤、炎症、心脑血管病、恶性肿瘤、感染性疾病及年龄等诸多因素均可使D-二聚体升高。文献报道，D-二聚体升高的特异性在30～39岁年龄段为72%，而在80岁以上年龄段特异性降至9%。所以，在临床应用中，D-二聚体对急性PTE有较大的排除诊断价值，D-二聚体＞500 μg/L对肺栓塞的阳性预计值较低，不能用来诊断肺栓塞。若其含量＜500 μg/L，可基本除外急性PTE。D-二聚体＞1 000 μg/L，对于急性PTE的诊断具有一定意义。但近年来也有确诊急性肺栓塞而D-二聚体＜500 μg/L的病例报道。

4．血清酶学检查：急性肺栓塞时，乳酸脱氢酶（LDH）、血清胆红素增加达85%，但缺乏特异性；天冬氨酸转氨酶（AST）、α-羟丁酸（HBDH）、谷氨酰转移酶（γ-GT）、丙氨酸转氨酶（ALT）、磷酸肌酸激酶（CK）、肌钙蛋白和肌红蛋白等也会有不同程度的增高。研究发现AST、LDH、HBDH、γ-GT等敏感性较高；而且ALT、AST、LDH与栓塞面积大小、严重程度呈正相关。也有研究提示肌钙蛋白水平升高为急性PTE预后不良的标志，远比CK或CK-MB敏感。一组56例右心室功能不全者，肌钙蛋白升高，同时伴右束支传导阻滞与V_1～V_4 T波倒置，其死亡率为44%；而肌钙蛋白正常者的死亡率仅为3%。但总体上讲，血清酶学检查缺乏敏感性和特异性，对诊断帮助不大。

5．心电图：大多数病例表现有非特异性的心电图异常或无异常，出现传统教科书上所述的$S_{Ⅰ}Q_{Ⅲ}T_{Ⅲ}$征（即Ⅰ导联S波加深，超过0.15 mV，Ⅲ导联出现Q/q波及T波倒置）典型改变者估计不到10%的病例，而且主要出现在大面积PTE中。小面积PTE可仅有窦性心动过速。当PTE导致右心室负荷过重时，可表现有电轴右偏、完全性或不完全性右束支传导阻滞、V_1～V_4导联的T波倒置、肺型P波、顺时针移位等；$S_{Ⅰ}Q_{Ⅲ}T_{Ⅲ}$图形和右胸导联T波倒置是较为重要的改变，且与栓塞程度有良好的相关性。此外，还要留心观察一些心电图不典型或轻微的改变，如T波倒置、SV_1（或V_3R～V_5R）粗钝挫折，也可能提示肺栓塞。心电图改变多在发病后即刻开始出现，以后随病程的发展演变而呈动态变化。观察到心电图的动态改变较之静态异常对于提示PTE具有更大意义。有学者认为溶栓治疗后心电图改变逆转，提示病人预后良好。另外也有研究发现，肺栓塞患者溶栓治疗成功后心电图的改变常为电轴进一步左移、$S_{Ⅰ}$变浅、右心导联（V_1～V_3）T波倒置加深，其机制是复极记忆现象还是复极过程M区至心内膜与心外膜间相反电位差变化的影响，尚待进一步研究论证。心电图检查还有助于与其他疾病如急性心肌梗死、急性心包炎等鉴别。但总体而言心电图在肺栓塞诊断和预后方面只能起到辅助作用。

6．胸部X线检查：多有异常表现，但缺乏特异性。典型的胸片异常不多见，典型的改变表现为以横膈和胸膜为底，尖端朝向肺门的楔形或半圆形致密影（Hampton驼峰征），通常仅见于有肺梗死、肺泡出血或合并炎症时。其他的改变包括有栓塞远端缺血所致的肺纹理稀疏（Westermark征），未受累部分血流相对增加所致的纹理相应增多；累及范围较大时可出现肺动脉高压征象，如中心肺动脉突出、右下肺动脉干增宽伴截断征、肺动脉段膨隆及右心室扩大征。其他非特异性表现有肺实变、肺不张或膨胀不全、患侧横膈抬高，少至中量胸腔积液征等。即使大面积PTE也可以表现为正常的胸片。尽管X线胸片对肺栓塞的诊断价值不大，但却是除外和鉴别其他疾病（如肺炎、左心衰竭、气胸、肿瘤等）的重要依据。

7．超声心动图：在提示诊断和排除其他血管疾患方面有重要价值。超声心动图主要从直接征象和间接征象两方面提供肺栓塞（PE）诊断依据。直接征象显示右心房、右心室和肺动脉内血栓。但经胸超声心动图很少能看见肺动脉血栓，经食道超声可发现肺动脉主干的大血栓。有时可发现右心房或右心室的血栓，若同时患者临床表现符合PE，可以作出诊断。间接征象主要表现为右心负荷过重与肺动脉高压，其特征为：①右心房或右心室增大加动脉主干和肺动脉内径增宽，左心室短轴切面观室间隔异常运动，向左心室膨突，呈“D”字形改变，导致RV/LV值增大。②彩色及频谱多普勒均可见程度不等的三尖瓣反流，三尖瓣反流速度增快，跨瓣压差增高，下腔静脉扩张，吸气时不萎陷。有研究认为，右心室壁局部运动幅度降低；室间隔左移和运动异常是诊断急性肺栓塞的特异征象。检查时应同时注意右心室壁的厚度，如果增厚，提示慢性肺源性心脏病，且对于明确该病例存在慢性栓塞过程有重要意义。近年来，经食道超声逐渐取代了经胸超声，特别是在病情危重的而行心肺复苏的过程中，此法直接、简便，不延误抢救时间。

8．核素肺通气/灌注（V/Q）显像：V/Q显像是肺栓塞重要的诊断方法之一，其优点是安全、无创及高敏感性，可作为可疑肺栓塞患者的筛选检查。典型征象是呈肺段分布的肺灌注缺损，并与通气显像不匹配。根据 PIOPED（prospetive investigation of pulmonary embolism disgnosis）研究小组于1994年修订的V/Q 显像判断标准，将诊断肺栓塞的可能性分为：①高度可能：其征象为至少一个或更多叶段的灌注缺损，而通气显像正常；②正常或接近正常；③非诊断性异常：其征象介于高度可能与正常之间。高度可能的结果对肺栓塞诊断的特异度为96%，除非临床的可能性极低，高度可能的结果基本可以确定肺栓塞的诊断；结果正常或接近正常时可基本除外肺栓塞；如果结果为非诊断性异常，则需进一步检查，包括做肺动脉造影等。新标准根据三方面：①肺灌注所示缺损的大小；②X线胸片的表现；③肺通气显像的结果进行综合判断（表30-4）。研究表明，在扫描呈高度可能性，则确诊为肺栓塞的概率为 88%，若同时与临床一起分析，则可达 90%。而呈中度可能性和低度可能性时均为非诊断性的表现，这也就增加了临床诊断的难度。但由于临床上许多疾病可以同时影响患者的肺通气和血流状况，致使 V/Q显像特异性降低，且V/Q显像仅能反映肺血流灌注情况，不能反映血管壁的改变和管腔大小，不能很好地判断栓塞情况，也限制了其应用。因此，必要时可行肺动脉造影。

9．CT肺血管造影（CTPA）：CTPA检查肺栓塞具有其重要的临床意义。随着CT成像技术的进步，螺旋CT的优点在于能连续快速取像，呼吸运动对影像的影响小。电子束CT扫描速度更快，可在很大程度上避免因心跳和呼吸的影响而产生的伪影。CTPA是在快速注射造影剂（4 ~ 6 ml/s）的条件下快速高分辨扫描肺动脉，通过软件辅助的数据三维重建显示肺动脉的技术，其成像效果类似于常规的肺动脉造影。增强CT扫描可以直接显示左、右肺动脉及肺段血管内血栓部位、形态与管壁关系及内腔受损状况，能够发现段以上肺动脉内的栓子，是肺血栓栓塞症（PTE）的确诊手段之一。其直接征象：①部分充盈缺损，肺动脉管腔内低密度显影区，周围有对比剂包绕；②完全充盈缺损，肺动脉分支完全阻塞，其远端血管无对比剂充盈；③中心性充盈缺损，栓子漂浮血管腔内，周围有对比剂环绕，呈“漂浮征”，长轴断面呈“轨道征”，横轴位断面呈“靶征”或偏心的“靶

表30-4　肺通气/灌注（V/Q）显像的判断标准

正常：
肺部无灌注缺损；
肺灌注缺损形状与X线胸片匹配
高度可能性：
≥2个肺段灌注缺损，无通气和X线胸片异常或缺损区大于异常的通气和X线胸片；
≥2个亚肺段灌注缺损，无通气和X线胸片异常和1个肺段的不匹配缺损；
≥4个亚肺段灌注缺损，无通气和X线胸片异常
中度可能性：
1个亚肺段不匹配的灌注缺损，而X线胸片正常；
肺灌注缺损虽不典型，但临床症状明显
低度可能性：
有灌注异常，同时有较大面积的X线胸片异常；
有肺灌注和通气异常，X线胸片正常或异常面积小于灌注缺损；
小的不呈肺段或亚肺段分布的灌注缺损

征”；④附壁状充盈缺损，栓子紧贴血管内壁分布。如肺动脉管壁环状或规则增厚、管腔狭窄时还需与亚急性或慢性PTE鉴别。间接征象：①肺灌注期“马塞克征”；②肺梗死灶形成，主要表现为胸膜下楔形影，尖端可指向肺门，也可呈斑片状模糊影；③肺动脉高压；④Westermark征，接近栓子近侧肺血管增粗，而远段肺血管纹理变细少或缺如，为栓塞动脉远端的血管不显影所致；⑤胸膜肥厚、胸腔积液，多为少量积液；⑥支气管动脉扩张，可能与肺血流的重新分布有关。此外，CT扫描还可以显示肺及肺外的其他胸部疾患。总之，CTPA是目前诊断肺动脉栓塞的首选检查手段。但CTPA对亚段PTE的诊断价值仍较有限。由于CTPA有很好的临床应用价值，英国胸科协会制定的肺栓塞诊治指南中要求大面积PTE患者应该在1h内完成影像学检查，非大面积PTE患者应在24 h内完成。

10．磁共振成像（MRI）：本检查主要利用MRI的血液流空效应，区别流动的血液和不流动的血栓以诊断肺栓塞。其对段以上肺动脉内栓子诊断的敏感性和特异性均较高，敏感性为 75%～100%，特异性为 42%～100%，显示周围型肺栓塞效果也较好，可同时显示肺栓塞对肺组织的低灌注区，也可观察左、右心室的功能和收缩情况。但是缓慢的血流由于产生类似于高信号强度灶，故在一定程度上影响其结果，心脏和呼吸活动对其影像亦产生一定的影响。MRI检查无辐射、无创伤、无对比剂过敏危险，与肺血管造影相比，患者更易于接受，适用于肾功能不全、碘造影剂过敏的患者。目前国外报道三维动态增强磁共振肺血管成像（MRPA）对于中心、叶和段的肺动脉栓塞有更高的敏感性和特异性，而且随着磁共振新序列和新型造影剂的开发和应用，还具有潜在的识别新旧血栓的能力，有可能为确定溶栓方案提供依据。因此，它有可能成为未来诊断肺栓塞首选的影像学方法。

11．肺动脉造影：是诊断PTE的金标准，其诊断PTE的敏感性超过98%，特异性为90% ~98%，但随血管口径的变小，其准确性下降，在段以下血管仅为 66%。主要适应证是：①核素肺通气/灌注扫描缺损与X线胸片所见匹配时；②考虑外科治疗的患者；③CTPA或MRI诊断不肯定，且抗凝治疗可能发生高危的患者；④肺栓塞或肺血管炎或肺血管发育异常需要进一步鉴别者。肺动脉造影的绝对禁忌证是造影剂过敏。相对禁忌证有妊娠、明显的出血倾向、左束支传导阻滞、心室激动性增强、肾功能不全及已知存在右心血栓。肺血管造影直接征象为：①肺动脉内见充盈缺损；②肺动脉截断现象。间接征象为：①肺野无血灌注，肺纹理不对称的稀疏、减少；②肺动脉分支充盈、造影剂流动缓慢，局部低灌注，静脉回流延迟等。如缺乏PTE的直接征象不能诊断PTE。由于肺动脉造影是一种有创性检查，发生致命性或严重并发症的可能性分别为0.1%和1.5%，故应严格掌握其适应证。目前仅少数医院可做此项检查，且重症肺栓塞患者几乎不可能做此项检查，而使其应用价值受限，主要用于临床高度怀疑而无创性检查又不能确诊者。如果其他无创性检查手段能够确诊PTE，而且临床上拟仅采取内科治疗时，则不必进行此项检查。

12．深静脉血栓形成（DVT）的辅助检查：

（1）超声技术：通过直接观察血栓、探头压迫观察或挤压远侧肢体试验和多普勒血流探测等技术，可以发现95%以上的近端下肢静脉内的血栓。静脉不能被压陷或静脉腔内无血流信号为DVT的特定征象和诊断依据。对于横径较小或相互重叠的腓静脉丛以及盆腔静脉，超声检查的可靠性较差，会产生假阴性结果。上肢DVT较难诊断，因为锁骨可防止锁骨下静脉受压。

（2）磁共振静脉造影术（magnetic resonance venography，MRV）：对诊断DVT有较好的前景，对有症状的急性DVT诊断的敏感性和特异性可达90% ~100%，但检测无症状的下肢DVT时其敏感性和特异性均相对较差。MRV在检出盆腔和上肢深静脉血栓方面亦有优势，且对复发性DVT的诊断特别有用。但对腓静脉血栓其敏感性不如静脉造影。

（3）肢体阻抗容积图（IPG）：可间接提示静脉血栓形成。对有症状的近端DVT具有很高的敏感性和特异性，对无症状的下肢静脉血栓敏感性低。

（4）放射性核素静脉造影：属无创性DVT检测方法，该方法可与肺灌注显影同时一次完成，在诊断PTE的同时，寻找血栓的来源，方法简便可靠，是目前较为理想的诊断手段。尤其适用于对造影剂过敏者。

（5）间接性CT静脉造影术（indirect CT venography，CTV）：是应用CT高分辨率特点，在CT肺动脉造影后，延迟一定的时间，不需再注入造影剂，对再循环后下腔静脉、髂静脉、股静脉、腘静脉及胫腓静脉显影的快速采集及重建的方法。该技术的优点是不需另加造影剂，一次可同时获得DVT及PTE的情况，可显示盆腔及远端肢体静脉，弥补了超声检查的不足。

（6）静脉造影：是诊断DVT的“金标准”，可显示静脉堵塞的部位、范围、程度及侧支循环和静脉功能状态，其诊断敏感性和特异性均接近100%。但可致局部疼痛、过敏反应及静脉炎加重，甚至栓子脱落及再发PTE。因此传统静脉造影目前已较少应用。

第六节　诊断与鉴别诊断

依据临床表现诊断肺血栓栓塞症（PTE）不仅困难且不可靠的，尤其在合并心肺疾患时。能依靠典型症状确诊的病人很少，大多数临床表现并不具有特异性，从一定程度上讲，临床表现缺乏特异性便是急性肺栓塞的特点，其临床表现可能从无症状到非常严重的循环呼吸衰竭。提高对PTE的认识和警惕性，有可疑者按照筛查程序进行检查是诊断或排除PTE的关键。

一、临床症状与肺血栓栓塞症的可能性

近年来观察发现，结合临床表现、危险因素以及基本检查（胸部X片）进行计分，再按总分的高低列出高、中、低3个等级的概率，初步判断是否存在PTE及存在PTE可能性的高低，以更准确地选择进一步的检查以诊断或排除PTE（表30–5）。

表30–5　可疑肺栓塞的临床预测评分

Canadian（wells）预测评分	Original Geneva（Wichi） 评分	校正的Geneva 评分
变量和计分	变量和计分	变量和计分
DVT症状和体征–3.0	年龄	年龄>65岁–1
PE诊断的可能性与其他疾病	60～79岁–1	DVT或PE病史–2
相似或更高–3.0	≥80岁–2	1周前有手术或下肢骨折史–2
心率>100次/分–1.5	DVT或PE病史–2	活动期癌症–2
制动或4周前有手术史–1.5	近期手术–3	单侧下肢疼痛–3
DVT或PE病史–1.5	心率>100次/分–1	咯血–2
咯血–1.0	$PaCO_2$	心率
癌症–1.0	<36.2 mmHg（<4.8 kPa） –2	75～94次/分–3
总计分	36.2～38.9 mmHg（4.8–5.19 kPa） –1	≥95次/分–5
<2.0–低度可能	PaO_2	腿部触痛或单侧水肿–4
2.0～6.0–中度可能	<48.8 mmHg（<6.5 kPa） –4	总计分
>6.0–高度可能	48.8～59.9 mmHg（6.5～7.99 kPa） –3	0～3低度可能
Dichotomized wells 评分	60～71.2 mmHg（8.0～9.49 kPa） –2	4～10中度可能
≤4–PE可能性低	71.3～82.4 mmHg（9.5～10.99 kPa） –1	≥11高度可能
>4–PE可能性高	胸部影像学	
	盘状肺不张–1	
	单侧膈肌抬高–1	
	总计分	
	≤4低度可能	
	5～8中度可能	
	≥9高度可能	

二、一般诊断标准

1．出现以下情况时要考虑肺栓塞的可能：①有血栓形成的基础疾病；②突然起病；有气促、胸痛、咯血、晕厥、休克等表现；③心电图呈典型的$S_{Ⅰ}Q_{Ⅲ}T_{Ⅲ}$图形或明显的右心负荷加重；④血气分析提示低氧血症；⑤胸部影像学显示肺部片状阴影或楔型阴影。

2．同位素肺扫描显示肺血流缺损而通气正常或胸部CTPA显示肺动脉部分或完全充盈缺损。

3．肺动脉造影显示肺血管截断或充盈缺损。

4．明确存在下肢或其他部位的深静脉血栓。

诊断要求上述1项目中符合3条以上并排除其他心肺疾病或2、3和4项中的任何一条符合即可诊断肺栓塞。

三、急性肺栓塞的诊断程序

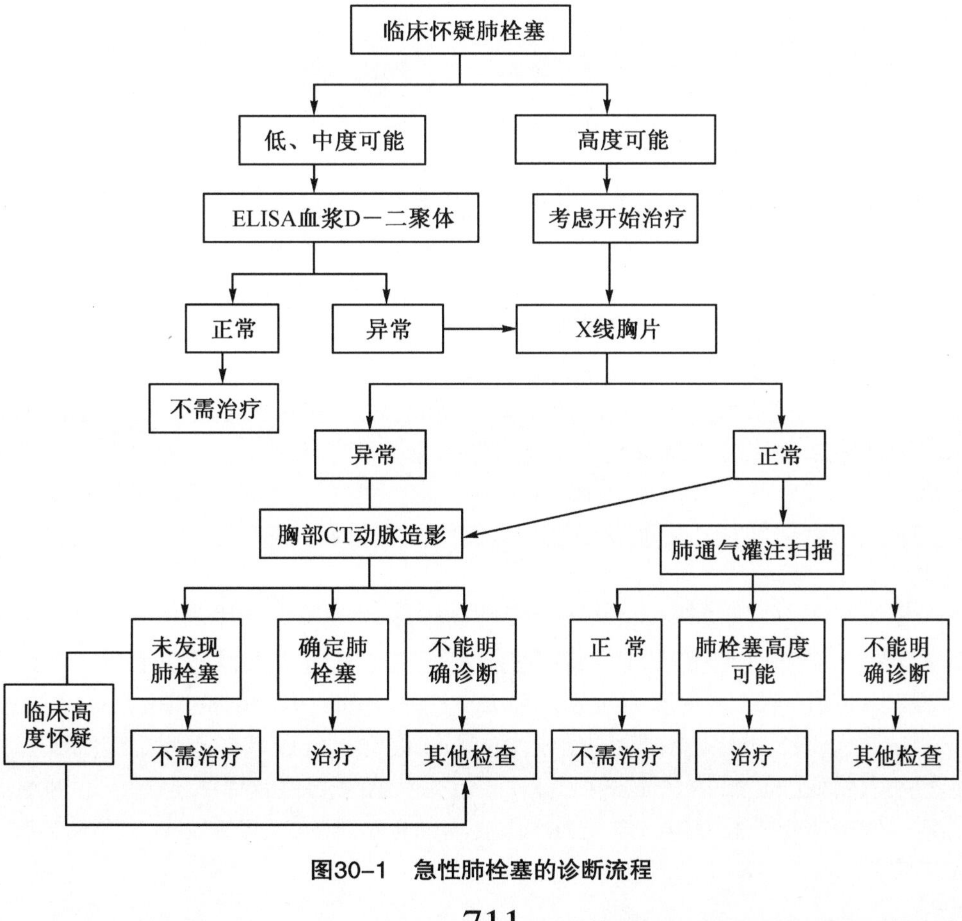

图30-1 急性肺栓塞的诊断流程

四、临床分型

如前所述，肺血栓栓塞症（PTE）的临床谱很广，如不考虑慢性血栓栓塞性肺动脉高压的情况下，可将急性PTE分为三类。第一类为急性小面积PTE，最常见的临床表现是呼吸困难，伴或不伴胸膜炎性胸痛和咯血；第二类为急性大面积PTE，以血流动力学异常为主要特征；第三类为亚急性大面积PTE，较少见，多见于老年人，临床表现疑似心力衰竭或肺炎。

1．急性小面积PTE：急性小面积肺栓塞（PE）是指肺循环栓塞面积＜50%，一般没有明显的临床症状。最常出现的症状是呼吸困难、胸膜炎样的胸痛，偶尔以肺梗死为首发症状，表现为尖锐的胸膜炎性胸痛伴咯血。有原发心肺疾患者，肺梗死的发生率可高达30%，不合并原发心肺疾患的患者肺梗死的发生率仅为10%，病人常出现肺梗死引起的胸痛、呼吸急促，但无紫绀。与大面积PTE比较，小的周围肺动脉栓子的PTE引起胸膜炎样胸痛更常见。少数患者有咯血、发热等表现。肺部检查可以发现肺实变、渗出和胸膜摩擦音等肺梗死的表现。如果出现发热，则需要与感染性胸膜炎鉴别。肺动脉压力罕有＞25 mmHg者。心输出量基本正常，无低血压，静脉压和心音也基本正常。

2．急性大面积PTE：是肺循环突然阻塞＞50%，表现为心肺功能紊乱。在急性PTE发生时，右心室代偿以心室扩张为主，右心室压和肺动脉压力升高并不明显，罕有＞55 mmHg者，右心室舒张末期压力和右心房压多升高到15～20 mmHg。右心室扩张引起三尖瓣反流可进一步引起左心室充盈压降低，使心输出量降低，出现低血压，甚至晕厥。如果阻塞面积很大，病人可立即死亡。主动脉压力下降和右心室内压力升高可导致右心室冠脉灌注减少，发生心肌缺血。当这些病人发生心脏停搏时，最常见改变是电机械分离。病人一般均出现低氧血症，可加重循环系统功能的恶化，出现高碳酸血症时，常提示栓塞面积特别巨大，病人预后不良。大面积PTE的栓塞后期的临床表现同上述的非大面积PTE临床表现，并且常常相继出现，表现为血流动力学逐渐平稳，病情趋于稳定，呼吸功能改善。栓塞后期的体征通常为肺梗死所致的表现。

3．亚急性大面积PTE：是由多个小或中等程度的栓子在几周内缓慢堵塞肺动脉所致。因为堵塞发生缓慢，右心室有时间适应和肥厚，右心室收缩压比急性大面积PTE要高。主要的临床表现是逐渐加重的呼吸困难和运动耐力下降。气短通常与其他临床表现不成比例，病人可出现紫绀。血压和心率一般正常，可在胸骨下缘闻及吸气时增强的第三心音。如果病情继续加重，可能发展至心力衰竭。当再次发生PTE时，可出现急性PTE的临床表现。

为便于临床上对不同程度的肺血栓栓塞症（PTE）采取相应的治疗，2001年我国PTE的诊断与治疗指南（草案）建议将PTE作以下临床分型：大面积PTE和非大面积PTE。大面积PTE以休克或低血压为主要的临床表现（收缩压＜90 mmHg，或收缩压下降≥40 mmHg，持续15 min以上；除外新发生的心律失常、低血容量或败血症所致），否则，诊断为非大面积PTE（non-massive PTE）。在非大面积PE患者中，经超声心动图证实存在右心室收缩功能低下的亚组，定义为次大面积PTE（submassive PTE），其预后不同于非大面积PTE伴右心室功能正常者。

五、寻找肺血栓栓塞症的病因

寻找PTE的成因和危险因素具有重要的临床意义，无论患者单独或同时存在PTE与DVT，均应针对该患者情况进行临床评估，并安排相关检查以尽可能地发现其危险因素，包括临床高危因素和遗传性危险因素的寻找，前者包括临床相关危险因素、生活习惯、工作性质等；后者主要是指易栓症指标的检测。求因的目的在于为可能的预防或治疗措施提供依据。对于经积极寻找仍不能明确已知易栓症或其他继发性VTE危险因素引起的VTE-PTE称为特发性VTE，它是一种慢性疾病状态，对其中反复发生VTE和双下肢同时发生急性DVT者，应警惕有否恶性肿瘤的可能，需注意认真鉴别，对未发现恶性肿瘤的患者要定期随访，观察时间至少2年。

六、鉴别诊断

PTE的鉴别诊断范围广，从一系列危及生命的疾病如急性心肌梗死，到并无危险的焦虑状态。部分患者PTE与其他疾病并存。如果肺炎或心力衰竭患者对相应的治疗反应不佳，应想到同时存在PTE。

1．原发性肺动脉高压：虽然这2种疾病都可进行抗凝治疗，但进一步的治疗措施不同。某些病人这2种疾病交织在一起，既像原发性肺动脉高压，又像存在血栓。这种病人可出现肺动脉主干血栓，但往往无法确定血栓是原位形成的还是他处血栓脱落。与PTE的相似之处有：两者均有乏力、劳力性呼吸困难、胸痛、晕厥和咯血，临床上均可出现右心衰竭、血流动力学均有右心室压增加，而肺毛细血管压正常。其不同点在于原发性肺动脉高压患者较年轻，女性较多，呈进行性恶化，无间断稳定期，肺灌注扫描无肺段性缺损，肺动脉压多＞60 mmHg，肺动脉造影无“剪枝”样改变又无充盈缺损等与PTE不同。

2．急性心肌梗死：急性肺栓塞可出现剧烈胸痛伴心电图酷似心肌梗死图形，需与急性心肌梗死相鉴别，鉴别要点见表30–6。

表30–6 急性肺栓塞与急性心肌梗死的鉴别

鉴别要点	急性心肌梗死	肺 栓 塞
年龄	中年以上	青年至老年
基础疾病	冠心病	心肺疾病、充血性心力衰竭、血栓性静脉炎
胸痛	剧烈、持久、伴休克征象	剧烈（少数似胸膜炎样痛，多数似心肌梗死）、持续时间不定、常伴休克样症状，随呼吸加重
呼吸系统症状	无	明显呼吸困难，呼吸频率加快、咳嗽、血痰、哮鸣音
血压	下降较轻、缓慢（休克除外）	下降急剧，严重

续表

鉴别要点	急性心肌梗死	肺栓塞
心电图	特征性改变及演变过程	早期多有右心室负荷加重的表现，变化快，易恢复
超声心动图	左心室扩大，左心室节段性运动减弱，LVEF下降	右心扩大，右心室壁运动减弱，室间隔左移，三尖瓣反流，LVEF下降
化验检查	心肌酶升高且有动态改变，白细胞增高	白细胞增高，心肌酶正常
确诊方法	冠状动脉造影	肺动脉造影，肺扫描，CT/MRI

3. 肺血管炎：累及肺动脉的大动脉炎和白塞病可出现与肺栓塞相似的临床表现。前者多发生在肺动脉的单侧，右侧多于左侧（右上肺多发）；后者主要见于青年男性，常有咯血，因可引起肺动脉瘤样局部扩大及动脉附壁原位血栓形成，核素肺灌注显影呈节段性肺灌注缺损，CTPA检查肺动脉可显示血管壁增厚，受累肺动脉狭窄变细或闭塞，类似肺栓塞的缺损，下肢超声有血栓形成，极易被误诊为DVT-PTE。

其他疾病如冠状动脉供血不足、肺炎、充血性心力衰竭、心肌病、胸膜炎、主动脉夹层、心包炎等也需要与PTE鉴别。

第七节　治疗与预防

快速准确的危险度分层对治疗是至关重要的。大面积肺血栓栓塞症（PTE）常有呼吸循环功能衰竭甚至危及生命，应当积极采取直接针对肺动脉栓塞的措施如溶栓和外科或导管血栓清除术，小面积的PTE可以没有临床症状，抗凝治疗的目的主要是防止栓塞的反复形成。PTE的主要病因是深静脉血栓形成（DVT），所有的治疗都应当包括抗凝治疗。抗凝药物没有直接溶解血栓的作用，但是可以防止血凝块形成，通过内源性纤溶活动溶解已经形成的血栓，而溶栓剂可以直接溶解血栓。

当临床怀疑PTE时，在采取进一步的确诊检查之前，首先给予5 000 ~ 10 000 IU的肝素治疗，如果进一步检查排除PTE，则终止肝素治疗。如果诊断明确，则根据抗凝、溶栓禁忌证及循环功能状况确定下一步的治疗。如病人有抗凝禁忌证，建议放置下腔静脉滤器，当抗凝禁忌的原因去除时，则考虑取出滤器并给予抗凝治疗。如无抗凝禁忌证，立即给予抗凝治疗。如血流动力学不稳定、需给予扩容治疗和血管收缩剂、且无溶栓禁忌证时立即给予溶栓治疗；此时如有溶栓禁忌证，则需行外科手术血栓清除术。如患者血流动力学稳定而右心室功能不全时，建议溶栓治疗；如患者血流动力学稳定且右心室功能稳定时，建议继续抗凝治疗（图30-2）。

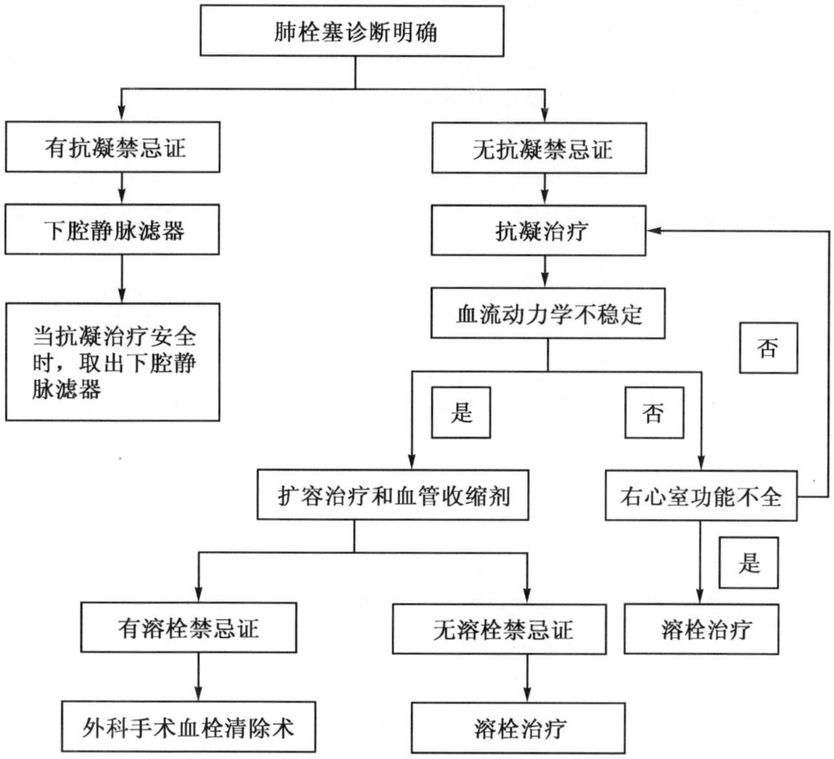

图30-2　急性肺栓塞的治疗方案

一、一般处理

对高度可疑或确诊肺栓塞（PE）的患者，应进行严密监护，监测呼吸、心率、血压、静脉压、心电图及血气的变化，对大面积PE可收入重症监护治疗病房（ICU）。为防止栓子再次脱落，要求绝对卧床2～3周，建立有效抗凝治疗患者的卧床时间可适当缩短。保持大便通畅，避免用力。对于有焦虑和惊恐症状的患者应予安慰并可适当使用镇静剂。胸痛者可给予止痛剂，吗啡可引起呼吸、循环抑制，一般不应使用。对于发热、咳嗽等症状可给予相应的对症治疗。应用抗生素控制下肢血栓性静脉炎和预防PE并发感染。

二、呼吸及循环支持

对有低氧血症的患者，采用经鼻导管或面罩吸氧。当合并严重的呼吸衰竭时，可使用经鼻或面罩无创性机械通气、或经气管插管行机械通气。应避免做气管切开，以免在抗凝或溶栓过程中局部大量出血。应用机械通气中，可采用小潮气量策略或压力限制性通气方式等，尽量减少正压通气对循环的不利影响。一般PTE伴发的胸腔积液量较少，不需特殊处理。若胸腔积液为血性或量较大时，为阻止胸膜肥厚或影响呼吸功能，可进行治疗性胸腔抽液。当胸腔积液中红细胞压积>50%时，应视为抗凝禁忌证，必要时采用导管引流法或手术方法治疗胸腔积液。

对于出现右心功能不全，心排血量下降，但血压尚正常的病例，可给予具有一定的肺血管扩张作用和正性肌力作用的多巴酚丁胺和多巴胺。合并休克者给予多巴胺5 ~ 10 μg/（kg・min）、多巴酚丁胺3.5 ~ 10 μg/（kg・min）或去甲肾上腺素0.2 ~ 2.0 μg/（kg・min），维持平均动脉血压>10.7 kPa（80 mmHg）、心脏指数> 2. 5 L/（min・m^2）及尿量>50 ml/h。迅速纠正引起低血压的心律失常，如心房扑动、心房颤动等。同时积极进行溶栓、抗凝治疗，争取病情迅速缓解。针对扩容治疗需持审慎态度。研究认为急性PTE引起的急性肺动脉高压伴心排血量降低和低血压者，扩容治疗可以加重右心室缺血，多数学者不建议使用扩容治疗；对于急性PTE引起右心衰竭、心排血量下降但是不伴有体循环低血压者，扩容治疗可以改善右心室做功，增加心排血量，但是单次输液负荷量应<500 ml。急性PTE应用选择性血管活性药物较为合理，即选择性降低肺动脉压力，而不引起体循环血压下降，吸入一氧化氮（NO）是目前疗效较肯定的药物之一。

三、溶栓治疗

溶栓疗法是药物直接或间接激活纤溶酶原转变为纤溶酶，迅速碎裂纤维蛋白，从而溶解血栓。同时通过清除和灭活凝血因子Ⅱ、Ⅴ和Ⅷ，干扰凝血作用，抑制纤维蛋白原向纤维蛋白转变及干扰纤维蛋白的聚合，发挥抗凝效应。

溶栓治疗可迅速溶解部分或全部血栓，恢复肺组织再灌注，减小肺动脉阻力，降低肺动脉压，改善右心室功能，降低严重PTE患者的病死率和复发率。2004年美国胸科医师协会抗栓和溶栓治疗方法指南中的建议为：对于大多数APTE患者，不推荐临床医生使用全身溶栓治疗（Ⅰ类证据，A级推荐）。对于有选择的患者（血流动力学不稳定的患者）建议使用溶栓治疗（Ⅱ类证据，B级推荐）。建议临床医生不要使用经导管的局部溶栓治疗（Ⅰ类证据，C级推荐）。对于接受溶栓药物治疗的肺栓塞患者，认为使用短期静脉滴注溶栓优于长时间静脉滴注（Ⅱ类证据，C级推荐）。目前我国的溶栓治疗主要适用于大面积PTE病例，即出现因栓塞所致休克和（或）低血压的病例；对于次大面积PTE，即血压正常，但超声心动图显示右心室运动功能减退，或临床上出现右心功能不全表现的病例，若无禁忌证，也可以进行溶栓治疗；对于血压和右心室功能均正常的病例一般不进行溶栓。但有人提出严重低氧血症、广泛的深静脉血栓、肺叶或较大的灌注缺损也可溶栓治疗。溶栓治疗宜高度个体化。溶栓的时间窗一般定为14天以内，但鉴于可能存在血栓的动态形成过程，对溶栓的时间窗不作严格规定。溶栓应尽可能在PTE确诊的前提下慎重进行，但对有溶栓指征的病例宜尽早开始溶栓。

溶栓治疗的并发症主要有：①出血：最常见的是穿刺部位出血，可采取压迫止血。也可能发生自发性出血，特别是颅内、胃肠道、泌尿生殖系统、腹膜后或口鼻部出血。用药前应充分评估出血的危险性，必要时应配血，做好输血准备。溶栓前宜留置外周静脉套管针，以方便溶栓中取血监测，避免反复穿刺血管（尤其是不易压迫止血的部位的血管穿刺），溶栓开始前加压包扎已经进行血管穿刺的部位。溶栓治疗的禁忌证见表30–7。对于大面积PE，因其对生命的威胁极大，以下绝对禁忌证亦应被视为相对禁忌证。②过敏反应及抗体形成：应用链激酶（SK）对人体具有抗原性，应用后可发生过敏反应，用药之前预防性的应用糖皮质激素。③再栓塞：治疗期间绝对卧床，保持大便通畅，防止栓子再次脱落形成再栓塞。

表30-7 大面积PTE患者溶栓治疗的禁忌证

A. 绝对禁忌证
活动性内出血
近期自发性颅内出血
B. 相对禁忌证
2周内的大手术、分娩、器官活检或不能用压迫止血的部位的血管穿刺
2个月内的缺血性中风
10天内的胃肠道出血
15天内的严重创伤
1个月内的神经外科或眼科手术
难于控制的重度高血压（收缩压>180 mmHg，舒张压>110 mmHg）
近期心肺复苏
血小板计数<100×10^9/L
妊娠
感染性心内膜炎
严重肝肾功能不全
糖尿病出血性视网膜病变
出血性疾病

常用的溶栓药物有尿激酶（Urokinase，UK）、链激酶（Streptokinase，SK）和重组组织型纤溶酶原激活剂（recombinant tissue-type plasminogen activator ，rtPA）。三者溶栓效果相仿，临床上可根据条件选用，rtPA可能对血栓有较快的溶解作用。

美国食品及药品管理局（FDA）批准的肺栓塞（PE）溶栓治疗方案为：

（1）尿激酶负荷量2 000 IU/磅，静脉注射10 min，随后以2 000 IU/（kg・h）持续静脉滴注12～24 h（1978年）；另可考虑2 h溶栓方案：2万IU/kg持续静脉滴注2 h。

（2）链激酶负荷量25万IU，静脉注射30 min，随后以10万IU/h持续静脉滴注24 h（1977年）。链激酶具有抗原性，故用药前需肌注苯海拉明或地塞米松，以防止过敏反应。

（3）rtPA 50～100 mg持续静脉滴注2 h。使用尿激酶、链激酶溶栓期间勿同时使用肝素。对以rtPA溶栓时是否需停用肝素无特殊要求。

2001年美国胸科医师学会推荐的溶栓方案是：

（1）尿激酶负荷量4 400 IU/kg，静脉注射10 min，随后以2 200 IU/（kg・h）持续静脉滴注12 h。

（2）链激酶负荷量25万IU，静脉注射30 min，随后以10万IU/h持续静脉滴注24 h。

（3）rtPA100 mg持续静脉滴注2 h。

我国中华医学会呼吸病学分会《肺血栓栓塞症诊断与治疗指南（草案）》中推荐的溶栓方案与治疗剂量主要参照欧美的推荐方案制定，在国内进行了大规模、多中心的前瞻性临床研究结果表明：尿激酶12h和2 h期间治疗方案的疗效相仿，rtPA可能对血栓有较快的溶解作用。rtPA 50 mg即可产生良好的临床疗效，而将剂量增加到100 mg，其临床疗效没有增加。因而，推荐尿激酶2 h、12 h和rtPA 50 mg作为我国治疗PTE的溶栓方案。

溶栓治疗结束后，应每2～4 h测定一次凝血酶原时间（PT）或活化部分凝血激酶时间

（APTT），当其水平低于正常值的2倍，即应重新开始规范的肝素治疗。

溶栓后应注意对临床及相关辅助检查情况进行动态观察，评估溶栓疗效。目前英国胸科学会的指南认为溶栓治疗有效的主要指标是：①症状减轻，特别是呼吸困难好转。②呼吸频率和心率减慢，血压升高，脉压增宽。③动脉血气分析PaO_2上升及PCO_2回升，pH下降，合并代谢性酸中毒者pH回升。④心电图示急性右心室扩张的表现减轻，如电轴右偏、不完全性或完全性右束支传导阻滞、或V_1 ~ V_3 RS波挫折、粗顿消失；胸前导联T波倒置多加深，也可直立或不变。⑤肺部X线平片显示，肺血管纹理减少或稀疏区血流变多，肺血分布不均改善。⑥超声心动图表现：室间隔左移减轻，右心房室内径变小，右心室功能改善；测定的肺动脉压力下降；三尖瓣反流减轻。由北京朝阳医院–北京呼吸疾病研究所负责、国内50家医院参与的“十五”国家科技攻关课题“肺栓塞规范化诊治方法的研究”的结果提示最有效的溶栓疗效评价指标是具有确定性质技术方法的参数变化，常用的方法有核素肺灌注显像、螺旋CT、电子束CT及肺动脉造影，于溶栓治疗后10 ~ 14天复查。

四、抗凝治疗

为肺血栓栓塞症（PTE）和深静脉血栓形成（DVT）的基本治疗方法，可以有效地防止血栓再形成和复发。常用的抗凝药物有普通肝素、低分子肝素（LMWH）和华法林。抗血小板药物的抗凝作用尚不能满足PTE或DVT的抗凝要求。抗凝治疗主要应用于：①PTE溶栓后；②不具PTE溶栓指征者，单独抗凝治疗。PTE一经诊断应尽早给予治疗，肝素抗凝是首选的治疗措施。对于高度疑诊病人，除非有抗凝禁忌，应尽早给予抗凝治疗，而不一定等待确诊的结果。确诊后需要溶栓者，停止抗凝改为溶栓治疗。抗凝治疗的禁忌证包括血小板减少、活动出血、凝血功能障碍、严重未控制的高血压、近期手术者等，但这些对确诊PTE的患者多是相对禁忌证。应用肝素/LMWH前应测定基础APTT、PT及血常规（含血小板计数、血红蛋白）。研究表明，迅速且适当地使用肝素或LMWH治疗，随后口服抗凝药物至少3个月，可以使复发性静脉血栓栓塞症（VTE）和死亡的危险性下降80% ~ 90%。在进行充分治疗后，仍有5% ~ 7%的VTE复发。但治疗后复发性PTE所导致的死亡率却明显下降，常<5%。

1．肝素：标准的普通肝素是一种硫酸酯粘多糖，分子量为3 000 ~ 30 000，平均15 000。肝素主要抗凝机制是通过与血浆中的抗凝血酶Ⅲ相互作用实现的，提高其活性100倍到1 000倍，预防附加血栓的形成，使内源性纤维蛋白溶解机制溶解已形成的血块。但肝素不能直接溶解已存在的血栓。肝素的作用迅速，具有防止栓塞发展和再发的作用，可预防静脉血栓的延伸，促进人体纤溶机制溶解已存在的血栓，还可抑制血栓引起的神经体液分泌。

普通肝素通常使用持续静脉注射的给药方法。欧洲心脏病学会推荐的剂量为：负荷量5 000 ~ 10 000 IU静脉注射，然后800 ~ 1 250 IU/h或15 ~ 20 IU/（kg · h）持续静脉滴注。或按80 IU/kg静脉注射，继之以18 IU/（kg · h）持续静脉滴注（表30–8）。由于肝素的药物清除速度快而且呈剂量依赖性，另外，由于肝素与血浆蛋白和细胞之间的相互作用，药代动力学很难预测，因此治疗期间，需要经常监测活化部分凝血激酶时间（APTT）。在开始治疗后的最初24 h内每4～6 h测定APTT，根据APTT调整剂量，最好使APTT在开始治疗的24 h内达到并维持在目标值（正常值的1.5～2.5倍，相当于抗Xa因子活性在0.3～0.6 IU范围）。APTT稳定后每天监测1次即可。但需注意的是，APTT是一种普通凝血状况的检查，并不是总能可靠地反映血浆肝素水平或抗栓活性，对这一情况需加注意。若有条件测定血浆肝素水平，使之维持在0.2～0.4 IU/ml（硫酸鱼精蛋白法测定）或0.3～0.6 IU/ml（氨裂解法测定），可能为一种更好的调整肝素治疗的方法。

表30-8　肝素用量的调整方法

APTT（s）[a]	剂量变动［IU/（kg·h）］	其他处理	复查APTT（h）
<35（1.2×平均正常值）	+4	静脉再给80 U/kg	6
<35～45（1.2～1.5×平均正常值）	+2	静脉再给40 U/kg	6
<46～70（1.5～2.3×平均正常值）	0		6[b]
<71～90（2.3～3×平均正常值）	−2		6
>90（>3×平均正常值）	−3	停止滴注1 h	6

初始剂量80 U/kg的负荷量；维持剂量18 IU/（kg·h）静脉滴注（6 h测APTT）

a．以秒为单位，治疗范围的APTT相当于血浆肝素浓度0.2～0.4 IU/ml（硫酸鱼精蛋白法测定）或0.3～0.6 IU/ml（氨裂解法测定）；当药物动力学已达到稳态水平，每6 h或更长时间测定一次APTT

b．开始24 h每6 h测定一次APTT，如果APTT在治疗范围，每日晨测定一次APTT

肝素亦可用皮下注射方式给药。一般先给予静脉注射负荷量2 000～5 000 IU，然后按250 IU/kg剂量，每12 h皮下注射1次。调整注射剂量使注射后6～8 h的APTT达到治疗水平。

肝素的最大副作用是出血。亚急性感染性心内膜炎、恶性高血压、脑血管病尤其是脑出血、消化道出血急性期等忌用肝素。近期（2周内）大手术、外伤、需行活组织检查时则慎用或不用肝素。严重肝肾疾病时肝素用量应减少。肝素持续静脉泵入比间歇静脉注射发生出血的机会少。因肝素可诱发血小板减少症（heparin-induced thrombocytopenia，HIT），故在使用肝素的第3～5天必须复查血小板计数。若较长时间使用肝素，尚应在第7～10天和14天复查。HIT很少在肝素治疗的2周后出现。若出现血小板迅速或持续降低达30%以上，或血小板计数<$10\times10^4/mm^3$，应停用肝素。一般在停用肝素后10天内血小板开始逐渐恢复。需注意HIT可能会伴发PE和DVT的进展或复发。当血栓复发的风险很大而又必须停用肝素时，可考虑放置下腔静脉滤器，但需警惕滤器处合并腔静脉血栓。肝素为糖类制品，偶有过敏反应，早期大量使用时可导致骨质疏松。

2．低分子量肝素（LMWH）：是从普通肝素中提取，相对分子质量在3～7，其抗凝作用与普通肝素相仿。由于LMWH与细胞、血小板和蛋白的相互作用减少，而更多地与抗凝血酶结合，其血浆半衰期延长，发挥作用的时间延长。所以具有生物利用度更高、半衰期更长、可预测性更强，以及出血副作用更少、HIT及骨质减少发生率更低的优点。相对分子质量低于5.6的肝素失去抗Ⅱa活性，不会使APTT延长，所以不能依靠监测APTT来调整剂量，只能监测抗Ⅹa因子活性。但LMWH有良好的量-效特点，故对于大多数患者来讲，则不需监测。另外，除无需常规监测APTT外，在应用LMWH的前5～7天内亦无需监测血小板数量。当疗程＞7天时，需开始每隔2～3天检查血小板计数。由于不需要监测和出血的发生率较低，LMWH尚可用于PTE和DVT的门诊治疗。

由于LMWH克服了普通肝素的上述缺点，目前广泛地应用在VTE-PTE的治疗中。LMWH可根据体重给药（anti-Ⅹa IU/kg或mg/kg，不同LMWH的剂量不同），每日1～2次，皮下注射。对于大多数病例，按体重给药是安全有效的。如有必要，可在按体重调整剂量的LMWH皮下注射后4 h，通过测定血浆抗Ⅹa因子水平进行监测。血浆抗Ⅹa因子水平为0.6～1.0 IU/ml时需每天2次给药维持，1.9～2.0 IU/ml时每天给药一次。对于过度肥胖者或孕妇宜监测血浆抗Ⅹa因子活性并据此调整剂量。另外，因为LMWH通过肾脏代谢，对于存在明显肾功能不全（肌酐＞2.0 mg/dl或肌酐清除率＜30 ml/min）患者，应适当减少LMWH的用量。若应用，需减量并监测血浆抗Ⅹa因子水平。目前建议肝素或LMWH需至少应用5天，直到临床情况平稳。对大面积PTE或髂、股静脉血栓，约需用至10天或更长。常用的LMWH见表30-9。

表30-9　LMWH预防和治疗VTE的剂量

LMWH	预　防	治　疗
依诺肝素（Enoxaparin）	30 mg q12h 或40 mg qd	1 mg/kg bid，1.5 mg/kg qd
达肝素钠（Dalteparin）	2 500～5 000 Ⅹa U qd	200 Ⅹa U/kg qd
亭扎肝素钠（Tinzaparin）	75 Ⅹa U/kg qd	175 Ⅹa U/kg qd
那屈肝素钠（Nadroparin）	41～62 U/kg qd	＜50 kg　4 100 Ⅹa U q12h 50～75 kg 6 150 Ⅹa U q12h ＞75 kg　9 200 Ⅹa U q12h
瑞肝素钠（Reviparin）	4 200 Ⅹa U qd	35～45 kg 3 500 Ⅹa U q12h 46～60 kg 4 200 Ⅹa U q12h ＞60 kg　6 300 Ⅹa U q12h
Ardeparin	50 Ⅹa U/kg q12h	

在美国，依诺肝素是唯一准用于DVT治疗的LMWH。使用指征为DVT伴或不伴PTE

与肝素一样，出血是LMWH的常见副作用。而肝素和LMWH的抗凝活性均可通过静脉注射鱼精蛋白而抑制。每毫克鱼精蛋白大约可以与100 IU肝素结合。因静脉用肝素的半衰期（$t_{1/2}$）为60 min，所以鱼精蛋白的用量应根据2 h内所用肝素的剂量而定。对于8 h以内使用过LMWH的，应按照每100抗因子Ⅹa单位的依诺肝素使用1 mg的鱼精蛋白（1 mg=100抗因子Ⅹa单位）的标准给予。如果仍继续出血，则以0.5 mg/100抗因子Ⅹa单位的剂量追加鱼精蛋白。如果LMWH的使用时间超过了8 h，则需考虑使用更小剂量的鱼精蛋白。

3．直接凝血酶抑制剂：包括水蛭素（hirudin）、bivalirudin及阿加曲班（argatroban）等。重组水蛭素和阿加曲班是仅有的经美国食品药品管理局（FDA）批准的直接凝血酶抑制剂。重组水蛭素较肝素抗凝作用更为有效，适用于合并有血小板减少的PTE和HIT患者的抗凝治疗以及其他血栓栓塞性疾病的抗凝治疗。其作用机制为：①非极性氨基酸能与凝血酶的催化区起反应，抑制凝血酶的类胰蛋白酶作用，不能切割自然底物的氨基酸系列中的精-甘氨基键；②带负电荷的羧基端能以高亲和力与纤维蛋白原、凝血酶调节蛋白、血小板凝血酶受体的负离子结合部位（anion-binding exist，ABE）结合，从而竞争性抑制了上述ABE与凝血酶结合。重组水蛭素用法为0.4 mg/kg，10～15 s内静脉注射，然后以0.15 mg/（kg·h）的速度持续静脉滴注。其治疗也需通过活化部分凝血激酶时间（APTT）监测，使APTT达到对照值的1.5～2.5倍。如果患者的基础APTT值大于对照的2.5倍，不能使用重组水蛭素。开始时需每4～6 h监测一次APTT，以后每天一次。如果APTT高于目标值，停止输注2h后再以较低速度继续输注。如果APTT低于目标值，输注速度以20%的幅度增加。无论哪种情况，都需密切监测APTT直至获得稳定的值。如果患者经重组水蛭素治疗后采用华法林治疗，应先将重组水蛭素的剂量逐渐降低使APTT刚刚大于对照值的1.5倍时方开始华法林治疗。当国际标准化比率（INR）达到2.0时停用重组水蛭素治疗。对HIT患者，应在血小板数升至$10\times10^4/mm^3$时才给予华法林治疗。重组水蛭素几乎完全经肾排泄，应根据肾功能调整剂量。

阿加曲班主要在肝脏代谢。对肝功能正常的患者，阿加曲班从2 mg/（kg·min）的剂量开始静脉滴注，通过调整剂量使APTT维持在对照值的1.5～3倍。肝功能异常的患者，推荐的起始剂量是0.5 mg/（kg·min）。肾脏损害的患者不需调整阿加曲班的剂量。停止使用阿加曲班后2 h，APTT即可恢复正常。

4．华法林：是对维生素K依赖因子的抑制而起到抗凝作用。在肝素或低分子肝素（LMWH）开始应用后的第1～3天内加用口服抗凝剂华法林，初始剂量为每天3～5 mg。由于华法林起效时间慢，需要数天方能发挥全部作用，且在治疗的最初几天可引起一过性血液高凝，因此，与肝素需至少重叠应用4～5天。当连续2天测定的INR达到2.5（2.0～3.0）时，或PT延长至对照值的1.5～2.5倍时，即可停止使用肝素或LMWH，单独口服华法林治疗。在华法林治疗期间，应根据INR或PT调整华法林的剂量。在达到治疗水平前，应每日测定INR，其后2周每周监测2～3次，以后根据INR的稳定情况每周监测1次或更少。若长期治疗，约每4周测定INR并调整华法林剂量1次。

抗凝治疗的持续时间因人而异。一般口服华法林的疗程至少为3～6个月。部分病例的危险因素短期可以消除，例如雌激素替代治疗或临时制动，疗程可能为3个月即可；对于栓子来源不明的首发病例，需至少给予6个月的抗凝；对复发性静脉血栓栓塞症（VTE）、合并肺心病或危险因素长期存在者，如肿瘤、抗心磷脂抗体综合征、抗凝血酶缺乏症、易栓症等，抗凝治疗的时间应更为延长，达12个月或以上，甚至终生抗凝（表30-10）。

华法林可通过胎盘，故妊娠的前3个月和最后6周禁用华法林，可用肝素或LMWH治疗。产后和哺乳期妇女可以服用华法林。育龄妇女服用华法林者需注意避孕。

华法林的主要并发症是出血。INR高于3.0无助于提高疗效，但出血的机会增加。华法林所致出血停药2天后凝血功能恢复。也可以用维生素K_1拮抗，10 mg皮下或肌肉注射，24 h内终止抗凝作用。紧急情况下，输新鲜血浆或浓缩凝血因子能迅速终止出血。华法林有可能引起血管性紫癜，导致皮肤坏死，多发生于治疗的前几周。

表30-10 VTE的推荐治疗时间

患者特点	治疗时间
大多数患者	连续口服抗凝药治疗3个月以上（目标INR2.5，范围2.0～3.0）；如果有禁忌，使用LMWH或剂量调整的肝素，以最常用的给药间隔，延长APTT治疗水平所对应的时间范围（1A级）
首次发生，原因可逆[a]	3个月以上（1A级）
首次发生的特发性VTE	6个月以上（1A级）
复发的特发性VTE或原因不可逆[b]	12个月以上（1C级）
有症状的单纯小腿血栓	抗凝治疗6～12周以上（1A级）；如无法进行抗凝，10～14天内采用无创方法检查下肢血栓进展情况（1C级）

1A级：随机临床试验证明，强烈推荐。1C级：观察性研究，中等强度推荐

a. 手术、外伤、制动、雌激素替代治疗等

b. 肿瘤、抗心磷脂抗体综合征、抗凝血酶缺乏症等

五、介入治疗

经静脉导管碎解和抽吸肺动脉内巨大血栓或行球囊血管成形，同时还可进行局部小剂量溶栓。最常用的肺动脉血栓清除方法是应用Greenfield取栓器。标准肺动脉导管栓子碎裂术和旋转式导管血块粉碎术也用于血栓的清除，但这些方法的临床经验较少。当导管清除血栓失败时，仍应进行紧急外科取栓术。适应证有：①有抗凝或溶栓禁忌证。②经溶栓或积极的内科治疗无效。③致死性PTE，指心跳骤停、休克、晕厥、昏迷、进展性全身低血压，或迅速出现的严重呼吸困难、发绀及难以纠正的低氧血症。④高龄，既往有心肺疾病的病人。⑤无条件开展开胸手术，有开胸手术禁忌证，术后再发或不愿手术者。

六、外科手术血栓清除术

血栓清除术适用于经积极的保守治疗无效的紧急情况。在心源性休克出现前，清除血栓对治疗PTE具有很好的效果。目前，对溶栓后血流动力学持续恶化，在应用血管收缩剂后血压仍低于90 mmHg，有溶栓禁忌证者或溶栓效果出现太慢，肺动脉主干或主要分支次全堵塞不合并固定性肺动脉高压者（尽可能通过血管造影确诊），经溶栓和其他积极的内科治疗无效者等都可考虑血栓清除术。术前一定要确定临床症状是由于大面积PTE所致。

七、下肢深静脉血栓导管取栓术

取栓时间最好为在血栓形成3天内，＞10天血栓机化难以取净。先切开股静脉，用取栓导管将血栓取出，或用负压吸引器吸出，至股静脉切口有新鲜血溢出证实静脉已通畅为止。对混合型下肢深静脉血栓则先行髂、股静脉取栓，然后再用取栓导管从下肢远心端向近心端插入，这样可避免破坏静脉瓣，且易于顺利插入。充盈球囊并牵拉导管将血栓从近心端切口取出，可重复多次直至血流通畅。

八、静脉滤器

为防止下肢深静脉大块血栓再次脱落阻塞肺动脉，可在下腔静脉安置滤器，但对于大多数DVT患者VCF置入不是必需的，规范的抗凝治疗可使DVT患者的肺栓塞发生率降低到5%。主要适用于：①确诊DVT和PTE而抗凝治疗禁忌或抗凝治疗有严重的出血并发症；②经充分抗凝仍反复发生PTE；③伴血流动力学变化的大面积 PTE；④近端大块血栓溶栓前；⑤伴有肺动脉高压的慢性反复性PTE；⑥经肺动脉血栓切除术或肺动脉内膜剥脱术的病例；⑦首次肺栓塞后残留DVT；⑧广泛大面积髂、股深静脉血栓形成。其相对禁忌证是严重凝血疾病、置入滤器所需静脉通路血栓栓塞、癌细胞转移。上肢DVT病例还可应用上腔静脉滤器。对暂时存在的静脉血栓栓塞危险的患者，目前可选用可取出的新型下腔静脉滤器。常用的腔静脉滤器是由不锈钢或钛质制成的，且有多种型号。在最近的一项研究中，有400名VTE患者接受至少3个月的抗凝治疗，并随机决定是否放置下腔静脉滤器。随访2年发现，与单独抗凝治疗相比，接受抗凝治疗加放置滤器的患者在治疗的前12天PTE发生率可能更低。然而2年以后，两组的PTE发生率和死亡率没有显著差异。停止抗凝治疗后，下肢症状性DVT发生率有所增加。在抗凝治疗的同时加用滤器可以防止PTE的发生，但抗凝治疗可能需要持续3个月以上。因此，置入滤器后如无禁忌证，宜长期口服华法林抗凝，定期复查滤器上有无血栓形成。

下腔静脉滤器的并发症并不常见，致死性并发症为0.12%。大多与放置时的技术困难有关，如穿刺部位血栓、滤器移位、滤器侵入血管壁、近端下腔静脉阻塞和下肢静脉功能障碍等。

九、预防

预防深静脉血栓形成（DVT）可有效预防肺血栓栓塞症（PTE）。因此，对存在发生DVT危险因素的病人，如某些外科手术（人工髋关节置换术、脊髓手术、颅脑手术等）、创伤、急性脊髓损伤、急性心肌梗死、缺血性中风、肿瘤、长期卧床、严重肺部疾病的患者，应根据患者的具体情况采用相应的预防措施。

主要方法包括机械预防措施和药物预防措施。

1. 机械预防措施：①分级压迫长筒袜：可提供连续血流刺激，预防下肢静脉扩张。分级压迫长筒袜在踝部（通常18 mmHg）比腘窝或大腿上部（8 mmHg）发挥更大的压迫作用。研究表明，在中危外科手术病人，可减少DVT 2/3。②间歇性充气压迫（IPC）：在腿部压迫静脉，促进血液回流，防止静脉血液停滞，适合重症监护室的病人。③下腔静脉滤器：适合于新近诊断DVT或PTE的患者，需行有PTE高危的大手术病人。

2. 药物预防：如肝素、LMWH、华法林等。最近，一种选择性的间接Ⅹa因子抑制剂合成戊糖（商品名Fondaparinux）已用于骨科预防手术后的VTE。Fondaparinux的作用类似于催化剂，增强抗凝血酶（AT）介导的对Ⅹa因子的抑制作用。通过选择性地灭活Ⅹa因子，Fondaparinux抑制凝血酶的产生，而对凝血酶的分子无直接的抑制作用。不像直接Ⅹa因子抑制剂，Fondaparinux的抗血栓作用完全依赖于凝血酶。Fondaparinux的生物利用度100%，在治疗范围内，只特异性地结合到AT，与血浆蛋白和细胞蛋白不产生非特异性的结合。这个特性使得剂量-反应可预测，由于不与血小板因子结合，不会导致HIT。药动学研究表明，Fondaparinux皮下注射后吸收快，1.7 h达到血浆峰浓度，终末半衰期17 h，个体差异小。这些特性表明Fondaparinux可每天一次给药，起效快，可预测作用时间，无需监测，被看作是最具潜力的VTE预防用药。临床研究也表明，Fondaparinux可降低髋关节置换术后病人VTE发病的危险性。其他尚处在评价阶段的VTE预防药物有可口服的肝素衍生物，N-［8（2羟基-苯酰基）氨基］辛酸钠（SNAC）/肝素，和静脉使用的因子Ⅶa/组织因子抑制剂。

目前的观点一致认为，有高危因素的外科手术患者，如年龄>60岁的非大手术患者，应预防性给予小剂量皮下肝素、LMWH或IPC。有出血倾向的手术患者推荐使用分级压迫长筒袜或IPC。对有最高危险因素的外科手术患者推荐联合使用药物性和机械性的预防措施。

其他少见类型肺栓塞的治疗和预防参见表30-11。

表30-11　少见类型急性肺栓塞的防治

类　型	原　因	诊断性检查	防　治
空气栓塞	医源性和外伤性	超声心动图和右心导管检查	糖皮质激素、静脉内推注乙醇和高压氧治疗
脂肪栓塞	创伤（骨盆或长骨）骨折或镰状红细胞病、输注脂肪乳	灌洗液或测压内血液中发现脂肪颗粒	呼吸支持和保护脑功能
羊水栓塞	羊膜腔内压力过高、子宫体或颈有病理性开放的血窦、胎膜破裂	凝血功能异常和血涂片或羊水成分检测	抗过敏、抗休克/防治DIC和预防重要脏器功能衰竭
脓毒性栓塞	脓毒性流产、产后宫腔内感染、静脉导管、静脉内滥用药物（毒品）	胸部CTPA、超声心动图、血病原学培养	抗生素、抗凝治疗，必要时手术治疗

（陈荣昌　罗　群　郑则广）

参考文献

1. Riedel M. 2001. Venous thromboembolic disease: acute pulmonary embolism 1: pathophysiology, clinical presentation, and diagnosis. Heart, 85: 229-240.
2. Mathilde Nijkeuter, Marcel M. C. Hovens, et al. 2006. Resolution of thromboemboli in patients with Acute Pulmonary Embolism: A Systematic Review. Chest, 129: 192-197.
3. Riedel M. 2001. Venous thromboembolic disease: acute pulmonary embolism 2: treatment. Heart, 85: 351-360.
4. Schulman S, Lindmarker P, Holmstr ö M, et al. 2006. Post-thrombotic syndrome, recurrence, and death 10 years after the first episode of venous thromboembolism treated with warfarin for 6 weeks or 6 months. J Thromb Haemost, 4: 734-742.

5. Heit JA, Cohen AT, Anderson FA, VTE Impact Assessment Group. 2005. Estimated annual number of incident and recurrent, non-fatal and fatal venous thromboembolism (VTE) events in the U. S. Blood, 106: 267.

6. Menno V, Huisman MD. 2006. Effectiveness of Managing Suspected Pulmonary Embolism Using an Algorithm Combining Clinical Probability, D-Dimer Testing, and Computed Tomography. JAMA, 295 (2): 172-179.

7. Goldin Y, Berliner S, Rogowski O, et al. 2005. Correlated expression of D-dimer concentrations with thrombotic burden in acute pulmonary embolism. Blood Coagul Fibrinolysis, 19 (2): 153-158.

8. Sostman HD, Stein PD, Gottschalk A, et al. 2008. Acute pulmonary embolism: sensitivity and specificity of ventilation-perfusion scintigraphy in PIOPED Ⅱ study. Radiology, 246 (3): 941-946.

9. Moores LK, Holley AB. 2008. Computed tomography pulmonary angiography and venography: diagnostic and prognostic properties. Semin Respir Crit Care Med, 29 (1): 3-14.

10. Wells PS, Anderson DR, Rodger M, et al. 2001. Excluding pulmonary embolism at the bedside without diagnostic imaging: management of patients with suspected pulmonary embolism presenting to the emergency department by using a simple clinical model and D-dimer. Ann Intern Med, 135: 98-107.

11. Christopher Study Investigators. 2006. Effectiveness of managing suspected pulmonary embolism using an algorithm combining clinical probability, D-dimer testing, and computed tomography. JAMA, 295: 172-179.

12. Wicki J, Perneger TV, Junod AF, et al. 2001. Assessing clinical probability of pulmonary embolism in the emergency ward: a simple score. Arch Intern Med, 161: 92-97.

13. Le Gal G, Righini M, Roy P-M, et al. 2006. Prediction of pulmonary embolism in the emergency department: the revised Geneva score. Ann Intern Med, 144: 165-171.

14. Stein PD, Fowler SE, Goodman LR, et al. 2006. Multidetector computed tomography for acute pulmonary embolism. N Engl J Med, 354: 2317-2327.

15. Büller HR, Agnelli G, Hull RD, et al. 2004. Antithrombotic therapy for venous thromboembolic disease: the Seventh ACCP Conference on Antithrombotic and Thrombolytic Therapy. Chest, 126: 401-428.

16. Hyers TM. 2003. Management of venous thromboembolism: past, present, and future. Arch Intern Med, 163: 759-768.

17. Kaufman JA, Kinney TB, Streiff MB, et al. 2006. Guidelines for the use of retrievable and convertible vena cava filters: report from the Society of Interventional Radiology multidisciplinary consensus conference.J Vasc Intern Radiol, 17: 449-459.

18. Goldhaber SZ. 2005. Thrombolytic therapy for patients with pulmonary embolism who are hemodynamically stable but have right ventricular dysfunction: pro. Arch Intern Med, 165: 2197-2199.

19. Lin PH, Barshes NR, Annambhotla S, et al. 2008. Advances in endovascular interventions for deep vein thrombosis. Expert Rev Med Devices, 5 (2): 153-166

20. Tapson VF. 2008. Acute pulmonary embolism. N Engl J Med, 358 (10): 1037-1052.

21. Konstantinides SV. 2008. Massive pulmonary embolism: what level of aggression? Semin Respir Crit Care Med, 29 (1): 47-55.

第三十一章 血脂及血脂紊乱

Chapter 31 Blood Lipid and Dyslipidemia

概 言

血脂异常包括血中胆固醇、低密度脂蛋白胆固醇及甘油三酯超过正常和（或）高密度脂蛋白胆固醇降低，大多数常见的脂蛋白异常极少引起临床症状和体征，诊断主要依靠实验室检查。血脂异常在动脉粥样硬化的发生、发展及其随后发生的心血管事件中有非常重要的作用。对于血脂异常的患者，应根据是否有冠心病或冠心病等危症以及有无缺血性心血管病危险因素，结合血脂水平进行全面评估，决定治疗措施和血脂的治疗目标。以防治心血管疾病。

血脂是血浆中的中性脂肪（甘油三酯和胆固醇）和类脂（脂、糖脂、固醇、类固醇）的总称，广泛存在于人体中。它们是细胞基础代谢的必需物质。血脂中的主要成分是甘油三酯（triglyceride，TG）和胆固醇，其中TG参与人体的能量代谢，而胆固醇则主要用于合成细胞浆膜、皮质激素和胆汁酸。与临床密切相关的血脂主要是胆固醇和TG、游离脂肪酸和磷脂等。

血脂高于正常上限即为高脂血症（hyperlipidemia），主要是指血脂代谢异常导致的血浆中胆固醇和（或）TG水平升高。尽管这个术语不太确切，但在临床广泛使用。异常脂蛋白血症（dyslipoproteinemia）更贴切地反映了与动脉粥样硬化有关的血脂和脂蛋白转运途径的异常。血脂异常（dyslipidemia）则包含了血中胆固醇、低密度脂蛋白胆固醇（low density lipoprotein-cholesterol，LDL-C）及TG超过正常和（或）高密度脂蛋白胆固醇（high density lipoprotein-cholesterol，HDL-C）降低。某些罕见的脂蛋白异常可引起明显的临床表现，但大多数常见的脂蛋白异常极少引起临床症状和体征，诊断主要依靠实验室检查。血脂异常在动脉粥样硬化的发生、发展及其随后发生的心血管事件中起非常重要的作用，正确认识和治疗血脂异常对降低心血管死亡率和总死亡率有重要的临床意义。

第一节　脂蛋白转运系统

一、血脂生物化学

血脂转运系统就是通过血浆的水相环境将疏水分子（脂肪）从其生成部位转运到可被利用的场所。载脂蛋白在生物进化过程中是十分保守的，大多数载脂蛋白均来源于一个祖先基因，它含有疏水结构域和亲水结构域。这种两性结构使得载脂蛋白在血浆的水环境和脂蛋白的磷脂成分之间的界面起桥梁作用。血浆中脂类的主要形式包括胆固醇和胆固醇酯、磷脂和TG。

胆固醇是哺乳动物细胞膜的一种必需成分，是皮质激素和胆汁酸的合成原料。细胞许多功能的发挥主要依赖于细胞膜上的胆固醇，同时细胞可精确调节胆固醇的含量。血浆中的胆固醇大多数以胆固醇酯（位于脂蛋白颗粒的核心）的形式进行运输。卵磷脂-胆固醇酰基转移酶（lecithin-cholesterol acyl transferase，LCAT）可以催化卵磷脂分子中脂肪酰基转移到胆固醇分子上形成胆固醇酯。LDL-C水平或血清总胆固醇（total cholesterol，TC）水平与冠心病发生率直接相关。

TG由1个三碳甘油主链以共价键连接3个脂酸组成的。脂酸成分根据其链长和存在的双键（饱和度的程度）而不同。TG分子是非极性并且疏水的。脂肪酶水解TG产生游离脂肪酸，后者可以氧化产能。TG主要存在于前β-脂蛋白和乳糜颗粒中。TG可使血液凝固性增高，并抑制纤维蛋白溶解，促进血栓形成，与冠心病有密切的关系。

磷脂是构成所有细胞膜的成分之一，由连接有2个脂酸的甘油分子组成。脂酸的长度各自不同，存在一个或多个双键。甘油部分的第3个碳携带的磷酸基团如结合胆碱可形成卵磷脂，结合乙醇胺形成脑磷脂，结合丝氨酸形成磷脂酰丝氨酸，结合肌醇则形成磷脂酰肌醇。一个相关的磷脂——鞘磷脂，在浆膜中的胞膜微结构域的形成上有特殊的功能，如细胞膜穴样内陷。鞘磷脂的结构类似于卵磷脂。鞘磷脂的主链多数为丝氨酸而非甘油。磷脂是极性分子，比TG、胆固醇或胆固醇酯更易溶解。磷脂参与细胞的信号：膜相关磷脂酶水解它可产生第二信使，例如二酰甘油；溶血磷脂以及类似于花生四烯酸的游离脂酸等可调节多种细胞功能作用。

二、脂蛋白、载脂蛋白、受体和加工酶

1．脂蛋白：由于TG和胆固醇都是疏水性物质，不能直接在血液中被转运，同时也不能直接进入组织细胞中，它们必须与血液中的特殊蛋白质和极性类脂（如磷脂）一起组成一个亲水性的球状巨分子，才能在血液中被运输并进入组织细胞，这种球状巨分子复合物称作脂蛋白（lipoprotein）。脂蛋白的功能是在体液（血浆、组织液和淋巴）和组织间运送血脂。

血浆各种脂蛋白具有大致相似的基本结构，即由两部分组成：核心和外壳。核心是不溶于水的TG和胆固醇酯，外壳则是少量蛋白质和极性磷脂及游离胆固醇，以单分子层借其非极性的疏水基团与内部的疏水链相联系，其极性基团朝外，呈球状。血浆脂蛋白根据所含脂类和载脂蛋白成分中的不同，其大小和密度差别很大。根据它们在血液中的密度可将脂蛋白进行分类，其密度的测定可采用超速离心法和漂浮法。

目前常用的超速离心法是根据脂蛋白在一定密度的介质中进行超速离心时漂浮速率不同而进行分离的方法。由于蛋白质的比重较脂类大，因而脂蛋白中的蛋白质含量越高，脂类含量越低，其密度则越大；反之，则密度低。根据相对密度不同，血浆脂蛋白可分为5类：乳糜微粒（chylomicrons，CM）、极低密度脂蛋白（very low density lipoproteins，VLDL）、中间密度脂蛋白（intermediate-density lipoproteins，IDL）、低密度脂蛋白（low-density lipoproteins，LDL）及高密度脂蛋白（high-density lipoproteins，HDL）。富含TG的脂蛋白包括CM和VLDL，其密度＜1.006 g/ml。LDL及HDL则主要以胆固醇酯为内核。这五类脂蛋白的密度依次增加，而颗粒则依次变小。LDL是VLDL的降解产物，直径20～25nm，密度1.006～1.063 g/ml。主要含内源性胆固醇，$ApoB_{100}$占蛋白质部分的95%。LDL通常可以再分为3个亚类，即LDL_1、LDL_2和LDL_3。LDL1为大而轻的LDL，LDL_1又称IDL，而LDL_3则为小而致密的LDL（small denisity LDL，sLDL）。LDL的半衰期为3～4天，其主要作用是将胆固醇从肝脏内运转到肝外组织。sLDL因为小而易进入动脉壁内，所以具有更强的致动脉粥样硬化作用。HDL是血清中颗粒最小（约9～12 nm）、密度最高（1.063～1.210 g/ml）的一组脂蛋白，直径6.9～9.5 nm，其蛋白质和脂质各占50%，蛋白部分以ApoAⅠ和ApoAⅡ为主。电泳时泳动于α_1-球蛋白位点上。HDL又可再进一步分为3个亚组分，即HDL_1、HDL_2和HDL_3，HDL_1仅在摄取高胆固醇膳食时才在血中出现，正常人血浆中以HDL_2（占1/3）和HDL_3（占2/3）为主。HDL主要在肝脏合成，部分来自小肠乳糜微粒的代谢，最终在肝内分解，半衰期为4～6天。HDL的蛋白质/脂类比值最高，故大部分表面被蛋白质分子所覆盖，并与磷脂交错穿插。HDL主要作用是将肝脏以外组织中的胆固

醇转运到肝脏进行分解，使血清游离胆固醇在HDL中转化为胆固醇酯，可阻止游离胆固醇在动脉壁和其他组织中积聚。HDL水平增高有利于外周组织清除胆固醇，从而防止动脉粥样硬化的发生，故被认为是抗动脉粥样硬化因子。此外还有一种脂蛋白，称为脂蛋白（a）[lipoprotein（a），Lp（a）]，其组成与LDL很相似，仅多含一个载脂蛋白（a）。Lp（a）的密度和颗粒都比LDL大。Lp（a）在肝脏合成，通过二硫键连接到载脂蛋白（Apo）B_{100}。

血浆脂蛋白主要由蛋白质、TG、磷脂、胆固醇及胆固醇酯组成，各类脂蛋白都含有这4类成分，但其组成比例及含量却大不相同（表31-1）。

表31-1 脂蛋白分类及其成分

脂蛋白	来源	密度（g/dl）	直径（nm）	蛋白质（%）	胆固醇（%）	甘油三酯（%）	主要Apo	其他Apo
CM	小肠	0.950	100～1 000	1～2	2～7	80～95	B_{48}	AⅠ，C's
VLDL	肝	0.950～1.006	40～50	10	5～15	55～80	B_{100}	AⅠ，C's
IDL	VLDL	1.006～1.019	25～30	18	20～40	20～50	B_{100}，E	
LDL	IDL	1.019～1.063	20～25	25	40～50	5～15	B_{100}	
HDL	组织	1.063～1.210	6～10	40～55	15～25	5～10	AI	AⅡ，AⅣ
Lp（a）	肝	1.050～1.082	25	30～50	40～50	5～15	B_{100}，a	

2．载脂蛋白：血浆脂蛋白中的蛋白质部分称载脂蛋白（apolipoprotein，Apo）。载脂蛋白中的球状脂蛋白颗粒核心包裹疏水的胆固醇酯和TG，使得它们能在血液中运输。

迄今从人血浆分离出Apo已有20种之多，主要有Apo A、B、C、D及E 5类，其中Apo A又分为AⅠ、AⅡ、AⅣ及AⅤ；Apo B又分为B_{100}及B_{48}；ApoC又分为CⅠ、CⅡ、CⅢ及CⅣ。不同脂蛋白含不同的载脂蛋白。如HDL主要含Apo AⅠ（几乎所有的HDL）及Apo AⅡ（2/3的HDL）；LDL几乎只含Apo B_{100}；VLDL除含Apo B_{100}以外，还有Apo CⅠ、CⅡ、CⅢ及E；CM含Apo B_{48}而不含Apo B_{100}。主要载脂蛋白的特性见表31-2。

表31-2 主要载脂蛋白的特性

载脂蛋白	主要来源	脂 蛋 白	功 能
Apo AⅠ	小肠、肝	HDL，CM	HDL的结构成分；LCAT的激活物
Apo AⅡ	肝	HDL，CM	HDL的结构成分
Apo AⅣ	小肠	HDL，CM	LCAT的激活物
Apo B48	小肠	CM	CM的结构蛋白
Apo B100	肝	VLDL，IDL，LDL，Lp（a）	VLDL，IDL，LDL，Lp（a）的结构蛋白；LDL受体的配体
Apo CⅠ	肝	CM，VLDL，HDL	不明
Apo CⅡ	肝	CM，VLDL，LDL	LPL的辅酶
Apo CⅢ	肝	CM，VLDL，LDL	抑制脂蛋白结合到受体
Apo E	肝	CM，VLDL，HDL	LDL受体的配体

载脂蛋白有4种主要作用：①组装和分泌脂蛋白（Apo B_{100}和B_{48}）；②使脂蛋白的结构完整（Apo B，Apo E，Apo AⅠ，Apo AⅡ）；③辅酶的激活剂或抑制剂（Apo AⅠ，CⅠ，CⅡ，CⅢ）；④结合或锚定特异性受体和蛋白，使得细胞能吸收整个颗粒或对脂类成分进行选择性吸收（Apo AⅠ，B_{100}，E）。还有一些载脂蛋白（AⅣ，AⅤ，D和J）的功能尚不清楚。

3．受体：许多蛋白调节载脂蛋白的合成、分泌以及代谢清除。脂蛋白受体是一类位于细胞膜上的糖蛋白，这些蛋白质能以高亲和性方式与其相应的脂蛋白配体相互作用，从而介导细胞对脂蛋白的摄取和代谢，并进一步调节细胞外脂蛋白的水平。同时它们的特征可以应用在分子细胞生理学以及药物靶点的开发方面。

（1）LDL受体（low density lipoprotein receptor，LDLR）：此受体是Goldstein和Brown于1973年发现，并于1985年荣获诺贝尔医学奖。LDLR的发现在理解胆固醇代谢和受体介导的胞吞作用方面具有里程碑式的作用。LDLR由839个氨基酸组成，分子量160 kD，共包括5个结构域：配体结合域、表皮生长因子前体同源域、O-连接糖域、跨膜域和胞浆域。LDLR为高度保守的蛋白质，最保守的区域是胞浆域。人LDLR位于第19号染色体短臂末端（p13.1～13.3），全长45 kb，含18个外显子和17个内含子。肝细胞LDLR于合成后45 min到达细胞表面，并丛集于由细胞内陷形成的特殊有被小窝内。LDLR与LDL结合后，在有被小窝内吞入成内体，多个内体相互融合成为不规则的大泡，在pH降至6.5以下时，LDLR与LDL分离，前者回到细胞表面重新起作用，后者则进入溶酶体，在多种水解酶的作用下分解代谢。LDLR调节胆固醇进入细胞，根据需要通过严格调节其代谢来改变其在细胞表面的表达。LDLR起双重作用：①通过清除循环中的IDL，限制LDL的生成；②同时介导细胞摄取LDL，增加LDL的降解。LDLR基因突变引起的受体功能障碍，可以导致血浆胆固醇水平的显著升高，如家族性高胆固醇血症。

（2）VLDL受体（very low density lipoprotein receptor，VLDLR）：它是1993年被克隆的低密度脂蛋白受体超家族成员。主要分布于除肝脏以外的心脏、骨骼肌、脑和脂肪等利用脂肪酸提供能量的组织当中，人VLDLR基因位于第9号染色体上，全长约2.7 kb，在进化过程中VLDLR基因是高度保守的。VLDLR在人类、小鼠、兔和大鼠呈现95%的氨基酸保守性。VLDLR结构上也由5个功能域组成：配体结合结构域（ligand binding domain，LBD）、表皮生长因子前体同源结构域、O-糖链结合结构域、20个氨基酸组成的跨膜结构域和胞内域。VLDLR中的LBD由8个富含半胱氨酸的配体结合重复序列（ligand-binding repeats，LBR）组成对受体与配体的结合功能具有关键作用。每个LBR约由40个氨基酸组成，其中含6个高度保守的半胱氨酸，交错形成3对二硫键，构成稳定的特征性环状结构。相邻 LBR之间有长度不等的连接区，它赋予该结构较大的灵活性，从而能适应不同结构大小的配体。但受体 N端的前3个重复序列较为关键，它们是结合受体相关蛋白（RAP）、VLDL的主要位点。越来越多的研究发现，糖尿病患者血脂紊乱与VLDLR相关。

（3）清道夫受体（scavenger receptor，SR）：此受体是Brown 和Goldstein等在20世纪70年代末发现。当LDL被化学修饰后，其与受体的结合特性方式明显改变，化学修饰的LDL丧失了与LDL受体的结合能力，转而通过“乙酰化LDL受体”进入细胞，并导致脂质在细胞中积蓄，形成泡沫细胞。SR配体包括：化学修饰蛋白质，如OX-LDL和乙酰化LDL等；

多聚核苷酸；多糖类；阴离子磷脂等。人SR的基因位于第8号染色体，由于编码信息的不同拼接，形成了Ⅰ型和Ⅱ型SR。SR由6个结构域组成：氨基酸末端胞浆域、跨膜域、间隔域、α-螺旋卷圈域、胶原域、羧基末端域。SR主要表达在巨噬细胞、平滑肌细胞和成纤维细胞，以三聚体形式存在。目前认为SR更多地与巨噬细胞功能相关：①动脉粥样硬化，SR介导OX-LDL进入内膜下的巨噬细胞，与受到精确调节的LDL受体不同，细胞内高水平的胆固醇并不能起到抑制SR的作用，从而使巨噬细胞吸收大量胆固醇成为泡沫细胞以及形成脂肪条纹；②黏附作用；③宿主防御功能。SR虽然可能参与机体的宿主防御机制，但所起的作用有时恰恰相反。

至少有2种生理学相关的受体结合HDL颗粒：B型1类清道夫受体（SR-B1，由肝细胞和合成皮质激素的细胞所表达的一种受体，在人体也称为CLA-1）和ATP结合的盒式转运子A1（ABCA1）。SR-B1是HDL的配体（也是LDL和VLDL的配体，但是对它们的亲和力较低）。SR-B1在产生类固醇的组织、肝细胞和内皮组织中可选择性参与HDL中的胆固醇酯的吸收。ABCA1参与细胞中的磷脂（可能还有胆固醇）的流出和HDL颗粒的形成。

4. 参与脂蛋白代谢的主要加工酶有：

（1）脂蛋白酯酶（lipoprotein lipase，LPL）：在脂肪和肌肉中合成，分泌到间质间隙中，转运穿过内皮细胞，并结合到邻近毛细血管床腔面的蛋白多糖上。LPL介导CM和VLDL中TG的水解，产生游离脂肪酸和甘油，游离脂肪酸扩散到邻近组织产生能量或储存为脂肪。大部分循环中的LPL与LDL相伴随。

（2）肝脏TG脂酶（hepatic triglyceride lipase，HTGL）：包括LPL和胰腺脂肪酶在内的酶家族的一员。在肝脏合成，并与肝窦中的脂蛋白相互作用。HTGL清除VLDL残粒（IDL）中的TG，因而促进VLDL向LDL的转化，HTGL还可能在CM残粒的清除以及肝脏中通过水解HDL中的TG和磷脂而使HDL_2向HDL_3转化方面发挥作用。在遗传性HTGL缺乏的个体，严重高TG血症是由于血浆中CM和VLDL残粒的堆积所致；但与大多数高TG血症相比，HTGL缺乏个体的HDL正常。

（3）卵磷脂-胆固醇酰基转移酶（lecithin-cholesterol acyl transferase，LCAT）：在肝脏合成，并分泌到血浆中去，绝大部分与HDL结合。LCAT介导亚油酸从卵磷脂中转移到HDL表面上的游离胆固醇，以形成胆固醇酯，胆固醇酯随后转移到VLDL，最终到LDL。Apo AⅠ是LCAT酯化的一个辅因子，LCAT或Apo AⅠ突变可致LCAT缺乏，导致胆固醇酯和HDL水平降低，并引起角膜混浊和肾功能不全。

（4）胆固醇酯转运蛋白（cholesteryl ester transfer protein，CETP）：主要在肝脏合成，并与HDL一起在血浆循环，CETP介导来自HDL的胆固醇酯与来自CM或VLDL的TG进行交换，这种交换可解释许多时候血浆TG与HDL-C水平之间的反比关系。LDL胆固醇酯也能与CM和VLDL中的TG进行交换，导致小而密LDL的形成。CETP基因突变纯合子的个体有LDL-C和Apo AⅠ显著升高，而这类突变的杂合子则有HDL的轻度升高，提示CETP在HDL中胆固醇的清除方面起重要作用。

（5）磷脂转运蛋白（phospholipid transfer protein，PLTP）：在肝脏和肺内合成，成熟HDL颗粒的产生有赖于PLTP，PLTP提供磷脂到正在增大的颗粒上。

三、脂蛋白代谢与转运

脂蛋白转运系统有2个主要作用：从肠和肝有效地转运甘油三酯到需被利用的场所（如脂肪组织或肌肉），以及转运胆固醇到周围组织进行胞膜合成和皮质激素的生成或在肝脏合成胆汁酸。

脂蛋白代谢可分成外源性通路和内源性通路（图31-1）。

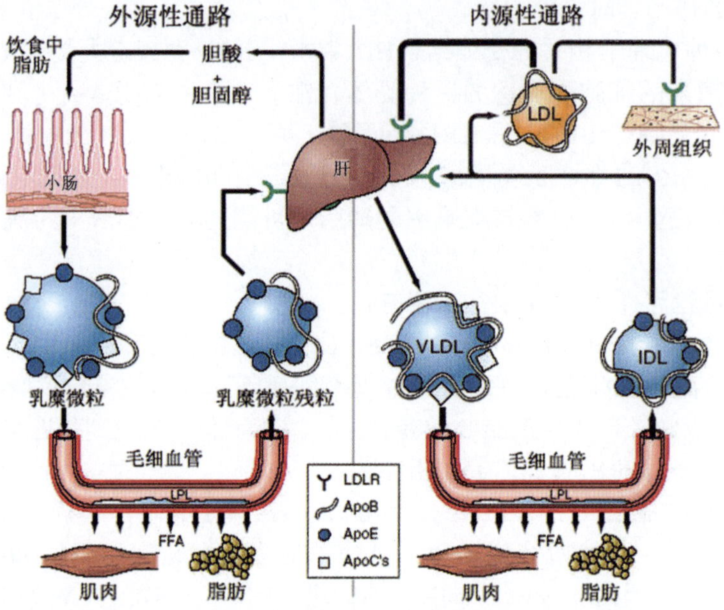

图31-1 外源性和内源性脂蛋白代谢通路

外源性通路转运饮食中的脂质到外周及肝；内源性通路转运肝脂质到外周。LPL，脂蛋白脂酶；FFA游离脂肪酸；VLDL，极低密度脂蛋白；IDL，中密度脂蛋白；LDL，低密度脂蛋白；LDLR，低密度脂蛋白受体

（一）外源性通路

外源性通路指饮食中血脂的转运，主要与餐后状态下饮食中脂肪的吸收及分布到组织有关。饮食中的脂肪在小肠腔内被胰腺脂肪酶水解为TG，后者与胆酸乳化形成微粒。而饮食中的胆固醇和视黄醇在肠上皮细胞通过加上脂肪酸分别被酯化形成胆固醇酯和视黄醇酯。此外，肠壁细胞还能合成载脂蛋白如Apo B_{48}和Apo AⅠ，这样在高尔基体内，脂质与载脂蛋白共同形成新的CM，实质就是一种脂肪滴。CM排泌到乳糜管，然后经由胸导管直接进入体循环，在抵达肝脏之前被外周组织充分利用，其中在脂肪组织和肌肉的毛细血管内，CM中的TG被LPL水解，释放出游离脂肪酸。Apo CⅡ是LPL的辅酶，可以激活毛细血管内皮细胞上的LPL。释放的游离脂肪酸被邻近细胞摄取进一步被氧化，或被脂肪细胞摄取再酯化为TG储存。TG的水解使CM减小，剩下的颗粒即CM残粒（chylomicron remnants）。在Apo E介导下，CM残粒结合到LDL和（或）LDL受体相关蛋白上，并在肝细

胞内被分解代谢。结果饮食中的TG以脂肪酸形式被递送给脂肪细胞和肌肉细胞利用，而饮食中的胆固醇由肝脏摄取，用于形成胆汁酸、组成细胞膜和作为脂蛋白胆固醇再次排泌返回到血循环中或者以胆固醇排泄到胆汁中。

正常人空腹12 h后，血液中仅存很少的乳糜微粒（CM）。CM的转运和代谢异常可能易患动脉粥样硬化，而餐后高脂血症可能是冠心病的一个危险因素。CM及其残粒可被从血液中迁移入血管壁的单核细胞衍化的巨噬细胞摄取进一步转变成泡沫细胞，此即是动脉粥样硬化最早的细胞损害。

（二）内源性通路

内源性通路是指脂质从肝脏运送到外周组织。主要指肝脏分泌和代谢VLDL成IDL及LDL。VLDL颗粒在蛋白组成上与CM相似，但含Apo B_{100}而非Apo B_{48}，具有较高的胆固醇和TG比率（约1 mg胆固醇比5 mg TG）。在肝脏中，由肝脏合成或者从血浆摄取的TG和胆固醇被磷脂和Apo B_{100}包裹在一起，形成VLDL并被分泌到血浆中。在血浆中又有Apo E及Apo C系列加入到VLDL颗粒。TG在血浆中被LPL水解后，释放出游离脂肪酸，VLDL颗粒逐渐缩小，最后转变成VLDL残粒，即IDL。IDL中的TG继续被水解后转变成LDL，在这一转化过程中，Apo B_{100}是唯一留在LDL颗粒表面的载脂蛋白，其他的载脂蛋白转移到另外的脂蛋白上。大部分血浆LDL被肝脏摄取以LDL受体介导的胞吞作用被清除，小部分被送到外周组织，主要是肾上腺和性腺，这些腺体需要胆固醇作为皮质激素合成的前体。在大多数个体，LDL中的胆固醇占血浆总胆固醇的70%左右。LDL分解代谢的70%～80%是通过LDLR，它几乎存在于体内所有细胞的表面，是决定血浆LDL-胆固醇（LDL-C）水平的主要因素。血浆LDL-C和Apo B_{100}水平增加是动脉粥样硬化的危险因素。

（三）HDL代谢和胆固醇逆转运

所有有核细胞都合成胆固醇，但仅肝细胞可有效地代谢和排泌胆固醇。胆固醇的主要清除途径是直接或转化为胆酸后排泌到胆汁。含Apo AⅠ的HDL在肝脏和小肠中合成，由磷脂、游离胆固醇和Apo AⅠ组成。周围组织细胞的胆固醇通过HDL介导的过程从胞浆膜转运到肝脏，称胆固醇逆转运（reverse cholesterol transport，RCT），此过程大致有3个步骤：①细胞内胆固醇的外流：在HDL 与细胞表面的受体结合后，在胆固醇转运子ABCA1的介导下，细胞内的胆固醇移至细胞表面进入HDL；②胆固醇的酯化：在LCAT的作用下，HDL内的游离胆固醇被酯化，便于HDL摄取更多的游离胆固醇；③胆固醇的清除：通过胆固醇酯转运蛋白（CETP）将HDL中的胆固醇酯转运到富含TG的ApoB脂蛋白（在摄食和空腹状态下分别为CM和VLDL），这些脂蛋白连同胆固醇酯一起通过肝脏上的受体介导进入肝脏被清除。至此，HDL介导的胆固醇的逆转运（从外周组织到肝脏）即告完成（图31-2）。HDL胆固醇酯的清除还有另外一条途径，即HDL与清道夫受体B1（SR-B1）相互作用后，HDL胆固醇酯中的胆固醇被选择性的转移至肝细胞和合成皮质激素的细胞中，而HDL中的其他成分不被转移。HDL介导的胆固醇的逆转运被认为是HDL防治动脉粥样硬化的主要机制。

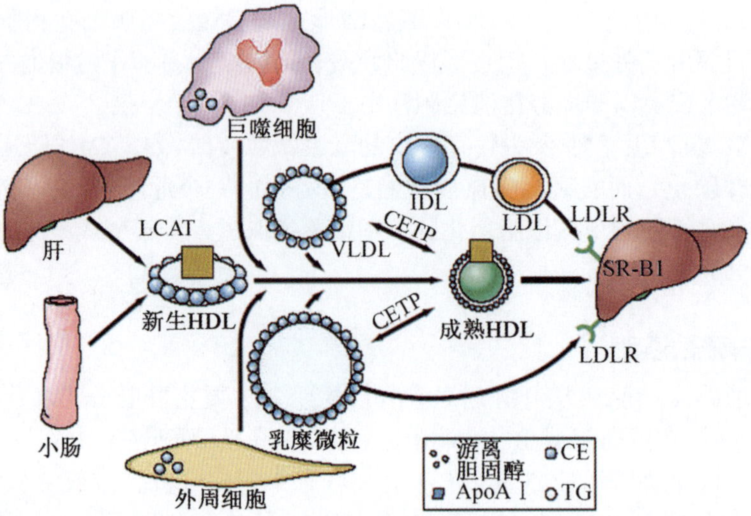

图31-2　HDL代谢及胆固醇逆转运

这个途径从外周转运过多的胆固醇到肝，分泌入胆汁。肝和小肠产生成熟的HDL。从巨噬细胞和其他外周细胞获得游离胆固醇，LCAT酯化，形成成熟的HDL。HDL胆固醇可通过SR-B1被肝选择性吸收。HDL胆固醇酯可由CETP从HDL转移到VLDL，然后被肝吸收

LCAT：卵磷脂-胆固醇酰基转移酶；HDL：高密度脂蛋白；VLDL：极低密度脂蛋白；IDL：中密度脂蛋白；LDL：低密度脂蛋白；LDLR：低密度脂蛋白受体；CETP：胆固醇酯转运蛋白；SR-B1：清道夫受体B1；CE：胆固醇酯；ApoA Ⅰ：载脂蛋白A Ⅰ；TG：甘油三酯

第二节　血脂紊乱的分类

一、高脂蛋白血症的表型分类

根据血浆脂蛋白升高的程度不同，1970年WHO建议将高脂蛋白血症分为6种类型（表31-3）：

1. Ⅰ型：即家族性高乳糜微粒（CM）血症综合征（familial chylomicronemia syndrome，FCS）或家族性高甘油三酯（TG）血症，是由于CM过高而造成TG升高。此型在临床上较为罕见。

2. Ⅱ型：即家族性高胆固醇血症（familial hypercholesterolemia，FH），是由于低密度脂蛋白（LDL）升高造成总胆固醇升高。又分为Ⅱa型和Ⅱb型。

（1）Ⅱa型：只有单纯性胆固醇水平升高，而TG正常。此型在临床上常见。

（2）Ⅱb型：除了有胆固醇升高，尚伴有轻度到中度的因为极低密度脂蛋白（VLDL）升高造成的TG升高。此型在临床上相当常见。

3．Ⅲ型：是由于CM残粒与中密度脂蛋白（IDL）堆积造成的胆固醇及TG的明显升高，又称为异常β脂蛋白血症。此型在临床上很少见。

4．Ⅳ型：是由于VLDL升高造成的TG明显升高，而胆固醇水平正常或轻度升高。

5．Ⅴ型：即混合性高脂血症或混合性高TG血症，是由于CM与VLDL升高造成的TG升高，伴有轻度胆固醇升高。

Ⅱb型高脂蛋白血症与Ⅳ型高脂蛋白血症常混淆，而测定LDL-C有助于两者的鉴别。当LDL-C ＞ 3.65 mmol/L（130 mg/L）时即为Ⅱb型高脂蛋白血症，否则为Ⅳ型高脂蛋白血症。

表31-3　高脂蛋白血症的分类

表型	Ⅰ	Ⅱa	Ⅱb	Ⅲ	Ⅳ	Ⅴ
脂蛋白	CM	LDL	LDL或VLDL	CM及VLDL残粒	VLDL	CM及VLDL
TG	++++	--	++	++ ~ +++	++	++++
胆固醇	+ ~ ++	+++	++ ~ +++	++ ~ +++	-- ~ +	++ ~ +++
LDL-C	↓	↑	↑	↓	↓	↓
HDL-C	↓↓↓	↓	↓	-	↓↓	↓↓↓
血浆外观	奶油样	透明	透明	混浊	混浊	奶油样
黄色瘤	疹性	肌腱，结节	无	掌，结节疹性	无	疹性
胰腺炎	+++	0	0	0	0	+++
冠脉粥样硬化	0	+++	+++	+++	+/-	+/-
外周动脉硬化	0	+	+	++	+/-	+/-
分子缺陷	LPL及Apo CⅡ	LDLR及Apo B_{100}	不明	ApoE	不明	不明
遗传名称	FCS	FH，FDB	FCHL	FDBL	FHTG	FHTG

FCS：家族性CM血症综合征；FH：家族性高胆固醇血症；FDB：家族性Apo B_{100}缺乏；FCHL：家族性混合型高脂血症；FDBL：家族性异常β脂蛋白血症；FHTG：家族性高TG血症

二、原发性与继发性血脂异常

基于是否继发于全身系统性疾病而分为继发性高脂血症和原发性高脂血症。继发性高脂血症是指由于全身性疾病引起的血脂异常，如糖尿病、肾病综合征、甲状腺功能减退症、肾功能衰竭、肝脏疾病、系统性红斑狼疮、糖原累积症、骨髓瘤、脂肪萎缩症、急性卟啉病等。在排除了继发性高脂血症后，即可诊断为原发性高脂血症。已知部分原发性高脂血症是由于先天性基因缺陷所致，例如LDL受体基因缺陷引起家族性高胆固醇血症等，部分原发性高脂血症病因未明。

三、基因分类

近年来，随着分子生物学的迅速发展，人们对高脂血症的认识已逐步深入到基因水平。目前发现相当一部分高脂血症患者存在单一或多个遗传基因的缺陷。由基因缺陷所致的高脂血症多具有家族聚积性，有明显的遗传倾向，临床上通常称为家族性高脂血症（表31-4）。

表31-4 已知单基因突变引起的原发性高脂蛋白血症

遗传性疾病	基因缺损	升高的脂蛋白	临床表现	基因传递	估计发病率
脂蛋白脂酶缺乏	LPL（LPL）	CM	疹性黄色瘤，肝脾肿大，胰腺炎	AR	1/1 000 000
家族Apo CⅡ缺乏症	Apo CⅡ	CM	同上	AR	<1/1 000 000
家族性肝脂肪酶缺乏症	肝脂肪酶（ILPC）	VLDL残粒	早发动脉粥样硬化	AR	<1/1 000 000
家族性异常β脂蛋白血症	Apo E	CM和VLDL残粒	掌和结节性黄色瘤，早发冠心病，外周血管病	AR AD	1/10 000
家族性高胆固醇血症	LDL受体	LDL	腱黄色瘤，冠心病	AD	1/500
家族性Apo B_{100}缺乏症	Apo B_{100}	LDL	腱黄色瘤，冠心病	AD	1/1 000
常染色体隐性高胆固醇血症	ARH	LDL	腱黄色瘤，冠心病	AR	<1/1 000 000
谷固醇血症	ABCG5或ABCG8	LDL	腱黄色瘤，冠心病	AR	<1/1 000 000

AD，常染色体显性遗传；AR，常染色体隐性遗传

第三节　原发性脂蛋白代谢紊乱

一、含载脂蛋白的脂蛋白合成障碍导致的低胆固醇血症

1．无β脂蛋白血症（abetalipoproteinemia，ABL）：是由编码微粒体TG转运蛋白（micronsomic triglyceride transfer protein，MTP）基因突变引起的常染色体隐性遗传性疾病。MTP的作用是在小肠和肝分别转运血脂到乳糜残粒和VLDL。患者血浆胆固醇和TG极低，TC<1.55 mmol/L，测不到CM、VLDL、LDL及Apo B。患者（杂合子）父母的血脂及Apo B水平正常。临床表现为：儿童期腹泻、发育不良、脂肪吸收不良、脊髓小脑变性、色素性视网膜病及棘红细胞增多症。最初的神经系统表现为深腱反射消失，随后出现下肢远端振动和本体感觉减弱、辨距不良、运动失调、痉挛步态，多在30～40岁出现。出现进行性色素性视网膜病的患者，先有夜间和颜色视力下降，随后出现白天视力降低，最后几乎失明。脊髓小脑变性、色素性视网膜病的存在可误诊为Friedreick'ｓ痉挛步态。在少见的情况下，无β脂蛋白血症可导致心肌病，产生致命的心律失常。

无β脂蛋白血症的大多数临床表现是由于脂溶性维生素的吸收和转运缺陷所致。维生素E和视黄醇酯正常由CM从肠道转运到肝，维生素E从肝转出及进入循环有赖于VLDL。无β脂蛋白血症患者严重缺乏维生素E，轻到中度缺乏维生素A和维生素K。

治疗：避免饮食中脂肪，尤其是长链饱和脂肪酸。给予高热量、富含维生素的饮食。

主要是补充脂溶性维生素，一般不需要补充维生素D；维生素K 5 ~ 10 mg/d；每日或隔日补充维生素A（25 000 IU）。尽早给予大剂量维生素E（每天150 ~ 200 mg/kg），以防止由于维生素E缺乏引起的神经性疾病后遗症。

2. 家族性低β脂蛋白血症：家族性纯合子低β脂蛋白血症（familial hypobetalipoproteinemia）的临床表现类似于无β脂蛋白血症，但其遗传类型为常染色体共显型。患者父母LDL-C及Apo B水平不到正常水平的50%，这点有助于与无β脂蛋白血症鉴别。本病常见于编码Apo B_{100}基因的突变，影响蛋白质合成。

二、含载脂蛋白B脂蛋白原发性降解紊乱导致的高胆固醇血症

编码含Apo B脂蛋白的代谢和清除的关键蛋白的基因突变，导致Ⅰ型（CM）、Ⅱ型（LDL升高）和Ⅲ型（IDL升高）高脂蛋白血症。

1. 脂蛋白脂酶和Apo CⅡ缺乏（家族性CM血症综合征，Ⅰ型高脂蛋白血症）：CM及VLDL中TG的水解需要脂蛋白脂酶（LPL）。Apo CⅡ是LPL的辅酶。遗传性LPL或Apo CⅡ缺乏，导致脂解受损，血浆CM显著升高。这些患者VLDL也升高，但以CM血症为主。正常CM在餐后12 h从循环中移去，但LPL缺乏者富含TG的CM在循环持续几天。空腹血浆混浊，置于4 ℃冰箱数小时，患者血浆外观呈“奶油样”顶层。在家族性CM血症综合征，空腹TG总是＞11.3 mmol/L。空腹胆固醇水平也常升高，但相对较轻。

LPL缺乏是一种常染色体隐性遗传，人群患病率0.01‰。Apo CⅡ缺乏也是隐性遗传，更少见。LPL及Apo CⅡ基因的多种变异可导致本病。LPL杂合子血浆TG正常或稍高，Apo CⅡ杂合子TG完全正常。

脂蛋白脂酶和Apo CⅡ缺乏常在儿童起病，反复发作由急性胰腺炎引起的严重腹痛。眼底镜检查见视网膜血管呈乳色（脂血症性视网膜改变）。疹性黄色瘤，小的黄白色结节，常成簇出现在背部、臀部、手臂、腿的伸侧。这些无痛性皮肤损害在消退时可有瘙痒。肝、脾网状内皮系统摄取循环CM，使肝脾肿大。早发冠心病不是家族性CM血症的特征。

LPL 和Apo CⅡ缺乏的诊断可通过酶法测定肝素处理血浆TG的脂解活性。静脉注射肝素后取血，以释放内皮结合的脂肪酶。LPL 和Apo CⅡ缺乏症时，LPL活性显著下降；在Apo CⅡ缺乏症时，加正常肝素预处理血浆使LPL活性正常化，而LPL缺乏者无此现象。

治疗：严格限制饮食中脂肪（15g/d），补充脂溶性维生素。用中链甘油三酯补充热量，由于中链甘油三酯可直接吸收到门循环，使用过长时间可致肝硬化。如单纯控制饮食不能缓解CM血症，部分患者鱼油治疗有效。Apo CⅡ缺乏症的患者，新鲜血浆冻干可补充Apo CⅡ。妊娠时VLDL生成增多，如CM血症对饮食治疗效果不好，或发生急性胰腺炎，可行血浆置换治疗。

2. 肝脂肪酶缺乏：肝脂肪酶（hepatic lipase，HL）与LPL是同一基因家族成员，水解脂蛋白残粒和HDL中的TG及磷脂。HL缺乏是少见的常染色体隐性遗传病，特征为由于脂蛋白残粒的积聚，血浆胆固醇和TG升高（混合性高脂血症）。HDL-C正常或升高，测定注射肝素后的HL活性可证实诊断。与冠心病关系未阐明，推荐降脂治疗。

3. 家族性异常β脂蛋白血症（familial dysbetalipoproteinemia，FDBL）：也称Ⅲ型高脂

蛋白血症，或宽β病（broad-beta disease）。与HL缺乏一样，FDBL也是由于脂蛋白残粒积聚，而呈混合性高脂血症。脂蛋白残粒（部分分解的CM和VLDL）累积在血浆，胆固醇酯积聚。在CM及VLDL残粒中存在多个Apo E拷贝，并介导其通过肝脂蛋白受体清除。FDBL是由于Apo E遗传变异，干扰了其结合到脂蛋白受体的能力。Apo E基因的多型性，导致表达3种常见的等位基因：Apo E3，Apo E2和Apo E4。尽管轻微增高LDL-C水平，增加冠心病危险，Apo E4等位基因与FDBL无关，但与老年性痴呆有关。Apo E2与LDL受体的亲和力低，因此，包含Apo E2的CM和VLDL残粒从血浆清除速率较低。纯合子Apo E（E2/2）基因型最常见于FDBL。

在正常人群，Apo E2/2基因型占0.7%～1%。Apo E2/2基因型者大约1%发生FDBL。大多数患者，有可确定的诱因诱发高脂蛋白血症。最常见的诱因是高热量高脂肪饮食、糖尿病、肥胖、甲状腺功能低下、肾病、雌激素缺乏、酗酒或存在其他类型的遗传性高脂血症，最常见的是家族性混合性高脂血症（familial combined hyperlipidemia，FCHL）或家族性高胆固醇血症。Apo E罕见的突变引起显性FDBL，此时的高脂血症完全表现为杂合子。

FDBL患者常在成年因黄色瘤及早发性冠心病或外周血管病而就诊。绝经前妇女很少发病。有2种类型的黄色瘤：结节性黄色瘤（tuberoeruptive xanthomas）和掌皱纹黄色瘤（palmar xanthomas）。血浆胆固醇和TG升高的程度相似，TG水平达到5.6 mmol/L以上，TG超过胆固醇。传统的诊断方法是应用脂蛋白电泳，脂蛋白残粒积聚在宽β带。采用超速离心测定VLDL-C，计算VLDL-C与血浆总TG比例，比例升高超过0.30支持FDBL诊断。基因分析证实是否为纯合子Apo E（E2/2）基因型。但缺乏Apo E2/2不能排除本病。

由于FDBL增加早发冠心病危险，应积极治疗。加重高脂血症的其他危险因素也要治疗。FDBL对体重减轻、低胆固醇、低脂肪饮食反应良好。禁酒。绝经后妇女，雌激素替代治疗有效。他汀类、贝特类及烟酸常有效，有时要联合用药。

4．家族性高胆固醇血症（familial hypercholesterolemia，FH）：是一种常染色体显性遗传性疾病，人群中纯合子频率约为1/100万，杂合子频率一般不低于1/500。在心肌梗死存活者中，杂合子频率约为1/20。杂合子为来自父母一方有缺陷的LDL受体等位基因的遗传所致，纯合子为同时遗传了父母双方2个突变的受体等位基因，2个等位基因突变相同者为真纯合子，突变不同者为混合性杂合子。FH是脂质代谢单基因疾病中最常见且最严重的一种，又称LDL受体病或高脂蛋白血症Ⅱa型。特征为血浆LDL-C升高，TG正常，腱黄色瘤及早发冠心病。FH由大约750种LDL受体基因突变引起，某些人群患病率较高，如欧美、南非等。LDL受体基因突变包括缺失、插入、无义突变和错义突变，共有5大类型：①1型突变，不表达等位基因；②2型突变，转运缺陷型等位基因，本型常见，又分为2A和2B两种亚型，此时受体虽然能合成，但不能到达细胞表面，只是堆积在内质网中被降解；③3型突变，结合缺陷型等位基因，本型也较常见，此受体丧失了结合LDL的功能；④4型突变，内移缺陷型等位基因，本型罕见，特点为受体能结合LDL，但不能将其转运至细胞表面；⑤5 型突变，再循环缺陷型等位基因，受体在溶酶体内不能与LDL分离，受体与配体同时被降解。

本症的发病机制是肝细胞膜表面的LDL受体缺如或异常，导致体内LDL代谢异常，LDL及其前体颗粒降解延迟，同时LDL生成速率增加（因为IDL不被LDL受体摄取，则转化为LDL），造成血浆总胆固醇（TC）和LDL-C水平升高。纯合子病情较杂合子严重。根据皮肤纤维母细胞LDL受体（LDLR）活性的数量，纯合子FH可分为正常LDLR活性＜2%（受体阴性）及正常LDLR活性2%～25%（受体缺损）。大多数患者儿童期起病，表现为皮肤黄色瘤（手、腕、肘、膝、踝或臀），常有角膜弓，部分患者有睑黄瘤。TC水平在12.93 mmol/L以上，可达25.86 mmol/L。加速性动脉粥样硬化是最严重的并发症，在儿童期即可致残、致死。动脉粥样硬化最先在主动脉根部，引起主动脉瓣和瓣上狭窄，延伸到冠状动脉口。纯合子FH儿童常在青春期前产生血管病症状，症状可不典型，常发生猝死。未治疗的受体阴性患者很少活过20岁，受体缺损患者预后较好，在30岁左右产生动脉粥样硬化性血管病。颈动脉和股动脉疾病出现较迟，常无临床意义。

应仔细询问家族史，纯合子FH患者应测定父母及其第一代亲属的血脂水平。皮肤活检培养成纤维细胞测定LDLR活性可证实诊断，或采用流式细胞仪定量淋巴细胞表面LDLR数目。

联合应用他汀类与胆酸螯合剂有时可中等度降低血浆LDL-C水平。纯合子FH患者多需要其他降脂治疗。由于肝脏是最重要的通过LDLR清除循环LDL的场所，肝移植可有效降低血浆LDL-C水平，但需长期免疫抑制剂治疗。目前对纯合子FH的治疗是LDL净化治疗（从循环选择性移除LDL），可逆转睑黄瘤，减缓动脉硬化进程。LDL净化治疗最好延迟到5岁后进行，除非有动脉硬化血管病存在。

杂合子FH较多见，患者血浆LDL-C升高（常在5.17～10.34 mmol/ L），TG正常。从出生开始胆固醇升高，但到成人时因体检、出现腱黄色瘤或出现早发症状性动脉粥样硬化性疾病时才发现。由于是显性遗传，外显率高（90%），父母一方及患者兄弟姐妹的50%有高胆固醇血症。有早发冠心病家族史，尤其是男性亲属。脂性角膜弓常见，腱黄色瘤（尤其在跟腱）见于75%的患者。早发冠心病的年龄多变，部分与LDLR基因的分子缺陷及复合存在的心脏危险因素有关。FH杂合子伴血浆Lp（a）升高者，心血管并发症危险性较高。未治疗的杂合子FH男性，60岁之前发生心肌梗死的机会大约50%。尽管女性发生动脉粥样硬化性心脏病的年龄稍迟，冠心病明显多于普通人群。

对杂合子FH无确定的诊断试验，尽管杂合子FH患者皮肤成纤维细胞LDLR水平降低，但与正常人有重叠。临床诊断不难，但要与肾病综合征、甲状腺功能低下及梗阻性肝病鉴别。

治疗应积极降低LDL-C。低胆固醇、低脂肪饮食，降脂药物治疗。对杂合子FH，他汀类非常有效，可诱导正常肝脏LDLR上调。单独使用可达到理想的LDL-C水平，必要时可与胆固醇吸收抑制剂——依折麦布（Ezetimibe）、胆酸螯合剂或烟酸合用。不能适当控制的杂合子FH患者可行LDL净化治疗。

5. 家族性Apo B_{100}缺乏症（familial defective Apo B_{100}，FDB）：是一种常染色体遗传性疾病，临床表现似杂合子FH。西方人群发生率1/1 000。特征为高LDL-C，TG正常，腱黄色瘤及早发性冠心病。此病由Apo B_{100}的LDL受体结合区域突变所引起。包括Apo $B_{Arg3500Gln}$、Apo $B_{Arg3500Trp}$及Apo $B_{Arg3531Cys}$，使Apo B结合LDL-R的能力受到影响。几乎所有患者是由于在Apo B第3 500位置上的谷氨酰胺为精氨酸所取代（Apo $B_{Arg3500Gln}$）而引起。Apo B_{100}基因突变导致的Apo B_{100}功能改变降低了LDL与LDLR的亲和力（相当于正常LDL活性的20%～30%），最终导致血浆LDL水平的升高。且其血浆半衰期较正常LDL长3～4倍。由于半衰期延长，这些LDL颗粒更容易进行氧化修饰，增加致动脉粥样硬化性。杂合子Apo B_{100}缺乏患者的临床特征与杂合子FH患者有很多相似之处，但总的来讲后者症状比较轻微。即使纯合子的Apo B_{100}缺乏症患者其症状也轻于杂合子FH患者，这是因为Apo B_{100}缺乏症的患者，其Apo B结合LDL受体的活性降低，而不是完全缺乏。同时，这种患者还具有通过Apo E调节清除VLDL残核的能力，而FH患者则不具备清除VLDL残核的能力。尽管FDB患者血浆LDL-C较杂合子FH为低，但在临床上无法区别杂合子FH与FDB。Apo B_{100}基因突变可直接基因诊断，但必要性不大，因为两者的治疗相同。

6．常染色体隐性高胆固醇血症（autosomal recessive hypercholesterolemia，ARH）：是由于一种与肝LDLR介导的胞吞作用有关的蛋白质（AHR）突变导致的罕见疾病。临床表现与杂合子FH相似，特征为高胆固醇血症、腱黄色瘤及早发性冠心病。胆固醇水平介于纯合子FH与杂合子FH之间。ARH患者，培养成纤维细胞LDLR功能正常或仅中度下降；而在淋巴细胞及肝LDLR功能阴性。不像FH纯合子，他汀类治疗部分有效，但这些患者通常需要LDL净化治疗降低LDL-C达推荐水平。

7．Wolman病和胆固醇酯累积病（Wolman disease and cholesteryl ester storage disease）：Wolman病是一种由于溶酶体酸性脂肪酶完全缺乏引起的常染色体隐性遗传病。在LDL通过LDLR介导的胞吞作用从细胞表面吸收后，从核内体传递到溶酶体。在核内体的酸性环境，颗粒与受体分离，后者再循环到细胞表面。在溶酶体，Apo B_{100}被降解，LDL的胆固醇酯和TG被溶酶体酸性脂肪酶水解。Wolman病患者不能水解中性脂肪，导致积聚在细胞内。患者出生后头几周有肝脾肿大，脂肪痢，肾上腺钙化及发育迟缓。多在出生后几年内死亡，可通过测定成纤维细胞或肝活检组织的酸性脂肪酶活性来诊断。

胆固醇酯累积病是同样的遗传性疾病的较轻型，酸性脂肪酶活性较低，但可测出。患者儿童期可表现肝脏肿大，由于血浆LDL及VLDL升高，致混合型高脂血症。其他患者可在晚年表现为肝硬化、门静脉高压，或早发性冠心病。

8．谷固醇血症（sitosterolemia）：为罕见的常染色体隐性遗传病，由于三磷酸腺苷结合盒（ATP binding cassette，ABC）转运体G5和G8基因之一突变（ABCG5和ABCG8）引起。这些基因在小肠和肝表达，形成功能性复合物限制小肠吸收和促进胆汁分泌植物和动物来源的中性固醇。正常人，饮食中5%的植物固醇、谷固醇最多，被小肠近端吸收并转运到肝。植物固醇通过肝脏完全分泌到胆汁，血浆植物固醇水平正常情况下很低。在谷固醇血症患者，小肠吸收植物固醇增加，胆汁分泌植物固醇减少，导致血浆菜油固醇和其他植物固醇升高，胆固醇转运也受损。谷固醇血症患者血浆胆固醇正常或升高。不论血浆胆固醇水平如何，这些患者产生皮肤和腱黄色瘤及早发动脉粥样硬化。溶血可能是因为植物固醇整合到红细胞膜所致，是本病的特征。谷固醇血症患者的高胆固醇血症对减少饮食中胆固醇常有显效。临床上高胆固醇血症患者，采用他汀类药治疗无效，而低胆固醇饮食（无体重下降）使血浆胆固醇降低超过40%要考虑谷固醇血症的可能，气相色谱法测定血浆谷固醇水平升高可确诊。高胆固醇血症对他汀类无效，但胆酸螯合剂及胆固醇吸收抑制剂可有效降低这些患者的血浆植物固醇水平。

三、原因不明的含载脂蛋白脂蛋白原发性代谢紊乱

大部分含Apo B脂蛋白水平升高患者的分子机制未明，大多是因为多基因或非基因因

素导致的高脂血症。

1. 家族性高TG血症（familial hypertriglyceridemia，FHTG）：较常见，是一种病因不明的常染色体显性遗传性疾病（发生率1/500）。特征为血浆TG中等度升高，伴胆固醇轻度升高。脂蛋白以VLDL升高为主，常称为Ⅵ型高脂蛋白血症。VLDL的升高是由于生成增多、降解减少或两者兼有；VLDL仅少部分转化为LDL，同时LDL的清除率大于正常，所以LDL常低于正常水平。一些FHTG患者表现为更严重的高脂血症类型，VLDL及CM均升高（Ⅴ型高脂蛋白血症），这是由于这两类脂蛋白竞争相同的脂解径路。摄入简单的碳水化合物、肥胖、胰岛素抵抗、酗酒或雌激素治疗等都增加VLDL合成，可促发产生CM血症。FHTG一般不增加早发动脉粥样硬化。

血浆TG升高（2.8 ~ 11.3 mmol/L），胆固醇水平正常或仅轻度升高（$<$6.5 mmol/L）及血浆HDL-C降低提示FHTG的诊断。血浆LDL-C通常不增高，反而降低。确定第一代亲属患高TG血症对诊断有帮助。应排除家族性异常β脂蛋白血症FDBL及家族性混合型高脂血症FCHL，因为这两者增加早发动脉粥样硬化。FHTG患者血浆Apo B水平及血浆胆固醇与TG比率较FDBL或FCHL低。高TG血症的主要危险是易发生急性出血性胰腺炎，这与血浆中CM浓度有直接的关系，推测是由于CM栓子急性阻塞了胰腺的微血管所致。在确定FHTG诊断之前，要除外高TG血症的继发性原因。本病的治疗首先考虑适当的饮食和生活方式改良，通常可奏效。饮食和运动治疗后，血浆TG水平降至 4.5 ~ 6.8 mmol/L者，应考虑药物治疗以免产生CM血症和胰腺炎。贝特类是首选药物，烟酸也可选择。

家族性高甘油血症（familial hyperglycerolemia）是一种常染色体X连锁遗传性疾病，很像家族性高TG血症，因为大多数测定TG的技术测定的是TG水解后的甘油。家族性高甘油血症的诊断需要血浆超速离心并测定甘油。

2. 家族性混合型高脂血症（familial combined hyperlipidemia，FCHL）：是最常见的原发性血脂紊乱，发生率为1% ~ 2%。FCHL分子病因不清楚，可能与多种不同基因有关。大约20%患者在60岁之前发生冠心病。特征为血浆TC和TG中等度升高，血浆HDL-C降低。FCHL为常染色体显性遗传，受影响的家族成员可有3种可能的表型之一：①血浆LDL-C升高；②血浆TG和VLDL-C升高；③血浆LDL-C和 VLDL-C升高。FCHL的最典型特征是脂蛋白表型可相互转换，表现为Ⅱa型、Ⅱb型或Ⅳ型。FCHL可于儿童期起病，有时成年才发病。常有腹型肥胖、糖耐量异常、胰岛素抵抗、高血压及高尿酸血症，但不会产生黄色瘤。FCHL患者几乎总有血浆Apo B明显升高。由于脂蛋白的结构异常，LDL颗粒中含Apo B相对较多，因而产生小而密的LDL颗粒。因此小而密的LDL颗粒的存在是本病的特征，具有很强的致动脉粥样硬化作用。高Apo B脂蛋白血症（hyperapobetalipoproteinemia）被用于描述血浆Apo B升高，伴血浆胆固醇正常，可能是FCHL的一种类型。

混合性高脂血症（血浆TG 2.3 ~ 9.0 mmol/L，胆固醇 5.2 ~ 10.3 mmol/L，HDL-C$<$1.0 mmol/L）、LDL-C/Apo B比例降低及高脂血症和（或）早发冠心病家族史提示FCHL的诊断。血浆Apo B水平升高或血浆中的小而密LDL颗粒数量增加支持诊断。如怀疑为混合型高脂血症的患者，应考虑FDBL，并用β定量法来排除。

由于增加早发性冠心病危险，FCHL患者应积极治疗。减少饮食中的饱和脂肪酸和碳水化合物，进行有氧运动，减轻体重可产生有益的降脂作用。糖尿病患者应控制血糖。大多数FCHL需要降脂药物治疗以降低脂蛋白水平到推荐的范围。他汀类对降低LDL-C水平极其有效，也明显降低VLDL-C。烟酸也降低LDL-C和VLDL-C，升高HDL-C，可与他汀类合用。

3．家族性多基因高胆固醇血症（familial polygenic hypercholesterolemia）：特征为在缺乏继发性高胆固醇的原因时，高胆固醇血症伴TG正常。与FH 和 FDB一样，血浆TG不升高。推测其主要的代谢缺陷是LDL过度产生或LDL降解障碍。家系研究有助于区分家族性多基因性高胆固醇血症与上述的单基因性者。FH和FDB患者的第一代亲属50%以上有高胆固醇血症，而家族性多基因性高胆固醇血症患者，<10%的第一代亲属有高胆固醇血症。家族性多基因高胆固醇血症在临床上是最常见的血脂异常类型，治疗与其他高胆固醇血症相同。

四、遗传性高密度脂蛋白代谢紊乱

血浆HDL-C减少，增加冠心病危险。大多数病例HDL-C减少是继发于血浆甘油三酯（TG）或载脂蛋白B（Apo B）水平升高，而与其他代谢综合征的特征有关。某些编码HDL合成和降解的关键基因的突变引起血浆HDL-C水平明显异常。不像遗传性高胆固醇血症与早发冠心病关系密切，低α脂蛋白血症（低HDL-C）并不总与加速性动脉粥样硬化有关。尽管高LDL-C增加动脉粥样硬化，低HDL-C与动脉硬化的关系取决于潜在的机制。分析HDL代谢的遗传性疾病有助于了解HDL-C水平与动脉粥样硬化的关系。

1．Apo AⅠ缺乏和Apo AⅠ基因突变：由于Apo AⅠ基因突变引起的Apo AⅠ完全缺乏导致血浆几乎缺乏HDL。编码Apo AⅠ、Apo AⅢ、Apo AⅣ及Apo AⅤ的基因均在11号染色体上，一些完全缺乏Apo AⅠ的患者，可有一个以上的这些基因缺失。由于Apo AⅠ为卵磷脂-胆固醇酰基转移酶（LCAT）功能所必需，血浆和游离胆固醇水平增加，导致产生脂性角膜弓及掌黄色瘤。Apo AⅠ缺乏的患者，40～70岁之间常发生冠心病。

尽管在某些低血浆HDL患者（通常0.39～0.78 mmol/L）中发现Apo AⅠ基因错义突变，这在普通人群不是低HDL-C的常见原因。具Apo AⅠ$_{Milano}$的患者，由于脂蛋白快速降解，HDL-C极低，但不增加早发冠心病。除了脂性角膜弓外，大多数Apo AⅠ基因错义突变导致的低HDL-C一般无临床后果。几种Apo AⅠ特殊的突变引起全身淀粉样变，突变的Apo AⅠ被发现作为淀粉样斑块的一部分。

2．Tangier病：是一种由基因编码三磷酸腺苷结合盒（ABC）A1突变引起的低血浆HDL-C的罕见常染色体共显型，ABCA1是便于未酯化胆固醇和磷脂从细胞流出到Apo AⅠ的细胞转运体，ABCA1在成熟HDL颗粒的产生和稳定中发挥重要作用。缺乏ABCA1时，HDL快速从循环中清除。Tangier病患者血浆HDL-C<0.13 mmol/L，循环ApoAⅠ水平也极低。此病患者胆固醇沉积在网状内皮系统，导致肝脾肿大、扁桃腺肿大及周围神经病变。有早发性冠心病，但与血浆低HDL-C及Apo AⅠ不相称。血浆LDL-C也降低，这可能降低了冠心病的危险。ABCA1突变杂合子患者血浆中HDL-C中等度降低，增加早发性冠心病危险。

3．卵磷脂-胆固醇酰基转移酶（LCAT）缺乏症：由LCAT突变引起的一种罕见疾病。LCAT在肝脏合成，分泌到血浆，参与脂蛋白循环。由于此酶介导胆固醇酯化，缺乏时将导致循环脂蛋白中游离胆固醇大大增加（从大约占总胆固醇的25%到增加至超过70%）。缺乏胆固醇酯化损害成熟HDL颗粒的生成，导致循环Apo AⅠ快速降解。在人类，有两种

LCAT缺乏遗传型：完全缺乏（经典LCAT缺乏）和部分缺乏（也称鱼眼病）。两型的特征是：由于游离胆固醇沉积在晶状体，导致角膜进行性混浊化，血浆LDL-C极低（通常 < 0.26 mmol/L），TG轻至中度升高。完全性LCAT缺乏患者有溶血性贫血，进行性肾功能不全，逐渐导致终末期肾病；而部分LCAT缺乏者，无这些临床后果。尽管血浆HDL-C及ApoA Ⅰ极低，但早发冠心病并非其特征。分析血浆LCAT活性可确诊。

4．胆固醇酯转运蛋白缺乏症：编码胆固醇酯转运蛋白（CETP）的基因突变引起高HDL-C，称为CETP缺乏症。CETP基因突变是发生在其14号内含子中5'-端的鸟苷（G）被腺苷（A）取代而引起。CETP使胆固醇酯在脂蛋白间转运，尤其是从HDL转运到含ApoB脂蛋白，以交换TG。纯合子CETP缺乏，由于大的、富含胆固醇的HDL颗粒积聚，导致血浆HDL-C极高（常>3.88 mmol/L）。杂合子CETP缺乏，仅有HDL-C中度升高。CETP与冠心病的关系尚未确定。

五、原发性高密度脂蛋白代谢紊乱

血浆高密度脂白蛋胆固醇（HDL-C）极高或极低患者，遗传缺陷不清楚。

1．原发性低α脂蛋白血症：低血浆HDL-C的最常见的遗传原因称为原发性或家族性低α脂蛋白血症。低α脂蛋白血症定义为血浆HDL-C低于第十百分位点，而胆固醇和TG水平相对正常。无明显的降低HDL-C的继发原因，无LCAT缺乏和Tangier病的临床征象。此综合征常称为“单纯性低HDL”。低血浆HDL-C家族史有助于诊断，常为常染色体显性遗传。此病的代谢性病因主要是加速HDL及其载脂蛋白的降解。一些病例增加早发冠心病。

2．家族性高α脂蛋白血症：为显性遗传，血浆HDL-C女>2.07 mmol/L，男>1.81 mmol/L。遗传基础不清楚，冠心病危险减少，一些患者长寿。

第四节　继发性高脂血症

继发性高脂血症（secondary hyperlipidemia）是指由于全身性疾病或药物所引起的血脂异常，其原因见表31-5，而临床上较为常见的原因是糖尿病、甲状腺疾病和肾脏疾病。

表31-5　继发性高脂血症

LDL	升高	甲状腺功能低下；肾病综合征；胆汁淤积；急性间歇性卟啉症；神经性厌食；肝细胞瘤 药物：噻嗪类利尿剂，环孢素，得理多
	降低	严重肝病；吸收不良；营养不良；Gaucher病；慢性感染性疾病；甲状腺功能亢进 药物：烟酸中毒

续表

HDL	升高	酒精；运动；暴露于氯化烃中 药物：雌激素
	降低	吸烟；2型糖尿病；肥胖；营养不良；Gaucher病 药物：合成类固醇；β-受体阻滞剂
VLDL	升高	肥胖；2型糖尿病；糖原累积病；肝炎；酒精；肾衰竭；脓毒血症；紧张；库欣综合征；妊娠；肢端肥大症；脂肪营养不良 药物：雌激素；β-受体阻滞剂；速尿；糖皮质激素；胆酸结合树脂；维生素A酸；HIV蛋白酶抑制剂
IDL	升高	多发性骨髓瘤；单克隆丙种球蛋白血症；自身免疫性疾病；甲状腺功能低下
CM	升高	自身免疫性疾病；药物：异维甲酸
Lp（a）	升高	肾功能不全；炎症；绝经；睾丸切除术；甲状腺功能低下；肢端肥大症；肾病 药物：生长激素

一、激素性因素

甲状腺功能减退症时，可出现LDL-C和（或）TG升高。甲状腺激素不足时，肝脏LDL受体减少出现高胆固醇血症，脂蛋白酯酶（LPL）和肝脂酶（HL）活性降低，使VLDL和中间密度脂蛋白（IDL）降解减少，致血浆LDL-C水平增高。诊断要点是甲状腺刺激激素水平升高，甲状腺功能好转后，脂蛋白异常消失。甲状腺功能低下增加循环IDL，有时出现轻度高TG血症（<3.34 mmol/L）。偶尔，甲状腺功能低下可揭示遗传性脂蛋白紊乱，如Ⅲ型高脂蛋白血症。由于容易漏诊，所有高LDL-C、IDL者应查甲状腺功能。

雌激素可提高血浆总胆固醇（TC）及HDL-C水平，可能是因为增加肝VLDL和ApoⅠ生成。在绝经后妇女，雌激素可减少LDL-C 0～15%，不推荐用雌激素治疗脂蛋白紊乱，长期应用雌激素轻微增加心血管危险。较少见的是，在缺乏脂蛋白脂酶者，妊娠反应严重增加血TG，对母婴造成严重威胁。男性性激素和合成代谢的激素增加肝脂酶活性，曾被用于男性高TG血症的治疗。生长激素可减少LDL-C和增加HDL-C水平，但不推荐用于脂蛋白紊乱的治疗。

二、代谢性因素

1型糖尿病人血糖控制好，无高脂蛋白血症。糖尿病酮症酸中毒常伴TG升高，这是由于脂肪细胞产生的游离脂肪酸流入肝脏增多所致。对胰岛素治疗极敏感。

2型糖尿病时的高胰岛素及胰岛素抵抗对脂肪代谢有多方面的作用：①降低LPL活性，导致CM及VLDL降解减少；②增加脂肪组织释放游离脂肪酸；③增加肝脂肪酸合成；④增加肝VLDL生成。2型糖尿病常伴多种血症异常，包括：血浆TG升高（由于VLDL及脂蛋白残粒增加）、小而密LDL升高及HDL-C降低。在一些糖尿病患者，尤其是有遗传性脂代谢缺陷者，TG可极高。血浆LDL-C升高不是糖尿病的特征，提示存在潜在的脂代谢异常或表明产生了糖尿病肾病。家族性脂肪营养不良（lipodystrophy）（部分性或完全性）伴

VLDL分泌增加。Dunnigan型脂肪营养不良，以代谢综合征为特征的遗传疾病，肢体脂肪萎缩，过高的TG常伴糖原累积疾病。2型糖尿病发生动脉粥样硬化和冠心病的危险性高，是冠心病等危症，因此，在积极控制血糖的基础上，应强化降脂治疗。

三、肾脏疾病

肾小球肾炎及丢失蛋白的肾病患者，肝脂蛋白分泌增加可升高LDL-C水平，可接近FH水平。肾病综合征时发生高脂蛋白血症较为常见，常为混合性，发病率在70%左右，主要由脂蛋白降解障碍和合成过多所致。当尿蛋白量少时，以降解障碍为主，而当尿蛋白量超过10 g/d时，则脂蛋白合成增多为主要机制。而慢性肾功能衰竭患者，表现为高TG伴低HDL-C水平。终末期肾病，包括血液透析或腹膜透析的患者，预后差，有加速性动脉粥样硬化，应强化脂蛋白紊乱的治疗。器官移植后，免疫抑制剂（如糖皮质激素、环孢素）升高TG，降低HDL-C水平。由于移植患者常增加心血管危险，继发的高脂血症应予以治疗。他汀类与环孢素合用需要仔细调整剂量及监测肌病。

四、肝脏疾病

阻塞性肝病，尤其是原发性胆汁性肝硬化可导致异常脂蛋白（脂蛋白X）形成。此型脂蛋白见于卵磷脂-胆固醇酰基转移酶（LCAT）缺乏的患者，由LDL样颗粒组成，但胆固醇酯明显降低。由于脂蛋白X累积，在脸及掌可有广泛脂黄瘤形成。药物、感染、酒精所致的肝炎常伴VLDL合成增加，表现为轻、中度高TG血症。严重肝炎或肝衰竭时，由于脂蛋白生物合成减少，胆固醇和TG降低。

五、生活方式与药物

影响肥胖的因素，如热量摄入过多，缺乏体力活动，饮食富含饱和脂肪酸及精糖等，是人群高脂血症及高脂蛋白血症的主要原因。肥胖常伴高脂血症。脂肪细胞增多，胰岛素敏感性下降对血脂代谢有多种作用。肥胖者脂肪细胞产生更多的游离脂肪酸到肝，在肝细胞经再酯化形成TG，包裹入VLDL进入血循环。饮食中单碳水化合物过高也促使肝的VLDL生成，使某些肥胖患者VLDL和（或）LDL增加。减轻体重常可降低血浆中富含Apo B的脂蛋白，增加HDL-C。

规律饮酒对血脂的影响呈多样性。酒精最常见的作用是增加TG。酒精刺激肝分泌VLDL，可能通过抑制游离脂肪酸氧化，进而促进肝TG合成及VLDL分泌。酗酒者常见的血脂紊乱是Ⅳ型（增加VLDL），有潜在脂代谢紊乱者可产生重高TG血症（Ⅴ型）。轻中度饮酒（每天<50～75 g酒精）可提高HDL_2-C和HDL_3-C以及Apo AⅠ和Apo AⅡ；降低LDL-C，可能与酒精刺激LDL受体活性增强、促进LDL的分解代谢和LDL的生成有关。

噻嗪类利尿剂增加血浆TG。β-受体阻滞剂，特别是非选择性β-受体阻滞剂可升高TG、降低HDL水平。维生素A酸和雌激素升高HDL-C，也可能升高TG。

在临床实践中，除前述异常型外，许多脂蛋白代谢紊乱有重要的环境因素。生活方式改变（饮食、运动、减轻腹型肥胖）应该是治疗大多数异常脂蛋白血症的基石。明显改变生活方式、减少饮食中脂肪，尤其是饱和脂肪酸及运动可改善心血管预后。

第五节　血脂异常与动脉粥样硬化

一、血脂异常是冠心病发生发展的危险因素

血浆TC、TG、LDL-C升高和HDL-C降低可造成血管内皮细胞功能受损，内皮依赖性舒张功能降低，内皮通透性增加，加速动脉粥样硬化的发展；内皮细胞功能受损后，单核巨噬细胞向血管壁的浸润性增加，同时在高脂血症的影响下，单核巨噬细胞表面受体被修饰，吞噬脂质的作用增加，导致大量脂质和胆固醇聚集在侵入于血管内皮下的巨噬细胞之中，形成泡沫细胞，最终形成内膜乃至中膜层中大量脂质和胆固醇的聚集。内膜及中膜层的脂质和巨噬细胞还具有刺激平滑肌细胞的作用，使平滑肌细胞改变其功能，具有吞噬脂质的作用和向内膜下移行，并不断增生。巨噬细胞的浸润、平滑肌细胞的移行和增生以及吞噬脂质的结果导致了大量脂质和胆固醇堆积在血管壁内，致使血管壁不断增厚、钙化或纤维化，血管腔逐渐狭窄。一旦脂质表面的纤维帽破裂，或者脂质从纤维帽中排空，形成自发性血管夹层，均可诱发大量血栓形成，血管腔闭塞，在临床上表现为不稳定心绞痛或急性心肌梗死。

临床流行病学调查表明，高TC和LDL-C水平有致动脉粥样硬化作用。在尚无冠心病的人群中，LDL-C水平或血清TC水平与冠心病发生率直接相关。对于已患冠心病的人群，LDL-C与冠心病再发事件也直接相关。美国弗明汉心脏研究（Framinghan Heart Study）、美国国家协作研究（The US National Cooperation Pooling Project）、英国白厅研究（Whitehall Study）、多因素干预研究（MRFIT）、英国地区性心脏研究（British Regional Heart Study）等研究提示，血浆TC水平的升高是导致冠心病发病率和死亡率增高的最重要的独立危险因素。美国健康与营养调查研究（The National Health and Nutrition Examination Surveys，NHANES）提示，人群血浆TC水平降低1%，则可使冠心病危险下降2%。LDL-C容易氧化修饰形成OX-LDL，通过下列机制参与冠心病的发生发展过程：①趋化作用，促进循环中白细胞黏附于血管内皮以及单核细胞进入内皮下层；②抑制动脉粥样硬化（AS）病灶中巨噬细胞游走及返回血液循环；③增加巨噬细胞摄取LDL的速度，形成泡沫细胞；④细胞毒作用，可选择性的作用于细胞循环的S期，损伤血管内皮细胞，使内皮细胞功能状态发生改变，内皮细胞通透性增加，甚至导致内皮细胞脱落；⑤抑制内皮细胞和血小板合成前列环素（PGI_2），促进血栓素（TXA_2）的生成，破坏了PGI_2/TXA_2的平衡，导致血小板聚集；⑥促平滑肌细胞增殖作用；⑦能刺激炎性细胞表达基质金属蛋白酶，使纤维帽内细胞外基质降解，削弱纤维帽抗损伤能力，从而增加斑块易损性，引发急性冠状动脉综合征。

以往研究表明，LDL-C水平得到有效降低后，仍有很多患者发生心脏事件、卒中和心源性猝死。LDL-C升高伴HDL-C降低者冠心病患病的危险性最高，HDL-C降低比LDL-C升高更危险，经他汀类药物治疗后LDL-C恢复正常但HDL-C仍处于较低水平者成为需要临床医师关注的对象。目前认为HDL-C不但具有促进胆固醇从外周组织转运至肝脏进行代谢的功能，还有：①抗氧化作用：Apo AⅠ可以迅速从LDL上清除“播种分子”，而“播种分子”又是LDL氧化所必不可少的成分，因而Apo AⅠ可以防止LDL被氧化；②调节内皮一氧化氮的生成和活性，改善血管内皮功能；③抗炎作用：OX-LDL衍生的氧化磷脂可以刺激血管壁细胞产生单核细胞进入血管壁所必需的物质，如单核细胞趋化蛋白-1（MCP-1），及巨噬细胞存活所必需的物质，如单核细胞集落刺激因子（M-CSF），促进单核细胞向巨噬细胞转变，HDL通过抑制LDL的氧化，可减轻炎症反应；④抗血栓和促纤溶作用：抑制血小板激活剂血栓素A_2的合成，抑制血小板活化因子（PAF）合成酶阻止血小板的激活，使内皮正常释放组织型纤维蛋白溶解酶激活物（tPA）。

二、他汀类药物可降低心血管疾病的危险性

大规模随机对照试验一致证明降低LDL-C可降低动脉粥样硬化导致的临床事件。20世纪80年代中期，他汀类药物的问世使得进一步降低LDL-C成为可能。20世纪90年代末期，几个应用他汀类药物的大规模、前瞻性随机试验一致证明，这些药物可降低心血管危险性。具有里程碑意义的临床试验有一级预防试验中的西苏格兰冠心病预防研究（WOSCOPS），得克萨斯空军冠状动脉粥样硬化预防研究（AFCAPS/TexCAPS）；二级预防试验如北欧辛伐他汀生存研究（4S）、胆固醇和再发事件研究（CARE）及普伐他汀长期治疗缺血性疾病研究（LIPID）。这些试验一致证明了他汀类药物显著降低TC、LDL-C和TG，提高HDL-C，以LDL-C降低最为明显。冠心病致死、致残率显著降低，总死亡率也显著降低。心脏保护研究（HPS）发现，对于发生心血管事件的高危人群，血清TC＞3.5 mmol/L（135 mg/dl），长期降胆固醇治疗可获得显著的临床益处（全因死亡相对危险降低13%，冠心病死亡危险降低18%，脑卒中减少25%）。治疗达新目标试验（TNT）、积极降脂减少终点事件研究（IDEAL）提示，对于稳定型冠心病患者，将LDL-C降至70～80 mg/dl，能够进一步降低心脑血管事件发生的危险。

对于稳定型冠心病患者，将LDL-C降得更低一些，能够更多的获益。对于急性冠状动脉综合征患者，积极降脂治疗也获得益处。积极降脂治疗降低心肌缺血事件研究（MIR-ACL）表明急性冠状动脉综合征患者早期应用他汀类治疗可显著减少心肌缺血事件再发。普伐他汀或阿托伐他汀评估和感染——心肌梗死溶栓22研究提示，对于急性冠状动脉综合征患者，强化降脂治疗减少主要心血管事件优于常规治疗。A到Z试验、IDEAL研究提示，大剂量他汀治疗应注意药物的安全性。

对于冠心病特殊人群进行降脂治疗，也获得了益处。冠心病特殊人群如老年人、冠状动脉介入治疗（PCI）术后、合并糖尿病或高血压的患者，也进行了降脂治疗的临床研究。普伐他汀治疗危险老人的前瞻性研究（PROSPER）结论是对心血管高危的老年患者也应进行降脂治疗；氟伐他汀干预预防研究（LIPS）提示，对于已接受PCI的患者，积极服用他汀药物，可显著降低心血管事件发生的危险；糖尿病阿托伐他汀治疗协作研

究（CARDS）提示阿托伐他汀治疗对糖尿病有益，可使心血管事件减少37%，卒中减少48%，总病死率减少27%；盎格鲁-斯堪地那维亚心脏结局试验（ASCOT）提示，他汀类药物对高血压合并多重危险因素的患者能有效地减少心血管事件。

第六节　血脂紊乱的诊断

一、病史

所有常规体检及怀疑或确定有心血管疾病的患者，都应检查血脂水平，并积极寻找脂质紊乱的病史。通常患者在发病之前已通过常规体检得知。许多早发性心血管疾病的家族史也很有价值。有明确的心血管病病史，特别在年轻的男性和经期的女性，高度提示脂蛋白的紊乱。此外，应该询问可能导致脂蛋白异常的疾病的症状和体征，同时寻找其他心血管病主要危险因素，包括吸烟、高血压（血压≥140/90 mmHg，或接受抗高血压药物治疗）、低HDL-C（＜1.04 mmol/L）、早发缺血性心血管病家族史（一级直系亲属中发病年龄男性＜55岁，女性＜65岁）、年龄（男性≥45岁，女性≥55岁）等。

二、体征

大多数脂质异常的患者没有特殊的体征。但一些严重的脂质紊乱患者，可以出现由于脂质在真皮内沉积所引起的黄色瘤。如WHO分型中Ⅰ、Ⅳ、Ⅴ型患者可发现疹性黄色瘤；Ⅱ型患者可发现特征性的跟腱黄色瘤；Ⅲ型患者出现早发角膜环，皮肤黄色瘤，尤其是特征性的掌纹和肘上部黄色瘤。

三、实验室检查

临床上检测血脂常规检查总胆固醇（TC）和甘油三酯（TG）。但为了更精确地预测冠心病的危险性，应加做HDL-C。直接测定LDL-C需要繁琐的离心技术。因此，在TG＜4.5 mmol/L的个体，LDL-C浓度可间接通过血浆TC减去HDL-C和VLDL-C来估算。HDL-C可在VLDL和LDL化学沉淀后加以测定，VLDL-C估计为血浆TG水平除以5。因此，用mg/dl表示时，LDL-C=TC-（HDL+TG/5）；而用mmol/L表示时，LDL-C=TC-（HDL+TG/2.2）。TG＞4.5 mmol/L时需用直接测定法。血脂测定要求患者在空腹状态下进行，以避免进食对血脂浓度造成的影响。TC、LDL-C和HDL-C受饮食影响较小，而TG受饮食影响较大，所以要求在禁食12～14 h后进行检测。最好采用血清进行血脂测定。由于血清脂质水平每天都在波动，所以在至少相隔2周的2次检查中发现血脂异常才能确诊。此外，已知某些疾病会对血脂浓度产生暂时性的影响，包括急性心肌梗死、中风急性期和感染或炎性疾病，大手术和妊娠也对血脂水平有一定影响。

诊断至少基于2次血脂检查结果。通过测定甲状腺激素、血糖等除外常见的继发性高脂血脂。需要药物治疗的患者，测定基础肝功能（ALT）和肌酶。

2007年《中国成人血脂异常防治指南》建议的血脂异常诊断标准见表31-6。

表31-6　血脂水平分层标准　[mmol/L（mg/dl）]

	TC	LDL-C	HDL-C	TG
合适范围	<5.18（200）	<3.37（130）	≥1.04（40）	<1.70（150）
边缘升高	5.18～6.19（200～239）	3.11～4.12（130～159）		1.70～2.25（150～199）
升　高	≥6.22（240）	≥4.14（160）	≥1.55（60）	≥2.26（200）
降　低			＜1.04（40）	

第七节　血脂紊乱的治疗

一、治疗原则

血脂异常治疗的目的是为了防治缺血性心血管病，因此应根据是否有冠心病或冠心病等危症以及有无缺血性心血管病危险因素，结合血脂水平进行全面评估，以决定治疗措施和血脂的治疗目标。

由于血脂异常与饮食和生活方式密切相关，所以饮食和生活方式调整是血脂异常治疗的基本措施。无论是否进行药物调脂治疗都必须坚持饮食控制和生活方式调整。根据血脂异常的类型和治疗靶标，选择合适的调脂药物。

在决定采用药物进行调脂治疗时，需要全面了解患者患缺血性心血管病和伴随的心血管危险因素。LDL-C是最主要的致病性危险因素。TG增高也增加冠心病危险，但统计学上排除LDL-C、HDL-C的影响后，这种关系减弱。血浆HDL-C水平与冠心病发病率、患病率呈负相关，但采用胆固醇酯转运蛋白（CETP）抑制剂抑制CETP活性来升高血浆HDL-C水平的临床试验证实其并未减少心血管事件。由于高TG和低HDL-C均增加动脉粥样硬化危险，故目前的推荐是对于这些患者应把降低LDL-C作为治疗的首要目标，非HDL-C作为次要目标。

二、危险性评估

2007年《中国成人血脂异常防治指南》建议按照有无冠心病及其等危症、有无高血压、其他心血管危险因素的多少结合血脂水平综合评估心血管病的发病危险，将人群进行危险性高低分类用于指导临床开展血脂异常的干预。

1．心血管病主要危险因素包括：①高血压（BP≥140/90 mmHg或接受降压药物治疗）；②吸烟；③低高密度脂蛋白胆固醇血症（HDL-C＜40mg/dl）；④肥胖（BMI≥28 kg/m^2）或中心性肥胖（腰围：男性≥90 cm，女性≥85 cm）；⑤早发缺血性心血管病家族史（一级男性亲属发生心肌梗死时＜55岁，一级女性亲属发病时＜65岁）；⑥年龄（男性≥45岁，女性≥55岁）。

2．冠心病包括：急性冠状动脉综合征（包括不稳定型心绞痛和急性心肌梗死）、稳定型心绞痛、陈旧性心肌梗死、有客观证据的心肌缺血、冠状动脉介入治疗（PCI）以及冠状动脉旁路移植术（CABG）后患者。

3．冠心病等危症：是指非冠心病者10年内发生主要冠状动脉事件的危险与已患冠心病者等同，新发和复发缺血性心血管病事件的危险性＞15%。等危症包括：①有临床表现的冠状动脉以外动脉的动脉粥样硬化，包括缺血性脑卒中、周围动脉疾病、腹主动脉瘤和症状性颈动脉病（如短暂性脑缺血发作）等；②糖尿病；③高血压合并≥3项缺血性心血管病危险因素者。极高危仅包括心血管疾病合并急性冠状动脉综合征患者或者糖尿病患者。

4．代谢综合征（metabolic syndrome）：是指一组代谢起源的相互关联的危险因素集合的临床症候群。这些因素直接促成动脉粥样硬化性疾病，也增加发生2型糖尿病的危险。公认的代谢危险因素为致动脉硬化血脂异常（高TG、低HDL-C和小而密LDL-C增多）和血糖增高。代谢综合征的诊断标准为：具备以下3项或3项以上者：①腹型肥胖，腰围男性＞90 cm，女性＞85 cm；②血TG ≥1.70 mmol/L（150 mg/dl）；③血HDL-C＜1.04 mmol/L（40 mg/dl）；④血压≥130/85 mmHg；⑤空腹血糖＞6.1 mmol/L（110 mg/dl）或餐后2 h血糖＞7.8 mmol/L（140 mg/dl）或有糖尿病病史。

血脂异常的危险分层见表31-7。

表31-7　血脂异常的危险分层

危险分层	TC 5.18～6.19 mmol/L（200～239 mg/dl）或 LDL-C 3.11～4.12 mmol/L（130～159 mg/dl）	TC ≥6.22 mmol/L（240 mg/dl）或 LDL-C≥4.14 mmol/L（160 mg/dl）
无高血压，且其他危险因素数*＜3	低危	低危
高血压，或其他危险因素数≥3	低危	中危
高血压，且其他危险因素数≥1	中危	高危
冠心病及其等危症	高危	极高危

*其他危险因素包括：年龄（男≥45岁，女≥55岁）、吸烟、低HDL-C、肥胖和早发缺血性心脏病家族史

三、治疗目标

大量病理、流行病学、遗传学及干预试验证明了血浆胆固醇与冠心病的强相关，因此国内外血脂异常防治指南一致将LDL-C升高作为治疗的主要靶标。

血清TG的理想水平是＜1.70 mmol/L（150 mg/dl），HDL-C≥1.04 mmol/L（40 mg/dl）。如轻中度TG升高［2.26～5.63 mmol/L（200～500 mg/dl），LDL-C达标仍为主要目标，非HDL-C达标为次要目标，即非HDL-C=TG-HDL-C，其目标值为LCL-C目标值+0.78 mmol/L（30mg/dl）；而重度高TG血症≥5.65 mmol/L（500 mg/dl）］，为防止急性胰腺炎的发生，首先应积极降低TG。

临床上在决定开始药物调脂治疗以及要达到的治疗目标值，需要全面了解患者患冠心病和伴随的危险因素。不同的危险人群，开始药物治疗的标准值及治疗目标值见表31-8。目前的共识是TC和LDL-C治疗达标，越早越好；低一些越好；维持时间越长越好。

表31-8 高脂血症患者的开始治疗标准值及治疗目标值mmol/L（mg/dl）

	饮食疗法开始标准	药物疗法开始标准	治疗目标值
低危： 10年危险性＜5%	TC≥6.22（240） LDL-C≥4.14（160）	TC≥6.99（270） LDL-C≥4.92（190）	TC＜6.22（240） LDL-C＜4.14（160）
中危： 10年危险性＜5%～10%	TC≥5.18（200） LDL-C≥3.37（130）	TC≥6.22（240） LDL-C≥4.14（160）	TC＜5.18（200） LDL-C＜3.37（130）
高危： 10年危险性＜10%～15%	TC≥4.14（160） LDL-C≥2.59（100）	TC≥4.14（160） LDL-C≥2.59（100）	TC＜4.14（160） LDL-C＜2.59（100）
极高危： ACS、或缺血性心血管病合并糖尿病	TC≥3.11（120） LDL-C≥2.07（80）	TC≥4.14（160） LDL-C≥2.07（80）	TC＜3.11（120） LDL-C＜2.07（80）

四、非药物治疗

治疗前首先进行评估，了解患者是否存在下列几个方面的问题：①是否进食过多升高LDL-C的食物；②是否肥胖；③是否缺乏体力活动；④是否有代谢综合征。评估后立即进行治疗性生活方式改变（therapeutic life-style change，TLC），包括饮食和其他生活方式的调节，用于预防血脂过高，也是高脂血症治疗的基本和首要措施。饮食调节适用于预防和治疗对象，其目的是保持合适的体重，降低过高的血脂，兼顾其他不健康的饮食结构，如限制食盐量。

TLC包括：①调整饮食：减少饮食中饱和脂肪酸及胆固醇的摄入，脂肪占总热量的25%～35%，饱和脂肪酸应少于总热量的7%，胆固醇＜200 mg/d；多链不饱和脂肪酸应达总热量的10%，单链不饱和脂肪酸应达总热量的10%～20%。碳水化合物占总热量的50%～60%。适当增加蛋白质（15%）和碳水化合物的比例；提倡从饮食中补充植物固醇及甾烷醇（Stanols）（2 g/d）；增加纤维20～30 g/d。②减轻体重。③减少饮酒和戒烈性酒。④运动锻炼。⑤戒烟、限盐等。

在TLC进行6～8周后，应监测患者的血脂水平。如血脂水平向目标方向改善，可不采用药物治疗；如检测结果表明不可能仅靠TLC达标，应考虑加用药物治疗。TLC降低LDL-C的效果见表31-9。

表31-9 TLC降低LDL-C的效果

膳食成分	膳食改变	LDL-C下降程度
主要措施		
饱和脂肪酸	<总能量的7%	8%～10%
膳食胆固醇	<200 mg/d	3%～5%
减肥	减轻4.5 kg	5%～8%
选用措施		
可溶性纤维素	5～10 g/d	3%～5%
植物固醇	2 g/d	6%～15%
综合效果		20%～30%

五、药物治疗

（一）常用药物

对于非药物治疗效果不好，或达到药物治疗开始的标准者，可根据其个人特点、血脂水平、所具有的危险因素等情况，在医生的指导下合理选择和使用调脂药物。调脂药物种类繁多，作用途径及机制也很不相同，归纳起来大致可分为：①他汀类；②贝特类；③烟酸类；④树脂类；⑤胆固醇吸收抑制剂；⑥其他。

1．他汀类（statin）：也称为三羟基三甲基戊二酰辅酶A（3-hydroxy-3- methylglutary-coenzyme A，HMG-CoA）还原酶抑制剂。机体胆固醇主要来源于体内的自身合成，HMG-CoA还原酶是机体组织合成胆固醇的限速酶。HMG-CoA还原酶抑制剂具有与HMG-CoA还原酶类似的结构，可强有力地竞争性抑制此酶的活性，有效地降低内源性胆固醇的合成，并代偿性促进肝细胞LDL受体的合成，增加对血浆LDL的摄取，从而降低血浆胆固醇水平，此外还可抑制VLDL的合成。因为胆固醇夜间合成最多，故推荐他汀类药物在睡前服用。他汀类药物具有明确的降脂作用，尤其是降低血浆胆固醇的作用显著（22%～42%），同时也降低TG（10%～35%）和升高HDL-C（4%～8%）。临床研究显示他汀类能显著降低冠心病患者的总死亡率，并在冠心病的一级预防和二级预防中发挥重要作用。

动脉粥样硬化是一种炎症性疾病，他汀类降低C-反应蛋白，诱导平滑肌细胞凋亡，改变动脉粥样硬化斑块中胶原含量，改善内皮功能及减少斑块炎症成分。有人认为，他汀类有抑制HMG-CoA还原酶以外的作用，具有抗炎和保护血管内皮功能等作用。但这种调脂以外的作用在临床很难评价。

目前在我国常用的他汀类药物有（表31-10，表31-11）：普伐他汀（pravastatin）、辛伐他汀（simivastatin）、氟伐他汀（fluvastatin）、洛伐他汀（lovastatin）、阿托伐他汀（atorvastatin）、瑞舒伐他汀（rosuvastatin）。不同的他汀类药降低TC、LDL-C、TG和升高HDL-C的不同剂量有不同的疗效（表31-12）。除阿托伐他汀及瑞舒伐他汀可以在任何时间服药外，其他药物每晚一次口服。他汀类药物主要的副作用为消化道症状、转氨酶升高（0.5%～2%）且呈剂量依赖性、肌病（肌痛、肌炎、横纹肌溶解）。肌痛表现为肌肉疼痛或乏力，不伴肌酸激酶（CK）升高；肌炎有肌肉症状，伴CK升高；横纹肌溶解则有肌肉症状，伴CK显著升高（超过正常上限的10倍）、肌酐升高和肌红蛋白尿，严重者可导致死亡。肌炎常发生于合并多种疾病和（或）使用多种药物治疗的患者。高龄、女性、体型瘦小、围手术期、剂量过大、慢性肾功能不全者容易发生，与其他调脂药合用时也应特别小心。抑制细胞色素P450 3A4及2C9系统的药物可干扰他汀类代谢，增加其血药浓度，这些药物包括环孢素、大环内酯类抗生素、某些抗真菌药、抗抑郁药、抗病毒药、维拉帕米、胺碘酮、皮质激素、西柚汁等。

中药血脂康胶囊含有多种天然他汀成分。常用剂量0.6 g，每天2次，可使TC降低23%、LDL-C降低28.5%、TG降低36.5%、HDL-C升高19.6%。

表31-10　治疗高脂血症的主要药物

药物	主要适应证	剂量	调脂效果	副作用	禁忌证	临床试验结果
他汀类 洛伐他汀 普伐他汀 辛伐他汀 氟伐他汀 阿托伐他汀 瑞舒伐他汀	LDL-C升高	 20～80 mg 20～40 mg 20～80 mg 20～80 mg 10～80 mg 5～10 mg	LDL-C↓18%～55% HDL-C↑5%～15% TG↓7%～30%	肌病 肝酶升高	绝对：活动或慢性肝病；胆汁淤积； 相对：药物合用	降低主要冠状动脉事件，降低冠心病死亡，降低卒中，减少冠状动脉介入手术，降低总死亡率
胆酸螯合剂 消胆胺 降胆宁 colesevelam	LDL-C升高	4～16 g/d 5～20 g/d 2.6～3.8 g/d	LDL-C↓15%～30% HDL-C↑3%～5% TG无变化或升高	胃肠不适，便秘，影响其他药物吸收	绝对：异常β脂蛋白血脂，TG>400；相对：TG>200	降低主要冠状动脉事件，降低冠心病死亡
烟酸 速释剂 缓释剂	LDL-C升高 低HDL-C TG升高	 1.5～3 g/d 1～2 g/d	LDL-C↓5%～25% HDL-C↑5%～35% TG↓20%～50%	面红，高血糖，高尿酸，上消化道出血	绝对：慢性肝病，痛风。相对：糖尿病，溃疡病	降低主要冠状动脉事件，可能降低总死亡率
贝特类 吉非罗齐 非诺贝特 氯贝特	TG升高 残粒升高	 0.6，Bid 0.2，Qd 1 g，Bid	LDL-C↓5%～20%（TG高者可能↑）；HDL-C↑10%～20%；TG↓20%～50%	消化不良，胆石症，肝毒性，高尿酸，肌病	绝对：严重肝病，严重肾病	降低主要冠状动脉事件

表31-11　他汀类降低LDL-C 30%～40%所需的剂量

药　物	剂量（mg/d）	LDL-C降低（%）
阿托伐他汀	10	39
洛伐他汀	40	31
普伐他汀	40	34
辛伐他汀	20～40	35～41
氟伐他汀	40～80	25～35
瑞舒伐他汀	5～10	39～45

表31-12　他汀类药物对高脂血症患者血脂谱的影响

他汀类药物（mg）					脂质和脂蛋白的改变（%）			
阿托伐他汀	辛伐他汀	洛伐他汀	普伐他汀	氟伐他汀	TC	LDL-C	TG	HDL-C
—	10	20	20	40	-22	-27	4～8	10～15
10	20	40	40	80	-27	-34	4～8	10～20
20	40	80	—	—	-32	-41	4～8	15～25
40	80	—	—	—	-37	-48	4～8	20～30
80	—	—	—	—	-42	-55	4～8	25～35

2．贝特类：也称苯氧芳酸类药物。它能增强脂蛋白酯酶（LPL）的活性，并且通过激活过氧化物酶体增殖物激活型受体α（PPARα），从转录水平诱导LPL表达，促进VLDL、CM、IDL等富含TG的脂蛋白颗粒中TG成分的水解。此外，激活的PPARα刺激LPL、Apo AⅠ和Apo AⅡ基因的表达，以及抑制Apo CⅢ基因的表达，增强LPL的脂解活性，有利于去除血液循环中富含TG的脂蛋白，降低血浆TG和提高Apo AⅠ、Apo AⅡ和HDL-C水平，并且使LDL亚型由小而密向大而松转变。贝特类药物包括吉非贝齐（gemfibrozil），0.6 g，每天2次；非诺贝特（fenofibrate），0.1 g，每天3次；苯扎贝特（benzafibrate），0.2 g，每天3次。贝特类平均可使TC降低6%～15%，LDL-C降低5%～20%，TG降低20%～50%，HDL-C升高10%～20%。此类药物主要用于高甘油三酯血症，可以减少高浓度TG患者并发胰腺炎的可能。贝特类药物的副作用包括胃肠道反应、肌炎所致的肌痛、肝功能异常等。绝对禁忌证为严重肾病和严重肝病。

3．烟酸及其衍生物：作为一种水溶性维生素，其作用机制是抑制脂肪组织细胞的脂解酶活性，降低VLDL的合成，继而也降低了其转化产物LDL的水平。烟酸还可使内源性胆固醇合成减少，同时能增加组织胆固醇的转运，使HDL-C水平升高，可用于大多数高脂蛋白血症和HDL降低患者的治疗。烟酸可使TC降低5%～20%，LDL-C降低5%～25%，TG降低20%～50%，HDL-C升高15%～35%。烟酸有速释剂和缓释剂2种剂型。速释剂不良反应明显，现多已不用。临床上多用缓释剂。在降脂药物中，烟酸增加HDL作用最强，治疗剂量开始1～2 g，每天1次。阿西莫司（acipimox）为烟酸衍生物，调脂的作用较烟酸强，副作用相对降低，常用量0.25 g，每天3次。烟酸的主要副作用是皮肤潮红、胃肠不适，活动性消化性溃疡禁用。因它能降低糖耐量，使血中尿酸增加并影响肝功能，所以糖尿病、痛风及肝功能不全者禁用。

4．胆酸螯合剂：此类药物主要是阻断胆汁酸的肝肠循环，在肠道内能与胆酸呈不可逆结合，因而阻碍胆酸的肠肝循环，促进胆固醇向胆汁酸的转化并随大便排出体外，阻断胆汁酸中胆固醇的重吸收，从而使血浆胆固醇水平降低。还可以增加肝细胞表面LDL受体的合成，促进肝细胞对LDL的摄取，其结果是血浆LDL-C下降。胆酸螯合剂可使TC降低15%～20%，LDL-C降低15%～30%，TG无影响，HDL-C升高3%～5%。此类药物主要有考来烯胺（cholestyramine，消胆铵）4～5 g，每天3～4次；考来替泊（colestipol，降胆宁）4～5 g，每天3次，从小剂量开始。主要用于高胆固醇（TC）血症，长期服用可降低冠心病的发病率和死亡率，但可引起VLDL浓度增加5%～20%，因此有明确高甘油三酯（TG）血症患者不宜单用此药。副作用包括便秘、胃肠道反应、出血、胆石症、肝功能异常、眩晕、焦虑等。此类药的绝对禁忌证为异常β脂蛋白血症和TG＞4.52 mmol/L（400 mg/dl）；相对禁忌证为TG＞2.26 mmol/L（200 mg/dl）。

5．胆固醇吸收抑制剂：胆固醇肠道吸收选择性抑制剂是近年治疗脂蛋白异常的新进展。依折麦布（ezetimide）是第一个此类药物。依折麦布可选择性限制小肠上皮细胞刷状缘吸收胆固醇及其他固醇。尤其适合于最大耐受量他汀类治疗后，LDL-C仍高于目标值的患者。依折麦布降低LDL-C大约18%，与他汀类有协同作用。由于依折麦布也抑制谷固醇吸收，可用于谷固醇血症的治疗。口服剂量10 mg，每天1次。

6．其他调脂药：

（1）普罗布考（probucol）：又名丙丁酚。它可使TC降低20%～25%，LDL-C降低5%～15%，HDL-C降低25%。该药虽使HDL降低，但可使黄色瘤减轻或消退，动脉粥样硬化减轻，其确切机制不明，可能与增强胆固醇的逆向转运、提高HDL把胆固醇运载到肝脏进行代谢的能力有关。①改变HDL的结构和组成，使HDL的颗粒变小，HDL2b减少，HDL3a增加；②增加胆固醇转移蛋白和载脂蛋白E的浓度和活性；③改变Apo AⅠ的结构，使卵磷脂-胆固醇酰基转移酶的活性增强；④促进胆固醇酯（CE）与HDL的Ⅰ型B类清道夫受体（SR-BⅠ）的相互作用；⑤抑制ATP结合盒转运子AⅠ（ABCAⅠ），提高的ABCAⅠ水平。普罗布考尚有抗氧化作用。主要适应证为高胆固醇血症，尤其是纯合子型家族性高胆固醇血症。常见不良反应为恶心、腹泻、消化不良、血尿酸升高，极少见的不良反应为QT间期延长，因此室性心律失常或QT延长者禁用。常用剂量为0.5 g，每天2次。

（2）n-3脂肪酸：鱼油富含多不饱和脂肪酸，如二十碳戊烯酸（EPA）或廿二碳己烯酸（DHA），因为第一个双键是位于自尾端算起第3个碳的位置，所以是属于n-3（ω-3）脂肪酸。可降低血TG和轻度升高HDL-C，对TC和LDL-C无作用。主要用于高TG血症，与贝特类合用治疗严重的高TG血症，与他汀类合用治疗混合型高脂血症。n-3脂肪酸还有降低血压、抗血小板聚集和抗炎症作用。n-3脂肪酸制剂常用剂量为0.5～1.0 g，每天3次。不良反应轻微。

（二）药物的选择

高胆固醇血症患者首选HMG-CoA还原酶抑制剂。其降低TC能力为20%～30%，降LDL-C能力为30%～35%，还轻度增高HDL-C及轻度降低TG。胆酸螯合剂用足量可降TC与LDL-C，效果与HMG-CoA还原酶抑制剂相近，但不易耐受，故可以较小剂量用于轻度TC或LDL-C增高者。贝特类轻至中度降低TC与LDL-C，降低TG能力高于他汀类，并升高HDL-C。烟酸类降低TC、LDL-C与TG，升高HDL-C，但副作用使其应用受限；阿西莫司的副作用较小。对TC或LDL-C极度增高者可采用他汀类与胆酸螯合剂合并治疗。高TG血症如非药物治疗包括饮食、减轻体重、减少饮酒、戒烈性酒等不能降低TG至目标值以下时，可应用贝特类，不用烟酸、胆酸螯合剂或他汀类药。

（三）联合用药

由于他汀类药物作用肯定，不良反应少，可降低总死亡率及有降脂外的多效性作用，联合用药方案多由他汀类与另一降脂药组成。联合用药包括：

1．他汀类+依折麦布：可提高降脂疗效，达到大剂量他汀类药物的治疗效果，而不增加不良反应。

2．他汀类+贝特类：适用于混合型高脂血症患者，尤其是糖尿病和代谢综合征的血症异常，使TC、LDL-C、TG显著降低，HDL-C明显升高。但两者合用应高度注意其安全性，宜小剂量、分开服药（贝特药早晨服，他汀药晚上服），贝特类多用非诺贝特。对于老年、女性、肝肾功能异常、甲状腺功能减低患者，应避免两者合用。

3．他汀类+烟酸类：在常规他汀类治疗的基础上，加用小剂量烟酸也是一种合理的联合，可显著升高HDL-C，而不发生严重不良反应。

4．他汀类+胆酸螯合剂：有协同降低LDL-C作用。仅用于其他治疗无效或不能耐受者。

5．他汀类+n-3脂肪酸可用于混合性高脂血症的治疗。其他联合用药，如贝特类加胆酸螯合剂类，或胆酸螯合剂类加烟酸也可用于混合性高脂血症的治疗。

（四）治疗监测

服药期间应定期随诊，在开始药物治疗后4～6周内，应复查血脂及肝功能、CK，根据血脂改变而调整用药。若经治疗后血脂已降至正常，则继续用药，以后每3～6个月复查血脂。如天门冬氨酸转氨酶（AST）或丙氨转氨酶（ALT）升高超过正常3倍，应暂停给药，停药后复查肝功能直至正常。用药过程中要询问患者有无肌痛、肌无力等症状，血CK升高超过正常5倍应停药。如果血脂未能降至正常，则应改用其他药物，或考虑联合用药。

（五）混合型高脂血症的治疗

混合性脂蛋白代谢紊乱者常有LDL-C增高，LDL颗粒增加（表现为总Apo B及LDL Apo B增加），小而密LDL颗粒增加，VLDL-C及TG增加，HDL-C降低。患者常有肥胖或代谢综合征。治疗首先给予治疗性生活方式改善，减少饮食中热量及胆固醇，减轻体重，增加运动。药物治疗主要针对明显的脂蛋白异常。①如果以胆固醇升高为主，则首选他汀类。②如果TG明显升高，胆固醇轻度升高，应首选贝特类降低TG，并可能改变LDL颗粒的组成成分。尽管在低HDL-C患者，贝特类有预防心血管疾病的作用，但可能矛盾性增加LDL-C水平（增加LPL活性），贝特类也增加血浆半胱氨酸水平。③如果患者胆固醇和TG均很高，可考虑联合应用他汀类和贝特类治疗。由于吉非罗齐对他汀类葡萄糖醛酸结合反应的作用，不宜合用。开始6周要严密观察肝毒性及肌炎，随后6个月随访一次。也可采用上述适当的其他联合用药。要强调寻找继发性原因如糖尿病、甲状腺功能低下、肥胖、酗酒，并加强生活方式调整治疗。

（六）重度高胆固醇血症的治疗

如TC≥7.76 mmol/L（300 mg/dl）或LDL-C≥5.18 mmol/L（200 mg/dl）则为重度高胆固醇血症，常见于单基因型家族性高胆固醇血症、家族性载脂蛋白B缺陷症和多基因型高胆固醇血症等。对于这些情况，无论患者是否患有冠心病或其他危险因素，均应积极治疗以达标。首选普罗布考，或联合用药，采用他汀类药物加普罗布考、依折麦布、胆酸螯合剂、烟酸、贝特类。

（七）低高密度脂蛋白血症的治疗

在具有致动脉粥样硬化血脂异常的2型糖尿病或代谢综合征患者，常伴有低HDL-C血症。指南推荐HDL-C＜1.04 mmol/L（40 mg/dl）为治疗起始值。对低HDL-C且为高危患者，可用他汀类药物合并烟酸或贝特类药物治疗。以下措施对于升高HDL-C也有重要的作用：①减轻体重；②适度运动，每周运动1 h以上者可使LDL-C升高0.15 ~ 0.21 mmol/L；③戒烟；④适量饮酒。

六、其他治疗

1. 体外LDL清除：严重高胆固醇血症，尤其是纯合子FH，或严重杂合子FH可能需要体外LDL清除治疗。这些技术在血浆分离后应用选择性LDL（或富含Apo B颗粒）滤过、吸收或弥散。可减少产生心血管疾病危险，改善预后。经过最大可耐受的联合用药治疗的冠心病患者，LDL-C＞5.2 mmol/L，或无冠心病者LDL-C＞7.8 mmol/L可行每月2次的LDL净化治疗。部分回肠旁路术（partial ileal bypass）打断胆汁的肠肝循环，肝LDL受体上调，降低血浆LDL-C水平。常见并发症是腹泻、肾结石、胆结石及肠梗阻发生率增加。目前的适应证为严重高胆固醇血症，TG正常，不耐受调脂药物治疗及不接受（或无条件）LDL净化治疗的患者。

2. 新的药物治疗：直接用Apo AⅠ治疗，Apo AⅠ对维护HDL的正常功能十分重要。研究表明人体静脉注射Apo AⅠ可促进人体胆固醇逆转运。

3. 基因治疗：已经成为疾病治疗研究的热点。安全高效地将目的基因导入靶细胞是成功进行基因治疗的关键之一。经典的基因导入方式（显微注射、电穿孔、磷酸钙转染等）由于存在转染效率、靶向性、安全性等方面的问题，使得它们的应用受到了限制。随着病毒学等相关学科的发展，目前基因打靶已广泛使用各种病毒作载体，重组腺相关病毒（rAAV）载体就是近年发展起来的一类新型载体。目前有很多研究者用此病毒作为外源性基因的载体携带外源性基因对相关疾病进行基因治疗，且证实此病毒具有包装效率高、无毒性、稳定、不易被腺病毒颗粒污染等优点。糖尿病患者血脂紊乱与极低密度脂蛋白受体（VLDLR）相关，因此新近有学者构建出人VLDLR基因，通过载体导入大鼠体内，增加组织中VLDLR基因的表达，从而改善糖尿病大鼠的血脂紊乱。

严重、纯合子、单基因血脂紊乱适合于基因治疗，现正在研究中。

（刘金来　刘世明）

参考文献

1. 中国成人血脂异常防治指南制订联合委员会．2007．中国成人血脂异常防治指南．中华心血管病杂志，35（5）：390－413.

2. 国家“十五”科技攻关项目协作组．2003．冠心病与脑卒中综合危险的评价与干预——国人缺血性心血管病发病危险的评估方法及简易评估工具的开发研究．中华心血管病杂志，31（10）：27-29.

3. 徐咏平，张木勋，袁刚．2007．携带全长人极低密度脂蛋白受体基因的重组腺相关病毒的构建．华中科技大学学报（医学版），36（6）：791–794.

4. Cleeman JL. 2001. Executive Summary of the Third Report of the National Cholesterol Education Program （NCEP） expert panel on detection, evaluation, and treatment of high blood cholesterol in adults（Adult Treatment Panel III）. JAMA, 285: 2486–2496.

5. Heart Protection Study Collaborative Group. 2002. MRC/BHF Heart Protection Study of cholesterol lowering with simvastatin in 20536 high risk individuals: A randomised placebo–controlled trial. Lancet, 360 : 7 – 22.

6. Kuller LH. 2006. Prevention of Coronary Heart Disease and the National Cholesterol Education Program. Circulation, 113（5）: 598 – 600.

7. Muldoon MF, Manuck SB, Mendelsohn AB, et al. 2001. Cholesterol reduction and non–illness mortality: Meta–analysis of randomised clinical trials. BMJ, 322 : 11 – 15.

8. Jensen LO, Thayssen P, Pedersen KE, et al. 2004. Regression of coronary atherosclerosis by simvastatin: a serial intravascular ultrasound study. Circulation, 110（3）: 265 – 270.

9. Grundy SM, Cleeman JI, Daniels SR, et al. 2006. Diagnosis and management of the metabolic syndrome: an American Heart Association/National Heart, Lung, and Blood Institute scientific statement. Curr Opin Cardiol, 21（1）: 1– 6.

10. Carroll MD, Lacher DA, Sorlie PD, et al. 2005. Trends in serum lipids and lipoproteins of adults, 1960–2002. JAMA, 294（14）: 1773 – 1781.

11. Grundy SM, Cleeman JI, Merz CN, et al. 2004. Implications of recent clinical trials for the National Cholesterol Education Program Adult Treatment Panel III guidelines. Circulation, 110（2）: 227–239.

12. Wilson PWF, D' Agostino RB, Levy D, et al. 1998. Prediction of coronary heart disease using risk factor categories. Circulation, 97（18）: 1837 – 1847.

13. Buse JB, Ginsberg HN, Bakris GL, et al. 2007. Primary prevention of cardiovascular diseases in people with diabetes mellitus: a scientific statement from the american heart association and the american diabetes association. Circulation, 115（1）: 114–126.

14. Millar JS, Brousseau ME, Diffenderfer MR, et al. 2006. Effects of the cholesteryl ester transfer protein inhibitor torcetrapib on apolipoprotein B100 metabolism in humans. Arterioscler Thromb Vasc Biol, 26（6）: 1350–1356.

15. Brousseau ME, Schaefer EJ, Wolfe ML, et al. 2004. Effects of an inhibitor of cholesteryl ester transfer protein on HDL cholesterol. N Engl J Med, 350（15）: 1505 – 1515.

16. Nishimura S, Sekiguchi M, Kano T, et al. 1999. Effects of intensive lipid lowering by low–density lipoprotein apheresis on regression of coronary atherosclerosis in patients with familial hypercholesterolemia: Japan Low–density Lipoprotein Apheresis Coronary Atherosclerosis Prospective Study（L–CAPS）. Atherosclerosis, 144（2）: 409 – 417.

17. Nissen SE, Tuzcu EM, Schoenhagen P, et al. 2004. Effect of intensive compared with moderate lipid–lowering therapy on progression of coronary atherosclerosis: a randomized controlled trial. JAMA, 291（9）: 1071–1080.

18. Bolego C, Baetta R, Bellosta S, et al. 2002. Safety considerations for statins. Curr Opin Lipidol, 13（6）: 637 – 644.

19. Jones P, Kafonek S, Laurora I, et al. 1998. Comparative dose efficacy study of atorvastatin versus simvastatin, pravastatin, lovastatin, and fluvastatin in patients with hypercholesterolemia (the CURVES study). Am J Cardiol, 81 (5) : 582–587.

20. The Scandinavian Simvastatin Survival Study Group. 1994. Randomized trial of cholesterol wering in 4444 patients with coronary heart disease: the Scandinavian Simvastatin Survival Study (4S). Lancet, 344 : 1383 –1389.

21. The Long–term Intervention with Pravastatin in Ischaemic Disease (LIPID) study group. 1998. Prevention of cardiovascular events and death with pravastatin in patients with coronary heart disease and a broad range of initial cholesterol levels. N Engl J Med, 339 : 1349 –1357.

22. Sacks F M, Pfeffer M A, Moye L A, et al. 1996. The effect of prvastatin on coronary events after myocardial infarction in patients with average cholesterol levels after acute myocardial infarction : the Cholesterol and Recurrent Events trial (CARE). N Engl J Med, 335 : 1001–1009.

23. Shepherd J, Cobbe S M, Ford I, et al. 1995. Prevention of coronary heart disease with pravastatin in men with hypercholesterolemia. N Engl J Med, 333 : 1301 – 1307.

24. Downs J R, Clearfield M, Weis S, et al. 1998. Primary prevention of acute coronary events with lovastatin in men and women with average cholesterol levels: results of AFCAPS/ Tex Caps. Air Force/Texas Coronary Atherosclerosis Prevention Study. JAMA, 279 : 1615 –1622.

25. Kurniawan ND, Atkinsa R, Bieris, et al. 2000. NMR structure of a concatemer of the first and second ligand–binding modules of the human low–density lipoprotein receptor. Protein Sci, 9 (7) : 1282–1293.

26. North CL, Blachlow SC. 2000. Evidence that familial hypercholesterolemia mutations of the LDL receptor cause limited local misfolding in an LDL–A module pair. Biochemistry, 39 (43) : 13127–13135.

27. Dolmer K, Huang W, Gettins PGW. 2000. NMR solution structure of complement–like repeat CR3 from the low density lipoprotein receptor–related protein1 Evidence for specific binding to the receptor binding domain of human alpha 2 macroglobulin. J Biol Chem, 275 (5) : 3264–3269.

28. Carter PJ, Samulski RJ. 2000. Adeno–associated viral vectors as gene delivery vehicles. Int J Mol Med, 6 (1) : 17–27.

29. Bisoendial RJ, Hovingh GK, Levels JH, et al. 2003. Restoration of endothelial function by increasing high–density lipoprotein in subjects with isolated low high–density lipoprotein. Circulation, 107 (23) : 2944–2948.

30. Nofer JR, Kehrel B, Fobker M, et al. 2002. HDL and arteriosclerosclerosis: beyond reverse cholesterol transport. Atherosclerosis, 161 (1) : 1–16.

31. Goudriaan JR, Espirito SMS, Voshol, et al. 2004. The VLDL receptor plays a major role in chylomicron metabolism by enhancing LPL–mediated triglyceride hydrolysis. J Lipid Res, 45 (8) : 1475–1481.

32. Tacken PJ, Hofker MH, Havekes LM, et al. 2001. Living up to a name: the role of the VLDL receptor in lipid metabolism. Curr Opin Lipidol, 12 (3) : 275–279.

第三十二章 代谢综合征

Chapter 32 Metabolic Syndrome

概　言

由于心血管病是发达国家和发展中国家致死和致残的主要原因，所以半个多世纪以来人们投入了很大的精力去探讨其致病因素病理机制。渐渐地，学者们注意到肥胖、高血压、血脂紊乱、高血糖等常常聚集存在，并且这些因素似乎都与胰岛素抵抗有关，1988年Reaven将其命名为“X综合征”。此后，对这一与心血管病危险相关的综合征的研究顿成燎原之势。1998年WHO专家组将其正式命名为代谢综合征（metabolic syndrome，MS），后来MS甚至有了ICD编码，即ICD-9 277.7，研究之热、进展之快可见一斑。然而，2005年风云突变，美国糖尿病学会（ADA）和欧洲糖尿病研究会（EASD）联合声明，质疑MS的命名及其临床重要性，从此开始了在争论中前进的时代。

第一节　流行情况与诊断标准

除了不同的定义的影响之外，代谢综合征（MS）的患病率随年龄增加而增加，而且有种族和地区的差异。美国的一组资料显示，20～29岁人群的患病率是7%，而60～69岁是40%。非洲裔美国女性的患病率比男性高出57%，而墨西哥裔美国女性的患病率比男性高出26%。MS随肥胖的增加而增加，无论是根据腰围或全身性肥胖（BMI）。美国男性体重正常者MS是4.6%，超重者22.4%，而肥胖者是 59.6%。中国35～74岁的人群中15 540例个体进行横断面调查，根据IDF有关中国人MS的标准诊断，年龄标化后的MS患病率，男、女分别为10.0%和23.3%，北方和南方地区分别为23.3%和11.5%，城市和农村地区分别为23.5%和14.7%。

1988年Reaven将一组与冠心病有关的成分包括胰岛素抵抗、高胰岛素血症、糖耐量异常、高甘油三酯、高密度脂蛋白降低和高血压称为X综合征，此后人们也将其称为胰岛素抵抗综合征及代谢综合征。其实，早在1923年瑞典的一位内科医生Kylin就已经发表文章描述代谢综合征，其内容与今天十分相似，当时的描述是高血糖、高血压和痛风的组合。

WHO是描述MS的第一个组织，并在1998年提出了MS的工作定义。WHO的初衷只是将MS作为有糖尿病危险人群（有糖耐量异常或空腹血糖受损或胰岛素抵抗）的一个特殊类型。其目的，第一是预测糖尿病，第二是提醒心血管病多种危险因素的存在，识别那些有高度心血管病危险的人。第一点似乎并没有多大的意义，因为糖耐量异常或空腹血糖受损本身就是糖尿病的强预测因子。关于第二点，WHO宣称，每一个成分都传达出心血管病危险增加的信号，而如果这些成分组合起来，就会更有力度。

美国国家胆固醇教育计划成人治疗指南Ⅲ（简称ATPⅢ）于2001年也发布了MS的诊断标准。与WHO的目的不同，这一诊断的焦点不是2型糖尿病，而是提醒心血管病的危险性并关注其一级预防。ATPⅢ指出，多重、相互影响的因素增加心血管病的危险。并且说明，MS的根本原因是超重和肥胖、体力活动少以及基因因素。特别需要重视的因素是腹部肥胖、动脉粥样硬化型血脂紊乱、高血压、糖耐量异常、促凝和促炎症状态。MS增加心血管病的危险可以不论低密度脂蛋白（LDL）的水平，在治疗时也可以把降低LDL放在第二的目标。ATPⅢ的标准通过几个常用的临床指标即可诊断，简单易行，因此得到较大的认同。

2005年国际糖尿病联盟（IDF）召集来自各个洲的21名专家，讨论形成了一个世界性的MS的诊断标准，有人称之为“白金标准”。IDF标准的亮点是强调了一个附加标准，即各洲的腹围标准应有自己的参考值。

除了上述3个标准外，欧洲胰岛素抵抗研究小组（EGIR，1999年）和美国内分泌医师协会（ACCE，2003年）也提出过自己的标准，但是应用较少。中华糖尿病学会于2005年制定了中国人MS的建议诊断标准。各种MS的诊断标准如下：

（一）WHO关于MS的工作定义（1999年）

1．糖尿病或糖耐量异常或空腹血糖受损或胰岛素抵抗（胰岛素钳夹试验）加以下2项以上。

2．腰臀比（WHR）＞0.9（男）/0.85（女）；或者（BMI）≥30 kg/m^2

3．甘油三酯（TG）≥1.7 mmol/L或高密度脂蛋白-C（HDL-C）＜0.9 mmol/L（男）/1.0（女）mmol/L；

4．血压（BP）≥140/90 mmHg；

5．尿白蛋白（MAU）≥20 μg/min或尿白蛋白/肌苷（Alb/Cr）≥ 30 mg/g。

（二）美国ATPⅢ 的MS的诊断标准（2001年）

满足下列5项中的3项以上：

1．腰围（WC）＞102 cm（男）/88 cm（女）；

2．TG≥1.7 mmol/L；

3．HDL-C＜1.04 mmol/L（男）/1.30 mmol/L（女）；

4．BP≥130/85 mmHg；

5．空腹血糖（FPG）≥6.1 mmol/L。

（三）IDF的MS的诊断标准（2005年）

1．WC＞90 cm（男）/80 cm（女）（中国），加以下2项以上；

2．TG≥1.7 mmol/L，或已接受相应治疗；

3．HDL-c＜1.04 mmol/L（男）/1.30 mmol/L（女），或已接受相应治疗；

4．BP≥130/85 mmHg，或已接受相应治疗或此前已诊断高血压；

5．FPG ≥5.6 mmol/L，或已接受相应治疗，或已诊糖尿病。

（四）中国人MS的诊断标准（2004年）

1．BMI≥25 kg/m^2；

2．TG≥1.7 mmol/L及/或HDL-C＜0.9 mmol/L（男）/1.0 mmol/L（女）；

3．BP≥140/90 mmHg；

4．FPG≥6.1 mmol/L或2 h PG≥ 7.8 mmol/L。

可以看出4个诊断标准的构成成分相差不大，而且这些成分诊断值的分割点也均没有前瞻性研究的证据。他们的区别主要有2个：①ATPⅢ没有强调某1个成分的重要而是5个成分中任意3个都可以构成诊断，可能是基于目前还没有发现MS的各个成分有共同的病因。WHO及IDF则不同，它们都必须先满足一个标准，WHO的这个标准是胰岛素抵抗，IDF的这个标准是腹型肥胖。②对肥胖的作用，WHO只是作为一个附属的标准，可以是全身性肥胖（BMI），也可以是腹型肥胖（腰臀比）；ATPⅢ中肥胖只是5个成分中的1个，只能用腰围表示，而且有性别的差异；DIF则将腰围作为必须满足的标准。在WHO看来，有胰岛素抵抗和血压、血脂异常及白蛋白尿就是MS；但是在IDF看来，上述所有的异常即使还有糖尿病，只要腰围不够大，也没有MS；ATPⅢ的标准最宽松，只要满足任意3个即可以诊断MS。不同的组织诊断MS时应用不同的肥胖指标，BMI或腰围，但是大量研究表明，二者的相关性在0.9以上。奇怪的是，根据IDF的腰围标准，20%的韩国成人为肥胖，但是根据BMI衡量，只有2.3%。

第二节 病因和发病机制

代谢综合征（MS）的病因和发病机制不明，但是可以认为主要是2个方面：肥胖和代谢紊乱的易感性。当一个易感性的个体一旦获得了过量的体脂，MS即发生和发展。提示有代谢易感性的因素包括：胰岛素信号传到通路上的基因缺陷、各种脂肪组织的功能紊乱、体力活动减少、线粒体功能障碍、某些种族特别的基因背景、年长、内分泌功能紊乱和某些药物。代谢紊乱易感性的重要介质目前受到广泛的关注。例如，胰岛素受体活化后的通路、炎症链式反应、AMP激酶、糖皮质激素、线粒体氧化通路等。代谢紊乱易感性的严重程度在不同个体、不同种族也不同，同时易感性决定了不同个体出现不同的成分。例如，有的个体表现血脂紊乱，有的表现为血压升高，有的则表现为糖尿病。当然，这些紊乱出现的先后次序也会有所不同。很多易感个体表现为胰岛素抵抗。MS早期曾被称为胰岛素抵抗综合征，就是因为认为其与胰岛素抵抗有关。胰岛素抵抗被广泛认为是MS发病的核心，这是因为：①胰岛素抵抗与糖耐量有关。任何程度的糖耐量异常（包括糖尿病）都与胰岛素抵抗紧密相关，胰岛素抵抗是独立的和强力的预测糖尿病的指标，正常人胰岛素抵抗越重，胰岛素就代偿性升高的越明显，而且任何轻微的糖耐量异常都常常伴有血压升高和血脂紊乱（甘油三酯升高，HDL下降）。②胰岛素抵抗与血脂紊乱有关。30多年前就已经发现，胰岛素抵抗、高胰岛素血症与甘油三酯升高有关，近年发现胰岛素抵抗还常伴有HDL下降、LDL颗粒减小及餐后富含甘油三酯的残粒的增加。上述任何一种情况都会增加心血管病的危险。近来对这一关系又有更深入的认识。研究发现，肝胰岛素受体敲除小鼠具有致动脉粥样化的脂蛋白特征，即HDL下降和VLDL颗粒增加，在给予高脂饮食后发生了严重的动脉粥样硬化。③胰岛素抵抗与高血压有关。原发性高血压常有胰岛素抵抗和高胰岛素血症，患者的一级亲属即使血压正常也常表现有胰岛素抵抗。高胰岛素血症可以预测高血压，而高血压是心血管病明确的危险因子。如果高血压合并甘油三酯升高或HDL下降，则心血管病的危险更高。但是，显然胰岛素抵抗不是MS唯一的原因，例如无法解释胰岛素抵抗如何引起肥胖，反过来倒是肥胖常出现胰岛素抵抗。

有些人按传统的标准并不肥胖，但是有胰岛素抵抗，例如糖尿病的一级亲属，不过这些人往往有脂肪分别的异常即上半身脂肪多。上半身脂肪多与胰岛素抵抗强相关。上半身脂肪多表明内脏脂肪多或者腹部皮下脂肪多，2种情况均与胰岛素抵抗高度相关，与下半身肥胖相比更是如此。体内不同的脂肪分布代谢活性不同。内脏脂肪容易导致胰岛素抵抗。上半身脂肪多会释放大量的未酯化的（游离）脂肪酸，这些游离脂肪酸沉积在肌肉或者肝脏容易诱发胰岛素抵抗。肥胖者的脂肪组织产生多种脂肪因子，这些脂肪因子导致胰岛素抵抗或影响心血管病的危险因子。这些因子包括炎症因子、纤溶酶原激活物抑制因子-1（PAI-1）和其他活性产物。同时，具有保护作用的脂联素产生减少。对于有胰岛素抵抗遗传背景的人只要轻微的腹部肥胖就可以出现MS，而没有胰岛素抵抗遗传背景的人要有明显的腹部肥胖才会出现MS，说明体脂分布，尤其腹部脂肪过多是MS的重要病因。

同时多个研究也发现，只有25%～33%的肥胖者有胰岛素抵抗，反过来，在胰岛素抵抗者中，只有1/3的人是肥胖者。有前瞻性研究表明，如果用对口服葡萄糖的反应作为评价胰岛素敏感性的指标，那么在胰岛素水平最高的1/4的个体发生心血管病的危险显著升高。肥胖和胰岛素抵抗的关系存在个体和种族差异。似乎每个代谢危险因素的表达都有其自己的基因控制，这些基因决定了环境对个体影响的不同。例如多种基因的多态性影响脂蛋白的代谢，导致脂代谢紊乱；同样，有胰岛素分泌缺陷易感性的个体如果合并胰岛素抵抗就会导致血糖的升高。

近年的研究发现，胰岛素除了经典的对三大物质代谢的作用外，还是一种抗炎症激素，因为它能够抑制多个促炎症反应的转录因子，例如核因子κB、Egr-1和活化蛋白-1以及它们下游的基因如基质金属蛋白酶9、组织因子和PAI-1。临床也观察到，2型糖尿病治疗后C-反应蛋白和单核细胞趋化蛋白-1的水平下降。其次，胰岛素还抑制氧自由基的产生。胰岛素抵抗发生后胰岛素的作用减弱导致这些促炎因子活化，继而导致大量炎症因子基因的表达。炎症干扰胰岛素信号传导，导致胰岛素抵抗。但改善胰岛素抵抗是否能改善除糖耐量以外的MS以及降低心血管病的危险性并无有力证据。MS表现多样，每个成分都还受到独立于胰岛素抵抗的因素调控，如血脂异常受遗传和饮食调节，血糖还受β细胞功能的调节，所以胰岛素抵抗不是MS的唯一病理机制。但是近年来发现，高度肥胖者手术减重后血压、血糖、血脂水平可能完全恢复正常，从另一个侧面支持肥胖及肥胖引起的胰岛素抵抗可能是某些人群发生代谢综合征的基本原因。

随着对脂肪功能研究的深入，近年比较热点的是MS发生的炎症假说，MS被认为是一种慢性的低度炎症状态，推测炎症状态是MS的基础或者加重了MS。例如炎症细胞因子可以诱导脂肪或者肌肉组织的胰岛素抵抗。肥胖时脂肪组织产生细胞因子增加，而脂联素减少，也说明了肥胖和炎症的关系。大多数MS者肥胖，肥胖者的脂肪组织产生炎症因子如肿瘤坏死因子（TNF）、白细胞介素-6（IL-6）和C-反应蛋白等。这些炎性因子可直接干扰胰岛素的信号通路导致胰岛素抵抗和MS的各种表现。例如TNF，引起胰岛素受体底物1丝氨酸的磷酸化，后者又引起胰岛素受体的丝氨酸的磷酸化，阻止了胰岛素受体酪氨酸正常的磷酸化，信号传导受阻，导致胰岛素抵抗。这就是MS发病的炎症假说。另外对炎症的起源也有了初步的认识。大量营养的摄入可直接诱导氧化应激和全面激活炎症反应，导致胰岛素抵抗和MS。

第三节　争　　论

不同组织给予代谢综合征（MS）不同的定义似乎预示了争论的暴发。2005年8月ADA/EASD联合声明质疑代谢综合征的定义和诊断价值。该声明指出，MS的机制、临床重要性以及对数百万人群定义该疾病的益处都没有坚实的证据基础。在其被彻底了解之前，不应诊断患者患有MS，也不应将其作为独立的疾病进行治疗。每项心血管疾病的危险因素都应被同等、独立地对待。而同年9月，美国心脏学会（AHA）与国立心肺血液研究所（NHLBI）联合发布声明，再度强调MS的重要性，并对ATPⅢ的MS诊断标准稍加修改，对各项危险因素加以详尽说明。ADA/EASD质疑代谢综合征的主要依据如下：

1．不同组织制定的MS的诊断标准不一，甚至指标不一。例如WHO有微量白蛋白尿，而ATPⅢ没有；WHO强调胰岛素抵抗，ATPⅢ同样没有；ATPⅢ只考虑了空腹血糖（FPG）的重要性，但是近年来越来越重视餐后高血糖对心血管系统的影响，而WHO则只要有胰岛素抵抗就行；同是中心性肥胖，WHO的标准是BMI＞30 kg/cm^2，或者腰臀比＞0.9，ATPⅢ的标准是腰围＞102 cm，IDF的标准是腰围＞ 94 cm。

2．WHO最初制定MS诊断标准的理论基础是所有MS的成分都与胰岛素抵抗有关，但是有充分的理由怀疑并非所有被诊断MS的病人都有胰岛素抵抗。

3．MS成分的多个切点值都是由其他指南移植而来，没有研究探讨MS本身对心血管病危险的阈值。

4．如果说MS是表示心血管病危险，年龄、性别和家族史也都是，为什么没有列入？如果说列入的都是与胰岛素抵抗有关，为什么促炎和促凝因子没有列入？

5．糖尿病甚至空腹血糖受损对心血管病或全因死亡的预测价值并不比MS差，还有必要把糖尿病纳入MS的标准吗？代谢综合征的整体对预测心血管病危险性的价值不一定优于其单个组分所表达的危险。

6．MS预测心血管病并不比现有的系统好，如Framingham积分系统。预测糖尿病不比糖耐量异常好。各个成分的权重不清楚，各个成分之间是相加还是协同作用也不清楚。

7．同一个种族用不同标准（ATP或WHO），其患病率的差异高达24%（美国）。

8．直接测量胰岛素抵抗（利用葡萄糖嵌夹技术）是困难的。用空腹胰岛素近似代表胰岛素抵抗也不行，因为高胰岛素血症和胰岛素抵抗毕竟不是一个概念。胰岛素测量也没有标准方法。

9．代谢综合征的治疗与单个成分的治疗没有多大区别。

10．5种因素里取3种，至少有10余种不同临床情况满足MS的定义。

尽管两大组织质疑MS，也不乏AHA/ NHLBI这样的组织和许多著名学者支持MS。支持的理由有：

1．MS是一些代谢的、关联的危险因素的集合，这些代谢指标还可以包括促炎和促凝因子。它们可能有共同的病因，也可能有多种病因，但是不论如何，有这一综合征的个体心血管病的危险增加。

2．虽然特定的组合（如高甘油三酯血症+中心型肥胖+低HDL-C）预测心血管疾病的能力很差，但是预测糖尿病的能力不差，而含有糖尿病的代谢综合征能预测心血管疾病。MS用来预测心血管病的长期危险，含糖尿病的MS是MS的后期阶段。

3．即使MS的致病能力不强于各组分的总和也无可厚非，因为提出综合征的一个重要作用是早期发现多种危险因素集于一身，这就比仅发现单个危险因素好得多，并寻找可能的病因，例如肥胖和缺乏锻炼。

4．诊断MS可以提醒病人心血管病的危险增加，从而引起重视，及早干预，延缓其进展。

5. 诊断MS可以提醒医生对病人进行进一步彻底的短期危险评估，如利用Framingham系统，糖尿病者还可以利用UKPDS危险引擎加以评估，以指导治疗。需要注意的是，MS因为没有包括其他的心血管病的危险因素，例如年龄、吸烟史、高水平LDL等，所以不能作为精确评价短期（＜10年）心血管病的危险，但是可以作为预测终身的心血管病危险的系统。

6. 诊断MS提醒医生可能有相关疾病的存在，例如阻塞性睡眠呼吸暂停、脂肪肝、胆固醇结石、多囊卵巢、脂肪萎缩等。

7. 对治疗有指导意义，例如对中度危险的病人将LDL的目标更低，对糖尿病和有过心血管病的人也是如此；而对合并MS的高血压，血管紧张素转化酶抑制剂（ACEI）、血管紧张素Ⅱ受体阻滞剂（ARB）和钙通道阻滞剂（CCB）类比利尿剂及β-受体阻滞剂更有优势。因为是高危人群，也可以考虑应用阿司匹林预防心血管病事件。

8. MS的提出和诊断也引起流行病学家的极大兴趣，他们调查MS的患病率，评估每一个危险因素的贡献，发现不同种族会出现不同的组合。也鼓励药理学家开发针对MS的药物。

第四节 治　　疗

1. 治疗的策略：虽然基本上公认代谢综合征（MS）者心血管病危险增加，但是MS并不能作为评估心血管病绝对危险的工具，仅是治疗的目标。治疗的目的就是减少终身的和短期的心血管病的危险。MS的实质就是显示终身出现心血管病的危险高。所有的MS者都应该进行短期心血管病危险的评估。这种危险通常分为3个级别：低（＜10%）、中（10%~20%）、高（＞20%）。没有过心血管病和糖尿病的MS要进行Framingham危险评分，以决定其10年的危险和干预措施。有过心血管病的和有糖尿病的则已经处于高危状态，无需再评分。

2. 总体治疗目标：如果评为低到中度危险，首要的目标是降低终身心血管病的危险。发现和干预的越早，长期预防的效果越好。一旦进入中等危险，就要兼顾短期和长期危险，此时要考虑使用药物如调脂药和阿司匹林；已经进入到高危者，要制定强化的方案以降低高危因素，常常是针对每一个代谢危险因素用药。如果针对潜在原因治疗不能奏效，就要将注意力集中到各个单独的危险成分。

每一个成分的目标可以参考各自的指南。

（1）肥胖的治疗：减肥是治疗MS的核心，减肥会降低所有的代谢危险因子。对各种危险度的MS者基本的目标都是减重10%，进一步的目标是争取BMI降低到正常范围。减肥的方法有热量限制、运动、行为疗法和药物。

（2）代谢紊乱易感性的治疗：除了减肥，体力活动本身可以减轻MS的易感性。MS者每天至少30 min中等强度的运动，如果能运动60 min则更好。药物方面，胰岛素增敏剂可以减缓糖尿病的进展。

由于现代的医学模式是循证医学，对MS的治疗也应该首先寻找相应的依据。虽然还没有针对MS的大规模随机对照研究，但是糖尿病预防计划（DPP）研究的一个亚组和STENO-2研究对象近似于MS，可以参考。DPP来源于多个民族，包括华裔。开始时一半的病人有MS，那些开始没有MS者，无论饮食、运动或二甲双胍均可以达到预防MS的目的。3年后MS发病率分别为：安慰剂组53%，二甲双胍组47%，生活方式组38%；干预的效果男性好过女性，中老年好于青年。而在开始有MS者，与不采取任何措施相比，3种方法也都有治疗效果。饮食和运动比二甲双胍更有效果。研究结束，安慰剂组18%、二甲双胍组23%、生活方式组38%的人不再符合MS诊断。当然这一研究的对象只是糖耐量异常者，对血糖正常者如何尚难定论。这一研究虽然并非专门为MS设计，但是在分析显示，其资料的完整可以与专门设计的相媲美。虽然生活方式干预并非均有效，但是起码对那些主动的、能够坚持的人非常好。DPP研究中，临床治疗的重点是生活方式的干预（特别是心血管危险因素的水平刚刚超过正常临界点者）。对危险因素水平已经远高于临界点水平者，除了进行生活方式干预外，仍应该参照已制定的治疗指南，针对所有单个心血管危险因素进行治疗。若其中一个组分水平极高，其危险性并不弱于（有时甚至强于!）代谢综合征其他几个组分之和，此时对该组分应该进行重点干预治疗。不要认为只有达到了诊断“综合征”的标准才危险，在这一方面临床医师决不能掉以轻心。需要特别指出的是，儿童肥胖需要重视。

另一个需要提出的是有糖尿病者血糖降低目标的设定。除了ADA外，其他的组织，包括中华糖尿病学会，建议的糖化血红蛋白（HbA1c）都是6.5%。但是最近美国国立心肺血液研究所资助的ACCORD研究降糖分支试验由于强化降糖组死亡率高于标准组而提前中止。因为入选者为合并2个以上心血管危险因素或已患心血管疾病者的2型糖尿病患者，与MS有相近之处，所以特别值得重视。经平均4年的治疗后，强化组平均HbA1c达6.4%，标准组为7.5%。强化组年死亡率为14‰，标准组为11‰，且差异显著。具体的原因以及对降糖策略的影响目前还不清楚。

尽管MS的病因还不清楚并由此引发了激烈的争论，但是MS存在的意义还是不容置疑的。ADA/EASD联合声明中最后列出以后应该努力的方向和解决的问题，充分说明其初衷并非否定MS，而是激励学界进行更加深入的研究。MS的价值在于提示终身心血管病的危险性，但是有一点必须指出，即诱发心血管疾病的还有其他非常重要的因素，如吸烟、高LDL-C等，年长和体力活动太少也都十分重要，其在特定人群中的致病作用比代谢综合征毫不逊色。也就是说，重视代谢综合征的防治并不意味着可以忽视已知的传统危险因素。对MS的治疗，正如AHA所言，如果是为了降低心血管病的风险，治疗MS只是次要的目标，首要的目标是戒烟、降低LDL-C和降压。推荐的治疗MS的第一步是生活方式干预，必要时按照相关指南针对各种成分进行相应治疗。

（李万根）

参考文献

1. World Health Organization. 1999. Definition, diagnosis and classification of diabetes mellitus and its complication. WHO/NCD/NCS, 31.

2. Expert Panel on detection, evaluation, treatment of high blood cholesterol in adults. 2001. Executive sum-

mary of the third report of the national cholesterol education program（NCEP）and adult treatment panel Ⅲ（ATP-Ⅲ）. JAMA，285：2486.

3. The IDF consensus worldwide definition of the metabolic syndrome. [C] http：//www.idf.org.
4. 中华医学会糖尿病学分会MS研究协作组. 2004. 中华医学会糖尿病学分会关于MS的建议. 中华糖尿病杂志，3：156.

附：汉英名词对照

5-HT 5-hydroxytryptamine 5-羟色胺

5-HTT 5-hydroxytryptamine transporter 5-羟色胺转运体

ABI ankle-brachial index 踝臂指数

ABPM ambulatory blood pressure monitoring 动态血压监测

ACC American College of Cardiology 美国心脏病学院

ACE angiotensin converting enzymes 血管紧张素转化酶

ACEI angiotensin converting enzymes inhibitors 血管紧张素转化酶抑制剂

Ach acetylcholine 乙酰胆碱

ACS acute coronary syndrome 急性冠状动脉综合征

AD aortic dissection 主动脉夹层

ADA American Diabetes Association 美国糖尿病学会

ADH antidiuretic hormone 抗利尿激素

AF atrial fibrillation 心房颤动

AFL atrial flutter 心房扑动

AGE advanced glycation end-product 糖基化终末产物

AHA American Heart Association 美国心脏学会

AI aortic incompetence 主动脉瓣关闭不全

Ald Aldosterone 醛固酮

ALK-1 activin -like kinase type-1 活化素样激酶-1

ALS advanced life support 高级生命支持

Ang Ⅱ angiotensin Ⅱ 血管紧张素Ⅱ

ANP atrial natriuretic peptide 心房利钠肽

AP angina pectoris 心绞痛

AP-1 activating protein-1 活化蛋白-1

APAH PAH related to risk factor or associated conditions 与危险因素或其他疾病相关的肺动脉高压

Apo apolipoprotein 载脂蛋白

AMI acute myocardial infarction 急性心肌梗死

APTT activated partial thromboplastin time 部分活化凝血酶原时间

ARB angiotensin Ⅱ receptor blockers 血管紧张素Ⅱ受体阻滞剂

ARC Academic Research Consortium 美国学术研究联合会

ARVC arrhythmogenic right ventricular cardiomyopathy 致心律失常右室心肌病

AS atherosclerosis 动脉粥样硬化

ASA　Aspirin　阿司匹林
ASD　atrial septal defect　房间隔缺损
AVB　atrioventricular block　房室传导阻滞
AVJRT　atrial-ventricular junctional reentrant tachycardia　房室交界区折返性心动过速
AVN　atrioventricular node　房室结
AVNRT　atrioventricular nodal reentrant tachycardia　房室结折返性心动过速
AVP　vasopressin　血管加压素
AVRT　atrial-ventricular reentrant tachycardia　房室折返性心动过速
BIM　bisindolylmaleimide　双吲哚马来酰亚胺（一种PKC抑制剂）
BK　bradykinin　缓激肽
BMI　body mass index　体重指数
BMPR2　bone morphogenetic protein receptor Ⅱ　骨形成蛋白受体-2
BMPs　bone morphogenetic proteins　骨形成蛋白
BNP　brain natriuretic peptide　脑钠肽
BP　blood pressure　血压
CABG　coronary artery bypass graft　冠状动脉旁路移植术
CAC　coronary artery calcification　冠状动脉钙化
CAD　coronary artery disease　冠状动脉疾病
CAG　coronary artery angiography　冠状动脉造影
CAMKII　calmodulin-dependent kinase Ⅱ　钙调素依赖性激酶Ⅱ
CaN　calcineurin　钙调磷酸酶
CAST　cardiac arrhythmia suppression trial　心律失常抑制试验
CCB　calcium channel blockers　钙通道阻滞剂
CCS　Canadian Cardiac Society　加拿大心脏学会
CDC　Centers for Disease Control and Prevention　美国疾病控制与预防中心
CETP　cholesterol ester transfer protein　胆固醇酯转移蛋白
CGRP　calcitonin gene related peptide　降钙素基因相关肽
CHD　coronary heart disease　冠心病
CHF　congestive heart failure　充血性心力衰竭
CI　cardiac index　心脏指数
CK　creatine kinase　肌酸磷酸激酶
CM　chylomicrons　乳糜微粒
CMV　cytomegalovirus　巨细胞病毒
CNP　C-type natriuretic peptide　C型利钠肽
COPD　chronic obstructive pulmonary disease　慢性阻塞性肺疾病
CPON　C-flanking peptide of NPY　NPY C 端侧翼肽段
CPVT　catecholaminergic polymorphic ventricular tachycardia　儿茶酚胺性多形室速
CRP　C-reactive protein　C-反应蛋白
CRT　cardiac resynchronization therapy　心脏再同步化治疗

CT　computed tomography　X线计算机体层摄影术
CTD　connective tissue disease　结缔组织病
CTEPH　chronic thromboembolic PH　慢性血栓栓塞性肺动脉高压
cTn　cardiac tropoin　心肌肌钙蛋白
CTVE　CT virtual endoscopy　CT仿真内窥镜技术
CVD　cardiovascular disease　心血管疾病
DAG　diacyglycerol　二脂酰甘油
DCA　directional coronary atherectomy　定向冠状动脉斑块旋切术
DCM　dilated cardiomyopathy　扩张性心肌病
DES　drug-eluting stents　药物洗脱支架
DM　diabetes mellitus　糖尿病
DPPⅣ　dipeptidyl peptidase Ⅳ　二肽肽酶Ⅳ
DSA　digital subtraction angiography　数字式减法血管造影术
DVT　deep venous thrombosis　深静脉血栓形成
ECG　electrocardiography　心电图
ECM　extracellular matrix　细胞外基质
EDCF　endothelium derived contracting factor　内皮源性收缩因子
EDHF　endothelium-derived hyperpolarizing factor　内皮源性超极化因子
EDRF　endothelium-derived relaxing factor　内皮源性舒张因子
EECP　enhanced external balloon counterpulsation　增强型体外反搏
EF　ejection fractions　射血分数
EGF　epidermal growth factor　表皮生长因子
ELISA　enzyme-linked immunosorbent assay　酶联免疫吸附法
EMD　electromechanical dissociation　电机械分离
EPCs　endothelial progenitor cells　内皮祖细胞
ERAs　endothelin-1 receptor antagonists　内皮素受体拮抗剂
ERK　extracellular signal-regulated kinases　细胞外信号调节激酶
ESR　erythrocyte sedimentation rate　红细胞沉降率
ET　endothelin　内皮素
FDA　Food and Drug Administration　美国食品与药品管理局
FGF　fibroblast growth factor　成纤维细胞生长因子
FMD　flow-mediated dilation　血流介导的血管扩张
FPG　fasting plasma glucose　空腹血糖
GDPs　growth/differentiation proteins　生长/分化蛋白
GOLD　Global Initiative for Chronic Obstructive Lung Disease　COPD全球创意
GP　glycoprotein　糖蛋白
GSK3β　glycogen synthase kinase 3β　糖原合成酶激酶3β
HCM　hypertrophic cardiomyopathy　肥厚型心肌病
HDACs　histone deacetylase　组蛋白去乙酰化酶

HDL-C　high density lipoprotein-cholesterol　高密度脂蛋白胆固醇
HF　heart failure　心力衰竭
HIT　heparin-induced thrombocytopenia　肝素诱导的血小板减少
HMG-CoA　3-hydroxy-3- methylglutary-coenzyme A　3-羟基-3-甲基戊二酰辅酶A
HRT　hormone replacement therapy　激素替代疗法
hs-CRP　high-sensitivity C-reactive protein　高敏C-反应蛋白
HSP　heat shock protein　热休克蛋白
IABP　intraaortic balloon counterpulsation　主动脉内球囊反搏
ICAM-1　intercellular adhesion molecule-1　细胞间黏附分子-1
ICD　implantable cardioverter defibrillator　植入性心脏复律除颤器
IDUs　injection-drug users　注射毒品者
IE　infective endocarditis　感染性心内膜炎
IFG　impaired fasting glucose　空腹血糖受损
IFN　interferon　干扰素
IGF　insulin-like growth factor　胰岛素样生长因子
IGT　impaired glucose tolerance　糖耐量受损
IL　interleukin　白细胞介素
IL-1ra　IL-1 receptor antagonist　白细胞介素-1受体拮抗剂
INR　international normalised ratio　国际标准化比值
IPAH　diopathic pulmonary arterial hypertension　非特异性肺动脉高压
IR　insulin resistance　胰岛素抵抗
ISH　International Society of Hypertension　国际高血压联盟
JAK　Janus kinase　Janus 激酶
JNK　c-Jun amino-terminal kinase　C-Jun 氨基末端激酶
LBBB　left bundle branch block　左束支传导阻滞
LCAT　lecithin cholesterol acyl transferase　卵磷脂胆固醇乙酰基转移酶
LDH　lactate dehydrogenase　乳酸脱氢酶
LDL-C　low density lipoprotein-cholesterol　低密度脂蛋白胆固醇
LDLR　low density lipoprotein receptor　低密度脂蛋白受体
LNMMA　NG-methyl-L-arginine　单甲甲基精氨酸
Lp（a）　lipoprotein（a）　脂蛋白（a）
LPL　lipoprotein lipase　脂蛋白脂酶
LQTS　long QT syndrome　长QT间期综合征
LT　leukotriene　白三烯
LVAD　left ventricular assist device　左心室辅助装置
LVH　left ventricular hypertrophy　左心室肥厚
LVSD　left ventricular systolic dysfunction　左心室收缩功能障碍
MACE　major adverse cardiac event　主要不良心脏事件
MAPK　mitogen-activated protein kinase　有丝分裂原激活蛋白激酶

MCP–1　monocyte chemoattractant protein–1　单核细胞趋化因子–1
M–CSF　macrophage colony–stimulating factor　巨噬细胞集落刺激因子
MHC　major histocompatibility complex　主要组织相容性复合物
MHC　myosin heavy chain　肌球蛋白重链
MI　mitral incompetence　二尖瓣关闭不全
MI　myocardial infarction　心肌梗死
miRNAs　microRNAs　小RNA
MIS　Mullerian inhibitory substance　苗勒管抑制物质
MMP　matrix metalloproteinase　基质金属蛋白酶
MRI　magnetic resonance imaging　磁共振成像
MS　metabolic syndrome　代谢综合征
MS　mitral stenosis　二尖瓣狭窄
NE　norepinephrine　去甲肾上腺素
NFAT　nuclear factor of activated T cells　活化T细胞核因子
NF–κB　nuclear factor–κB　核因子–κB
NHANES　National Health and Nutrition Examination Survey　美国国家营养与健康状况调查
NHIS　National Health Interview Survey　美国国家健康访问调查
NO　nitric oxide　一氧化氮
NOS　nitric–oxide synthase　一氧化氮合酶
NPY　neuropeptide Y　神经肽Y
NSTEMI　non–ST–segment elevation myocardial infarction　非ST段抬高型心肌梗死
NSVT　nonsustained ventricular tachycardia　非持续性室性心动过速
NT–ProBNP　N–terminal pro brain natriuretic peptide　N末端脑钠肽前体
NYHA　New York Heart Association　纽约心脏协会
OR　odds ratio　优势比
OSAS　obstructive sleep apnea syndrome　阻塞性睡眠呼吸困难综合征
OX　orexin　增食欲素
PAF　platelet activating factor　血小板激活因子
PAH　pulmonary arterial hypertension　肺动脉高压
PAI–1　plasminogen activator inhibitor–1　纤溶酶原激活物抑制因子–1
PAP　prostatic acid phosphatase　前列腺酸性磷酸酶
PCI　percutaneous coronary intervention　经皮冠状动脉介入治疗
PCNA　proliferating cell nuclear antigen　增殖细胞核抗原
PCPS　percutaneous cardiopulmonary support system　经皮心肺支持系统
PCR　polymerase chain reaction　多聚酶链反应
PCWP　pulmonary capillary wedge pressure　肺毛细血管楔压
PDA　patent ductus arteriosus　动脉导管未闭
PDE　phosphodiesterase　磷酸二酯酶

PDGF platelet-derived growth factor 血小板源性生长因子

PE phenylephrine 苯肾上腺素

PE pulmonary embolism 肺栓塞

PEA pulmonary endarterectomy 肺动脉内膜剥脱术

PECAMs platelet-endothelial cell adhesion molecules 血小板内皮细胞黏附分子

PECD partial endocardial cushion defect 部分心内膜垫缺损

PG prostaglandin 前列腺素

PH pulmonary hypertension 肺动脉高压

PI pulmonary infarction 肺梗死

PI3K Phosphoinositide 3-kinase 磷脂酰肌醇3激酶

PICAB percutaneous in situ coronary artery bypass 经皮冠状动脉原位旁路术

PICVA percutaneous in situ coronary venous arterialisation 经皮冠状静脉原位动脉化

PKA protein kinase A 蛋白激酶A

PKC protein kinase C 蛋白激酶C

PKD protein kinase D 蛋白激酶D

PLB phospholamban 受磷蛋白

PLC phospholipase C 磷脂酶C

PLCA percutaneous laser coronary angioplasty 经皮冠状动脉激光成形术

PLTP phospholipid transfer protein 磷脂转运蛋白

PMA phorbol myristate acetate 十四脂酰佛波乙酸酯

PPAR-γ peroxisome proliferator-activated receptor γ 过氧化物酶体增殖物激活受体γ

PPCM peripartum cardiomyopathy 围产期心肌病

PRA plasma renin activity 血浆肾素活性

PTCA percutaneous transluminal coronary angioplasty 经皮球囊冠状动脉成形术

PTE pulmonary thromboembolism 肺血栓栓塞

PTSMA percutaneous transluminal septal myocardial ablation 经皮经腔间隔心肌化学消融术

PVE prosthetic valve endocarditis 人工瓣膜心内膜炎

RAAS renin-angiotensin-aldosterone system 肾素-血管紧张素-醛固酮系统

RAGE receptor of advanced glycosylated end-product 糖基化终末产物受体

RAS renin-angiotensin system 肾素-血管紧张素系统

ROS reactive oxygen species 活性氧簇

ROTA rotational atherectomy 冠状动脉旋磨术

RQ respiratory quotient 呼吸熵

RyR Ryanodine receptor Ryanodine 受体

SAA3 serum amyloid A3 血清淀粉样蛋白A3

SACT sino-atrial conduction time 窦房传导时间

SAH subarachnoid hemorrhage 蛛网膜下腔出血

SAN sinoatrial node 窦房结

SCD sudden cardiac death 心脏性猝死
SCL 70 anti-scleroderma 70 抗硬皮病抗体70
sELAF soluble elastin fragments 可溶性弹力蛋白片段
SHR spontaneously hypertensive rat 自发性高血压大鼠
SMC smooth muscle cells 平滑肌细胞
SNRT sinus node recovery time 窦房结传导时间
SOD superoxide dismutase 过氧化物歧化酶
SR scavenger receptor 清道夫受体
STAT signal transducer and activator of transcription 信号转导与转录激活因子
STEMI ST-segment elevation myocardial infarction ST段抬高型心肌梗死
sTNFR soluble tumor necrosis factor receptor 可溶性肿瘤坏死因子受体
STRAP serine/threonine kinase receptor-associated protein 丝氨酸/苏氨酸激酶受体相关蛋白
SVT supraventricular tachycardia 室上性心动过速
TC total cholesterol 总胆固醇
TDP Torsade de Pointes 尖端扭转型室性心动过速
TEA transluminal extraction atherectomy 冠状动脉腔内斑块旋切术
TEE transesophageal echocardiography 经食管超声心动图
TF tissue factor 组织因子
TG triglyceride 甘油三酯
TGF-β transforming growth factor-β 转化生长因子-β
TIA transient ischemic attack 短暂脑缺血发作
TIMI thrombolysis in myocardial infarction 心肌梗死溶栓试验
TIMPs tissue inhibitor of metalloproteinases 金属蛋白酶组织抑制物
TLC therapeutic life-style change 治疗性生活方式改变
TM thrombomodulin 血栓调节蛋白
TNF tumor necrosis factor 肿瘤坏死因子
TOF Tetralogy of Fallot 法洛四联征
t-PA tissue-type plasminogen activator 组织纤溶酶原激活物
TTE transthoracic echocardiography 经胸超声心动图
TX thromboxane 血栓素
TβRII TGF-β type II receptor 转化生长因子βII型受体
UA unstable angina 不稳定型心绞痛
UAP unstable angina pectoris 不稳定型心绞痛
UCG ultrasonic cardiogram 超声心动图
Uhl 畸形 Uhl anomaly 羊皮纸样右心室，尤尔畸形
u-PA urinary-type plasminogen activator 尿激酶
VCAM-1 vascular cell adhesion molecule-1 血管细胞黏附分子-1
VEC vascular endothelial cell 血管内皮细胞

VEGF　vascular endothelial growth factor　血管内皮细胞生长因子
VF　ventricular fibrillation　心室颤动
VLDL-C　very-low-density lipoprotein-cholesterol　极低密度脂蛋白胆固醇
VSD　ventricular septal defect　室间隔缺损
VT　ventricular tachycardia　室性心动过速
VTE　venous thromboembolism　静脉血栓栓塞
vWF　von Willebrand factor　血管性血友病因子
WHO　World Health Organization　世界卫生组织
WPW　Wolff-Parkinson-White syndrome　预激综合征